KLINISCHE ENDOKRINOLOGIE

EIN LEHRBUCH FÜR ÄRZTE UND STUDIERENDE

VON

Dr. ARTHUR JORES

O. PROFESSOR
DIREKTOR DER II. MED. UNIVERSITÄTS-KLINIK
HAMBURG-EPPENDORF

DRITTE
UMGEARBEITETE UND ERGÄNZTE AUFLAGE

MIT 90 ZUM TEIL FARBIGEN ABBILDUNGEN

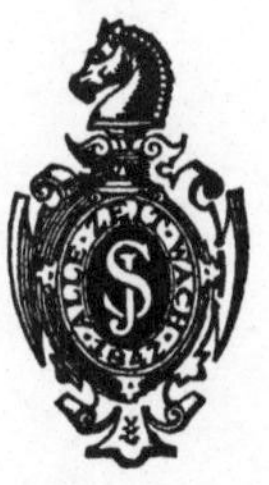

BERLIN · GÖTTINGEN · HEIDELBERG
SPRINGER-VERLAG
1949

ISBN-13: 978-3-642-48448-3   e-ISBN-13: 978-3-642-87188-7
DOI: 10.1007/978-3-642-87188-7

BRÜHLSCHE UNIVERSITÄTSDRUCKEREI GIESSEN

MEINEM VATER

LEONHARD JORES

ORDINARIUS FÜR PATHOLOGISCHE ANATOMIE
IN KIEL

ZUM GEDÄCHTNIS

Vorwort zur dritten Auflage.

Bei der Bearbeitung der 3. Auflage wurde an dem Grundcharakter des Buches nichts geändert. Es hat an vielen Teilen Ergänzungen und Erweiterungen erfahren. Die Beschaffung der ausländischen Literatur stieß auf große Schwierigkeiten und wäre mir ohne Unterstützung von Freunden im Ausland gar nicht möglich gewesen, denen daher auch an dieser Stelle dafür herzlich gedankt sei.

So hoffe ich, daß mir keine wirklich wichtige und wesentlich neue Erkenntnis, die im Ausland erarbeitet wurde, entgangen ist und daß das Buch damit wieder dem Stande des heutigen Wissens entspricht.

Blankenese, April 1948.

ARTHUR JORES.

Vorwort zur ersten Auflage.

Unsere Kenntnisse auf dem Gebiet der inneren Sekretion sind in den letzten Jahren so stark angewachsen, daß es demjenigen, der sich nicht durch ständiges Studium der Literatur auf dem Laufenden hält, kaum noch möglich ist, sich über den derzeitigen Stand unseres Wissens zu informieren. Diesem Zwecke soll das vorliegenden Buch dienen. Für einen Einzelnen ist die Durchführung einer derartigen zusammenfassenden Darstellung wegen der Fülle des Stoffes ein kühnes Unterfangen. Ich hätte diese Aufgabe kaum durchführen können, wenn ich nicht Gelegenheit gehabt hätte, klinische Erfahrungen in langjähriger Tätigkeit unter Lehrern, deren besonderes Interesse diesem Gebiet galt, zu sammeln und diese durch vielfältige experimentelle Laboratoriumsarbeit zu ergänzen. Es gibt kein Gebiet der inneren Medizin, auf dem Klinik und Experiment so zusammengehören, wie auf dem der inneren Sekretion. Der Titel dieses Buches „Klinische Endokrinologie" soll zum Ausdruck bringen, daß hier der Versuch unternommen wurde, das gesamte Gebiet der Endokrinologie unter klinischen Gesichtspunkten darzustellen.

Ich habe mich bemüht, dem Leser ein abgerundetes Ganzes zu bringen. Ich bin den vielen Fragen und Problemen nicht aus dem Wege gegangen, sondern habe sie aufgezeigt und die Deutungen gegeben, die ich persönlich für richtig halte. Das vorliegende Buch soll kein Handbuch sein, in dem jeder Autor nach Gebühr mit seiner Meinung zu Wort kommt, sondern eine möglichst einheitliche und geschlossene Darstellung, die notwendig und bewußt eine persönliche Färbung hat. Aus diesem Gesichtspunkt wie im Interesse der Einheitlichkeit der Darstellung sind die Literaturzitate sehr spärlich. Um diesen Mangel etwas auszugleichen, findet sich am Ende des Buches ein Literaturverzeichnis, das möglichst zu jedem Teilgebiet eine zusammenfassende Darstellung aufführt, die es dem Leser ermöglicht, sich tiefer in die Einzelfragen einzuarbeiten und die ihm die Literatur erschließt. Auf eine historische Einleitung zu den einzelnen Abschnitten wurde verzichtet und diese durch eine im Anhang befindliche Tabelle ersetzt. So hoffe ich, daß das Ziel dieses Buches erreicht wurde!

Es ist mir eine selbstverständliche Pflicht, den Helfern bei der Arbeit, Fräulein DORA FISCHER und Herrn Dr. phil. HEINZ WOLTER, aufrichtig zu danken.

Hamburg-Blankenese, im Januar 1939.

ARTHUR JORES.

Inhaltsverzeichnis.

Hormone und Inkrete.

Das Wort *Hormon* leitet sich von dem griechischen ὁϱμάω ab und bedeutet antreiben. Der Ausdruck stammt von Bayliss und Starling, die 1905 das Sekretin in der Darmschleimhaut entdeckten und erkannten, daß es sich hier um ein ganz allgemein gültiges Prinzip der Reizübertragung durch chemische Sendboten handelt. Heute kennen wir eine Fülle derartiger Antriebsstoffe oder Hormone und haben gelernt, daß diese chemischen Sendboten eines der wichtigsten Regulationsprinzipien der Zelle, des Organs und des ganzen Organismus sind. Die Erweiterung unserer Kenntnisse über die Bedeutung der Hormone hatte notwendig eine Ausweitung des Hormonbegriffes zur Folge. In Anlehnung an Koller möchte ich folgende Definition für ein Hormon geben: *Hormone sind alle im Organismus selbst gebildeten Stoffe, die in spezifischer Weise im Inneren des Organismus regulativ und nicht als Nährsubstanz wirken.* Hormone sind in kleinsten Mengen wirksam, humoral übertragbar und nicht art- oder gattungseigen. In dieser großen Gruppe von Hormonen können wir nun drei Arten unterscheiden, die Zellhormone, die aglandulären Gewebshormone und die glandulären Drüsenhormone oder Inkrete. Die folgende Tabelle nach Koller zeigt die näheren Einzelheiten der drei Hormongruppen.

Tabelle 1. Übersicht über die Hormone der Tiere.

Bezeichnung der Hormongruppe	Bildungsort	Wirkungsort	Art und Weg des Hormontransportes	Beispiele
Zellhormone	Bildungs- und Wirkungsort liegen meist in einer Zelle		Hauptsächlich Diffusion	Realisatoren der Gene (Genhormone); Regulatoren der Protozoen
Aglanduläre Gewebshormone	Zellen, die nicht drüsiger Natur zu sein brauchen	Liegt vom Bildungsort mehr oder weniger weit entfernt	Diffusion oder strömende Körperflüssigkeiten	Viele Determinationsstoffe. — Herzhormone, Neurohormone. Histamin, Cholin u. a. m.
Glanduläre Gewebshormone (= Drüsenhormone)	Drüsen mit innerer Sekretion	Liegt vom Bildungsort meist weit entfernt	Transport durch strömende Körperflüssigkeiten	Die bisher in der Wirbeltierphysiologie als Hormone bezeichneten Regulatoren inkretorischen Ursprungs

Die Lehre von der inneren Sekretion ist damit für das Säugetier und den Menschen gleichbedeutend mit der Lehre von der Funktion dieser speziell der Hormonproduktion dienenden Drüsen. Das gemeinsame Merkmal dieser Organe ist, daß sie keinen Ausführungsgang haben und ihre Produkte daher nicht „Sekrete", sondern „Inkrete" darstellen. *Inkret* wäre also gegenüber dem Hormon der engere Begriff, obwohl sich diese begriffliche Unterscheidung im Sprachgebrauch nicht durchgesetzt hat. Als Produzenten derartiger Inkrete sehen wir nicht nur Drüsen, sondern auch in spezieller Weise umgebautes Nervengewebe, wie es in dem chromaffinen System und dem Hypophysenhinterlappen vorliegt. Die Inkrete werden in die Blutbahn oder auch in das Nervengewebe — *Neurokrinie* der Hypophysenhormone, Abgabe des Adrenalins in den Sympathicus (?) — abgegeben und gelangen so an die Orte ihrer Wirksamkeit. Die Inkrete steuern die Vorgänge des Stoffwechsels, des Wachstums und der Fortpflanzung.

Das sinnvolle und zweckmäßige Zusammenspiel des Zellenstaates eines Organismus mit seiner kleinsten Einheit, der Zelle, und seiner größeren, dem Organ, ist überhaupt nur vorstellbar, wenn Einrichtungen geschaffen sind, welche die Funktion dieser Einzelteile in dem richtigen Ausmaße und zur rechten Zeit aufeinander abstimmen. Um diese ungeheuer komplizierte, uns immer wieder tiefste Bewunderung abnötigende Zweckmäßigkeit in den Funktionsabläufen zu garantieren, sehen wir im wesentlichen zwei Einrichtungen getroffen: die chemische und die nervöse Regulation. Die nervösen Sendboten unterscheiden sich von den chemischen dadurch, daß sie Reize weit schneller als die chemischen weiterleiten bzw. beantworten. Wenn eine rasche, zeitlich begrenzte Reizübermittlung erforderlich ist, bedient sich der Organismus der nervösen Reizübertragung. Bei langsamen, aber über längere Zeit erforderlichen Einwirkungen treten die chemischen Sendboten in ihr Recht. Das enge Zusammenspiel zwischen beiden Arten der Regulation, das uns später noch verschiedentlich beschäftigen wird, erhellt schon an diesem Punkte aus der Tatsache, daß häufig zwischen den nervösen Impuls und das Erfolgsorgan noch als Bindeglied ein chemischer Reiz eingeschaltet ist. So bewirkt die Reizung des Sympathicus an der Endfaser die Bildung von Sympathin, die des Vagus die Bildung von Acethylcholin, die beide dann erst ihrerseits die Reaktionen auslösen. Zunächst ist es aber aus Gründen der Übersichtlichkeit und des Verständnisses erforderlich, daß wir die chemische Regulation für sich betrachten.

Die chemische Regulation ist die phylogenetisch älteste Form der Reizübermittlung, aber erst relativ spät in der Entwicklungsreihe sehen wir das Auftreten von drüsigen Organen, denen die Aufgabe zukommt, zur Regulierung bestimmter Vorgänge bestimmte chemische Sendboten zu bilden. Bis vor kurzem glaubte man, daß diese Eigentümlichkeit erst bei den Wirbeltieren auftritt, doch hat die neuere Zoologie gezeigt, daß es auch bei niederen Tieren Stoffe gibt, die von bestimmten Zellgruppen gebildet werden, die wir durchaus den Inkreten der Säugetiere an die Seite stellen können. Erinnert sei z. B. an die Häutungshormone und Verpuppungshormone der Insekten oder an die Farbwechselhormone der Crustaceen. Wenn so also die Grenze zwischen Wirbeltieren und Wirbellosen anfängt, sich zu verwischen, so bleibt doch die Tatsache bestehen, daß in wirklich ausgeprägter Form Organe, deren Aufgabe es ist, derartige chemische Sendboten zu produzieren, erst beim Wirbeltier auftreten.

Die Inkrete sind nicht artspezifisch und finden sich in chemisch identischer Form bei allen Wirbeltieren bis zum Menschen. Es besteht keinerlei Anhaltspunkt dafür, daß z. B. das Adrenalin oder auch das Thyroxin des Frosches ein anderes ist als das von den entsprechenden Drüsen beim Menschen gebildete Adrenalin bzw. Thyroxin. Insulin vom Pankreas der Fische heilt den menschlichen Diabetes ebenso wie das aus dem Rinder-, Schweine- und Schafpankreas gewonnene Produkt. Diese Feststellung bedarf einer gewissen Einschränkung. Von CRAESER und GORBMANN wurde nämlich gezeigt, daß es für das gonadotrope Hormon des Hypophysenvorderlappens doch eine Artspezifität gibt. Dies hängt wahrscheinlich mit dem Eiweißcharakter des Hormons zusammen. Alle uns bekannten Inkrete sind bei allen Wirbeltieren vorhanden und steuern bei diesen analoge Vorgänge. Nach Entfernung der Bauchspeicheldrüse bekommt die Kröte z. B. in derselben Form einen Diabetes wie der Hund oder der Mensch. HOUSSAY konnte an dem Kaltblüter wichtige Feststellungen über die Wirkungen des Hypophysenvorderlappens auf den Kohlenhydratstoffwechsel machen, die in derselben Form für das Säugetier und auch für den Menschen ihre Geltung haben. Biologisch und phylogenetisch interessant ist nur der *Funktionswechsel*, der sich zuweilen findet. So ist z. B. das Thyroxin beim Kaltblüter ein Hormon, welches das Wachstum und die Reifung (Metamorphose) beeinflußt und wird erst beim Warmblüter, bei dem es seine Wachstumswirkung keineswegs verloren hat, das Hormon, das die Verbrennungsintensität steuert. Interessant ist auch der Funktionswechsel des Prolactins. Prolactin, ein Hormon des Hypophysenvorderlappens, bewirkt beim Säugetier die Milchsekretion. Bei der Taube fördert es die Bildung der Kropfdrüse, die nach dem Schlüpfen der jungen Tiere eine Kropfmilch produziert (RIDDLE). Änderungen in der Wirkung der Inkrete beobachten wir in der Tierreihe, abgesehen von den eben erwähnten Funktionswandlungen, in zweierlei Hinsicht, die Menge der produzierten Hormone und die Empfindlichkeit bzw. Ansprechbarkeit des Erfolgsorgans wechseln. In dieser Hinsicht können niemals Rückschlüsse von einer Tierart auf die andere bzw. auf den Menschen gemacht werden. Für den Wandel der Empfindlichkeit gibt es viele Beispiele. So ist die Maus fünfmal empfindlicher gegenüber dem gonadotropen Hormon des Schwangerenharns als die Ratte, und nahezu umgekehrt verhalten sich beide Tierarten gegenüber dem gonadotropen Hormon aus dem Hypophysenvorderlappen. Auch bei ein und demselben Tier kennen wir Schwankungen der Ansprechbarkeit mit dem Lebensalter. So spricht das Ovar des ganz jungen Tieres auf das gonadotrope Hormon des Vorderlappens überhaupt nicht an. Zur Zeit der Pubertät besteht größte Reaktionsbereitschaft. Der gravide Uterus ist völlig unempfindlich gegenüber Oxytocin, der Uterus zur Zeit der Geburt dagegen im höchsten Maße empfindlich. REIN hat jetzt gezeigt, daß das Gefäßsystem des arbeitenden Muskels auf Adrenalin in denjenigen Dosen, in denen es im Blut vorhanden ist, nicht anspricht, hingegen das Gefäßsystem des ruhenden Muskels durch Adrenalin zur Verengerung gebracht wird.

Über die chemische Natur der Hormone sind wir zum Teil bereits recht gut orientiert. Die heute in ihrer chemischen Konstitution noch nicht aufgeklärten Hormone gehören überwiegend in die Gruppe der *Proteohormone*, d. h., sie sind entweder selbst Eiweißkörper oder kommen in wirksamer Form nur an Eiweißkörper gebunden vor. In der chemischen Konstitution dieser Hormone liegen offenbar ganz ähnliche Verhältnisse vor wie bei den Fermenten (DIRSCHERL und AMMON). Für diese wurde die Vorstellung entwickelt, daß die prosthetische Gruppe, das Co-Ferment, mit dem Eiweißträger, dem Apo-Ferment, das Holo-Ferment bildet. Es ist wohl sicher sehr wahrscheinlich, daß wir uns den Bau der Proteohormone ähnlich vorstellen müssen. Vielleicht, daß die große Zahl der in der Hypophyse gebildeten Proteohormone auf diese Weise eine verhältnismäßig einfache Erklärung findet. Die Unterschiede sind dann nicht in der prosthetischen Gruppe, sondern in dem Eiweißträger gelegen. Diejenigen Hormone, die wie die Sexualhormone eine ständige Wirkung ausüben, sind chemisch stabile Körper, die im Blut kreisen und mit dem Harn ausgeschieden werden. Derartig hoch wirksame Hormone wie das Adrenalin mit seinen universellen Angriffspunkten, aber nur einer zeitlich sehr eng begrenzten und lokalisierten Funktion, sind chemisch leicht angreifbar und daher in den Körpersäften kaum nachzuweisen. Sie werden unmittelbar, nachdem sie ihre Wirkung entfaltet haben, zerstört.

Die neuere Forschung hat gelehrt, daß Hormonwirkungen entgegen der früheren Annahme nicht absolut *spezifisch* sind. Während man noch vor kurzem glaubte, hier Wirkungen vor sich zu haben, die man durchaus ähnlich wie die

Fermentwirkungen mit dem Beispiel des Schlüssels und des Schlosses vergleichen kann, wissen wir heute, daß dies nicht der Fall zu sein braucht. Die erste derartige Feststellung betraf das Pflanzenwachstumshormon Auxin. KÖGL fand, daß ein völlig anderer Körper, die β-Indolylessigsäure, genau dieselben Wirkungen entfaltet wie Auxin. Diese auch als Heteroauxin bezeichnete Substanz ist nach neueren Befunden nur ein Aktivator des Auxins. Etwas Ähnliches vollzieht sich zur Zeit auf dem Gebiet der Sexualhormone. Es waren schon eine ganze Reihe oestrogener Stoffe bekannt, die zum Teil im Organismus nicht vorkommen, aber immerhin dem Oestron sehr ähnlich gebaut waren, als ROBINSON und DODDS fanden, daß Diphenylmethanderivate ebenfalls oestrogene Wirksamkeit haben, die nach Einführung einer Äthylenkette sogar das Oestron an Wirksamkeit übertrafen. Diese Befunde leiten zu der Frage nach der Wirkungsweise der Hormone über.

Über die *Art der Hormonwirkungen* sind wir noch recht schlecht unterrichtet. FITTING hat auf Grund der Unspezifität von Hormonwirkungen die Anschauung vertreten, daß Hormone ganz allgemein gesehen Reizkörper im Sinne der Physiologie darstellen, also Stoffe, die durch Ausübung von Reizen bestimmte Reaktionen veranlassen. Die Beobachtung, daß kleinste Mengen der Hormone zur Wirkungsauslösung genügen, hat immer wieder zu dem Vergleich mit den chemischen Katalysatoren Veranlassung gegeben. Wenn auch nicht verkannt werden soll, daß Parallelen bestehen, so läßt sich doch die Hormonwirkung nicht ohne weiteres mit der Wirkung von Katalysatoren oder Fermenten vergleichen. Es besteht ein wesentlicher Unterschied: *Hormone wirken nur auf die lebende Struktur*. Nun ist es eine schon lange bekannte Tatsache, daß z. B. in der Leberzelle Glykogen und Diastase gemeinsam vorkommen, aber erst nach Zertrümmerung der Zellstruktur miteinander reagieren. Es bestehen also in der Zelle Strukturen, wahrscheinlich kolloid-chemischer Natur, welche die Fermente und Substrate voneinander trennen. Die Feststellung, daß Hormone nur auf die lebende Zelle einwirken, legt den Schluß nahe, daß sie die kolloidale Struktur des Protoplasmas und seiner Grenzflächen in reversibler Weise ändern und so Reaktionen ermöglichen bzw. beschleunigen. Diese bisher allgemein anerkannte Auffassung über das Wesen hormonaler Wirkungen wird jedoch durch die Befunde von CORI und Mitarbeiter (s. S. 37) erschüttert, die eine in vitro Wirkung von Insulin-Hypophysenvorderlappen- und Nebennierenrindenhormon nachweisen konnten. Sie zeigten, daß die genannten Hormone einen fermentativen Prozeß des Muskelstoffwechsels beeinflussen.

Die Hormone gehören in die große Körperklasse der *Biokatalysatoren*, zu denen außer den Hormonen auch noch die Fermente und die Vitamine gerechnet werden. Die Forschungsergebnisse der letzten Jahre haben erkennen lassen, daß zwischen diesen 3 Körperklassen keine sehr scharfen Grenzen bestehen. Man hat daher von den Vitaminen bereits als von den „Nahrungshormonen" gesprochen und bezeichnet die ganze Gruppe als Ergocyme oder Ergone (v. EULER). AMMON und DIRSCHERL schlagen vor, diese Gruppe als „Ergine" zu bezeichnen und geben ihr folgende Definition:

„Unter *Erginen* (Wirkstoffen) sind organische Verbindungen zu verstehen, die in der lebenden Zelle gebildet werden und für den normalen Ablauf der Lebensvorgänge im Pflanzen- und Tierreich notwendig sind. Sie wirken in so geringen Mengen, daß ihre Wirkung nicht durch Energielieferung infolge Verbrennung des eigenen Moleküls bedingt sein kann."

Die Beziehungen zwischen *Hormonen und Vitaminen* sind besonders eng. Hierfür einige Beispiele! Das Vitamin C ist nur für gewisse Tierarten wie das Meerschweinchen und den Menschen ein Vitamin, d. h., nur diese sind zur Aufrechterhaltung ihres Lebens auf die Zufuhr mit der Nahrung angewiesen. Die übrigen Tierarten können das Vitamin in ihrem Organismus an einer noch unbekannten Stelle bilden. Für diese ist Vitamin C also ein Hormon. Vitamin A wird im Organismus aus dem Provitamin Carotin gebildet. Im Grunde liegt hier also etwas ganz Ähnliches vor wie die Bildung des Thyroxins, für welche die Zufuhr von Jod erforderlich ist. Vitamin A könnte also ebensogut als Hormon bezeichnet werden. Auch auf die interessante Tatsache, daß das Vitamin D durch Ultraviolettbestrahlung der Haut aus Ergosterin im Organismus entstehen kann, sei hier hingewiesen.

Die Zusammengehörigkeit dieser Körperklasse ergibt sich weiter durch ihre enge funktionelle Verknüpfung. Lactoflavin, das Provitamin B 2, wird nur bei Anwesenheit des Nebennierenrindenhormons in Lactoflavinphosphorsäure übergeführt (VERZAR), die mit einem Eiweißkörper zusammen das gelbe Atmungsferment bildet. Vitamin C ist besonders reichlich in der Nebennierenrinde vorhanden. Es ist wahrscheinlich, daß es zum Schutze des Nebennierenrindenhormons und besonders des Adrenalins eine Bedeutung hat. In therapeutischer Hinsicht hat man die Erfahrung gemacht, daß die Wirkung von Nebennierenrindenextrakten durch Ascorbinsäurezusatz gesteigert wird. Diese Beispiele, die sich noch leicht vermehren lassen, sollen nur zeigen, daß Hormone und Vitamine biologisch gesehen in dieselbe Körpergruppe gehören, und daß es phylogenetisch gesehen bis zu einem gewissen Grade ein Zufall ist, wie das Beispiel des Vitamins C es zeigt, ob ein derartiger Wirkstoff ein Hormon oder ein Vitamin ist. Steht der Wirkstoff in der natürlichen Nahrung in ausreichender Menge zur Verfügung, so ist er ein Vitamin, ist dies nicht der Fall, so wird er im Organismus selbst als Hormon gebildet. Nach WACHHOLDER sind die Vitamine Fermente, die die lokale Steuerung besorgen und in den Zellen die Voraussetzung für den Angriff der Hormone schaffen.

Ähnlich verhält es sich mit den funktionellen Beziehungen zwischen Fermenten und Hormonen, obwohl sie nicht so eng sind wie diejenigen zwischen Hormonen und Vitaminen. Fermente werden durch die Hormone beeinflußt, so kennen wir z. B. eine Steigerung der Leberamylase durch Thyroxin, ein Absinken der Serumlipase durch Follikulin. Die Lactoflavinphosphorsäure ist ein wichtiger Baustein des gelben Atmungsfermentes. v. EULER schlägt für derartige Körper die Bezeichnungen „Hormoncyme" und „*Vitacyme*" vor.

Doch sollen diese Ausblicke den Unterschied zwischen den „Erginen" nicht zu sehr verwischen. Biologisch gesehen sind doch einige Unterschiede wichtig. Über Art, zeitliche Dauer der Wirkung und Menge der Hormone kann der Organismus willkürlich durch seine Regulationen verfügen. Bezüglich der Vitamine ist er immer auf die ständig schwankende Zufuhr von außen angewiesen. Er bedarf der Anlage besonderer Depots, die aber nicht in demselben Maße einer Regulation unterliegen wie Hormonbildung und -abgabe. Wir kennen wohl Vitaminmangelkrankheiten, aber keine Krankheiten, die mit einem Übermaß an Vitaminen zusammenhängen, wenn wir von den Vergiftungen, die heute durch Zufuhr des synthetischen Vitamins D möglich sind, absehen. Die Wirkungen der Vitamine zeigen sich nur bei längerer Verabfolgung langsam und unauffällig, während die Hormone bei ihrer Zufuhr sehr eindrucksvolle und momentane Wirkungen entfalten.

Die Hormon*bildung* und -*abgabe* unterliegt einer Regulation, die dafür sorgt, daß die Hormone in der erforderlichen Menge und zur rechten Zeit gebildet bzw. abgegeben werden. Neben der Hormonmenge spielt gerade der Zeitfaktor in der Regulation eine große und noch viel zu wenig beachtete Rolle. Für die hormonal gesteuerten Vorgänge des Wachstums und der Reife ist die zeitlich richtige Regulation von besonderer Bedeutung. In der Jugend bildet die Hypophyse Wachstumshormon, und auch die Schilddrüse entfaltet ihre Wachstumswirkungen. Eine Keimdrüsentätigkeit besteht noch nicht. Der Hypophysenvorderlappen enthält kaum gonadotropes Hormon. Zur Zeit der Pubertät tritt die Bildung von Wachstumshormonen zurück, es wird jetzt vermehrt gonadotropes Hormon gebildet, auf das die Keimdrüsen sofort ansprechen. Dann folgt die Periode der Reife, und im Klimakterium stellt die Keimdrüse ihre Tätigkeit ein. Die Bedeutung der zeitlich richtigen Regulation wird uns bei den Krankheitsbildern der Pubertas praecox oder des Riesenwuchses besonders klar. Worin die zeitlich begrenzte Tätigkeit dieser Hormondrüsen ihren Grund hat und in welcher Form sie gesteuert wird, ist einstweilen noch unklar. Es wurde bereits darauf hingewiesen, daß sie zum Teil in einem Wechsel der Ansprechbarkeit des Erfolgsorgans gelegen ist. Faktoren der Umwelt greifen in diese Regulationen ein, wie die Beobachtungen über die Jahresperiodik der Sexualität der Vögel lehren, die durch Zu- bzw. Abnahme des Lichtes mit den Jahreszeiten gesteuert wird. (Bissonette und Benoit).

Ein wesentliches Kennzeichen der Hormone im Gegensatz zu den übrigen Erginen besteht, worauf auch Koller hinweist, in den mannigfachen Wechselwirkungen, die aber nur in wenigen Fällen eindeutig antagonistisch sind. Meist liegen die Dinge viel komplizierter. Gut durchschaubar sind heute die Wirkungen zwischen den gonatodropen Hypophysenhormonen und den von ihnen stimulierten Inkretdrüsen. Hier bildet sich zwischen dem Hypophysenhormon und dem entsprechenden Hormon der peripheren Drüse insoweit ein antagonistisches Verhältnis aus, als das Hypophysenhormon die Bildung des betreffenden Hormons fördert, dies seinerseits die Bildung des Hypophysenhormons zurückdrängt. Es entwickelt sich dann zwischen beiden eine Art Gleichgewichtszustand, den wir wohl am besten durch das Symbol der entgegengesetzt gerichteten Pfeile charakterisieren, das wie in der Chemie besagen soll, daß hier ein System um einen Indifferenzpunkt pendelt. Dieses Prinzip mag auch auf anderen Gebieten der Korrelationen der Hormone untereinander verwirklicht sein.

Collip machte mit seinen Mitarbeitern die Entdeckung, daß bei ständiger Verabfolgung verschiedener Hormone im Tierversuch diese in ihrer Wirkung nachlassen und schließlich nur noch sehr hohe Dosen einen Effekt erzielen. Er konnte aus dem Blut solcher Tiere Stoffe gewinnen, die bei Zusatz zu dem Hormon bei unbehandelten Tieren die Wirkungen bremsten. Er bezeichnete diese Stoffe als Antihormone. Es ist inzwischen eine sehr umfangreiche Literatur über diese *Antihormone* entstanden, da sich ja sofort die Frage erhob, ob wir es um einen normalen Vorgang hormonaler Regulationen zu tun haben, und die großen praktischen Konsequenzen für die Therapie ja auch auf der Hand liegen. Das Ergebnis dieser Arbeiten besteht darin, das es solche Antihormone unter den natürlichen Bedingungen eines Organismus nicht gibt. Die Antihormone Collips sind sehr wahrscheinlich nur Immunkörper, die gegen das Hormon selbst gerichtet sind. Antihormone lassen sich auch am leichtesten mit Proteohormonen auslösen.

Eine weitere wichtige Frage ist die nach den Möglichkeiten, die der Organismus hat, die Hormone, nachdem sie ihre Wirksamkeit entfaltet haben, wieder zu vernichten bzw. zu beseitigen. Dies geschieht zum Teil auf fermentativem Wege, zum Teil durch „Entgiftung" in der Leber. So sehen wir z. B. das Oestron an Schwefelsäure, das Pregnandiol an Glukuronsäure gebunden im Harn erscheinen. Durch diese Paarung geht die Lipoidlöslichkeit verloren und damit sehr wahrscheinlich auch die Wirksamkeit der Hormone. Das im Harn der Schwangeren ausgeschiedene Oestron liegt nur in gebundener Form vor. Es wird also schon im Organismus selbst unschädlich gemacht.

Die Frage der Regulationen im hormonalen Geschehen wird nun noch komplizierter durch den Hinzutritt der nervösen Regulation, die überwiegend an das vegetative System gebunden ist.

Die hormonale und nervöse Regulation laufen nicht nebeneinander her, sondern greifen eng ineinander ein. Sämtliche Hormondrüsen erhalten Fasern des vegetativen Systems. Es ist durch viele Versuche wie klinische Beobachtungen erwiesen, daß das vegetative System die Hormondrüsen in ihrer Tätigkeit beeinflußt. Diese nervöse Steuerung ist aber nur ein Faktor, denn auch völlig entnervte Drüsen genügen den Anforderungen. Abgesehen von dieser Innervation jeder einzelnen Hormondrüse gibt es noch zwei Zentralpunkte, an denen eine enge Verknüpfung mit dem vegetativen System und seinen Zentren besteht: das sind die Nebennieren und die Hypophyse. Durch die enge anatomische Verbindung der Hypophyse mit dem phylogenetisch ältesten Hirnabschnitt, dem Zwischenhirn, kommt diesem Organ in der Steuerung der gesamten Vorgänge des Stoffwechsels, des Wachstums und der Reife eine besondere Aufgabe zu. Dieser Komplex, den wir heute als funktionelle Einheit in seiner überragenden Bedeutung erkannt haben, zeigt die enge und unlösbare Verbindung zwischen hormonaler und nervöser Regulation. Bei dieser gegenseitigen Verflechtung entstehen ganze Reaktionsketten mit einem wechselnden Ineinandergreifen nervöser und hormonaler Impulse. Es kann keinem Zweifel unterliegen, daß wir erst anfangen, diesen komplizierten und doch so sinnvollen Bauplan zu durchschauen. In der hormonal-nervösen Regulation liegt eines der großen Wunder und Geheimnisse des Lebens verborgen, durch das überhaupt erst die Existenz des Organismus als Ganzes ermöglicht wird.

Endokrine Krankheiten.

A. Ätiologie und Pathogenese.

Ein großer Teil der endokrinen Erkrankungen beruht auf einer Funktionssteigerung bzw. -minderung der betreffenden endokrinen Drüse. Die Mehr- oder Minderproduktion eines Hormons über das Maß des Notwendigen hinaus führt zu einem abnormalen Ablauf der von dem Hormon geförderten Vorgänge des Stoffwechsels, Wachstums oder der Fortpflanzung und zu einer schweren Störung in dem gesamten Gefüge der innersekretorischen Drüsen. Nur bei den Erkrankungen der Hypophyse ist die Einteilung in Hyper- und Hypofunktionszustände nicht möglich. Der Hypophysenvorderlappen produziert eine recht große Zahl von Hormonen und bei Erkrankungen ist die Überproduktion eines Teiles dieser Hormone mit der Minderproduktion eines anderen verbunden. Man hat auch z. B. bei dem Morbus Basedow, von der Möglichkeit einer „Dysfunktion" einer endokrinen Drüse gesprochen. Wenn wir unter Dysfunktion nichts weiter verstehen als eine fehlerhafte Funktion, bei der die Hormonabgabe in unrichtigen Mengen und — was auch von Bedeutung ist — zur unrechten Zeit erfolgt, so ist gegen diesen Ausdruck nichts einzuwenden. In diesem Sinne können wir gerade bei den hypophysären Erkrankungen sehr gut von Dysfunktionszuständen sprechen. Wenn aber darunter die Produktion eines fehlerhaften Hormons, das in einem abwegigen Sinne biologisch aktiv ist, verstanden werden soll, so müssen gegen diese Anschauung schwere Bedenken erhoben werden. Wir kennen wohl pathologische Vorgänge, in denen die chemischen Umsetzungen von den normalen insoweit abweichen, als Produkte, die in der Norm weiter verbrannt oder ausgeschieden werden, in dem Organismus verbleiben. Wir kennen aber aus der pathologischen Physiologie keinen Fall, in dem ein völlig anderer Weg eingeschlagen wird. Bevor wir also die Möglichkeit einer Dysfunktion in dem eben gekennzeichneten Sinne als möglich zugeben, wird man erst eindrucksvolle Beweise, am besten den direkten Beweis eines fehlerhaft gebauten und abwegig wirkenden Hormons verlangen. Diese Vorstellung ist auch deshalb unwahrscheinlich, weil wir die weitgehende Spezifität der Hormone kennen und nur zu genau wissen, daß geringfügige chemische Änderungen die biologischen Wirkungen völlig aufheben. Wir müssen also daran festhalten, daß letzten Endes *alle innersekretorischen Krankheiten auf einer Über- oder Minderproduktion der Hormone beruhen.*

Pathologisch-anatomisch sehen wir als Grundlage Adenome der spezifischen Drüsenzellen, relativ reife Carcinome, die auch in ihrem morphologischen Bau gewisse Kriterien der Drüsenzellen, von denen sie ausgehen, nachahmen, oder einen Schwund des spezifischen Drüsenepithels durch akute bzw. chronische Entzündungen, durch Tumoren oder Metastasen, durch Parasiten oder als Folge von thrombotischen bzw. embolischen Prozessen.

Nun erschöpft sich aber die Symptomatologie keiner Erkrankungen der innersekretorischen Drüsen in dem Bild, das wir als einfache Folge der Hyper- und Hypoproduktion der Hormone zu erwarten hätten. Trotz weitgehender Übereinstimmung vieler Krankheitsbilder mit dem Zustand, wie wir ihn durch entsprechende Eingriffe im Tierversuche erzeugen können, sehen wir doch eine Reihe von Differenzen. Die Ursache liegt einmal in den Unterschieden der Empfindlichkeit der Erfolgsorgane und zum anderen in der Mitbeteiligung des neuroendokrinen Regulationssystems. Die tägliche Erfahrung am Krankenbett lehrt, daß in der Ansprechbarkeit auf Hormone individuelle Schwankungen vorhanden sind. Es braucht hier nur an die Erfahrungen der Therapie und die Schwierigkeit, allgemeine Dosierungsvorschriften zu geben, erinnert zu werden. Diese Schwankungen der Empfindlichkeit der Erfolgsorgane machen sich bei Hormonmangel naturgemäß genau so bemerkbar wie bei Hormonzufuhr. Die individuellen Unterschiede in dem klinischen Bild derselben endokrinen Krankheit finden so eine zwanglose Erklärung. Die Überproduktion von Thyroxin läßt bei dem einen Kranken die Herzbeschwerden, bei dem anderen die Erscheinungen von seiten des Magen- und Darmtractus mehr in den Vordergrund treten.

Es wurde in der Einleitung bereits betont, wie ungeheuer wichtig für die richtige Steuerung der vegetativen Funktionen die hormonale und nervöse Regulation ist. Wenn wir einmal vorgreifend das S. 49 zur Darstellung dieser Korrelationen gegebene Schema betrachten, so ersehen wir aus diesem, daß zwischen Inkretdrüse, Hypophyse und Zwischenhirn mehrfache Verbindungen vorliegen, welche die Hormonabgabe der peripheren Inkretdrüse in vielfacher Weise sichern. Bei diesem Prinzip der vielfachen Sicherung ist es zunächst nahezu unvorstellbar, aus welchen Gründen, selbst wenn einmal infolge einer Adenombildung eine Überproduktion eines Hormons stattfindet, dieses System nicht ausreicht, die Regulation aufrechtzuerhalten. Wir kommen damit notwendig zu dem Schluß, daß zu der *Entstehung einer innersekretorischen Erkrankung nicht nur eine mengenmäßig falsche Hormonproduktion gehört, sondern auch ein Versagen der Regulationen.* Außerdem muß sich die fehlerhafte Hormonproduktion wegen der bestehenden Korrelationen auf viele andere Teile des neuroendokrinen Systems auswirken. Somit bleibt die Störung nie auf eine Inkretdrüse beschränkt, sondern zieht alle übrigen Drüsen mehr oder weniger stark in Mitleidenschaft. Hier liegt ein ganz wesentlicher Unterschied zu dem Tierversuch. Nachahmen können wir wohl die Minder- oder Überproduktion eines Hormons, aber im Tierversuch trifft dies auf ein an sich intaktes System einer neuroendokrinen Regulation und kann sich infolgedessen gar nicht in völlig derselben Weise auswirken wie beim Menschen.

Wir kommen also zu der Schlußfolgerung, daß eine *Labilität der neuroendokrinen Regulationen Voraussetzung für die Entstehung endokriner Krankheiten ist*. Es scheint sogar möglich, daß in den Regulationen das primäre Moment gelegen ist, insofern, als auch erst die Entwicklung eines Adenoms oder einer Atrophie ein derart mangelhaft funktionierendes Regulationssystem zur Voraussetzung hat.

Endokrine Krankheiten kennen wir fast nur vom Menschen. Je höher ein Lebewesen organisiert ist, desto größere Bedeutung gewinnen die vegetativen Korrelationen, aber auch desto empfindlicher, komplizierter und lebensnotwendiger werden sie. Die endokrinen Erkrankungen spielen sich an dem ab, was E. J. KRAUS die „vegetative" Person genannt hat. Das vegetative System und seine Zentren sind phylogenetisch der älteste Hirnabschnitt. Sie sind dem Bewußtsein entzogen, das Bindeglied zwischen Körper und Seele und diejenige Stelle, an der die von außen kommenden Einflüße ihre notwendigen Rückwirkungen auf die vegetative Person ausüben. Der Mensch ist im Gegensatz zu den Tieren mit dem Danaergeschenk des Bewußtseins und des Verstandes gesegnet. Er hat beides dazu ausgenutzt, sich im Laufe der Jahrhunderte die Natur zu unterwerfen und dienstbar zu machen und sich selbst ein Dasein zu schaffen, das sich heute in einer Übertechnisierung, losgelöst von allen natürlichen Bindungen, in einer künstlichen Umwelt abspielt. Er schuf sich dadurch eine Unabhängigkeit, die seinen Verstand Eroberungen ungeahnten Ausmaßes machen ließ, aber diese Entwicklung führte auch zu einer völligen Entwurzelung. Seine vegetative Person hat mit dieser Entwicklung nicht Schritt gehalten und ist den Aufregungen, Existenzkämpfen, politischen Wirren und dem Einfluß der vielseitigen Schädigungen, welche die Zivilisation mit sich brachte, nicht mehr gewachsen. Seine vegetative Person hat den Anschluß an die völlig veränderten Daseinsbedingungen nicht mehr vollzogen. So resultiert der nervöse Mensch von heute mit seiner besonderen Disposition zu Störungen der neuroendokrinen Regulation. Die Krankheiten, die wir hier zu behandeln haben, sind also, wenn nicht ausschließlich, so doch vorwiegend Zivilisationskrankheiten. Zu dieser Anschauung kommt auch ROOSEN, der darauf hinweist, daß sich im menschlichen Gehirn, da die Masse des Gehirns wegen der Geburtsschwierigkeiten begrenzt ist, das Großhirn auf Kosten des Zwischenhirns entwickelt. Es ist vorwiegend der Hypothalamus, der von dieser Rückbildung betroffen ist. Mit diesem Vorgang steht nach ROOSEN einmal die „Retardation" in der menschlichen Stammes- wie Individualentwicklung im engsten Zusammenhang wie auch die Entwicklung endokriner Krankheiten, da das Zwischenhirn in seiner Entwicklung auf einer verhältnismäßig primitiven Stufe stehen geblieben ist.

Diese Feststellung führt uns bezüglich der Ätiologie der innersekretorischen Erkrankungen noch einen Schritt weiter. Voraussetzung für die Entstehung dieser Krankheiten ist nach der hier dargelegten Anschauung also die Labilität und Empfindlichkeit der neuroendokrinen Regulationen. Diese machen aber zum Teil das aus, was wir als *Konstitution* bezeichnen. Wenn wir weiter daran denken, daß die Hormone auch das Wachstum, die Körperform und Gestalt beherrschen, so liegt dies ohne weiteres auf der Hand. Diese Zusammenhänge wurden schon lange erkannt und finden z. B. in dem Ausdruck R. STERNs von der „*Blutdrüsenformel*" ihren Niederschlag. Wir dürfen dabei aber nicht übersehen, daß die Blutdrüsenformel nicht die Konstitution bestimmt, sondern nur ein·allerdings wesentlicher Faktor dessen ist, was wir heute als Konstitution bezeichnen: Die Gesamtheit der Einzelpersönlichkeit, ihren äußeren Habitus, ihre psychisch-physische Regulationsweise und ihre geistige und körperliche Struktur. Bei der Besprechung der einzelnen Krankheiten werden wir immer wieder die Feststellung machen, daß bestimmte Konstitutionstypen für bestimmte Erkrankungen prädestiniert sind. Zwischen den ausgeprägten endokrinen Krankheitsbildern und der Norm bestehen fließende Übergänge, und wir sprechen von einer thyreotischen einer akromegaloiden oder tetanoiden Konstitution.

Die *Konstitution* und der für die Gestaltung des Phänotyps so wichtige Anteil der Blutdrüsenformel sind aber erblich determiniert. Daraus erhellt die große Bedeutung *erblicher Faktoren* für die Entstehung endokriner Krankheiten. Eine beschränkte Zahl dieser Erkrankungen zeigt einen klar erkennbaren Erbgang. Hierher gehört z. B. die idiopathische Form des Diabetes insipidus, bei dem die Familienforschung einen dominanten Erbgang klar erkennen läßt. Ebenso ist hier die LAURENCE-MOON-BIEDLsche Krankheit zu nennen als ein Beispiel für die Koppelung von Bildungsdefekten (Polydaktylie) mit Fehlern der endokrinen Drüsen. Es ist aber nur die Minderzahl der hierher gehörenden Krankheiten, die einen derart klar erkennbaren Erbgang zeigt. Bei der Mehrzahl deutet das gehäufte Vorkommen von Stoffwechselstörungen und endokrinen Erkrankungen in den Familien unserer Patienten auf die erb- und anlagemäßig bedingte Schwäche des endokrinen Systems und seiner Regulatoren hin. Es gibt nur sehr wenige hierher gehörige Erkrankungen, bei denen derartige Zusammenhänge vermißt werden. Die hohe Bedeutung der Vererbung für den Funktionszustand des endokrinen Systems ergibt sich auch eindrucksvoll aus Tierversuchen. So konnte z. B. RIDDLE drei Taubenrassen züchten mit verschiedener Thyreoideafunktion, gemessen am Grundumsatz. Die Höhe des Grundumsatzes ließ sich für eine neue Generation vor dem Brüten auf Grund der Beobachtungen an den Eltern genau voraussagen. Wir kennen auch einen erblichen Zwergwuchs der Maus, der auf einem angeborenen Mangel der Hypophyse an eosinophilen Zellen beruht.

B. Diagnose.

Die Mehrzahl der endokrinen Störungen ruft charakteristische Änderungen der äußeren Gestalt und des Gesichtsausdruckes sowie des Wesens der Kranken hervor. Es gibt wohl kaum ein Gebiet medizinischer Diagnostik, auf dem die klinischen Untersuchungsmöglichkeiten in diagnostischer Hinsicht weniger ausschlaggebend und der geschulte Blick des Arztes wichtiger wären als auf dem der Diagnose endokriner Störungen. Unsere diagnostischen Bemühungen beginnen wie immer mit dem Erheben der *Anamnese*. Es ist selbstverständlich, daß wir uns durch entsprechende Fragen nach kleinen oder übermäßig großen, nach dünnen oder sehr mageren Familienmitgliedern, nach abnormen Behaarungen und Pigmentationen, nach Stoffwechselkrankheiten und endokrinen Erkrankungen in der Familie unserer Patienten sehr eingehend erkundigen. Für die spezielle Vorgeschichte des Kranken interessiert uns seine bisherige körperliche und geistige Entwicklung von der Kindheit an. Man beachte, daß es endokrine Störungen gibt, die kongenital sind, und solche, die bereits in der Kindheit beginnen. Die Umstellungen und Belastungen des endokrinen Systems, wie sie durch den Eintritt der Pubertät, durch Gravidität, Geburt und Stillperiode und schließlich durch das Klimakterium gegeben sind, stellen Lebensphasen dar, deren normaler Ablauf für ein intaktes endokrines System spricht, die aber häufig die auslösende Ursache für die Entwicklung endokriner Störungen darstellen. Bei der Erforschung des Beginns der derzeitigen Erkrankung achte man darauf, daß sich endokrine Störungen häufig in einzelnen Schüben und nur relativ selten kontinuierlich entwickeln.

Die Symptome und Klagen des Kranken brauchen nicht immer unmittelbar auf das erkrankte Organ hinzuweisen. Das Gefühl, herzkrank zu sein, steht nicht selten z.B. im Mittelpunkt des autoplastischen Krankheitsbildes des Basedowikers. Die Symptome endokriner Erkrankungen sind so variabel, daß sich schwer etwas Allgemeines über sie aussagen läßt. Man beachte, daß immer die gesamte Persönlichkeit affiziert ist, daß sehr häufig psychische und charakterliche Änderungen vorkommen und daß ein starkes subjektives Krankheitsgefühl die Regel ist. Nach Feststellung der subjektiven Empfindung des Kranken müssen wir durch weiteres Befragen versuchen, uns auch über evtl. vorhandene Stoffwechselstörungen ein Bild zu verschaffen.

Die *Untersuchung* erstreckt sich zunächst auf die Feststellung des äußeren Habitus, bei Betrachtung des völlig unbekleideten Patienten. Es ist zu achten auf Größe und Körperbautyp, auf die Körperproportionen, die Art des Fettpolsters und die Fettverteilung, die Beschaffenheit der Haut, die Körperbehaarung und den Behaarungstyp. Größe und Körpergewicht müssen festgestellt und mit den für die Norm geltenden Zahlen verglichen werden. Von den innersekretorischen Drüsen sind die Schilddrüse, die Hoden und auch die Ovarien einer Palpation und Beurteilung direkt zugängig. Sie sollte nie unterlassen werden. Auch die Größenverhältnisse der äußeren Genitalien sind von Wichtigkeit. An die Feststellung dieser Verhältnisse würde sich eine allgemeine Untersuchung der inneren Organe in der üblichen Weise anschließen, wobei im Hinblick auf endokrine Störungen die Kreislauf- und Blutdruckverhältnisse besonders interessieren. Bei Verdacht auf hypophysäre Erkrankungen, bei Erkrankungen der Parathyreoidea ist auch eine neurologische Untersuchung unerläßlich.

Von den üblichen klinischen Untersuchungsmethoden sei die Vornahme einer *Röntgenuntersuchung, des Elektrokardiogramms*, die *Untersuchung des Blutes* in morphologischer und chemischer Hinsicht und die Grundumsatzbestimmung noch besonders hervorgehoben. Die Röntgenuntersuchung des Skeletsystems kann uns mancherlei Aufschluß geben. Bei Wachstumsstörungen ist das Verhalten der Knochenkerne und Epiphysenfugen von Bedeutung. Des weiteren können der Kalkgehalt des Skeletes und die gestörten Größenverhältnisse (Akromegalie) uns wichtige Aufschlüsse geben. Das Elektrokardiogramm hat bei den Erkrankungen der Schilddrüse besondere Bedeutung erlangt. Die morphologische Beschaffenheit des Blutes kann uns Störungen zeigen, besonders in der Leukocytenformel, die für bestimmte Erkrankungen endokriner Drüsen charakteristisch sind. Die chemische Blutuntersuchung gibt einen Einblick in die Stoffwechselverhältnisse. Dasselbe gilt für eine Analyse des Harns.

Die Stoffwechselverhältnisse werden heute vielfach durch besondere Belastungsmethoden geprüft, die gerade in der Erkennung latenter Störungen eine große Bedeutung erlangt haben. Der unmittelbare Nachweis der Hormone in den Körperflüssigkeiten kann in diagnostischer Hinsicht wesentlich weiter führen. Doch stehen wir hier erst an dem Anfang einer sicher sehr aussichtsreichen Entwicklung. Näheres über die hierfür in Frage kommenden Methoden findet sich im Anhang.

C. Therapie.

I. Allgemeine Therapie.

Die Therapie endokriner Erkrankungen läßt sich in spezifische und unspezifische Maßnahmen einteilen. Gemäß der hier vertretenen Auffassung über Wesen und Art endokriner Störungen ist es eine Selbstverständlichkeit, daß erstere sich immer auf letztere aufbauen. Die Basistherapie, von der hier zunächst die Rede sein soll, hat die gesamte Persönlichkeit des Kranken zu berücksichtigen. Wenn endokrine Erkrankungen zu einem guten Teil eine Insuffizienz der vegetativen Person, der Ausdruck eines Mißverhältnisses zwischen den geistig-körperlichen Anforderungen und der Leistungsfähigkeit des neuroendokrinen Systems sind, so muß sich der Arzt um die geistige Situation des Kranken, um die beruflichen und seelischen Anforderungen seiner Kranken kümmern und für seinen Teil dazu beitragen, für Hilfe und Besserung zu sorgen. Wenn schwere und ausgeprägte Krankheitsbilder diese Forderung häufig hinter den unmittelbar notwendigen Maßnahmen zurücktreten lassen, so gelten sie insbesondere für alle die vielen Störungen, die auf der Grenze zwischen Normalem und Gesundem stehen, bei Menschen, die nicht weniger krank sind als andere, die zu behandeln aber häufig mehr Arzttum und Können verlangt! Verständnisvolles Eingehen auf die Klagen des Kranken, die Herstellung einer Atmosphäre des Vertrauens sind die Basis, auf der der Heilplan aufgebaut werden muß. Eine Psychotherapie ist in gewissen Fällen ratsam, doch gehört diese zu den Ausnahmen. Des weiteren müssen wir dafür Sorge tragen, daß Umwelt und Milieu des Patienten so beschaffen sind, daß sie die Heilung fördern.

Unsere weitere Sorge gilt der *Ernährung*. Für viele der hier zu behandelnden Krankheiten können wir ganz bestimmte Ernährungsvorschriften geben, die bei den einzelnen Erkrankungen Erwähnung finden. Von diesen speziellen Maßnahmen abgesehen, haben wir aber in den letzten Jahren zur Genüge gelernt, welch günstigen Einfluß gerade auf Krankheiten, die mit einer Regulationsstörung einhergehen, völlige Umstellung in dem ganzen Ernährungsregime haben, so daß auch in der Behandlung endokriner Krankheiten vegetarische Kost und Rohkost, Rohsäftekuren nach den heute geltenden Grundsätzen mit Überlegung und Verstand angewandt Gutes zu leisten vermögen. Je nach Lage des Falles lassen sich diese Maßnahmen noch unterstützen durch eine sinnvoll geleitete physikalische Therapie. Wenn die wirtschaftlichen Verhältnisse und die Lage des Kranken es gestatten, ist sicherlich auch durch eine Klimatotherapie, durch Bad- und Sanatoriumsaufenthalt Gutes zu erwarten. Die Vorteile derartiger Maßnahmen liegen überwiegend in ihrem psychischen Effekt, insofern, als sie die ganze Umwelt des Kranken ändern und durch Schaffung eines sorglosen, umhüteten Daseins schädliche seelische Einflüsse fernhalten und des weiteren in der ganzen Umstellung der Lebensweise und Ernährung. Doch muß andererseits betont werden, daß Bad- und Kuraufenthalt bei keiner der hier zu behandelnden Krankheiten mehr leisten als eine verständig geleitete hausärztliche oder klinische Therapie.

Wir müssen uns die Heilwirkungen derartiger Maßnahmen wohl so vorstellen, daß durch die Umstellung, die sie in jeder Hinsicht bewirken, die neuroendokrinen Regulationen in einer ganz anderen Weise beeinflußt und beansprucht werden, als dies in der früheren Lebensweise des Kranken der Fall war. Es kann wohl keinem Zweifel unterliegen, daß wir in allen leichteren oder auch als latent bezeichneten Fällen endokriner Störungen durch derartige therapeutische Maßnahmen allein zum Ziele kommen.

II. Spezielle Therapie.

a) Operation und Röntgenbestrahlung.

Unter den *spezifischen Maßnahmen* verstehen wir diejenigen, welche die Funktion der Drüse herabsetzen oder sie fördern bzw. für entsprechenden Ersatz bei Funktionsminderung sorgen. Medikamentöse Maßnahmen, welche die Funktion einer Drüse herabsetzen, kennen wir nur in sehr bescheidenem

Umfange (z. B. Jod bei Basedow). Im wesentlichen erschöpft sich unser ärztliches Tun in der *operativen Beseitigung* der erkrankten Drüse oder in der Funktionseinschränkung durch *Röntgenstrahlen*. Über beide Maßnahmen findet sich das Nötige bei den betreffenden Krankheiten. Von dem etwas weiteren Gesichtspunkt aus, von dem wir hier die Erkrankungen betrachten, erscheinen beide Maßnahmen relativ primitiv, und darin ist sicher auch ihr gelegentliches Versagen begründet, für das wir bei einer rein automatischen und lokalen Auffassung keine Erklärung finden. Es soll hiermit jedoch keineswegs verkannt werden, daß gerade die operative Beseitigung hyperfunktionierender Drüsen zu den schönsten therapeutischen Erfolgen führen kann, die wir überhaupt kennen.

b) Hormontherapie.

Wesentlich zahlreicher sind heute die Möglichkeiten, die wir haben, eine *fehlende Hormonproduktion* zu ersetzen. Es stehen uns die orale Gabe frischer tierischer Drüsen, die Implantation und die Hormontherapie zur Verfügung.

Die in früherer Zeit vielfach geübte Ersatztherapie durch orale Gabe der betreffenden Drüse, spielt praktisch heute keine Rolle mehr, da, soweit überhaupt eine orale Therapie in Frage kommt, entsprechend gereinigte und exakt dosierte Präparate zur Verfügung stehen.

Die *Implantation* tierischer oder, soweit erreichbar, auch menschlicher Drüsen wurde in den Anfängen der Behandlung endokriner Störungen bereits versucht. Es wurde und wird über mancherlei Erfolge auf diesem Gebiet berichtet, doch fand letzten Endes die allgemein biologische Erfahrung, daß artfremdes Gewebe nicht anwächst, auch hier wieder seine Bestätigung. Die Erfolge sind meist nur vorübergehend und schwinden in dem Maße, in dem die implantierte Drüse zugrunde geht. In vielen Fällen genügt aber dieser einmalige offenbar sehr kräftige Impuls, da wir zunächst mit einer gewissen Funktion des Implantates rechnen können, um die vorhandene Störung zu beheben. Die Implantationstherapie hat nur noch Bedeutung für die Hypophyse in der Behandlung der Anorexia nervosa. Ob allerdings eine derart implantierte Drüse, wie KYLIN glaubte nachweisen zu können, tatsächlich einheilt, muß sehr stark bezweifelt werden, da diese Vorstellung mit allem, was wir über heteroplastische Implantation wissen, im Widerspruch steht. In Form der Einpflanzung von Hormonkrystallen lebt die Implantationsbehandlung in anderer Form heute wieder auf. Bei diesen Krystallimplantaten zeigt sich die bemerkenswerte Tatsache, daß der Organismus von diesen Depots nur so viel resorbiert, wie jeweils erforderlich ist. Diese Implantationen sind aber nur bei nicht wasserlöslichen Hormonen möglich.

Am meisten geübt wird heute der Ersatz durch Zufuhr der ausgefallenen Hormone. Zur *Hormontherapie* stehen uns heute entweder aus tierischen Drüsen oder aus dem Harn von Mensch und Tier angefertigte Präparate oder die chemisch reinen synthetisierten Hormone zur Verfügung. Da die Drüsen relativ klein und die Hormonausbeute keineswegs immer gut ist, wurde es als wesentlicher Fortschritt begrüßt, daß es gelang, eine Reihe der Hormone synthetisch darzustellen. Es fehlt aber nicht an Stimmen, die behaupten, zum mindesten in manchen Fällen mit den aus Drüsen hergestellten Präparaten mehr zu erreichen als mit den synthetischen Hormonen, trotz des großen Unterschiedes in dem Hormongehalt (s. S. 351). Die Möglichkeit kann nicht von der Hand gewiesen werden, daß in den Drüsen außer den Hormonen noch Schutz- oder Begleitsubstanzen vorhanden sind, die wesentlich zu der Wirkung beitragen. Es sei hier nur an die dem synthetisch hergestellten Thyroxin überlegene Wirkung der Schilddrüsensubstanz bei oraler Gabe erinnert. Die Frage ist einstweilen noch offen, man wird ihre Berechtigung keinesfalls abstreiten können.

Wir verlangen heute von einem für therapeutische Zwecke auf den Markt kommenden Präparat, daß es einen konstanten Gehalt an wirksamer Substanz aufweist. Für die Hormonpräparate ist diese Forderung zum Teil schwer zu erfüllen. Da wir mit Ausnahme des Adrenalins zur quantitativen Bestimmung der Hormone auf biologische Auswertungsmethoden angewiesen sind, müssen wir mit einer Fehlerquelle der *Standardisierung* von 20—25 % und mehr rechnen. Hier hat die Einführung internationaler Standardpräparate einen wesentlichen Fortschritt gebracht. Die Genauigkeit einer biologischen Auswertung steigt erheblich, wenn sie vergleichsweise durchgeführt wird. Die Schaffung der internationalen Standardpräparate bringt den weiteren Vorteil mit sich, daß auch Produkte verschiedener Herkunft in ihrem Hormongehalt unmittelbar miteinander verglichen werden können. Man muß daher heute verlangen, daß soweit es einen internationalen Standard gibt — dies ist zur Zeit der Fall für die Keimdrüsenhormone, das Insulin und die Hormone des Hypophysenhinterlappens und einige des Vorderlappens —, kein Präparat mehr auf dem Markt erscheint bzw. von dem Arzt benutzt wird, für das nicht der Hormongehalt in internationalen Einheiten angegeben ist. Aber auch von den übrigen Präparaten wird man heute eine biologische Testierung verlangen. Da die einzelnen zur Verfügung stehenden Auswertungsmethoden noch nicht international festliegen, wird durch sie nur die Gewähr gegeben, daß ein Präparat derselben Firma in seiner Wirkungsstärke gleich bleibt. Wie überhaupt auf dem Gebiet der medikamentösen Therapie, so gilt auch hier die Regel, daß der Arzt mit einem Präparat einer bestimmten Firma Erfahrungen sammelt und in Zukunft sich nur dieses Präparates bedient.

Über die *Dosierung* der Hormone lassen sich allgemeine Angaben nicht machen. Es ist nicht möglich, auf Grund von Tierversuchen etwas über die Dosis auszusagen, diese muß durch Erfahrungen erprobt werden und unterliegt außerdem nicht unerheblichen individuellen Schwankungen. „Die Dosierung richtet sich nicht nach der Pharmakopoe, also einer Quantität als Dosis, sondern einzig und allein nach der Wirkung" (v. BERGMANN).

Auch über die Verabfolgungsform lassen sich keine allgemeinen Regeln aufstellen. Eine Reihe der Hormone wird durch die Fermente des Magens und Darmes zerstört, so daß ihre orale Verabfolgung nicht in Frage kommt. Aber man erlebt auch hier immer wieder Überraschungen. Ein gutes Beispiel dieser Art ist die Therapie mit Hypophysenvorderlappenhormonen. Wir kennen kein Vorderlappenhormon, das sich im Tierversuch als oral wirksam erwiesen hätte, und doch stehen die therapeutischen Erfolge mit oraler Vorderlappentherapie außer Frage. Es ist also auch hier nicht angängig, lediglich auf Grund des Tierversuchs Schlußfolgerungen zu ziehen. Auch hier gibt lediglich die Erfahrung am Krankenbett den Ausschlag. Das Ideal einer Hormontherapie, das den physiologischen Verhältnissen am nächsten käme, wäre die kontinuierliche Dauerinfusion kleinster Mengen. Die Erfahrungen auf dem Insulingebiet haben gelehrt, daß man auf diese Weise mit sehr viel geringeren Gesamtdosen auskommt als bei der ein- bzw. mehrmaligen Gabe größerer Mengen. Einen wesentlichen Fortschritt bedeutet die Einführung des Depotinsulins, durch das eine kontinuierliche und langsame Abgabe des Hormons ermöglicht wird. Auf die Implantationsbehandlung von Krystalltabletten wurde oben bereits hingewiesen.

Die Durchführung einer erfolgreichen Hormontherapie verlangt Kenntnisse der hormonalen Störungen wie der Zusammenhänge im ganzen inkretorischen System. Wir müssen uns darüber klar sein, daß jede Hormonzufuhr in irgendeiner Form einen Eingriff in dieses System bedeutet, und daß wir unter Umständen Reaktionen auslösen können, die durchaus unerwünscht sind. Die Injektion von Follikelhormon hat z. B. die spezifischen und erwünschten Effekte an der Uterusschleimhaut, an der Brustdrüse und im ganzen Organismus zur Folge, unterdrückt aber auch gleichzeitig die Follikulinproduktion in dem betreffenden Organismus und hemmt die Bildung des gonadotropen Hormons der Hypophyse. Sie kann also die ganzen Vorgänge, die in der Norm den Ablauf des Zyklus steuern, zerstören. So sind also auch Schädigungen durch eine unrichtige und falsch dosierte Hormontherapie möglich. Es handelt sich hier allerdings meistens um Schädigungen die nur der aufmerksame Arzt und der Kenner endokriner Zusammenhänge sieht. Über all diese Möglichkeiten muß sich der Arzt bei der Hormontherapie im klaren sein. Besitzt er die nötigen Kenntnisse, so sind ihm schöne Erfolge beschieden und therapeutische Anwendungen, die heute noch lange nicht voll erkannt und ausgeschöpft sind, möglich. So schlug z. B. Dunn vor, den Morbus Cushing auf Grund der experimentellen Tatsache, daß Oestron die Tätigkeit der basophilen Hypophysenzellen unterdrückt, mit Follikelhormon zu behandeln und berichtete über Erfolge, die zweifellos zu den besten gehören, die bisher in der Behandlung dieser endokrinen Erkrankung erzielt wurden.

Zu den Reaktionen die die Hormone in dem Organismus auslösen, gehört auch die Bildung von Stoffen im Blut, die die Hormonbildung hemmen bzw. ganz aufheben. Collip hat von „Antihormonen" gesprochen. Es hat sich aber gezeigt, daß es sich hier nicht um einen physiologischen Vorgang, sondern lediglich um die Bildung von Immunkörpern gegenüber begleitenden Eiweißkörpern handelt (s. S. 6). Beim Menschen ist bis heute die Bildung derartiger Antikörper noch nicht nachgewiesen worden, obwohl wir gerade von dem gonadotropen Hormon, mit dem im Tierversuch Antikörper ohne Schwierigkeit zu erzielen sind, ausgiebigen therapeutischen Gebrauch machen. Wir brauchen bei der Hormontherapie also zunächst nicht mit einer derartigen Antikörperbildung zu rechnen, doch müssen wir die Möglichkeit im Auge behalten, daß derartige Vorgänge auch beim Menschen eine gewisse Rolle spielen. Dafür spricht die Beobachtung, daß wir zur Erzielung gleicher Effekte bei demselben Patienten, z. B. bei der Schilddrüsen- und Nebenschilddrüsentherapie, häufig zu einer Steigerung der Dosis gezwungen werden. Bis jetzt ist aber noch kein Fall bekannt geworden, bei dem eine Hormontherapie an der „Antihormonbildung" gescheitert wäre.

Zum Schluß sei noch darauf hingewiesen, daß es neben einer spezifischen Hormontherapie, in der wir uns also bemühen, Ersatz für den Ausfall einer Hormondrüse zu schaffen, auch noch eine *unspezifische Hormontherapie* gibt, bei der wir, ohne daß ein direkter Hormonmangel vorliegt, von den durch die Hormonzufuhr zu erwartenden Reaktionen therapeutischen Gebrauch machen. Auch hier befinden wir uns sicher erst am Anfang, und auch hier sind die therapeutischen Möglichkeiten sicher noch nicht erschöpft. Unspezifische Hormontherapie bedarf in demselben Maße genauer Kenntnisse auf dem Gebiet der Endokrinologie wie die spezifische, soll nicht Schaden gestiftet werden. Über die speziellen Erfordernisse der Hormontherapie wird am Ende eines jeden Kapitels berichtet, und dort werden auch die Möglichkeiten einer unspezifischen Therapie erörtert.

Das Hypophysen-Zwischenhirnsystem und seine Krankheiten.

A. Anatomie.

Die Hypophyse füllt die Grube des Türkensattels beim Erwachsenen völlig aus, so daß die im Röntgenbild darstellbaren Konturen dieses Sattels ungefähr der Größe der Hypophyse entsprechen. Seitlich wird der Hirnanhang von den Sinus cavernosi und der Carotis interna begrenzt. Nach oben steht die Hypophyse durch den Stiel mit dem Zwischenhirn in Verbindung. Die Hauptmasse des Chiasma opticum liegt dorsal von der Hypophyse, so daß das Chiasma nur in seinen vordersten Abschnitten unmittelbar an die Hypophyse grenzt.

Bei Vergrößerungen dehnt sich das Organ kranial-, dorsal- oder caudalwärts aus und zerstört die angrenzenden Abschnitte, das sind die Processi clinoidei, die Nervi optici oder das Chiasma. Auch der Boden des Türkensattels wird bei Tumoren häufig zerstört. Nur die vorderen Abschnitte leisten lange Zeit Widerstand. Ebenso bleiben auch der Sinus cavernosus und die Arteria carotis immer lange intakt.

Der Eingang zum Türkensattel wird beim Menschen durch eine straffe, bindegewebige Membran verschlossen, dem Diaphragma sellae turcicae. Die Hypophyse selbst, die beim Menschen, je nach Ausbildung des Hinterlappens, eine herzförmige bis walzenförmige Gestalt aufweist, ist von einer fibrösen Kapsel allseitig umschlossen. Diese Kapsel setzt sich aus drei Schichten zusammen, einer Außenschicht, dem Stratum periostale, einer Mittelschicht, dem Stratum vasculare und einer Innenschicht, dem Stratum fibrosum, der eigentlichen Organkapsel. Die Dura hat nur Beziehungen zum Diaphragma sellae, in das sie sich mit einer Reihe von Fasern fortsetzt. Zwischen Hypophysenkapsel und Dura bestehen keine Verbindungen.

Das *Hypophysengewicht* schwankt zwischen 0,6 und 0,8 g. BERBLINGER berechnet es auf durchschnittlich 0,616 g auf Grund eigener Messungen wie Angaben der Literatur. Das Hypophysengewicht ist bei Frauen größer als bei Männern und nimmt mit dem Alter etwas ab. Bekannt ist auch die von ERDHEIM und STUMME erstmalig festgestellte Gewichtszunahme in der Gravidität. Wir unterscheiden zwei entwicklungsgeschichtlich völlig verschiedene Abschnitte, den Vorder- und Hinterlappen oder die Adeno- und die Neurohypophyse.

An der *Adenohypophyse* können wir weitere drei Abschnitte unterscheiden, den Hauptlappen, den Tuberalisteil und den Zwischenlappen. Der Hauptlappen besteht aus drei verschiedenen Zellarten epithelialer Herkunft. Die einzelnen Zellen liegen in durch Bindegewebszüge gegeneinander abgegrenzten Strängen. Auf Grund des Verhaltens gegenüber Farbstoffen unterscheiden wir die Hauptzellen oder Chromophoben und die Chromophilen. Letztere wieder zerfallen in Eosinophile und Basophile. Das zahlenmäßige Verhältnis gibt RASMUSSEN auf Grund eingehender Zählung wie folgt an:

Tabelle 2.

	Hauptzellen	Eosinophile	Basophile
Mann	52% (34—66)	37% (23—59)	11% (5—27)
Frau, 42 Jahre (nicht gravide) . . .	49—50	43—49	7
Nicht über 50	53—54	39—40	9

Nach BERBLINGER und BURGDORF ist das Verhältnis Eosinophile : Hauptzellen : Basophile = 30,8 : 45,8 : 23,4.

Die Anordnung der Zellenarten erscheint beim Menschen bei oberflächlicher Betrachtung ziemlich regellos, doch läßt sich bei systematischen Untersuchungen doch eine gewisse typische Anordnung feststellen. Die Eosinophilen finden sich meist in den hinteren seitlichen Partien, die Basophilen vorzugsweise in den vorderen Randabschnitten, im Mittelfeld und mit einigen Zügen in der Grenzzone zum Hinterlappen, die Hauptzellen vorzugsweise in den Abschnitten zum Zwischenlappen.

Die allgemein üblich gewordene Unterscheidung in chromophobe und chromophile Zellen geht auf FLEISCH zurück, der damit das verschiedene Verhalten gegenüber Chrom meinte. Erstere Gruppe enthält keine färbbaren Substanzen in ihrem Protoplasma, letztere hingegen färbbare und auch am ungefärbten Schnitt bereits sichtbare, stark lichtbrechende Granula. Die weitere Unterscheidung in acidophile und basophile Zellen ist streng genommen unrichtig, da sich weder erstere nur mit sauren noch letztere nur mit basischen Farbstoffen färben (BENDA). Das verschiedene färberische Verhalten beruht also nicht auf den chemischen Differenzen, auf welche die Namensgebung schließen läßt. ROMEIS hat jetzt den histologischen Verhältnissen der Vorderhypophyse eine sehr eingehende Studie gewidmet, auf Grund welcher er zu dem Ergebnis kommt, daß wir in der Vorderhypophyse nicht 3, sondern 6 Zellarten unterscheiden können, von denen 5 sekretorisch tätig sind. Zunächst gibt es eine undifferenzierte Zelle, die sich besonders reichlich in der embryonalen Hypophyse findet und die Stammzelle aller weiteren Zellen des Vorderlappens ist. Die Eosinophilen bezeichnet ROMEIS als α-Zellen und die Basophilen als β-Zellen. Die 4. Gruppe sind die γ-Zellen, die früher als Hauptzellen bezeichnet und mit den undifferenzierten Zellen in einer Gruppe zusammengefaßt wurden. Diese Zellen zeigen in Azanpräparaten hellgrau bis hellviolett gefärbte Granula und zeigen alle Kriterien aktiv tätiger Drüsenzellen. Ferner lassen sich noch δ- und ε-Zellen unterscheiden. Erstere enthalten bei der Kresazanmethode oder nach BERBLINGER-BURGDORF gefärbt anilinblaue Granula im Gegensatz zu den violetten der β-Zellen und letztere orangegelb bis ocker gefärbte Granula im Gegensatz zu den roten der α-Zellen.

In der anatomischen Literatur ist die Frage, wieweit es sich bei den verschiedenen Zellarten nur um verschiedene Entwicklungsstadien ein und derselben Zelle handelt, auch heute noch nicht endgültig entschieden. Von französischen Autoren wurde die Anschauung vertreten, daß nur eine Zellart vorliegt und eine kontinuierliche Entwicklungsreihe — Hauptzellen — Eosinophile — Basophile — besteht. Dagegen spricht, daß sich die Basophilen und Eosinophilen immer in denselben Abschnitten der Hypophyse finden, nicht nur beim Menschen, sondern auch beim Tier (Soós). Beide Zellarten treten als völlig selbständige Adenombildner auf, gemischtzellige Adenome sind unbekannt. SEVERINGHAUS hat weiter gezeigt, daß auch die Struktur des Golgi-Apparates in beiden Zellarten verschieden ist. Die eosinophilen Zellen zeigen eine filamentöse Netzform, die basophilen Zellen eine Ringform. Die chromophoben Mutterzellen weisen bereits beide Formen des Golgi-Apparates auf, der auch bei Adenomen erhalten bleibt. Auch ROMEIS vertritt den Standpunkt, daß ein Übergang der verschiedenen Zellarten ineinander nicht mehr stattfindet, wenn einmal eine Differenzierung der Stammzelle aufgetreten ist. Er beschreibt nur noch als Schlußglied in der Entwicklung die erschöpfte entvacuolisierte und entgranulierte Zelle.

Auf Grund der Beobachtungen beim Tier darf es auch für die menschliche Hypophyse als sicher gelten, daß die histologische Struktur, insbesondere das zahlenmäßige Verhältnis der drei verschiedenen Zellenarten zueinander, in den verschiedenen Entwicklungsstadien nicht konstant ist. Es liegt in der Natur der Sache, daß wir über diese Dinge beim Menschen noch wenig wissen. Beim Neugeborenen fehlen die basophilen Zellen fast völlig. Im Kindesalter findet eine allmähliche Reifung statt. Mit der Pubertät nehmen die Chromophilen an Zahl zu. In der Gravidität treten die als Schwangerschaftszellen bezeichneten

Zellen auf, die durch große, blasige Kerne und ein helles Protoplasma mit einer feinen eosinophilen Granulierung gekennzeichnet sind. Änderungen im Involutionsalter sind nicht bekannt, obwohl in der Kastrationshypophyse auch beim Menschen die Vermehrung der eosinophilen Zellen nach BERBLINGER ein charakteristischer Befund ist. Im Greisenalter nehmen die basophilen Zellen zu. Außerdem erfährt die Hypophyse bei Erkrankungen anderer endokriner Drüsen Strukturänderungen, die auf ihre zentrale Stellung im endokrinen System hinweisen und bei den jeweiligen Erkrankungen erwähnt werden (s. auch Tabelle S. 47).

Als weiteren Abschnitt der Adenohypophyse kennen wir schon seit der ersten Beschreibung von LUSCHKA (1860) den *Processus infundibularis*, der vom Hauptteil mit breiter Basis ausgehend sich dem Stiel überwiegend frontal anlagert. Er besteht aus zwei Zellarten, die Ähnlichkeit mit den Hauptzellen aufweisen. Ob sie mit ihnen identisch sind, ist noch eine strittige Frage, die aber von den meisten Autoren verneint wird. Es handelt sich nach der Auffassung dieser Autoren (GUIZETTI, PIETSCH, BENDA) nicht um eine Fortsetzung des Hauptlappens, sondern um einen besonderen Abschnitt. Diese Autoren lehnen auch die Auffassung von ASCHOFF und CAMERON ab, daß es sich um einen Teil der Pars intermedia handelt. ROMEIS tritt auch für die selbständige Natur dieses Hypophysenabschnittes ein und beschreibt die Tuberaliszellen als eine besondere Zellart, neben der vereinzelt typische β-Zellen des Vorderlappens vorkommen. Vom klinischen Gesichtspunkt aus ist die Kenntnis dieses Abschnittes wichtig, da sich gezeigt hat, daß er im Tierexperiment nach Hypophysenexstirpation wie bei Zerstörung der Hypophyse durch Tumoren, vikariierend wuchert und in diesen Fällen sicher als Hormonproduzent in Frage kommt.

Der *Zwischenlappen* entwickelt sich nach den grundlegenden Studien von HOCHSTETTER aus den hinteren Abschnitten der RATHKEschen Tasche. Er legt sich schon sehr früh an den sich entwickelnden Neuralteil an, mit dem er auch später immer enge Beziehungen beibehält. Bei Fischen und Amphibien zeigt dieser Abschnitt die stärkste Ausbildung. Bei den Vögeln besteht er nur aus einem schmalen Gewebsstreifen oder wird völlig vermißt, bei einigen Säugetieren, wie dem Wal, fehlt er völlig, ist aber bei den meisten gut ausgebildet. Er wird mit höherer Entwicklungsstufe immer weiter zurückgebildet. Bei Orang-Utan, Schimpanse und Mensch ist er nur noch als ein rudimentäres Gebilde vorhanden.

Nur beim menschlichen Embryo wie beim Neugeborenen ist dieser Hypophysenabschnitt noch nachweisbar. Beim Erwachsenen finden wir eine Zone, die als Grenzschicht oder Marksubstanz bezeichnet wird. Die Frage, wieweit man beim Menschen noch berechtigt ist, diesen Abschnitt als funktionell selbständigen Hypophysenteil anzusprechen, war lange umstritten. Heute kann sie als erledigt gelten, nachdem ASCHOFF, der lange Jahre für ihre Selbständigkeit eingetreten war, in allen wesentlichen Punkten der entgegengesetzten Auffassung BERBLINGERs zugestimmt hat. Für die tierische Hypophyse kennen wir den Zwischenlappen nur als den Produzenten des Pigmenthormons. Für die menschliche Hypophyse ist der Nachweis erbracht worden, daß das Pigmenthormon in den basophilen Vorderlappenzellen entsteht. Dies entspricht der Auffassung BERBLINGERs, daß die Funktion des Zwischenlappens beim Menschen von den basophilen Zellen des Vorderlappens übernommen wurde.

Die *Neurohypophyse* steht durch den Stiel in unmittelbarer Verbindung mit dem Zwischenhirn. Das Gewebe dieses Abschnittes besteht aus Gliafasern, marklosen Nervenfasern und einer besonderen Zellart, die als Pituicyten bezeichnet wird. Die *Pituicyten* sind große Zellen mit ein bis mehreren weit verzweigten Fortsätzen, die in ihrem Inneren alle Merkmale sekretorischer Tätigkeit aufweisen (ROMEIS). Der sichere Beweis der sekretorischen Tätigkeit wurde von GRIFFITH durch die Gewebskultur erbracht. Zwischen den Pituicyten findet sich ein fein verteiltes Glianetz, das sich gegenüber Farbstoffen etwas anders verhält als die Neuroglia. CAJAL hat zuerst gezeigt, daß der Hinterlappen reichlich Nervenfasern ohne Markscheiden aufweist. Heute wissen wir durch die Untersuchungen von GREVING und PINES, daß aus dem Zwischenhirn stammende Nervenfasern durch den Hypophysenstiel zum Hypophysenhinterlappen gelangen, sich hier eng durchflechten und an der Grenzzone ihr Ende finden. Beim Tier gehen sie Beziehungen zum Zwischenlappen ein, beim Menschen zur Markschicht. Im Vorderlappen werden sie nicht mehr gefunden. Ganglienzellen sind im Hinterlappen nicht beobachtet worden. Gelegentlich findet man im Hinterlappen, besonders bei älteren Individuen eingewanderte basophile Zellen, des Vorderlappens. Manche Autoren, so CUSHING, haben diese Basophileninvasion als morphologischen Ausdruck für Funktionsstörungen der Hypophyse gehalten und in erster Linie mit einem Hochdruck in Zusammenhang gebracht. Eingehende Nachprüfungen haben jedoch ergeben, daß wir einstweilen nicht wissen, ob diese Basophileninvasion überhaupt etwas zu bedeuten hat.

Der *Infundibularteil* oder Hypophysenstiel zeigt neben den oben erwähnten Nervenfasern kernarme Gliafasern. In seinem oberen Abschnitt findet sich der mit Ependymzellen ausgekleidete Fortsatz des 3. Ventrikels. Durch neuere Untersuchungen haben wir gelernt, daß dieser vielfach verzweigte Ausläufer des 3. Ventrikels, der bei Tieren (z. B. Katze) direkt in die Hypophysenhöhle einmündet, auch beim Menschen tiefer greift als bisher angenommen wurde. So läßt eine aus Serienschnitten rekonstruierte Darstellung von POPA (s. Abb. 1) erkennen, daß es sich um eine fingerförmige, tiefe Ausbuchtung mit mannigfaltigen Verzweigungen handelt.

Das *Hypophysenkolloid* findet sich in allen Abschnitten der Hypophyse und auch in den Gefäßen. Es ist von manchen Autoren als das spezifische Sekretionsprodukt der Hypophysenzellen angesprochen worden, obwohl sich Hormone in ihm nie haben nachweisen lassen. Besonders reich an Kolloid ist die Region des Zwischenlappens. Es ist auch im Hypophysenstiel und im Zwischenhirn vorhanden. Im Hinterlappen wird es als Endprodukt der untergegangenen basophilen Zellen angesprochen.

Die *Gefäße der Hypophyse* stammen aus zwei Arterien, die aus der Carotis interna entspringen. Der Vorderlappen ist besonders gefäßreich, und allenthalben finden sich engste Beziehungen zwischen den Zellen und den zum Teil sinusartig erweiterten Blutgefäßen. Der Zwischenlappen ist sehr gefäßarm und auch der Hinterlappen ist nur spärlich mit Blutgefäßen versorgt. Die Untersuchungen von POPA und FIELDING haben erst endgültige Klarheit über die feinere Gefäßverteilung gebracht. Die Verhältnisse werden durch die Abb. 1 dargestellt. Die Arterie tritt an der Grenze des Stieles zur Drüse hin an das Organ heran (*11*) und teilt sich im Vorderlappen in erweiterte Sinus (*14*), im Hinterlappen in Capillaren auf. Von hier gibt es zwei Abflußmöglichkeiten. Die eine führt zum Sinus cavernosus (*12*), die andere durch das Hypophysenportalsystem zum Zwischenhirn (*8, 9*). Die Venen dieses Systems ziehen, ohne untereinander Verbindungen einzugehen oder weitere Abzweigungen aufzunehmen, den Stiel entlang in Glia eingescheidet zu einem weiteren Venensinus (*8*) in nächster Nähe des Kerngebietes des Zwischenhirns. Diese Region erhält noch eine weitere Gefäßversorgung (*9*) durch kleine Äste der Carotis.

Die Existenz dieses *Portalsystems*, dem für den Hormontransport eine große Bedeutung zugeschrieben wird, ist auch von anderer Seite bestätigt worden; strittig ist nur die Frage der Strömungsrichtung des Blutes. POPA und FIELDING nehmen eine Richtung von der Hypophyse zum Zwischenhirn an. WISLOCKI und KING haben hingegen Versuche beigebracht, aus denen sie auf eine entgegengesetzte Strömungsrichtung schließen. Die Frage ist noch nicht entschieden. Wenn die letztere Auffassung richtig ist, würde die Hypophyse teils arterielles, teils. venöses Blut erhalten. Vielleicht trifft ROMEIS das Richtige, wenn er meint, daß je nach den Druckverhältnissen eine Strömung in beiden Richtungen stattfindet. Venenklappen, die die Strömungsrichtung steuern, wurden nicht gefunden. FUMAGALLI hat auch für den Menschen ein hypophysär-infundibuläres Pfortadersystem nachgewiesen.

Die Nerven der Hypophyse stammen aus dem Plexus caroticus und gelangen zusammen mit den Gefäßen zu ihr. Doch dringen die Fasern nicht sehr tief in das Organ ein, so daß man im Inneren des Vorderlappens kaum Nervenfasern antrifft (RASMUSSEN). Knopfartige Nervenendigungen oder eine besonders feine Aufsplitterung konnten nicht gefunden werden. Nach HILLARP und JAKOBSOHN erhält der Vorderlappen auch Nervenfasern durch die Hypophysenkapsel, die nicht sympathischen Ursprungs sind, da sie nach Sympatektomie nicht degenerieren. Dieselben Autoren stellten fest, daß die Pars intermedia ein sehr reichliches Nervengeflecht aufweist, das in unmittelbarem Zusam-

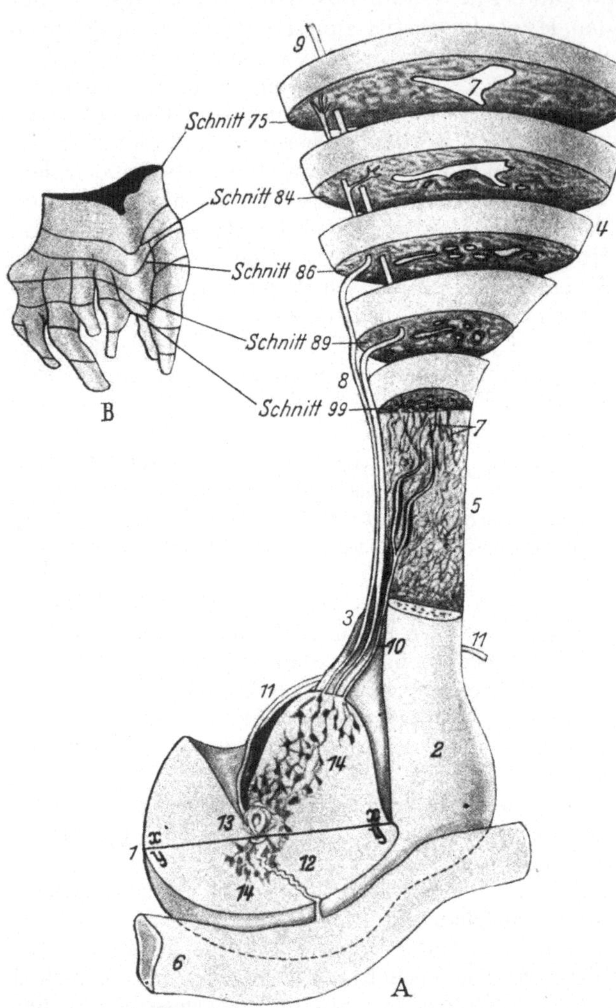

Abb. 1. Gefäßversorgung der Hypophyse und Verzweigungen des 3. Ventrikels. (Schematisch nach POPA.) *1* Vorderlappen, *2* Hinterlappen, *3* Pars tuberalis, *4* Infundibulum, *5* Hypophysenstiel, *6* linker Sinus cavernosus, *7* 3. Ventrikel mit verzweigtem Recessus, *8* Hypophysenportalgefäß des Nucleus paraventricularis, *9* Hypophysenportalgefäß des Nucleus supraopticus, *10* Hypophysenportalgefäße, die in engem Kontakt mit den Verzweigungen des Recessus infundibuli stehen, *11* rechte Hypophysenarterie, *12* Hypophysenvene zum Sinus cavernosus, *13* rechtes Gefäßzentrum der Hypophyse, *14* Venensinus des Vorderlappens. *x—x* Vertikalschnitt, *y—y* Horizontalschnitt.

menhang mit den nervösen Strukturen des Processus infundibuli steht. Die Pars tuberalis zeigt ein Nervensystem, das mit den venösen Protalgefäßen verläuft und sich auf demselben Wege bis in den Vorderlappen hinein verfolgen läßt. Da diese Strukturen nach Exstirpation des Halssympathicus völlig intakt blieben, sind sie

nicht sympathischen Ursprungs. Im Hinblick auf die Untersuchungen von WEST-
MANN und JACOBSOHN über die Bedeutung der Pars tuberalis für die Beziehungen
zwischen Zwischenhirn und gonadotroper Hypophysenfunktion kommt diesem
Nervensystem wahrscheinlich die größte Bedeutung zu. Im Hinterlappen besteht
eine doppelte Nervenversorgung: einmal durch sympathische Fasern, die mit
den Gefäßen in das Organ gelangen und zum anderen durch die Fasern, die
vom Zwischenhirn durch den Hypophysenstiel den Hinterlappen erreichen.
Letztere sind ungleich zahlreicher, RASMUSSEN schätzt ihre Zahl auf ca. 50 000.
Der Hinterlappen ist so dicht von diesen Fasern durchflochten, daß es nicht

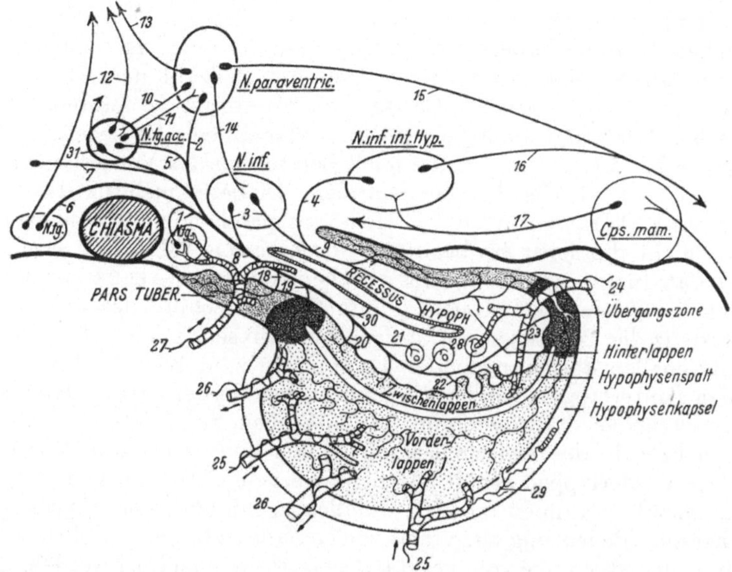

Abb. 2. Die Innervation und die nervösen Verbindungen der Hypophyse (nach ROUSSY und MOSINGER).
1 Fasciculus supraopticus-hypophyseus, *2* Fasciculus paraventricularis-hypophyseus, *3* Fasciculus infundibularis-
hypophyseus, *4* Fasciculus tuberis-hypophyseus, *5* Fasciculus supraopticus-hypophyseus, *6* Fasciculus tangen-
tialis-hypophyseus supratractalis, *7* Fasciculus supraopticus-hypophyseus, *8* Vorderer Anteil des Fasciculus
hypothalamicus hypophyseus, *9* Hinterer Anteil des Fasciculus hypothalmicus-hypophyseus, *10* Paraventricu-
lärer Anteil der absteigenden hypothalamischen Bahnen, *11* Fasciculus tangentialis-paraventricularis, *12* Fasciculus tangentialis-epithalamicus und epiphyseus, *13* Fasciculus paraventricularis-epithalamicus und epiphyseus,
14 Fasciculus paraventricularis-infundibularis, *15* Pars paraventricularis der absteigenden hypothalamischen
Bahnen, *16* Pars tuberalis der absteigenden hypothalamischen Bahnen, *17* Fasciculus mamillo-hypothalamicus
und tangentialis *18* Hypothalamisch-tuberale Bahnen des Fasciculus hypothalamus-hypophyseus, *19* Fasern zur
Übergangszone und zum Vorderlappen, *20* Fasern zum Zwischenlappen, *21* Fasern zu einer perivasculären
Pituicyteninsel, *22* Fasern zu einer intranervösen glandulären Insel, *23* Fasern zur Uebergangszone und zum
Vorderlappen, *24* Orthosympathische perivasculäre Bahnen zur Hypophysenkapsel und zum Vorderlappen,
25 Orthosympathische periarterielle Bahnen zur Hypophysenkapsel und zum Zwischenlappen, *26* Orthosympathische perivasculäre Bahnen zum Vorderlappen, *27* Fasern ein Gefäß begleitend zum Boden des Hypothalamus,
28 Pituicyteninsel, eine parasympathische Faser erhaltend, *29* Kapselfasern, *30* Fasern zum Ependym,
31 Bipolare Zelle des tangentiellen Kerns.

möglich ist, zu erkennen, ob sie besondere Beziehungen zu den Pituicyten eingehen. Sie zeigen nach VASQUEZ-LOPEZ knopfartige Nervenendigungen vorwiegend in den peri-vasculären Zwischenräumen ohne unmittelbare Beziehungen
zu den Zellen. Nur wenige Fasern enden im Zwischenlappen oder in den Meningen.
Beziehungen zum Vorderlappen sind nicht gesehen worden. Die dem sympathischen Nervensystem angehörenden Fasern sind, wie wir durch eine Reihe
experimenteller Untersuchungen wissen, in der Lage, die Tätigkeit der gesamten
Hypophyse zu beeinflussen. Nach Reizung des obersten Halsganglions des Sympathicus lassen sich die Hinterlappenhormone vermehrt in dem Liquor nachweisen.
Die enge funktionelle Beziehung zwischen den Kernregionen des Zwischenhirns
und allen Abschnitten der Hypophyse ergibt sich aus zahlreichen experimentellen

wie klinischen Beobachtungen (s. Abb. 2). Aus diesem Grunde ist die Suche nach der anatomischen Unterlage dieser Verknüpfung seit Jahrzehnten sehr intensiv gewesen. Eine solche Verbindung wurde zuerst von GREVING und PINES aufgefunden und auch von späteren Nachuntersuchern bestätigt. Mit Versilberungsmethoden konnte ein Fasersystem nachgewiesen werden, das vom Nucleus supra-opticus und vom Nucleus para-ventricularis durch den Hypophysenstiel zum Hypophysenhinterlappen zieht.

Nach Durchschneidung dieses Fasersystems beobachtet man, worauf besonders GAGEL hinweist, keine Zelldegeneration in dem zugehörigen Kerngebiet, sondern nur Rückgang der Zellzahl, wie auch andere als Degenerationszeichen beschriebene Veränderungen in den entsprechenden Kerngebieten. Die eindrucksvollsten diesbezüglichen Befunde haben FISHER und INGRAM sowie RANSON an Katzen erhoben. Sie fanden eine starke Reduktion der Zellzahl des Nucleus supra-opticus. Andere Untersucher, so GAGEL und MAHONEY vermißten diese Veränderungen bei Affen und auch bei Ratten vollkommen. Es liegen auch einige Beobachtungen bei Menschen vor, die nach Zerstörung des Vorderlappens durch einen Tumor (HECHTS) oder bei kongenitalem Diabetes mellitus (GAUPP JUN.) ebenfalls gewisse Veränderungen an dem entsprechenden Kerngebiet nachwiesen, aber nicht die sonst beobachtete Degeneration. Man hat daraus schon geschlossen, daß für dieses Kerngebiet anscheinend das WALLERsche Degenerationsgesetz keine Geltung hat. GAGEL kommt zu dem Schluß, daß der sichere Beweis der Existenz des Traktus supra-opticus-hypophyseus noch nicht erbracht sei.

Die funktionellen Beziehungen der Hypophyse zum Zwischenhirn betreffen nicht nur den Hinterlappen, sondern besonders den Vorderlappen. Hier stimmen nun alle Untersucher darin überein, daß die eben beschriebenen Bahnen im Hinterlappen bzw. in der Zwischenschicht enden und kaum zum Vorderlappen gelangen. Der Vorderlappen erhält spärliche Nervenfasern, die vom vegetativen System stammend zusammen mit den Gefäßen in ihn eintreten. Diesen Bahnen kommt sicher eine Bedeutung zu, zumal wir von allen übrigen endokrinen Drüsen wissen, daß sie in erster Linie vom vegetativen System innerviert werden. ROUSSY und MOSINGER haben jedoch gefunden, daß vom Nucleus supra-opticus stammende Fasern in den seitlichsten Partien der Hypophyse bis in den Vorderlappen gelangen und sehen in diesem Fasersystem die schon lange vergeblich gesuchte Brücke zum Zwischenhirn und Vorderlappen. Die beigefügte Abbildung 2 stammt aus dieser Mitteilung der genannten Autoren und zeigt die Innervationsverhältnisse, wie sie sich uns heute darstellen. Die para-sympathischen Fasern der Hypophyse stammen nach ROUSSY und MOSINGER aus dem Hypothalamus, die sympathischen aus dem Ganglion cervicale superior und gelangen auf dem eben beschriebenen Wege in den Vorderlappen. WESTMANN, JACOBSOHN und HILLARP wiesen darauf hin, daß zwischen dem Zwischenhirn und der Hypophyse 2 anatomisch und funktionell verschiedene Verbindungen bestehen. Die eine wird durch das Nervenfasersystem vom Hypothalamus durch den Hypophysenstiel zum Hinterlappen und zur Pars intermedia dargestellt. Die andere besteht aus den Portalvenen der Pars tuberalis und den diese begleitenden Nervenfasern, die im Vorderlappen ihr Ende finden. Die genannten Autoren haben durch sorgfältige experimentelle wie histologische Untersuchungen die Bedeutung dieser letzteren Verbindung für die gonadotrope Funktion der Hypophyse erwiesen.

Der Vollständigkeit halber sei noch kurz die von ERDHEIM gefundene *Rachendachhypophyse* erwähnt. HABERFELD, ein Schüler ERDHEIMs, hat den Nachweis erbracht, daß, entsprechend der entwicklungsgeschichtlichen Entstehung, sich auch beim Erwachsenen am Ende des Canalis craniopharyngeus konstant der Rest einer Hypophysenanlage findet. Dieser Hypophysenrest kann vikariierend bei Entwicklungsstörungen, Erkrankungen und bei Ausfall des Organs eintreten.

Im Anschluß an die Darstellung der Anatomie der Hypophyse muß noch die Frage des *Hormontransports* erörtert werden. Im Gegensatz zu anderen innersekretorischen Drüsen gelangen die Hypophysenhormone nicht nur in das Blut, sondern auch in den Liquor und die nervösen Zwischenhirnzentren. Von anatomischer Seite ist immer betont worden, daß sich keinerlei interstitielle Spalträume finden, die mit dem Zwischenhirn in Verbindung stehen (BENDA). Die Anwesenheit von Kolloid in den Zwischenhirnzentren kann heute, nachdem SCHARRER auch für den Menschen gezeigt hat, daß Zwischenhirnzellen in der Lage sind, Kolloid zu bilden, nicht mehr als Stütze dieser Hypothese gelten. Der Weg, den die Hormone zurückzulegen haben, ist infolge der großen Ausdehnung der Verzweigungen des 3. Ventrikels sehr viel kürzer als früher angenommen. Auch das direkte Einwandern von Hypophysenzellen, in erster Linie Hauptzellen und Basophile, bis in das Zwischenhirn ist wiederholt beschrieben worden. FARKAS glaubt z. B., daß die sekretorisch tätigen Zwischenhirnzellen von SCHARRER und GAUPP eingewanderte Hypophysenzellen sind, eine Auffassung, die ROMEIS wohl mit Recht als unbewiesen hinstellt. Vom anatomischen Gesichtspunkt aus ist die Frage des Hormontransportes noch keineswegs geklärt. Aus klinischen wie experimentellen Beobachtungen geht mit Sicherheit hervor, daß ein solcher Hormontransport existieren muß. Ob er nun auf dem Blutwege (Hämokrinie nach COLLIN) oder direkt durch die Spalträume (Neurokrinie) erfolgt, ist eine sekundäre Frage.

B. Physiologie.

I. Die Wirkungen der Hypophysektomie.

Die Grundlagen der physiologischen Forschung sind die Beobachtungen am hypophysektomierten Tier. Die nach Hypophysenentfernung beim Säugetier beobachteten Ausfallserscheinungen sind besonders deutlich, wenn die Hypophyse beim jugendlichen Tier entfernt wird. Die Folge ist ein Stillstand des Wachstums (s. Abb. 3), ein Offenbleiben der Epiphysenfugen, ein rauhes Haarkleid, eine fehlende Sexualentwicklung, ein niedriger Grundumsatz und eine Neigung zur Hypoglykämie. Histologisch findet sich eine Atrophie der gesamten innersekretorischen Drüsen (s. Abb. 4a—h). Das erwachsene Tier zeigt dasselbe Bild, nur daß die Veränderungen am Skelet ausbleiben. Die nach Hypophysektomie gelegentlich beobachtete länger andauernde Polyurie oder Fettsucht sind durch Verletzung des Hypophysenstiels bzw. der Hirnbasis bedingt. Bei technisch einwandfreier Entfernung der gesamten Hypophyse bleiben diese Störungen aus. Auch die Kachexie, die wir von der menschlichen Pathologie her kennen, tritt nur auf, wenn die Mittelhirnbasis bei der Operation verletzt wird. Findet eine derartige Verletzung nicht statt, so bleiben die Tiere über Jahre lebensfähig. Es stellt sich offenbar ein neuer Gleichgewichtszustand im innersekretorischen System ein. Wir müssen auch mit einer vikariierenden Hormonproduktion in der dem Hypophysenstiel anliegenden Pars tuberalis und in dem Kerngebiet des Zwischenhirns rechnen (TRENDELENBURG, SATO, SCHARRER, GAUPP). Beim Menschen führt die völlige Exstirpation der Hypophyse, wie sie bei Tumoren und auch bei der Akromegalie häufig durchgeführt wird, zu einem Zustand, der mit den Ergebnissen der Tierversuche in Parallele gesetzt werden kann. Wir finden die Ausbildung einer Unterfunktion der drei vom Hypophysenvorderlappen abhängigen innersekretorischen Drüsen, der Schilddrüse, der Gonaden und der Nebennierenrinde. Mit dem Leben ist die operative Entfernung der Hypophyse auch beim Menschen vereinbar. Ungeklärt bleibt jedoch die

Tatsache, daß, wenn die Hypophyse wie bei der SIMMONDSchen Kachexie infolge thrombotischer Prozesse zu Grunde geht, sich ein unaufhaltsam zum Tode führendes Siechtum entwickelt.

II. Die Hypophysenhormone.

Nachdem 1921 LONG und EVANS das erste Hypophysenvorderlappenhormon — das Wachstumshormon — und 1927 ASCHHEIM und ZONDEK das von ihnen als

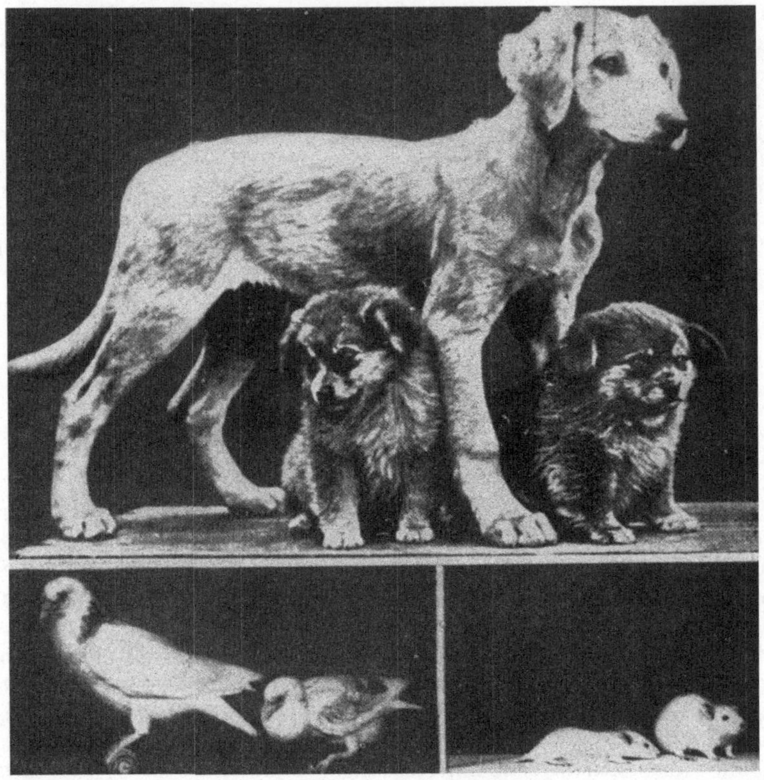

Abb. 3. Der Einfluß der Hypophysektomie auf das Körperwachstum. (Nach KAPRAN und RIDDLE.) *a* Hunde desselben Wurfes. 2 Tiere wurden 4 Tage nach der Geburt hypophysektomiert. Aufnahme nach 4 Monaten. *b* 2 Tauben desselben Geleges. Die kleinere wurde vor 22 Tagen hypophysektomiert. *c* 2 Ratten desselben Wurfes. Das kleinere Tier wurde im Alter von 35 Tagen hypophysektomiert. Die Aufnahme erfolgte nach 90 Tagen.

Prolan bezeichnete gonadotrope Hormon fanden, hat die Experimentalforschung eine sehr große Zahl von weiteren „Hormonen" aus der Hypophyse isoliert. Nachdem noch vor einigen Jahren die Zahl der beschriebenen Wirkstoffe so groß war, daß es kaum möglich erschien, daß die Hypophyse sie alle als getrennte Hormone liefern könne, fangen die Verhältnisse an, sich jetzt zu klären. 6 Hormone des Hypophysenvorderlappens und 3 des Hinterlappens sind heute chemisch so weitgehend getrennt, daß sie als wirkliche Hypophysenhormone angesprochen werden können, hinzu kommt noch das beim Menschen im Vorderlappen und beim Tier im Zwischenlappen gebildete Intermedin bzw. Melanophorenhormon. Alle übrigen Wirkstoffe dürfen wir noch nicht als Hormone ansprechen. Die nachfolgende Tabelle bringt eine Zusammenstellung, in der die als gesichert anzusehenden Hormone durch Fettdruck hervorgehoben sind.

a) Die Hormone des Vorderlappens.

Die chemische Konstitution ist von keinem der Hypophysenhormone bekannt. Wir wissen nur, daß es sich bei allen Vorderlappenhormonen um Eiweißkörper handelt. Chemisch getrennt wurden das Wachstumshormon, das follikelstimulierende und das die interstitiellen Zellen stimulierende gonadotrope Hormon, das thyreotrope, das adrenalotrope oder corticotrope Hormon und das Prolaktin. Die wichtigsten physikalischen und chemischen Charakteristika zeigt die Tabelle 3, S. 29 nach Evans.

Vom funktionellen Gesichtspunkt aus lassen sich die Vorderlappenhormone in zwei Gruppen einteilen. Die erste Gruppe umfaßt die glandotropen Hormone, welche die Schilddrüse, die Gonaden und die Nebennierenrinde stimulieren. Zu derselben Gruppe dürfen wir wohl auch das Wachstumshormon oder chondotrope bzw. somatotrope Hormon sowie das Prolaktin rechnen. Die zweite Gruppe umfaßt die Stoffwechselwirkungen des Hypophysenvorderlappens, die zur Zeit noch schwer durchschaubar sind infolge der engen Verflechtung der Stoffwechselwirkungen mit den Wirkungen der von den glandotropen Hormonen abhängigen übrigen innersekretorischen Drüsen.

1. Die glandotropen Hormone.

Die Hypophyse produziert eine Reihe von Hormonen, welche die Eigenschaft haben, die peripheren endokrinen Drüsen in ihrer Tätigkeit zu stimulieren. Diese bezeichnen wir als die glandotropen oder adenotropen Hormone. (im amerikanischen Schrifttum heute als

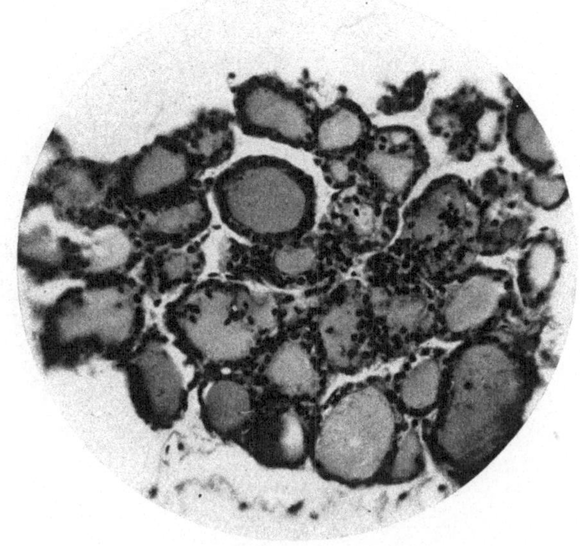

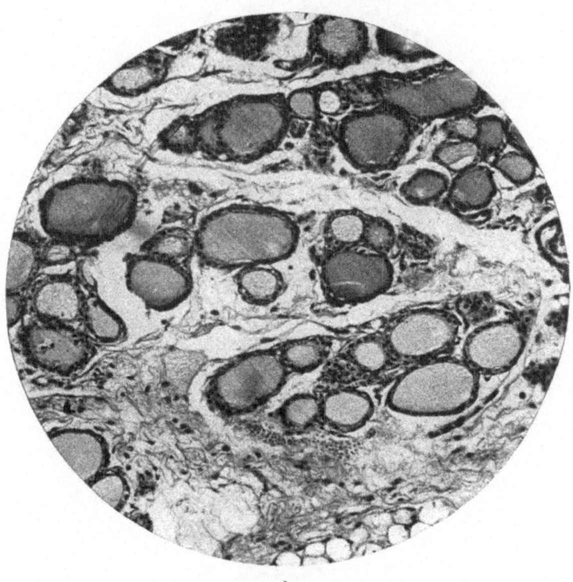

Abb. 4 a, b.
a) Normale Rattenschilddrüse. b) Schilddrüse 10 Tage nach Hypophysektomie. Bindegewebsvermehrung schmales Epithel.

„target hormon" bezeichnet). Für die Schilddrüse, die Keimdrüsen und die Nebennierenrinde darf die Existenz dieser Hormone heute als absolut gesichert gelten. Die Existenz des adrenalotropen, des parathyreotropen und pankreatropen

Hormons (ANSELMINO und HOFFMANN) *ist noch fraglich.* Beim hypophysektomierten Tier beobachten wir keineswegs mit Regelmäßigkeit Änderungen der Nebenschilddrüse und des Nebennierenmarkes, wie es bei der Schilddrüse, den Keimdrüsen und der Nebennierenrinde der Fall ist. Dasselbe gilt für die Inselzellen des Pankreas, die durch das pankreatrope Hormon stimuliert werden sollen, dessen Existenz aber von einer Reihe von Autoren nicht bestätigt werden konnte. Als sicher feststehend dürfen wir demnach die Existenz des thyreotropen, des gonadotropen und des corticotropen Hormons betrachten. Diese Hormone zeigen in ihren Wirkungen gewisse Gemeinsamkeiten. Sie regen die Tätigkeit der entsprechenden Inkretdrüsen an. Diese Anregung läßt sich anatomisch und funktionell eindeutig nachweisen. Die Hormone gelangen auf dem Blutwege zu den Drüsen und entfalten ihre Wirkungen durch einen unmittelbaren Angriff an den Zellen. Die Wirkungen des thyreotropen Hormons ließen sich sogar an dem überlebenden Gewebe in vitro nachweisen. Nach Exstirpation der Erfolgsorgane bleibt jede Wirkung dieser Hormone aus. Dieser Satz ist nicht mehr in vollem Umfange zutreffend. Es wurden einige wenige unmittelbare Wirkungen der glandotropen Hormone beschrieben, so z. B. die Bildung der Daumenschwiele der Kröte, Bombinator pachypus zur Zeit der Paarung sowie einige Stoffwechselwirkungen des corticotropen und des thyreotropen Hormons. Bei länger dauernder Verabfolgung erreicht im Tierversuch die Tätigkeit der Erfolgsdrüse einen ge

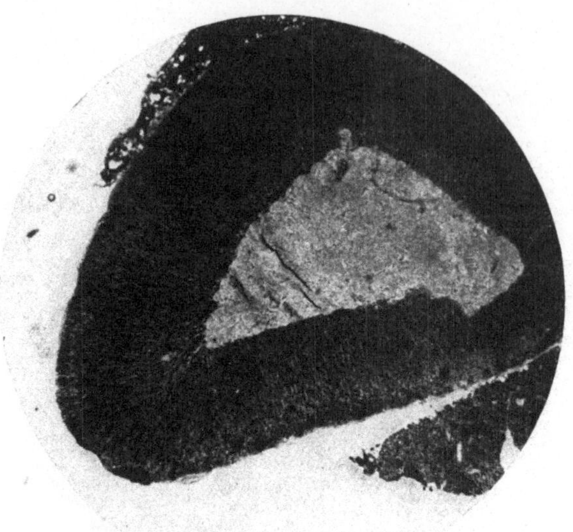

c

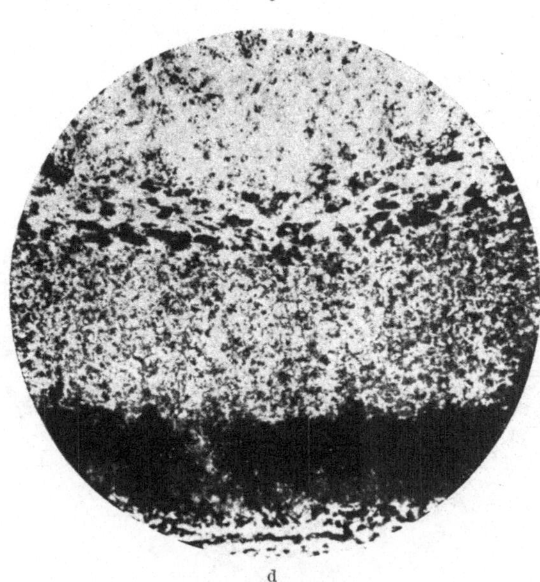

d

Abb. 4 c, d.
c) Normale Rattennebenniere (Fettfärbung). d) Nebenniere zehn Tage nach Hypophysektomie. Verschmälerung der Rindenzone. „Sudanophobe Zone" als heller Ring deutlich sichtbar.

wissen Höhepunkt, um dann langsam wieder abzusinken. Es folgt dann ein Zustand, in dem das Erfolgsorgan in seiner Funktion abgeschwächt ist und nur noch auf eine sehr stark vermehrte Zufuhr des glandotropen Hormons anspricht (LOESER). COLLIP hat in dem Blut solcher Versuchstiere Substanzen gefunden, die in der Lage sind, auch andere Tiere vor den Wirkungen des Hormons zu schützen. Er bezeichnet diese Substanzen als *„Antihormone"*. Neuere Arbeiten lassen jedoch erkennen, daß es sich bei diesen Antihormonen nur um die Ausbildung einer Immunität gegenüber fremdem Eiweiß handelt. Die glandotropen Hormone gehören in die Gruppe der Proteohormone, d. h., sie haben eiweißartige Struktur bzw. sind an Eiweißkörper gebunden. Die Antihormonbildung erfolgt gegenüber diesen Eiweißkörpern. Körpereigene glandotrope Hormone führen, wie aus Parabioseversuchen geschlossen werden muß, nicht zur Bildung dieser Antihormone. Praktisch wichtig ist auch die Feststellung, daß sich bei Menschen, die mit Vorderlappenhormonen behandelt wurden, keine Antikörperbildung nachweisen ließ. Es handelt sich bei der Antihormonbildung nicht um einen physiologischen Vorgang.

Die Bildung der glandotropen Hormone unterliegt einer Selbstregulation durch die Hormone, deren vermehrte Produktion durch erstere angeregt wird. Das thyreotrope Hormon bewirkt z. B. die vermehrte Ausschüttung von Thyroxin. Thyroxin dämpft seinerseits die Bildung des thyreotropen Hormons. Auf diese Weise entwickelt sich zwischen dem glandotropen Hormon und dem entsprechenden Hormon der peripheren Inkretdrüse ein Gleichgewichtszustand, auf dessen große Bedeutung in der Frage der Regulation im endokrinen System später noch eingegangen werden soll.

Die gonadotropen Hormone. Hypophysenextrakte, die das gonadotrope Hormon enthalten, bewirken bei infantilen weiblichen Tieren eine Reifung der

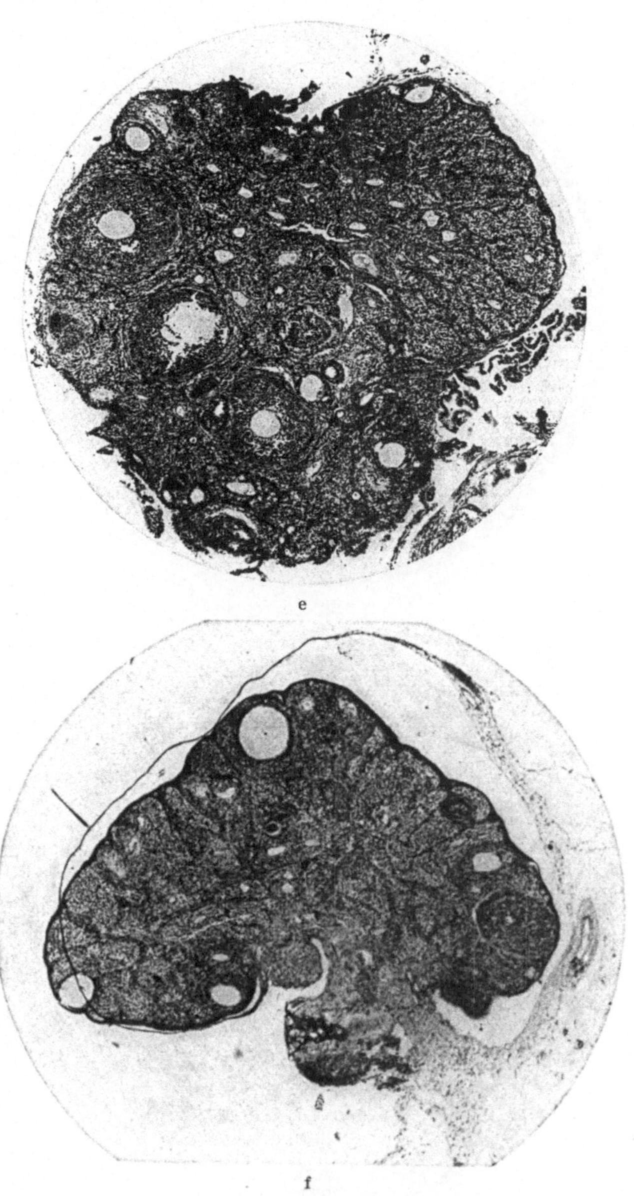

Abb. 4 e, f.
e) Normales Rattenovar. f) Ovar 10 Tage nach Hyophysektomie. Bindegewebsvermehrung. Nur vereinzelte kleine Follikel.

Follikel sowie die Bildung von Corpora lutea. Die Änderungen, die gleichzeitig an Uterus und Vagina beobachtet werden, sind sekundärer Natur und durch die vermehrte Oestron- bzw. Progesteronbildung ausgelöst. Die lang umstrittene Frage, ob diese zweifache Wirkung durch zwei verschiedene Hormone, ein Follikel stimulierendes (FSH) und ein luteinisierendes (LH) bewirkt wird, ist heute entschieden, nachdem die chemische Trennung gelungen ist. Beim erwachsenen Tier löst die Zufuhr der gonadotropen Hormone einen Daueroestrus aus. Die Ovarien zeigen reichlich Follikel und bestehen schließlich nur noch aus Gelbkörpern. Wird die übermäßige Zufuhr dieser Hormone fortgesetzt, so finden sich schließlich ein kleiner und atrophischer Uterus und cystisch degenerierte Ovarien, es kommt zu einer „hormonalen Sterilisierung". EVANS und Mitarbeiter spalteten aus der Hypophyse zwei Komponenten ab, eine, die auf den Follikel wirkt, FSH, und eine, die die interstitiellen Zellen des hypophysektomierten Tieres stimuliert (ICSH)[1]. Sie wirken damit auf die Grundstrukturen der Keimdrüsen, auf die die Keimzellen bergenden Gewebsteile (Follikel und Tubulusapparat) bzw. auf die die Sexualhormone bildenden Abschnitte. Die luteinisierende Wirkung ist — wie gleich noch zu besprechen sein wird — eine Kombinationswirkung beider Hormone. Da die Sexualhormone, deren Bildung durch ICSH angeregt wird, auch ihrerseits wieder einen Einfluß auf die Struktur der Keimdrüse und der Anhangsdrüsen nehmen, ist die Wirkung des ICSH sehr viel komplexer und erfolgt in engster Zusammenarbeit mit derjenigen des

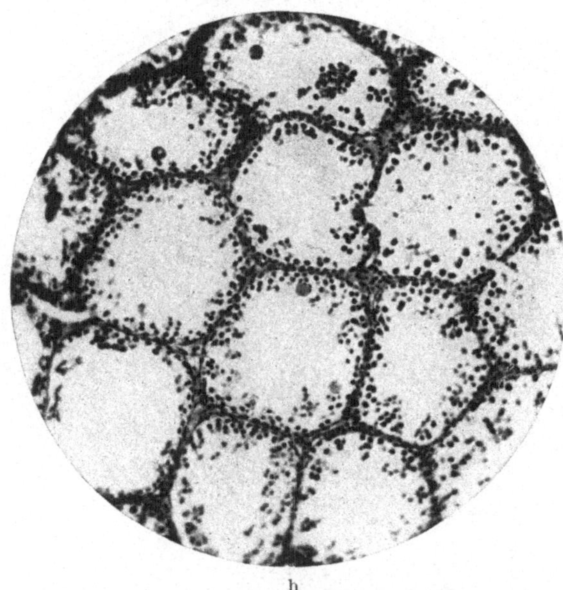

Abb. 4 g, h.
g) Normaler Rattenhoden. h) Hoden 10 Tage nach Hypophysektomie. Schmaler Epithelsaum der Kanälchen, keine Spermiogenese.

---

[1] Die Identität des ICSH mit dem LH kann nach FEVOLD heute als gesichert gelten, nachdem der EVANSsche Arbeitskreis dies zunächst bezweifelt hatte. SQUIBB hat für FSH die Bezeichnung Thylakentrin und für LH Metakentrin vorgeschlagen.

Tabelle 3. Chemische und physikalisch-chemische Daten einiger Vorderlappenhormone (nach Evans).

Hormone	Art	Molekular-gewicht	Isoelektrischer Punkt	Schwefel %	Cystin %	Tyrosin %	Tryptophan %	Hexose %
Wachstum	Ochse	44,300	6,85	1,30	1,7	4,3	0,92	0,0
Adreno-	Schwein	20,000	4,70	2,33				
corticotropes	Schaf	20,000	4,80	2,30	6,0	2,5	0,54	0,0
			4,70					
Lactogenes	Schaf	26,500	5,73	1,79	3,1	4,5	1,3	0,0
	Ochse	26,500	5,73	1,79	3,1	5,7	1,3	0,0
Interstitiell zell-	Schaf	40,000	4,60			4,5	1,0	4,5
stimulierendes	Schwein	90,000	7,45				3,8	2,8
Lutein								

FSH. Für beide Hormone wurde ein hoher Reinheitsgrad erreicht. Die wichtigsten chemischen Eigenschaften finden sich in Tabelle 3.

Die biologische Wirkung des FSH ist die Stimulierung des Wachstums der Granulosazellen beim hypophysektomierten Tier. Diese Wirkung ist geringer als diejenige, die durch unreine Extrakte erzielt wird. Eine Förderung des Uteruswachs-
tums bleibt bei Verwendung des reinen Hormons völlig aus. Beim männlichen
Tier wird eine Zunahme des Gewichtes der Testes infolge Stimulierung des Tubulus-
apparates erzielt sowie ein Wachstum des ventralen Prostatalappens. Letzteres
spricht für eine Anregung der Testosteronbildung. Der ventrale Prostatalappen
hat sich als besonders empfindlich gegenüber kleinsten Mengen von Testosteron
erwiesen. Beim hypophysektomierten Tier zeigen die Zellen der Theca interna
der Follikel eine sehr charakteristische Veränderung, die von Selye als „Mangel-
oder Radzellen" bezeichnet wurden. Diese Änderungen finden sich auch an den
Leydigschen Zellen des Hodens. Sie verschwinden unter der Wirkung von Vorderlappenextrakten, aus denen der wirksame Stoff als ICSH isoliert und von dem
FSH abgetrennt wurde. Beide Hormone entfalten aber ihre volle Wirkung erst
in der Zusammenarbeit. So erfolgt eine Vergrößerung des Uterus erst bei Zusatz
kleinster Mengen von ICSH zu FSH. Werden die Dosen von FSH erhöht, so kommt
es zur Gelbkörperbildung. Eine solche luteinisierende Wirkung kann allerdings
auch hervorgerufen werden durch Kombination von FSH mit anorganischen
Salzen oder Eiweiß; doch sind die als Zusatz erforderlichen Mengen des ICSH so
gering, daß man sicher von einer spezifischen Wirkung sprechen kann. Eine
Steigerung der Wirkung des ICSH auf die interstitiellen Zellen läßt sich durch
Zusatz von FSH nicht erzielen. ICSH ist das Hormon, das die Sekretion der
Sexualhormone anregt. Die Tatsache, daß die volle Wirkung auf die Gonaden
erst durch Zusammenarbeit beider Hormone erzielt wird, läßt die Frage noch
offen, ob sie wirklich getrennt in der Hypophyse gebildet werden. Evans bejaht
diese Frage und weist darauf hin, daß die verschiedenen Lebensphasen verschiedene Quantitäten dieser Hormone erforderlich machen. Die Hormone kommen
auch im Blut und im Harn vor. Ihre Isolierung aus dem Blut ist noch nicht
gelungen. Aus dem Harn ist sie durchgeführt. Im Männerharn fanden Evans
und Gorbmann 1,0—4,5 R.E. pro Ltr. FSH und ICSH etwa zu gleichen Teilen.

Das gonadotrope Hormon des Schwangerenharns wird nicht in der Hypophyse gebildet, sondern in der Placenta. Es wird daher als choriogenes Gonadotropin bezeichnet. Es entfaltet in erster Linie einen starken luteinisierenden

Tabelle 4[1].

Hormon	Autoren	Funktion	Bildungsort und Vorkommen
		1. Vorderlappen.	
		a) Glandotrope Hormone.	
1. Gonadotrope Hormone	EVANS und LONG (1921)	Lang dauernde Zufuhr von Hypophysenvorderlappenextrakt führt zur Gelbkörperbildung	Basophile Zellen des Vorderlappens
a) **Follikelstimulierungshormon (FSH)**	ZONDEK und ASCHHEIM (1927)	Follikelreifung beim weiblichen und Spermatogenese beim männlichen infantilen Tier	
b) Luteinisierungshormon (LH)		Gelbkörperbildung beim weiblichen und Vermehrung der Zwischenzellen des Hodens beim männlichen Tier	Schwangerenharn, Placenta (mit Hypophysenvorderlappen nicht ganz identisch)
c) **Interstitielles Zellstimulierungshormon (ICSH)**	EVANS und Mitarbeiter (1937)	Zunahme der interstitiellen Zellen der Keimdrüsen	Unbekannt. Identisch mit thyreotropem Hormon?
2. Thyreotropes Hormon	LOEB und ARON, UHLENHUT (1929)	Basedowinfizierung der Schilddrüse. Steigerung des O_2-Verbrauches infolge Aktivierung der Schilddrüse	Eosinophile Zellen?
3. Adrenotrope Hormone	COLLIP, ANDERSON und THOMSON (1933)	Vergrößerung der Nebennierenrinde	
a) **Corticotropes Hormon**	ANSELMINO, HOFFMANN und HEROLD (1933)	Verbreiterung der Nebennierenrinde. Von A. JORES im Blut von Hochdruckkranken vermehrt gefunden (1936)	Basophile Zellen?
b) Adrenalotropes Hormon	ANSELMINO, HEROLD und HOFFMANN (1934)	Vermehrte Vacuolenbildung und verminderte Chromierbarkeit des Nebennierenmarkes als Zeichen einer Adrenalinausschüttung	
c) Medullotropes Hormon	COLLIP (1940)	Vermehrung der chromaffinen Zellen im Nebennierenmark	Unbekannt
4. Parathyreotropes Hormon	ANSELMINO, HOFFMANN und HEROLD (1934)	Vergrößerung der Epithelkörperchen, Erhöhung des Kalkspiegels infolge Ausschüttung des Parathormons	Unbekannt
5. Pankreatropes Hormon	ANSELMINO, HEROLD und HOFFMANN (1933)	Vergrößerung der Inseln des Pankreas. Blutzuckersenkung infolge Insulinausschüttung	Unbekannt
—	YOUNG (1937)	Nach 14tägiger Behandlung Zunahme der Inseln und Auftreten zahlreicher Mitosen	Unbekannt
6. a) **Prolaktin**	RIDDLE und Mitarbeiter (1932)	Vermehrte Milchsekretion der durch Follikulin aufgebauten Milchdrüse. Auch beim Menschen erfolgreich angewandt	Unbekannt
b) Mammotropes Hormon	GOMEZ und TURNER (1937)	Bewirkt ein Wachstum der Brustdrüse, kommt in der Hypophyse gravider Tiere vor	Unbekannt

[1] Die durch Fettdruck hervorgehobenen Hormone dürfen als gesichert gelten.

7. Wachstumshormon (somatotropes Hormon)	Evans und Long (1921)	Wachstumsförderung. Bei Überproduktion Akromegalie bzw. Riesenwuchs. Bei Mangel Zwergwuchs	Eosinophile Zellen des Vorderlappens

b) Stoffwechselhormone.

8. Stoffe, die den Kohlenhydratstoffwechsel regulieren:			
a) Diabetogenes Prinzip	Houssay und Mitarbeiter (1929)	Nach mehrtägiger Verabfolgung Blutzuckeranstieg; durch dauernde Gabe Diabetes (Young)	—
b) Glykotroper Faktor	Houssay und Potick (1929)	Hebt die Wirkung des Insulins auf	Unbekannt
c) Glykostatischer Faktor	Russell und Benett (1936)	Führt zur Glykogenanlagerung in Leber und Muskel	Identisch mit corticotropem Hormon ?
d) Kohlenhydratstoffwechselhormon	Nach Anselmino und Hoffmann (1931)	Kurz dauernder Blutzuckeranstieg und Verminderung des Leberglykogens. Soll beim Diabetiker vermehrt vorkommen	Nichts bekannt
e) Kontrainsuläres Hormon	Lucke (1932)	Wirkt antagonistisch zum Insulin durch Stimulierung der Nebennieren	Eosinophile Zellen ?
f) Diabetogene Substanz	Young (1937)	Auslösung eines permanenten Diabetes beim Hund	Unbekannt
9. Stoffe, die den Fettstoffwechsel regulieren:			
a) Lipoitrin	Raab (1925)	Senkung des Blutfettes; zentraler Angriffspunkt	Kommt in Vorderlappen- wie in Hinterlappenextrakten vor, ebenso im Zwischenhirn und Liquor
b) Ketogene Substanz	Burn und Ling (1930)	Starke Zunahme der Acetonausscheidung bei fettreich ernährten Tieren	Unbekannt
c) Fettstoffwechselhormon	Anselmino und Hoffmann (1931)	Steigerung der Blutketonkörper und der Ketonausscheidung. Erhöhung der ungesättigten Fettsäuren der Leber. Soll beim Diabetes vermehrt vorhanden sein	—
10. Eiweißstoffwechselhormon	Paschkis (1937)	Verhindert Aminosäureanstieg im Blut nach Doppelbelastung mit Gelatine	Unbekannt
11. Stoffwechselhormon	Collip und O'Donovan (1938)	Erhöhung des Grundumsatzes auch bei schilddrüsenlosem Tier	Identisch mit Pigmenthormon ?

2. Zwischenlappen.

12. Pigmenthormone: a) **Melanophorenhormon**	Hogben und Winton (1921)	Die Ausbreitung der Melanophoren des Frosches hängt mit einem Hypophysenhormon zusammen	—
	A. Jores, A. Dietel (1933)	Isolierung des Hormons. Beschleunigung der Dunkeladaptation beim Menschen. Wanderung des Netzhautpigmentes bei niederen Tieren	Beim Menschen basophile Zellen des Vorderlappens

Tabelle 4 (Fortsetzung).

Hormon	Autoren	Funktion	Bildungsort und Vorkommen
b) **Intermedin**	ZONDEK und KROHN (1932)	Ausbreitung der Erythrophoren der Elritze	Identität beider Hormone fraglich. Kommt im Liquor und Zwischenhirn vor
		3. Hinterlappen.	
Hinterlappenhormone	SCHÄFER (1895)	Blutdrucksteigerung	—
	MAGNUS und SCHÄFER (1901), DALE (1908), v. d. VELDEN (1913)	Diureseförderung (am narkotisierten Tier), Kontraktion des Uterus, Diuresehemmung beim Diabetes-insipidus-Kranken wie beim normalen Menschen. Förderung der Chlorausscheidung	Hinterlappen
13. **Oxytocin**	KAMM und Mitarbeiter (1928)	Chemische Trennung in Oxytocin und Vasopressin	Kommen im Liquor und Zwischenhirn vor
14. **Vasopressin**	—	—	—
15. **Adiuretin**	BÖTTGER (1935)	Hemmt die Wasserausscheidung, fördert die Kochsalzausscheidung	—

Effekt und ist beim hypophysektomierten Tier ohne Wirkung. In dem Serum trächtiger Stuten finden sich auch große Mengen eines Gonadotropins, das beim hypophysektomierten Tier wirksam ist. Beide Gonadotropine sind bereits weitgehend angereichert und gereinigt worden, so daß es heute möglich ist, einige Angaben über ihre chemische Struktur zu machen. Diese gereinigten Hormonpräparate enthalten große Mengen von Kohlenhydraten und Glucosamin. Der Kohlenhydratgehalt beruht wahrscheinlich auf Anwesenheit von Mannose und Galaktose, er ist ein für die Wirkung wichtiger Bestandteil und geht der Wirksamkeit parallel. Das gonadotrope Hormon ist also ein Glykoprotein. Die heute bekannten chemischen Daten zeigt die folgende Tabelle.

Das thyreotrope Hormon. Durch die Zufuhr des thyreotropen Hormons wird die Schilddrüse stimuliert. Es treten histologisch alle die Kriterien auf, die wir heute als Zeichen einer Aktivitätssteigerung der Schilddrüse ansprechen (s. S. 142). Im Tierversuch wie beim Menschen lassen sich Basedow-Symptome bzw. eine echte Basedowsche Krankheit provozieren. Der Sauerstoffverbrauch steigt an, der Jodgehalt der Schilddrüse nimmt ab, der Jodgehalt des Blutes zu, und die Leber verarmt an Glykogen. Wird das Hormon thyreotoxischen Tieren verabfolgt, so bewirkt es eine starke Verschlechterung des Zustandes.

Das Hormon kommt im Hypophysenvorderlappen vor und ist auch im Zwischenhirn, Liquor, Blut und Harn nachgewiesen worden. Im Blut ist es nur in sehr kleinen Mengen vorhanden und verschwindet sehr rasch, wenn es in die Blutbahn injiziert wird (LOESER). Die Befunde über das Vorkommen im Harn sind umstritten. Nach Kastration nimmt der Gehalt der Hypophyse an diesem Hormon zu. Es ist wahrscheinlich, daß der Basedow bei Akromegalie sowie der postklimakterische Basedow mit einer Überproduktion dieses Hormons im Zusammenhang stehen.

Senkungen des Grundumsatzes, wie sie besonders bei der SIMMONDSschen Krankheit zur Beobachtung kommen, hängen wahrscheinlich mit einer Minderproduktion dieses Hormons zusammen. Auch in therapeutischer Hinsicht ist von dem thyreotropen Hormon in solchen Fällen mit Erfolg Gebrauch gemacht worden.

Das corticotrope Hormon. Corticotrope Extrakte bewirken bei unseren üblichen Laboratoriumstieren eine deutliche Verbreiterung der Nebennierenrinde. Die Atrophie der Nebennierenrinde beim hypophysektomierten Tier läßt sich durch dieses Hormon verhindern bzw. wieder aufheben. REISS vermutete Beziehungen zwischen dem corticotropen Hormon und dem Fettstoffwechsel und eine Identität mit dem Lipoitrin, das von RAAB beschrieben wurde. Das corticotrope Hormon bewirkt weiter eine Reduktion der Thymusdrüse, eine Verminderung des lymphatischen Gewebes und eine Reduktion der Blutlymphocyten, die mit einer Hemmung ihrer Bildung zusammenhängt. (EVANS und Mitarbeiter). Seine stimulierende Wirkung auf die Nebennierenrinde wurde auch für den Menschen nachgewiesen durch den Anstieg der Keto-Sterinausscheidung mit dem Harn nach Injektion eines reinen corticotropen Hormonpräparates. Einige Versuche von EVANS und Mitarbeiter machen auch Stoffwechselwirkungen wahrscheinlich. Bei mit hohen KH-Gaben gefütterten Ratten trat eine Glykosurie bei 6 von 7 Ratten auf (INGLE, LI und EVANS) und bei diabetischen Ratten wurde eine Hemmung der Glykosurie erzielt. Sehr bemerkenswert ist die Erzeugung eines Zwergwuchses bei jungen Ratten, die MOON beschrieb, ein Effekt, der wahrscheinlich mit antagonistischen Wirkungen gegenüber dem Wachstumshormon in Zusammenhang steht.

Auch in chemischer Hinsicht ist die Struktur des Hormons weitgehend aufgeklärt. Zu den Angaben der Tabelle 3 sei noch ergänzt, daß das Hormon verhältnismäßig stabil ist. Es verträgt Temperaturen bis 100° und peptische, nicht hingegen tryptische Verdauung. Das corticotrope Hormon ist im Hypophysenvorderlappen, in kleinen Mengen auch im Hinterlappen vorhanden. Im Blut von Kranken mit Morbus Cushing und bei gewissen Formen der essentiellen

Tabelle 5. Analyse des choriogenen Gonadotropin (nach GURIN).

	MEIER	GURIN	et al.
Biologische Aktivität (FRIEDMANN-Einheit/mg)	1000	3000	4000
C	—	50,06	50,42
H	—	7,03	6,95
N	12,0	12,35	12,03
Zuckerverlust	17,80	16,02	16,22
Galactose	—	11,80	10,70
Hexosamine	7,95	6,32	5,20
Acetyl	3,42	3,01	—
Galactose/Hexosamin (molares Verhältnis)	—	1,90	2,10
Acetyl/Hexosamin (molares Verhältnis)	1,80	2,00	—

Noch nicht ganz gelöst ist die Frage, ob die Ovulation durch ein besonderes Vorderlappenhormon ausgelöst wird. Bei einigen Tieren wird die Ovulation mit Sicherheit durch das luteotrope Hormon ausgelöst, jedoch nicht bei allen, und auch für den Menschen ist das fraglich. Die Anhaltspunkte für ein besonderes *Ovulationshormon* sind aber einstweilen noch sehr gering.

Hypertonie wurde eine Substanz nachgewiesen, die auf Grund unserer bisherigen Kenntnisse mit dem corticotropen Hormon identisch sein dürfte.

In dem Krankheitsbild der Morbus Cushing sprechen viele Symptome für eine Hyperfunktion der Nebennierenrinde. Auch bei Akromegalie wurden pathologisch-anatomisch sehr häufig große Nebennieren gefunden. Die SIMMONDSsche Krankheit weist eine Reihe von Symptomen auf, die denen der ADDISONschen Krankheit ähnlich sind und auf eine Atrophie der Nebennierenrinde, d. h. auf einen Ausfall des corticotropen Hormons, bezogen werden müssen.

Es ist möglich, daß außer einer corticotrop wirkenden Substanz noch eine medullotrop wirkende vorhanden ist. ANSELMINO, HOFFMANN und HEROLD haben schon vor einer Reihe von Jahren berichtet, daß es ihnen mit bestimmt hergestellten Vorderlappenextrakten gelungen sei, alle histologischen Zeichen einer Adrenalinmobilisierung bei Mäusen auszulösen. Später sind keine weiteren Arbeiten mehr erschienen, die sich mit dieser Frage beschäftigt haben, bis jetzt COLLIP über ein „medullotropes" Hormon berichtete. Diese Substanz soll eine Vermehrung der chromaffinen Zellen im Nebennierenmark bewirken.

Das parathyreotrope Hormon. Das parathyreotrope Hormon, dessen Existenz noch nicht als absolut sicher gelten kann, bewirkt eine Vergrößerung der Epithelkörperchen und einen Anstieg des Blutkalkgehaltes. Bei Akromegalie und bei Morbus Cushing beobachten wir eine Kalkarmut des Skelets, die an Beziehungen zwischen der Hypophyse und den Knochenabbau denken läßt, doch ist es fraglich, ob diese Beziehungen über die Nebenschilddrüse laufen, da die Skeletveränderungen durchaus nicht dem Bild bei Nebenschilddrüsenadenomen gleichen.

Das pankreatrope Hormon. Das pankreatrope Hormon soll nach seinen Autoren eine Vergrößerung der Inseln im Pankreas bewirken. Nachuntersucher haben gefunden, daß die Pankreasinseln bei normalen Tieren so großen Schwankungen in ihrer Größe und Zahl unterworfen sind, daß diese Befunde nicht als beweisend gelten können. YOUNG, der die Befunde von ANSELMINO und HOFFMANN nicht bestätigen konnte, berichtete über eine Substanz, die Vergrößerung und Zunahme der Zahl der LANGERHANSschen Inseln beim Hund nach etwa 14tägiger Verabfolgung bewirkte. Beim hypophysektomierten Hund entwickelt sich nach BAKAY nach $2^1/_2$—6 Monaten eine Hyperplasie der Inseln und eine zahlenmäßige Zunahme um 15—120%. Die Zellen zeigen Kerne, deren Inhalt gegenüber der Norm fast verdoppelt ist. Diese Befunde sprechen für eine Aktivitätssteigerung des Inselapparates nach der Hypophysektomie, eine Beobachtung, die mit den gleichen Befunden nach Extraktbehandlung nicht in Einklang steht.

Die Existenz eines *thymotropen Hormons* ist sehr zweifelhaft. Hypophysektomierte Tiere zeigen keine konstanten Änderungen der Thymus. Gonadotropin bewirkt durch Stimulierung der Bildung der Sexualhormone eine Thymusinvolution. Somatotropin bewirkt ebenfalls eine Thymusvergrößerung. Die Befunde BOMSKOVs über ein spezifisches thymotropes Hormon haben sich nicht bestätigt.

Das Prolactin. 1928 fanden STRICKER und GRUETER, daß sich durch alkalische Vorderlappenextrakte bei ovariektomierten Kaninchen mit Pseudogravidität eine Milchsekretion auslösen läßt. Diese Befunde wurden später von zahlreichen Autoren bestätigt. Es wurde weiter festgestellt, daß die Hypophysektomie bei Tieren zur Zeit der Geburt die Milchsekretion zum Versiegen bringt. RIDDLE und Mitarbeitern gelang die Darstellung des betreffenden Hormons, das sie Prolactin nannten. Prolactin bringt die Milchsekretion der entwickelten Brustdrüse in Gang und fördert gleichzeitig die Mutterinstinkte, d. h. den ganzen Komplex von Instinkthandlungen, die mit der Pflege und Aufzucht der Jungen zusammenhängen. Der Aufbau der Milchdrüse erfolgt durch die weiblichen Sexualhormone. Die Wirkung dieser Hormone auf die Brustdrüse bleibt aber bei fehlender Hypophyse aus. Man muß daher annehmen, daß Follikulin und Progesteron nicht direkt wirken, sondern nur die Bildung eines weiteren noch unbekannten Hypophysenhormons auslösen, das seinerseits den Aufbau der Brustdrüse bewirkt. Vielleicht handelt es sich hierbei um das *mammotrope Hormon*, das von GOMEZ und TURNER in der Hypophyse gravider Tiere nachgewiesen wurde. LYONS zeigte, daß beim hypophysektomierten Tier durch die Ovarialhormone nur das Milchgangsystem und die Alveolaranlage ausgebildet wird. Erst ein Vorderlappenextrakt bringt die normale Entwicklung der Brustdrüse hervor.

Bei normalen weiblichen Ratten bewirkt Prolaktin eine Verlängerung der Corpus-luteum-Phase, so daß der Uterus sich zur Eiaufnahme umbildet und eine Deciduabildung beginnt. Es ist identisch mit dem als Luteotrophin (LTH) bezeichneten Hormon. Prolactin kann seine Wirkung nur entfalten, wenn kein Follikelhormon mehr im Körper kreist. Follikelhormon und Prolactin sind Antagonisten, die sich gegenseitig in ihrer Wirkung hemmen. Als weitere endokrine Faktoren spielen noch die Nebennierenrinde bzw. das corticotrope Hormon eine wichtige Rolle. Der Saugakt wirkt auf nervösem Wege fördernd auf die Prolactinbildung. So sehen wir also, daß die hormonale Steuerung der Milchbildung ein recht komplizierter Vorgang ist, bei dem die Ovarien, die Nebennierenrinde und die Hypophyse beteiligt sind, letztere hat die dominierende Rolle. Prolactin ist in der Placenta, der Milch und in dem Harn der Wöchnerinnen nachgewiesen worden. Es beansprucht auch in therapeutischer Hinsicht Interesse (s. S. 119). Die biologische Auswertung erfolgt an der Kropfdrüse der Taube nach dem Vorgehen von RIDDLE. Auch dieses Hormon wurde von dem EVANSschen Arbeitskreis chemisch isoliert und seine physikalisch-chemischen Eigenschaften festgelegt (s. Tabelle 3). Es enthält 4,3% Methionin und 3,1% Cystin.

Das Wachstumshormon (somatotropes oder chondotropes Hormon). Die Förderung des Wachstums durch Hypophysenvorderlappenextrakte wurde bereits im Jahre 1921 durch EVANS entdeckt. Seit dieser Zeit hat insbesondere das Institut von EVANS eine umfangreiche und eingehende Arbeit diesem Wachstumshormon gewidmet, die jetzt ihre Krönung fand in der Abtrennung von anderen Hormonen, in der Reinigung und in der chemischen Analyse.

Als Testmethode dient die Weite der Epiphysenzone der hypophysektomierten und während 4 Tagen mit Wachstumshormon behandelten Ratte. Einer der Hauptangriffspunkte des Hormons ist an der Wachstumszone des Knochens gelegen. Die Knorpelknochengrenze von Tieren, die mit dem Hormon behandelt wurden, entspricht dem Aussehen jugendlicher Tiere, d. h. die Knorpelzone ist breit und in lebhafter Wachstumstätigkeit. Gleichzeitig erfolgt aber auch eine entsprechende Verknöcherung. Beim hypophysektomierten Tier ist diese Knorpelzone verschmälert und die Knochenablagerung ungenügend. Die Injektion des Hormons stellt wieder normale Verhältnisse her. Die hypophysektomierten Tiere, deren Wachstum völlig sistiert, fangen wieder an zu wachsen und nehmen deutlich an Gewicht zu, auch wenn dafür Sorge getragen wird, daß die Nahrungszufuhr gleich bleibt. Auf eine Stoffwechselwirkung des Hormons deutet die Tatsache hin, daß der Phosphatase Gehalt des Blutes, der beim hypophysektomierten Tier absinkt, wieder ansteigt. Es ist gelungen, mit Wachstumshormon bei normalen Tieren Riesenwuchs, bei einigen Hunderassen wie der Bulldogge und dem Dackel eine Akromegalie (s. Abb. 24) zu erzielen.

Einige chemische Daten ergeben sich bereits aus Tab. 3. Das Hormon ist nicht hitzebeständig, es verträgt nur Temperaturen bis 80°. Es wird durch Trypsin und Pepsin zerstört. Die Analyse deckte 13 verschiedene Aminosäuren auf.

Obwohl es damit als erwiesen gelten kann, daß das Wachstumshormon ein chemisch differenter Körper ist, kann es andererseits keinem Zweifel unterliegen, daß die Gruppe der glandotropen Vorderlappenhormone durch Stimulierung der entsprechenden Drüsen ebenfalls einen nachhaltigen Einfluß auf das Wachstum ausübt. So ist die Wachstumswirkung des Hypophysenvorderlappens sicher eine sehr komplexe Wirkung, wenn sie auch vorzugsweise auf das chondotrope Hormon zurückgeführt werden muß.

*3

2. Die Stoffwechselhormone. Die Stoffwechselwirkungen des Hypophysenvorderlappens sind sehr viel weniger klar und in vielen Befunden widersprechend. Es ist bis heute noch nicht möglich, von isolierten Hormonen zu sprechen. Die Beurteilung der Stoffwechselwirkungen ist erschwert durch die Tatsache, daß die übrigen von der Hypophyse beeinflußten Inkretdrüsen ihrerseits auch Wirkungen auf den Stoffwechsel entfalten. Es ist daher immer sehr schwer zu entscheiden, welche mit Hypophysenextrakten erzielten Stoffwechselwirkungen als unmittelbar und welche nur als mittelbar gewertet werden können.

Die Kohlenhydratstoffwechselhormone. Das hypophysenlose Tier zeigt einen erniedrigten Blutzucker und im Hungerzustand eine starke Neigung zur Hypoglykämie (HOUSSAY und Mitarbeiter). Die Todesursache vieler hypophysenloser Tiere ist der hypoglykämische Schock. Die Empfindlichkeit gegenüber Insulin ist erhöht, die Reaktion des Blutzuckers auf Adrenalin verstärkt, ohne daß es zur Glykosurie kommt. Die Toleranz gegenüber Kohlenhydraten ist also erhöht. Durch Zufuhr eines alkalischen Vorderlappenextraktes läßt sich beim Hund ein Diabetes auslösen (HOUSSAY, EVANS), der auch nach Sistieren der Injektionen bestehen bleiben kann (YOUNG). Wird beim pankreasdiabetischen Tier die Hypophyse entfernt, so geht die Glykosurie erheblich zurück. Der Blutzucker wird annähernd normal, die Ketonurie und Acidose schwinden fast völlig, und es tritt wieder eine Neigung zur Hypoglykämie auf. Der Diabetes bessert sich, die Lebensdauer der Tiere ohne Hypophyse ist erheblich verlängert. Durch die Hypophysenentfernung wird, wie LONG und LUKENS zeigten, bei diesen Tieren die Ausnutzung der Kohlenhydrate nicht verbessert, sondern die Bildung der Kohlenhydrate aus Eiweiß stark reduziert. Es ist interessant, daß die Entfernung der Nebennieren genau dieselbe Wirkung zur Folge hat. Die Reimplantation von Hypophysen oder die Injektion von Vorderlappenextrakt lassen den Diabetes wieder in der früheren Schwere zur Ausbildung kommen. Mit Nebennierenrindenextrakt ist dies nur bei der Ratte möglich. Es scheint so, als ob ein Teil der Wirkungen der Hypophyse auf den Kohlenhydratstoffwechsel über die Nebennierenrinde verläuft. Die übrigen Befunde sprechen dafür, daß der Einfluß der Hypophyse auf den Kohlenhydratstoffwechsel in dem Sinne erfolgt, daß die Hypophyse die Bildung von Kohlenhydraten aus Eiweiß fördert.

Von den verschiedenen Autoren (s. Tabelle 4) sind eine Reihe verschiedener in den Kohlenhydratstoffwechsel eingreifender Wirkstoffe beschrieben worden.

Die *diabetogene Substanz* nach HOUSSAY bewirkt bei dem normalen Tier einen Blutzuckeranstieg, der am 6. Tag seinen Höhepunkt erreicht und dann zur Norm zurückkehrt. Gleichzeitig tritt eine Glykosurie auf. Diese Wirkung bleibt nach Entfernung der verschiedenen Inkretdrüsen und nach Nervendurchschneidung völlig erhalten. Der Angriffspunkt wird daher von HOUSSAY unmittelbar in dem Leber- bzw. Muskelglykogen vermutet. Die Glykogendepots in Leber und Muskel verarmen beim hypophysenlosen Tier. Durch Injektion geeigneter Extrakte lassen sie sich wieder auffüllen. RUSSELL und BENETT bezeichneten die Substanz, die diese Wirkung entfaltet als „glykostatisches" Hormon. Dieses Hormon setzt die Oxydation von Kohlenhydraten herab. Die „glykotrope" Substanz nach HOUSSAY und POTICK, deren Existenz auch von anderen Autoren bestätigt wurde, bewirkt Unempfindlichkeit gegenüber Insulin beim normalen wie hypophysenlosen Tier. Der Blutzucker bleibt unbeeinflußt. Der glykotrope Faktor fördert die Glykogenmobilisierung, er wirkt sowohl in der Leber wie in der Peripherie antagonistisch gegenüber dem Insulin. Seine Wirkung beruht nicht auf einer Adrenalinmobilisierung (YOUNG). Das *Kohlenhydratstoffwechselhormon* nach ANSELMINO und HOFFMANN bewirkt eine sofortige Steigerung des Blutzuckers. Es vermindert das Leberglykogen sowie die gesättigten und ungesättigten Fettsäuren der Leber. Es ist im Blut nach einer kohlenhydratreichen Mahlzeit und auch im Blut und Harn von Diabetikern nachgewiesen worden. Das *kontrainsuläre Hormon* nach LUCKE bewirkt beim normalen Tier eine kurz dauernde, geringgradige Blutzuckererhöhung. Es hat einen zentralen Angriffspunkt, indem es auf nervösem Wege eine Adrenalinausschüttung auslöst. Es ist also mehr eine adrenalotrop wirksame Substanz als eine kontrainsuläre.·

Besondere Bedeutung kommt den Befunden von YOUNG zu, dem es gelang, durch Injektion eines bei niedrigen Temperaturen frisch hergestellten Extraktes beim Hund einen permanenten Diabetes innerhalb von 10—14 Tagen auszulösen. Er bezeichnete diese Substanz als den diabetogenen Faktor. Er ist beim Hund besonders wirksam, bei Mäusen, Ratten und Meerschweinchen ließ sich gar keine Wirkung erzielen. Die Versuche gelingen aber auch beim Hund nur dann, wenn die Dosis ständig gesteigert wird, geschieht dies nicht, so folgt auf eine anfängliche Glykosurie ein refraktäres Stadium. Bei der Obduktion derartiger diabetischer Hunde wurden eine Sklerosierung und ein Schwund der Inselzellen des Pankreas festgestellt. Das Pankreas enthielt auch weniger Insulin als das normaler Tiere. HOUSSAY und FOGLIA haben durch Implantation von Pankreasdrüsen von nach YOUNG diabetischen Hunden bei pankreaslosen Tieren an den Halsgefäßen gezeigt, daß diese Drüsen vermindert bzw. kein Insulin sezernieren. Untersucht man das Pankreas von Hunden im refraktären Stadium, so findet man alle Zeichen einer Aktivierung der Inselzellen. Das diabetogene Prinzip nach YOUNG bewirkt demnach zunächst eine Stimulierung der Insulinproduktion. Der Sklerosierungsprozeß der Inselzellen ist erst die Folge einer ständigen Überdosierung. Das diabetogene Prinzip ist wahrscheinlich nicht einheitlicher Natur, sondern besteht aus mehreren Substanzen mit verschiedenen Angriffspunkten. Eine Trennung ist bis jetzt von allen bekannten Vorderlappenhormonen möglich gewesen.

CORI und Mitarbeiter haben jetzt interessante Befunde einer in vitro Wirkung von Vorderlappenextrakten erhoben. Sie fanden, daß die Aktivität der Hexokinase durch Zusatz von Nebennierenrinden und Hypophysenvorderlappenextrakt gehemmt wird. Durch Insulinzusatz wird diese Hemmung wieder aufgehoben. Zur Anwendung kamen rohe Vorderlappenextrakte, so daß sich einstweilen noch keine Aussage darüber machen läßt, ob diese Wirkung einem der heute bekannten Vorderlappenhormone zugeschrieben werden kann. Diese Wirkung verdient aber besondere Beachtung im Hinblick auf den besonderen Angriffspunkt von Vorderlappenextrakten am Muskelglykogen.

Wenn wir das Gesagte noch einmal überblicken, so erhebt sich die Frage, welches die unmittelbaren Wirkungen der Vorderlappenextrakte auf den Kohlenhydratstoffwechsel sind und was wir nur als mittelbare Wirkungen ansprechen können. RIESSER hat durch recht eindrucksvolle Schemata zu zeigen versucht, daß alle Wirkungen der Hypophyse auf den Kohlenhydratstoffwechsel über die Nebennieren laufen. Er übersieht dabei aber die Tatsache, daß Entfernung der Nebenniere mit Entfernung der Hypophyse nicht völlig identisch ist. Die Adrenalektomie ist beim pankreasdiabetischen Hund sehr viel weniger wirksam auf den Diabetes als die Hypophysektomie. Gemeinsam mit ihren Mitarbeitern haben sowohl HOUSSAY als auch LONG gezeigt, daß der Verstärkungseffekt auf die Glykosurie pankreasdiabetischer Hunde durch Vorderlappenextrakt auch noch nach Entfernung der Nebenniere nachweisbar ist. GREELEY zeigte am eviscerierten Kaninchen und RUSSEL für die Ratte, daß die Hypophysektomie bei solchen Tieren den Kohlenhydratbedarf stark erhöht, und zwar wesentlich stärker als die Adrenalektomie. Sowohl Vorderlappenextrakt als Nebennierenrindenhormon setzen den Kohlenhydratverbrauch solcher Tiere herab, doch war eine Restitution des bei hypophysenlosen Tieren stark erniedrigten Muskelglykogens nur mit Vorderlappenextrakten möglich. Der Schwund an Muskelglykogen ist unmittelbar nach der Hypophysektomie vorhanden, aber erst einige Tage nach Adrenalektomie. Wenn die Wirkungen des Hypophysenvorderlappens nur indirekter Natur sind, also über das corticotrope Hormon ablaufen, ist es nicht verständlich, warum die Hypophysektomie in all den aufgeführten Versuchen unmittelbare Wirkungen im Kohlenhydratstoffwechsel auslöst. Die Ausfallserscheinungen, die durch glandotrope Hormone bedingt werden, erfordern zu ihrer Entwicklung immer mehrere Tage.

Die Wirkungen der Vorderlappenextrakte auf die Inselzellen des Pankreas sind wahrscheinlich nicht direkter Natur. Der sich entwickelnde Diabetes ist immer Folge einer Schädigung der Inselzellen. Diese Schädigung ist aber nicht Folge eines unmittelbaren Angriffspunktes der Vorderlappenextrakte an den Inselzellen, sondern wahrscheinlich nur eine Folge der Hyperglykosurie. Die Inselzellen der verschiedenen Tierarten sind sehr verschieden empfindlich. Der YOUNG-Diabetes läßt sich nur beim Hund erzielen und auch hier nicht bei allen Versuchstieren. Nun hat aber HOUSSAY mit seinen Mitarbeitern gezeigt, daß durch Transplantation eines normalen Pankreas sich wohl der Diabetes des pankreaslosen Tieres, nicht aber der eines YOUNG-Tieres heilen läßt. Bei letzterem muß also doch noch eine weitere und an anderen Stellen gelegene Störung des KH-Stoffwechsels vorliegen, die wir zurzeit noch nicht durchschauen.

Die unmittelbare Wirkung des Hypophysenvorderlappens sieht man in einer Förderung der Neoglykogenie. Beim pankreasdiabetischen Tier wird dieser Vorgang durch Entfernung der Hypophyse gehemmt und daher geht die Zuckerausscheidung zurück. Beim hypophysenlosen Tier besteht bei Kohlenhydratkarenz, da die Glykoneogenie fehlt, eine besondere Neigung zur Hypoglykämie. Bei diesen Tieren wird die Hypoglykämie verhindert durch Kohlenhydratoder Fleischnahrung, nicht hingegen durch Fett, woraus gefolgert wird, daß speziell die Glykogenie aus Fett von der Hypophyse gefördert wird (JOSLIN). Es besteht beim HOUSSAY-Tier auch keine Fettleber. Die Lipämie fehlt und die Acidose. In dieser Ansicht sieht man sich weiter bestärkt durch LUKENS und LONG, die über ein Prinzip berichten, das Ketonkörperbildung bewirkt.

Die Klinik lehrt uns, daß bei fast allen hypophysären Erkrankungen Störungen des Kohlenhydratstoffwechsels zur Beobachtung kommen. Bei der Akromegalie ist ein sich ungewöhnlich verhaltender Diabetes, der in seinem Bild häufig durchaus von dem insulären Diabetes abweicht, recht oft beschrieben worden. Bei Zwergwuchs und bei SIMMONDSscher Kachexie finden wir ein ähnliches Verhalten wie bei dem hypophysektomierten Tier. Der Nüchternblutzucker ist erniedrigt, die Kohlenhydrattoleranz und ebenso die Empfindlichkeit gegenüber Insulin sind stark erhöht. Es besteht eine Neigung zur spontanen Hypoglykämie. Man hat diese Formen als hypophysären Diabetes von dem insulären Diabetes abgetrennt, da sie auch in klinischer Hinsicht Besonderheiten aufweisen (s. BARTELHEIMER).

Die Fettstoffwechselhormone. Nach Entfernung der Hypophyse kommt es nur in einem kleinen Teil der Fälle zur Entwicklung einer Fettsucht. REISS hat bei der Ratte gefunden, daß dies bei unvollständiger Entfernung häufiger ist als bei vollständiger. RAAB teilte 1925 mit, daß die Injektion von Extrakten aus Hypophysenvorder- wie -hinterlappen beim Tier wie Menschen eine Senkung des Blutfettspiegels bewirkt. Er bezeichnete diesen Stoff als Lipoitrin. Der Fettgehalt der Leber nimmt unter den Wirkungen dieses Hormons zu.

Das *Lipoitrin* hat nach RAAB auch einen zentralen Angriffspunkt und bewirkt wahrscheinlich auf nervösem Wege eine Regulierung des Fettstoffwechsels.

BÖRN und LING beschrieben eine Substanz, welche die *Ketonkörperausscheidung* und den Gehalt des Blutes an Ketonkörpern steigert. In der Leber wird Fett angelagert. Das pankreaslose Tier scheidet nach der Entfernung der Hypophyse weniger Acetno aus. Die Hypophyse fördert diejenigen Prozesse, die zur Acetonbildung führen. Es findet eine Verlagerung des Fettes von den Depots zur Leber statt. Fettkost führt zu einer Ausschüttung dieses Hormons, das wahrscheinlich die Bildung von Kohlenhydraten aus Fett fördert. ANSELMINO und HOFFMANN sprechen von einem „*Fettstoffwechselhormon*‟, das eine beträchtliche Erhöhung der ungesättigten Fettsäuren der Leber bewirkt. Das Maximum der Reaktion tritt etwa 6 Stunden nach der Injektion ein. Nach Fettbelastung ist diese Substanz im Blut und Harn des Menschen nachweisbar. REISS vermutet, daß die Fettsucht partiell hypophysektomierter Tiere mit einer vermehrten Bildung des corticotropen Hormons im Zusammenhang steht, also indirekter Natur ist!

Klinisch kennen wir zwei Formen hypophysärer Fettsucht: die Dystrophia adiposogenitalis und den Morbus Cushing. Beide sind durch besondere Lokalisationen der Fettansammlungen ausgezeichnet, die dafür sprechen, daß sie nicht rein hormonaler Natur sein können, sondern daß nervöse bzw. trophische Einflüsse außer dem hormonalen Faktor eine Rolle spielen. Bei Hypophysenminderfunktion entwickelt sich eine charakteristische Abmagerung, die wir wohl als Ausdruck des allgemeinen Darniederliegens des Stoffwechsels auffassen dürfen.

Das Eiweißstoffwechselhormon. Unsere Kenntnisse über die Beziehungen der Hypophyse zu dem Eiweißstoffwechsel sind noch relativ gering. Aus den tierexperimentellen Untersuchungen ergibt sich, daß vorwiegend der endogene Eiweißumsatz von der Hypophyse beeinflußt wird. Die Stickstoffausscheidung hypophysenloser Hunde verhält sich bei normaler Kost wie die gesunder Tiere. Im Hunger ist sie um etwa 30 % geringer als die der Kontrollen (HOUSSAY, BRAIER). Das Eiweißgleichgewicht stellt sich auf ein tieferes Niveau ein. Der endogene Eiweißumsatz ist herabgesetzt. Das Gewebe hypophysektomierter Ratten verarmt an Eiweiß, während Fett in stärkerem Maße als in der Norm retiniert wird. LAS fand bei hypophysektomierten Hunden nach Eiweißbelastung eine Erhöhung des RN im Blut mit relativer Vermehrung des Harnstoffanteils. Der Eiweißstoffwechsel ist aufs engste verbunden mit dem Wachstum. Bei Tieren, die mit dem Wachstumshormon behandelt werden, findet sich eine verminderte Eiweißausscheidung und eine Herabsetzung des Nichteiweißstickstoffes im Blut und Gewebe. Die Prüfung der Frage, welches der Vorderlappenhormone auf diese Faktoren einwirkt, durch den EVANSschen Arbeitskreis hat ergeben, daß es vorzugsweise das thyreotrope Hormon ist, das teils direkt, teils über die Schilddrüse einwirkt. Auf die Stickstoffausscheidung mit dem Harn ist das Wachstumshormon wirksamer als das thyreotrope Hormon. Es ergibt sich also damit, daß wir wahrscheinlich nicht von einem Eiweißstickstoffwechselhormon sprechen können, daß es sich um Wirkungen auf den Eiweißstoffwechsel handelt, die von den bekannten Vorderlappenhormonen ausgehen. PASCHKIS und Mitarbeiter haben in einer Reihe von Arbeiten über ein besonderes Eiweißstoffwechselhormon des Vorderlappens berichtet. Nach Doppelbelastung mit Gelatine bleibt beim Gesunden der 2. Anstieg der Aminosäuren im Blut aus. Dies soll eine Wirkung des Eiweißstoffwechselhormons sein. PASCHKIS fand bei Kranken mit SIMMONDSscher Kachexie auch noch einen 2. Anstieg der Aminosäuren. Auch im Tierversuch gelang der Nachweis dieses Regulationsprinzips, das offenbar mit der Hypophyse im

Zusammenhang steht. Ob es notwendig ist, ein weiteres selbständiges Hormon dafür verantwortlich zu machen, bleibt abzuwarten.

Beim Menschen ist die spezifisch-dynamische Eiweißwirkung bei Insuffizienz des Vorderlappens herabgesetzt. Dieser Befund wird nicht mit Regelmäßigkeit erhoben, ist aber doch so häufig, daß er diagnostisch verwertet werden kann. Beim hypophysenlosen Tier ist die spezifisch-dynamische Wirkung normal. Bei verminderter spezifisch-dynamischer Wirkung beim Menschen führt Zufuhr von Vorderlappenpräparaten zu einer Normalisierung.

O'DONOVAN und COLLIP haben in einer Reihe von Arbeiten über eine hitzebeständige Substanz aus dem Vorderlappen berichtet, die den Grundumsatz von Ratten und den auch des Menschen um einige Prozente steigert. Diese Steigerung ist auch dann vorhanden, wenn die Schilddrüse fehlt. Es bestehen Beziehungen zu dem Pigmenthormon, aber keine Identität, wie zunächst von den Autoren angenommen wurde. Diese Substanz wurde von den Autoren als das spezifische Stoffwechselprinzip bezeichnet.

b) Die Hormone des Zwischenlappens.

Obwohl es beim Menschen einen sicher funktionierenden Zwischenlappen nicht mehr gibt, ist es wohl statthaft, im Hinblick auf die Befunde beim Tier, von Zwischenlappenhormonen zu sprechen. In dem Zwischenlappen des Tieres werden zwei chemisch sicher sehr nahe verwandte, vielleicht auch identische Hormone gebildet, die wir als *Intermedin* oder Erythrophorenhormon und als *Melanophorenhormon* bezeichnen. Diese Bezeichnungen knüpfen an die Funktionen im tierischen Organismus an. Das Erythrophorenhormon bewirkt bei der Elritze eine Ausbreitung der roten Farbstoffzellen und führt zu der Ausbildung des Hochzeitskleides. Das Melanophorenhormon bewirkt insbesondere bei Amphibien eine Ausbreitung der Melanophoren, wie sie in physiologischer Weise bei Anpassung der Tiere an einen dunklen Untergrund stattfindet. Beide Hormonwirkungen lassen sich mit den Extrakten sämtlicher Säugetierhypophysen und auch menschlicher Hypophysen auslösen. Auf die wahrscheinliche Funktion dieser Hormone soll später noch eingegangen werden. Beziehungen zu krankhaften Vorgängen beim Menschen sind zur Zeit noch nicht bekannt. Die Befunde über eine vermehrte Ausscheidung des Melanophorenhormons in der Schwangerschaft bei Migräne oder bei BASEDOWscher Krankheit halten einer strengen Kritik nicht stand (s. S. 370). Im menschlichen Blut läßt sich eine Substanz nachweisen, die dieselben Reaktionen wie das Melanophorenhormon auslöst und ihm in seinen chemischen Eigenschaften, so wie sie bis jetzt bekannt sind, gleicht.

c) Die Hormone des Hinterlappens.
1. Oxytocin und Vasopressin.

Die Aufspaltung der Hinterlappenextrakte in zwei, wahrscheinlich sogar drei selbständige Hormone ist bereits vor einer Reihe von Jahren gelungen. Doch hält VAN DYKE es für möglich, daß diese Aufspaltung erst durch die allgemein übliche Extraktion des Hinterlappens mit Essigsäure auftritt. Durch Untersuchungen roher Preßsäfte mit der Ultrazentrifuge konnte er feststellen, daß die hormonalen Wirkungen an einen Eiweißkörper gebunden sind, der sich absolut einheitlich verhält. Es ist somit möglich, daß die Aufspaltung in einzelne selbständige Hormone erst in unseren Laboratorien, nicht aber im Organismus vor sich geht. Dem scheinen aber Befunde von POTTS und GALLAGHER zu widersprechen, denen es ohne irgendwelche chemische Eingriffe lediglich mit Adsorptionsmethoden gelang, die beiden Komponenten zu trennen. Die Frage der chemischen Einheitlichkeit oder Verschiedenheit der Hinterlappenhormone ist einstweilen noch offen. Ohne damit in dieser Hinsicht etwas präjudizieren zu wollen, spricht man zur Kennzeichnung der 3 Wirkungskomponenten von Oxytocin, Vasopressin und Adiuretin. In chemischer Hinsicht gleichen die Hinterlappenhormone sich darin, daß sie alle hitzebeständig und beständig gegenüber Säuren sind. Durch Alkali werden sie rasch zerstört, sie sind außerdem sehr leicht adsorbierbar. Ihr Hauptangriffspunkt ist die glatte Muskulatur. Sie bewirken eine Tonussteigerung der Capillaren, des Uterus, des Darmes, der Gallenblase und der Ureteren. Sie lassen sich chemisch in zwei Fraktionen spalten, die als α- und β-Hypophamin oder als Oxytocin und Vasopressin bezeichnet werden. Das Oxytocin enthält denjenigen Wirkstoff, der den Uterus des nicht graviden Tieres und den Uterus unter der Geburt zur Kontraktion bringt. Der Uterus des graviden Tieres wird wahrscheinlich durch die Anwesenheit des Gelbkörperhormons vor den Wirkungen des Oxytocins geschützt. Obwohl der Nachweis des Oxytocins im Blut unter der Geburt noch nicht einwandfrei geglückt ist, ist es doch im höchsten Maße wahrscheinlich, daß eine Ausschüttung dieses Hormons für das Einsetzen der Wehen verantwortlich gemacht werden muß. Den ersten experimentellen Beweis für die Richtigkeit dieser Auffassung erbrachten jetzt FISHER und Mitarbeiter. Nach Zerstörung der Verbindung zwischen Hypophyse und Zwischenhirn atrophiert der Hinterlappen und enthält nur noch sehr geringe Mengen Oxytocin. Waren die Versuchstiere (Katzen) gravide, so waren sie nicht in der Lage, die Früchte normal auszustoßen oder zeigten zum mindesten ungewöhnlich lange Geburtsdauer.

Die zweite Komponente, das Vasopressin, enthält einen Stoff, der auf die Capillaren kontrahierend einwirkt und dadurch eine Blutdrucksteigerung zur Folge hat. Der Angriffspunkt des Hormons liegt wahrscheinlich unmittelbar an der Muskulatur, da die Wirkung auch am entnervten Gefäß nachweisbar ist, doch zeigte LEIMDÖRFER, daß die Blutdrucksteigerung beim Tier auch bei intralumbaler Injektion momentan auftritt. Beim Menschen vermißte CUSHING nach Injektion in die Gehirnkammern eine eindeutige Blutdrucksteigerung. Bei adrenalektomierten Katzen ist die Vasopressinwirkung nur abgeschwächt vorhanden (MARSOVSZKY). Dies spricht für eine noch nicht näher geklärte Mitwirkung der Nebennieren beim Zustandekommen der Blutdrucksteigerung. Über die physiologische und pathologische Bedeutung des vasopressorischen Anteils ist noch wenig bekannt. Auf die vermutete Rolle dieses Hormons in der Genese der Eklampsie soll später noch hingewiesen werden. Am besten orientiert sind wir über die Wirkungen der 3. Komponente des Adiuretins, die einer etwas näheren Erörterung bedürfen.

2. Adiuretin und die Steuerung des Wasserhaushaltes.

Adiuretin findet sich bei der Trennung der Hinterlappenhormone überwiegend in der Vasopressinfraktion. BÖTTGER hat 1935 darüber berichtet, daß ihm die Isolierung gelungen sei, doch liegen noch keine Bestätigungen dieser Angabe vor. Nach HELLER lassen sich Vasopressin und Adiuretin durch Erhitzen innerhalb eines bestimmten p_H-Bereichs trennen. Adiuretin ist resistenter. HELLER gelangte so zu Lösungen, die auf 8 Teile Vasopressin 100 Teile Adiuretin enthielten. Es ist demnach wahrscheinlich, daß Adiuretin ein selbständiges Hormon ist. Adiuretin wirkt hemmend auf die Wasserausscheidung nach Wasserbelastung, dabei ist es gleichgültig, auf welchem Wege das Wasser vorher zugeführt wird. Ohne voraufgehende Wasserbelastung sind kleine Dosen ohne Einfluß, größere Dosen haben einen diuretischen Effekt. Letzterer ist beim narkotisierten Tier besonders ausgeprägt. Die Diureseförderung beim narkotisierten Tier ist ein schwer zu lösendes Problem. Nach HELLER ist sie nur Folge des Gehaltes der Extrakte an Vasopressin, das die Durchblutung der Nieren drosselt. Nach Zerstören der Vasopressinkomponente wirkten die Extrakte, die HELLER benutzte, auch am narkotisierten Tier antidiuretisch. Neben der Wasserausschwemmung bewirkt das Hormon eine starke Ausschwemmung von Kochsalz. Diese ist unabhängig von der Wasserausscheidung und auch beim kochsalzarm ernährten Tier nachweisbar. Der Blutwassergehalt ist auf der Höhe der Adiuretinwirkung stark vermehrt.

Das wechselnde Verhältnis der antidiuretischen zu der chlorausschüttenden Wirkung in Hypophysenextrakten verschiedener Herkunft läßt daran denken, daß es sich um zwei getrennte Wirkstoffe handelt (Hotovy).

Für die Pathologie ist die Frage des Angriffspunktes des Hormons von größter Bedeutung. Theoretisch sind drei Möglichkeiten gegeben:

1. Der Angriffspunkt liegt direkt an der Niere, das Hormon gelangt auf dem Blutwege dorthin. — 2. Der Angriffspunkt liegt an den nervösen Zentren. — 3. Der Angriffspunkt liegt im Gewebe.

Wenn wir zunächst die experimentellen Versuche betrachten, so geben uns diese eine scheinbar recht eindeutige Antwort. Der Angriffspunkt muß in erster Linie direkt an der Niere gelegen sein. Im Herz-, Lungen-Nierenpräparat besteht nach Ausschaltung des Kopfes eine dem Diabetes insipidus vergleichbare Polyurie, die normalen Verhältnissen Platz macht, wenn in den Kreislauf ein Kopf eingeschaltet wird. Ein hypophysenloser Kopf bleibt ohne Wirkung (Verney). Nervöse Einflüsse spielen keine Rolle. Die Hormonwirkung tritt in der Tierreihe erst dann auf, wenn sich der enge Teil der Henleschen Schleife ausgebildet findet. Frösche und Fische sprechen aus diesem Grunde nicht an. Erst beim Alligator und den Vögeln ist der Effekt nachweisbar (Marshall). Für einen unmittelbaren Angriffspunkt am tubulären Apparat sprechen auch die Beobachtungen von Bansi, der bei Bestimmung der Kreatinin-Clearance bei Patienten mit Diabetes insipidus feststellte, daß die Rückresorption im Tubulus bei diesen Kranken fehlt und unter der Hormonwirkung wieder eintritt. Weitere Einblicke in den Mechanismus der Diuresehemmung nach Wasserbelastung und der Diureseförderung beim narkotisierten Tier ergeben die Untersuchungen von Frey, der die Gefäßweite in der Niere durch Tuscheinjektionen studierte. Bei Konzentrierungsarbeit der Nieren sind die Glomeruli und die dazugehörigen Gefäße gut gefüllt, schlecht bei der Verdünnungsarbeit. Eine dicht unter dem Mark gelegene Schicht verhält sich gerade entgegengesetzt. Hinterlappenextrakte bewirken eine Umschaltung der Durchblutung auf den Glomerulusapparat, d.h. Konzentrierung. Derselbe Vorgang findet sich beim narkotisierten Tier. Hier hat jedoch die Umschaltung auf den Glomerulus eine „Glomerulusdiurese" zur Folge, d. h. Produktion eines Harnes, dessen spezifisches Gewicht dem des Blutes gleicht. Aus diesen Versuchen würde sich ergeben, daß der Angriffspunkt des Adiuretins an den den Glomerulus versorgenden Gefäßen gelegen ist. Diese Wirkung ist beim normalen wie narkotisierten Tier völlig gleich. Der Unterschied beruht also nicht auf einem verschiedenen Angriffspunkt des Hormons, sondern auf einer verschiedenen Reaktionsweise der Niere. Die Niere steht dauernd unter der Zügelung dieses Hormons. Eine Harnflut erfolgt, wenn weniger Hormon zu der Niere gelangt. Es wird auf dem Blutwege dorthin transportiert. Nach Verney ist der osmotische Druck des Blutes der Faktor, der die Ausschüttung des Hormons reguliert. Über den Nachweis einer Substanz im Blut, die in ihren Eigenschaften dem Adiuretin weitgehend ähnelt, hat Marx berichtet, doch machte O'Connor darauf aufmerksam, daß die in 20 ccm Blut eines Hundes unter normalen Bedingungen vorhandene Menge nur 0,03 m. E. beträgt und sich damit dem Nachweis entzieht. Die kleinste Dosis, die noch nachweisbar ist, beträgt 0,1 m. E.

Beim Menschen liegen die Verhältnisse jedoch sehr viel komplizierter. Der eben entwickelte Weg wird in dieser reinen Form nur beschritten, wenn wir künstlich Hinterlappenextrakte zuführen. Beim Menschen wie beim intakten Tier spielen die nervösen Zentren und ein nervöser Angriffspunkt des Hormons eine wichtige Rolle. Die Bedeutung der nervösen Zentren wurde durch die Versuche von Ranson und Mitarbeiter klar erwiesen. Auf Grund dieser Versuche kann es heute als sicher gelten, daß sich ein Diabetes insipidus nur dann entwickelt, wenn der Tractus supraoptico- hypophyseus oder das Kerngebiet des Nucleus supraopticus zerstört sind. Die Unterbrechung der Verbindung zwischen dem Kerngebiet und dem Hypophysenhinterlappen hat eine Atrophie des Hinterlappens und einen Kernschwund im Nucleus supraopticus zur Folge. Der Hinterlappen zeigt einen verminderten Hormongehalt. Es liegen auch Beobachtungen am Menschen vor, die zeigen, daß diese an Katzen und Affen gewonnenen Ergebnisse auch für den Menschen Gültigkeit haben. Der Nucleus supraopticus übt also einen sekretorischen und trophischen Reiz auf den Hinterlappen aus.

Für einen Angriffspunkt des Hormons im Gewebe spricht die Tatsache, daß das Wasserbindungsvermögen unter der Hormonwirkung zunimmt. In demselben Sinne sprechen auch die oben bereits erwähnten Änderungen in der Blutzusammensetzung, doch ist es nicht möglich, alle Erscheinungen der Hormonwirkung auf diese Weise zu erklären.

Als weiterer Faktor greift nach den neueren Erkenntnissen auch der Vorderlappen regulierend in den Wasserhaushalt ein. Von HANN hat bereits 1918 die Beobachtung gemacht, daß beim Menschen nur dann ein Diabetes insipidus vorhanden ist, wenn Teile des Vorderlappens erhalten sind. Die völlige Entfernung der ganzen Hypophyse bewirkt, wie schon lange bekannt, keinen Diabetes insipidus. Die Beobachtungen von HANN wurden von RICHTER im Tierversuch bestätigt. Teile des Vorderlappens müssen erhalten bleiben, damit sich auch beim Tier ein Diabetes insipidus entwickelt. In der letzten Zeit ist es nun möglich gewesen, im Vorderlappen eine diuresefördernde Substanz nachzuweisen (THEEL, WERMER, RIWOLD). Ob es sich bei dieser Substanz um ein neues weiteres Vorderlappenhormon handelt oder um Wirkungen, die über die Schilddrüse oder Nebennieren verlaufen, ist noch nicht klar, aber sehr wahrscheinlich. Die diuretische Wirkung von Vorderlappenextrakten ist sehr uneinheitlich. Bisher wurden solche Wirkungen immer nur von Handelspräparaten oder sehr rohen Extrakten behauptet. KUSCHINSKY und BUNDSCHUH fanden in dem Orastin eine diuretische, chlorausschwemmende Wirkung, die auch durch FRASER nachgewiesen wurde. Bei Atrophie des Vorderlappens ist eine Oligurie ein häufiges, wenn auch bisher wenig beachtetes Symptom (CURSCHMANN), das nach dieser neueren Auffassung durch einen Mangel an diuretischem Hormon bedingt ist.

In der Hypophyse werden also zwei den Wasserhaushalt steuernde Hormone gebildet, eines, das die Diurese fördert, im Vorderlappen, und eines, das sie hemmt, im Hinterlappen. Zwischen beiden besteht ein Gleichgewichtszustand. Über die Art und Beschaffenheit des ersteren, seinen Angriffspunkt und die Bedingungen, unter denen es abgegeben wird, wissen wir noch nichts. Der Angriffspunkt des letzteren liegt unmittelbar an der Niere. Die Gewebswirkung spielt eine untergeordnete Rolle. Die Bildung und die Abgabe wird von dem Nucleus supraopticus aus gesteuert. Während beim Tier hohe Rückenmarksdurchtrennung die Hormonwirkung nicht aufhebt, liegen beim Menschen Beobachtungen vor, die zeigen, daß bei einer Unterbrechung in Höhe von C 2 — C 4 die Pituitrinwirkung aufgehoben war. Nach Lösung dieser Unterbrechung sah SILBERMANN in einem entsprechenden Fall das Wiederauftreten der Pituitrinwirkung. Auch die klinischen Beobachtungen, daß bei Zerstörung der Zentren ein therapeutischer Erfolg der Hormontherapie des Diabetes insipidus beim Menschen ausbleibt, weisen auf die Bedeutung des zentralen Angriffspunktes des Adiuretins hin.

d) Hormonbildung und Hormontransport.

Für die Bildung der Vorderlappenhormone stehen, wenn wir die oben erwähnten Befunde von ROMEIS zugrunde legen, fünf Zellarten zur Verfügung. Gegen die Annahme, daß die Hauptzellen — nach ROMEIS γ-Zellen — an der Hormonbildung teilnehmen, ist immer eingewandt worden, daß wir bei Adenomen dieser Zellen keine spezifische hormonale Leistung zu sehen bekommen. Dies ist zweifellos zutreffend, doch betont ROMEIS den eindeutig sekretorischen Charakter dieser Zellen. Es ist in der Tat schwer vorstellbar, daß diejenige Zellart, die am reichlichsten im Hypophysenvorderlappen anzutreffen ist, an der Sekretion nicht teilnehmen soll. Die Versuche, die Bildungsstätte bestimmter Hormone, wie des gonadotropen in die basophilen oder des Wachstumshormons in die eosinophilen Zellen zu verlegen, sind einstweilen noch hypothetisch, obwohl es gewisse Argumente gibt, die in diesem Sinne sprechen. Vielleicht bilden die Vorderlappenzellen nicht die fertigen Hormone, sondern nur gewisse Vorstufen. Eine derartige Vorstufe ist z. B. für das Melanophorenhormon, dessen Bildung beim Menschen auch in den Vorderlappenzellen erfolgt, nachgewiesen worden. Unter bestimmten Bedingungen schonend gewonnene Hypophysenextrakte ergeben nur eine sehr geringe Melanophorenwirksamkeit, die nach Behandlung mit Alkali sehr stark zunimmt. Die Zunahme beruht auf der chemischen Umwandlung einer inaktiven Vorstufe. Vielleicht, daß dieser Befund in der Lage ist, den schwer zu lösenden Widerspruch zwischen der Vielzahl der Hormone und der viel geringeren Zahl der vorhandenen Zellen, die als Produzenten in Frage kommen, zu klären. AMMON weist darauf hin, daß es bei den Proteohormonen des Vorderlappens möglich ist, daß der Unterschied nur in der Eiweißkomponente gelegen ist. Auch diese Vorstellung, für die es Analogien in der Fermentchemie gibt, würde die Vielfalt der Hypophysenhormone unserem Verständnis etwas näher bringen.

Als Bildungsort der Hypophysenhinterlappenhormone gilt in erster Linie der Hinterlappen selbst, doch weisen der Hypophysenstiel, die Pars tuberalis und die angrenzenden Partien des Tuber cinereum, eine ähnliche anatomische Struktur auf. Die Pars tuberalis enthält nach Implantationsversuchen von BERBLINGER allerdings auch gonatodropes Hormon. Der Beweis der Bildung von Hinterlappenhormonen im Hinterlappen selbst ist durch die Gewebskultur (GRIFFITH) und durch Hormongehaltsbestimmungen bei Tieren, deren Hinterlappen von dem Vorder- und Zwischenlappen völlig getrennt ist (GEILING), eindeutig erbracht worden. Die Vorstellung, daß neurogenes Gewebe, wie es im Hinterlappen vorliegt, sekretorisch tätig ist, ist uns heute nicht mehr fremd. Auch für das Adrenalin nehmen wir eine Bildungsstätte in einem Gewebe an, das histologisch nicht die Kriterien für Drüsenzellen aufweist. Außerdem hat es sich gezeigt, daß Hinterlappenhormone auch in dem Zwischenhirn selbst gebildet werden können. Zuerst haben TRENDELENBURG und SATO nachgewiesen, daß Adiuretin bei hypophysenlosen Hunden im Zwischenhirn vorhanden ist. SCHARRER und GAUP haben bei einer großen Zahl von Tieren und kürzlich auch beim Menschen im Zwischenhirn Zellen gefunden, die sie als sekretorisch tätig ansprechen.

Der Hypophysenvorderlappen ist ein außerordentlich gut mit Blut versorgtes Gewebe, und es ist daher naheliegend und im höchsten Maße wahrscheinlich, daß ein Teil der in ihm gebildeten Hormone direkt in das Blut übertritt und so in den gesamten Kreislauf kommt. Außerdem gibt es aber, wie in der anatomischen Einleitung dargelegt wurde, ein Gefäßsystem, das sich in wenigen Gefäßen am Hypophysenstiel sammelt und im Zwischenhirn wieder in ein weit verzweigtes Netz ausläuft (Hypophysenportalsystem). Auf diese Weise muß ein Teil der Hypophysenhormone in engste Berührung mit den Zwischenhirnzentren kommen. Des weiteren hat man einen unmittelbaren Hormontransport durch den Hypophysenstiel zu den Zwischenhirnzentren angenommen, ein Vorgang, den COLLIP als „Neurokrinie" bezeichnet. Besonders die Hinterlappenohrmone haben sich in nicht unerheblicher Menge in den Zwischenhirnzentren und in dem 3. Ventrikel nachweisen lassen. Da der Hinterlappen nicht besonders gut von Blutgefäßen versorgt wird, bleibt kaum eine andere Möglichkeit als diejenige, daß durch die Spalträume des Hypophysenstiels ein direkter Hormontransport stattfindet. Für die Richtigkeit dieser Vorstellung sprechen auch eine große Zahl experimenteller Befunde. Eine besondere Bedeutung als Trägersubstanz für die Hormone hat man dem Kolloid beigelegt, doch spricht gegen seine Funktion, daß sich Hormone in ihm nicht haben nachweisen lassen. Wie dem auch sei, an der Tatsache, daß ein Teil der Hypophysenhormone und besonders diejenigen des Hinterlappens, teils durch „Hämokrinie", teils durch „Neurokrinie" zu den Zwischenhirnzentren gelangen, ist heute kein Zweifel.

C. Die Funktionen der Hypophyse und ihre Stellung im endokrinen System. Die endokrinen Korrelationen.

Experimentelle Forschung und klinische Beobachtung haben in den letzten Jahren eine Unzahl von neuen Erkenntnissen über die Funktionen der Hypophyse erbracht, so daß der Versuch gerechtfertigt ist, diese Erkenntnisse nach einheitlichen Gesichtspunkten zu verarbeiten. Dieser Versuch soll in dem Folgenden unternommen werden:

I. Die Funktionen des Vorderlappens.

Wenn man in den Handbüchern und größeren Lehrbüchern die Kapitel, die sich mit der Frage der Korrelation im endokrinen System befassen, durchliest, so stößt man auf eine verwirrende Fülle von Tatsachen eines scheinbar regellosen Synergismus und Antagonismus. Es ist kaum möglich, einheitliche Gesichtspunkte in diesen, sich zum Teil widersprechenden Einzelbeobachtungen zu erkennen.

Bei der Darstellung der endokrinen Korrelationen wird viel zu wenig und viel zu selten daran gedacht, daß wir zunächst unterscheiden müssen zwischen einem echten Antagonismus bzw. Synergismus und unspezifischen Wirkungen. Es soll dabei nicht verkannt werden, daß es manchmal schwer, wenn nicht unmöglich ist, zu entscheiden, ob in einem bestimmten Fall unmittelbare Wirkungen der Inkrete aufeinander vorliegen oder nur unspezifische Rückwirkungen. Die endokrinen Erkrankungen führen zum Teil zu sehr schweren Störungen des gesamten Organismus, und es gibt kaum ein Organ bzw. eine Organfunktion, die durch das krankhafte Geschehen nicht irgendwie in Mitleidenschaft gezogen wird. Damit brauchen nicht alle Symptome und gestörten Funktionen die unmittelbare Folge der erkrankten innersekretorischen Drüsen zu sein. Das gilt natürlich auch für die Funktion der nicht erkrankten endokrinen Drüsen. So gelang es z. B. MULINOS und POMERANTZ durch bloße Unterernährung bei Ratten Erscheinungen an den innersekretorischen Drüsen auszulösen, die in jeder Hinsicht den Befunden nach Hypophysektomie glichen. Wie wir aus anderen Beobachtungen wissen, reagieren z. B. die Keimdrüsen leicht mit einer verminderten Hormonproduktion auf alle Schädigungen, die den Körper treffen. So spricht das Ausbleiben der Menstruation oder der Rückgang von Libido und Potenz beim Morbus Basedow, beim Morbus Addison oder auch beim Diabetes nicht unbedingt dafür, daß zwischen der Schilddrüse, den Nebennieren oder den Inselzellen Korrelationen zu den Keimdrüsen bestehen. Bei allen drei erwähnten Erkrankungen kann die Keimdrüsenminderfunktion ebensogut nur die

Folge der schweren Affektion des gesamten Organismus sein, ähnlich wie wir es z. B. bei vielen anderen schweren Krankheiten beobachten.

Ein weiterer Fehler, der vielfach gemacht wird, ist die Annahme, daß bestimmte Hormone nach dem bekannten und sonst vielfach im Organismus verwirklichten Prinzip die Organfunktionen und Stoffwechselvorgänge im synergistischen oder antagonistischen Sinne beeinflussen. Auf dem Gebiet der endokrinen Korrelationen trifft das nicht zu. Eine Durchsicht des bekannten Tatsachenmaterials ergibt, daß es höchstens eine Regulation gibt, die in dem oben gekennzeichneten Sinne gesteuert wird, das ist der Auf- bzw. Abbau des Leberglykogens durch Insulin und ·Adrenalin. Doch auch dieser Antagonismus ist heute erschüttert, nachdem wir den wichtigen Einfluß der Hypophyse, die hier mit ihren Hormonen in einer noch nicht näher bekannten Weise regulierend eingreift, kennen. Viele Widersprüche und Unklarheiten haben ihre Ursache darin, daß man sich immer wieder bemüht hat, dieses Prinzip auf die hormonale Steuerung der Organfunktionen und Stoffwechselvorgänge anzuwenden.

In dieses verwirrende Gefüge von Einzeltatsachen, die sich nicht nach einem einheitlichen Gesichtspunkt ordnen lassen, fällt durch die erweiterten Kenntnisse über die Tätigkeit der Hypophyse neues Licht, und es ist heute möglich, eine Anschauung über die endokrinen Korrelationen zu begründen, die in dem einen Satz gipfelt: *Die gesamten Korrelationen im endokrinen System verlaufen über die glandotropen Hormone des Hypophysenvorderlappens.* Es soll versucht werden, diese Anschauung näher zu begründen.

Betrachten wir zunächst einmal das Verhalten des Hypophysenvorderlappens in anatomischer Hinsicht bei funktionellen Störungen in dem endokrinen Sytem! Die wichtigsten diesbezüglichen Tatsachen aus der experimentellen Forschung und der menschlichen Pathologie sind in der beigefügten Tabelle 6 zusammengestellt.

In der Tabelle 6 sind die Thymusdrüse und die Zirbeldrüse fortgelassen, da wir über die Funktionen dieser Organe noch zu wenig orientiert sind und die Frage, ob wir sie überhaupt dem endokrinen System zuordnen dürfen, noch zur Diskussion steht.

Die Tabelle 6 zeigt, daß es keine Störung in der Tätigkeit einer endokrinen Drüse gibt, die nicht von einer morphologisch faßbaren Änderung in der Struktur der Hypophyse begleitet ist. Der Umstand, daß für manche dieser Rückwirkungen noch Widersprüche in der Literatur vorliegen und daß die tierexperimentellen Untersuchungen sich mit den Beobachtungen beim Menschen nicht immer völlig decken, scheint mir in diesem Zusammenhang von untergeordneter Bedeutung. Die Hypophyse nimmt in dieser Hinsicht eine Sonderstellung ein. Bei endokrinen Erkrankungen sind histologische Änderungen der übrigen selbst nicht unmittelbar betroffenen Drüsen höchst selten. Wir können also aus diesen anatomischen Befunden schließen, daß jede Funktionsstörung einer Inkretdrüse von Umstellungen in der Hormonproduktion der Hypophyse — denn in diesem Sinne dürfen wir die morphologischen Befunde deuten — gefolgt sind.

Die Regulationen des endokrinen Systems erfolgt von seiten der Hypophyse durch die glandotropen Hormone (s. S. 25ff). Die Mehrproduktion eines Hormons drängt die Bildung des entsprechenden glandotropen Hormons zurück, die Minderproduktion fördert sie. Wir sehen also, daß das Prinzip der Förderung und Hemmung, von dem eingangs die Rede war, in überaus sinnvoller Weise an diesem Punkt der endokrinen Korrelationen verwirklicht ist.

Für das zur Rede stehende Problem kommt nun noch ein weiterer Umstand hinzu, der Berücksichtigung erfordert. Die Zahl der uns bekannten Vorderlappenhormone beträgt heute schon mindestens 10. Selbst, wenn wir annehmen,

Tabelle 6. Die histologischen Veränderungen der Hypophyse bei Funktionsstörungen des endokrinen Systems.

		Tier	Mensch
Schilddrüse	+	Zunahme der B.Z. Abnahme der E.Z.	Verminderung der E.Z. u. B.Z. Degenerationszeichen an den chromophilen Zellen
	—	Thyreoidektomiezellen. Verminderung der E.Z. Vermehrung der B.Z.	Vermehrung und Hypertrophie der H.Z. Verminderung der E.Z. Thyreoidektomiezellen ähnlich den Schwangerschaftszellen. (Bei Kropf keine einheitlichen Befunde.)
Nebenniere	+	Vermehrung der E.Z. Verminderung der B.Z.	—
	—	Schwund der B.Z. Vermehrung der H.Z.	Verminderung der E.Z. Schwund der B.Z. mit degenerativen Veränderungen
Keimdrüse	+	Vergrößerung der H.Z. Zunahme der E.Z. Verminderung der B.Z. Verlust der Granula der B.Z. und E.Z. Bildung von Adenomen	—
	—	Vermehrung der B.Z. Auftreten der Siegelringzellen oder Kastrationszellen, besonders bei der Ratte beobachtet.	Zunahme der E.Z. Verminderung der B.Z. Zunahme der B.Z.
Epithelkörperchen	+	—	Basophilenvermehrung?
	—	Keine sicheren Befunde	Keine sicheren Befunde
Inselzellen	+	Keine sicheren Befunde	—
	—	Schwund des Zwischenlappens. Verminderung der E.Z.	Verminderung der E.Z.

daß sich diese Zahl mit fortschreitender Kenntnis vermindern wird, so wird sie doch so hoch bleiben, daß wir notwendig zu der Annahme gezwungen sind, daß jede als Hormonproduzent in Frage kommende Zellart mehrere Hypophysenhormone bilden muß. Wenn wir also, wie eben gezeigt, als Folge von Funktionsstörungen einer endokrinen Drüse morphologisch faßbare Änderungen in der Hypophyse feststellen und weiter finden, daß das entsprechende glandotrope Hormon vermehrt bzw. vermindert gebildet wird, so müssen mit Notwendigkeit auch andere Hypophysenhormone in irgendeiner Form in diese Funktionsstörung miteinbezogen werden. Daß dies richtig ist, lehrt uns die Klinik. Wir kennen keine Erkrankung der Hypophyse, die mit der Fehlproduktion nur eines einzigen Hormons in Zusammenhang gebracht werden könnte. Es handelt sich immer um Störungen in der Produktion von Hormongruppen, und das ist auch die Ursache, warum die entsprechenden Krankheitsbilder so außerordentlich vielgestaltig sind. Es ist eine reizvolle, aber zur Zeit noch sehr schwer lösbare Aufgabe, festzustellen, wieweit in diesen Hormongruppen, denen sicher ein sinnvoller Bauplan zugrunde liegt, Gesetzmäßigkeiten vorhanden sind, die dann Rückschlüsse auf den Bildungsort zulassen.

Dieses, sich aus den anatomischen Besonderheiten der Hypophyse ergebende Gesetz der Hormonverkettungen ist auch auf dem Gebiete der glandotropen Hormone verwirklicht. Dafür einige Beispiele! Der Rückgang der Keimdrüsentätigkeit im Klimakterium führt zu erhöhter Bildung des gonadotropen Hormons und des thyreotropen (LOESER), eine Feststellung, aus der sich der klimakterische

Basedow zwanglos erklärt. Nach Thyroxin fanden CAMPBELL und Mitarbeiter verminderte gonadotrope Wirkung des Vorderlappens. Die Korrelation Keimdrüse ⇄ Schilddrüse läuft also über die glandotropen Hormone der Hypophyse. Nach experimenteller Hyperthyreoidisierung findet sich häufig eine Hypertrophie der Nebennierenrinde. Auch beim Basedow spricht manches für eine gleichzeitig vorhandene Überproduktion der Nebennieren, obwohl eine anatomische Rindenverbreiterung seltener gefunden wird. Die Rindenverbreiterung nach Thyroxininjektion bleibt beim hypophysenlosen Tier aus (OEHME und Mitarbeiter). Der Gehalt der Hypophyse an gonadotropem und thyreotropem Hormon sinkt beim nebennierenlosen Tier ab. Nach Zufuhr von Nebennierenrindenextrakt ist der Gehalt an thyreotropem Hormon erhöht. Die Korrelation Nebenniere ⇄ Schilddrüse läuft also über die glandotropen Hypophysenhormone.

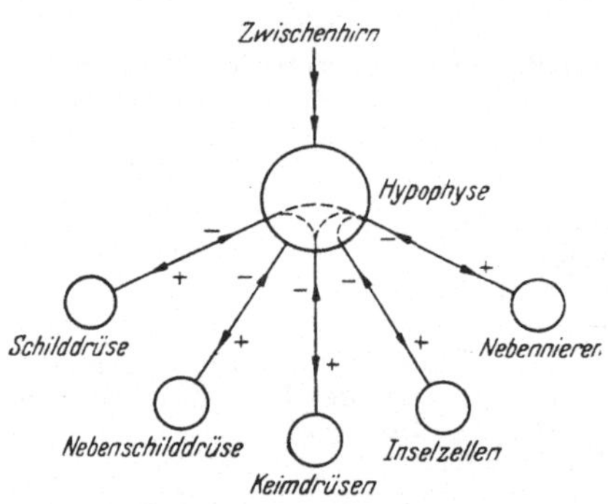

Abb. 5. Schema der neuro-hormonalen Regulation der peripheren endokrinen Drüsen.

Aus den Darlegungen ergibt sich eine Auffassung über die endokrinen Korrelationen, die am besten durch nebenstehendes Schema (s. Abb. 5) verdeutlicht wird. Die Plus- und Minuszeichen und die entgegengesetzt gerichteten Pfeile an den Verbindungslinien zwischen der Hypophyse und den übrigen endokrinen Drüsen sollen das antagonistische Verhältnis zwischen den Hormonen der einzelnen Drüsen und den glandotropen Hormonen der Hypophyse darstellen. Normalerweise besteht zwischen diesen beiden Komponenten ein wohl äquilibrierter Gleichgewichtszustand. Soweit bekannt, sind die Verbindungen zwischen den einzelnen Inkretdrüsen über die Hypophyse als Schaltstelle eingezeichnet. Es ist wahrscheinlich, daß außer den eingezeichneten Verbindungen noch eine große Zahl weiterer Verbindungen besteht. Wahrscheinlich werden auf dem Wege über die glandotropen Hormone Verbindungen von einer Inkretdrüse zu allen übrigen hergestellt.

Bei der eben gegebenen Darstellung sind die nervösen Verbindungen, die auf dem Gebiet der Korrelationen eine weitere wichtige Rolle spielen, noch unberücksichtigt geblieben. Wenn wir auch diese in die Betrachtung einschalten, so läßt sich das oben gegebene Schema durch ein weiteres Schema ergänzen.

Aus dieser Darstellung ist zunächst ersichtlich, daß nervöse und hormonale Regulationen nebeneinander und sicher zum Teil auch unabhängig von einander einherlaufen. Die hormonale, über die glandotropen Hormone laufende Regulation, bedarf zu ihrer Wirkung nicht der Vermittlung des Nervensystems, die nervöse nicht der Vermittlung der Hormone. Es gibt allerdings einige Befunde, die dafür sprechen, daß der Angriffspunkt der Hormone der peripheren Drüsen nicht unmittelbar an der Hypophyse, sondern an dem Zwischenhirn erfolgt. Die gegenseitige Verkettung zwischen Hypophyse und Zwischenhirn sichert die Zusammenarbeit. Der Hypophysenvorderlappen ist eine der Umschlagstellen, in der nervöse auf hormonale Reize umgeschaltet werden können und umgekehrt. Die zwischen dem Zwischenhirn und der peripheren Inkretdrüse eingezeichnete direkte Verbindung bedarf noch einer besonderen Begründung, da es sich hier um einen strittigen Punkt handelt.

Das Thyroxin hat nach unserer heutigen Auffassung neben seiner peripheren oxydationssteigernden Wirkung auch einen zentralen Angriffspunkt. Die Mehrzahl der nervösen und toxischen Symptome des Morbus Basedow werden damit in Zusammenhang gebracht. Eine Reihe von klinischen Beobachtungen, deren

Bedeutung besonders in neuerer Zeit wieder erkannt und unterstrichen wird, zeigt auch die Möglichkeit einer rein nervösen Entstehung einer Thyroxinüberproduktion. Für die Regulation der Keimdrüsen ist die Frage der Existenz eines „Sexualzentrums" lange Jahre umstritten gewesen. Es lag eine Reihe von Befunden vor, die in diesem Sinne sprach, es fehlte aber an einem schlüssigen Beweis. Dieser ist jetzt durch die Befunde von HOHLWEG, WESTMAN und JACOBSOHN u. a. erbracht worden. Wenn man beim Kaninchen Hypophyse und Zwischenhirn durch Elektrokoagulation voneinander trennt, so bleibt die bei diesen Tieren post coitum auftretende Ausschüttung des den Follikelsprung bewirkenden gonadotropen Hormons aus. Der von der Peripherie ausgehende Reiz läuft also über das vegetative Nervensystem und wird von diesem zur Hypophyse geleitet und dort auf den hormonalen Weg umgeschaltet. Für die Korrelation Hypophyse—Schilddrüse ist nach den Befunden von MOTILA die nervöse Verbindung ohne Bedeutung, denn die Korrelation bleibt in vollem Umfange gewahrt, auch wenn der Hypophysenstiel durchschnitten ist. Diese vollzieht sich demnach nach dem Schema Abb. 5, diejenige zwischen Hypophyse und Keimdrüse nach Schema Abb. 6. Welcher der beiden Wege beschritten wird, ist demnach verschieden und muß von Fall zu Fall geprüft werden.

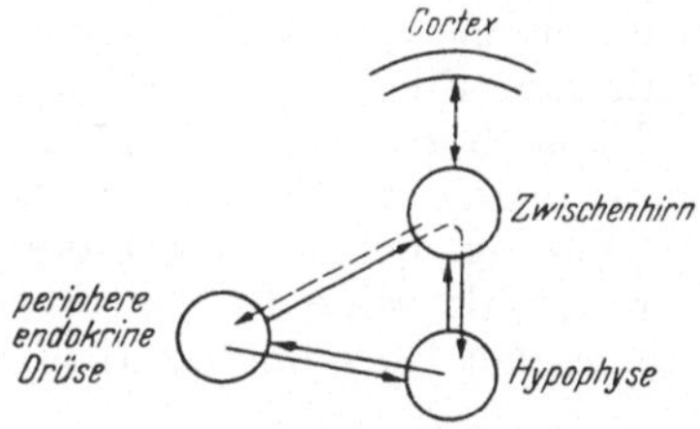

Betrachten wir nun noch einmal das eben gegebene Schema! Es läßt uns die Stellung des Hypophysenvorderlappens in einem etwas anderen Licht erscheinen. Man hat bisher von dem Vorderlappen als von dem „Motor" gesprochen. Unter einem Motor versteht man ein dauernd treibendes Agens. Diese Vorstellung ist nicht

Abb. 6.
Schema der neuro-hormonalen Regulation der peripheren endokrinen Drüsen.

richtig. Wir sind eher berechtigt, die peripheren Drüsen als Motore anzusprechen. Die Hypophyse hat lediglich die Aufgabe, die Tätigkeit der peripheren Drüsen aufeinander abzustimmen und zu regulieren. Die glandotropen Hormone in ihrer Wechselwirkung mit den jeweiligen spezifischen Hormonen der übrigen Drüsen entsprechen mehr dem Bilde von zwei ineinandergreifenden Zahnrädern. Die periphere Inkretdrüse läuft nicht einfach unter dem Antrieb des zentralen Motors, sondern hat einen hohen Grad von Selbständigkeit. Der beste Beweis für die Richtigkeit dieser Auffassung sind die Verhältnisse im Klimakterium. Die Ovarien stellen aus Gründen, die wir zur Zeit noch nicht kennen, ihre Tätigkeit ein. Obwohl sich der Hypophysenmotor heißläuft und schließlich dadurch, daß hier ein Rad aus dem Getriebe herausgebrochen ist, völlig in Unordnung gerät, vermag er die Keimdrüsen nicht zu neuer Tätigkeit anzuregen. Wenn wir schon bei einem technischen Vergleich bleiben, so müssen wir sagen: Der Hypophysenvorderlappen ist die Schalttafel, die zum Teil eine Autoregulation enthält, zum Teil von den vegetativen Zentren bedient wird.

Das gegebene Schema läßt die vielfachen Sicherungen und Koppelungen, die getroffen sind, um die Tätigkeit der endokrinen Drüsen zu überwachen, erkennen. Keine Drüse steht in einer restlosen Abhängigkeit, sondern nur in einem Gleichgewichtszustand mit den nervösen und hormonalen Faktoren. Diesen Gleichgewichtszustand wird man sich nicht als ein ruhendes, sondern als ein ständig in Bewegung befindliches System vorstellen müssen, etwa in der Art eines chemischen Gleichgewichtszustandes, den wir gewöhnlich durch zwei entgegengesetzt gerichtete Pfeile darstellen. Dieses System ist so vielfach gesichert, daß es die geregelte Funktion während des Lebens garantiert. Man muß sich unwillkürlich die Frage vorlegen, durch welche Bedingungen es überhaupt zu einer Störung der inneren Sekretion kommen kann. Bei der Mehrzahl der endokrinen Erkrankungen erkennen wir heute immer mehr die Bedeutung der Konstitution (s. S. 9). Die Schwäche einer endokrinen Konstitution findet sicher ihren Ausdruck in einer mangelhaften und fehlerhaften Funktion dieses Regulationssystems. Bei einer guten Funktion ist es kaum vorstellbar, daß dieses System einer mehrfachen Sicherung durchbrochen wird. Die zwischen dem Gesunden und dem Kranken bestehenden Zwischenstufen, wie sie als thyreotische Konstitution, als Addisonismus usw. bezeichnet werden, würden unter diesem Gesichtspunkt so zu deuten sein, daß sich der Gleichgewichtszustand der Regulationen nicht in der Mitte, sondern zur Peripherie bzw. zu den Zentren hin verschoben einspielt.

Auch bezüglich des primären Sitzes einer endokrinen Erkrankung lassen sich aus dem Schema drei Möglichkeiten ableiten. Die Störung kann in der Drüse (z. B. durch Adenome), in den Zentren (z. B. Morbus Basedow) oder in der Hypophyse (Klimakterium) ihren Sitz haben. Die resultierende Erkrankung wird sich, gleichgültig wo der primäre Krankheitsherd gelegen ist, immer in ihrem klinischen Bild weitgehend ähneln.

Nach dieser Auffassung findet also das konstitutionelle Moment seinen Ausdruck in der Stabilität bzw. Labilität der Regulationen. Dasselbe psychische Trauma, das bei A. einen Basedow auslöst, wirkt auch bei B. ein, der aber nicht erkrankt, da seine Regulationen ausreichend arbeiten, den sicher auch bei ihm erfolgenden Hormonstoß abzufangen.

II. Die Funktionen des Zwischenlappens.

Beim Tier ist der Zwischenlappen die Bildungsstätte des Pigmenthormons. Es bestehen keinerlei Anhaltspunkte dafür, daß in diesen Abschnitten der Hypophyse die Hinterlappenhormone gebildet werden. Züchtet man Zwischenlappengewebe in der Gewebskultur, so läßt sich nur das Pigmenthormon in den Kulturen nachweisen. Das Pigmenthormon ist in der menschlichen Hypophyse in recht beträchtlichen Mengen vorhanden; es wird von den Vorderlappenzellen gebildet. Die Frage, ob zwei verschiedene pigmentwirksame Hormone, ein Erythrophorenhormon oder Intermedin und ein Melanophorenhormon existieren, ist zur Zeit noch ungeklärt und in diesem Zusammenhang von untergeordneter Bedeutung.

Über die Funktionen des Pigmenthormons beim Säugetier und insbesondere beim Menschen wissen wir noch wenig. Eine Reihe von Autoren glaubt, daß es sich bei diesem Hormon um ein entwicklungsgeschichtliches Überbleibsel handelt, dem eine Funktion nicht mehr zukommt. Ich kann mich dieser Auffassung nicht anschließen. Das Pigmenthormon gehört neben dem Adrenalin zu den phylogenetisch ältesten Hormonen, die wir kennen. Neuere zoologische Untersuchungen haben sogar ergeben, daß bei Wirbellosen Farbwechselhormone vorkommen, die bei Wirbeltieren dieselben Reaktionen auslösen wie das Pigmenthormon der Hypophyse. Gehen wir in der Tierreihe aufwärts, so stellen wir fest, daß nur noch für die Amphibien eine klare Funktion dieses Hormons nachweisbar ist. Für die Vögel und Säugetiere können wir eine bestimmte Funktion nicht angeben. Trotzdem ist das Hormon in den Hypophysen dieser Tiere zum Teil in nicht unerheblichen Mengen vorhanden. Während wir sonst immer beobachten, daß Organe, die im Laufe der Entwicklung ihre Funktion einbüßen, verkümmern und zurückgebildet werden, ist dies für den Zwischenlappen nicht nachweisbar. Nur beim Menschen und bei den höheren Affen sind diejenigen Hypophysenabschnitte, denen beim Tier die Bildung des Hormons zukommt, sehr mangelhaft ausgebildet, dafür aber haben Vorderlappenzellen die Produktion des Hormons übernommen. Es ist schlecht vorstellbar, daß der sonst so ökonomisch arbeitende Organismus sich hier den Luxus der Bildung eines Hormons leistet, das keine Funktionen mehr hat. KABELITZ hat nachgewiesen, daß die Harnfarbstoffbildung durch Injektion von Melanophorenhormon vermehrt wird. Er vermutet überhaupt eine Beziehung des Hormons zur Pigmentbildung. Auch auf die Befunde von RODEWALD sei hingewiesen, daß im Blut von Carcinomkranken gegen das Melanophorenhormon Antistoffe auftreten, deren Bedeutung allerdings noch völlig unklar ist. RODEWALD versuchte, eine Carcinomreaktion aus diesem Verhalten aufzubauen.

Bei Amphibien und Fischen erfolgt bei der Anpassung des Auges an die Dunkelheit eine Rückwanderung des Pigmentes, das so den Zapfenapparat für das Dunkelsehen freigibt. Diese Pigmentwanderung wird durch das Melanophorenhormon gesteuert. So lag es nahe zu prüfen, ob nicht auch ein Einfluß des Hormons auf das menschliche Auge nachweisbar ist. Es zeigte sich in der Tat, daß das Einträufeln von Melanophorenhormon in den Bindehautsack des menschlichen Auges die Dunkeladaptation beschleunigt (JORES). Über Wirkungsweise und Angriffspunkt des Hormons im Auge ist noch nichts bekannt.

Bei den Kaltblütern hängt die Bildung und Ausschüttung des Pigmenthormons mit den Lichtreizen, die den Opticus treffen, zusammen. Dieselbe anatomische Verbindung zwischen Opticus, Zwischenhirn und Hypophyse findet sich auch bei allen Säugetieren und beim Menschen (s. Abb. 2). Die Säugetiere und der Mensch sind in einem viel höheren Maße, als wir es bisher angenommen haben, von dem Licht und dem Lichtwechsel wie auch den großen Jahresperioden in der Belichtung abhängig. Die umfangreichen Untersuchungen von BISSONETTE und BENOIT haben den eindeutigen Nachweis erbracht, daß die jahresperiodische Tätigkeit der Keimdrüsen bei Vögeln und bei einem Säugetier, dem Frettchen, von der Zunahme bzw. Abnahme des Lichtes mit den Jahreszeiten gesteuert wird. Die Steuerung erfolgt über das Sehorgan und die Hypophyse.

Es gibt noch eine große Zahl weiterer Perioden, für die eine Abhängigkeit von dem Lichtwechsel sehr wahrscheinlich ist. Hierher gehören die gesamten tagesperiodischen Vorgänge. Bei diesen handelt es sich um Phänomene, die von den niedersten bis zu den höchsten Tieren nachweisbar sind. Der Gehalt der Hypophyse an Pigmenthormon zeigt auch bei Säugetieren einen deutlichen Wechsel in der Abhängigkeit von dem Licht. Nachts tritt in dem Blut des Menschen eine Substanz in vermehrtem Maße auf, die in ihrem chemischen Verhalten dem Pigmenthormon gleicht, also wahrscheinlich mit ihm identisch ist. Beim Menschen sinkt die Körpertemperatur in der Nacht ab, und der Blutzucker steigt an. Die intracerebrale Injektion von Pigmenthormon bewirkt beim Kaninchen einen Blutzuckeranstieg und Temperaturabfall (JORES). Aus allen diesen Beobachtungen möchte ich schließen, daß das Pigmenthormon auch beim Säugetier und Menschen der Überträger von Lichtreizen auf das hormonale System ist. Die oben zitierten Beobachtungen von BISSONETTE und BENOIT zeigen, daß die Wirkungen der Lichtreize nicht nur das Pigmenthormon betreffen, sondern zum mindesten auch die Bildung des gonadotropen Hormons beeinflussen. Außerdem ist es wahrscheinlich, daß zwischen Auge und Melanophorenhormon noch eine direkte funktionelle Verbindung besteht. Bei niederen Tieren wird ein Teil der Dunkelanpassung des Auges durch eine Wanderung des Netzhautpigmentes von der Hell- zur sog. Dunkelstellung bewirkt. Diese Wanderung läßt sich beim Frosch experimentell durch Melanophorenhormon unter bestimmten Bedingungen erzeugen. Beim Menschen bewirkt das Einträufeln einer

4*

Lösung des Hormons eine Verkürzung der Adaptationszeit. Beim Kaltblüter wie Warmblüter ist der Gehalt der Hypophyse an Melanophorenhormon von der Belichtung unmittelbar abhängig. Diese Befunde sprechen eindeutig für die engen Beziehungen zwischen dem Sehorgan und dem Melanophorenhormon.

Zusammenfassend kommen wir zu dem Schluß: *Der Hypophysenzwischen-lappen* bzw. diejenigen Abschnitte, die beim Menschen vikariierend für dessen Funktion eingetreten sind, *sind die Umschlagstelle, an der Lichtreiz in hormonale Reize verarbeitet werden.* Während sehr viel über die äußeren Einwirkungen des Lichtes auf den Menschen, insbesondere die Haut, bekannt ist, zeigen diese Befunde zum erstenmal den Weg, auf dem das Licht in das endokrine System und damit in viele Lebensvorgänge eingreift.

III. Die Funktionen des Hinterlappens und die Beziehungen der Hypophyse zum Zwischenhirn.

Die Entstehung der Hinterlappenhormone in dem neurogenen Gewebe, die enge anatomische Verbindung zwischen Hinterlappen und dem Zwischenhirn, der Nachweis der Hormone im Liquor sowie deren starke Wirkungen bei intracerebraler Applikation, sprechen eindeutig dafür, daß ihr Angriffspunkt an den Zwischenhirnzentren gelegen ist. CUSHING hat durch sehr eindrucksvolle Versuche am Menschen gezeigt, daß die Hinterlappenhormone in erster Linie auf die Vaguszentren einwirken. Dies läßt die schon alte Vermutung, daß zwischen den Hinterlappenhormonen und dem Vagus ähnliche Beziehungen wie zwischen dem Adrenalin und dem Sympathicus vorliegen, wieder neu aufleben. Wir müssen uns nur dabei bewußt bleiben, daß eine strenge Scheidung zwischen Vagus- und Sympathicuszentren nicht durchführbar ist und daher weder die zentrale Applikation von Hinterlappenhormonen noch die von Adrenalin in diesem Sinne „reine" Versuchsergebnisse zeitigt. Die Bedeutung des Oxytocins für den Wehenverlauf unter der Geburt wird heute kaum noch bezweifelt, obwohl es aus methodischen Gründen trotz vielfacher Bemühungen bis heute noch nicht gelungen ist, dieses Hormon unter der Geburt einwandfrei im Blut oder Harn nachzuweisen. Es ist ein weiteres noch ungelöstes Problem, ob dieses Hormon noch andere Wirkungen hat, da es sich in der Hypophyse aller Tiere zu allen Zeiten findet, allerdings in der Hypophyse von Kaninchen, wie ich zusammen mit TSCHIMMER zeigen konnte, zurzeit der Gravidität eine Vermehrung aufweist. Die Wirkungen auf die glatte Muskulatur anderer Hohlorgane wie die Gallenblase, des Darmes und des Ureters ist einstweilen nur ein pharmakologisches Faktum, über dessen praktische Bedeutung wir keine Aussagen machen können. Über die physiologische Bedeutung des Vasopressins wissen wir noch nichts. Zur Aufrechterhaltung des Blutdruckes ist es jedenfalls sicherlich nicht erforderlich und es ist daher kaum möglich, die Hochdruckkrankheit mit diesem Hormon in eine Beziehung zu bringen. Die Aufgabe des Adiuretins ist weitgehend erforscht, darüber wurde oben (s. S. 41 ff.) bereits ausführlich berichtet.

Experiment und Klinik haben gezeigt, daß das Zusammenspiel der Hypophyse mit dem Zwischenhirn für die Regulation sämtlicher Stoffwechselvorgänge von Bedeutung ist. Hypophysäre Stoffwechselstörungen können entstehen, wenn die experimentelle Läsion oder die krankhaften Prozesse ihren Sitz in der Hypophyse, in den Zentren oder auf dem Wege zwischen Hypophyse und Zentren haben. Das klinische Bild kann sich in diesen Fällen vollständig gleichen. Aus Gründen, die sich unserer Kenntnis entziehen, braucht jedoch die obenerwähnte Läsion eine Stoffwechselstörung nicht notwendig zur Folge haben. Unklar bleibt ferner, aus welchem Grunde sich bei für unsere Begriffe völlig gleicher anatomischer Lokalisation das eine Mal eine Polyurie, das andere Mal eine Fettsucht entwickelt. Die Abhängigkeit zwischen Hypophyse und Zwischenhirn ist wechselseitig. Die Zentren benötigen den Reiz durch die Hormone, und die Hypophyse bedarf einer nervösen Stimulierung durch die Zentren. Daß diese Zentren auch für die Wirkung der glandotropen Hormone und damit für die Korrelation im endokrinen System von großer Bedeutung sind, wurde bereits dargelegt. So sind wir heute gewohnt, die Hypophyse mit dem Zwischenhirn als eine funktionelle Einheit zu betrachten. Störungen in der Tätigkeit des endokrinen Anteils haben mit Notwendigkeit solche des nervösen Anteils dieses einheitlichen Systems zur Folge, wie auch umgekehrt.

D. Die Krankheiten des Hypophysenzwischenhirnsystems.

I. Allgemeines.

Die Krankheiten der endokrinen Drüsen lassen sich meist zwanglos unter dem Schema der Hyper- und Hypofunktion darstellen. Bei den Erkrankungen des Hypophysenzwischenhirnsystems ist dies aus mancherlei Gründen nicht möglich. Wir kennen wohl Hyperfunktionszustände, aber diese beruhen immer nur, wie die Akromegalie, auf einem partiellen Hyperpituitarismus und sind häufig kombiniert mit einer Hypofunktion in bezug auf die Produktion anderer Hormone, wie der gonadotropen bei Akromegalie. Bei der großen Zahl der Hypophysenhormone ist dieser Sachverhalt ohne weiteres verständlich. Es ist durchaus vorstellbar, daß diese Hormone in ihrer Bildung voneinander abhängig sind und daß die vermehrte Produktion einer Gruppe mit verminderter einer anderen verbunden ist. Des weiteren läßt sich das Schema der Hyper- und Hypofunktionszustände auf die hypophysären Krankheiten nicht anwenden, da viele Hypophysenhormone nur im engsten Zusammenspiel mit den übergeordneten nervösen Zentren produziert werden und ihre Funktionen ausüben. Eine Erkrankung in diesem System hat nicht notwendig ein Plus oder Minus einer bestimmten Funktion zur Folge. Überblicken wir die in Frage kommenden Krankheiten, so sehen wir ein buntes Bild, in dem sich zahlreiche Symptome kombinieren und überkreuzen. Eine Systematik in diese Mannigfaltigkeit der klinischen Bilder zu bringen ist schwierig.

Die Hauptaufgabe der Hypophyse und ihrer Hormone ist, wie im Voraufgehenden gezeigt wurde, die Regulation des endokrinen Systems und wichtiger Stoffwechselvorgänge. Die Klinik zeigt, daß bei allen Erkrankungen der Hypophyse derartige Regulationsstörungen das Bild beherrschen. Keine dieser Störungen findet sich nur bei einer der hypophysären Erkrankungen, sondern kann bei allen vorkommen. Wir können nur sagen, für gewisse Erkrankungen ist diese Form der Regulationsstörung ein obligates, für andere ein fakultatives Symtpom. Die Störung des Wasserhaushaltes in Form von Polyurie ist ein obligates Symptom derjenigen Erkrankung, die nach diesem Hauptsymptom Diabetes insipidus genannt wurde. Es findet sich als fakultatives Symptom relativ häufig bei den Hypophysentumoren, bei der Dystrophia adiposogenitalis, etwas seltener bei der Akromegalie, der Akromikrie, dem Zwergwuchs, dem Riesenwuchs und sehr selten bei der Simmondsschen Kachexie. Als Ausdruck der Korrelationsstörungen des endokrinen Systems sei als Beispiel die Keimdrüsenfunktion herausgegriffen. Über- und Unterfunktionszustände kommen vor. Für die Akromegalie, den Riesenwuchs, Zwergwuchs, die Simmondssche Kachexie, die

Dystrophia adiposogenitalis stellen die Keimdrüsenstörungen ein obligates, für den Diabetes insipidus wie Tumoren der Hypophyse ein fakultatives Symptom dar.

Wir können diese Regulationsstörungen als indirekte Zeichen einer hypophysären Erkrankung auffassen, indirekt insofern, als die jeweils gestörten Funktionen unmittelbar unter der Steuerung anderer endokriner Drüsen oder nervöser Zentren stehen. Der Hypophyse fällt die Aufgabe einer obersten Kontrolle zu.

Unmittelbare Hinweise auf eine hypophysäre Erkrankung erhalten wir nur, wenn Tumoren der Hypophyse durch ihre Verdrängungserscheinungen, durch die Zerstörung des Chiasma oder durch die allgemeinen Symptome des Hirntumors uns unmittelbar dokumentieren, daß eine grob anatomische Läsion vorliegt.

Die typischen hypophysären Krankheitsbilder sind infolge ihrer charakteristischen Änderungen der Größe und Gestalt nicht schwer zu diagnostizieren. Um so schwieriger ist die Diagnose jedoch bei beginnenden Erkrankungen bzw. bei unvollständigen Formen. Hier erhebt sich immer wieder die Frage, ob es irgendeine Funktionsprobe gibt, die die Diagnose gestattet. Diese Frage muß verneint werden. Zwar finden wir häufig, daß die spezifisch-dynamische Wirkung erniedrigt ist oder fehlt, daß bei Doppelbelastung mit Zucker die negative Nachschwankung ausbleibt oder besonders verstärkt ist, daß die Insulinempfindlichkeit erhöht ist oder daß Abwegigkeiten bei Durchführung einer Wasserbelastung auftreten (MARX), aber wir können nicht sagen, daß weder der positive noch der negative Ausfall einer dieser Funktionsproben mit Sicherheit Rückschlüsse auf eine Erkrankung des Hypophysenzwischenhirnsystems gestattet. Über die Bedeutung geringfügiger Veränderungen an der Sella wird gleich noch Näheres zu berichten sein, hier nur der Hinweis, daß auch diese sehr überschätzt wurden.

II. Tumoren der Hypophyse und ihrer Nachbarschaft.

Entsprechend der Existenz von drei verschiedenen Zellarten in dem Hypophysenvorderlappen kennen wir drei verschiedene Typen von Adenomen: die eosinophilen, die basophilen und die Hauptzellenadenome. Nur die beiden ersteren führen zu einer vermehrten Hormonproduktion und zu den charakteristischen Krankheitsbildern, der Akromegalie und dem Morbus Cushing, die gesondert abgehandelt werden. Die andere, bei weitem größere Gruppe von Tumoren der Hypophyse wie ihrer Nachbarschaft löst innersekretorische Störungen nur dadurch aus, daß sie die Funktion des Hypophysenzwischenhirnsystems durch Druck schädigt oder die Verbindung zwischen Hypophyse und Zentren unterbricht. Die sich entwickelnden Symptome erklären sich durch die Verdrängung und Zerstörung der chromophilen Zellanteile des Hypophysenvorderlappens. Wir erhalten das Bild hypophysärer Ausfallserscheinungen. In Fällen, in denen diese vermißt wurden, fand BERBLINGER eine kompensatorische Hypertrophie der restlichen chromophilen Zellen. Die Tumoren der Hypophyse können Störungen des Fettstoffwechsels, des Wasserhaushaltes und, im kindlichen Alter, des Wachstums verursachen. Je nach dem Grad der Zerstörung des Vorderlappens entwickelt sich eine Hypofunktion in dem abhängigen endokrinen System. Die empfindlichste Korrelation in dieser Hinsicht ist die zu den Keimdrüsen, so daß Funktionsausfälle dieser Organe bei den Tumoren der mittleren Schädelgrube außerordentlich häufig sind. HIRSCH hat z. B. festgestellt, daß in seinem Material von Hypophysentumoren ohne Akromegalie Frauen in 93,7% Menstruationsstörungen aufweisen. Auch Zeichen einer Minderfunktion anderer endokriner Drüsen, so insbesondere der Schilddrüse, können vorkommen. Der

Grundumsatz ist erniedrigt, die spezifisch-dynamische Wirkung fehlt. Eine Atrophie der Nebennierenrinde führt zu einer Kachektisierung und einem erniedrigten Blutdruck.

Die Vergrößerung der Hypophyse bzw. die Entwicklung von Tumoren in ihrer Nachbarschaft verursacht drei Gruppen von Symptomen: 1. Die Allgemeinsymptome des Tumors, 2. die röntgenologisch nachweisbaren Veränderungen in der Struktur der Sella turcica, 3. Störungen der benachbarten Nerven, insbesondere des Opticus.

a) Die allgemeinen Tumorsymptome.

Die *Allgemeinsymptome eines Hypophysentumors* unterscheiden sich sehr wenig von denen anderer Hirntumoren. Der Kopfschmerz wird häufig hinter die Augen oder in die Stirn lokalisiert. Neben den genannten Stoffwechselstörungen kommen auch solche der Wärmeregulation in Form von Untertemperaturen zur Beobachtung. Auch Schlafstörungen können vorkommen. Besonders interessant ist in dieser Hinsicht eine Beobachtung BERBLINGERs, der als Ursache einer starken Schläfrigkeit eine mangelnde Blutversorgung des Gehirns infolge Kompression der Carotiden feststellte.

b) Die röntgenologisch nachweisbaren Änderungen in der Struktur der Sella turcica.

1. Größe und Form der Sella turcica.

Die Röntgenuntersuchung ist für die Diagnose der Tumoren die wichtigste Untersuchung, die häufig auch eine genauere Lokalisation gestattet. Die Hypophyse selbst oder auch Hypophysentumoren sind allerdings in den seltensten Fällen darstellbar. Dieses gelingt nur, wenn Kalkeinlagerungen vorhanden sind oder der Tumor als Schatten in die Keilbeinhöhle hineinragt. Unter allen anderen Umständen sind wir zur Beurteilung der Verhältnisse auf die Sella turcica angewiesen (s. Abb. 7). Das Flächenprofil der Sella entspricht der Größe der Hypophyse.

Die Beurteilung der Sella wird jedoch durch eine Reihe von Umständen außerordentlich erschwert. Sie erfordert sehr viel Erfahrung und ist heute Sache des Facharztes geworden. Eine einwandfreie Aufnahmetechnik ist erste Voraussetzung. Die Aufnahme wird im Stehen oder Liegen gemacht, der Kopf muß mit seiner mittleren Sagittalebene parallel zu der Platte liegen. Ein Focusabstand von 60—70 cm wird als günstig angegeben. Genaue Zentrierung und Vornahme einer beiderseitigen Profilaufnahme und für gewisse Fälle auch eine occipito-frontale Aufnahme, auf der sich das Dorsum sellae auf das Stirnbein projiziert (s. Abb. 8), sind erforderlich. Auch stereoskopische Bilder, insbesondere zur Erkennung asymmetrischer Zerstörungen der Sella, führen in vielen Fällen weiter. Der Gebrauch einer BUCKY-Blende wird nicht von allen Autoren für erforderlich gehalten. Das Wesentliche ist eine „Standardisierung" der Technik (FARBEROW). Die Beurteilung wird dadurch erschwert, daß es keinen Abschnitt des Skeletsystems gibt, der so viele Variationen zeigt wie die Sella turcica. So berichten selbst erfahrene Röntgenologen darüber, daß die Grundfrage „normal" oder „pathologisch" in vielen Fällen nicht zu entscheiden ist. Dies gilt insbesondere für die Frühdiagnostik.

Für die Beurteilung sind die Größenverhältnisse und die Strukturveränderungen maßgebend. Man hat sich bemüht, die Größenänderungen der Sellaprofilfläche exakt zu fassen. Eine derartige Bestimmung wird durch Ausmessung des Tiefen- und des Querdurchmessers oder durch Bestimmung des Flächeninhaltes mittels durchsichtigen Millimeterpapieres vorgenommen. KORNBLUM gibt als Tiefendurchmesser den Mittelwert von 8 mm und als Querdurchmesser einen solchen von 10 mm an. Abweichungen nach unten besagen nichts, die obere Grenze liegt bei 10 bzw. 12 mm. Andere Autoren wie CAMP geben 5—16 und 4—12, PANCOAST 6—12 und 5—10 mm an. LORENZ legt seiner Meßmethode der Sella das Verhältnis des Sella-Durchmessers zur Länge der Schädelbasis zu Grunde und kommt damit zu einer sicher besseren und zuverlässigeren Beurteilung. Zwischen beiden Größen besteht eine feste Beziehung. Die Länge der vorderen Schädelbasis schwankt im Alter von 20—50 Jahren zwischen 5—9 cm, die der Sella zwischen 10—15 mm. Die Ausmessung der Sella führt zu den zuverlässigsten Resultaten, wenn sie vergleichend bei ein und demselben Menschen durchgeführt wird, während die

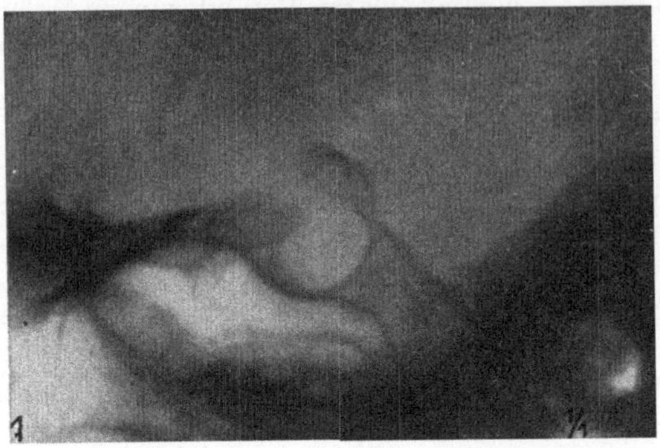

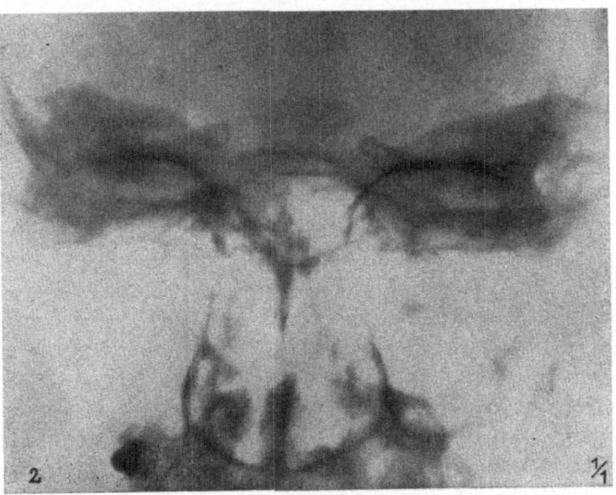

Abb. 7. Normale Sella und Sinus sphenoidalis.

absoluten Zahlen nur mit Vorsicht zu werten sind. Besonders schwierig sind diese Verhältnisse bei der Größenbeurteilung der Sella kindlicher Schädel. Vom 24. Lebensjahr ab kann mit konstanten Verhältnissen gerechnet werden. Bei Hydrocephalus int. wie bei allen Prozessen, die einen vermehrten Hirndruck verursachen, finden sich besonders bei dem noch leichter formbaren kindlichen Schädel Werte, die außerhalb der oberen Streuung liegen.

Eine kleine Sella läßt nur mit größter Vorsicht auf eine kleine Hypophyse schließen. In letzter Zeit hat jedoch BOKELMANN auf Grund ausgedehnter Untersuchungen festgestellt, daß eine kleine Sellaprofilfläche doch in etwa 60 % aller Fälle kleinen Hypophysen, sonst mittelgroßen, niemals aber großen entspricht. Er fand weiter, daß in den Fällen mit kleinen Sellaprofil-

Abb. 8. Occipito-frontale Aufnahme. Das Dorsum sellae auf das Stirnbein projiziert. Die vordere und hintere Wand der Sella, sämtliche Proc. clinoidei sind einzeln gut sichtbar.

flächen (unter 62 qmm) bei Frauen sehr häufig gleichzeitig ein Hypogenitalismus vorlag. Besonders schwierig ist die Beurteilung im kindlichen Alter. Hier trifft man häufig Varianten, die nicht als normal gelten können, obwohl Funktionsstörungen der Hypophyse sie nicht notwendig zu begleiten brauchen. In der letzten Zeit haben JAENSCH und seine Schule sich sehr um eine Klärung der Größenverhältnisse der Sella beim wachsenden Menschen bemüht. In systematischen Untersuchungen mittels einer Standardmethode der Messung haben sie ein beachtliches Material beigebracht, aus dem hervorgeht, daß Abweichungen im Bau wie in der Größe der Sella bei Konstitutionsanomalien der verschiedensten Art gehäuft auftreten. Die konstitutionellen Besonderheiten betrafen nicht nur Abweichungen im Sinne der bekannten hypophysären Krankheitsbilder,

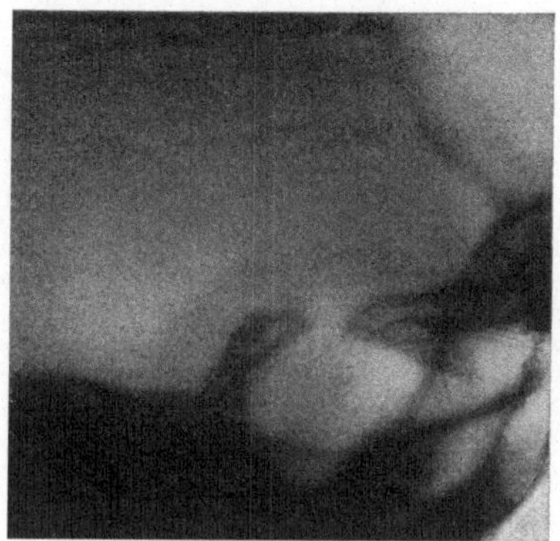

Abb. 9. Acidophiles Adenom. Dichte Wände. Hypertrophie der Proc. clin. „bec acromégalique". Enger Eingang.

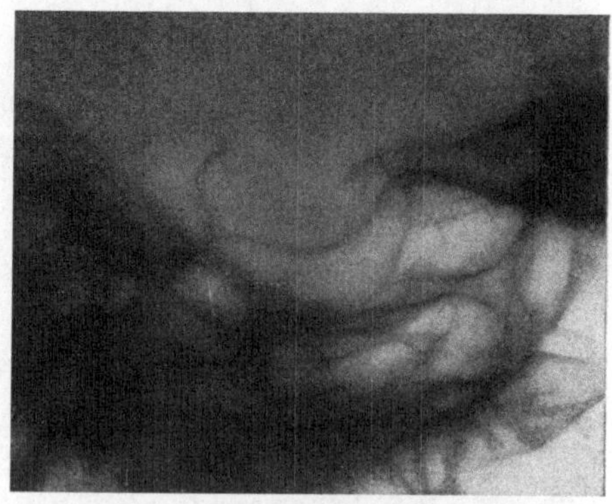

Abb. 10. Chromophobes Adenom. Ballonierte Sella. Atrophie der Wände. Verdünnung der Proc. clin. Erweiterter Sellaeingang.

sondern fanden sich auch bei tetanoider und myxödematöser Konstitution. MARX, HESSE und NEUMANN haben jetzt eine sehr sorgfältige und eingehende Untersuchung über die praktisch wichtige Frage, wieweit eine kleine Sella Rückschlüsse auf einen Unterfunktionszustand der Hypophyse gestattet, durchgeführt.

Sie kommen auf Grund der anatomischen Nachprüfung zu der Feststellung, daß zwischen Sella- und Hypophysengröße eine direkte Beziehung besteht, doch entspricht die Sellaprofilfläche nicht dem Sellavolumen bzw. dem Hypophysengewicht. Damit lassen sich alle oben zitierten Befunde nicht mit Sicherheit im Sinne einer Minderfunktion der Hypophyse werten. Es kommt ihnen praktisch keine Bedeutung zu.

Unter den Formabweichungen spielen die sog. Brückenbildungen der Sella, das sind Kalkeinlagerungen in den die

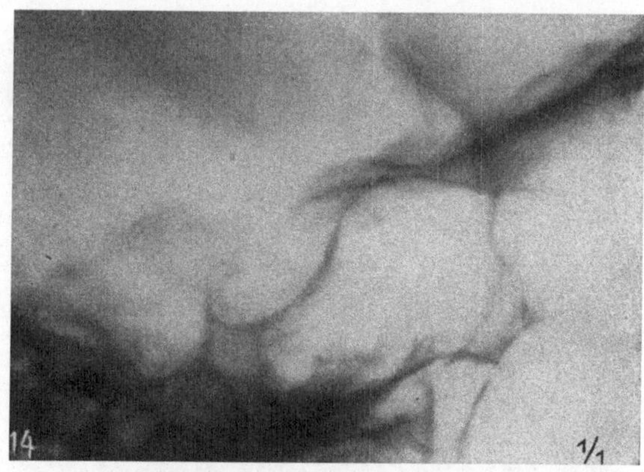

Abb. 11. Suprasellare Geschwulst. Die Erweiterung ist im Eingang und im Sagittaldurchmesser der Sella am stärksten. Verhältnismäßig stark zerstört sind die Proc. clin. post. und das Dorsum.

Processi clinoidei verbindenden Bändern der Dura, eine besondere Rolle. Die Brückenbildungen fand FARBEROW in 10% aller seiner Schädelaufnahmen, BOCKELMANN in 50% seiner Patientinnen mit hypophysär bedingter genitaler Dystrophie. Der Bedeutung der Sellabrücke hat die Schule JAENSCH eine besondere Studie gewidmet (SCHNEIDER). Nach diesen Befunden ist die Sellabrücke unter allen Umständen ein pathologisches Symptom, das immer gemeinsam mit konstitutionellen Besonderheiten sowie körperlich seelischen Abweichungen von der Norm verbunden ist. Die Sellabrücke ist nach den Feststellungen von MARX und Mitarbeitern eine belanglose Variante, der keine praktische Bedeutung zukommt. An anderen Kalkschatten kommen vor: solche in der Hypophyse (verkalkte Nekrosen), oberhalb der Hypophyse (ERDHEIMsche Tumoren) und seitlich von der Hypophyse (Kalkeinlagerungen in der Carotis).

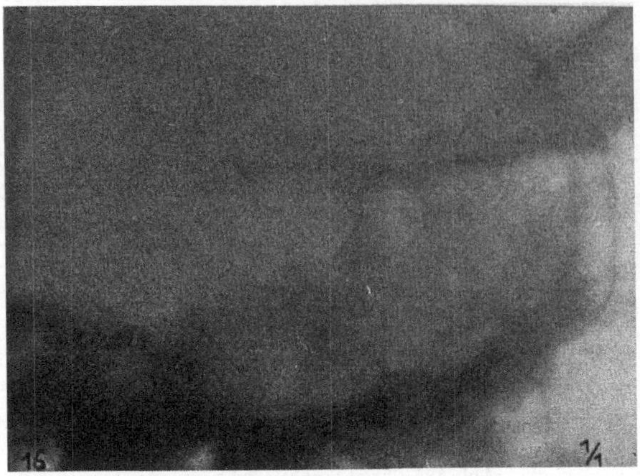

Die Bedeutung der Sella-veränderungen in der Diagnose hypophysärer Krankheitsbilder wird erheblich überschätzt. Nur eindeutige Abweichungen von der Norm sind wirklich verwertbar. Nach einer Statistik von ROWE zeigten 400 Hypophysenkranke nur in 5% eine veränderte Sella.

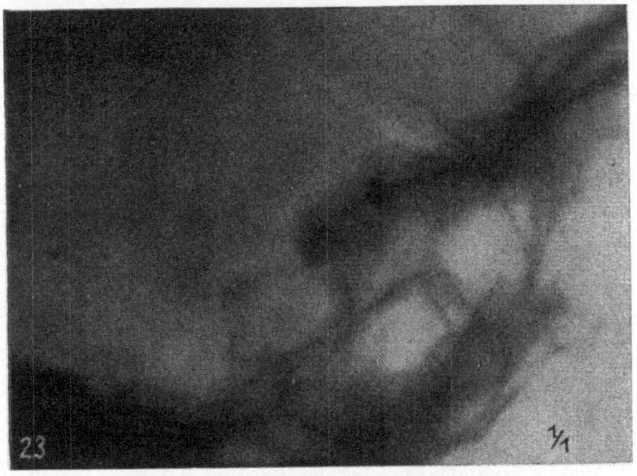

Abb. 12. Infrasellare Geschwulst, welche hauptsächlich den Sinus sphen. infiltriert. Der ganze Sinus ist verschattet. Mit Ausnahme der vorderen Wand sind die Grenzen überall verwaschen. Sella normal weit, Dorsum kalkarm.

2. Die Veränderungen der Sella turcica bei Tumoren.

Die **intrasellaren Tumoren** führen, je nachdem ob ein chromophiles Adenom oder ein anderer Tumor vorliegt, zu etwas verschiedenen Änderungen der Sella. Die basophilen Adenome bleiben fast immer so klein, daß sie nicht nachgewiesen werden können. Die eosinophilen Adenome bewirken eine Erweiterung der Sella, bei der das Sellalumen im Längs- und Tiefendurchmesser zunimmt und der Sellaeingang eher eng als weit wird (s. Abb. 9). Die Sella ist gleichmäßig, ballonartig aufgetrieben, die Knochenstrukturen und -konturen bleiben erhalten und scharf. Es findet sich nur eine gleichmäßige Knochenatrophie. Auch das Dorsum sellae und die Proc. clin. post. bleiben immer sichtbar. Das Tuberculum kann ausgehöhlt werden, die Proc. clin. ant. erscheinen verlängert („bec acromégalique" nach PUECH

Abb. 13. Präsellare Geschwulst. Sella nicht erweitert. Über dem Sulcus chiasmatis ist ein bohnengroßer, knochendichter, nach oben scharf begrenzter Schatten sichtbar. Die vorderen Proc. clin. sind nicht unterscheidbar.

und STUHL). Der Boden der Sella weitet sich aus. ERDÉLYI hat auf periostale Knochenwucherungen am Sellaboden aufmerksam gemacht, die er bei Akromegalie wiederholt beobachtete. Hauptzellenadenome sowie Carcinome erweitern die Sella mehr im anterioposterioren Durchmesser. Die Knochenatrophie ist stärker, die Sella aufgeweitet (s. Abb. 10). Die Sehstörung ist in der typischen Form der bitemporalen Hemianopsie vorhanden, da sich der Tumor in den Chiasmawinkel hineinlegt und die medialen Teile sowie den vorderen unteren Rand des Chiasmas schädigt. Gelegentlich sind frühzeitig zentrale Skotome beobachtet worden, die von WILBRAND-SÄNGER durch die exponierte Lage des papillomakulären Bündels am hinteren Rande des Chiasmas erklärt werden.

Die **suprasellaren Tumoren** können von der Schädelbasis, den Hirnhäuten, den Nerven oder Arterien, dem Hypophysenstiel oder von den benachbarten Hirnpartien ausgehen. Sie verursachen eine Erweiterung des Sellaeingangs und des Sagittaldurchmessers. Der Sellaboden ist nicht ausgeweitet, und der Sinus sphenoidalis bleibt intakt. Das Dorsum und die Proc. clin. post. können stärker zerstört werden bzw. völlig fehlen (s. Abb. 11). Diese Veränderungen entstehen nur langsam, im Beginn können sie völlig fehlen. Gelegentlich entwickeln sich die ERDHEIMschen Tumoren auch in der Sella selbst. Diese behält dann ihren Sattelcharakter und zeigt eine gleichmäßige Erweiterung (ERDÉLYI). Die Proc. clin. post. sind gehoben und zugespitzt und das Dorsum sellae ist stark verdünnt. Unter diesen Bedingungen ist auch der Sinus sphenoidalis abgeflacht.

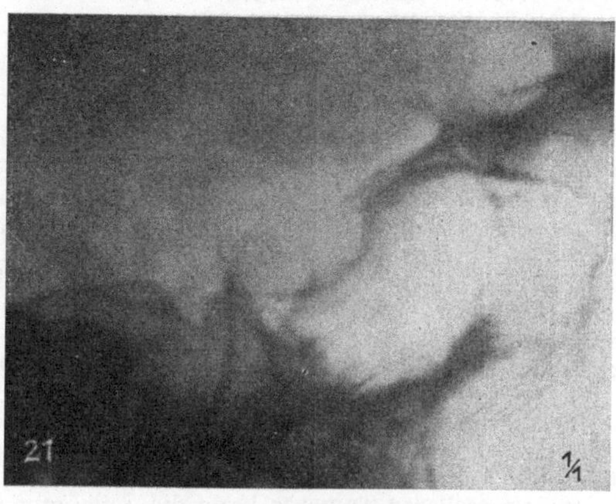

Abb. 14. Retrosellare Geschwulst, welche Hydrocephalus int. verursachte. Dorsum nach vorne gebeugt, dünn, verkürzt. Die Erweiterung der Sella wird durch den Hydrocephalus int. hervorgerufen (hauptsächlich im Eingang und im Längsdurchmesser erweiterte flache Sella, Sinus sphen. frei).

Die **suprasellaren Tumoren** verursachen das „**Chiasmasyndrom**" (CUSHING und EISENHARDT). Es besteht in der Kombination einer bitemporalen Hemianopsie mit einer bilateralen Opticusatrophie und einer Sellaform, die entweder normal ist oder den eben beschriebenen Typ zeigt. Die Tumoren können sich zunächst nur halbseitig entwikkeln und führen dann zu einer einseitigen Opticusatrophie, der erst sehr viel später eine Störung auch des anderen Sehnerven folgt. Die Meningiome verursachen nach CUSHING die reinste Form des Chiasmasyndroms.

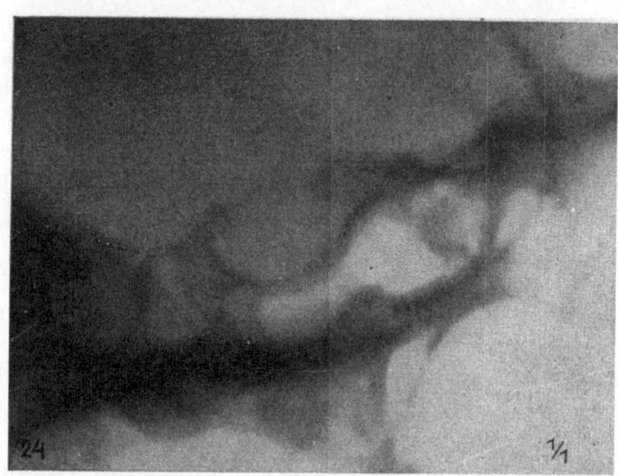

Abb. 15. Durch Hydrocephalus int. verursachte Sellaveränderung. Das Dorsum ist kurz, keilartig. Die Sella ist hauptsächlich im Eingang und im Längsdurchmesser erweitert. Scharfe Konturen. Die vorderen Proc. clin. sind intakt. Sinus sphen. normal.

Abb. 7—15. Typische Röntgenbilder bei Tumoren der mittleren Schädelgrube. (Abb. 10 und 11 nach PUECH und STUHL, die übrigen nach ERDÉLYI.)

Die suprasellaren Geschwülste sind auch durch die Encephalographie darstellbar. Man findet eine Obliteration der Cisterna chiasmatica, fehlende Füllung der frontalen Arachnoidalräume, Form- und Lageveränderungen der Ventrikel.

Bei den **infrasellaren Tumoren** handelt es sich meistens um bösartige Tumoren, die von dem Epipharynx ausgehen und sehr rasch in das Keilbein einwachsen. Sie lassen sich dann als Schatten in der Keilbeinhöhle unmittelbar erkennen (s. Abb. 12). Mitunter kann der ganze Sinus verschattet sein. Die Knochenstruktur des Keilbeins wird völlig zerstört, die Hinterwand des Sinus sphenoidalis unterbrochen. Wächst die Geschwulst von unten her in die Sella, so bleiben Dorsum und Proc. clin. post. zunächst intakt. Zerstörungen der Sella und Opticusschädigungen treten erst dann auf, wenn die Geschwulst den Sellaeingang überragt.

    Parasellare Tumoren sind Adenome, die seitlich aus der Sella herauswachsen, Meningiome oder Aneurysmen. Röntgenologisch sind sie durch eine asymmetrische Zerstörung der Sella mit Zerstörung benachbarter Knochenpartien charakterisiert. Die Erkennung eines Aneurysmas als Ursache ist röntgenologisch nur dann möglich, wenn Kalkeinlagerungen vorhanden sind. Der Riechnerv sowie weitere benachbarte Hirnnerven, in erster Linie Trigeminus, Abducens und Trochlearis, werden häufig geschädigt. Auch Herdsymptome von seiten des Temporallappens, Aphasie usw. können auftreten und ermöglichen in Gemeinschaft mit hypophysären Funktionsstörungen die Diagnose.

    Präsellare Tumoren gehen von der Dura oder der Lamina cribrosa aus. Sie führen zu Störungen des Geruchssinnes und zu einer primären Opticusatrophie. Auch eine Stauungspapille ist nicht selten. Röntgenologisch sind sie durch die Zerstörung der Proc. clin. anter. charakterisiert (s. Abb. 13).

    Bei **retrosellaren Tumoren** kann die Sella zunächst völlig intakt bleiben. Wenn sie zerstört wird, so wird in erster Linie das Dorsum sellae nach vorne gebeugt und schwindet als Folge des Druckes ebenso wie die Proc. clin. post. (s. Abb. 14). Erstreckt sich der Tumor bis zum Chiasma, so entwickelt sich eine bitemporale Hemianopsie.

    Außer den eben besprochenen Geschwülsten verursacht auch ein **Hydrocephalus internus** (Abb. 15) Änderungen an der Sella. Dorsum und Proc. clin. post. werden infolge des vermehrten Druckes atrophisch. Gleichzeitig wird der Eingang der Sella weiter. Die Sella ist insgesamt flach und seicht. Der Sinus sph. ist nicht abgeflacht.

c) Die Schädigungen der benachbarten Nerven.

Tumoren der mittleren Schädelgrube schädigen in erster Linie den Opticus und das Chiasma opticum. Je nach der Lokalisation und Ausdehnung des Tumors sind bei den engen anatomischen Beziehungen aber auch Schädigungen des Oculomotorius, des Trochlearis, des Trigeminus und des Olfactorius möglich und gelegentlich auch beobachtet worden. Praktisch spielen diese gegenüber derjenigen des Opticus eine untergeordnete Rolle. Infolge der besonderen topographischen Beziehungen des Chiasma optici zu der Hypophyse entwickelt sich in der Mehrzahl der hier in Frage kommenden Erkrankungen eine *bitemporale Hemianopsie*. Sie wurde z. B. von HIRSCH in 84% aller Fälle gesehen. Es scheint überflüssig, auf die Einzelheiten ihrer Entstehung einzugehen, da die Form der Sehnervenkreuzung im Chiasma als bekannt vorausgesetzt werden darf und sich entsprechende Abbildungen in jedem einschlägigen Lehrbuch finden. Außer der bitemporalen Hemianopsie ist noch eine große Zahl anderer Störungen des Sehvermögens möglich. Die anatomischen Beziehungen des Chiasmas zur Hypophyse sind nicht konstant, und die Tumoren entwickeln sich nicht immer völlig symmetrisch. Es sind auch rein halbseitige Störungen möglich. SCHÄFFER und DE SCHWEINITZ haben in 120 Fällen Gehirn, Chiasma, Hypophyse und Schädelbasis im Zusammenhang entfernt und so die anatomischen Beziehungen, die bei der üblichen Sektionsmethode immer zerstört werden, genau studiert. Die Abb. 16a—d nach DE SCHWEINITZ erläutern die wichtigsten Ergebnisse. In 5% der Fälle ist das Chiasma vor, in 12% direkt über, in 79% etwas hinter und in 4% völlig hinter der Hypophyse gelegen. Am häufigsten finden wir demnach das Chiasma mit den dorsalen Abschnitten dem Dorsum sellae aufliegend. Zwischen Chiasma und der Hypophyse ist ein Zwischenraum vorhanden, der bis zu 10 mm betragen kann. Der Hypophysenstiel liegt nach

DE SCHWEINITZ in 83 % der Fälle unmittelbar vor dem Chiasma, in 17 % etwas
dahinter. Auch das Diaphragma ist in seiner Stärke und die Öffnung zum
Durchtritt des Hypophysenstiels in ihrer Größe erheblichen Schwankungen
unterworfen. Alle diese Variationen in den topographischen Beziehungen Hypophyse—Chiasma erklären ohne weiteres die große Zahl der möglichen Varianten
der Gesichtsfeldausfälle bei hypophysären Tumoren. Auch zentrale Skotome
sind sogar als Frühsymptom beobachtet worden. Im Beginn derartiger Erkrankungen kann der Opticus völlig normal sein, auch dann, wenn schon erhebliche
Gesichtsfeldausfälle zu konstatieren sind. Im Laufe der Zeit entwickelt sich eine

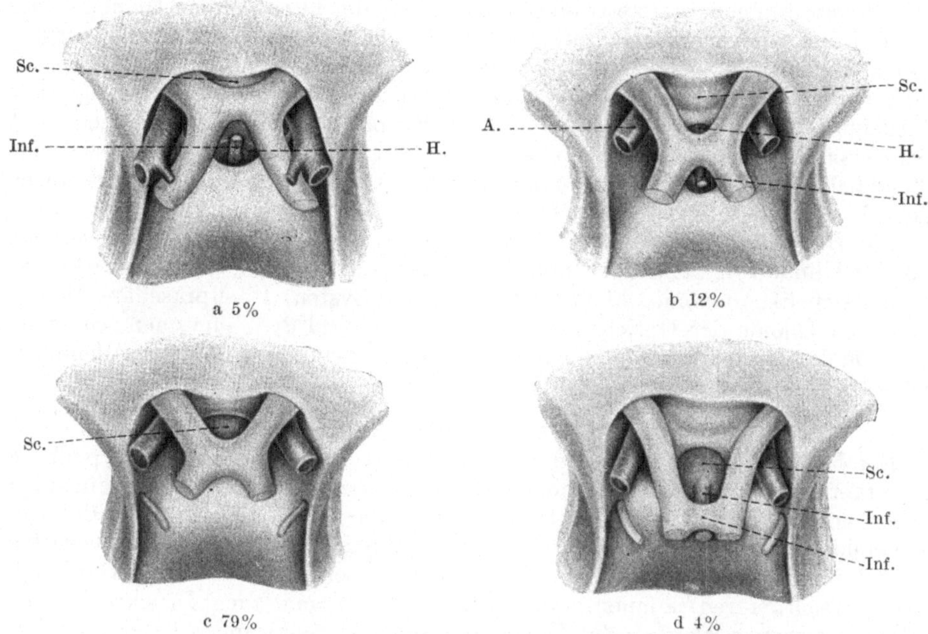

Abb. 16a—d. Die Beziehungen des Chiasmas zu der Hypophyse. Sc. Sulcus chiasmatis. Inf. Infundibulum.
H. Hypophyse. A. Art. carot. int. (Nach DE SCHWEINITZ.)

Atrophie, die auf beiden Augen verschiedene Grade erreicht. Ödeme der Papille
und unscharfe Ränder sind nicht ganz selten, hingegen gehört eine Stauungspapille zu den allergrößten Ausnahmen. Das Auftreten einer Stauungspapille
ist bei Hypophysentumoren immer ein Zeichen dafür, daß der Tumor größere
Ausdehnungen angenommen hat und in das Gehirn eingewachsen ist. Praktisch
von großer Bedeutung sind die Frühsymptome. Das Sehvermögen für Farben
ist zuerst aufgehoben. Die typische bitemporale Hemianopsie entwickelt sich
immer in den oberen äußeren Quadranten zuerst, schreitet dann langsam fort
auf die unteren äußeren und erst später auf die inneren. Akute Verschlechterung
und gelegentlich auch Besserung des Sehvermögens kommen vor und sind
die Folge von Erweichungen bzw. Blutungen. Die Prognose der Gesichtsfeld-
störungen ist, selbst dann, wenn schon eine Opticusatrophie vorliegt, noch gut,
wenn es gelingt, den Tumor durch Röntgenbestrahlung oder operatives Vorgehen zu beseitigen. LOBECK macht auf die sehr häufigen Gefäßspasmen aufmerksam, die er bei Fällen von Hypophysentumoren auch dann beobachtet hat,
wenn keine Blutdrucksteigerung vorlag. Sie führen gelegentlich nur zu vorübergehenden zentralen Skotomen oder auch nasalen Gesichtsfeldeinschränkungen.

d) Art und Häufigkeit der verschiedenen Tumoren.

Auch über die Art *des vorliegenden Tumors* lassen sich einige Angaben machen. Die *Kraniopharyngiome* (ERDHEIMsche Tumoren) entwickeln sich vorwiegend im Jugendalter. Ihr Wachstum ist relativ langsam, es kommt häufig zu einer Cystenbildung, und röntgenologisch sind Kalkeinlagerungen nachweisbar (85% WALKER). Sie führen meistens zu Zwergwuchs oder Dystrophia adiposogenitalis. BECKMANN und KUBIE berichten über 21 derartige Fälle. In allen bestanden Klagen über Kopfschmerzen und Sehstörungen, sehr häufig waren Hirndrucksymptome. Keimdrüsenhypofunktion wurde in keinem Falle vermißt. Die *Meningiome* entwickeln sich im mittleren Lebensalter suprasellar. Sie führen zu Opticusstörungen, und zwar nicht nur in Form der bitemporalen Hemianopsie, sondern auch zu einseitiger Opticusatrophie. Die Sella bleibt zunächst intakt, ebenso stellen sich endokrine Störungen erst später ein („Chiasma Syndrom" nach CUSHING und EISENHARDT). Die *Gliome des Chiasmas* sind häufig Teilerscheinung einer RECKLINGHAUSENschen Krankheit. Die Sehstörungen sind nicht typisch hemianopisch, auch die endokrinen Störungen entwickeln sich erst allmählich. *Cysten*, die KORNBLUM mit der Fortleitung der Pulswelle in Zusammenhang bringt, sind durch eine starke Arrosion des Knochens gekennzeichnet.

Die *Häufigkeit der einzelnen Tumorarten* ergibt eine Statistik von DEERY aus der Klinik von CUSHING. Unter 170 Fällen, die operativ behandelt wurden, fanden sich 54 Adenome, 47 kraniopharyngeale Cysten, 16 supraselläre Meningiome, 14 Gliome des Opticus bzw. des Chiasmas und 3 Aneurysmen. Die restlichen Fälle betrafen ungewöhnliche oder negative Befunde. Unter den Adenomen befanden sich 43 chromophobe.

e) Diagnose.

Der Nachweis der Symptome, die durch eine Vergrößerung der Hypophyse hervorgerufen werden, sichert immer die Diagnose. Deswegen wird es in allen Fällen notwendig sein, eine Röntgenaufnahme der Sella, eine Prüfung des Gesichtsfeldes sowie eine neurologische Untersuchung vorzunehmen. Der negative Ausfall besagt nichts gegen das Vorliegen einer entsprechenden Erkrankung. Hypophysentumoren können ohne Sellaveränderungen oder Druckwirkungen auf das Chiasma verlaufen. Zur Erzeugung dieser Veränderungen ist eine Tumorgröße erforderlich, die insbesondere von den Adenomen nicht immer erreicht wird. Die Symptome als Folge einer inkretorischen Störung der Hypophyse sind sehr vielgestaltig. Das Zusammentreffen von Stoffwechselstörungen mit einer Dysfunktion mehrerer endokriner Drüsen deutet immer auf eine Erkrankung in dem Hypophysenzwischenhirnsystem hin. Von den Störungen des Stoffwechsels sind diejenigen des Wasserhaushaltes in Form der *Polyurie* und der *Oligurie* als sicheres Symptom einer hypophysär-mesencephalen Störung zu werten. Es ist nur erforderlich, die Polyurie differentialdiagnostisch zu klären und als mesencephal-hypophysären Typ sicherzustellen. Störungen des *Fettstoffwechsels* manifestieren sich durch eine bestimmte Anordnung des Fettes wie durch die Tatsache einer schweren Beeinflußbarkeit durch diätetische Maßnahmen. Störungen des *Kohlenhydratstoffwechsels* in Form einer Glykosurie oder in Form eines Diabetes sind durch starke Unregelmäßigkeiten in ihrem Ablauf und vielfache Abwegigkeit von den üblichen Diabetes gekennzeichnet. Die erwähnten Stoffwechselstörungen sind häufig nur in latenter Form vorhanden. Sie können dann durch entsprechende diagnostische Untersuchungen und Belastungsproben erkannt werden. Die *spezifisch-dynamische Wirkung* des Eiweißes ist wiederholt diagnostisch herangezogen worden. Daß auch dieses Symptom mit Vorsicht bewertet werden muß, da es gelegentlich auch bei anderen

Erkrankungen vermißt wurde, ist bereits erwähnt. Eine Verminderung lenkt trotzdem immer den Verdacht auf eine hypophysäre Erkrankung, während eine normale spezifisch-dynamische Wirkung nichts besagt. Unter den Stoffwechsel-störungen kommt denen des Wasserhaushaltes und des Kohlenhydratstoffwechsels der größte differentialdiagnostische Wert zu.

Bezüglich der endokrinen Drüsen läßt sich sagen, daß jede *pluriglanduläre Störung* den Verdacht auf eine primär hypophysäre Ursache lenken muß. Am engsten sind die Beziehungen zwischen Hypophyse und Keimdrüse. Nur relativ selten finden wir bei hypophysären Krankheiten intakte Keimdrüsenfunktion. Die Schilddrüsenstörungen finden ihren Ausdruck in einem herabgesetzten oder auch gesteigerten Stoffwechsel. Bei hypophysärer Unterfunktion ist eine Senkung des Grundumsatzes die Regel. Die Nebennieren sind bei der CUSHING-schen Krankheit sowie bei hypophysären Unterfunktionszuständen gestört. Der Blutdruck ist bei Morbus Cushing erhöht, bei SIMMONDSscher Krankheit er-niedrigt. Das Absinken des Blutdruckes nach Aufstehen oder Aufsetzen ist nach SCHELLONG für Hypofunktionszustände der Hypophyse charakteristisch. Die Beziehungen der Hypophyse zu Thymus, Pankreas und Epithelkörperchen sind noch zu wenig geklärt, als daß sie diagnostisch verwertbar sind.

f) Therapie.

1. Strahlentherapie.

Strahlenbehandlung und operative Therapie sind dann indiziert, wenn Tumoren der Hypophyse nachweisbar sind oder aus dem klinischen Bild auf die Anwesenheit eines Tumors, insbesondere eines Adenoms, geschlossen werden kann. Gelegentlich sind hypophysäre Unterfunktionszustände, auch wenn kein Anhaltspunkt für einen Tumor vorlag, erfolgreich mit Röntgenstrahlen behandelt worden.

Die *Röntgentherapie* hypophysärer Tumoren, die seit 1925 in größerem Maß-stabe Anwendung findet, kann heute bereits auf eine große Erfolgsserie zurück-blicken. Es ist nicht Aufgabe dieses Abschnittes, etwas über die Technik aus-zusagen, da diese heute in die Hand des Spezialisten gehört. Auf Grund des vorliegenden Schrifttums ergeben sich folgende Gesichtspunkte für Indikations-stellung wie Erfolgsaussichten:

Der Versuch einer Röntgenbestrahlung ist in allen Fällen, in denen der Zustand (Drucksymptome, Sehnervenatrophie) nicht einen sofortigen operativen Eingriff erforderlich macht, gerechtfertigt. Doch sind die Aussichten für den Erfolg bei den verschiedenen Arten von Tumoren sehr verschieden und im einzelnen Falle schwer vorauszusagen. Die meisten Autoren stimmen darin überein, daß die eosinophilen Adenome am besten auf die Therapie ansprechen. Die baso-philen Adenome verhalten sich sehr verschieden. Neben Erfolgen, die nahezu als Heilung anzusprechen sind (CUSHING, JAMIN), stehen völlige Versager. Die chromophoben Adenome sprechen weniger gut an. Doch fanden HARE und DYKE unter ihren fünf besten Erfolgen mit anhaltender Besserung über 1 Jahr drei mit Dystrophia adiposogenitalis auf dem Boden eines chromophoben Adenoms. Die Besserungen bei ERDHEIMschen Tumoren sind schon geringer, aber auch sicher beobachtet worden. Nur cystische Tumoren, Endotheliome und Teratome sprechen auf die Röntgenbestrahlung überhaupt nicht an. SCHNITKER und Mitarbeiter haben an ihrem recht großen Krankenmaterial festgestellt, daß die „sinusoiden" Tumoren, das sind diejenigen, bei denen die Grenze zwischen Tumor und Hypophysengeweben gewahrt bleibt, strahlen-sensibler sind als die infiltrierend wachsenden.

Aus der Literatur ergibt sich, daß die endokrinen Störungen auf die Bestrahlung rascher und besser reagieren als die Einschränkung des Sehvermögens, doch ist letzteres für die ganze Beurteilung ein wichtiges Symptom, da es unmittelbar von der Ausdehnung des Tumors abhängt. Die Erfolge, welche die operative Behandlung hier zu verzeichnen hat, sind besser als die der Röntgenbestrahlung. Die Rückbildungsfähigkeit einer Störung des Sehvermögens hängt von der Dauer ihres Bestehens ab. HARE und DYKE haben gute Erfolge erzielt, wenn die Gesichtsfeldeinschränkung noch nicht länger als 1 Jahr bestand. Leider zeigt sich, daß viele Fälle erst in desolatem Zustand und nach sehr viel längerer Krankheitsdauer in die Behandlung kommen. PFAHLER und SPACKMANN berichteten z. B. über 21 Fälle, von denen 13 bereits so vorgeschritten waren, daß ein Erfolg nicht mehr erwartet werden konnte. Während und nach einer Röntgenbestrahlung ist eine ständige Kontrolle, insbesondere des Sehvermögens, erforderlich. (Etwa monatliche Untersuchungen.) Unmittelbar nach der Bestrahlung finden sich häufig kurzdauernde Verschlechterungen, die auf die Ausbildung eines Hirnödems bezogen werden. Nach Abschluß einer Bestrahlungsserie darf man in etwa 2 Monaten einen Erfolg erwarten. Bleibt dieser Erfolg aus, so ist die Operation in Erwägung zu ziehen. Im Falle der Besserung ist ständige weitere Überwachung erforderlich. Derartige Kranke müssen mindestens 1 Jahr hindurch beobachtet werden, da gerade nach Röntgenbestrahlung die Gefahr eines Rezidivs sehr groß ist. Schädigungen als Folge der Röntgenbestrahlung wurden noch nicht gesehen. Daher ist der Versuch einer Bestrahlung in der Mehrzahl der Fälle immer gerechtfertigt.

Auch die *Bestrahlung mit Radium* ist verschiedentlich erfolgreich versucht worden. HIRSCH hat Einlegen des Radiums in die Keilbeinhöhle empfohlen. CLAIRMONT und SCHINZ brachten das Radium in unmittelbare Nähe des Tumors bei der Operation. Die Radiumbehandlung ist, wie die Berichte zeigen, erfolgreich, aber nicht ungefährlich. Eine Reaktion in Form von Rhinitis, Kopfschmerzen und Fieber ist sehr häufig und meist belanglos: aber auch Knochenzerstörung und Meningitis sind als Folge der Radiumbestrahlung beobachtet worden.

2. Operative Therapie.

Bezüglich der Indikationsstellung zur Operation muß betont werden, daß es nicht gleichgültig ist, wer operiert. Wenn schon die Hirnoperationen heute Sache eines Spezialisten geworden sind, so gilt dies in noch viel höherem Maße von den Operationen der Hypophysentumoren. Die Literatur läßt erkennen, daß die Dauererfolge des operativen Vorgehens besser sind als die der Strahlenbehandlung. Doch sind die Gefahren ungleich größer. So fordern die meisten Autoren zunächst eine Röntgenbestrahlung. Ein Zeitraum von 2 Monaten, in dem die Entscheidung fällt, ob die Bestrahlung Erfolg verspricht oder nicht, bedeutet für das operative Vorgehen in den meisten Fällen keinen Verlust. Die Indikation zur sofortigen Operation ist nur bei schweren Störungen des Gesichtsfeldes mit alarmierenden Hirndrucksymptomen gegeben. Bestehen Anhaltspunkte für einen cystischen Tumor, so kann eine Punktion Besserung schaffen, die aber meistens nicht von Dauer ist. Die Nachbestrahlung mit Röntgenstrahlen oder mit Radium ist angezeigt, wenn der Tumor nicht vollständig entfernt werden kann und angenommen werden muß, daß er strahlensensibel ist. Das größte operative Material von 338 Fällen wurde von HENDERSON aus der CUSHINGschen Klinik vorgelegt. Als Operationsmethode wird das transfrontale Vorgehen bevorzugt. Die Mortalität betrug in den letzten 10 Jahren nur 2,4 %. Die Todesfälle waren zur Hälfte durch intrakranielle Ausbreitung der Tumoren bedingt.

Nach der Operation wurde immer noch eine Bestrahlung durchgeführt. Bei dem Auftreten von Rezidiven hat sich die Nachoperation durchaus bewährt. Die Operation bessert die allgemeinen Tumorsymptome und die Sehstörungen meist sehr, die endokrinen Störungen hingegen weniger gut.

III. Die Akromegalie.

a) **Vorkommen.** Die Akromegalie ist eine keineswegs seltene Erkrankung. Im 20.—30. Lebensjahr häuft sich der Krankheitsbeginn deutlich. Zwischen Männern und Frauen besteht kein Unterschied.

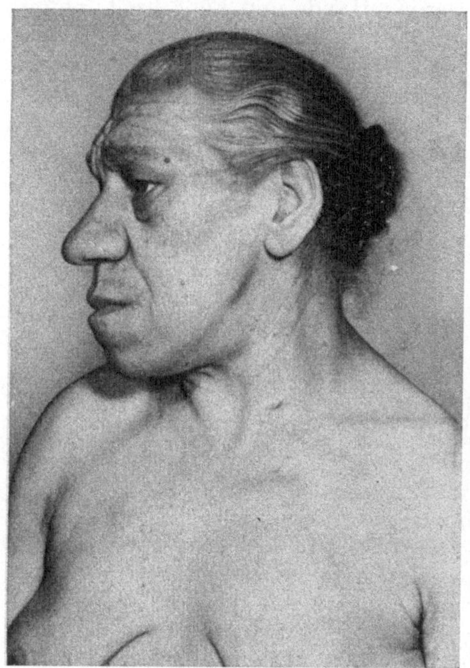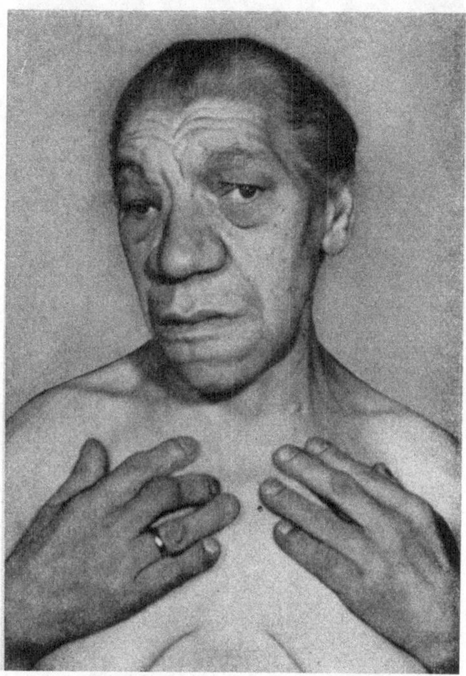

Abb. 17a und b. 62jährige Frau mit ausgeprägten akromegalen Veränderungen.

Eine bestimmte Konstitution scheint Voraussetzung für die Krankheitsentstehung zu sein. Über Erbfaktoren ist sehr wenig bekannt. Man wird ihnen keine allzu große Bedeutung zumessen dürfen. Immerhin liegen einige Beobachtungen vor: Die von ARNOLD, der 2 Brüder, die von FRÄNTZEL, der Vater und Tochter und die von A. FRÄNKEL, STADELMANN und BENDA, die Vater und 3 Geschwister erkrankt fanden. LEWIS beobachtete eineiige Zwillinge, die aus einer Familie mit zahlreichen großen Menschen stammten, von denen einer vielleicht als Folge eines Schädeltraumas an Akromegalie erkrankte, der andere aber gesund blieb. Auch die Beobachtung von STÖRRING und LEMSER, die einen Zwilling eines eineiigen Zwillingspaares an Akromegalie mit Diabetes erkrankt fanden, spricht gegen die Bedeutung von Erbfaktoren.

b) **Symptomatologie.** Die Bezeichnung Akromegalie bringt das charakteristische Symptom, die Vergrößerung der gipfelnden Teile zum Ausdruck (s.Abb. 17). Diese Vergrößerung und gleichzeitig Vergröberung findet sich im Gesicht, an den Händen und Füßen. Nase, Lippen, insbesondere die Unterlippe und Ohren werden groß und plump. Die Augenbrauengegend, die Jochbeine, und

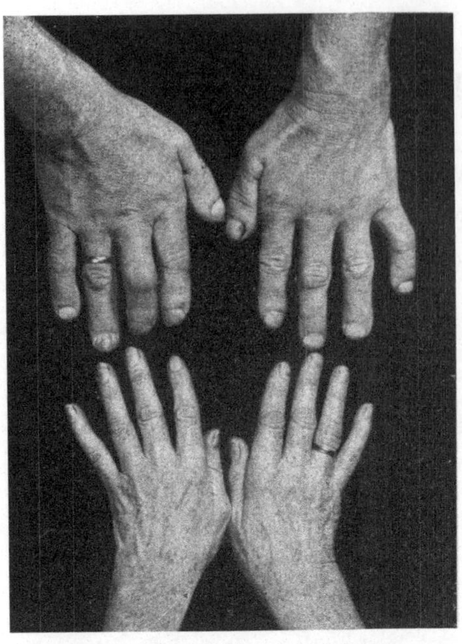

Abb. 18. Pratzenhand bei Akromegalie.

besonders der Unterkiefer zeigen eine starke Ausprägung. Diese Änderungen verleihen dem Gesicht ein ganz charakteristisches Aussehen, das in ausgeprägten Fällen furchterregend wirkt, aber doch einen gewissen Zug von Gutmütigkeit verrät. Dieser Eindruck wird durch die pratzenartigen Hände (s. Abb. 18) und Füße noch unterstrichen. In der Mehrzahl der Fälle werden Hände und Füße breit, plump und grob, in einer Minderzahl, und zwar meistens dann, wenn mit der Erkrankung auch ein Hochwuchs verbunden ist, lang und schmal. Es kann zum Exophthalmus kommen durch eine Verengerung der Orbita, eine Stauung im Sinus cavernosus oder eine Vergrößerung des Bulbus. Der akromegale Riese spielt auch in der Mythologie eine gewisse Rolle. SCHWIND hat ihn auf seinem berühmten Rübezahlbild in charakteristischer Weise auf die Leinwand gebannt.

Die eben geschilderten Vergrößerungen und Vergröberungen finden sich auch an der Zunge. Die Zunge wird in 95 % aller Fälle groß und plump. Die Zungenpapillen sind verdickt. Infolge ähnlicher Veränderungen des Pharynx wird die Stimme rauh und tief.

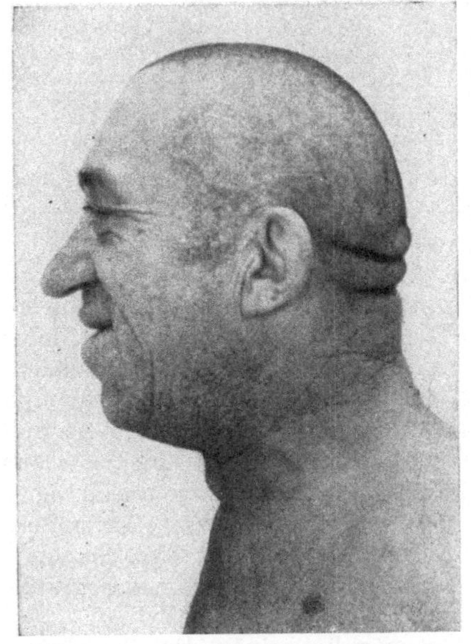

Abb. 19. Cutis verticis gyrata. (Nach ENGEL.)

Die *Haut* wird derb und fest und zeigt eine vermehrte Hornbildung. FALTA hat darauf hingewiesen, daß sich besonders in der Haut der gipfelnden Teile häufig sklerotische Prozesse abspielen. In späteren Krankheitsstadien sieht man einen Fettschwund der Haut auftreten, so daß die akromegalen Veränderungen noch deutlicher hervortreten. Die Haut ist trocken, zeigt mitunter einen myxödematösen Einschlag und läßt sich in Falten abheben. An der Kopfhaut kann es zur Ausbildung der *Cutis verticis gyrata* kommen (s. Abb. 19). Stärkere Behaarung und bei Frauen Umschlag in den männlichen Behaarungstyp ist häufig. Die Haut zeigt auch Durchblutungsstörungen und Akroparästhesien, die zu recht empfindlichen Schmerzen in den Fingern führen können.

Die *Änderungen am Skeletsystem* lokalisieren sich in erster Linie am Knorpel. Die Rippen sind stark verbreitert, der Thorax ist faßförmig. Die als Rest der Epiphysenfugen anzusprechenden Knorpelleisten der Wirbel zeigen ein appositionelles Wachstum (ERDHEIM) (s. Abb. 20 und 21). Es kommt zur Anlagerung von Knochen an den Wirbelkörpern und zu einer Wucherung der knorpeligen Bandscheiben. Die Folge dieser Veränderung ist die für den Akromegalen so charakteristische Lordose der Brustwirbelsäule, die eine Kyphose der Lendenwirbelsäule bedingt. Nach ATKINSON hatten von 584 Fällen nur 16,4% eine normale Wirbelsäule. Die Jochbeine, Unterkiefer und Oberkiefer werden größer, der obere Orbitalrand ist verdickt. Die Zahnlücken werden weiter (mitunter

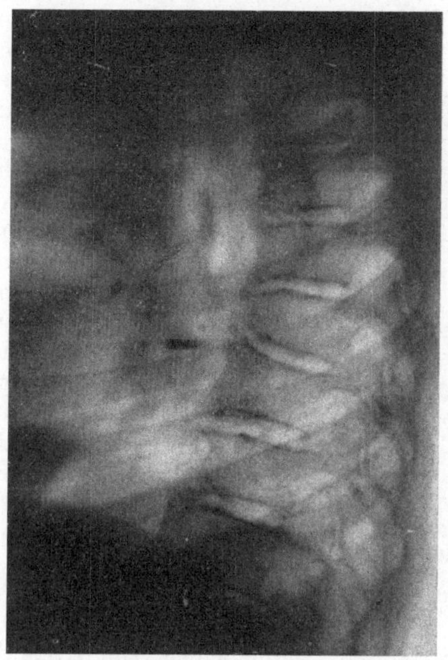

Abb. 20. Brustwirbelsäule bei Akromegalie mit zusätzlichem Wachstum.

Frühsymptom!), die Zähne des Unterkiefers greifen über die des Oberkiefers (s. Abb. 22). Die Röntgenuntersuchung des Skeletsystems zeigt die Bildung von Exostosen, Verstärkung der Leisten, an denen die Muskeln inserieren und verstärkte Ausbildung der knöchernen Höhlen. Dieses kann so stark werden, daß sie zu einer Einengung der Nervenaustrittslöcher am Schädel führt. SCHULZE und FISCHER beschrieben z. B. eine Acusticus-

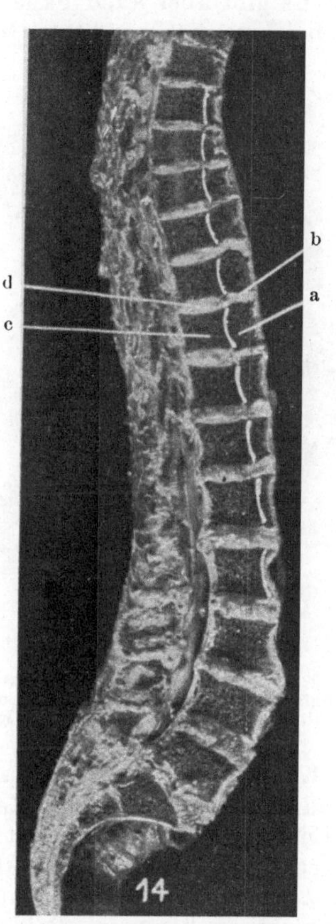

Abb. 21. Mediansagittale Sägefläche der Wirbelsäule von der 48jährigen Akromegalen. Die eingetragenen weißen Linien zeigen die Grenze zwischen altem Wirbelkörper (c) und alter Bandscheibe (d) einerseits und neuem knöchernem (a) und knorpligem Zuwachs (b) andererseits.
(Nach ERDHEIM)

schädigung als Folge einer starken Pneumatisation des Warzenfortsatzes. Der Knochen läßt Umbauvorgänge erkennen, die auf einer verstärkten Resorption beruhen und bei längerer Krankheitsdauer zu einer *Osteoporose* führen. Die Corticalis ist verschmälert, die Spongiosa verbreitert. Die nicht seltenen deformierenden Arthritiden, besonders der Kniegelenke, sind nach ERDHEIM ebenfalls Knorpelwucherungsprozesse als Folge der vermehrten Bildung des Wachstumshormons. (Über das Verhalten der Sella turcica. s. S. 55.)

Die *Genitalfunktion* ist dann gestört, wenn der Tumor durch Druck die vorderen Abschnitte der Hypophyse schädigt. Sie äußert sich in Oligo- oder Amenorrhoe bzw. fehlender Libido und Potenz sowie in einer Atrophie der inneren Genitalien. Nach HIRSCH trifft das in 57 % der Fälle zu. Gelegentlich geht, insbesondere bei Männern, ein Stadium gesteigerter Sexualität voraus. Eine Vergrößerung der äußeren Genitalien — wahrscheinlich als Ausdruck der Splanchnomegalie — ist nicht selten, aber nicht gleichbedeutend mit gesteigerter Funktion. Es gibt aber auch Fälle, in denen die Sexualfunktion voll erhalten bleibt und bei Frauen Gravidität, Geburt und Wochenbett normal absolviert werden.

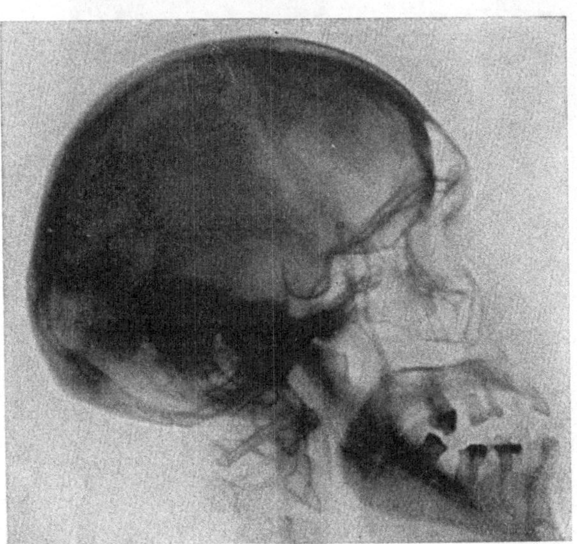

Abb. 22. Röntgenbild des Schädels bei Akromegalie. (Stark erweiterte Nebenhöhlen, starke Vergröberung des Unterkiefers. Übergreifen des Unterkiefers über den Oberkiefer, Erweiterung der Sella.)

Über eine solche Beobachtung berichtet z. B. KLÖPPNER. Es handelte sich um eine 40jährige Akromegale mit 9jähriger Krankheitsdauer, die trotz Oligomenorrhoe noch konzipierte. Gravidität und Geburt waren normal. Die Patientin konnte nicht stillen. Das Kind war normal entwickelt. 4 Wochen nach dem Partus trat die erste Menstruationsblutung wieder auf. Der Ausfall der Genitalfunktion kann ein Frühsymptom sein, braucht es aber nicht. Es gibt eine ganze Reihe von Fällen, in denen die Genitalfunktion über Jahre voll erhalten geblieben ist. Die Größe des Tumors zeigt keine Beziehungen zu dem Verhalten der Keimdrüsen. Dieses hängt vielmehr, wie schon oben gesagt, von der Schädigung der basophilen Zellen im Vorderlappen ab (BERBLINGER).

Eine Ausbildung der Brustdrüse beim Manne mit der Bildung eines milchigen Sekretes ist des öfteren bei Akromegalie beschrieben. Es scheint sogar so, daß *Gynäkomastie* immer verdächtig ist auf Akromegalie. Bei Frauen kann es zu Galaktorrhoe kommen. Beide Symptome hängen wohl mit der Bildung des mammotropen Hormons bzw. Prolaktins zusammen.

Auch für die Art der *Schilddrüsen*störung gibt es keine Regelmäßigkeit. Kropfbildung mit und ohne Basedowifizierung, Myxödem sowie Vollbasedow sind beschrieben. ANDERS und JAMESON stellten insgesamt 215 Fälle aus der Literatur zusammen mit Störungen der Schilddrüsentätigkeit, in denen eine Hypofunktion häufiger war als eine Hyperfunktion. Je nach dem Funktionszustand der Schilddrüse findet sich ein erhöhter oder herabgesetzter Grundumsatz. Die spezifisch-dynamische Wirkung ist nach MARX auch bei beträchtlichen Steigerungen des Ruheumsatzes immer sehr ausgeprägt vorhanden. Auch für die Störung in der Schilddrüsentätigkeit ist der starke Wechsel wie der Umschlag vom Hyper- zum Hypofunktionszustand charakteristisch.

Die *Nebennieren* finden sich meist vergrößert (CUSHING und DAVIDOFF). Es ist möglich, daß die Hypertrichosis wie die gelegentlich verstärkte Pigmentierung damit in Zusammenhang stehen. Sonstige klinische Zeichen einer vermehrten Rindenfunktion fehlen. Die Osteoporose läßt an eine Mitbeteiligung der *Nebenschilddrüse* denken, doch sind die dafür vorhandenen Befunde relativ gering. Die *Thymusdrüse* fand sich nach ATKINSON in 115 darauf untersuchten Fällen 63mal vergrößert. Sie ließ sich in 44 dieser Fälle nicht nachweisen und war in 8 durch Fett ersetzt. Das *Pankreas* wurde gelegentlich vergrößert gefunden, ein Befund, der im Sinne der Splanchnomegalie gedeutet wird.

In vielen Fällen von Akromegalie bestehen schwere Störungen des *Kohlenhydratstoffwechsels*. In der überwiegenden Mehrzahl handelt es sich um eine echte diabetische Stoffwechselstörung, die sich in nichts von dem Bild des gewöhnlichen Diabetes unterscheidet, aber auch ein durchaus abweichendes Verhalten aufweisen kann. Die Ansprechbarkeit auf Insulin ist herabgesetzt und der Grad der Glykosurie und Glykämie starken Schwankungen unterworfen. Schweres und durch Insulin nur schlecht zu beeinflussendes Koma ist nicht selten und kann plötzlich ohne ersichtlichen Grund wieder einem nahezu normalen Verhalten Platz machen. Auch der in dieser Hinsicht scheinbar normale Akromegale zeigt bei Zuckerbelastungen einen verstärkten Anstieg der Blutzuckerkurve, Glykosurie und eine vermehrte Toleranz gegenüber Insulin. Nach PIERRE MARIE findet sich in 40 % aller Akromegalen ein Diabetes. Nach später veröffentlichten Statistiken ist diese Zahl etwas zu hoch gegriffen. Bei einer Auswertung von 780 Fällen fand ATKINSON Diabetes in 33 %. Die diabetische Stoffwechselstörung entwickelt sich in der Regel erst dann, wenn die Akromegalie schon einige Jahre bestanden hat. GOOGESHALL und ROOT stellten an ihrem Material von 29 Fällen fest, daß im Durchschnitt 9,2 Jahre vergingen, bis der Diabetes manifest wurde. Der Diabetes zeigte den auch bei Nicht-Akromegalen bekannten Verlauf und fand sich auch gehäuft in der Familie der Kranken, entstand also auf hereditärer Grundlage. Im Gegensatz hierzu steht die Mitteilung von STÖRRING und LEMSER, die bei einem eineiigen Zwillingspaar einen Zwilling an Akromegalie und Diabetes erkrankt fanden, während die übrige Familie, insbesondere der andere Zwilling, keinerlei diabetische Störungen aufwies. Man muß bei der Akromegalie offenbar 2 Formen der Zuckerkrankheit unterscheiden, einen echten insulären Diabetes auf hereditärer Basis und einen hypophysären, also extra insulären Diabetes. Letzterer zeigt die bekannten Besonderheiten in seinem Verlauf und wird durch die Therapie der Akromegalie mit beeinflußt, ersterer verläuft von der Akromegalie weitgehend unabhängig. Die insuläre Form scheint häufiger zu sein als die extrainsuläre.

Störungen im *Wasserhaushalt* sind relativ selten. Am häufigsten ist eine Polyurie, gelegentlich wird über eine Oligurie berichtet. Echten Diabetes insipidus fanden WEISS und HEIMANN. Auch die Nykturie, die als Zeichen einer zentral nervösen Störung aufgefaßt werden darf, findet in manchen Krankengeschichten Erwähnung.

Störungen des *Fettstoffwechsels* sind nicht allzu häufig. Besonders interessant ist ein Fall von PAINVILLE und CAILLIAU, die eine diffuse Fettsucht im Sinne der Dystrophia adiposogenitalis in Kombination mit einer Akromegalie bei einer 23jährigen Frau mit kongenitaler Lues beobachteten. Eine besondere Form der Fettansammlung im Sinne des Hottentottenfettsteißes wurde von G. S. MILLER JR. beschrieben.

Der *Mineralstoffwechsel* ist besonders im Hinblick auf die häufige *Osteoporose*, die sich im Laufe der Erkrankung fast immer entwickelt, wiederholt untersucht worden. Die Werte für Calcium und Phosphor im Blut waren fast immer normal. Nur gelegentlich wird über Erhöhungen des Blutkalkes (14 mg-%) berichtet (DIBOLD). Doch zeigt eine kürzlich mitgeteilte Beobachtung von SCHLEGEL, daß zwischen dem Hypophysentumor und den Epithelkörperchen doch Beziehungen vorliegen müssen. In der Beobachtung handelte es sich um eine Frau, die wegen einer Struma operiert worden war. Im Anschluß an diese Operation wurden die Zeichen einer Akromegalie deutlich, die bereits vorher andeutungsweise bestanden hatten. Als jetzt eine Bestrahlung der Hypophyse durchgeführt wurde, traten plötzlich tetanische Anfälle auf, die vorher nie bestanden hatten. Die Epithelkörperchen waren offenbar bei der Operation geschädigt bzw. entfernt worden, doch wurde der Ausbruch der Tetanie, solange der Hypophysentumor bestand, verhindert, wahrscheinlich infolge einer Stimulierung des restierenden Epithelkörperchengewebes durch die Hypophyse.

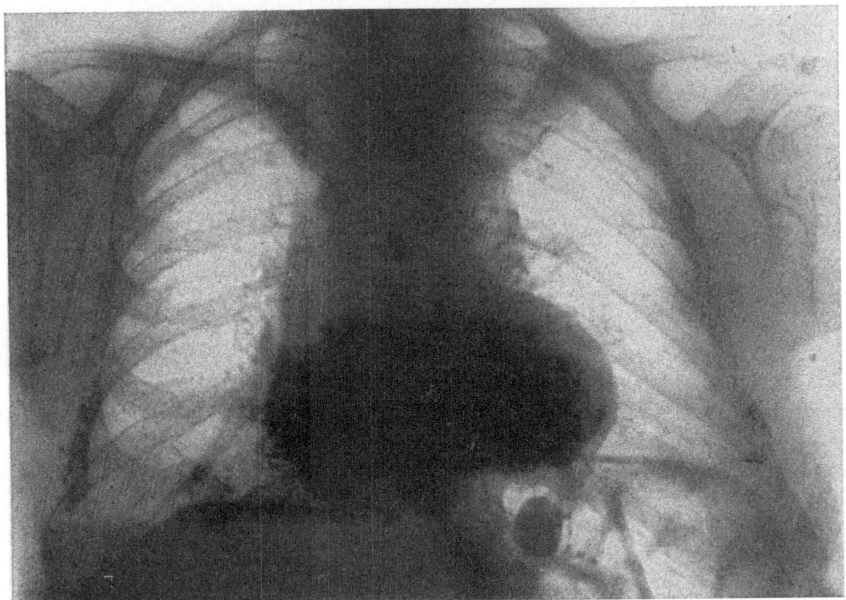

Abb. 23. Herz bei Akromegalie.

Für Störungen im *Eiweißstoffwechsel* sprechen die Befunde von FALTA, der die Harnsäureausscheidung stark vermehrt fand, wie die von THANNHAUSER und CURTIUS, die normale Kreatinin-, hingegen erhöhte N-Ausscheidung beobachteten.

Die inneren Organe weisen in der Mehrzahl der Fälle eine erhebliche Größenzunahme (*Splanchnomegalie*) auf. Sie läßt sich in vivo am Intestinaltrakt und hier wieder am Colon röntgenologisch nachweisen. Auch die *Vergrößerung des Herzens*, die extreme Ausmaße annehmen kann (s. Abb. 23), wird als Ausdruck der Splanchnomegalie angesehen. Sie beruht auf einer Vergrößerung der Muskelfasern und nicht auf einer Vermehrung des Bindegewebes. Sie führt zu einer erheblichen Dilatation und schließlich Insuffizienz des Herzens. Die Arteriosklerose tritt bei Akromegalen früher auf als bei Gesunden. Der *Blutdruck* ist in der Mehrzahl der Fälle normal und nur, wenn der Erkrankungsbeginn in die Zeit des Klimakteriums fällt, scheint ein etwas erhöhter Blutdruck die Regel zu sein. Infolge der Thoraxdeformität kommt es häufig zum Emphysem, und es besteht eine Neigung zu der Entwicklung von Bronchopneumonien und Tuberkulose.

Störungen des *Blutbildes* sind relativ häufig. Anämien und Polyglobulie kommen vor. Kombinationen mit perniziöser Anämie wurden gelegentlich beobachtet. Im Blutausstrich finden sich Lymphocytose und Eosinophilie.

Einem Stadium vermehrter Kräfte folgt ein solches größter Muskelschwäche und allgemeiner Hinfälligkeit, die mit dem Körperbau und Aussehen der Kranken kontrastiert und auch von ihnen stark empfunden wird. Die Ursache liegt wahrscheinlich in der Vermehrung des Bindegewebes in der Muskulatur. ARNOLD fand außerdem eine Vacuolisierung und Atrophie der einzelnen Muskelfasern. Schwere deformierende Arthritiden sind nicht selten.

Auch das *Nervensystem* ist von Störungen betroffen. Sensibilitätsstörungen und Lähmungserscheinungen in der Peripherie sind ein Befund, über den immer wieder berichtet wird. Kombination der Akromegalie mit der *Neurofibromatose* Recklinghausen findet ATKINSON in insgesamt 12 Fällen der Weltliteratur. Obwohl in Anbetracht der relativen Häufigkeit der Akromegalie die Zahl derartiger Kombinationen selten ist, wird von den meisten Autoren ein Kausalzusammenhang zwischen beiden Krankheitsbildern angenommen. *Amyotrophische Lateralsklerose* sowie *Syringomyelie* sind weitere seltene Kombinationen, über deren Kausalverknüpfung sich kaum etwas sagen läßt.

Störungen des *Gesichtsfeldes* als Folge der Vergrößerung der Hypophyse finden sich nach einer Statistik von ATKINSON in 32 % der 1071 daraufhin geprüften Fälle. Am häufigsten besteht eine bitemporale, sehr viel seltener eine homonyme Hemianopsie (s. auch S. 60).

Das *psychische Verhalten* der Kranken ist recht charakteristisch. Sie sind meist gutmütig, etwas stumpf, träge und langsam und haben selbst ein deutliches Gefühl für diese bei ihnen einsetzende Wesensänderung. Die Intelligenz leidet nicht. Es wird nur gelegentlich über erhöhte Erregbarkeit berichtet. Die Erkrankung verläuft häufig ohne wesentliche subjektive Störungen, abgesehen von der Empfindung für die Änderung des Aussehens. Bei größerer Ausdehnung des Hypophysentumors treten allgemeine Tumorsymptome auf. Klagen über Kopfschmerzen bestehen auch dann, wenn der Hypophysentumor keine besondere Größe hat. Nicht selten sind Jochbeinschmerzen, die in der Nacht zunehmen. Die Einengung des Gesichtsfeldes wird subjektiv auffallend spät und nur, wenn sie schon höhere Grade erreicht hat, bemerkt. Die Störung der Sexualfunktion wie auch die Änderungen des Charakters sind weitere subjektiv empfundene Krankheitszeichen.

In der letzten Zeit ist wiederholt der Versuch unternommen worden, in Fällen von Akromegalie in dem Harn *Hypophysenhormone* nachzuweisen, doch ist der biologische Nachweis des Wachstumshormons so schwierig und kann mit Sicherheit nur an der hypophysektomierten Ratte durchgeführt werden, so daß diesen Untersuchungen noch keine Bedeutung zukommt. Die Prolan-A-Reaktion, d. h. Follikelreifung, mit Harn von akromegalen Kranken ist wiederholt positiv ausgefallen, doch ist die Zahl der untersuchten Fälle noch nicht ausreichend, um diesen Befunden bereits eine Bedeutung beizumessen.

c) Pathologische Anatomie und Ätiologie. Die Ursache der Erkrankung liegt in einer Überproduktion an Wachstumshormon. Nach PIERRE MARIEs Auffassung, die auch heute noch allgemein anerkannt wird, führt diese Überproduktion in der Wachstumsperiode zu Riesenwuchs und nach Abschluß der Wachstumsperiode zur Akromegalie. Die Mehrzahl der klinischen Beobachtungen läßt sich mit dieser Auffassung in Einklang bringen, doch gibt es zweifelsfreie Beobachtungen, in denen in der Kindheit eine Akromegalie entgegen dieser Regel zur Entwicklung kam. MARINESCO hat jetzt eine interessante neue Theorie aufgestellt, die in der Lage ist, diesen Widerspruch zu klären. MARINESCO meint, daß die Frage, ob sich eine Akromegalie oder ein Riesenwuchs entwickelt, von der Konstitution des betreffenden Individuums abhängt. Der athletische bzw. pyknische Typ reagiert auf die Überproduktion des Wachstumshormons mit Akromegalie, der Astheniker mit Riesenwuchs. In denjenigen Fällen, in denen beide Erkrankungen gemeinsam vorkommen, handelt es sich auch in konstitutioneller Hinsicht um Mischtypen.

Nach den grundlegenden anatomischen Untersuchungen von ERDHEIM liegt der Angriffspunkt des Wachstumshormons an den knorpeligen Teilen des Skeletsystems. Es fördert den normalen Prozeß des Knorpelwachstums und der Verknöcherung. Die Säulenschicht, das ist die Wachstumszone, des Knorpels nahe der Knochengrenze, die bei fortschreitendem Wachstum in Knochengewebe übergeführt wird, zeigt bei Überproduktion des Hormons eine verstärkte Ausbildung. Bei fehlender Hormonzufuhr schreitet der normale Verknöcherungsprozeß nicht fort, die Knorpelzone verharrt im Ruhestand. So erklärt sich die Tatsache, daß beim hypophysären Riesen wie beim hypophysären Zwerg noch offene Epiphysenfugen bestehen und mikroskopisch die Säulenschicht erhalten bleibt. Bei der Akromegalie finden wir eine starke Wucherung des Rippenknorpels, des einzigen Knorpels, der beim Erwachsenen noch bestehen bleibt. „Der akromegale Erwachsene aber hat bloß die Rippen eines Riesen, er ist eben ein Riese nur soweit er kann." (ERDHEIM). Außer den Knorpelveränderungen des Akromegalen findet sich noch eine starke Vermehrung des Bindegewebes. Dies läßt auf eine weitere Wirkung des Wachstumshormons auf das Mesoderm schließen (MARBURG). Den letzten Beweis für die Bedeutung des Wachstumshormons in der

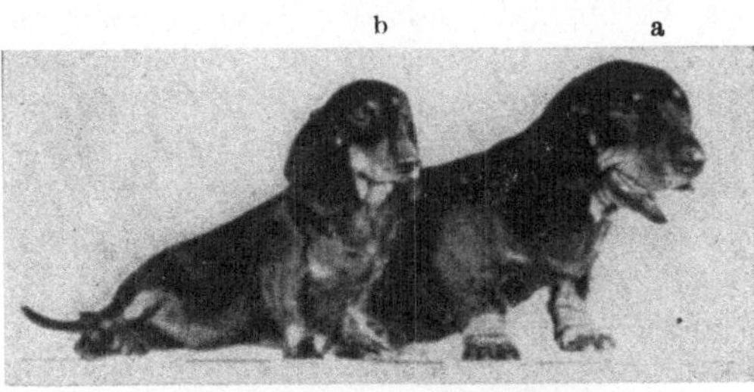

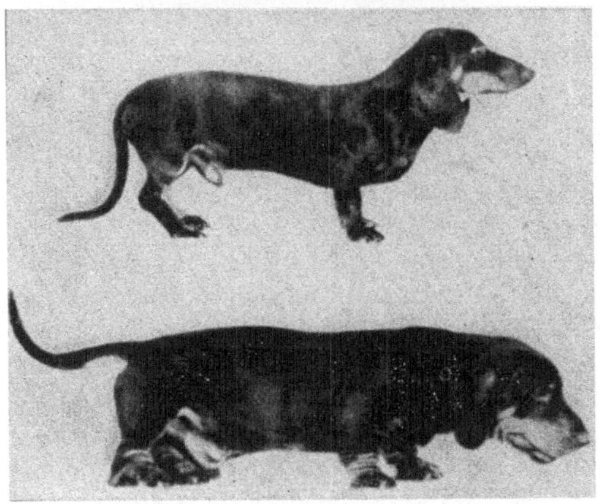

Abb. 24. a Akromegaler Riesenwuchs eines Dackels. b Kontrolltier. (Nach H. M. EVANS und Mitarbeiter.)

Entstehung der Krankheit liefert der Tierversuch. Es ist beim Hund gelungen, durch länger dauernde Injektionen des Wachstumshormons ein der Akromegalie völlig ähnliches Krankheitsbild hervorzurufen (s. Abb. 24). Es ist jedoch bemerkenswert, daß dieser Versuch nur bei einigen Hunderassen, so bei der Bulldogge und beim Dackel, gelungen ist. Dieser Umstand weist auf die Bedeutung des besonderen Konstitutionsfaktors hin, wofür ja auch beim Menschen viele Anhaltspunkte vorhanden sind, vor allem das gehäufte familiäre Auftreten der Erkrankung.

Pathologisch-anatomisch findet sich in 46% aller Fälle ein gutartiges, eosinophiles Adenom. In einem kleinen Prozentsatz liegen Adenoepitheliome und maligne Adenome vor. Sie zeigen ebenfalls Zellen vom eosinophilen Typ. Eine bloße Zunahme der eosinophilen Zellen sah BERBLINGER. Sehr wichtig ist auch die Feststellung von ERDHEIM, der ein eosinophiles Adenom bei völlig intakter Hypophyse in der Rachendachhypophyse fand. Es bleiben jedoch einige sichere Fälle übrig, in denen ein Befund an der Hypophyse vermißt wurde (VENTRA, GOLDSCHMIDT). Man wird annehmen müssen, daß hier ein Hyperfunktionszustand vorgelegen hat, der mit unseren heutigen Methoden morphologisch nicht zu fassen ist. Die basophilen Zellen sind meistens vermindert. Die Verminderung der basophilen Zellen wird als morphologischer Ausdruck für die Minderproduktion des gonadotropen Hormons angesprochen.

Für die Beteiligung der Zwischenhirnzentren an der Erkrankung bestehen wenig Anhaltspunkte. In der Mehrzahl der Fälle ist die Akromegalie sicher eine rein hypophysäre Erkrankung. Doch zeigt die Beobachtung von POLLAK und besonders die von CAMPAILLA, der die Akromegalie bei einer Patientin mit mesencephalen Symptomen auf dem Boden einer luischen Erkrankung beschrieb, daß gelegentlich auch die vegetativen Zentren für die Störung verantwortlich gemacht werden können. Die seltene Kombination der Akromegalie mit Fettsucht oder mit Diabetes insipidus sprechen auch in diesem Sinne.

Die Ursache des partiellen Hyperpituitarismus bei der Akromegalie ist in der Mehrzahl der Fälle nicht zu klären. Nicht ganz selten wird eine Lues gefunden. Die Frage der traumatischen Entstehung ist gelegentlich erörtert worden. Es finden sich in der Literatur einige Fälle, in denen ein Trauma als auslösende Ursache erwähnt wird.

d) Verlauf und Formen. Die Krankheit entwickelt sich im allgemeinen sehr langsam. Das erste Zeichen, das von den Kranken bemerkt wird, ist die Beobachtung, daß ihnen ihre Schuhe und Handschuhe zu eng werden und schließlich, insbesondere für erstere, so große Nummern erforderlich werden, wie sie im Handel nicht erhältlich sind. Auch das Weiterwerden der Zahnlücken infolge des Wachstums des Unterkiefers kann als Frühsymptom auftreten. Die Vergröberung und Veränderung des Gesichtes vollzieht sich allmählich und wird erst bemerkt, wenn schon stärkere Grade erreicht sind. Der Ablauf in einzelnen Schüben ist häufiger als eine kontinuierliche Entwicklung. Stillstand ist in jedem Stadium möglich. Der Grad der Ausbildung der Störung ist sehr verschieden. Nach PARKES WEBER soll die Dickenzunahme des Gesichts, des Halses und der Hände bei Krankheitsbeginn im mittleren Lebensalter besonders ausgeprägt sein. Mitunter sind die Knochen, zuweilen Haut und Bindegewebe oder die Eingeweide am meisten betroffen. Überwiegend einseitige Ausbildung ist sehr selten gefunden worden (z. B. LACAILLE). Während die Stoffwechselstörungen einem Wechsel unterliegen, ist die Wachstumsstörung keiner Rückbildung fähig. Liegt ein malignes Adenom zu Grunde, so führt die Krankheit in 3—4 Jahren zum Tode.

Einige besondere Verlaufsformen verdienen noch Erwähnung. Entgegen der Theorie, daß eine Überproduktion des Wachstumshormons in der Jugend zum Riesenwuchs und nach Abschluß des Wachstums zur *Akromegalie* führt, sind immer wieder Fälle, auch zum Teil ohne Riesenwuchs, *im Kindesalter* beschrieben worden (FALTA). In der Weltliteratur finden sich 25 einwandfreie Fälle, deren Beginn vor dem 15. Lebensjahr lag. Diese Frühakromegalie ergibt meistens eine schlechte Prognose. Bemerkenswert ist, daß alle Zeichen der Akromegalie vorhanden sind, nur ein Riesenwuchs fehlt. Es ist sogar ein vorzeitiger Epiphysenschluß beschrieben worden. Auch bei diesen jugendlichen Individuen stellt ein eosinophiles Adenom die Ursache dar.

Von der gewöhnlichen Form der Akromegalie hat man den *akromegaloiden Typ* und den *Akromegaloidismus* abgetrennt. Unter akromegaloidem Typ versteht man Menschen, die, ohne je manifest zu erkranken, doch gewisse akromegale Züge tragen, wie Größe, groben Knochenbau, große Hände und Füße, großen Unterkiefer. Dieser akromegaloide Typ ist meist familiär. Praktische Bedeutung kommt ihm nicht zu, da er eine noch als normal anzusprechende Variante darstellt, die nur selten zu einer manifesten Erkrankung führt.

Als Akromegaloidismus bezeichnet man jene Fälle, in denen es meist im Anschluß an eine Umstellung im endokrinen System (Gravidität, Klimakterium) zu einem einmaligen akromegalen Schub kommt, der gewöhnlich einer Rückbildung fähig ist. KLÖPPNER beschrieb derartige akromegale Erscheinungen auch bei einer Patientin mit Genitalcarcinom. Die Schwangerschaftsakromegalie erreicht nur selten höhere Grade, sie beschränkt sich meistens auf ein Gröberwerden des Gesichts und das Gefühl von Dicksein der Finger. Diese Form darf nicht verwechselt werden mit der Ausbildung einer echten Akromegalie in der Gravidität. Man hat die Schwangerschaftsakromegalie mit den Schwangerschaftszellen der Hypophyse in Zusammenhang gebracht und darauf hingewiesen, daß diese Zellen nahe Beziehungen zu den eosinophilen Zellen haben. SEITZ hält es für möglich, daß die Schwangerschaftszellen etwas zu tun haben mit der Vergrößerung des Uterus und der Ausbildung der Osteophyten an der Innenfläche des Schädeldaches.

e) **Prognose.** Akromegale sind in einem erhöhten Maße gegenüber Infektionen anfällig. Dem Zustand der Überfunktion kann ein solcher der Unterfunktion folgen bis zum Bilde der hypophysären Kachexie und so zum Tode führen (hypertrophisch-atrophische Mischformen). Die Prognose quoad vitam ist von der Art, Größe und Ausdehnung des Tumors (malignes Adenom!), der Schwere der bestehenden Störung, insbesondere der Gesichtsfeldeinschränkung und der begleitenden Stoffwechselstörung abhängig. PERÉMY berichtet darüber, daß von 35 seiner Kranken im Laufe von 11 Jahren 4 gestorben sind, davon ein Fall im Anschluß an die Operation an einer fortschreitenden Kachexie. Akromegale werden nicht alt. Als Todesursache finden wir neben Infektionen, geringfügigen operativen Eingriffen vor allem die Arteriosklerose und die Herz- und Kreislaufkrankheiten. Wegen der besonderen Gefährdung der Akromegalen sind GOLDBERG und LISSER für die Operation als Behandlungsmethode eingetreten. Die Prognose quoad sanationem ist von dem nicht sicher vorauszusagenden Erfolg der Therapie abhängig. Die Einschränkungen des Gesichtsfeldes — evtl. vorhandene Beschwerden, wie Kopfschmerzen usw. — sind einer weitgehenden Rückbildung fähig. Auch Stoffwechselstörungen, wie die der endokrinen Drüsen, können sich teils spontan, teils unter der Wirkung der Therapie völlig zurückbilden. Nur die typische akromegale Wachstumsstörung bleibt in vollem Ausmaße bestehen. Nur bei den oben erwähnten, als Akromegaloidismus bezeichneten, kurzdauernden Krankheitsschüben sind Rückbildungen auch in dieser Hinsicht möglich.

f) **Diagnose und Differentialdiagnose.** Die Diagnose der Erkrankung stößt auf keinerlei Schwierigkeiten, da die Änderungen in dem Aussehen so charakteristisch sind, daß sie kaum verkannt werden können. Verwechslungen sind allenfalls möglich mit der Ostitis deformans Paget, die jedoch die acralen Teile völlig unverändert läßt. Die Osteoarthropathie hypertrophiante pneumonique läßt den Schädel unverändert, es bilden sich Trommelschlegelfinger, Krümmungen der Nägel und eine Kyphose, die sich dorsolumbal lokalisiert. Auch die Leontiasis ossea läßt Extremitäten wie Weichteile völlig frei und führt am Schädel zu keiner Vergrößerung der Nase und des Unterkiefers. Die Syringomyelie kann halbseitige Änderungen der Hände hervorrufen, die denen der Akromegalie ähneln, doch dürfte bei dem völlig anderen klinischen Bild die Unterscheidung nicht schwer sein, bis auf jene Fälle, in denen eine Kombination beider Erkrankungen vorliegt, die oben erwähnt wurden. Die Störungen seitens der anderen endokrinen Drüsen — Sexualstörung, Myxödem oder Basedow, Diabetes mellitus — können so im Vordergrund stehen, daß die Grundkrankheit übersehen wird. Dies ist besonders dann möglich, wenn diese Störungen der Entwicklung der Akromegalie vorausgehen.

g) Therapie. Die Therapie der Wahl, die auch in der überwiegenden Mehrzahl der Fälle zum Erfolg führt, ist die Röntgenbestrahlung. Eine Rückbildung der einmal vollzogenen Veränderungen ist selbstverständlich nicht möglich. Hingegen bessern sich die subjektiven Beschwerden, in erster Linie die Kopfschmerzen gewöhnlich sehr rasch und es bessert sich vor allen Dingen der Gesichtsfeldausfall. Auch die Amenorrhoe ist häufig rasch zu beseitigen. Die Röntgenbestrahlung kann in gewissen Zeitabständen mit Erfolg wiederholt werden.

Außer der Röntgenbestrahlung kommt auch eine Radiumbehandlung in Frage, bei der die Einlage des Radiums in das Cavum laryngo nasale oder auch in die Keilbeinhöhle erfolgt. Die Gefahr einer meningealen Reizung und einer Knochenusur ist bei diesem Vorgehen allerdings größer als bei der Röntgenbestrahlung, bei der sie auch besteht. Hat diese Therapie keinen Erfolg und bestehen vor allen Dingen fortschreitende Gesichtsfeldeinschränkung und stärkere Hirndruckerscheinungen, so muß die Operation in Betracht gezogen werden. Die Operation ist nach ATKINSON mit 8% Todesfällen belastet. Sie ist auch nicht immer von Erfolg begleitet und kann, wie die Röntgenbestrahlung, ein kachektisches Stadium, das unaufhaltsam zum Tode führt, einleiten. Auf der anderen Seite muß jedoch betont werden, daß man immer wieder überrascht ist, daß die Entfernung eines an sich so wichtigen Organs wie der Hypophyse verhältnismäßig gut vertragen wird. Hypophysektomierte Kranke weisen gewöhnlich eine Fettsucht mäßigen Grades auf, eine besonders glatte weiche Beschaffenheit ihrer Haut und ein spärliches Haarkleid. Eine Unterfunktion der Keimdrüsen wie auch der Schilddrüse ist die Regel. Die Kopfschmerzen des Akromegalen beherrschen mitunter so das Krankheitsbild, daß sie einer besonderen Therapie bedürfen. Es sei hier auf den theoretisch nicht ganz zu erklärenden Erfolg mit einer Quecksilberschmierkur hingewiesen, auf den SCHLESINGER zuerst aufmerksam gemacht hat. 1936 berichteten KIRKLIN und WILDER über eine Behandlung mit Sexualhormonen. Sie gaben 1000 E. Theelin und sahen bereits nach 4 bis 6 Wochen bei 4 Kranken einen ausgesprochenen Erfolg mit starkem Rückgang der Gesichtsfeldeinschränkung.

IV. Hypophysärer Riesenwuchs, Gigantismus.

a) Symptomatologie. Etwa 40% aller Riesen zeigen akromegale Züge und etwa 20% aller Akromegalen sind Riesen (STERNBERG). Als Riesenwuchs bezeichnen wir eine Größe, die 1,90 m überschreitet. 1,90—1,95 m erreichen noch eine große Zahl von Menschen, die keine Zeichen einer endokrinen Störung aufweisen. Der größte bisher beobachtete Riese maß 2,83 m (SCHERESCHEWSKY). Die Mehrzahl der Riesen ist männlichen Geschlechts.

Der hypophysäre Riesenwuchs (s. Abb. 25) entwickelt sich meist dicht vor Abschluß der Wachstumsperiode. Doch ist auch kindlicher Riesenwuchs beobachtet worden, z. B. von BEHRENS bei einem 13jährigen Knaben (2,18 m!). Auch diese Form der hypophysären Störung verläuft mitunter ausgesprochen in Schüben. So teilten MANDL und WINDHOLZ die Beobachtung eines Falles mit, in dem im 18. Lebensjahr noch eine Größe von 1,38 m, im 20. aber bereits eine solche von 2,16 m vorlag. Der Wachstumsschub kann auch noch sehr viel später eintreten. Die so häufige Akromegalisierung entwickelt sich meist langsam und mitunter erst nach Abschluß des eigentlichen Riesenwuchses. Die Körperproportionen der hypophysären Riesen sind nicht normal. Die Oberlängen überwiegen in den reinen Formen die Unterlängen. Die Knochen sind wohl sehr lang, aber nicht entsprechend dick (RÖSSLE). Die Biegung der Wirbelsäule vollzieht sich

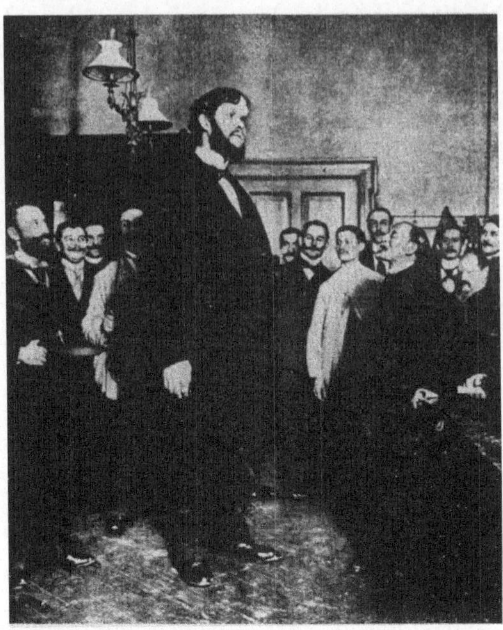

Abb. 25. Der Riese Wilkins bei einem Besuch Virchows.

erst relativ spät, und dann kommt es wie bei der Akromegalie meist zu einer ausgeprägten Kyphoskoliose, die dann eine nachträgliche Verkleinerung zur Folge hat. Röntgenologisch finden sich noch zur Zeit des normalen Abschlusses der Wachstumsperiode offene Epiphysenfugen. Das Röntgenbild der Sella zeigt gewöhnlich das Bild wie bei Akromegalie (s. S. 68). Akromegale Züge werden fast nie vermißt (s. Abb. 25). Ähnlich wie bei der Akromegalie kann es auch bei Riesenwuchs zu arthropathischen Gelenkveränderungen infolge Knorpelwucherungen wie zu entsprechenden Veränderungen der Wirbelsäule kommen.

Sexualstörungen sind, ähnlich wie bei der Akromegalie, sehr häufig. Auch der Umschlag einer Phase gesteigerter Sexualität in eine solche verminderter ist wiederholt beschrieben worden. Die Unterentwicklung der Keimdrüsen bewirkt in den Körperproportionen einen eunuchoiden Einschlag. Die inneren Organe nehmen an der allgemeinen Größenzunahme teil. Hochdruck und Diabetes sind nicht selten.

Die Riesen werden nicht alt. Auf kurze Perioden gesteigerter Körperkraft folgt eine solche des Verfalls. Gelegentlich haben sich als Ursache bei

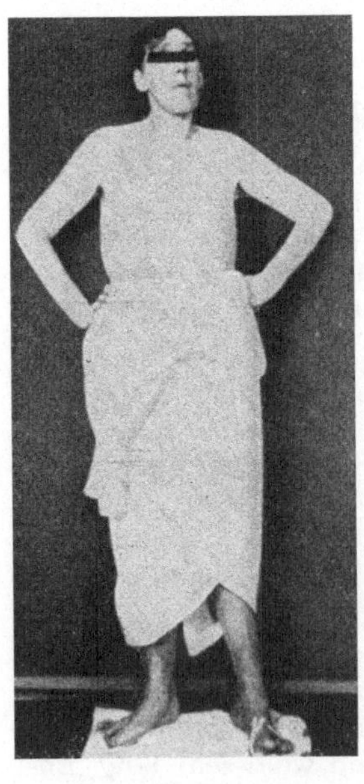

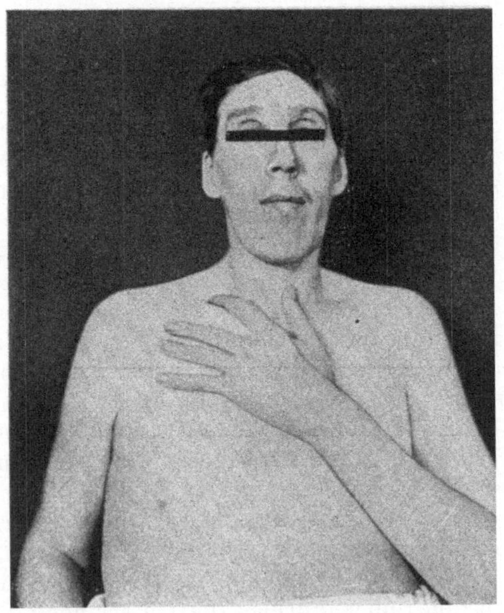

Abb. 26. Der Riese von Minneapolis mit deutlich akromegalen Zügen. (Größe 213 cm.) (Nach H. Gray.)

Sektionen Cystenbildung und Zerstörung der früher offenbar partiell hyperaktiven Hypophyse gefunden.

b) Pathologische Anatomie und Ätiologie. *Pathologisch-anatomisch* bestand in der Mehrzahl der hypophysären Riesen ein eosinophiles Adenom (Ätiologie s. Akromegalie). Im ganzen sind die pathologisch-anatomischen Befunde spärlich. Es wurden auch nur Cysten im Hypophysenvorderlappen gefunden, die als zerfallenes eosinophiles Adenom gedeutet wurden.

c) Diagnose und Differentialdiagnose. Die Abgrenzung des hypophysären Riesenwuchses von anderen Formen ist rein klinisch schwierig. Wie schon v. LANGER betonte, gibt es zweifellos normalen, d. h. wohlproportionierten Riesenwuchs, der auf einer primär verstärkten Wachstumsanlage beruht, ohne daß wir eine Erkrankung der Hypophyse als Ursache ansprechen können, ebenso wie die Rolle der Hypophyse für die Entstehung der hochwüchsigen und großen Menschen keineswegs sicher ist. Doch sind diese Formen des Riesenwuchses auch nach den Feststellungen von BORCHARDT sicherlich sehr selten. J. BAUER bezeichnet sie als Riesenwuchs erster Ordnung und unterscheidet den Riesenwuchs zweiter Ordnung, der hypophysär bedingt ist. Die überwiegende Mehrzahl der Riesen dürfte wohl in diese zweite Gruppe gehören. Falls Änderungen an der Sella, Störungen der Keimdrüsentätigkeit und akromegaloide Züge fehlen, ist die klinische Abgrenzung dieser beiden Formen sicher schwierig. Der partielle Riesenwuchs einiger Gliedmaßen beruht auf Störungen des Wachstums, die in der Erbmasse festgelegt sind, und hat mit einer innersekretorischen Störung nichts zu tun.

d) Prognose und Therapie s. Akromegalie.

V. Die Akromikrie.

Im Jahre 1927 berichtete BRUGSCH über ein Krankheitsbild, das er als Akromikrie oder Dystrophia osteogenitalis bezeichnete. In dem zugrunde liegenden Fall handelte es sich um ein 23jähriges Mädchen, das seit etwa 10 Jahren an einer chronischen Tuberkulose litt, die sich an Auge, Lungenhilus, Mesenterium und an den Lymphdrüsen des Halses lokalisierte. Seit ihrem 20. Lebensjahr hatten sich langsam andere Störungen entwickelt. Sie klagte über starke Kopfschmerzen, über vermehrten Durst und über starken Haarausfall. Die Fingerspitzen und Zehen wurden gegenüber jeder Berührung äußerst empfindlich. Ihre seit dem 15. Lebensjahr regelmäßige Menstruation blieb aus. An den Händen fanden sich Deformierungen und eine starke Akrocyanose. Die Endphalangen waren klein, Mittel- und Grundphalangen wurstförmig, die Handrücken gedunsen. Röntgenologisch zeigte sich eine verwaschene Knochenstruktur. Die Corticalis und der Markraum waren unscharf begrenzt. BRUGSCH spricht von einem Knochenumbau, der sich außer an den Händen in derselben Form auch noch am Schädel fand, ohne daß es recht klar ist, um was für einen Prozeß es sich bei diesen Knochenänderungen handelt. Die weitere Untersuchung ergab noch eine Polyurie von 8 Liter pro Tag und über der Sella eine Schattenmasse, die BRUGSCH an das Vorliegen eines tuberkulösen Duraprozesses denken ließ. BRUGSCH sieht das Wesentliche des Krankheitsprozesses in der eigenartigen Verkürzung der Acren. Die hypophysäre Genese scheint wegen der begleitenden genitalen Dystrophie wie des Diabetes insipidus und des Röntgenbildes der Sella als ziemlich sicher. BRUGSCH spricht dieses Krankheitsbild als Gegenbild zu der Akromegalie an.

Nach dieser Mitteilung von BRUGSCH wurden noch einige wenige weitere Fälle in der Literatur beschrieben, so eine Beobachtung bei einem 37jährigen Mann (BALLMANN), bei einem $3^{1}/_{2}$jährigen Mädchen (ROSENSTERN) und bei einem 15jährigen Jungen (OCHS). Die Symptome, die diese Kranken boten, glichen zum Teil denjenigen des von BRUGSCH beschriebenen Falles. In allen Fällen waren die Verkürzung der Acren und eine genitale Dysfunktion vorhanden. Obduktionsfälle liegen bis heute noch nicht vor.

Zweifellos wird man zugeben müssen, daß die auffallende Verkürzung der Acren in den erwähnten Fällen auf ein gegensätzliches Verhalten zu der Akromegalie hindeutet. Auch die Kombination der Erkrankung mit einem Diabetes insipidus, mit Kleinwuchs, Adipositas wie mit sexueller Dysfunktion weisen auf eine hypophysär-mesencephale Genese hin. Doch wird man andererseits bei der geringen Zahl der bisher vorliegenden Beobachtungen wie dem völligen Fehlen von Obduktionsfällen, die uns über das so wichtige Verhalten der eosinophilen Zellen Aufschluß geben könnten, einstweilen in der Anerkennung des selbständigen, hypophysär bedingten Krankheitsbildes noch etwas zurückhaltend sein müssen.

1933 hat BARSONY die Anschauung vertreten, daß die *Sklerodaktylie*, die man bis dahin nur als eine besondere Form der Sklerodermie aufgefaßt hatte, besser als Akromikrie bezeichnet wird. SELLEI hatte die Sklerodaktylie bereits als eine Erkrankung sui generis die mit der Sklerodermie nichts gemeinsam hat, angesprochen und betont, daß außer den Verkürzungen an den Fingern, stets auch an den Endteilen des Gesichts Veränderungen zu finden sind. Er bezeichnet die Erkrankung als Akrosklerose. Es besteht eine auffallende Schrumpfung der acralen Weichteile, besonders an den Fingern und dem Kinn, die Nase wird spitz und dünn, es resultiert ein Vogelkopf. Die Haut ist straff gespannt. An den Endphalangen der Hände kommt es zur Resorption des Knochens. Die Finger sind stark verkleinert. Ähnliche Änderungen finden sich auch an den Füßen. Obduktionsfälle oder pathologische Röntgenbefunde an der Sella liegen zur Zeit noch nicht vor. BARSONY stützt seine Auffassung durch eine eigene Beobachtung, in der eine Gravidität den ganzen Zustand zur Besserung brachte und durch eine Beobachtung von KASSIRER und HIRSCHFELD, die durch Hypophysen- und Ovarienpräparate einen Erfolg erzielten. Ich selbst hatte einmal Gelegenheit, einen ähnlichen Fall zu beobachten, bei dem die charakteristischen Zeichen, wie sie BARSONY u. a. schildern, verbunden waren mit einer großen allgemeinen Hinfälligkeit, die stark an die Hinfälligkeit bei hypophysärer Kachexie erinnerte.

Auch für dieses Krankheitsbild wird man bei dem völligen Fehlen von Obduktionsbefunden noch nicht sagen können, wie weit die Meinung BARSONYs, daß hier ein Gegenstück zur Akromegalie vorliegt, zutreffend ist. Manches spricht für die Richtigkeit dieser Auffassung, und es ergeben sich auch Parallelen zu dem von BRUGSCH aufgestellten Krankheitsbild.

VI. Hypophysärer Zwergwuchs (Nanosomia pituitaria) und hypophysärer Infantilismus.

Unter den zahlreichen Formen des Zwergwuchses, wie sie von RÖSSLE herausgearbeitet wurden, interessieren uns hier diejenigen, die hypophysärer Genese sind und die erstmalig von ERDHEIM zusammenfassend dargestellt wurden. ERDHEIM unterschied je nach dem Zeitpunkt ihres Auftretens drei Formen als Nanosomia pituitaria congenitalis, infantilis und tarda, eine Unterscheidung, die mehr graduelle als prinzipielle Unterschiede berücksichtigte und sich auch in der Folgezeit nicht hat durchsetzen können. So ist ein kongenitaler Zwergwuchs kaum je beobachtet worden. Vielfach wird auch noch die Trennung durchgeführt zwischen hypophysärem Zwergwuchs und hypophysärem Infantilismus. Doch gehen beide Erscheinungsformen ineinander über. Sie beruhen beide auf einem mehr oder weniger vollständigen Unterfunktionszustand der Hypophyse, so daß es durchaus gerechtfertigt erscheint, sie beide gemeinsam zu behandeln.

Die Erkrankung ist beim männlichen Geschlecht häufiger als beim weiblichen. Erbfaktoren wie familiäre Belastung spielen eine Rolle. PAAL und SCHOLZ fanden eine Familie, in der in 2 Linien der gleichen Generation je 2 Fälle von hypophysärem Zwergwuchs vorkamen. Die Eltern der erkrankten Kinder waren normal, ein Großelternpaar Geschwister. Solche familiäre Häufung wurde auch von anderer Seite beschrieben, so sah FOURNIER 5 Geschwister, die einen Zwergwuchs aufwiesen, und MARX fand unter 40 Zwergen 4 Geschwisterschaften von 2 bis 4 Gliedern.

a) **Symptomatologie.** Bei dem hypophysären Zwergwuchs ist der normale Wachstumsvorgang des Knochens gehemmt. Der Knorpel hört auf zu wachsen, die Verknöcherung des Knorpels unterbleibt, die Epiphysenfugen und Schädelnähte bleiben offen. Offene Epiphysenfugen finden wir noch im späteren Lebensalter (z. B. bei dem von PALTAUF beschriebenen 49jährigen Mann). Diese können sich jedoch, wenn auch stark verzögert, schließen, wie der 91jährige Mann zeigte, den PRIESEL beschrieben hat. Das Offenbleiben der Epiphysenfugen hat zur Folge, daß ein Größenwachstum noch im späteren Lebensalter eintreten kann. So sind Fälle beschrieben, in denen noch mit 28 bzw. 30 Jahren ein Wachstum auftrat. Auch an den Zähnen und der Gebißentwicklung machen sich Störungen bemerkbar. Verspätete Dentition, verspäteter Zahnwechsel und

Stellungsanomalien werden selten vermißt. Der Kiefer, insbesondere der Unterkiefer, bleibt auf kindlicher Stufe stehen. Wir sahen ja bei der Akromegalie das zusätzliche Wachstum des Unterkiefers, bei dem Zwergwuchs bleibt der Unterkiefer auffallend klein. Das trifft nun nicht nur für die übrigen gipfelnden Körperteile. Die im vorhergehenden als besondere Erkrankung beschriebene *Akromikrie* ist eigentlich nur ein Symptom, das besonders häufig bei dem Zwergwuchs beobachtet wird. Der Knochen des hypophysären Zwerges zeigt nun nicht nur eine Wachstumshemmung, sondern er ist ausgesprochen hypoplastisch und kalkarm. Verbiegungen und Spontanfrakturen sind daher recht häufig. Bemerkenswert ist die Beobachtung von SCHWARTZER, in dessen Fall eine vorher bestehende Osteoporose in eine Osteosklerose umschlug.

Der hypophysäre Zwerg zeigt gestörte Körperproportionen, die verraten, auf welcher Stufe seiner Entwicklung die Störung eingesetzt hat. Die Körperproportionen der Altersstufe, auf der das Wachstum stehengeblieben ist, bleiben erhalten. Alter des Zwerges und Körperbau entsprechen einander nicht. Im übrigen bleibt die Entwicklung aber nicht stehen, so daß schließlich das resultiert, was APITZ treffend als „disharmonischen Infantilismus" bezeichnet hat. Einen kongenitalen hypophysären Zwerg gibt es nicht. Die Kinder zeigen immer bei der Geburt normale Verhältnisse. Man hat für diese auffallende Tatsache, die z. B. im Gegensatz zu den Verhältnissen bei Schilddrüsenstörung steht, die Hormonbildung der Mutter verantwortlich gemacht.

Eine Hemmung in der Entwicklung der *Sexualdrüsen* ist fast immer vorhanden und muß zur Diagnose einer hypophysären Wachstumsstörung gefordert werden. Infolge einer mangelnden Produktion des gonadotropen Hormons bleiben die Keimdrüsen auf infantiler Stufe stehen. Der Descensus des Hodens bleibt häufig aus. Die mangelnde Tätigkeit der Keimdrüsen hat mit fortschreitendem Alter die Ausbildung einer Reihe von eunuchoiden Zügen zur Folge, wie z. B. Änderungen der Körperproportionen, fehlende Sekundärbeharrung und fehlenden Stimmwechsel. Es liegen jedoch eine Reihe von Beobachtungen vor, in denen über hypophysäre Wachstumshemmung bei völlig erhaltener Sexualität berichtet wird. Da autoptische Bestätigungen solcher Fälle fehlen, wird es von einer Reihe von Autoren bezweifelt, ob tatsächlich eine hypophysäre Wachstumsstörung zugrunde lag. Die Frage ist einstweilen noch offen, doch wird man die Möglichkeit normaler gonadotroper Funktion des Hypophysenvorderlappens bei gestörter Wachstumshormonbildung theoretisch zugeben müssen, da der Bildungsort beider Hormone nach unserem heutigen Wissen verschieden ist.

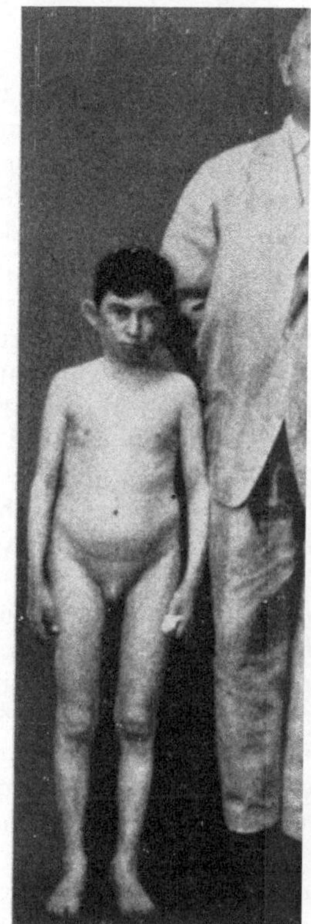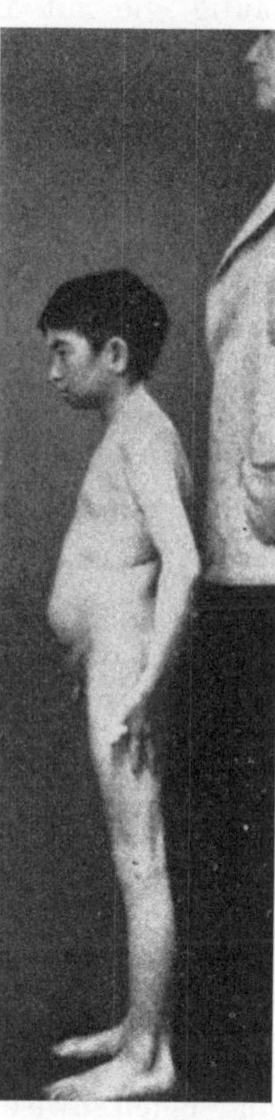

Abb. 27. Hypophysärer Zwergwuchs. (Nach CUSHING.)

Der meist herabgesetzte Grundumsatz deutet auf eine Unterfunktion der Schilddrüse, die gelegentlich so starke Grade annehmen kann, daß eine hypophysär-myxödematöse Mischform entsteht. Die spezifisch-dynamische Wirkung ist meist vermindert. Die Kohlenhydrattoleranz ist häufig erhöht und bei Belastungen findet sich eine tiefe hypoglykämische Nachschwankung. Über die ungewöhnliche Kombination einer wahrscheinlich hypophysären Wachstumshemmung im 11. Lebensjahr mit einem Diabetes mellitus hat GLATZEL berichtet.

Die Kombination des Zwergwuchses mit Dystrophia adiposogenitalis ist häufig, die mit Magersucht bis zu dem Bilde der Kachexie selten beobachtet worden.

Diabetes insipidus oder Polyurie sind gelegentlich vorhanden. Nykturie und Enuresis nocturna wurden von BARKER beschrieben.

Neben den Störungen der Körperproportion und der Wachstumshemmung weisen die Kranken ein bei weitem älteres Aussehen auf als ihrem wirklichen Alter entspricht. Die *Haut*, insbesondere die des Gesichtes, wird wegen ihrer eigenartigen, runzeligen Beschaffenheit als *Geroderma* bezeichnet. Es gibt aber auch Fälle, in denen ein jugendlich zartes Aussehen sehr lange bewahrt wird. Nach v. KUP ist das Verhalten der Epiphyse dafür verantwortlich. Bei einer Vergrößerung der Epiphyse kommt es zu vorzeitigem Altern. Die Behaarung bleibt zart und fein. Die Lanugobehaarung ist oft erhalten.

Liegt der Erkrankung ein Tumor zugrunde, so sind Störungen des Sehvermögens, Gesichtsfeldeinschränkungen und Opticusatrophie nicht selten (s. S. 60).

Als weiteres Charakteristikum, gerade im Gegensatz zu dem myxödematösen Zwergwuchs, wird völlig normale Psyche wie normale geistige Entwicklung von allen Beobachtern hervorgehoben. Auch die körperliche Leistungsfähigkeit leidet nicht.

b) Pathologische Anatomie und Ätiologie. Pathologisch-anatomisch liegen dem Krankheitsbild die verschiedensten Prozesse zugrunde. Bei den Fällen, die klinisch mehr in die Gruppe des Infantilismus gehören, fand sich bei normalem Hypophysengewicht nur ein Mangel an chromophilen, insbesondere basophilen Zellen, die als Ausdruck einer Reifungshemmung der Hypophyse gedeutet wurden. Am häufigsten sind Hypophysentumoren, die vom Hypophysengang ausgehen oder auch Tumoren der Nachbarschaft der Hypophyse, die durch Druck die Hypophyse schädigen. Auf die Beteiligung des Zwischenhirns bei der Entstehung der Krankheit weist eine Beobachtung von BERBLINGER hin. Er fand einen Zwischenhirntumor bei histologisch normalem Hypophysenvorderlappen und hält die Entstehung der Krankheit durch Zerstörung übergeordneter Zwischenhirnzentren oder durch eine Leitungsunterbrechung zwischen Hypophyse und mesencephalen Zentren für möglich. Für die Richtigkeit dieser Auffassung spricht auch die sehr instruktive Beobachtung von APITZ, der einen klassischen Fall von hypophysären Zwergwuchs bei Leitungsunterbrechung zwischen dem Zwischenhirn und einer weitgehend normalen Hypophyse fand. Dieser Fall ist auch insofern interessant, als er zeigt, daß es sich bei dieser Krankheit nicht einfach um ein Stehenbleiben der Entwicklung auf einer bestimmten Altersstufe handelt, sondern um einen „disharmonischen Infantilismus". Die Knochenkerne verhielten sich wie diejenigen eines 14jährigen, die Epiphysenfugen wie die eines 18jährigen, die Hoden wie die eines Säuglings, die geistige Entwicklung entsprach dem Alter, die inneren Organe zeigten bereits eine Altersinvolution. Als Ursache ist auch bei Zwergwuchs gelegentlich die kongenitale Lues beobachtet worden.

c) Verlauf und Prognose. Grad und Ausbildung der Wachstumsstörung sind von dem Zeitpunkt des Auftretens abhängig. Spontane Remissionen wie Verschlechterungen mit Umschlag in ein kachektisches Stadium kommen vor. Da die Epiphysenfugen offen bleiben, sind Wachstumsschübe noch im 3. Dezennium möglich. Der hypophysäre Infantilismus ist durch eine Neigung zur spontanen Rückbildung und durch gute therapeutische Erfolge ausgezeichnet.

Die Prognose der Erkrankung richtet sich nach dem zugrunde liegenden anatomischen Prozeß. Sie wird bei Tumoren sehr viel ernster zu stellen sein als bei dem Infantilismus. Bei früh einsetzender Therapie ist ein weitgehender Ausgleich der Wachstumshemmung heute mit Sicherheit zu erzielen.

d) Diagnose und Differentialdiagnose. Die Diagnose ist in den ausgesprochenen Fällen nicht schwierig, wenn die Kombination einer Wachstumsstörung mit normaler Psyche, kindlichen Körperproportionen und genitaler Unterentwicklung vorliegt. Die Röntgenaufnahme der Sella, die Tumoren als Ursache aufdecken kann, ist wichtig. Es muß nachdrücklich davor gewarnt werden, eine kleine Sella als Zeichen einer Atrophie der Hypophyse aufzufassen (s. S. 56). Gegenüber dem primordialen Zwergwuchs unterscheidet sich der hypophysäre dadurch, daß ersterer bereits bei der Geburt vorhanden ist und daß das Individuum, abgesehen von seiner Körpergröße, eine normale Entwicklung durchmacht, mit normaler Genitalentwicklung und Verknöcherung der Epiphysenfugen zur rechten Zeit. Gegenüber dem myxödematösen Zwergwuchs ist die Abgrenzung durch das charakteristische Aussehen wie die geistige Störung leicht. Schwierig wird die Unterscheidung nur bei den obenerwähnten hypophysär-myxödematösen Mischformen.

e) Therapie. Liegt ein Hypophysentumor vor, so kann die Röntgenbestrahlung auch eine Besserung der Wachstumsstörung bewirken, soweit der Tumor strahlensensibel ist (s. S. 63). In den übrigen Fällen kommt eine Hormonbehandlung in Frage. Wie Mitteilungen, besonders in der amerikanischen Literatur, eindeutig belegen, ist es durch eine Behandlung mit Wachstumshormon möglich, eine hypophysäre Wachstumsstörung völlig zu beheben. Wenn diese schönen Erfolge, wie sie z. B. ENGELBACH und SCHÄFER erzielten, heute noch bis zu einem gewissen Grade Einzelbeobachtungen darstellen, so liegt dies an zwei Gründen. Die uns zur Therapie zur Verfügung stehenden Präparate stellen Vorderlappengesamtextrakte dar, deren Gehalt an Wachstumshormon für eine erfolgreiche Therapie nicht ausreicht. Die amerikanischen Erfolge wurden mit Spezialpräparaten des Wachstumshormons erzielt. Zum anderen ist es dem Arzt zu wenig bekannt, daß das Wachstumshormon oral unwirksam ist und daß er überhaupt nur einen Erfolg erwarten kann, wenn er eine sich über mindestens $^{1}/_{2}$—1 Jahr erstreckende Injektionsbehandlung mit größter Konsequenz und Gewissenhaftigkeit durchführt, auch dann, wenn zunächst ein eklatanter Erfolg ausbleibt. Die amerikanischen Mitteilungen zeigen eindeutig, was praktisch heute in dieser Hinsicht bereits erreicht werden kann. Man kann evtl. auch daran denken, die Behandlung mit Hypophysenhormonen durch Schilddrüsen- oder Nebennierenrindenpräparate zu unterstützen, insbesondere dann, wenn in dem klinischen Bild Zeichen vorhanden sind, die auf eine Hypofunktion auch dieser endokrinen Drüsen hinweisen.

VII. Basophiler Pituitarismus. Morbus Cushing.

Im Jahre 1932 beschrieb CUSHING auf Grund eigener Beobachtungen wie von Fällen aus der Literatur ein eigenartiges Krankheitsbild, das er auf ein basophiles Hypophysenadenom zurückführte. Er bezeichnete es als basophilen Pituitarismus. Die Hauptsymptome sind: eine Fettsucht mit Anordnung am Stamm und im Gesicht, eine Hypertonie, blaurot gefärbte Striae distensae, ein mäßiger Hirsutismus und eine Osteoporose. Auch vor der Mitteilung von CUSHING ist dieses Krankheitsbild verschiedentlich beobachtet worden, ohne daß eine klare Einordnung möglich war. ASKANAZY beschrieb es als *osteoporotische Fett-sucht* und andere reihten es unter die Dystrophia adiposogenitalis ein, oder bezeichneten es als „*Nebennierenfettsucht*" (GALLAIS, MARANON). Nach Bekanntwerden der Mitteilung von CUSHING schwoll die kasuistische Literatur außerordentlich rasch an, und wenn auch in der Genese des Krankheitsbildes heute noch mancherlei unklar bleibt, so stimmen doch alle Beobachter in der Feststellung überein, daß hier ein klinisch abzugrenzender Symptomen-Komplex vorliegt, der heute nach seinem Entdecker allgemein als Morbus Cushing bezeichnet wird.

a) **Vorkommen.** Die Erkrankung ist bei Frauen sehr viel häufiger als bei Männern. Die Krankheit kann sich in jedem Lebensalter entwickeln, zeigt aber zwischen dem 20. und 30. Lebensjahr eine Häufung. Über Erbfaktoren ist nichts bekannt. Nur die Tatsache, daß die Kranken aus fettsüchtigen Familien stammen, wird wiederholt hervorgehoben.

b) **Symptomatologie.** Die Symptomatologie des Krankheitsbildes ist außerordentlich wechselnd, und bei Durchsicht der einschlägigen Literatur scheint es kaum möglich, sie wirklich erschöpfend darzustellen. Es gibt nicht ein Symptom — und hierzu gehören auch die oben bereits erwähnten Kardinalsymptome —, das nicht gelegentlich vermißt worden wäre.

In den ausgesprochenen Fällen finden wir eine sehr charakteristische *Fettverteilung*, die ausschließlich den

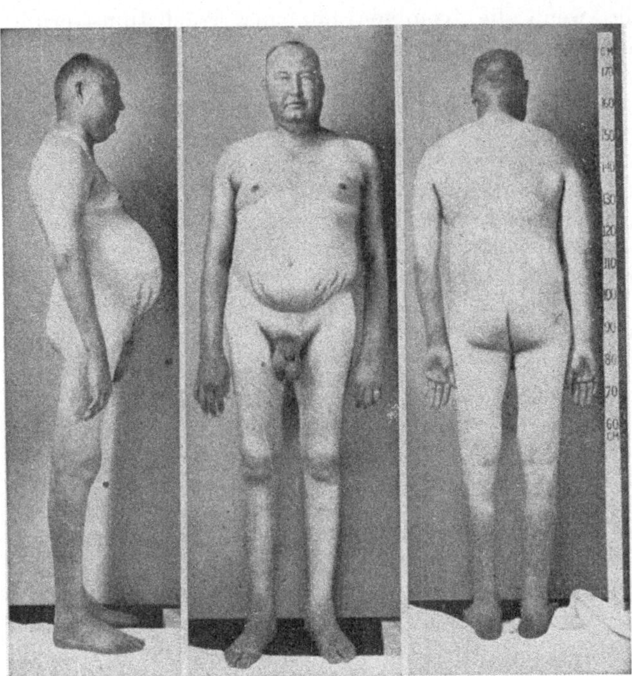

Abb. 28. Basophiler Pituitarismus. (Nach CUSHING.)

Stamm, das Gesicht und den Hals betrifft und die Extremitäten frei läßt (s. Abb. 28). Die Fettansammlung findet sich überwiegend am Bauch; im Gegensatz zu der Dystrophia adiposogenitalis bleiben die Hüften frei. Der Bauch wölbt sich stark vor. Diese Beschaffenheit des Leibes ist nicht nur Folge der Fettansammlung, sondern auch durch einen Meteorismus bedingt. SUNDERMANN, der in seinem Fall einen besonders starken Meteorismus fand, denkt daran, daß dieser auf einer Störung der vegetativen Innervation beruhen kann, als Folge von Druckwirkungen der Wirbelsäule auf die Rami communicantes. Die Verunstaltung des Gesichts, die durch eine Rötung und leicht cyanotische Färbung noch auffallender wird, gibt dem Kranken ein charakteristisches Aussehen („Vollmondgesicht"), (s. Abb. 29). Die Fettsucht kann sich nur auf das Gesicht beschränken. Eine Fettansammlung vom klimakterischen Typ sah RAAB, der auch auf die interessante Parallele zwischen der Fettsucht beim Morbus Cushing und der Fettverteilung bei alten Männern aufmerksam macht. Allgemeine Fettsucht sah ich bei einer Frau (35 Jahre, Größe 1,56 m, Gewicht 162,5 kg), bei der die Menses 9 Monate sistiert hatten und die wegen der enormen Fettansammlung am Bauch als hochgravide der Frauenklinik überwiesen wurde.

Sie starb später an einer Herzinsuffizienz. In der Hypophyse fanden sich multiple basophile Adenome. Die Fettsucht entwickelt sich meistens rasch. RAAB sah z. B. in einem Falle eine Gewichtszunahme von 10 kg in 14 Tagen.

Den *Kohlenhydratstoffwechsel* fand KESSEL in 33 sichergestellten Fällen nur neunmal normal. Am häufigsten wird eine Glykosurie beobachtet, die mit leicht erhöhten bzw. an der oberen Grenze der Norm liegenden Blutzuckerwerten einhergeht. Echter Diabetes bestand nach JONAS nur in 15% aller Fälle. Doch betont BARTELHEIMER, daß eine Störung des Zuckerstoffwechsels, wenn man sie nur beachtet, sehr viel häufiger ist als bisher angenommen. Bei einer Analyse von 70 Fällen aus der Literatur fand er in etwa 40% einen Diabetes, in 13% eine Glykosurie, in 10% ein normales Verhalten. In den restlichen 37% fehlten

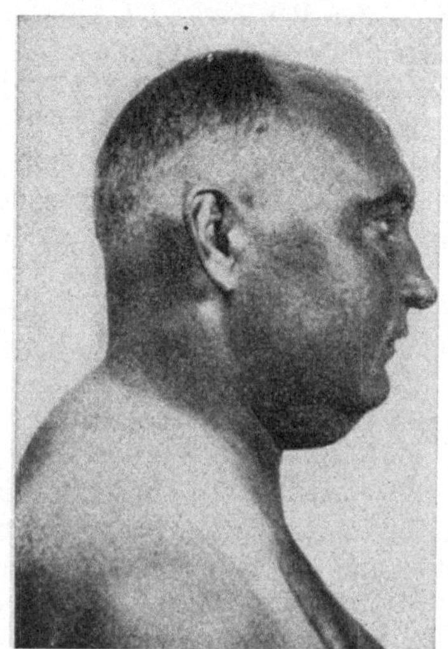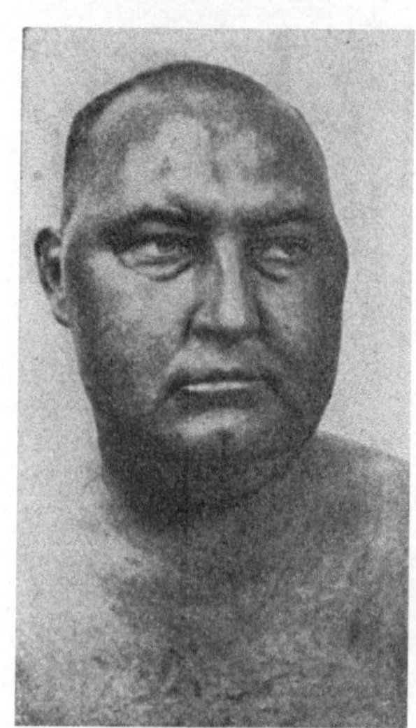

Abb. 29. Vollmondgesicht bei Morbus Cushing. (Nach CUSHING.)

nähere Angaben. Dieser Diabetes kann sich völlig normal verhalten oder eine verminderte Ansprechbarkeit auf Insulin zeigen. Bei Besserung des Grundleidens trat auch eine auffallende Besserung des Diabetes ein. Nach Zuckerbelastung findet sich ein abnorm starker Blutzuckeranstieg. Die Empfindlichkeit gegenüber Insulin und Adrenalin kann erhöht sein. Es fehlt die hypoglykämische Nachphase. Auf die Berührungspunkte des Morbus Cushing mit dem Altersdiabetes in seiner Kombination mit Fettsucht und Hochdruck, wie dem „Diabète des femmes à barbe", ist von den verschiedensten Seiten hingewiesen worden.

Störungen des *Wasserhaushaltes* sind selten. Polydipsie und Polyurie sind nach KESSEL sechsmal erwähnt. Auch Nykturie ist beobachtet worden. SCHILLING berichtet über wechselnd auftretende Ödeme an Fußrücken und Unterschenkel.

Die *Stickstoffausscheidung,* der Rest N-Gehalt des Blutes und das Bluteiweißbild haben bis auf einen Fall, den CUSHING selbst mitteilt, normale Verhältnisse gezeigt. In der Beobachtung von CUSHING bestand eine negative Stickstoffbilanz. Dieses Verhalten scheint nach der Mitteilung von THOMPSON sowie nach ALBRIGHT und Mitarbeitern für den Morbus Cushing besonders charakteristisch. Nach THOMPSON hat WOODGATT es als erster gefunden und CUSHING erst darauf aufmerksam gemacht. ALBRIGHT und Mitarbeiter glauben, daß durch die Nebennierenrindenhypertrophie die Neoglukogenese aus Eiweiß gefördert wird und daher weniger Aminosäuren zur Eiweißsynthese zur Verfügung stehen. Nach diesen Autoren ist die negative Stickstoffbilanz des Cushing-Kranken ein zentrales Problem der Krankheit überhaupt. Viele Symptome, wie die muskuläre Schwäche, die niedrige Kreatinausscheidung, die Haut- und Gefäßveränderungen und die Osteoporose sollen damit in Zusammenhang stehen. Die von ALBRIGHT eingeführte Testosterontherapie läßt die Stickstoffbilanz positiv werden und wird daher von dem Autor als besonders wirksam angesehen. Die spezifisch-dynamische Eiweißwirkung war in der Mehrzahl der darauf untersuchten Fälle völlig normal.

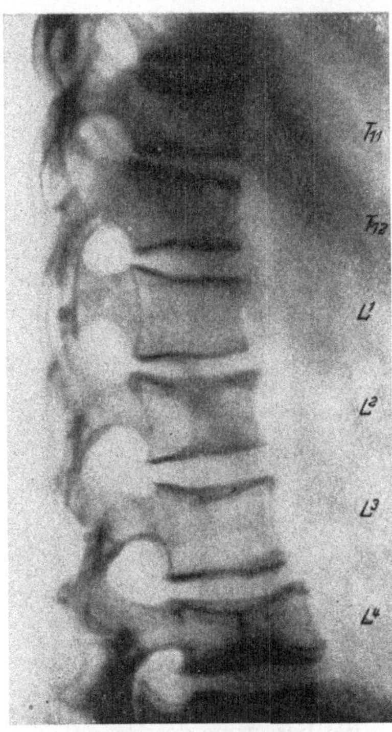

Abb. 30. Osteoporose bei Morbus Cushing. (Nach CUSHING.)

Die sehr häufig vorhandene *Osteoporose* (72,7% nach JONAS) betrifft ausschließlich die Wirbelsäule und die Rippen. Sie kann zu Spontanfrakturen führen und durch eine Kyphose der Brust- und Lordose der Lendenwirbelsäule ein Kleinerwerden des Patienten zur Folge haben (s. Abb. 30). Sie führt mitunter zu erheblichen Schmerzen und zur Bettlägerigkeit. Röntgenologisch finden sich die Zeichen einer starken Kalkarmut. Die Wirbelkörper sind verschmälert. Die Deck- und Grundplatten der Wirbel zeichnen sich deutlich ab und sind etwas eingedellt *(Fischwirbelbildung.)* Der Kalk- und Phosphorspiegel des Blutes und die Bilanzen waren meist normal. Nur selten wird über erhöhte Werte oder negative Bilanzen berichtet. In einem Stadium fortschreitender Entkalkung fand HILDEBRAND leicht erhöhte Serumcalciumwerte und extrem erhöhte Phosphorwerte. Die Bilanzen für Ca waren negativ. Es erfolgte eine überwiegende Ausscheidung des Kalkes durch den Darm und nicht wie sonst durch die Nieren. Nach Ablauf von 3 Monaten fand HILDEBRAND wieder völlig normale Verhältnisse. Die Osteoporose entwickelt sich demnach in ausgesprochenen Schüben.

Nach BERBLINGER besteht die Ursache der Osteoporose in einer Abnahme der Osteoblastentätigkeit bei normaler Resorption.

Nach den Befunden von ANDERSON und HAYMAKER ist der Kochsalzgehalt des Serums erhöht, der Calciumgehalt vermindert. Es finden sich also zu dem *Morbus Addison* entgegengesetzte Verhältnisse. Der Cholesteringehalt des Blutes ist sehr regelmäßig erhöht.

Bei Frauen entwickelt sich mitunter nach einer Phase der *Metrorrhagie eine Amenorrhoe* und bei Männern eine mangelnde Potenz und Libido. Der Menstruationszyklus kann aber auch, wie aus einer eigenen Beobachtung hervorgeht, völlig normal bleiben. Die Größenverhältnisse der äußeren Genitalien wie die Sekundärbehaarung sind in der Regel nicht gestört. Bei Frauen kann es zu einer Clitorishypertrophie kommen, die allerdings mit weit größerer Häufigkeit bei den Nebennierenrindentumoren beobachtet wird. REICHMANN berichtet in Fall 2 seiner Beobachtung über gesteigerte Sexualität. Es scheint also fraglich, ob ein wirklich völliger Funktionsausfall der Keimdrüse vorliegt, und auch BERBLINGER betont, daß es nicht angebracht sei, von einem Hypogenitalismus zu sprechen. Pathologisch-anatomisch fanden sich überwiegend kleine Ovarien mit Armut an Follikeln und häufiger Cystenbildung oder auch multiple Follikelcysten und Cysten des Corpus luteum (KEHRER). Diese Befunde würden für eine Überproduktion an gonadotropem Hormon sprechen. Bei Männern fanden MARBURG und RAAB atrophische Hoden mit Abnahme der Zwischenzellen. Spermatozoen waren nur sehr spärlich vorhanden. Die Mammae der Frauen sind sehr groß und fettreich. Milchsekretion und beim Manne Gynäkomastie sind öfter beobachtet worden.

Der Grundumsatz ist in der Mehrzahl der Fälle normal bzw. leicht erniedrigt. Eine stärkere Senkung mit —30% wurde von SUNDERMANN beobachtet in einem allerdings besonders gelagerten Fall, einer Kombination mit Zwergwuchs. Aber auch Erhöhung des Umsatzes kommt, wenn auch seltener, vor. Die spezifisch dynamische Wirkung ist in der Mehrzahl der darauf untersuchten Fälle verstärkt bzw. zeitlich verlängert.

Von den Störungen in der Tätigkeit der inneren Organe beanspruchen diejenigen des *Kreislaufes* das größte Interesse. Eine Hypertonie mit Blutdruckwerten über 200 mm Hg ist ein sehr konstanter Befund. Nach RAAB haben 24 von 26, nach JONAS

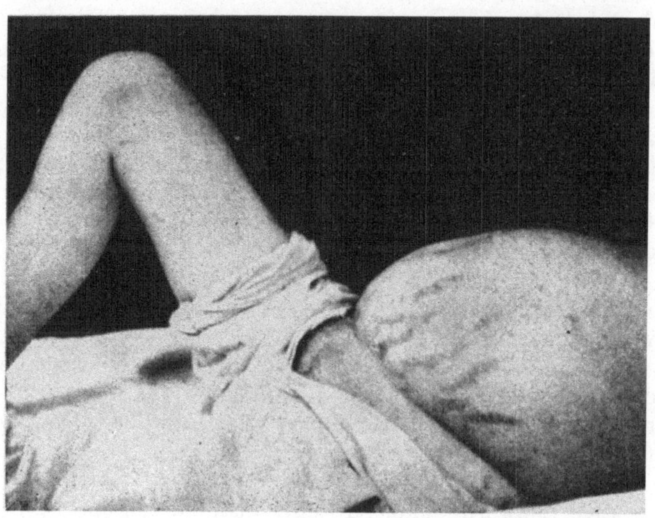

Abb. 31. Striae bei Morbus Cushing. (Nach CUSHING.)

85,5% aller Fälle einen erhöhten Blutdruck. Der Hochdruck ist nicht fixiert, sondern Schwankungen unterworfen. Die Ansprechbarkeit auf Adrenalin ist herabgesetzt. KYLIN betont die Ähnlichkeit, die zwischen dem postklimakterischen Hochdruck und dem des Morbus Cushing besteht. Der Hochdruck führt sehr häufig zu einer Herzerweiterung und zu einer kardialen Insuffizienz. Arteriosklerose und apoplektische Insulte auch im jugendlichen Alter sind nicht selten. Es kann sich auch eine Nephrosklerose entwickeln, die durch Urämie zum Tode führt. Die Hautgefäße zeigen eine erhöhte Brüchigkeit, so daß es leicht zu Blutungen kommt. Diese Blutungen sind auch in Form von hartnäckigem Nasenbluten, Hämaturie, Retinablutungen oder Genitalblutungen beobachtet worden.

Von großer Wichtigkeit sind noch die Änderungen der *Hautbeschaffenheit* und der Behaarung, die dem Kranken ein Aussehen verleihen, das die Diagnose ohne Schwierigkeiten gestattet. Die Haut ist trocken und neigt zum Schuppen. Sie ist gut durchblutet, insbesondere im Gesicht finden sich zahlreiche erweiterte Hautcapillaren, die dem Kranken das vollblütige Aussehen verleihen. Flächenhafte Marmorierungen, die ebenso wie alte Blutungen später zu unregelmäßigen Pigmentierungen führen, sind nicht selten. Eine gewisse Neigung zu Hyperpigmentation liegt vor. Diese erreicht aber nie den hohen Grad wie bei Morbus Addison. Auch das Kolorit spielt mehr ins Rötliche. Besonders charakteristisch sind die *Striae*, die sich nicht nur am Abdomen, sondern auch an Schultern und Hals finden, also an Stellen, an denen die Fettansammlung als solche nicht übermäßig stark ist (s. Abb. 30). HORNECK hat jetzt darüber berichtet, daß es ihm gelungen sei, durch Nebennierenrindenextrakte Striae experimentell zu erzeugen. Da bei dem Interrenalismus derartige Striae sehr selten sind, muß man auch eine Beteiligung der Hypophyse in ihrer Genese annehmen (SCHILLING, HORNECK). Die Striae zeigen eine besondere Beschaffenheit. Sie werden von den Amerikanern treffend als „purplish" Striae bezeichnet. Sie sind sehr breit und bläulichrot gefärbt.

Die *Behaarung* nimmt bei den weiblichen Kranken meistens zu, hingegen nicht bei den männlichen. Umschlag der Haarfarbe von blond in schwarz wurden in 2 Fällen von ANDERSON und HAYMAKER berichtet. Bei Frauen bildet sich ein männlicher Behaarungstyp aus. Doch erreicht er nie derart hohe Grade wie bei dem Interrenalismus. MOEHLIG fand bei einem Mann im Gegensatz zu anderen Beobachtungen eine Feminisierung. Über Störungen an den Nägeln in Form von Uhrglasnägeln hat SPANIERMANN berichtet.

Im *Blutbild* finden wir leicht erhöhte Erythrocytenwerte. Eine echte Polyglobulie ist trotz des vollblütigen Aussehens der Patienten selten. Ebenso besteht keine echte Plethora. An dem weißen Blutbild und den Thrombocyten finden sich keine Besonderheiten. Die erhöhte Blutungsneigung ist Ausdruck einer Gefäßschädigung. Die Gerinnungszeit ist normal, die Blutungszeit hingegen deutlich verlängert (HILDEBRAND).

Über Funktionsstörungen des *Intestinaltraktes* wird kaum berichtet. Nur JAMIN fand ein Megacolon, das er mit als Ursache für die Entstehung der Vorwölbung des Bauches anspricht.

Da die der Erkrankung häufig zugrunde liegenden basophilen Tumoren der Hypophyse sehr klein sind, bietet die überwiegende Mehrzahl der Fälle röntgenologisch normale Verhältnisse an der *Sella* sowie ein völlig intaktes Sehvermögen.

Gelegentlich finden sich auch Angaben über *psychische Störungen*, so über geistige Schwerfälligkeit, Intelligenzdefekte, depressive Stimmungen, zirkuläres Irresein und Verwirrungszustände, doch ist in der Mehrzahl der Fälle das psychische Verhalten der Kranken durchaus normal.

In allen ausgeprägten Fällen ist ein starkes *subjektives Krankheitsgefühl* immer vorhanden. Die Kranken fühlen sich elend, hinfällig und wenig leistungsfähig. Diese Asthenie kann so ausgeprägt sein, daß sie zur Bettlägerigkeit führt. Sie erinnert an die Hinfälligkeit bei Morbus Addison bzw. bei Vorderlappeninsuffizienz. Bei starker Osteoporose bestehen Schmerzen im gesamten Skeletsystem, die so hochgradig sein können, daß sie zur völligen Bettlägerigkeit führen. Auch Klagen über Kopfschmerzen, selbst dann, wenn sich eine Vergrößerung der Hypophyse nicht nachweisen läßt, sind sehr häufig. Die Verunstaltung des gesamten Aussehens wird von den meisten Kranken stark empfunden, und insbesondere die Fettansammlung am Bauch verursacht lästige Beschwerden. Entwickelt sich eine Herzinsuffizienz, so treten diese subjektiven Symptome zu den übrigen noch hinzu.

Aus diagnostischen wie aus theoretischen Gründen hat man sich wiederholt bemüht, im Blut und im Harn von Cushing-Kranken Hormone des Hypophysenvorderlappens wie der Nebennierenrinde nachzuweisen. CUSHING ging auf Grund von Tierversuchen von der Vorstellung aus, daß der Krankheit eine Überproduktion an gonadotropem Hormon zu Grunde läge. Die diesbezüglichen Untersuchungen des Harnes hatten aber alle ein negatives Ergebnis. JORES gelang der Nachweis einer Substanz im Blut, die bei der Maus eine Rindenhypertrophie auslöst, in derselben Weise wie er dieses mit Vorderlappenextrakten, die das corticotrope Hormon enthielten, erreichen konnte. ANDERSON und HAYMAKER zeigten, daß nebennierenlose Ratten nach Injektion von Blut von Cushing-Kranken länger am Leben blieben als die Kontrollen. Mit Harnextrakten solcher Kranken konnten sie ähnliche Effekte erzielen. Sie schließen daraus auf einen erhöhten Gehalt von Blut und Harn an Corticosteron.

c) **Pathologische Anatomie und Ätiologie.** CUSHING sieht die Ursache des eigenartigen Krankheitsbildes in einem basophilen Adenom der Hypophyse. Heute können wir sagen, daß in 60% der zur Obduktion gelangten Fälle ein basophiles Hypophysenadenom vorhanden ist. In einer kleinen Zahl von Fällen bestanden bösartige Geschwülste mit Zerstörung der Sella. In den übrigen 40% haben sich Hauptzellenadenome, eosinophile Adenome, eine völlig intakte Hypophyse oder sogar ein Schwund der basophilen Zellen gefunden. Außerdem können Nebennierenrindentumoren bei histologisch normaler Hypophyse und Thymuscarcinome ebenfalls zu dem typischen Bild des Morbus Cushing führen. Besonders bemerkenswert ist die Beobachtung von KRÖNKE und PARADE, die ein voll ausgeprägtes Krankheitsbild bei einer Frau beschrieben, als dessen Ursache ein Ovarialteratom angesprochen werden mußte, in dem sich basophile Hypophysenzellen fanden. Nach einer Zusammenstellung von THOMPSON und EISENHARDT aus dem Jahre 1943, die sich auf 98 Fälle aus der Literatur stützt, von denen die Autoren selbst 63 untersucht haben, fanden sich folgende Ursachen der Erkrankung: 39 Adenome, 11 Nebennierenrindentumoren, 3 Thymustumoren, 1 Arrhenoblastom, 9 ohne alle Tumoren. Von 22 Nebennierenrindenadenomen der Literatur waren 6 benigne und 16 maligne. Basophile Adenome können andererseits vorkommen, ohne daß das Krankheitsbild eines Morbus Cushing besteht. SUSMANN fand z. B. unter 260 Hypophysen 8 symptomlose basophile Adenome und 21 Hypophysen mit vermehrtem Gehalt an basophilen Zellen.

Bei dieser Sachlage ist es verständlich, daß Zweifel an der Bedeutung der basophilen Adenome für die Krankheitsentstehung auftauchten. E. J. KRAUS hatte schon früher darauf hingewiesen, und ZEYNEK hatte diese Befunde bestätigt, daß sich in 80% jeder Art von Fettsucht eine Zunahme der basophilen Zellen findet. KRAUS sieht diese basophile Zellvermehrung nicht als Ursache, sondern als Folge einer Störung des Fettstoffwechsels an. Nach ihm ist das Primäre des Morbus Cushing die Störung im Fettstoffwechsel, und die Änderungen der Nebennieren und Hypophyse sind sekundär.

J. BAUER weist besonders nachdrücklich auf die Ähnlichkeit zwischen dem Interrenalismus und dem Morbus Cushing hin und vertritt den Standpunkt, daß es sich bei letzterer Erkrankung nur um einen „sekundären Interrenalismus" handelt. Für die Entwicklung des Symptomenkomplexes ist es gleichgültig, ob die Hyperfunktion der Nebennierenrinde primär entsteht oder sekundär durch die Hypophyse ausgelöst wird. MARANON hat sich auch ganz eindeutig in dem Sinne ausgesprochen, daß das Wesentliche an dem Krankheitsbild die — nach ihm nie fehlende — Vergrößerung der Nebennierenrinde sei. Die Änderungen der Hypophyse seien sekundärer Natur. Auch in der neueren amerikanischen Literatur (ALBRIGHT) wird immer wieder auf die große Bedeutung der Hyperfunktion der Nebennierenrinde hingewiesen und dieser der Hauptanteil für die Entstehung des Krankheitsbildes zugeschrieben.

Die für das ganze Problem sehr wichtigen Befunde von CROOKE sind in der Lage, manchen Widerspruch zu klären. CROOKE fand in 12 Fällen mit Cushing-Syndrom eigenartige hyaline Veränderungen und einen Verlust der Granula in den gesamten basophilen Zellen des Vorderlappens. Diese Beobachtung gewinnt an Bedeutung dadurch, daß sich unter diesen Fällen auch solche ohne basophile Adenome finden. Auch der Fall von LEYTON, eines Cushing-Syndroms

bei Thymuscarcinom, wies diese Veränderungen in den basophilen Zellen auf.
Auch von anderer Seite wurden diese Befunde bestätigt und überdies ermittelt,
daß diese Veränderungen unter anderen Umständen nicht vorhanden sind,
also einen für die Erkrankung spezifischen Befund darstellen. GELLERSTEDT und
LUNDQUIST unterstreichen ebenfalls die Bedeutung dieser Befunde und berichten,
daß bisher 40 Sektionsfälle vorliegen, in denen diese Änderungen gesehen wurden.
THOMPSON und EISENHARDT finden sie in 63 Fällen 58mal und berichten, daß in
den restlichen 5 Fällen das Cushing-Syndrom nicht besonders ausgeprägt bzw.
unvollständig gewesen sei. Demgegenüber scheint es mir von untergeordneter Bedeutung, wenn diese Veränderungen gelegentlich, so von JAKOBI und TIGGERS, vermißt oder von RASMUSSEN bei einem Arrhenoblastom gefunden wurden. Wir
dürfen also heute sagen, daß der für die CUSHINGsche Krankheit charakteristische
Befund in der Hypophyse nicht das basophile Adenom, sondern die hyaline Degeneration der basophilen Zellen nach CROOKE ist. CROOKE selbst fand diese Änderungen noch nach unvollständiger Hypophysektomie in den zurückgebliebenen
Resten von Rattenhypophysen und schließt aus dieser Beobachtung, daß es sich
um den morphologischen Ausdruck einer vermehrten Zelltätigkeit handelt. Durch
Injektion von Hypophysenextrakt erzeugten SEVERINGHAUS und THOMPSON beim
Hund ähnliche Veränderungen im Hypophysenvorderlappen. Die Ansicht von
CROOKE, daß es sich nicht um degenerative Vorgänge, sondern um den Ausdruck
einer erhöhten Aktivität handelt, ist nicht unwidersprochen geblieben. ALBRIGHT
und KEPLER sehen mehr degenerative Vorgänge in diesen Veränderungen. Diese
Auffassung wird durch Befunde von HEIMBECKER gestützt, der bei Hunden nach
Verletzung des Hypothalamus einen Verlust der Basophilen und in den restierenden Zellen degenerative Veränderungen feststellte. Er fand auch in 4 Fällen von
Morbus Cushing Veränderungen in den Nuclei paraventricularis und neigt daher
auch dazu, die CROOKEsche Veränderung der Basophilen als degenerativ aufzufassen.

Es kann sicher keinem Zweifel unterliegen, daß in dem klinischen Bild des
Syndroms viele Symptome für eine erhöhte Aktivität der Nebennierenrinde
sprechen. Als Zeichen der Überfunktion dieser Drüse dürfen wir werten: den
erhöhten Blutdruck, die Hypertrichosis, die Striae und die Veränderungen im
Mineralhaushalt. Die CUSHINGsche Krankheit ist damit, worauf besonders
ANDERSON und HAYMAKER hinweisen, in vieler Hinsicht das Gegenstück zum
Morbus Addison. Die pathologisch-anatomischen Befunde lehren uns indessen,
daß eine Rindenhypertrophie oder Rindenadenome zwar häufig nachweisbar
sind, doch insgesamt nicht so häufig wie Veränderungen im Hypophysenvorderlappen. Verhältnismäßig oft finden sich Hypophysen- und Nebennieren-
rindenadenome miteinander kombiniert. Isolierte Vergrößerungen der Nebennierenrinde waren nach TESSERAUX in 50 Fällen nur viermal vorhanden. FREYTAG
beschrieb sogar einen Fall von Cushing-Syndrom, bei dem eine Atrophie der
Nebennierenrinde vorlag. Nehmen wir noch hinzu, daß das klinische Bild des
Interrenalismus mit dem Cushing-Syndrom nicht völlig übereinstimmt, so
befriedigt die von vielen Autoren heute vertretene Hypothese, daß die CUSHING-
sche Krankheit Folge einer Überfunktion der Nebennierenrinde sei, auch nicht
in vollem Umfange. Zunächst müssen wir daran festhalten, daß die CUSHINGsche
Krankheit ein Symptomenkomplex ist, der sowohl bei Erkrankungen des Hypophysenvorderlappens als auch der Nebennierenrinde entstehen kann. Bei der
engen funktionellen Verknüpfung zwischen beiden Organen über das corticotrope Hormon erscheint diese Feststellung beinahe selbstverständlich. Die Mehrzahl der Symptome wird sicher durch eine Überproduktion an Nebennieren-
rindenhormonen ausgelöst, nur daß die androgenen Substanzen, die das klinische

Bild des Interrenalismus prägen, beim Morbus Cushing offenbar keine Rolle spielen. Das Hypophysenzwischenhirnsystem ist sicher an der Entwicklung des Krankheitsbildes nicht unbeteiligt. Dies gilt besonders für die Symptome der Fettsucht mit der eigenartigen die Krankheit charakterisierenden Anordnung des Fettes, die durch eine rein hormonale Überproduktion wohl kaum erklärt werden kann. In diesem Zusammenhang verdient die Beobachtung von HEINBOCKER besondere Beachtung, der in 4 Fällen mit Morbus Cushing degenerative Veränderungen im caudalen Abschnitt des Nucleus para-ventricularis gefunden hat.

Wir kommen also zusammenfassend zu folgender Auffassung der Genese des Krankheitsbildes. Zunächst sind sich alle Autoren darüber einig, daß die Fülle der verschiedenen Symptome nur durch die Annahme einer pluriglandulären Störung erklärt werden kann. Das ist zweifellos zutreffend. Hypophyse, Nebennierenrinde, Schilddrüse, Nebenschilddrüse und Inselzellen können in das krankhafte Geschehen mit verflochten sein. Das größte Interesse beanspruchen aber die Hypophyse und die Nebennierenrinde. Es gibt zweifelsfreie Fälle von Cushing-Syndrom, die durch ein Nebennierenrindenadenom ausgelöst wurden. Eine Nebennierenrindenhypertrophie, ausgelöst durch das corticotrope Hormon des Hypophysenvorderlappens, muß aber dieselben Symptome bewirken. Eine Substanz in dem Blut von Cushing-Kranken, die dieselben biologischen und chemischen Eigenschaften besitzt wie das corticotrope Hormon, habe ich in vielen Fällen nachweisen können. Die Frage nach dem primären Sitz der Störung kann am einfachsten durch den Erfolg der Therapie beantwortet werden. Hier kann es nun keinem Zweifel unterliegen, daß eine Therapie, die den Hyperfunktionszustand des Hypophysenvorderlappens bekämpft, in der Lage ist, die Krankheit zu heilen, ebenso wie es Fälle gibt, die durch Beseitigung eines Nebennierenrindentumors geheilt wurden. Damit ist die Frage nach der Genese des Morbus Cushing dahin zu entscheiden, daß der primäre Sitz in einer Störung der Hypophyse gelegen sein kann. Die Kombinationen von Morbus Cushing mit Carcinomen der Thymus, des Pankreas oder der Nebennierenrinde deutet CROOKE dahin, daß der Hyperfunktionszustand der basophilen Zellen die allgemeine Tumorbereitschaft fördert. Er stützt sich bei dieser These auf eine interessante eigene Beobachtung, bei der eine Frau vorübergehend den für Morbus Cushing typischen Symptomenkomplex entwickelte und nach $1^1/_2$ Jahren der Beschwerdefreiheit erneut erkrankte unter dem Bild eines Interrenalismus mit Virilismus, das die Folge eines Carcinoms der Nebennierenrinde war.

Über die Ursache der Erkrankung ist einstweilen noch nichts bekannt. Es fällt nur auf, daß die Kranken aus Familien stammen, in denen Fettsucht vorkommt und selbst zu dem vollblütigen und zur Fettsucht neigenden Typ gehören.

d) Formen. Das Cushing-Syndrom kommt auch im Kindesalter vor. Es sind bis jetzt 13 Fälle in der Literatur beschrieben worden. Besonders eindrucksvoll sind die Beobachtungen von ZISCHÉ, dem ich die beifolgenden Abbildungen verdanke (s. Abb. 32). Die Bilder zeigen das Cushing-Syndrom bei einem 2 jährigen Kinde. Alle charakteristischen Symptome waren ausgeprägt vorhanden. Als Ursache fand sich ein Adenom der rechten Nebenniere. Veränderungen an den basophilen Zellen des Vorderlappens wurden vermißt. Anderen einschlägigen Beobachtungen lagen basophile Adenome, ein eosinophiles Adenom, ein Carcinom der Thymus und der Nebennierenrinde zu Grunde. Wir sehen also auch im Kindesalter bezüglich der Ätiologie der Erkrankung ähnliche Verhältnisse wie beim Erwachsenen. Das Symptomenbild ist einheitlich, der pathologisch-anatomische Befund wechselt.

Als „Prager Typ" wurden aus der Klinik von NONNENBRUCH von SPITZ einige Fälle beschrieben, die eine mehr universelle Fettsucht und als besonderes Symptom eine Schlafsucht aufwiesen; außerdem zeigten sie Hypertonie, Polyglobulie, Hypercholesterinämie, Osteoporosis und Störungen des Wasserhaushaltes. Pathologisch-anatomisch fanden sich eine starke Vermehrung der basophilen Zellen und eine Hyperplasie der Nebennierenrinde.

e) Verlauf und Prognose. Die Krankheit entwickelt sich meist relativ rasch, doch kann sie, wenn sie einmal einen gewissen Höhepunkt erreicht hat, stationär bleiben. Der Verlauf in einzelnen Schüben ist ebenso wie spontane völlige

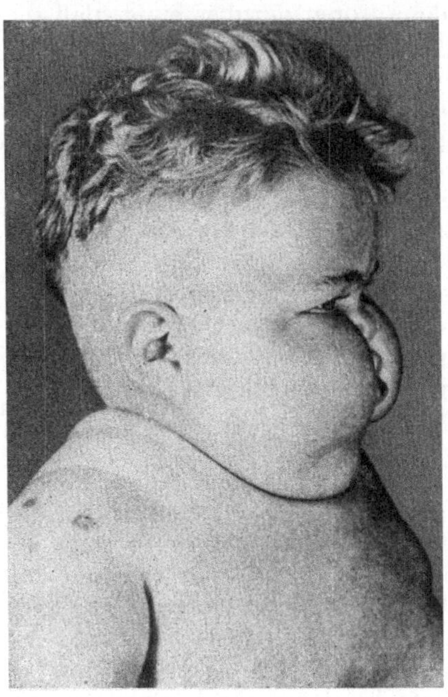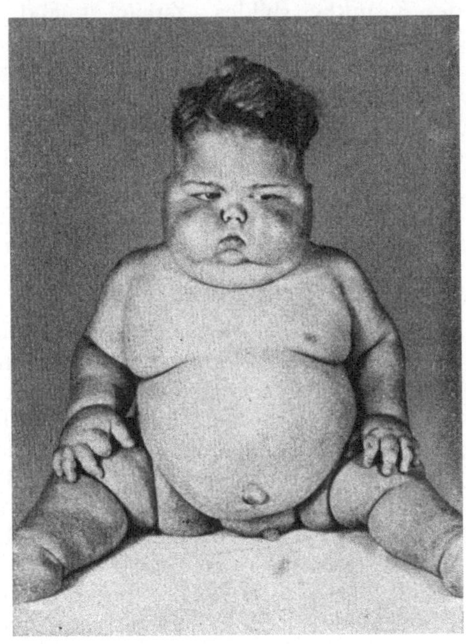

Abb. 32. 2jähriger Junge mit Cushing-Syndrom bei Nebennierenrindentumor. (Nach ZISCHE.)

Remission wiederholt beschrieben worden. Hier sei nur auf die Beobachtungen von KEHRER verwiesen, der im Verlaufe einer Gravidität eine weitgehende Besserung sah, und eine solche von HEINRICH, der eine spontane Besserung, insbesondere der Fettsucht, beobachtete. Das Leben der Kranken ist zweifellos gefährdet. 60% der bisher beschriebenen Fälle endeten tödlich. Die Krankheitsdauer erstreckte sich über Jahre, in 70% trat der Tod innerhalb der ersten 5 Krankheitsjahre ein. Die Todesursachen sind recht verschieden. Infekte spielen eine große Rolle. CUSHING wies schon in seiner ersten Publikation auf die große Anfälligkeit der Kranken gegenüber akuten Infektionen wie Erysipel, Phlegmone, Pneumonie hin, und spätere Beobachtungen haben dies immer wieder bestätigt. Es ist nicht nur die besondere Anfälligkeit, sondern auch die verminderte Resistenz, die auffällt und an tiefere Zusammenhänge denken läßt (HÖRING). Weitere Todesursachen sind Herzinsuffizienz, apoplektische Insulte und Nephrosklerose mit Urämie. Die Prognose wird also immer als zweifelhaft zu gelten haben. Sie ist abhängig von der Schwere des Zustandes, dem Grad der Herz- und Gefäßstörungen und auch von dem therapeutischen Erfolg, der nicht vorausgesagt werden kann, mitunter ausgezeichnet ist und mitunter völlig fehlt.

f) Diagnose und Differentialdiagnose. Die Diagnose des Morbus Cushing als Symptomenkomplex ist bei dem völlig unverkennbaren Aussehen der Kranken nicht schwer. Die Abgrenzung gegenüber dem Interrenalismus, den Tumoren der Ovarien oder auch dem Thymuscarcinom kann jedoch auf große Schwierigkeiten stoßen. Bis auf wenige Fälle fehlen infolge der Kleinheit der basophilen Adenome unmittelbare Zeichen seitens der Hypophyse, trotzdem wird man in allen Fällen eine Röntgenaufnahme der Sella und auch eine Gesichtsfeldprüfung vornehmen müssen. Auch die Röntgenaufnahme der Nebennierengegend, evtl. nach Lufteinblasung nach der von CAHILL angegebenen Methode, kann mitunter die Situation klären. MEDVEI und WERMER haben sich besonders um die differentialdiagnostische Abgrenzung der drei in Frage kommenden Krankheiten bemüht und als für den Morbus Cushing besonders charkteristisch die Osteoporose, die Striae, eine fehlende Vergrößerung der äußeren Genitalien, — insbesondere der Klitoris bei der Frau, — und den im Gegensatz zu dem Interrenalismus weniger ausgeprägten Hirsutismus als differentialdiagnostisch wichtig herausgestellt. Die nach der Mitteilung von MEDVEI und WERMER erschienene Literatur hat jedoch gezeigt, daß auch eine Osteoporose und Striae bei Nebennierenrindenadenomen bzw. Carcinomen vorkommen können. Eine Vergrößerung der äußeren Genitalien ist in Fällen von Morbus Cushing nur sehr selten beobachtet worden. Doch kann dieses Symptom auch bei Nebennierenrindentumoren fehlen. Da es sich auch bei der Hypertrichose um einen graduellen Unterschied handelt, kann man auch dieses Symptom schlecht werten. Wieweit dem Befund einer Vermehrung des corticotropen Hormons im Blut eine differentialdiagnostische Bedeutung zukommt, kann noch nicht entschieden werden. Nun haben BROSTER und Mitarbeiter beim Interrenalismus die Ausscheidung einer androgenen Substanz in recht erheblichen Mengen festgestellt und weiter gefunden, daß diese Ausscheidung bei hypophysär bedingtem CUSHINGschem Symptomkomplex fehlt. Nach den bisher auch von anderer Seite erfolgten Veröffentlichungen scheint es, als ob dieses Verhalten tatsächlich die differentialdiagnostische Abgrenzung ermöglicht. (Näheres s. Interrenalismus und Anhang.) Die Ausscheidung der 17 Ketosterine im Harn ist in Fällen von Nebennierenrindenadenom sehr stark vermehrt (CROOKE und CALLOW u. a.). Die Normalwerte zwischen 3,5 und 14,6 mg bei Frauen und 9,4—20,9 mg bei Männern können bei Morbus Cushing infolge Hypophysenadenoms auch überschritten werden, doch liegen die Werte bei Nebennierenrindentumoren bis zu 400% über der Norm. Dieser Untersuchung kommt daher heute der größte differentialdiagnostische Wert zu.

Abschließend kommen wir also zu dem Urteil, daß die differentialdiagnostische Abgrenzung des Morbus Cushing von den Nebennierentumoren mitunter klinisch nicht möglich ist. Eine geringe Hypertrichose, Striae und Osteoporose sprechen nicht mit Sicherheit für einen Morbus Cushing. Eine Vergrößerung der äußeren Genitalien und eine Hypertrophie der Klitoris kann für einen Nebennierentumor gewertet werden. Diese Sachlage ist insofern bedauerlich, als der Differentialdiagnose in therapeutischer Hinsicht eine große Bedeutung zukommt. Wiederholt sind Nebennierentumoren mit Erfolg operiert worden. Aus diesem Grunde ist von verschiedenen Seiten der Vorschlag gemacht worden, in jedem Fall von Cushing-Syndrom die Nebennieren operativ freizulegen. Gegen diesen Vorschlag ist nur das eine Bedenken zu erheben, daß die Kranken durch die an sich zweifellos nicht schwere Operation doch infolge ihrer besonderen Hinfälligkeit gefährdet sind. Dieses Bedenken wird auch durch die Tatsache gerechtfertigt, daß als Folge dieser Probelaparotomien Todesfälle vorgekommen sind. Trotzdem wird man sich diesem Vorgehen anschließen müssen in allen denjenigen

Fällen, in denen der allgemeine Zustand des Kranken einen derartigen Eingriff rechtfertigt, da durch die evtl. Entfernung eines Nebennierenrindenadenoms die Gesundheit des Patienten wiederhergestellt und damit das Leben gerettet werden kann. SPENCE und THOMPSON berichteten über einen Fall, der nach der operativen Entfernung eines Nebennierenrindentumors verstarb und bei dem die Obduktion ein Fehlen der Nebenniere der anderen Seite ergab. Die Autoren teilen mit, daß dieses kongenitale Fehlen einer Nebenniere bereits viermal bei Cushing-Syndrom beschrieben worden sei.

Die Abgrenzung gegenüber den Ovarialtumoren ist leichter, da diese meistens der Palpation zugänglich sind, man muß sich nur vor Verwechslungen mit

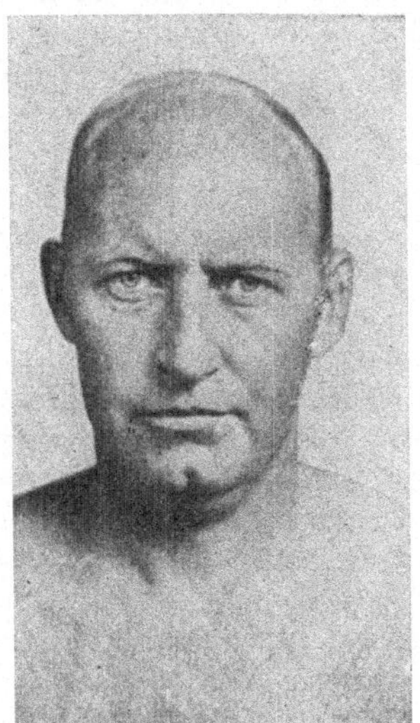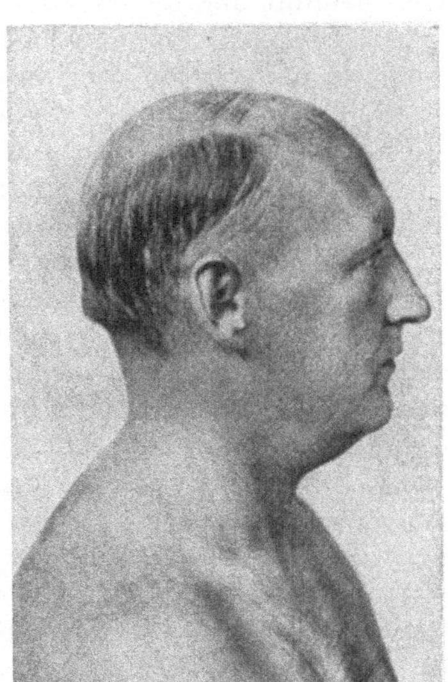

Abb. 33. Derselbe Patient wie Abb. 29 nach Röntgenbestrahlung der Hypophyse. (Nach CUSHING.)

Cysten hüten. Die Vermännlichung, die durch die Ovarialtumoren hervorgerufen wird, ist ausgeprägter als beim Morbus Cushing, bei dem sich von einer Vermännlichung kaum sprechen läßt. Diese Tumoren sollen nach CRILE auch zu einer Atrophie der Mamma führen, die bei Morbus Cushing noch nicht beobachtet worden ist. Kreislaufstörungen und Stoffwechselstörungen fehlen bei den Arrhenoblastomen völlig. Thymustumoren lassen sich durch eine Röntgenuntersuchung abgrenzen. Wichtig ist nur, daß an diese Möglichkeit gedacht wird.

g) Therapie. Eine chirurgische Therapie kommt nur in den relativ seltenen Fällen in Frage, in denen ein Hypophysentumor vorliegt, der zu Sehstörungen geführt hat. Die Röntgenbestrahlung der Hypophyse ist zunächst die Therapie der Wahl. Sie hat in einigen Fällen, so in Fall 11 von CUSHING (s. Abb. 32) und in der Beobachtung von JAMIN, zu ausgezeichneten Erfolgen geführt. Von einigen Klinikern wurde die Bestrahlung auch auf die Nebennieren ausgedehnt. Doch stehen diesen guten Erfolgen völlige Versager gegenüber. Soweit die bisher vorliegende Kasuistik erkennen läßt, sind die Versager bei weitem häufiger als die Erfolge. LUFT hat sich jetzt wieder sehr für eine Röntgenbestrahlung derjenigen Fälle, denen kein Nebennierenrindentumor zugrunde liegt — Differentialdiagnose durch Bestimmung der Keto-C-17 Sterine — eingesetzt. Er glaubt, daß die bisherigen Mißerfolge auf unzureichender Dosis beruhen. Er bestrahlte von den Schläfenfeldern in 2 Serien im Abstand von 3 Monaten. Die tägliche Dosis betrug 200—300 r, die Dosis pro Feld in 6 Tagen 750—3000 r.

Aus diesem Grunde sind die von DUNN publizierten Erfolge mit weiblichen Sexualhormonen bei 11 Fällen mit Cushing-Syndrom besonders bemerkenswert. Es ist bekannt, daß es mit Follikulin gelingt, die Tätigkeit der basophilen Zellen des Hypophysenvorderlappens zu unterdrücken. Auf Grund dieser Tatsache führte DUNN während 3—12 Monate bei seinen Patienten eine Behandlung mit Progynon und zum Teil auch Proluton durch. Er gab sehr hohe Dosen 10000—50000 IE. 2—3 mal pro Woche bzw. 1—2 Einheiten Proluton. In allen Fällen, in denen diese Behandlung über längere Zeit (3—12 Monate), wenn auch mit Pausen, durchgeführt wurde, sah er eine erhebliche Besserung. Zunächst stellte sich die vorher gestörte Menstruation wieder ein, die Fettsucht ging zurück, und vor allem beobachtete er ein Absinken des Blutdruckes. Diese günstigen Erfahrungen sind in der Zwischenzeit von einer Reihe weiterer Autoren bestätigt worden (BISHOP und SHAPIRO, SUNDERMANN, BENNHOLD u. a.), doch liegen auch negative Berichte vor (GILL, ALBRIGHT). ALBRIGHT und Mitarbeiter haben in 3 Fällen über sehr gute Resultate mit Testosteron berichtet, das in kurzer Zeit die negative Stickstoffbilanz aufhebt und zu einem Anstieg der Serumphosphatase führt.

In diesem Zusammenhang verdient die Beobachtung von LENDVAI auch noch Erwähnung, der in einem Fall mit ausgesprochener Osteoporose mit Parathyreoideahormon einen sehr guten therapeutischen Erfolg erzielte. In theoretischer Hinsicht bleibt diese Beobachtung unklar,da man beim Morbus Cushing eher an einen Hyperparathyreodismus denken würde als an eine Hypofunktion dieser Drüse.

Zu dieser mehr kausal gerichteten Therapie kommt selbstverständlich eine symptomatische Behandlung hinzu, so diätetische Behandlung der Fettsucht evtl. bei erniedrigtem Grundumsatz, unterstützt durch Schilddrüsenpräparate. Besondere Aufmerksamkeit müssen wir dem Verhalten des Kreislaufes schenken und im Falle eines bestehenden Diabetes auch diese Störung aufs sorgfältigste mit Insulin und Diät behandeln.

VIII. Dystrophia adiposogenitalis. Morbus Fröhlich.

a) Vorkommen. Die Erkrankung, die keineswegs selten ist, betrifft vorwiegend, aber nicht ausschließlich das jugendliche Alter. Sie findet sich beim männlichen wie weiblichen Geschlecht gleich häufig. Das gelegentlich beobachtete familiäre Vorkommen der Krankheit bzw. die Tatsache des Bestehens auch anderer Stoffwechselstörungen in der Verwandtschaft der Kranken, deuten auf ein erblich-dispositionelles Moment, doch sind diese Beobachtungen nicht so häufig, daß diesen Faktoren eine ausschlaggebende Rolle zugesprochen werden muß.

b) Symptomatologie. Das Hauptsymptom ist die *Fettsucht*, die eine besondere Anordnung des Fettes an Bauch, Hüften, Oberschenkeln, Nates, Mons veneris und Mammae erkennen läßt (s. Abb. 34). Zuweilen findet sich auch eine kragenförmige Fettansammlung am Hals, sowie eine Fettmanschette oberhalb der Malleolen. Bei männlichen Kranken ist diese Fettanordnung auffallender als bei weiblichen. Bei letzteren entspricht sie mehr dem normalen Typ. Mitunter entwickelt sie sich sehr rasch, mitunter erst allmählich. Auch ein Umschlag in die Magersucht oder in die SIMMONDSsche Kachexie kommt vor. Das krankhaft abgelagerte Fettgewebe wird in diesen Fällen von dem Einschmelzungsprozeß nicht mitbetroffen.

Der *Kohlenhydratstoffwechsel* weist ein ähnliches Verhalten auf wie bei hypophysärem Zwergwuchs. Die Toleranz gegenüber Kohlenhydraten ist erhöht, und

der Blutzucker fand sich in den darauf untersuchten Fällen niedrig. Die Empfindlichkeit gegenüber Insulin und Adrenalin ist vermindert. Eine Kombination
mit Diabetes ist höchst selten. Es ist heute fraglich, wieweit diese Fälle nicht
alle dem Morbus Cushing zugerechnet werden müssen.

Häufig sind Störungen des *Wasserhaushaltes*, wie Polyurie oder auch echter
Diabetes insipidus. Die Polyurie kann anfallsweise auftreten. FRANKL-HOCHWART
sowie FRÖHLICH berichteten über wahrscheinlich zentral ausgelöste Blasen-
störungen.

Tritt die Erkrankung im jugendlichen Alter auf — und das ist die Regel —,
so kann sie mit einer *Wachstumsstörung* kombiniert sein. Die Wachstumsver-
hältnisse gleichen denen bei hypophysärem Zwergwuchs,
nur daß infolge der Genitalstörung eunuchoide Züge häufig überwiegen. Der Grad des eunuchoiden Einschlages
ist verschieden. Besonders charakteristisch ist das Verhalten der Knochenkerne, die im Gegensatz zu dem Eunuchoidismus keine Verknöcherung aufweisen. Dieser Befund ist zur differentialdiagonistischen Abgrenzung wichtig
(FALTA). Die Verknöcherung der Epiphysenfugen bleibt
ebenfalls aus. Häufig findet sich auch eine Akromikrie
mit zarten Acren, kleinen und zierlichen Händen sowie
spitzer Nase. Der Kohlenhydratstoffwechsel zeigt bei Belastungen eine abnorme Blutzuckerkurve. Auch Kombinationen der Erkrankungen mit Diabetes kommen vor.
STRAUCH sah den plötzlichen Beginn eines schweren Diabetes während einer Behandlung mit Sexualhormon und
Praephyson. Auch der Wasserhaushalt zeigte Störungen,
die besonders bei Belastungen erkannt werden. Kombinationen mit Diabetes insipidus sind recht häufig. Eine
Oligurie mit erniedrigten spezifischen Gewichten hat MARX
öfters gesehen.

Die *Sexualorgane* bleiben auf kindlicher Stufe stehen.
Bei männlichen Individuen äußert sich dies in einem kleinen Penis, der völlig unter dem Fett verschwindet und
in sehr kleinen Hoden. Kryptorchismus ist eine weitere

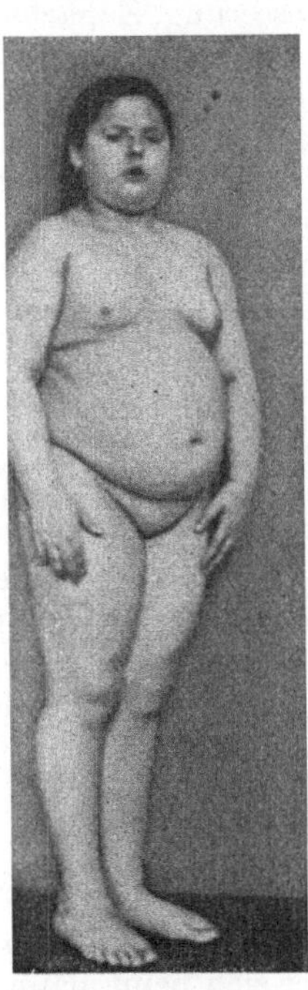

Abb. 34. Dystrophia
adiposogenitalis.
(Nach CURSCHMANN.)

recht häufige Komplikation. Bei weiblichen Individuen
finden sich die äußeren und inneren Genitalien klein
und hypoplastisch. Die Menarche tritt nicht ein. Es
kann höchstens zu unregelmäßigen, gelegentlichen Menstruationsblutungen
kommen. Die Pubertätsumwandlung, wie der Stimmwechsel und das Auftreten
der Sekundärbehaarung, bleiben aus. Betrifft die Krankheit ein Individuum
jenseits der Pubertät, so sehen wir alle Zeichen der sexuellen Unterfunktion,
sowohl in somatischer wie psychischer Beziehung. Die sexuelle Dystrophie
braucht nicht immer vorhanden zu sein (GOTTLIEB u. a.).

Die Mehrzahl der Fälle bietet normale Verhältnisse des *Grundumsatzes*, es sind
aber auch Erhöhungen wie Erniedrigungen beobachtet. Erniedrigungen scheinen
nach den Untersuchungen HERTZFELDs häufiger zu sein, auch myxödematöse
Zeichen hat man beobachtet. Die spezifisch-dynamische Wirkung ist bei vielen,
aber nicht allen Fällen erniedrigt.

Der Kohlenhydratstoffwechsel zeigt bei Belastungen eine abnorme Blutzuckerkurve. Auch Kombinationen der Erkrankungen mit Diabetes kommen
vor. STRAUCH sah den plötzlichen Beginn eines schweren Diabetes während
einer Behandlung mit Sexualhormon und Praephyson. Auch der Wasserhaushalt

zeigte Störungen, die besonders bei Belastungen erkannt werden. Kombinationen mit Diabetes insipidus sind recht häufig. Eine Oligurie mit erniedrigten spezifischen Gewichten hat MARX öfters gesehen.

Störungen anderer endokriner Drüsen, wie der *Nebennieren* und der *Epithelkörperchen*, finden sich nicht. In der älteren Literatur ist eine Osteoporose beschrieben worden, doch zählen wir diese Fälle heute zum Morbus Cushing.

Das *Blutbild* zeigt meist eine geringe sekundäre Anämie, eine Leukopenie mit Lymphocytose und Eosinophilie, also diejenigen Änderungen, die wir bei hypophysären Erkrankungen häufig sehen. Bei der Dystrophia adiposogenitalis sind diese Änderungen offenbar konstanter als bei anderen hierher gehörigen Erkrankungen. Im Kindesalter hat HOTTINGER eine Kombination der Dystrophia adiposogenitalis mit Polycythämie gefunden.

Als Ausdruck des zentralen Krankheitsprozesses und nicht als Folge einer Schilddrüsenunterfunktion sind wiederholt Störungen der Regulation der *Körpertemperatur* beschrieben worden. Es kommen sowohl Untertemperaturen als auch Übertemperaturen vor.

Die *Haut* ist eigenartig glatt, zart, weich und blaß. Nur in den Fällen, in denen eine Schilddrüsenhypofunktion mit hinzutritt, findet sich ein Verhalten wie bei Myxödem. Die Beschaffenheit der Haut zusammen mit der Anordnung des Fettpolsters bewirken das charakteristische, etwas feminine Aussehen der Kranken. Der Haarwuchs ist spärlich. Die Sekundärbehaarung fehlt völlig oder ist nur sehr kümmerlich beschaffen. Bei Frauen ist dieses Symptom weniger ausgeprägt als bei Männern. Alopecia areata ist von RAAB beobachtet worden. Die Dentition tritt verzögert auf. RAAB beschreibt trophische Störungen an den Nägeln. GRÜTZ fand eine Kombination mit Ekzem, Gesichtsödem und Conjunctivitis. Für den Kausalzusammenhang spricht die Tatsache einer Besserung dieser Hautstörungen durch Therapie mit Hypophysenvorderlappen-Präparaten.

Zu diesen in den einzelnen Fällen mehr oder weniger ausgeprägten Symptomen können je nach der Natur des Grundleidens die Symptome des Hypophysentumors hinzutreten (Sellaaufnahme, Gesichtsfeld s. S. 55ff.).

In *psychischer Hinsicht* machen die Kranken meist einen etwas stumpfen und gleichgültigen Eindruck, verbunden mit einer heiteren Grundstimmung, die oft mit den subjektiven Beschwerden wie der Schwere des Zustandes kontrastiert. Gelegentlich sind jedoch auch echte Psychosen, z. B. vom KORSAKOWschen Typ (FALTA) oder Melancholien beobachtet worden. Die Intelligenz leidet in den Fällen, in denen die cerebralen Prozesse überwiegen. DÖRRIES beschrieb eine eigenartige Störung mit reaktiven Verstimmungszuständen und puerilem Wesen, die Anlaß zu einer Verwechslung mit Schizophrenie gegeben und bereits einen Sterilisierungsbeschluß veranlaßt hatte.

Kombinationen mit Nervenkrankheiten sind sehr selten, soweit nicht der zugrunde liegende Tumor Störungen der Hirnnerven hervorruft. Eine herabgesetzte Empfindlichkeit des vegetativen Nervensystems, die sich unter anderem in einer Anhidrosis äußert, ist sehr regelmäßig vorhanden.

Die subjektiven Beschwerden sind meist sehr gering und richten sich nach den unmittelbaren Erscheinungen des die Erkrankung verursachenden Tumors.

c) Pathologische Anatomie und Ätiologie. Pathologisch-anatomisch können die verschiedensten Krankheitsprozesse, die sich entweder nur in der Hypophyse oder an der Schädelbasis unter Beteiligung von Hypophyse und Zwischenhirn oder nur im Zwischenhirn lokalisieren, der Erkrankung zugrunde liegen. Unter den pathologisch-anatomischen Befunden stehen Tumoren an erster Stelle. Die Tumoren können von der Hypophyse selbst ausgehen (Hauptzellenadenome) oder von ihrer Nachbarschaft und erst sekundär die Hypophyse schädigen. Des weiteren sind als Ursache beschrieben: Cysten, Schußverletzungen, Schädelbasisfrakturen, basale Meningitis, Lues, Encephalitis, letztere evtl. als Folge von Infektionskrankheiten (Scharlach, Keuchhusten, Gelenkrheumatismus, Meningitis epidemica, Typhus, Angina, Hydrocephalus internus). Da dicht hinter dem Dorsum wichtige Zentren für die Trophik liegen und der Hypophysenstiel bogenförmig über das Dorsum hinwegzieht, hält RAAB es für möglich, daß ein plumpes, steil gestelltes Dorsum sellae eine Dystrophia adiposogenitalis auslösen kann. Es gibt auch Fälle, in denen eine anatomische Grundlage vermißt wird. Sie verlaufen klinisch gutartig und sind meist reversibel (LICHTWITZ).

Lange Zeit war es eine Streitfrage, wieweit das Krankheitsbild rein zentraler, wieweit endokriner Genese ist. Eine Trennung in nervös und endokrin bedingte Formen läßt sich nicht durchführen. Schon ERDHEIM hat daher eine cerebral-endokrine Genese angenommen. Die 1920 ausgesprochene Ansicht BERBLINGERs, daß Hypophyse und Zwischenhirn funktionell zusammengehören, fußte wesentlich auf den Erfahrungen bei Dystrophia adiposogenitalis.

Nach unserer heutigen Auffassung sind die genitale Dystrophie und die Wachstumsstörung überwiegend hormonal, die Störung des Fettstoffwechsels überwiegend zentral bedingt.

d) Verlauf und Prognose. Die Symptome können in ihrer Intensität wechseln, spontane Rückbildung ist möglich. Es gibt Formen, in denen die Fettsucht, und andere, in denen die genitale Dystrophie ausbleibt. Neben Fällen, die relativ rasch infolge eines malignen Tumors zum Tode führen, kennen wir solche, die sich über Jahre hin erstrecken, und andere, die nur eine Fettverteilung nach dem FRÖHLICHschen Typ aufweisen, im übrigen aber zu den Gesunden zählen. Die Prognose ist abhängig von dem zugrunde liegenden Krankheitsprozeß wie von dem Erfolg der Therapie. MARX unterscheidet eine bösartige und gutartige Form, erstere ist sehr viel seltener als letztere. Bei der bösartigen Form sind die Symptome sehr ausgeprägt vorhanden, sie ist therapieresistent. Erwachsene gehören fast immer zu diesem Typ. Die gutartige Form ist mehr eine vorübergehende, konstitutionell bedingte Anomalie in den Entwicklungsjahren. Sie neigt spontan zur Rückbildung. Knaben sind häufiger betroffen als Mädchen. Die Fälle sprechen gut auf die Therapie an.

e) Diagnose und Differentialdiagnose. Die Diagnose ist in den Fällen, in denen die Kardinalsymptome der Krankheit: Fettsucht in typischer Anordnung, genitale Hypoplasie und Hypophysenstörungen vorhanden sind, nicht schwer, doch wird die Diagnose schwieriger, wenn eines dieser Symptome fehlt. Differentialdiagnostisch ist in erster Linie eine Abgrenzung gegen den Eunuchoidismus erforderlich. Auf die Bedeutung der Beschaffenheit der Knochenkerne zur differentialdiagnostischen Abgrenzung wurde schon oben hingewiesen. Der Eunuchoidismus bedingt keine Wachstumshemmung, sondern einen Hochwuchs. BAUER macht auf eine Verwechslung mit fetten, aber sonst ganz normalen Kindern aufmerksam, bei denen die Fettverteilung der bei Dystrophia adiposogenitalis entspricht. DZIERZYNSKI hat auf denselben Sachverhalt hingewiesen und einige Fälle beschrieben, die sich innerhalb von 1—2 Jahren ohne jede Therapie besserten. Eine Untersuchung der Familien zeigte, daß die Kinder von fettleibigen Müttern stammten, die einen abnormalen Verlauf ihrer Blutzuckerkurve nach Belastung aufwiesen. Die scheinbare Dystrophia adiposogenitalis war also nur Ausdruck einer besonderen Konstitution. Gegenüber anderen Formen der Fettsucht — cerebrale, myxödematöse — ist immer die Kombination der Dystrophia adiposogenitalis mit genitaler Dystrophie ausschlaggebend. Eine Abgrenzung gegenüber dem Morbus Cushing dürfte im allgemeinen auch leicht sein, da sich die Fettsucht bei dieser Krankheit auf den Stamm beschränkt und Hüften wie Oberschenkel völlig frei läßt. Auch die übrigen Symptome des Morbus Cushing, wie die Striae, die Plethora, der Hochdruck und die Osteoporose, führen kaum zu Verwechslungen. Vor Kenntnis dieses Krankheitsbildes ist mancher Fall von Morbus Cushing als Dystrophia adiposogenitalis aufgefaßt worden. Die Diagnose ist in den Fällen, in denen eines der Kardinalsymptome fehlt, sehr schwierig, falls nicht Veränderungen an der Sella den richtigen Weg weisen. Es müssen dann die übrigen Symptome, die für eine hypophysäre Erkrankung sprechen, zur Diagnose mit herangezogen werden. Insbesondere eine Polyurie oder ein Diabetes insipidus sind untrügliche Zeichen eines mesencephal-hypophysären Krankheitsprozesses.

f) Therapie. Liegt der Erkrankung ein Tumor zugrunde, so müssen Röntgenbestrahlung oder Operation in Erwägung gezogen werden. Die spezifische Hormontherapie kann zu recht schönen Erfolgen führen (Näheres s. S. 117). Sie kann durch eine Behandlung mit Sexualhormonen oder, wenn ein erniedrigter Grundumsatz vorliegt, durch Schilddrüsenmedikation wirksam unterstützt werden. Eine Verminderung der Adipositas ist durch rein diätetische Maßnahmen nicht bzw. nur sehr selten zu erreichen. Das Schwergewicht der Therapie liegt auf der Hormonbehandlung. Es soll aber nicht verschwiegen werden, daß gerade die Dystrophia adiposogenitalis diejenige hypophysäre Erkrankung ist, die am schwersten therapeutisch beeinflußt werden kann.

IX. Die LAURENCE-MOON-BIEDLsche Krankheit.

Von der Dystrophia adiposogenitalis hat Biedl 1922 eine besondere „cerebrale" Form abgegrenzt, die sich durch ein familiäres Vorkommen, geistige Defekte, Retinitis pigmentosa und Entwicklungsstörungen (Atresia ani, Polydaktylie) von der „genitalen" Form unterscheidet. Dieses Syndrom wurde bereits 1866 von Laurence und Moon beschrieben.

Die Erkrankung ist nicht sehr häufig. Sie ist bei der weißen Rasse in allen Ländern, aber nicht bei Mongolen und Negern beobachtet worden. Nach Cockayne und Mitarbeitern sind bis jetzt 107 Fälle in 43 Familien bekannt. Das Verhältnis von gesunden zu kranken Kindern beträgt 75 : 107 (1 : 1,42). Werden die früh verstorbenen und wahrscheinlich auch erkrankten Kinder hinzugezählt, so wird das Verhältnis 85 : 146 (1 : 1,7). Das Verhältnis spricht für einen recessiven Erbgang. Nur die mit der Erkrankung verbundene Polydaktylie wird dominant vererbt (J. Bauer). Unter 23 darauf untersuchten Familien waren 9 Vetternehen (6 ersten und 3 zweiten Grades). Die Eltern selbst und ihre Vorfahren waren in allen Familien gesund. Lues ist nie gefunden worden. Die Krankheitszeichen sind schon bei der Geburt vorhanden, werden aber häufig erst im Laufe der Entwicklung so deutlich, daß sie erkannt werden. Menzel hat einen 82gliedrigen Stammbaum von 2 an der Krankheit leidenden Geschwistern durchuntersucht. Er kommt zu dem Ergebnis, daß ein Erbgang des Vollsyndroms nicht besteht, es finden sich aber sehr zahlreich in der Familie verstreut die Rudimente des Vollsyndroms. So wiesen z. B. der Vater *Polydaktylie* und *Retinitis pigmentosa*, die Mutter eine Adipositas auf.

Augenstörungen, die sich in schlechtem Sehvermögen und Nachtblindheit äußern, sind in allen Fällen vorhanden. Es besteht eine Retinitis pigmentosa mit „knochenkernähnlichen" Pigmentablagerungen in der Netzhautperipherie entlang den Gefäßen. Außerdem sind auch Maculae und Opticusatrophien beobachtet. In ihrem Aussehen gleichen die Kranken völlig dem Fröhlichschen Typ (s. Abb. 35). In geistiger Hinsicht sind die Kinder häufig aber nicht immer unterentwickelt. Sie lernen sehr spät sprechen, genügen nicht den Schulanforderungen, sind langsam und träge. Auch hohe Grade von Imbezillität und

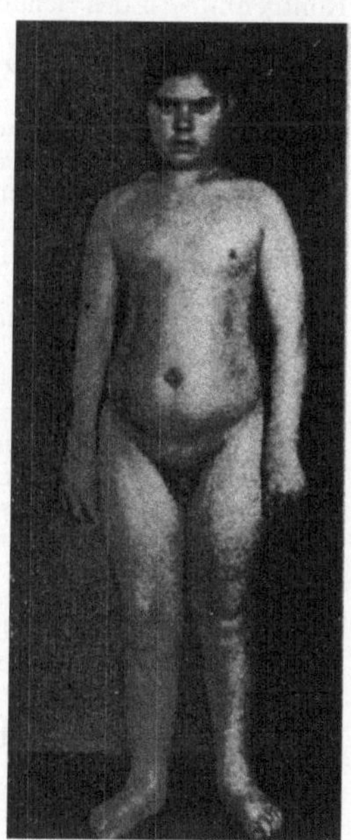

Abb. 35. 18jähriger Junge mit LAURENCE-MOON-BIEDLscher Krankheit.

Idiotie kommen vor. Selten werden Bildungsdefekte wie eine Atresia ani oder eine Polydaktylie vermißt. Die Polydaktylie ist meist unsymmetrisch und immer postaxial. Genitale
Hypoplasie ist fast immer vorhanden.

Pathologisch-anatomische Befunde liegen nur von einem Fall vor, und auch bei diesem
wurde nur das Gehirn seziert. Es fanden sich hyaline Nekrosen im Hypophysenstiel, deren
Bedeutung unklar ist. Das Zwischenhirn war ohne Befund (VAN BOGAERT). In Analogie zu
der Dystrophia adiposogenitalis wird man die hypophysär mesencephale Genese anerkennen
müssen und BIEDL sicher darin zustimmen, daß die cerebrale Auslösung des Syndroms wahrscheinlicher ist als eine rein hypophysäre, da Veränderungen der Sella, die auf einen Hypophysentumor schließen ließen, immer vermißt wurden. MENZEL hat sich an Hand der oben
bereits erwähnten, sehr eingehenden Untersuchung einer einschlägigen Beobachtung auch
mit der Frage der seltsamen Verknüpfung von Netzhautstörungen, Hypophysenzwischen-
hirnstörungen und Skeletveränderungen beschäftigt. Er macht aufmerksam auf die Befunde
von BONNEVIE durch Röntgenstrahlen geschädigten Mäusen. Bei diesen Tieren kommt es
als Folge von Liquoraustritt und Wanderung von Liquorblasen zu Schädigungen des Auges
und zu Mißbildungen der vorderen Extremitäten. MENZEL hält es für wahrscheinlich, daß
dem LAURENCE-MOON-BIEDL-Syndrom ein ähnlicher Vorgang zugrunde liegt. Man muß
MENZEL darin zustimmen, daß es mit Hilfe dieser Annahme möglich ist, die eigenartige
Kombination von Störungen befriedigend zu erklären. Eine endokrine Genese des Krankheitsbildes erscheint jedenfalls sehr unwahrscheinlich.

X. MORGAGNIs Syndrom.

Unter MORGAGNIs Syndrom versteht man ein Krankheitsbild bei älteren Frauen, das mit
Hyperostosis frontalis interna, Virilismus und Fettsucht einhergeht. 1719 wurde der erste
derartige Fall von MORGAGNI beschrieben. Der Symptomenkomplex hat in erster Linie die
pathologischen Anatomen interessiert, da das führende Symptom, die Hyperostosis frontalis
interna, meist nur als Nebenbefund bei Sektionen erhoben wird. Doch hat das Krankheitsbild in letzter Zeit auch von klinischer Seite Beachtung und Bearbeitung erfahren (MOORE,
BARTELHEIMER). Von pathologisch-anatomischer Seite hat HENSCHEN ihm eine ausführliche monographische Darstellung gewidmet. HENSCHEN spricht daher auch nicht von einer
Krankheit, sondern bezeichnet das Syndrom als „eine deutliche anomale, jedoch nicht sehr
stark pathologisch betonte Variante des endokrinen Status der Frau nach dem Klimakterium".

Man kann im Zweifel sein, ob es berechtigt ist, von einem Krankheitsbild zu sprechen,
da klinische Erscheinungen häufig fehlen. Nach MOORE, der Serienuntersuchungen von
Röntgenbildern des Schädels durchführte, soll die Hyperostose doch Erscheinungen machen.
Man findet den Symptomenkomplex fast ausschließlich bei Frauen jenseits des 50. Lebensjahres. Als Krankheitszeichen führt MOORE an: Klagen über Kopfschmerzen, allgemeine
Hinfälligkeit, Fettsucht, Neigung zu depressiven Verstimmungen evtl. bis zur Entwicklung
einer Demenz, Gleichgewichtsstörungen und einen vermehrten Haarwuchs an Ober- und
Unterlippe. Es muß aber noch als höchst zweifelhaft gelten, ob die genannten Symptome,
insbesondere die geistigen Störungen, tatsächlich von der Hyperostose verursacht werden.

Es gibt einige Punkte, die dafür angeführt werden können, daß die Hypophyse in der
Genese des Krankheitsbildes beteiligt ist. Die mit dem Syndrom behafteten Frauen weisen
nicht selten akromegale Züge auf, wie ja überhaupt bei Akromegalie eine Neigung zu Hyper-
ostosen besteht. BARTELHEIMER beschrieb eine Beobachtung mit Cushing-Syndrom und
insulinresistentem Diabetes, ein Verhalten, das für den hypophysären Diabetes charakteristisch ist. Man hat auch auf die Osteophytenbildung in der Schwangerschaft als auf einen
der Hyperostose ähnlichen Prozeß hingewiesen. HENSCHEN hat nun in einer Reihe von Fällen
die Hypophysen histologisch untersucht und findet eine Vermehrung der eosinophilen und
basophilen Zellen und eine Verminderung der Hauptzellen. Er betont aber, daß aus diesem
Befund erst dann Schlüsse gezogen werden können, wenn exakte Auszählungen vorliegen.
In einer sehr sorgfältig von SCHNEEBERG und WOLLHANDLER durchgeführten Analyse von
647 Fällen der Literatur, denen 25 eigene hinzugefügt wurden, kommen die Autoren zu dem
Schluß, daß keine klinische Einheit vorliegt. Die Hyperostosis ist bei älteren Frauen nicht
selten. Eine sichere Verbindung mit endokrinen Störungen konnte auf Grund des von den
Autoren nach statistischen Gesichtspunkten verarbeiteten Materials nicht bewiesen werden.

XI. Die Hypophysenvorderlappeninsuffizienz
(SIMMONDSsche Krankheit).

Die Bezeichnung Hypophysenvorderlappeninsuffizienz ist in Anlehnung an andere
Autoren als Oberbegriff gewählt worden für eine Reihe von Krankheiten, die bis heute
noch vielfach unter verschiedenen Namen geführt werden, so SIMMONDSsche Kachexie,
hypophysäre Magersucht, postpuerale Magersucht usw. Trotz gewisser, zweifellos vorhan-

dener Differenzen in dem klinischen Bild ist eine gemeinsame Besprechung gerechtfertigt, da allen diesen Erkrankungen eine Insuffizienz des Hypophysenvorderlappens zugrunde liegt.

a) Vorkommen. Die Krankheit ist in ihrer schweren Form nicht sehr häufig, in leichterer jedoch keineswegs selten. Sie ist bei Frauen häufiger als bei Männern. KYLIN berichtet in einer 1936 erschienenen monographischen Zusammenstellung über insgesamt 149 Fälle, von denen 104 Frauen und 40 Männer betrafen. In 5 Fällen war das Geschlecht nicht angegeben. Über Erbfaktoren ist wenig bekannt. Doch ist wiederholt über andere endokrine Störungen in der Verwandtschaft der Erkrankten berichtet worden. Für einen konstitutionellen Faktor spricht die Beobachtung von CAMMERER und SCHLEICHER, die die Krankheit bei einem Zwillingspaar fanden. Die Erkrankung kann in jedem Alter beginnen. Im Kindesalter ist sie relativ selten, häufiger dagegen im Postpubertätsalter, besonders bei jungen Mädchen mit verzögerter Genitalentwicklung. Es ist möglich, daß das Fehlen des Reizes, den die Sexualhormone normalerweise auf die Hypophyse ausüben, als auslösende Ursache wirkt (v. BERGMANN). Die Entwicklung der Krankheit im Anschluß an schwere Entbindungen ist wiederholt beschrieben worden (REYE, CURSCHMANN u. a.).

b) Symptomatologie. Das markanteste Symptom der SIMMONDSschen Krankheit ist eine starke *Abmagerung*, die alle Fettdepots des Körpers in gleichem Maße betrifft und schwere Grade erreichen kann. Nur bei Männern soll nach FALTA gelegentlich eine eunuchoide Verteilung des Fettes vorkommen. Durch das völlige Fehlen des Panniculus adiposus wird die Haut dünn und trocken. Auch das Fettgewebe der inneren Organe ist von dem Schwund betroffen. Die Gewichtsabnahme vollzieht sich meist rasch innerhalb einiger Monate, sie kann, wie aus Literaturangaben hervorgeht, 30—50 kg betragen. Mit dem starken Gewichtsverlust gehen ein vollständiger Mangel an Appetit (Anorexie) und eine entsprechende Verminderung der Nahrungsaufnahme Hand in Hand. Der Widerwille gegenüber jeglicher Nahrung ist das führende Symptom der Anorexia nervosa und nicht so sehr der SIMMONDSschen Kachexie.In den abortiven Formen kann die Abmagerung fehlen, und es kann, wie REYE beobachtete, ein Stadium der Fettsucht vorangehen. Auf das Fehlen der Abmagerung hat in der letzten Zeit besonders SHEEHAN hingewiesen. Nach dem Material dieses Autors ist die Magerkeit bei der „postpartum-Nekrose" der Hypophyse und der dadurch ausgelösten Erkrankung sogar ein seltenes Symptom. Mit dieser Feststellung findet sich SHEEHAN allerdings im Gegensatz zu allen übrigen Autoren, die die Magerkeit als das führende Symptom bezeichnen (siehe z. B. die Zusammenstellung von MOGENSEN).

Der *Nüchternblutzucker* ist normal bis erniedrigt. Die Toleranz gegenüber Kohlenhydraten und die Empfindlichkeit gegenüber Adrenalin und Insulin sind erhöht. Nach Belastung findet ein verminderter Anstieg des Blutzuckers mit verlängerter hypoglykämischer Phase statt. Spontane Hypoglykämien sind häufig und vielfach die Ursache für Krampf- und epileptiforme Anfälle (WILDER, KYLIN). BETTONI und ORLANDI berichten über die an sich seltene Kombination der SIMMONDSschen Krankheit mit einem echten Diabetes mellitus, bei der auch die Neigung zu hypoglykämischen Zuständen sehr ausgeprägt war.

Bei Entwicklung der Krankheit im Kindesalter ist mit ihr stets eine *Wachstumsstörung* verbunden. Im späteren Alter zeigen die Kranken häufig einen kleinen atrophischen Unterkiefer mit spitzer Nase. Autoptisch findet sich fast immer eine *Splanchnomikrie*, die nicht nur die Folge der Unterernährung ist (BERBLINGER).

Genitalstörungen sind in ausgesprochenen Fällen immer vorhanden. Die Menses sistieren, nachdem vorher eine Periode geringerer und zeitlich unrichtiger

Blutungen voraufgegangen ist. Die Libido läßt nach, ebenso das Sexualempfinden. Beim Manne sind Potenzstörungen und mangelnde Libido, bei Frauen Frigidität immer vorhanden. Die Sexualorgane zeigen eine Verkleinerung. Die Sekundärbehaarung schwindet. Nach REYE werden manche postpueralen Formen häufig durch einen Hyperfunktionszustand der Hypophyse, der sich in häufigen Genitalblutungen äußert, eingeleitet.

Eine Insuffizienz der *Nebennierenrinde* prägt wesentliche klinische Züge, so daß die differentialdiagnostische Abgrenzung gegenüber der ADDISONschen Krankheit mitunter auf Schwierigkeiten stößt. So dürfen die Hinfälligkeit und Mattigkeit, die Hypotonie, die Hautpigmentationen, die bei den SIMMONDS-Kranken mehr zu einem gelbbraunen, etwas fleckigen Kolorit führen, und die schweren kachektischen, mitunter direkt komatösen Zustände, die die Szene beschließen, mit einer Nebennierenrindenhypofunktion in Zusammenhang stehen. Der *Blutdruck* kann bei der SIMMONDS-Krankheit normal sein, sinkt jedoch häufig bis auf Werte von 70—80 mm Hg. Die Pulsfrequenz ist verlangsamt. SCHELLONG hat nach körperlichen Anstrengungen ein starkes Abfallen des Blutdruckes festgestellt. Dieser Blutdruckabfall kann schon bei geringen Anforderungen, wie Aufsitzen oder Aufstellen, deutlich werden. Er ist vielleicht mit eine Ursache für die Ohnmachts- und Schwindelanfälle, an denen die Kranken leiden. RATTNER findet bei Nebennierenrindeninsuffizienz die gleichen Verhältnisse. Das *Herz* ist röntgenologisch und autoptisch klein. MOEHLIG berichtet über ein verlängertes R—T-Intervall im Elektrokardiogramm.

Der *Grundumsatz* ist stets erniedrigt, die spezifisch-dynamische Wirkung häufig aber nicht regelmäßig vermindert. MARX weist darauf hin, daß Grundumsatzwerte niedriger liegen können als bei einem Myxödem. Er selbst beobachtete einen Fall mit einer Erniedrigung bis zu —50%. Die Kombination von starker Abmagerung mit herabgesetztem Grundumsatz ist sehr auffallend. Es liegt ein Minimalstoffwechsel vor, wie wir ihn bei schweren Kachexien anderer Ursache auch kennen. Auch die meist erniedrigte *Körpertemperatur* weist auf .die verminderte Verbrennungsintensität hin. Die Ursache dieser Erscheinung beruht auf einem Mangel an thyreotropem Hormon. Durch Injektion dieses Hormons ist man bei SIMMONDS-Kranken in der Lage, den Grundumsatz zu heben und die spezifisch-dynamische Wirkung zu normalisieren.

Die *Harn*mengen der Kranken sind auffallend klein, das Flüssigkeitsbedürfnis ist herabgesetzt. Eine verzögerte und unvollkommene Wasserausscheidung im Wasserversuch ist besonders häufig. Die Konzentration des Harnes verhält sich verschieden, es sind sowohl sehr hohe als auch niedrige spezifische Gewichte gemessen worden (CURSCHMANN). v. BERGMANN berichtet in einem Falle über eine herabgesetzte Diurese bei starkem Durst, die jedoch von starken wäßrigen Stuhlentleerungen begleitet waren. Auch die Hautwasserabgabe ist entsprechend dem herabgesetzten Grundumsatz vermindert.

Der *Magen- und Darmtractus* weist eine verminderte Peristaltik auf. Der Magen ist atonisch. Im Magensaft findet sich eine Achylie. Es besteht fast immer eine Obstipation. Auf abdominelle Beschwerden in Form von Leibschmerzen und schwersten Koliken, verbunden mit Erbrechen, hat insbesondere v. BERGMANN hingewiesen. Es kann das Bild einer Gallenkolik völlig vorgetäuscht werden. Die Kenntnis dieser abdominellen Symptome ist wichtig, da sie häufig zu Fehldiagnosen und zur Laparotomie geführt haben.

Das *Blutbild* zeigt eine sekundäre Anämie, die hohe Grade annehmen kann (LUCACER, 1,6 Mill. Erythrocyten). Im Ausstrich finden sich eine Eosinophilie und eine Lymphocytose. Die Senkungsgeschwindigkeit nimmt ab.

Sehr charakteristisch und diagnostisch von großer Bedeutung sind die Änderungen an *Haut, Haaren, Zähnen und Nägeln.* Die Haut wird dünn und atrophisch, ist im Beginn häufig etwas gedunsen, später mehr trocken und runzelig. Die Hautfarbe ist blaß und weist gelbbräunliche Pigmentationen von fleckiger Anordnung, insbesondere im Gesicht, auf. Die Extremitäten sind kühl und leicht cyanotisch. Die Zähne werden in verstärktem Maße cariös und fallen mitunter vollständig aus. Man hat dies auf den Schwund des Processus alveolaris zurückgeführt. Die Nägel werden brüchig und rissig. Die Haare gehen in Büscheln aus. Auch bei Frauen ist eine Glatzenbildung nicht selten. Die Sekundärbehaarung fehlt völlig. Die Kranken sehen um viele Jahre älter aus als ihrem Alter entspricht.

Die *subjektiven Empfindungen* bestehen in erster Linie in der allgemeinen Mattigkeit und Müdigkeit. Zuweilen ist der Schlaf gestört, zuweilen besteht erhöhtes Schlafbedürfnis bis zur Schlafsucht (PRIBRAM). Die Abmagerung fällt mehr der Umgebung auf, als daß sie die Kranken selbst beunruhigt. Es besteht ein direkter Widerwille gegen jede Nahrungsaufnahme, insbesondere gegen Fett. Eine erzwungene Ernährung führt häufig zu Erbrechen. An Schmerzzuständen sind die abdominellen Beschwerden bereits erwähnt. Klagen über Kopfschmerzen sind sehr häufig, auch wenn kein Tumor die Ursache des Zustandes ist.

Sehr wichtig sind die *psychischen Änderungen.* Die Kranken sind stumpf und träge oder auch hypersensibel. Selbstmord und gelegentlich depressive Psychosen, die sogar eine Anstaltsbehandlung erforderlich machen, kommen vor. Nach v. WEIZSÄCKER ist auf Grund von Traumanalysen das Idealbild der „Askese" vorherrschend. Im Vordergrund steht jedoch auch in psychischer Hinsicht eine allgemeine Atonie, ein Darniederliegen der gesamten Vitalität. Die Kranken sind unlustig zu jeglicher Betätigung. Sie geben nur schwer und langsam Auskunft. Die Sprache ist monoton. Es sind auch Sprach- und Schriftstörungen beobachtet. Häufig vollziehen sich völlige Charakterumwandlungen mit Hervortreten kindlicher und hysterischer Züge. Letztere können das Bild derart beherrschen, daß auch der Arzt eine reine Hysterie diagnostiziert. Nicht selten wurden die Kranken aus diesem Grunde einer langdauernden psychotherapeutischen Behandlung unterzogen (BICKEL). Auch Anfälle hysterischer und epileptischer Natur kommen vor. Sie können durch eine Hypoglykämie ausgelöst werden (WILDER und KYLIN), sind jedoch von echten epileptischen Anfällen kaum zu unterscheiden und können sogar tödlich enden. (BRATTON) Die Ursache der nicht hypoglykämischen Anfälle bleibt häufig ungeklärt, zumal dann, wenn, wie in dem Fall von BRATTON, kein Tumor, sondern nur eine einfache Fibrose der Hypophyse vorliegt.

Wie bei allen hypophysären Erkrankungen, wird man auch bei diesen Kranken immer eine *Röntgenaufnahme der Sella* vornehmen müssen, da nicht selten ein Tumor das Krankheitsbild auslöst. Unter diesen Bedingungen kommen auch Opticusstörungen vor. Im allgemeinen ist die Sella intakt. BOINE und HOET haben Knochenbrücken zwischen den Proc. clin. und Verkalkungen, aus denen sie auf Cystenbildung schlossen, gefunden. Derartige Beobachtungen sind wichtige Hinweise, man wird ihnen aber keine allzu große diagnostische Bedeutung zusprechen (s. S. 56).

c) Pathologische Anatomie und Ätiologie. Die Zerstörung der Hypophyse kann die Folge sein von Blutungen, Infarkten, Thrombosen, spezifischen und unspezifischen Entzündungsprozessen, Tumoren und Metastasen. Als Ursache der Blutungen spielen Traumen eine recht große Rolle. Sie können der Krankheitsentwicklung lange voraufgehen. Besonders interessant ist in dieser Hinsicht ein Fall von BERBLINGER, in dem 1911 eine Depressionsfraktur des linken Scheitelbeines aufgetreten war und seit 1927 Zeichen einer SIMMONDSschen Kachexie bestanden als Folge einer Blutung und reaktiver Entzündungsvorgänge in der Hypophyse. Diese bezieht BERBLINGER auf das 1911 erfolgte Trauma. Embolien sind von SIMMONDS zuerst als Ursache erkannt und später immer wieder gefunden worden, obwohl die Herkunft häufig nicht mit Sicherheit festgestellt werden kann. REYE betont demgegenüber die größere Häufigkeit thrombotischer Prozesse, insbesondere im Anschluß an Graviditäten. Die besondere Beanspruchung der Hypophyse in der Gravidität kann auch eine Involution der Hypophyse ohne anatomisches Substrat zur Folge haben. Tumoren führen zur SIMMONDS-Krankheit, wenn sie einen Druck auf die Hypophyse ausüben. Wie die Beobachtung von WEINSTEIN lehrt, kann unter diesen Bedingungen schon eine partielle Zerstörung der Hypophyse zur Krankheitsauslösung genügen. Die Atrophie des Vorderlappens als Folge von embolischen oder thrombotischen Prozessen ist die häufigste Ursache. Sie wurde von ÊTIENNE und ROBERT unter 40 Fällen 25mal gefunden.

In allen diesen Fällen hat der zugrunde liegende Krankheitsprozeß eine mehr oder weniger vollständige Zerstörung des Hypophysenvorderlappens zur Folge. Man hat aber auch Fälle beobachtet, in denen bei völlig entwickeltem Krankheitsbild der Hypophysenvorderlappen intakt war.

Die Krankheit stellt einen Unterfunktionszustand des Hypophysenvorderlappens dar. Die Gesamtgruppe der Vorderlappenhormone wird vermindert produziert. Ob der Hypofunktionszusstand, wie es insbesondere REYE betont, ganz auf den Vorderlappen beschränkt ist, scheint etwas fraglich, da die Störungen der Motilität des Magen- und Darmtraktes und die Oligurie auch an solche des Hinterlappens denken lassen. Eine Unterfunktion des gesamten endokrinen Systems ist die Folge. Es ergibt sich eine pluriglanduläre Insuffizienz. Die Ursache der Kachexie ist umstritten. Im Tierversuch wird sie auch nach völliger Entfernung des Hypophysenvorderlappens meist vermißt. Bei ungenügender Technik und Verletzung des Zwischenhirns hingegen wurde sie in den ersten Versuchen einer Hypophysenentfernung beobachtet. Diese Beobachtung sowie die Tatsache, daß sich häufig bei rein cerebralen Prozessen ähnliche kachektische Zustände entwickeln können (CUSHING und HOET), deutet darauf hin, daß für die Entwicklung der Kachexie eine Störung des Zwischenhirns verantwortlich gemacht werden muß.

Trotz dieser eindeutigen pathologisch-anatomischen Befunde über eine Zerstörung des Hypophysenvorderlappens bleibt noch mancherlei in dem Krankheitsbild ungeklärt. Das ist vor allem die Tatsache, daß wir nach operativer Entfernung der Hypophyse, wie sie häufig zur Behandlung der Akromegalie notwendig wird, nur sehr selten einen Zustand der SIMMONDSschen Kachexie sehen. Solche Patienten bieten zwar durchaus das Bild einer pluriglandulären Störung, insbesondere mit einem Ausfall der Genitalfunktion, doch sehen wir in keiner Hinsicht eine Kachexie. Mit diesen Beobachtungen steht in Übereinstimmung, daß wir gelegentlich Zerstörungen des Hypophysenvorderlappens durch Tumoren sehen und ebenfalls die Entwicklung des kachektischen Zustandsbildes vermissen.

Die Gründe für dieses eigenartige Verhalten sind noch durchaus dunkel und es bleibt auch auffallend, daß bisher noch wenige Autoren auf diese merkwürdige Diskrepanz hingewiesen haben.

d) Formen. Eingangs wurde bereits erwähnt, daß wir heute den Begriff der Hypophysenvorderlappeninsuffizienz sehr viel weiter fassen und in den letzten Jahren gelernt haben, daß eine ganze Reihe von Zuständen, wie sie z. B. als Magersucht oder als „forme fruste" der SIMMONDSschen Krankheit beschrieben

wurde, mit in die große Krankheitsgruppe der Vorderlappeninsuffizienz ein-
gereiht werden müssen. Die anatomischen Unterlagen dieser Fälle sind meist
sehr dürftig, doch wird man heute auf Grund der Erfahrungen mit anderen
larvierten Formen endokriner Störungen nicht daran zweifeln, daß es Dys-
funktionen endokriner Drüsen gibt, für die ein mit unseren heutigen Methoden
nachweisbares anatomisches Substrat nicht vorhanden ist. Das führende Symptom, daß allen Fällen von Vorderlappeninsuffizienz gemeinsam ist, sind der
völlige Mangel an Appetit und die Abmagerung, zwei Vorgänge, die Hand in
Hand gehen. Man hat davon gesprochen, daß die destruktiven Tendenzen im
Organismus bei diesen Kranken die Oberhand gewinnen (WEIZSÄCKER u. a.)
Bei den engen Beziehungen der Vitalität zu psychischen Vorgängen ist die
weitere Frage aufgetaucht, welches der primäre Vorgang in diesen Fällen ist, der
Zusammenbruch der Vitalität, vielleicht als Folge einer psychischen Konflikt-
situation, oder die Vorderlappeninsuffizienz. Im einzelnen Fall wird sich das
häufig nicht entscheiden lassen. Es fragt sich nur, ob nicht auch schwere psychische Konflikte eine Vorderlappeninsuffizienz zur Folge haben können. Ich
glaube mit v. BERGMANN, SCHUR und MEDVEI u. a., daß wir diese Frage durchaus bejahen dürfen. Ebenso wie heute niemand an der Auslösung eines Basedows
durch psychische Traumen zweifelt oder wie wir den Einfluß psychischer Erleb-
nisse auf die Ovarialtätigkeit zur Genüge kennen, dürfte auch eine Beeinflussung der Tätigkeit des Hypophysenvorderlappens auf dem Wege über
das Großhirn und das vorgeschaltete Zwischenhirn möglich sein.

Wir können also verschiedene Formen von Vorderlappeninsuffizienz unterscheiden. 1. Solche, denen eine anatomisch nachweisbare Destruktion des Vorderlappens zugrunde liegt, und zwar entweder als Erkrankung der Hypophyse
selbst oder als Folge von Zerstörung der Hypophyse durch Tumoren der Nachbarschaft und 2. solche Formen, bei denen die Insuffizienz durch Rückwirkungen
von seiten des endokrinen Systems, z. B. durch ovarielle Erkrankungen oder
durch neurotische Prozesse, ausgelöst wird (SCHUR und MEDVEI).

Einige dieser Verlaufsformen verdienen wegen ihrer klinischen Besonderheiten einer ausführlicheren Erwähnung.

Die post-partum-Nekrose. Diese Form der Erkrankung lag der ersten Beschreibung des Krankheitsbildes durch SIMMONDS zugrunde. Sie ist von REYE
besonders erwähnt worden und hat jetzt eine ausführliche Bearbeitung durch
SHEEHAN erfahren. Sie entwickelt sich im Anschluß an schwere Geburten mit
starkem Blutverlust und Kollaps. Dabei besteht zwischen der Schwere des
Kollapses und der Häufigkeit der nekrotischen Veränderungen in der Hypophyse
eine direkte Beziehung. Unter 46 Frauen, die 14—30 Stunden nach der Entbindung verstarben, fand SHEEHAN 13mal eine ischämische Nekrose der Hypophyse. In den Fällen, die überlebten, ist das erste Symptom das Ausbleiben der
Lactation. Der Uterus zeigt eine auffallend rasche Rückbildung bis zur Atrophie,
die sich auch auf die äußeren Genitalien erstrecken kann. Die Menstruation
kehrt nicht zurück, die Libido verschwindet und die Genital- wie Axillarbehaa-
rung fällt aus. Die Kranken fühlen sich hinfällig und schwach und sind besonders
empfindlich gegenüber Kälte. Die Magerkeit ist bei dieser Form der Erkrankung
kein so häufiges Symptom, gelegentlich besteht sogar Fettsucht, eine Anorexie
wird immer vermißt. Eine Erniedrigung des Grundumsatzes ist immer vorhanden ebenso eine Neigung zu hypoglykämischen Zuständen. Bei der Autopsie
findet man den Hypophysenvorderlappen vollständig oder fast vollständig
nekrotisch. Es besteht ein sicherer Zusammenhang zwischen der schweren zum
Kollaps führenden Blutung bei der Entbindung und dem Auftreten von Thromben
in den die Hypophyse versorgenden Gefäßen. Welcher Art dieser Zusammenhang

ist, bleibt einstweilen noch unklar. In therapeutischer Hinsicht wird bei dieser Form der Vorderlappeninsuffizienz mit der Hormonbehandlung wenig oder nichts erreicht SHEEHAN sah nur eine auffallende Besserung in den wenigen Fällen, in denen trotz unregelmäßiger Menstruation eine erneute Gravidität eintrat.

Die Magersucht oder Anorexia nervosa. Unter dieser Bezeichnung versteht man heute ein Krankheitsbild, das fast ausschließlich junge Mädchen zurzeit der Pubertät betrifft und dessen führendes Symptom die Verweigerung der Nahrungsaufnahme ist. Nach Mitteilungen von CATEL und WISSLER sind auch vor der Pubertät im Alter von 10—14 Jahren bereits Fälle beobachtet worden. Das männliche Geschlecht ist von der Erkrankung fast nie betroffen. Die neurotische Ätiologie des führenden Symptoms der Nahrungsverweigerung ergibt sich eindeutig aus der fast nie fehlenden Beobachtung, daß die völlige Ablehnung der Nahrungsaufnahme zum mindesten im Beginn des Krankheitsbildes erfolgt und daß die Patientinnen es verstehen, sich trotzdem durch Besuch der Speisekammer („Speisekammeranektode" nach ZUTT) oder auf anderem Wege Nahrung verschaffen. Diese Nahrung besteht dann fast ausschließlich aus Kohlenhydraten, Süßigkeiten werden bevorzugt. Die Kalorienzufuhr bleibt doch unterwertig, denn sie vermag meistens die langsame und unaufhaltsam fortschreitende Abmagerung nicht zu verhindern. Es entwickelt sich schließlich ein Bild hochgradiger Unterernährung mit ·all den Symptomen der oben beschriebenen SIMMONDSschen Krankheit. Die Oberbauchbeschwerden·in Form von kolikartigen Anfällen sind bei der Anorexia nervosa besonders häufig. Das wesentlich ältere Aussehen und die allgemeine Hinfälligkeit pflegen allerdings bei der Anorexia nervosa nicht so hochgradig zu sein wie bei der SIMMONDSschen Kachexie, doch kann der Zustand schließlich durchaus lebensbedrohend werden und es kann meistens infolge interkurrenter Erkrankungen der Tod erfolgen. Ich verlor eine Patientin an einer Tuberkulose, die völlig symptomlos verlaufen war und als Überraschungsbefund der Obduktion aufgedeckt wurde, nachdem eine Röntgenaufnahme der Lungen ein Jahr vor dem Tode ein normales Bild ergeben hatte. Dieser unglückliche Ausgang gehört zu den Seltenheiten. Ein wechselnder Verlauf mit Perioden besseren und schlechteren Zustandes, mitunter sogar ein Wechsel zwischen Fettsucht und Magersucht (FEUCHTINGER) ist sehr viel häufiger.

Das Krankheitsbild wurde zuerst von GULL (1868 in England) und LASÈGUE (1873 in Frankreich) beschrieben. Seine Zuordnung zu dem Formenkreis der hypophysären Insuffizienz ist sehr umstritten. Es sind in erster Linie deutsche Autoren, wie v. BERGMANN, CURSCHMANN, STRÖBE u. a. gewesen, die die Erkrankung als Ausdruck einer Hypophysenstörung aufgefaßt haben. Die ausländische Literatur (MAGENDANK, MOGENSEN u. a.) hat an einer schärferen Abgrenzung festgehalten und auch die neueren deutschen Veröffentlichungen (CATEL, WISSLER und ZIESCHÉ) betonen wieder mehr die Abgrenzung gegenüber der hypophysären Insuffizienz.

Gegen eine Zuordnung spricht zunächst die unbestrittene Tatsache, daß die Ätiologie des Symptombildes eindeutig psychischer Natur ist und daß in den wenigen Fällen, die zur Obduktion gelangten, charakteristische Veränderungen im Hypophysenvorderlappen vermißt wurden, wobei die Frage offen bleibt, wieweit ein normaler histologischer Befund Rückschlüsse auf die Funktion zuläßt. Für eine Zugehörigkeit zum Symptomenkomplex der hypophysären Insuffizienz kann in erster Linie die Übereinstimmung des Zustandes im vorgeschrittenen Stadium mit dem Krankheitsbild der SIMMONDSschen Krankheit angeführt werden. Die Übereinstimmung ist so groß, daß in der Literatur immer wieder Fälle beschrieben werden, deren genaue Zuordnung zu einem der beiden Krankheitsbilder kaum möglich ist. Für die Berechtigung, die Magersucht mit in die Krankheitsgruppe der Vorderlappeninsuffizienz einzureihen, wurden auch die therapeutischen Erfolge, die mit Hypophysenpräparaten wie mit der Implantation von Vorderlappen erzielt wurden, angeführt. Doch kommt diesen Beobachtungen, so eindrucksvoll sie sind, doch wohl nur eine untergeordnete Beweiskraft zu, da das Krankheitsbild einmal zu spontanen Remissionen neigt und zum anderen, insbesondere bei der für die Patientinnen so eindrucksvollen Implantation, psychische Momente nicht auszuschließen sind. Eine tatsächliche Stütze für die Zusammengehörigkeit der Krankheitsbilder darf man in den Tierversuchen erblicken, über die MULINOS und COMMERANZ berichteten. Sie erzielten durch Unterernährung bei Ratten degenerative Veränderungen im Hypophysenvorderlappen und im endokrinen System, einen Zustand wie nach Hypophysektomie. Die Autoren sprechen direkt von „Pseudohypophysektomie". WERNER hat gefunden, daß der Vorderlappen derartiger Ratten an gonadotropem Hormon verarmt ist. Wir lernen aus diesen Versuchen, was uns ja auch die heutige Zeit zur Genüge gelehrt hat, daß Unterernährung zu einem Zustand der pluriglandulären Insuffizienz führt (BERTRAM). Nun ist es aber nicht möglich, das Krankheitsbild der Magersucht mit dem der chronischen Unterernährung zu identifizieren. Es gibt hier Unterschiede. Ödeme, die sonst das Bild der Unterernährung charakterisieren, werden bei der Magersucht vermißt. Ein konstitutioneller Faktor spielt, worauf besonders FEUCHTINGER hinweist, eine wesentliche Rolle. Diese konstitutionellen Eigentümlichkeiten können wir nur wieder auf das Hypophysenzwischenhirnsystem beziehen. Es ist auch eine offene Frage, die ich zusammen mit v. BERGMANN, SCHUHR und MEDVEI durchaus zu bejahen geneigt bin, wieweit psychische Störungen Rückwirkungen auf das Hypophysenzwischenhirn ausüben. Derartige Rückwirkungen sind uns für andere endokrine Drüsen durchaus bekannt. Es sei nur hier an den Schreckbasedow oder an die verschiedenen Formen der Amenorrhoe erinnert. So glaube ich, daß man eine hypophysär mesencephale Komponente in dem Krankheitsgeschehen der Magersucht durchaus anerkennen muß und daß nach wie vor die Einordnung der Anorexia nervosa unter dem Oberbegriff der hypophysären Insuffizienz gerechtfertigt ist. Auf der anderen Seite ist es aber ebenso notwendig, die Anorexia nervosa gegenüber der SIMMONDSschen Kachexie, die eine Erkrankung mit einem besonderen pathologisch-anatomischen Befund darstellt, abzugrenzen. Diese differentialdiagnostische Abgrenzung zwischen SIMMONDSscher Kachexie und Anorexia nervosa kann besonders im fortgeschrittenen Stadium beider Krankheiten äußerst schwierig sein. ESCAMILLA und LISSER haben diesem Problem eine umfangreiche Studie gewidmet, in der sie 595 Fälle der Literatur sorgfältig verarbeitet haben. Nach dieser sehr umfangreichen und gründlichen Studie sind für SIMMONDSsche Kachexie charakteristisch: höheres Lebensalter (20—60 Jahre), in der Vorgeschichte schwerer Partus oder Infektion, Haarverlust, vorzeitiges Altern, Atrophie der Brüste, Ansprechen auf Therapie mit endokrinen Präparaten. Gemeinsam ist beiden Krankheiten: Kachexie, Verlust der Sexualfunktionen, erniedrigter G.U., Asthenie, gastrointestinale Störungen und niedriger Blutdruck. Auch Patienten mit Anorexia nervosa können sterben. Die Todesursache ist fast immer eine Tuberkulose, die sich im Zustand der extremen Unterernährung ohne allzuviel Symptome zu verursachen entwickelt. An der Hypophyse haben sich pathologisch-anatomisch keine Veränderungen gefunden.

e) Verlauf und Prognose. Der Verlauf der Erkrankung ist sehr wechselnd. Neben Fällen, die innerhalb weniger Monate unaufhaltsam zum Tode führten, gibt es Beobachtungen, in denen sich die Krankheitsdauer über 10—20 Jahre erstreckte. REICHE beobachtete einen Fall mit einer Krankheitsdauer von 44 Jahren. In jedem Stadium ist ein Stillstand wie eine spontane Besserung möglich. Die

Besserung kündigt sich durch einen Stillstand in dem Körpergewicht und durch Hebung des Allgemeinbefindens an. Im allgemeinen kann als Regel gelten, daß die Prognose schlecht ist, wenn die Kachexie und die allgemeine Hinfälligkeit sehr ausgesprochen vorhanden sind. Ist die Grundkrankheit eine Lues, so läßt sie sich durch eine spezifische Behandlung weitgegend beeinflussen. Die Prognose der als Magersucht bezeichneten Formen ist im allgemeinen besser als die der SIMMONDSschen Krankheit im engeren Sinne, aber auch nicht restlos gut. Diese Form der Vorderlappeninsuffizienz kann mehrere Jahre dauern, doch sind spontane Besserungen jederzeit möglich. Meistens entwickelt sich aber, wenn einmal ein gewisser Grad der Magerkeit erreicht ist, ein Dauerzustand. Die Prognose aller Fälle von Vorderlappeninsuffizienz ist schließlich weitgehend davon abhängig, ob zur richtigen Zeit die richtige Therapie mit Konsequenz durchgeführt wird.

f) **Diagnose und Differentialdiagnose.** Die kardinalen Symptome fortschreitender Abmagerung kombiniert mit genitalen Störungen, erniedrigtem Grundumsatz, körperlicher Hinfälligkeit, psychischen Störungen, Appetitlosigkeit und evtl. abdominellen Beschwerden gestatten in ausgeprägten Fällen ohne Schwierigkeit die Diagnose. Diese Symptome fehlen auch in beginnenden Fällen nicht, doch ist der Grad ihrer Ausbildung verschieden. Es können diese oder jene Symptome, wie die allgemeine Hinfälligkeit, die abdominellen Beschwerden, die psychischen Störungen oder der erniedrigte Grundumsatz so im Vordergrund stehen, daß die richtige Diagnose verkannt wird. So sind Verwechslungen mit Myxödem, abdominellen Erkrankungen, hysterischen Zuständen oder echten Psychosen durchaus möglich. Hat sich bereits ein Zustand der Kachexie entwickelt, so ist die differentialdiagnostische Abgrenzung gegenüber anderen Zuständen dieser Art notwendig. In diesem Krankheitsstadium sind Verwechslungen, mit allen chronischen Krankheiten, die zur Kachexie führen, möglich. Die Diagnose der SIMMONDS-Krankheit läßt sich in diesen Fällen nur per exclusionem stellen, indem eine sorgfältige klinische Untersuchung die anderen in Frage kommenden Ursachen ausschließt. Schwierig kann auch die Abgrenzung gegenüber der ADDISONschen Krankheit sein. Adynamie, erniedrigter Blutdruck und allgemeine Hinfälligkeit sind beiden Krankheiten eigen. Die Pigmentierungen in der besonderen Anordnung (Schleimhäute!) charakterisieren die ADDISONsche Krankheit. Der erniedrigte Grundumsatz hingegen ist für die SIMMONDSsche Krankheit charakteristischer. Die Abgrenzung gegenüber dem Myxödem dürfte im allgemeinen nicht schwer sein.

g) **Therapie.** Die spezifische Therapie der Vorderlappeninsuffizienz ist die Hormonbehandlung bzw. die in neuerer Zeit vielfach empfohlene Drüsenimplantation (s. S. 114). Diese Organtherapie kann je nach Lage des Falles durch Hormone anderer endokriner Drüsen unterstützt werden. In erster Linie kommen Nebennierenrindenextrakte in Frage, die in letzter Zeit vielfach mit bestem Erfolg Anwendung gefunden haben. Die Wirkung ist verständlich, da viele Züge in dem Krankheitsbild auf die Insuffizienz der Rinde hinweisen. Außerdem kommt eine Behandlung mit Schilddrüsenpräparaten — evtl. auch mit Keimdrüsenhormonen — in Frage, je nachdem, wieweit eine Unterfunktion dieser Drüsen das klinische Bild beherrscht. Die Kombination von Implantationen von Corticosteron mit oraler Schilddrüsentherapie und Testosteronbehandlung wurde von WILLIAMS und WITTENBERGER besonders wirksam befunden. Größte Bedeutung kommt der Ernährung zu. Bei dem starken Widerwillen gegen jede Nahrungsaufnahme muß eine jede Ernährungstherapie mit einer entsprechenden psychischen Beeinflussung kombiniert werden. Hier bedarf vor allem die Frage einer Klärung, wieweit das Krankheitsbild neurotisch bedingt bzw. mitbedingt ist. Im allgemeinen wird man sich bezüglich der Ernährung den Wünschen der Kranken möglichst anpassen und hinsichtlich Aufmachung und Zubereitung der Kost auf all die kleinen Mittel achten, die dazu angetan sind, den Appetit zu fördern. Schellong hat eine besonders kohlenhydratreiche Kost empfohlen, mit der er sehr gute Erfolge erzielte. Gleichzeitige Gaben von kleinen Insulindosen zur Mastkur sind vielfach empfohlen und versucht worden. Ich selbst habe mich nie von einem Einfluß überzeugen können. Mit psychisch diätetischen Maßnahmen allein kommt man nur bei der Magersucht gelegentlich zum Ziel. Sie stellen bei den übrigen Formen nur die Grundlage dar für eine Organtherapie. Ist durch eine derartige kombinierte Behandlung einmal das Eis gebrochen, so ist es erstaunlich und erfreulich zu sehen, wie die Kranken innerhalb relativ kurzer Zeit in seelischer und körperlicher Beziehung aufblühen. Eine Verschickung in Sanatoriumsbehandlung in Gebirgs- oder Seeklima kann auch versucht werden, ist aber nur in den leichteren bis mittelschweren Fällen bzw. in solchen Fällen anzuraten, in denen die Wendung zur Besserung bereits eingetreten ist. Alle schweren Fälle mit hochgradiger Abmagerung gehören in ärztliche, evtl. auch klinische Behandlung. Zur Behandlung der Anorexia nervosa kommen nach dem oben Gesagten in erster Linie psychische Behandlungsmethoden in Frage. Häufig ist es möglich, durch Milieuwechsel, eine einfache Aussprache und Unterhaltung sowie Klärung der Verhältnisse zum Ziele zu gelangen. Diese Maßnahmen werden zweckmäßig mit einer Hormontherapie kombiniert. Zwangsernährung hilft meistens nicht. Man hat diese mit Hilfe einer Sondennahrung versucht, wobei sich die Androhung dieser Maßnahmen als wirksamer erwies als die Durchführung selbst. Neben Fällen, die der Therapie leicht zugänglich sind, trifft man immer wieder auf Patientinnen, deren Behandlung auf größte Schwierigkeiten stößt. In der Unterhaltung sind sie schwer zu fassen. Sie tragen ein gleichmäßig freundliches Wesen zur Schau und doch ist es nicht möglich, in irgendeinen Kontakt mit ihnen zu kommen. Sie umgeben sich mit einer Schicht gleichmäßiger Freundlichkeit und Glätte, die schwer zu durchdringen ist. Die Behandlung solcher hartnäckiger Fälle ist eine wirklich schwierige therapeutische Aufgabe. Gerade diese sind dann meist auch gegen die Hormontherapie wie die Hypophysenimplantation resistent. Hier kann nur eine eingehende Psychoanalyse helfen.

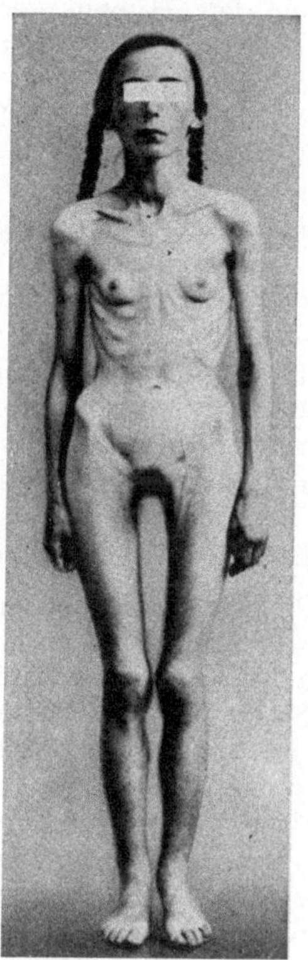 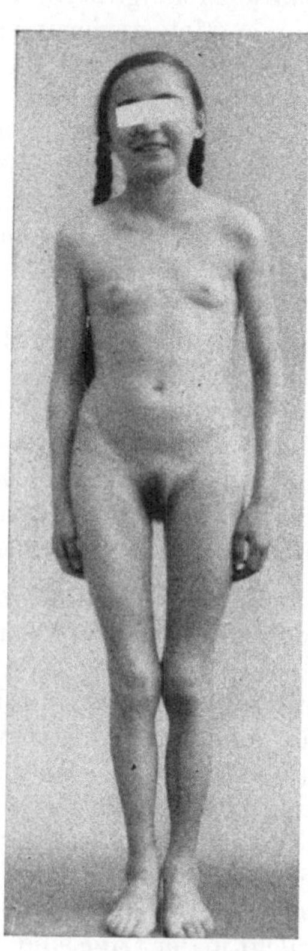

a   b

Abb. 36a und b. 14jähriges Mädchen mit hypophysärer Magersucht (anorexia nervosa). a Bei Krankenhausaufnahme. b Nach Behandlung mit Hypophysenvorderlappen- (Preloban) und Nebennierenrindenpräparaten (Iliren). (Nach Straube.)

XII. Der Diabetes insipidus.

a) Vorkommen. Wir können zwei Formen der Erkrankung unterscheiden, die idiopathische und die symptomatische. Erstere entwickelt sich meist auf angeborener Basis, das Leiden tritt dann schon in frühester Kindheit auf. Letztere kann durch die mannigfachsten Störungen, wie Traumen, Tumoren, Cysten, basale Meningitiden, luische oder tuberkulöse Prozesse in der Hypophyse wie durch Metastasierungen in den Hypophysenhinterlappen ausgelöst werden. Die genuine Form ist seltener und ihre Abgrenzung gegenüber den nervösen Polydipsien schwierig. Sie ist ausgesprochen familiär. Am besten untersucht in dieser Hinsicht ist der Stammbaum einer Familie von WEIL. Er wurde von WEIL JR., von JUST und CAMERER bis zu der 6. Generation verfolgt, und es ergab sich ein Verhältnis von Kranken zu Gesunden wie 35:33. Dieses Zahlenverhältnis spricht für einen dominanten Erbgang. Derart familiäre Fälle sind auch von anderer Seite beobachtet worden, so von CHESTER, der in vier Generationen 7 Fälle ermittelte. STEINER beschrieb jedoch ein eineiiges Zwillingspaar, bei dem nur der eine Zwilling erkrankt war. Bei der Untersuchung von 6 Fällen der idiopathischen Form fand er nur in 2 Familien weitere Krankheitsfälle. In 3 Familien fiel eine Belastung mit Diabetes mellitus auf. Wir müssen annehmen, daß eine konstitutionelle, erbliche Regulationsstörung der Erkrankung zugrunde liegt. Die Verteilung auf die beiden Geschlechter ist ziemlich gleichmäßig, nur bei den genuinen Formen überwiegen die Männer stark. LIKINT berichtet z. B. über 12 Fälle, die ausschließlich Männer betrafen.

b) Symptomatologie. Die Kardinalsymptome der Erkrankung sind *Polydipsie* und *Polyurie*. Von einer Polyurie sprechen wir, wenn die Harnmenge 2 Liter täglich überschreitet. Die Flüssigkeitsaufnahme steigt um den entsprechenden Betrag an. Der Grad der Störung ist sehr verschieden. Man hat Fälle beobachtet, in denen Harnmenge wie Flüssigkeitsaufnahme bis zu 40 Liter täglich betrugen ((TROUSSEAU). Das sind aber Ausnahmen. Gewöhnlich liegen Harnmenge und Flüssigkeitsaufnahme zwischen 4—10 Liter pro Tag. Die Größe der Polyurie ist kein Maß für die Schwere der Erkrankung. Der ausgeschiedene Harn zeigt immer ein niedriges spezifisches Gewicht und einen verminderten Farbstoffgehalt. Der später noch zu besprechende Durstversuch zeigt an, daß die Nieren nicht in der Lage sind, den Harn zu konzentrieren. Diese Konzentrationsschwäche betrifft in erster Linie die Chlorionen, außerdem auch die Natrium- und das Bicarbonation. Das Konzentrationsvermögen für Stickstoff ist ungestört. Die Einteilung VEILs in hypo- und hyperchlorämische Form wird heute nicht mehr aufrecht erhalten, da sich gezeigt hat, daß die Chlorwerte des Serums bei der Krankheit starken Schwankungen unterworfen sind. Auch der Wassergehalt des Blutes wechselt sehr und ohne erkennbare Regelmäßigkeit. Bei Bestimmungen von Hämoglobin und Eiweiß ist eine Bluteindickung häufiger gefunden worden als eine Blutverdünnung. Die Störung im Wassergehalt tritt meist sehr plötzlich auf. Das erste Symptom, das den Kranken auffällt, ist der starke Durst. Bei den genuinen Formen sind die Polydipsie und Polyurie über Jahre konstant, bei den symptomatischen dagegen sowohl in bezug auf das Ausmaß, als auch auf die Dauer einem Wechsel unterworfen. Das Verschwinden der Störung kann durch äußere Eingriffe oder Ereignisse veranlaßt werden. So hat man wiederholt beobachtet, daß fieberhafte Krankheiten die Polyurie zum Verschwinden bringen. UMBER hat darüber berichtet, daß die operative Entfernung doppelseitiger Ovarialtumoren einen Diabetes insipidus heilte. Die Gravidität kann als auslösende, aber auch als bessernde Ursache wirken. Die genuinen Formen zeichnen sich durch eine größere Konstanz und längere Dauer aus.

Störungen des Stoffwechsels und der übrigen endokrinen Organe sind bei dem Diabetes insipidus nicht so häufig wie bei anderen hypophysären Erkrankungen. Kombinationen zwischen Diabetes insipidus und Dystrophia adiposogenitalis sind häufig, solche mit Magersucht bzw. SIMMONDSscher Kachexie dagegen selten. Erwähnenswert sind die gelegentlich gleichzeitig bestehenden Störungen des Kohlenhydratstoffwechsels. Bei Kohlenhydratbelastungen finden sich Zuckerkurven wie bei latentem Diabetes. FREUND und SCHUNTERMANN berichten über eine Kombination zwischen *Diabetes insipidus* und *Diabetes mellitus*. LABRÈ und DREYFUSS beobachteten die Entwicklung eines echten Diabetes mellitus, der später auch gut auf Insulin ansprach, bei einem schon länger bestehenden, wahrscheinlich genuinen Diabetes insipidus. DUVOIR und Mitarbeiter berichten über eine Frau mit Diabetes insipidus, die 3 Graviditäten durchmachte, in denen sich der Diabetes insipidus immer vom 4. Monat ab zurückbildete. Im 3. Wochenbett entwickelten sich eine Fettsucht und ein Diabetes mellitus, der zum Tode im Koma führte. MARX sah hohe Nüchternwerte des Blutzuckers bei vier seiner Kranken und weist auf die engen Beziehungen zwischen der Regulation des Zucker- und Wasserstoffwechsels hin. Störungen des Eiweißstoffwechsels und des Mineralhaushaltes treten bei Diabetes insipidus nicht auf. Das Konzentrationsvermögen für N ist nicht gestört, die Bilanzen bleiben nach den Feststellungen von E. MEYER normal.

Die übrigen endokrinen Drüsen bleiben in der Regel intakt. Über eine Hypofunktion der Keimdrüsen wird zwar berichtet, doch ist dieses Symptom nur bei den idiopathischen Formen häufiger. Störungen in der Tätigkeit der Schilddrüse, der Nebennieren oder der Nebenschilddrüse sind nicht bekannt. Die nicht selten beobachteten labilen Temperaturen sind Ausdruck einer gleichsinnigen Störung der Temperaturregulierung (E. MEYER).

Auch an den inneren Organen finden sich keine Veränderungen. Trotz der enormen Belastung durch die großen Flüssigkeitsmengen bleiben Herz, Gefäße und Nieren immer intakt.

Der starke, nahezu unstillbare Durst steht im Vordergrund der subjektiven Empfindungen. Wird er hinreichend befriedigt, so sind die subjektiven Beschwerden sehr gering, falls nicht andere der Erkrankung zugrunde liegende Prozesse (Tumoren usw.) solche verursachen. Durst und Polyurie können durch Störung der Nachtruhe lästig werden, insbesondere dann, wenn eine Nykturie hinzutritt. Bei den genuinen Formen tritt eine absolute Gewöhnung an den Zustand ein. In psychischer Hinsicht machen diese Kranken häufig einen etwas labilen Eindruck und weisen psychopathische Züge auf, auch epileptische Anfälle hat man bebachtet. Unter 26 Kranken von MARX waren 5 Landstreicher und 8 wegen symptomatischer Psychosen, hysterischer Reaktionen, Kriminalität oder Depressionen anstaltspflichtig geworden. Im übrigen kann das Leiden jahrzehntelang bestehen, ohne irgendwelche merkbaren subjektiven Beschwerden zu verursachen.

c) Pathologische Anatomie und Ätiologie. Eine Durchsicht der Literatur der pathologisch-anatomischen Befunde, die den Fällen mit symptomatischem Diabetes insipidus zugrunde liegen, ergibt ein außerordentlich mannigfaltiges und buntes Bild. Ein Diabetes insipidus kann entstehen durch Zerstörung der Hypophyse, insbesondere des Hypophysenhinterlappens, durch basale Krankheitsprozesse, durch Unterbrechung der Verbindung zwischen Hypophyse und Zwischenhirn und Zerstörung der Kerngebiete des Zwischenhirns (STAEMMLER).

Zerstörungen des Hypophysenhinterlappens mit Diabetes insipidus sind als Folge von Metastasierungen in den Hinterlappen, selten in den Vorderlappen (KIYONO) beobachtet worden. SIMMONDS fand in 10 einschlägigen Fällen 4 mal,

SCHMORL in 8 Fällen 3mal einen Diabetes insipidus. Eine Zerstörung des Hypophysenhinterlappens kann auch auf dem Boden einer Gummenbildung erfolgen. Basale Prozesse, Meningitiden auf luischer und tuberkulöser Basis, Hypophysengangsgeschwülste oder Cysten, Schädigungen der Zwischenhirnzentren durch Entzündungsprozesse, Gefäßerkrankungen, Tumoren oder ein Hydrocephalus können einen Diabetes insipidus auslösen. FINK fand in 107 Sektionsfällen von Diabetes insipidus in 63 % Gewächse an der Hirnbasis als Ursache. Eine praktisch recht wichtige Rolle spielen noch Traumen. Auch eine einfache Commotio kann genügen. Die Prognose dieser Formen ist günstiger, die Störung meist nur vorübergehend. Die pathologisch-anatomischen Befunde der genuinen Form des Krankheitsbildes sind verhältnismäßig dürftig. GAUPP berichtete über einen Kernschwund des Nucleus-supra-opticus und eine Schrumpfung des Hypophysenhinterlappens.

Für die Aufklärung der Entstehung des Diabetes insipidus haben die bereits an anderer Stelle erwähnten Tierversuche von RANSON und Mitarbeitern (s. S. 41 ff.) die größte Bedeutung gewonnen. Aus diesen Versuchen ergibt sich, daß ein Diabetes insipidus dann zur Entwicklung kommt, wenn der Hypophysenhinterlappen bei erhaltenem Vorderlappen zerstört oder wenn die Verbindung zwischen Hinterlappen und Nucleus supraopticus unterbrochen wird. Diese Unterbrechung der Nervenbahn muß vollständig sein und hat dann eine Atrophie des Hinterlappens und einen Kernschwund in dem Nucleus supraopticus zur Folge. Wenn noch 15 % der Kernregion erhalten bleiben, so kommt eine Störung des Wasserhaushaltes nicht zur Entwicklung. Diese Befunde haben auch Gültigkeit für den Menschen, wie neuere Beobachtungen lehren. So beschrieb DANDY einen Fall, bei dem der Hypophysenstiel durchschnitten worden war, ein Eingriff, der einen dauernden Diabetes insipidus zur Folge hatte. Einen ähnlichen Fall, bei dem es aber nicht zum Diabetes insipidus kam, beschrieben RASMUSSEN und GARDENER. Die Sektion zeigte später, daß der Stiel nicht vollständig durchtrennt war und daß über 15 % des Kerngebietes des Nucleus supraopticus erhalten waren. Diese Befunde stehen also in voller Übereinstimmung mit den Tierversuchen. Auf die Beobachtung von v. HANN, daß Teile des Vorderlappens erhalten bleiben müssen, sei nochmals hingewiesen.

Das Gesamtbild der Störungen des Wasserhaushaltes beim Diabetes insipidus ist außerordentlich mannigfaltig, und es hat daher von jeher nicht an Versuchen gefehlt, eine gewisse Ordnung in diese Vielgestaltigkeit zu bringen. Zunächst ist es naheliegend, die 3 Kardinalstörungen: die *Polydipsie, Polyurie* und das mangelnde Konzentrationsvermögen für Kochsalz in eine kausale Verknüpfung miteinander zu bringen. Einer dieser 3 Faktoren ist die primäre Störung, die übrigen sind die Folge. Alle 3 Möglichkeiten, die sich hieraus ergeben, finden sich in der Literatur als Hypothese vertreten. Es soll hier auf Einzelheiten nicht eingegangen, sondern nur betont werden, daß die theoretisch so naheliegende kausale Verknüpfung der 3 Symptome nicht notwendig vorhanden zu sein braucht. Damit soll aber nicht gesagt werden, daß dies immer der Fall ist. Andere Beobachtungen zeigen, daß zuweilen die Polyurie, in anderen Fällen die Konzentrationsschwäche der Nieren, die zuerst von E. MEYER in ihrer Bedeutung erkannt wurde, das Primäre ist. LICHTWITZ vertritt den Standpunkt, daß als primäre Ursache eine isolierte Störung der Konzentrationsfähigkeit der Nieren für Kochsalz vorliegt. I. BAUER unterscheidet je nachdem, welches der 3 Symptome das primäre ist, 3 verschiedene Formen. VEIL sieht das Wesen der Störung in dem geänderten Wasserbindungsvermögen des Gewebes und unterscheidet eine hyper- und hypochlorämische bzw. hydrolabile und hydrostabile Form. Doch ist diese Einteilung von VEIL von der überwiegenden Mehrzahl der Autoren nicht anerkannt worden. E. Meyer und Meyer-Bisch unterscheiden eine leichte Form mit nur gestörter Nierentätigkeit und eine schwere, bei der auch das Wasserbindungsvermögen der Gewebe geändert ist. Nach Bansi wird durch das Adiuretin die Filtration im Tubulusapparat beeinflußt (s. S. 42). Nach Gabe von Tonephin erfolgt zunächst ein Anstieg des Gewichtes und nach Abklingen der Wirkung ist der Gewichtsabfall wieder das erste Symptom, dann folgt das Einsetzen der Diurese und dann der Durst. Aus diesen Ergebnissen schließt Bansi wohl mit Recht, daß außer dem Angriffspunkt am Tubulusapparat auch noch ein Angriffspunkt im Gewebe gelegen sein muß.

Zusammenfassend läßt sich zu diesen Einteilungsversuchen, von denen nur die wichtigsten aufgeführt wurden, sagen, daß keiner der Mannigfaltigkeit der klinischen Erscheinungen voll gerecht wird. Es ist möglich, daß in einem Teil der Fälle kausale Verknüpfungen zwischen den einzelnen Symptomen vorliegen, aber ebenso sicher ist es, daß dies nicht notwendig der Fall zu sein braucht. Polyurie, Polydipsie und Konzentrationsschwäche der Nieren für Kochsalz sowie die Änderungen in der Blutzusammensetzung können unabhängig voneinander als Zeichen einer Erkrankung des Hypophysenzwischenhirnsystems auftreten.

Hinterlappenextrakte können in den meisten Fällen die Störung völlig kompensieren, und zwar nicht nur die Störung der Wasseraufnahme und -ausscheidung, sondern auch die des Mineralhaushaltes. Sie stellen wieder normale Verhältnisse her. Trotz des experimentell erwiesenen rein peripheren Angriffspunktes des Hormons gibt es eine Reihe von Fällen, die nicht auf die Therapie ansprechen. Die Annahme von Veil, daß die hypochlorämische Form therapieresistent ist, hat sich nicht bewahrheitet. In erster Linie sprechen solche Fälle therapeutisch nicht an, in denen als Ursache cerebrale Prozesse mit Zerstörung der Kernregion vorliegen.

d) Verlauf und Prognose. Die Prognose ist von dem Grundleiden abhängig. Die idiopathischen Formen bleiben meist ohne wesentliche Beeinträchtigung des Trägers das ganze Leben hindurch bestehen. Die symptomatischen sind in ihrer Intensität einem Wechsel unterworfen und können spontan verschwinden.

e) Diagnose und Differentialdiagnose. Der Durstversuch ist zur Unterscheidung, ob ein echter Diabetes insipidus oder nur eine neurotische Störung vorliegt, entscheidend. Die gewohnheitsmäßige Aufnahme großer Flüssigkeitsmengen führt, wie zuerst von Rengier, später von Oehme, Kunstmann u. a. gezeigt wurde, zu dem Bilde eines echten Diabetes insipidus. Es kann sich ein direkter Zwang zur Wasseraufnahme einstellen, der kaum zu überwinden ist. Erst im Durstversuch klären sich die Verhältnisse. Bei einer *neurotischen Polydipsie* führt die Wassereinschränkung zu einem Anstieg des spezifischen Gewichts und zu kleinen Harnmengen. Beim echten Diabetes insipidus hat der Wasserentzug schwerste subjektive Störungen zur Folge, die häufig einen psychotischen Charakter annehmen, aber nach Veil, im Gegensatz zu der Meinung anderer, nie wirkliche Schädigungen des Betreffenden auslösen. Lichtwitz hat vorgeschlagen, diesen häufig nur mit Schwierigkeiten durchzuführenden Wasserversuch durch eine Kochsalzzulage zu ersetzen. Tritt nunmehr ein Anstieg der Chlorkonzentration des Harns über die des Blutes ein, so spricht das gegen einen echten Diabetes insipidus. Der negative Versuchsausfall besagt hingegen nichts. Die gleichzeitige Analyse des Chlorgehaltes von Blut und Harn ist erforderlich.

Carter und Robbins empfehlen folgenden Test: 8 Stunden vor dem Versuch Flüssigkeitsentzug, dann erhalten die Versuchspersonen während 1 Std. Wasser, und zwar 20 ccm pro kg. $^1/_2$ Stunde nach Beginn wird ein Katheter eingeführt und der Harn alle $^1/_2$ Stunde gesammelt. Nach zwei Entnahmen, in denen der Harn mehr als 5 ccm pro Minute betragen soll, beginnt man mit einer Infusion einer 2%igen Kochsalzlösung 0,25 ccm pro kg innerhalb von 55 Minuten. Bei Normalen bewirkt die hypertonische Salzlösung nach kurzer Zeit durch Ausschütten des Hormons ein Absinken der Flüssigkeitsausscheidung, ebenso verhält sich der Kranke mit nervöser Polydipsie, während der Diabetes-insipidus-Kranke keine Einschränkung aufweist.

Die Entscheidung, ob ein idiopathischer oder symptomatischer Diabetes insipidus besteht, ist dann leicht, wenn die Störung in früher Jugend begann und eine familiäre Belastung vorliegt. Andere Formen der Polyurie, so in der Rekonvaleszenz, bei Schrumpfniere und Prostatahypertrophie lassen sich unschwer abgrenzen. Die Polyurien bei Migräne, Epilepsie oder auch die Urina spastica sind kurzdauernde Ereignisse, die kaum zu Verwechslungen Anlaß geben.

f) Therapie. (Hormontherapie s. S. 124). Die Hormontherapie mit Hypophysenhinterlappenextrakt oder -pulver wird und muß immer die Grundlage der therapeutischen Bemühungen abgeben. Außer dieser Therapie kommt der Versuch in Frage, die Flüssigkeitsmengen zu beschränken, da echte und nervöse Polydipsie sich häufig kombiniert finden. Einige Kranke — und zwar nach VEIL insbesondere die hydrolabilen — sprechen gut auf die von TALQUIST eingeführte salzarme Kost an. Von weiteren therapeutischen Versuchen sei die gelegentlich gute Wirkung des Salyrgans erwähnt (J. BAUER und B. ASCHNER). Eine unspezifische Fiebertherapie ist auf Grund der günstigen Wirkung von Infektionskrankheiten wiederholt mit Erfolg durchgeführt worden. An weiteren Hormonen wurden Insulin und die Sexualhormone angewandt, insbesondere dann, wenn Sexualstörungen vorlagen. So berichtete VILLA über eine günstige Beeinflussung in 17 von 18 Fällen durch Insulin. LIKINT behandelte Männer erfolgreich mit Keimdrüsenpräparaten. TROISIER und DUBOIS erzielten bei einer Frau, deren Diabetes insipidus in der Gravidität verschwand, durch 4500 ME. Follikulin pro Tag ein Absinken der Harnmenge von 8 auf $2^1/_2$ Liter. Erwähnt seien auch noch die günstigen Wirkungen, die SCHERF mit Pyramidon erhielt. Bei luischer Genese ist eine spezifische Therapie meist von Erfolg begleitet. Bei einem symptomatischen Diabetes insipidus kommen Röntgenbestrahlung oder operative Entfernung des Tumors in Frage. Sehr eindrucksvoll ist die Beobachtung von BELLONI und MAZZINI, die durch Punktion einer intrasellaren Cyste einen Diabetes insipidus heilen konnten.

Die habituelle Oligurie. MÈHES und MOLITOR fanden als Folge der Zerstörung der medialen Teile des Hypothalamus eine Oligurie. Auch LESCHKE stimmt mit diesen Befunden überein. RICHTER beobachtete in seinen bereits oben erwähnten Versuchen an Ratten eine Oligurie mit hohem spezifischem Gewicht, wenn der Hinter- wie Vorderlappen partiell entfernt worden waren.

Klinisch ist die Oligurie bei hypophysären Krankheiten bei weitem seltener und wohl auch weniger beachtet worden als die Polyurie. Die kleinen Harnmengen gehen mit hohen spezifischen Gewichten und geringer Flüssigkeitsaufnahme einher. Auch hier kennen wir sog. idiopathische Formen und Formen, die als Begleitsymptom hypophysärer Erkrankungen auftreten. Bei Durchsicht der klinischen Literatur zur Frage der primären Oligurie (R. SCHMIDT, I. BAUER), wie sie kürzlich von H. CURSCHMANN zusammengestellt wurde, ergibt sich, daß die Genese dieses Zustandes sicher nicht einheitlich ist. Am häufigsten findet sich Oligurie bei der SIMMONDSschen Krankheit, bei der sie als Ausdruck des Darniederliegens der gesamten Stoffwechselvorgänge gewertet wird. Auch bei Tumoren des Zwischenhirnsystems ist sie beobachtet worden. In dem Fall von JUNGMANN bestand gleichzeitig eine schwere Störung des gesamten Wasser- und Kochsalzhaushaltes, die sich in Ödemen und stark erniedrigtem Eiweiß- und Kochsalzgehalt des Blutes äußerte. GRASSHEIM fand

in seinem Fall, daß der Liquor des Kranken im Tierversuch eine stark diuresehemmende Wirkung auslöste. Diese Beobachtung würde dafür sprechen, daß
neben der Zerstörung nervöser Zentren auch eine hormonale Überproduktion
die Ursache darstellen kann.

Die Nykturie. R. Schmid und Lichtwitz haben darauf hingewiesen, daß man bei manchen hypophysären Erkrankungen eine Nykturie beobachten kann. Das normale Verhältnis
von Tag- zur Nachtharnmenge ist nicht nur die Folge der mangelnden Flüssigkeitszufuhr
in der Nacht, sondern ein rhythmisches Geschehen, das den übrigen tagesperiodischen Ab-
läufen vieler Lebensvorgänge an die Seite gestellt werden muß (A. Jores). Die Steuerung
dieser Rhythmen erfolgt in dem Hypophysenzwischenhirnsystem und auch die Hormonproduktion der Hypophyse spielt ursächlich eine Rolle. Hier kommt in erster Linie das
Melanophorenhormon in Frage, das in seiner Bildung eine deutliche Abhängigkeit von Tag-
und Nachtwechsel aufweist. Es ist wahrscheinlich, daß eine ähnliche Abhängigkeit auch
für das Adiuretin besteht. So ist es verständlich, wenn Erkrankungen in dem Hypophysenzwischenhirnsystem zu Rhythmusstörungen des Wasserhaushaltes führen.

Nykturie ist bis jetzt beobachtet worden bei Akromegalie, bei Simmondsscher Kachexie,
bei Tumoren der Hypophyse und bei Diabetes insipidus.

E. Therapie mit Hypophysenhormonen.
I. Therapie mit Vorderlappenhormonen.
a) Allgemeine Richtlinien.
1. Hormonbehandlung mit Vorderlappenpräparaten.

Die Hypophysenpräparate des Handels stellen Gesamtextrakte aus dem
Vorderlappen dar, die den gesamten Hormonkomplex in mehr oder weniger
vollständiger Form enthalten. Von der großen Zahl der Vorderlappenhormone
stehen uns zu therapeutischen Zwecken das gonadotrope in der Form, in der
es im Schwangerenharn und Stutenserum vorkommt — letzteres ist wahrscheinlich mit dem der Hypophyse identisch, ersteres nicht —, das thyreotrope
und das lactotrope (Prolactin) Hormon isoliert zur Verfügung. Es ist jedoch
fraglich, ob es überhaupt einen Sinn hat, eine Fraktionierung der Gesamtextrakte der Hypophyse in ihre einzelnen Komponenten vorzunehmen. Wir
kennen klinisch keine hypophysäre Erkrankung, die nur auf den Ausfall bzw.
auf die Mehrproduktion eines einzigen der verschiedenen Hormone hinweist.
Wir sehen immer Störungen, die auf den Ausfall oder die Überproduktion eines
ganzen Hormonkomplexes bezogen werden können. Häufig ist auch die +-Funk-
tion eines Hormons mit der —-Funktion anderer verknüpft. So stellt die Akromegalie eine +-Funktion dar in bezug auf das Wachstumshormon, das thyreotrope Hormon und die den Kohlenhydratstoffwechsel regulierenden Hormone
und eine —-Funktion in bezug auf die gonadotropen Wirkstoffe. Bei der Simmondsschen Krankheit scheint der gesamte Hormonkomplex vermindert gebildet
zu werden. Da es bei der Mannigfaltigkeit der klinischen Bilder im Einzelfall
schwer zu entscheiden ist, welcher Hormonkomplex fehlt, ist es sicher für die
Mehrzahl der Fälle das beste, den Gesamtkomplex, wie er in den einzelnen Präparaten vorliegt, therapeutisch zu verabfolgen, zumal nachteilige Folgen durch
die Zufuhr der Vorderlappenhormone in den Mengen, wie sie uns in den Präparaten zur Verfügung stehen, nie beobachtet worden sind.

Andererseits gibt es aber Gesichtspunkte, die eine Aufspaltung des Hormonkomplexes aus therapeutischen Gründen erwünscht erscheinen lassen. Zunächst
ist es möglich, daß die einzelnen in dem Gesamtextrakt vorliegenden Hormone
sich gegenseitig beeinflussen. Für das gonadotrope und das Wachstumshormon
ist dies sicher. Die gonadotropen Hormone hemmen die Wirkungen des Wachstumshormons. Es gibt weiter eine Reihe von Störungen, zu deren wirksamer

Behandlung die in den Gesamtextrakten vorhandenen Hormonmengen zu gering sind. Das gilt z. B. für das gonadotrope Hormon. Aus diesem Grunde beanspruchen die aus Stutenserum hergestellten Präparate besonderes Interesse. Auch die in den Gesamtextrakten vorhandenen Prolactinmengen sind zu gering, als daß man therapeutische Erfolge von ihnen erwarten könnte.

Die Frage der Dosierung der injizierbaren Präparate aus dem ganzen Vorderlappen ist sehr schwer zu beantworten. DISCHREIT hat sich mit diesem Problem beschäftigt und schließt aus Rattenversuchen, daß z. B. das Präparat Preloban, wenn die Empfindlichkeit der Ratte dieselbe ist wie die des Menschen, etwa 3—4mal höher als bisher üblich dosiert werden müßte. Derartige Rückschlüsse vom Tier auf den Menschen sind aber kaum möglich. Sicher scheint mir auf Grund klinischer Beobachtungen nur soviel, daß die bisher übliche Dosierung zu niedrig liegt. Durch Überdosierung lassen sich wie DISCHREIT weiter zeigte auch Schädigungen der Keimdrüsen erzielen. Die Gefahr der Überdosierung scheint mir beim Menschen mit den z. Zt. zur Verfügung stehenden Präparaten noch sehr gering.

Die Präparate kommen sowohl in Tabletten- als auch in Injektionsform in den Handel. Die Frage, ob einer oralen oder parenteralen Therapie der Vorzug zu geben ist, ist schwer zu beantworten. Zwischen klinischer Erfahrung und experimenteller Forschung besteht hier ein Widerspruch. Die Tierversuche haben gezeigt, daß fast alle Teilkomponenten bei oraler Gabe ihre Wirksamkeit völlig verlieren bzw. wesentlich einbüßen. So ist das Wachstumshormon nach EVANS und LONG oral verabfolgt völlig unwirksam, das gonadotrope büßt nach JANSSEN und LOESER etwa das 100fache seiner Wirkung ein, das thyreotrope Hormon verliert nach LOESER seine Wirksamkeit vollständig, und COLLIP, ANDERSON und THOMSON stellten dasselbe für das corticotrope Hormon fest. Für die übrigen Hormone liegen zuverlässige Angaben noch nicht vor. Auf Grund dieser Angaben wird man den immer wieder in der Literatur auftauchenden Beschreibungen einer guten Wirkung von Hypophysenvorderlappensubstanzen bei oraler Medikation sehr skeptisch gegenüberstehen. Da es sich bei der erfolgreichen Therapie fast immer um Fälle von nervöser Anorexie gehandelt hat, kommt diesen klinischen Beobachtungen keine große Beweiskraft zu.

Sehr schwierig ist die Frage der Testierung. Soweit überhaupt Testierungen vorgenommen werden, finden sich Deklarationen nur in bezug auf den gonadotropen Anteil (Präphyson, Preloban). Da nichts darüber bekannt ist, daß die 13 Hormone sich, wie es bei den Hinterlappenhormonen der Fall ist, immer in einem bestimmten Verhältnis finden, besagt die Testierung dieser einen Komponente in bezug auf die Güte des Präparates nicht allzuviel. Am zuverlässigsten ist die Einstellung am hypophysektomierten Tier.

2. Die Hormonbehandlung durch Implantation.

In der Behandlung der SIMMONDSschen Krankheit und der hypophysären Magersucht ist in der letzten Zeit verschiedentlich über günstige Resultate durch Hypophysenimplantation oder Injektion einer Aufschwemmung von Hypophysensubstanz (MENZEL) berichtet worden, auch in solchen Fällen, in denen die Verabfolgung von Hypophysenpräparaten versagte (EHRHARDT, VON BERGMANN, KYLIN). Zur Implantation empfiehlt KYLIN frische Kalbshypophysen, von denen die Kapsel abgezogen wird und die, in kleine Scheiben zerlegt, am zweckmäßigsten in das Netz implantiert werden. KYLIN hat über Tierversuche berichtet, in denen er zeigte, daß diese Implantate eine Gefäßversorgung erhalten, und noch nach 3 Monaten läßt sich in den Randpartien eine normale histologische Struktur nachweisen. Auf eine Funktion dieser Teile schließt

KYLIN auf Grund der guten, klinischen Erfolge. Doch hat EHRHARDT beim Menschen nach 3—5 Monaten nur noch ein bindegewebiges Gebilde gefunden. KYLIN berichtete über insgesamt 28 Fälle. Die Resultate der BERGMANNschen Klinik, die STROEBE zusammengestellt hat, sind nicht ganz so gut, lassen aber auch eindeutige Erfolge erkennen. Die Fälle sind über etwas längere Zeiträume verfolgt als diejenigen von KYLIN. STROEBE berichtete über 10 Kranke, die bis zu einem Zeitraum von 10 Jahren beobachtet wurden. In 4 Fällen war das Ergebnis sehr gut, in 1 befriedigend und in 5 zeigte sich nur eine anfängliche Besserung. Auch MARX berichtet über gute Erfahrungen, doch auch über Beobachtungen, die darauf hinweisen, daß ein Teil des Erfolges nur durch das eindrucksvolle Erlebnis der Operation bedingt ist.

Zusammenfassend können wir sagen, daß die Implantation von Kalbshypophysen — gelegentlich wurden auch Hypophysen menschlicher Neugeborener implantiert — im allgemeinen nur in der Lage ist, eine etwa 1 Jahr anhaltende Besserung zu bewirken. Man wird sie in denjenigen Fällen, in denen eine zureichende Therapie mit Vorderlappenpräparaten in Injektionsform versagt hat, anwenden und sie auch dann, entsprechend den von STROEBE aufgestellten Richtlinien, nur für wirklich schwere Fälle vorbehalten.

An dieser Implantationstherapie ist von vielen Seiten scharfe Kritik geübt worden. Es widerspricht unserer ganzen Erfahrung über heteroplastische Transplantation, anzunehmen, daß artfremdes Hypophysengewebe einheilt und zudem noch über längere Zeiträume funktionstüchtig bleibt. Die Kritiker (s. z. B. MOGENSEN) führen gegen die angeblichen Erfolge an, daß es sich in allen Fällen um Anorexia nervosa gehandelt habe und daß hier reine Suggestivwirkungen vorlägen.

3. Die Hormonbehandlung mit Schwangerenharnpräparaten.

Eine weitere Gruppe von Präparaten wird aus Schwangerenharn hergestellt und enthält in erster Linie das Luteinisierungshormon. Auf Grund der Befunde von SCHENK dürfen wir annehmen, daß zum Teil auch das corticotrope Hormon, das in der Gravidität ebenfalls zur Ausscheidung gelangt (ANSELMINO und HOFFMANN), in diesen Präparaten vorhanden ist. Es steht heute fest, daß das im Schwangerenharn vorhandene gonadotrope Hormon chemisch und in seiner biologischen Wirkung mit dem des Hypophysenvorderlappens nicht übereinstimmt. Beim hypophysenlosen Tier wirkt es erst dann, wenn ein an sich unwirksamer Anteil aus dem Hypophysenvorderlappen hinzugefügt worden ist. Diesen Anteil bezeichnet EVANS als den synergistischen Faktor, und ZONDEK hat für ihn den Namen „*Synprolan*" vorgeschlagen. Das Schwangerenharnprolan entfaltet beim Affen und, nach den Untersuchungen von GEIST, wahrscheinlich auch beim Menschen keine follikelstimulierende Wirkung und damit keine Follikulinbildung (ENGLE), sondern nur eine Luteinisierung der Ovarien. Es ist sehr wichtig, daß sich der Arzt über diese Dinge klar ist und sich vor der Anwendung eines Präparates vergewissert, aus welchem Ausgangsmaterial es gewonnen wird. Die frühere Annahme, daß die gonadotropen Hormone des Schwangerenharns chemisch und biologisch mit den Vorderlappenhormonen identisch seien, hat viel zu der noch heute bestehenden Verwirrung und Unklarheit — auch in der Deklaration der herstellenden Firmen — beigetragen und ist die Ursache dafür, daß die therapeutischen Erwartungen, die man an diese Präparate knüpfte, sich nicht erfüllt haben.

Außer bei den Primaten kennen wir nur noch bei den Equiden die Ausscheidung einer gonadotropen Substanz in der Gravidität. Das bei den Equiden erscheinende Hormon ist mit dem des Hypophysenvorderlappens identisch

(HAMBURGER). Seit kurzem finden sich auch Präparate im Handel, die aus Stutenharn bzw. -serum hergestellt sind (s. Tabelle 7). Sie entfalten auch beim Menschen eine eindeutig gonadotrôpe Wirkung und stellen z. Zt. die wirksamsten Hypophysenvorderlappenpräparate dar, über die wir verfügen.

Tabelle 7.

Präparat	Zusammensetzung	Handelsform	Angegebener Gehalt	
			1 Ampulle	1 Stck.
1. Handelspräparate aus der Gesamthypophyse.				
Hypophysis cerebri sicc. „Merck"	Trockensubstanz aus der Gesamthypophyse. 1 Teil = 6,5 g frisches Organ	Pulver u. Tabletten	—	0,1 g
2. Hergestellt aus dem Hypophysenvorderlappen.				
Antephysin	Gesamtvorderlappenextrakt 1 ccm = 1 g Frischdrüse ausgewertet auf glandotrope Hormone	Trockenampullen	—	—
Hypophysenvorderlappen „Henning"	Extrakt aus Hypophysenvorderlappen	Ampullen Dragées	—	0,5 g Frischdrüse
Präphyson	Extrakt aus Hypophysenvorderlappen 1 ccm = 25 ME Prolan B	Ampullen Tabletten	—	1 ccm
3. Hergestellt aus dem Schwangerenharn.				
Prolan	Standardisiertes placentäres Gonadotrophin	Trockenampullen	100, 500, 2000 I.E.	—

Die Präparate werden in Ratten- oder Mäuseeinheiten testiert. Als Einheit gilt diejenige minimale Dosis, die bei infantilen Tieren eben eine Vollbrunst auslöst (Prolan A) und im Ovar zur Gelbkörperbildung (Prolan B) führt. Ratten sind gegenüber dem Schwangerenharnhormon etwa 5—6mal empfindlicher als Mäuse. 15—20 ME. würden also 100 RE. entsprechen. Heute gibt es ein internationales Standardpräparat. 1 Einheit ist diejenige Menge, die in 0,1 mg des in London aufbewahrten Pulvers enthalten ist. Das Standardpulver ist eine Mischung aus Material, das Firmen aller Kulturstaaten eingesandt haben. Die Präparate kommen in Injektions-, Tabletten- und Zäpfchenform auf den Markt. Bezüglich der oralen Verabfolgung gilt das oben Gesagte. Da mit einer wesentlichen Wirkungseinbuße gerechnet werden muß, erscheint die orale Verabfolgung zwecklos. Die Zäpfchenform hat sich praktisch bewährt. Da das Hormon in Lösung nicht haltbar ist, kommt es in Trockenampullen in den Handel. Vielfach ist auch eine Hormontherapie durch Transfusion von Schwangerenblut versucht worden (EHRHARDT).

Einige Worte müssen noch der Frage gewidmet werden, ob es möglich ist, durch Überdosierung mit den genannten Präparaten zu schaden. Die Gesamtextrakte aus dem Hypophysenvorderlappen enthalten die Hormone meist in so geringen Konzentrationen, daß Schädigungen nicht zu befürchten sind. Das gilt insbesondere für das thyreotrope Hormon, mit dem es, wie SCHITTENHELM und EISLER zeigten, in isolierter und konzentrierter Form möglich ist, auch beim Menschen einen Basedow auszulösen. Nur die Schwangerenharnpräparate enthalten nicht unerhebliche Mengen des gonadotropen Hormons. Überdosierung bewirkt beim Tier das Auftreten einer Dauerbrunst und die Bildung großer, cystisch degenerierter Ovarien. Dieselben Erscheinungen wurden gelegentlich beim Menschen beobachtet. So findet sich in dem J. amer. med. Assoc. **1936**, S. 1390 ein kurzer Bericht über folgende Beobachtung:

Ein 15jähriges Mädchen wurde wegen einer Uterushypoplasie lange Zeit mit Schwangeren-harnpräparaten behandelt. Gelegentlich einer Blinddarmoperation wurden die Ovarien inspiziert und dabei schwer cystisch degeneriert gefunden.

Diese Beobachtungen und experimentellen Befunde zeigen, daß die Anwendung der Schwangerenharnpräparate Vorsicht erfordert und Schädigungen durch Überdosierung möglich sind.

Mißerfolge der Hormontherapie können auf der Bildung von Antikörpern beruhen (s. S. 15).

Wieweit es beim Menschen nach Behandlung mit derartigen Prapäraten zu einer Antikörperbildung kommt, ist in der letzten Zeit verschiedentlich nach länger dauernder Behandlung mit aus Schwangerenharn hergestellten gonadotropen Hormonpräparaten untersucht worden. Diese Arbeiten hatten alle ein negatives Ergebnis. ROWLANDS und SPENCE fanden in 9 Fällen, die wegen fehlendem Descensus mit Präparaten aus Stutenserum behandelt worden waren, keine „*Antihormonbildung*". Ein therapeutischer Erfolg war nicht eingetreten. In 3 Fällen wurde die Behandlung mit Schwangerenharnpräparaten fortgesetzt, jetzt trat ein Erfolg ein. Bei Schwangerenharnpräparaten wird demnach beim Menschen eine Antikörperbildung nicht beobachtet, bei Präparaten anderer Provenienz muß man damit rechnen.

b) Spezielle Richtlinien.

Die Therapie mit Hypophysenhormonen kommt in erster Linie für die Behandlung der hypophysären Ausfallserscheinungen in Frage.

1. Die Hormonbehandlung der Vorderlappeninsuffizienz.

Die Fälle von echter hypophysärer Insuffizienz sprechen auf die Hormontherapie meistens nicht an. Das liegt sicher zum größten Teil an der Unzulänglichkeit der zur Verfügung stehenden Präparate. Sie versagt insbesondere bei der Postpartum-Nekrose. Es hat auch hier den Anschein, als ob die aus Stutenserum hergestellten Präparate mit starker gonadotroper Wirkung erfolgreicher sind (MOGENSEN). Bei der Magersucht ist die Erfolgsbeurteilung der Therapie wegen der mannigfachen psychischen Faktoren, die eine so ausschlaggebende Rolle spielen, besonders schwierig. Hier ist immer wieder zum Teil über sehr gute Erfolge berichtet worden, die mit Injektion von Preloban oder Präphyson oder auch mit oraler Medikation (SCHÜPBACH u. a.) erzielt wurden. Auf Grund der Tatsache, daß alle Vorderlappenhormone durch die Verdauungsfermente zerstört werden, wird man diesen therapeutischen Erfolgen doch sehr skeptisch gegenüberstehen. Auch diese guten Erfolge sind keineswegs einheitlich. Ich habe selbst wiederholt völlige Versager dieser Hormontherapie erlebt.

2. Die Hormonbehandlung der Dystrophia adiposogenitalis.

Die Erfolge der Hormontherapie bei dieser Erkrankung sind sehr viel weniger gut als bei der Hypophysenvorderlappeninsuffizienz. Der Grund ist wohl darin zu suchen, daß die Dystrophia adiposogenitalis keine rein hypophysäre Erkrankung ist. Die Stoffwechselzentren des Zwischenhirns sind sicher immer entscheidend beteiligt. Es kommt hinzu, daß die Ursache sehr häufig in Tumoren gelegen ist, die zu irreparablen Störungen führen. Trotzdem wird man, wenn eine andere Behandlung nicht möglich ist, eine Therapie mit Vorderlappenhormon unter gleichzeitigen diätetischen Maßnahmen versuchen. Man darf nur in bezug auf die Besserung der Fettsucht keine allzu großen Hoffnungen hegen, obwohl gelegentlich auch in dieser Hinsicht über sehr gute Erfolge berichtet worden ist. Die meisten Autoren stellen fest, daß die Hormonbehandlung zu einer psychischen Umwandlung und allgemeinen Aktivierung führt, und meist ist es möglich, auch die genitale Dysfunktion zu beheben. BORCHARDT betont, daß eine erhebliche Entfettung selten zu erzielen ist, hingegen fand er, daß die Fettverteilung in ihrer charakteristischen Anordnung gewisse Änderungen erfährt und an den Hüften deutlich zurückgeht. Bezüglich der Wahl der Präparate und der Dosierung gilt dasselbe wie unter 1. aufgeführt.

3. Die Hormonbehandlung des hypophysären Zwergwuchses.

Für die Behandlung des hypophysären Zwergwuchses kommt in erster Linie das Wachstumshormon (somatotropes Hormon) in Frage. Es ist in dem allgemeinen Teil schon erwähnt worden, daß wir ein Präparat, welches das Wachstumshormon in isolierter oder auch angereicherter Form enthält, nicht besitzen. Wieweit das Wachstumshormon in den uns zur Verfügung stehenden Handelspräparaten enthalten ist, ist eine offene Frage. Da nach EVANS das Wachstumshormon oral gegeben unwirksam ist, wird man hier immer die parenterale Verabfolgung der aus dem Vorderlappen hergestellten Präparate fordern. Sehr eindrucksvolle und erfolgreiche Behandlungen, die sich über mehrere Jahre erstreckten, mit dem amerikanischen Präparat Phyone, haben ENGELBACH und SCHÄFER beschrieben. GERSON erzielte ebenso wie LUCKE und HÜCKEL mit Injektionen von Präphyson recht eindeutige Erfolge. GERSON verabfolgte in einem Fall während 8 Monaten 200 Ampullen Präphyson und erzielte ein Größenwachstum von 14 cm in 11 Monaten, während in den vorhergehenden Jahren die Größenzunahme nur 3 bzw. 4 cm betragen hatte. GERSON betont besonders auch die eindeutige psychische Umwandlung und die gleichzeitige Stimulierung der Sexualdrüsen. Auf der anderen Seite soll nicht verkannt werden, daß diesen positiven Ergebnissen auch völlige Mißerfolge gegenüberstehen. Diese beruhen auf der Unzulänglichkeit der zur Zeit zur Verfügung stehenden Präparate.

4. Die Hormonbehandlung der Akromegalie.

Bei der Akromegalie spielt die Hormonbehandlung naturgemäß eine untergeordnete Rolle, da bei dieser Erkrankung ein partieller Hyperpituitarismus vorliegt. Die genitale Unterfunktion fast aller Akromegaler macht aber häufig eine Therapie notwendig. In diesen Fällen ist ein Versuch mit Schwangerenharnpräparaten gerechtfertigt.

5. Die Hormonbehandlung des Morbus Cushing.

Auch bei dieser Erkrankung liegt ein Hyperpituitarismus vor. Es sind zwar gelegentlich Versuche einer Therapie mit Vorderlappenhormon durchgeführt worden, doch hat sie nie zu einem eindeutigen Ergebnis geführt. Im übrigen sind bei dieser uns erst seit einigen Jahren bekannten Erkrankung die Erfahrungen für ein abschließendes Urteil noch zu lückenhaft. Eine Therapie mit Hypophysenhormonen verspricht jedoch sehr wenig Erfolg.

6. Die Hormonbehandlung des Kryptorchismus.

Seit SCHAPIRO im Jahre 1929 als erster über günstige Erfolge in der Behandlung des Kryptorchismus mit dem Schwangerenharnpräparat Prähormon berichtet hat, ist diese Therapie in immer breiterem Maße angewandt worden, und es liegt heute eine große Zahl von Arbeiten vor, welche die ersten günstigen Erfahrungen von SCHAPIRO durchaus bestätigen. Eine in der amerikanischen

Literatur veröffentlichte Statistik Cramers über alle zur Zeit erreichbaren diesbezüglichen Mitteilungen zeigt, daß im Durchschnitt mit etwa 70—80% Erfolg zu rechnen ist. Der günstigste Zeitpunkt ist das 9.—12. Lebensjahr. Versuche im früheren Alter sind zu widerraten, da bis zu dem Beginn der Pubertät noch mit einem spontan einsetzenden Descensus gerechnet werden kann. In dieser Hinsicht ist besonders die Mitteilung von Johnson bemerkenswert, der in 174 Fällen zur Zeit der Pubertät noch einen spontanen Descensus eintreten sah. Nach diesem Autor findet man Kryptorchismus bei Kindern in $70^0/_{00}$ der Fälle, bei Rekruten nur noch in $2^0/_{00}$. In der weit überwiegenden Mehrzahl der Fälle ist also spontaner Descensus zu erwarten. Im einzelnen Fall ist es aber nicht möglich vorauszusehen, ob eine spontane Heilung eintreten wird oder nicht, Die Zahlen zeigen nur, daß man in der Beurteilung der therapeutischen Erfolge vorsichtig sein muß. Die angewandte Dosierung betrug meistens 2mal wöchentlich 100—150 RE. bis zu einer Gesamtdosis von etwa 1000—5000 RE. im Laufe von 5—6 Monaten. Als Zeichen für eine zureichende Dosierung kann der Umstand gewertet werden, daß in nahezu allen Fällen, auch wenn der gewünschte Erfolg schließlich ausbleibt, eine Vergrößerung von Penis und Hoden zu erzielen ist. Der Erfolg ist mitunter sehr rasch innerhalb von 1—2 Wochen, mitunter erst nach 5—6 Monaten vorhanden. Es hat offenbar wenig Sinn, die Behandlung über noch größere Zeiträume auszudehnen, da bei zureichender Dosierung durch länger dauernde Behandlung ein Erfolg nicht mehr zu erzwingen ist, Thompson und Mitarbeiter stellten jetzt an ihrem Material fest, daß bei den erfolglos behandelten Fällen immer ein mechanisches Hindernis vorlag, das operativ beseitigt werden mußte. Der Kryptorchismus ist häufig mit anderen mehr oder weniger ausgeprägten Zeichen einer genitalen Unterentwicklung wie endokrinen Störungen verbunden. Hess und Mitarbeiter fanden bei den erfolgreich behandelten Knaben als Ausdruck einer hypophysären Störung eine Prolanausscheidung mit dem Harn, die nach Abschluß der Behandlung verschwand. Sie empfehlen daher, mit dem Harn eine Prolanreaktion anzustellen, wenn man sich vorher ein Urteil verschaffen will, ob die Behandlung Aussicht auf Erfolg hat.

Der Injektionstherapie wird im allgemeinen der Vorzug gegeben, Sie ist auch von den meisten Untersuchern angewandt worden. Es finden sich jedoch auch Forscher, die mit oraler Verabfolgung Erfolge erzielten. So behandelte z. B. Korbsch 4 Fälle, die allerdings alle deutliche sonstige Zeichen einer hypophysären Störung boten, erfolgreich mit Präphyson-Tabletten.

Die Berichte lassen soviel erkennen, daß man die Behandlung des Kryptorchismus mit Schwangerenharnpräparaten heute als die Therapie der Wahl bezeichnen kann. Auch in den Fällen, in denen der Erfolg ausbleibt und später eine Operation notwendig wird, schafft man durch die Hormonbehandlung für die Operation günstige Bedingungen.

7. Die Hormonbehandlung der Stillschwäche.

Nach der weitgehenden Reinigung und Isolierung des Prolactins durch Riddle und dessen Mitarbeiter, lag es nahe, dieses Hormon auch therapeutisch zu benutzen. Die ersten Erfahrungen wurden von Kurzrock aus dem Riddleschen Arbeitskreis mitgeteilt und hatten ein sehr ermutigendes Ergebnis. Inzwischen liegen eine ganze Reihe weiterer Erfahrungen von amerikanischen und englischen Autoren vor, aus denen sich ergibt, daß die Ergebnisse in der Mehrzahl der Fälle gut sind. Als erforderliche Dosis müssen nach den Mitteilungen von Ross 800—1000 Riddle-Einheiten pro Tag gelten. Inzwischen wurde auch ein internationales Standardpulver geschaffen. 1 E. ist in 0,1 mg dieses Standardpulvers, das wie die übrigen Standardpulver in London aufbewahrt wird, enthalten.

Wenn trotz der günstigen Erfahrungen eine breitere Anwendung des Prolactins noch nicht erfolgt ist, so liegt das an den recht unangenehmen Nebenerscheinungen, die von der Mehrzahl der Untersucher beobachtet wurden. So beschreibt WERNER lokale Reaktionen, Temperatursteigerungen und schwere anaphylaktische Zustände. Bei dieser Sachlage beansprucht die Mitteilung von PREISSECKER in Übereinstimmung mit eigenen Erfahrungen besonderes Interesse, daß das Hormon rectal resorbiert wird. Dies läßt sich im Tierversuch beim Meerschweinchen einwandfrei nachweisen. Auch die ersten klinischen Erfahrungen PREISSECKERs mit Prolactinzäpfchen lauten günstig. Ein entsprechendes Präparat ist unter dem Namen Prälacton in Deutschland in den Handel gebracht worden. Erwähnung verdient hier auch noch die Suppletansalbe, die Prolactin in Salbenform enthält, obwohl die percutane Resorption des Hormons noch nicht mit Sicherheit bewiesen ist.

8. Die Hormonbehandlung anderer Störungen.

Es bleibt noch übrig, auf die Behandlung der mannigfachen Sexualstörungen, der Unterentwicklung, Dysmenorrhoe, Amenorrhoe und cystischen Hyperplasie näher einzugehen, doch gehört diese Frage heute so sehr in das Gebiet des Gynäkologen, daß ich mich, zumal mangels eigener Erfahrungen, hier nicht ganz zuständig fühle. Es sei auf zusammenfassende Darstellungen, wie sie in den letzten Jahren von GELLER, HEIDLER, KAUFMANN, NEUMANN, SIEBKE und kürzlich von BÜTTNER gegeben worden sind, hingewiesen. Auch bei dieser Indikation scheinen nach den Berichten von WESTMANN und RYDBERG die aus dem Harn und Serum trächtiger Stuten gewonnenen Präparate (Antex) in Kombination mit solchen aus dem Schwangerenharn (Physex) sehr viel wirksamer zu sein als alle bisher verabfolgten Hypophysenpräparate. In der Behandlung männlicher Sexualstörungen ist gelegentlich über gute Erfolge berichtet worden, z. B. bei gleichzeitiger Kombination mit den männlichen Sexualhormonen (ERBEN, HANSEN, RITTER u. a.). Von den Schwangerenharnpräparaten wird man, da sie nur eine beschränkte Wirkung auf die Keimdrüsen des Menschen haben, einen Erfolg nur bei bestimmten Zuständen erwarten können. Als Hauptindikationen für die Schwangerenharnpräparate lassen sich heute die Menorrhagie, insbesondere als Folge der Follikelpersistenz und, wie bereits erwähnt, der Kryptorchismus bezeichnen. In Fällen von Hypofunktion der Keimdrüsen sind die therapeutischen Erfolge unsicher, und die Behandlung hat vielfach versagt. Das gonadotrope Hormon aus dem Vorderlappen verspricht hier mehr Erfolg.

Abgesehen von den aufgeführten Hauptindikationen der Hypophysenvorderlappenhormone gibt es noch eine große Zahl von Einzelbeobachtungen, die zeigen, daß die Präparate sich auch in anderer Hinsicht als nützlich erweisen. Es sei hier hingewiesen auf die Beobachtungen von CURSCHMANN, der eine *funktionelle Oligurie* und eine echte *Magenatonie*, die von BEYER, der *endokrine Gelenkerkrankungen* oder die von BENGTSON, der die *Alopecie* erfolgreich mit Hypophysenvorderlappen behandelte.

Die Therapie mit Vorderlappenpräparaten kann bei richtiger Indikation, richtiger Dosierung und Verabfolgungsform sehr schöne Erfolge zeitigen. Wir sind aber noch keineswegs am Ziel, es läßt sich auf diesem Gebiete noch sehr viel mehr erreichen. Zwei Gründe sind es, die hier hindernd im Wege stehen, an deren Beseitigung wir arbeiten müssen: die unzulänglichen Kenntnisse des Arztes über die Hormone und Hormonwirkungen und die noch in vieler Hinsicht unzureichenden Präparate.

II. Therapie mit Hinterlappenhormonen.

a) Allgemeine Richtlinien.

Die Therapie mit Vorderlappenhormonen steht, wie in dem ersten Teil ausgeführt, ganz in der Entwicklung. Für die Therapie mit Hinterlappenhormonen
liegen die Verhältnisse anders. Seit einer Reihe von Jahren existieren vollwertige,
nach Einheiten deklarierte Präparate, und die Indikationsstellungen und Erfahrungen mit ihrer Anwendung umgreifen bereits ein fest abgeschlossenes und
weitgehend gesichertes Gebiet.

Der Hinterlappen enthält eine Mehrzahl von Stoffen (s. S. 40 ff.), die in zwei Fraktionen,
α- und β-Hypophamin, chemisch getrennt worden sind. Die therapeutisch wichtigsten
Anteile sind das uteruswirksame Oxytocin, das blutdrucksteigernde Vasopressin und das
antidiuretisch wirksame Adiuretin. Außerdem entfalten die Hinterlappenextrakte noch
eine Reihe von weiteren pharmakologischen Wirkungen, von denen noch nicht sicher feststeht, an welche Komponente sie gebunden sind. Praktisch wichtig ist die Erregung der
glatten Muskulatur (Gallenblase, Ureter und Darm) durch die Vasopressinfraktion. Außerdem lösen Hinterlappenpräparate eine geringfügige Blutzuckersteigerung aus und beheben
die Symptome des hypoglykämischen Schocks.

Die Handelspräparate stellen Gesamtextrakte aus dem Hinterlappen- bzw.
Hinterlappentrockenpulver dar. Orasthin, Pitocin und Myo-Pituigan enthalten
den uteruswirksamen, Tonephin, Pitressin und Vaso-Pituigan den blutdruck-
und antidiuretisch wirksamen Anteil in isolierter Form. Alle Präparate werden
in VOEGTLIN-Einheiten (VE.) deklariert. *1 VE. ist diejenige Menge, die in 0,5 mg
eines nach bestimmten Vorschriften hergestellten Standardpulvers vorhanden ist.*
Die Auswertung geschieht am isolierten Meerschweinchenuterus nach der Methode
von TRENDELENBURG bzw. an dem Blutdruck der dekapitierten Katze. Nach den
Feststellungen von GLAUBACH und MOLITOR ist das Verhältnis der drei Haupt-
komponenten (Oxytocin, Vasopressin, Adiuretin) in dem Drüsenmaterial verschiedener Herkunft immer konstant, so daß die Testierung einer dieser drei
Komponenten damit auch den Gehalt an den übrigen beiden zuverlässig angibt.

Ob diese Verhältnisse immer gewahrt sind, wie GLAUBACH und MOLITOR glauben, muß
allerdings etwas bezweifelt werden. Eigene Erfahrungen zeigten mir, daß bei verschiedenen
Tierarten doch Schwankungen in den gegenseitigen Verhältnissen der drei Anteile vorkommen. Bei einer Auswertung auf Blutdrucksteigerung und Antidiurese am Menschen
finden FORÓ und LENDVAI ebenfalls Differenzen in dem Verhältnis dieser drei Komponenten
verschiedener Handelspräparate.

Der Gehalt an VE. in 1 ccm der Handelspräparate ist sehr verschieden.
Dieser Umstand muß beachtet werden. Immer wieder trifft man in der Praxis
wie in Publikationen auf Mitteilungen, die sich nur auf Kubikzentimeter beziehen.
Der Arzt ist es gewohnt, in 1 ccm die Dosis einer einmaligen Verabfolgung vor-
zufinden. Viele der Schädigungen, die nach Hinterlappenextrakten beobachtet
worden sind, beruhen nur darauf, daß der Arzt nicht in VE., sondern nach Kubikzentimetern dosiert hat. Die stärksten Präparate, z. B. das Pituitrin der Firma
Parkes Davis, enthalten in 1 ccm 10 VE., die schwächsten, so das Physormon,
2 VE. Allein diese Gegenüberstellung zeigt, welche verhängnisvollen Folgen es
haben kann, wenn statt in VE. die Dosierung nach Kubikzentimetern erfolgt!

Die orale Verabfolgung der Präparate kommt nicht in Frage. Die gesamten
Hinterlappenhormone sind eiweißartiger Natur und werden von den tryp-
tischen Fermenten des Verdauungskanals zerstört. Die Injektionen können
subcutan, intramuskulär und intravenös gegeben werden. Resorptionszeit und
Eintritt der Wirkung sind entsprechend der Reihenfolge dieser Aufzählung
schneller bzw. stärker. Die subcutane und intramuskuläre Verabfolgung bewirkt beim Menschen keine Steigerung des Blutdruckes, hingegen tritt eine
deutliche Blässe auf als Folge einer Capillarkontraktion. Die Gesichtszüge treten

schärfer hervor. Das Aussehen erinnert an einen beginnenden Kollaps, gibt aber zu keinerlei Besorgnis Anlaß. Die Blässe verschwindet relativ rasch wieder. Anders liegen die Verhältnisse bei intravenöser Applikation. Diese führt zu einer Blutdrucksteigerung und bei zu hoher Dosierung zu einem Coronarkrampf. Die spezifische Wirkung tritt außerordentlich rasch und stürmisch ein. Die meisten Schädigungen, die beobachtet worden sind, waren immer die Folge intravenöser Injektionen. Man sollte es sich daher zur Regel machen, die intravenöse Injektion nur dann anzuwenden, wenn tatsächlich Gefahr im Verzuge und eine momentane kräftige Wirkung erwünscht ist. Während subcutan und intramuskulär 4—6 Einheiten als höchste einmalige Dosis gegeben werden können, soll man intravenös 0,5—1,0 VE. und nie mehr als 2, allerhöchstens 3 Einheiten als einmalige Dosis verabfolgen.

Einen gewissen Fortschritt in der Therapie bedeutete es, als 1922 BLUMGART fand, daß die Hinterlappenpräparate, auf *nasalem Wege* verabfolgt, ebenfalls zur Wirkung gelangen. Das gilt in erster Linie für das in der Behandlung des Diabetes insipidus therapeutisch wichtige Adiuretin. Auch die *rectale Verabfolgung* in Zäpfchenform ist möglich. Die erforderlichen Dosen für beide Verabfolgungsformen liegen etwas höher als bei der Injektionsbehandlung. Die nasale Gabe hat sich auch in der Geburtshilfe bewährt.

Tabelle 8. Handelspräparate aus Hypophysenhinterlappen.

Präparat	Zusammensetzung	Handelsform	Angegebener Gehalt	
			1 Ampulle	1 Stck.
Partophysin	Extrakt aus Hypophysenhinterlappen	Ampullen	3 VE	
Pituglandol	Extrakt aus Hypophysenhinterlappen	Ampullen u. Schnupfpulver 1 Drüse = 30 VE	3 u. 6 VE	—
Physormon	Extrakt aus Hypophysenhinterlappen	Ampullen Schnupfpulver	3 VE	

b) Spezielle Richtlinien.

1. Die Hormonbehandlung in der Geburtshilfe.

Die erste Anwendung fanden die Hinterlappenpräparate in der Geburtshilfe. Das oxytocische Hormon bewirkt eine Tonussteigerung und Förderung der Peristaltik des Uterus unter der Geburt. Der gravide Uterus spricht auf das Hormon nicht an. Es ist wahrscheinlich, daß diese Schutzwirkung durch das Progesteron (das Hormon des Corpus luteum) bewirkt wird. Die Anwendung der Hinterlappenpräparate in der Geburtshilfe ist heute Allgemeingut geworden, und die Richtlinien finden sich in allen Lehr- und Handbüchern abgehandelt, so daß es hier genügt, nur kurz auf die wichtigsten Punkte hinzuweisen. Da die Präparate die Kontraktionen des Uterus verstärken, ist die Austreibungsperiode der Zeitabschnitt in der Geburt, in der sie in erster Linie Anwendung finden. Beim Übertragen kann man mit ihrer Hilfe die Geburt in Gang setzen. Auch die Eröffnungsperiode läßt sich durch Hinterlappenextrakte fördern, eine atonische Blutung nach Ausstoßung der Placenta wirkungsvoll bekämpfen. Die mit Sicherheit eintretende Wirkung der Präparate hat dazu geführt, daß viele Geburtshelfer zur Abkürzung der Geburt auch ohne eine strikte Indikation von diesen Mitteln Gebrauch machen. Vor dieser etwas indikationslosen Anwendung muß dringend gewarnt werden, da die Präparate nicht gefahrlos sind und Schädigungen herbeiführen können.

In den einzelnen Phasen der Geburt muß verschieden dosiert werden. Tollas empfiehlt z. B., in der Eröffnungsperiode nicht mehr als 1—3 VE. in fraktionierten Dosen zu verabfolgen. In der Austreibungszeit kann etwas höher dosiert werden, und nur nach Ausstoßung der Placenta können 5—10 VE. gegeben werden. Diese Dosierungsvorschriften ergeben sich ohne weiteres aus den Wirkungen des Hormons. Kleine Dosen führen zu einer Förderung der Peristaltik, wie sie unter der Geburt erwünscht ist, größere Dosen zu einem Krampf. Die intravenöse Gabe ist nur in der Nachgeburtsperiode erlaubt. Unter der Geburt bezeichnet sie Mikulicz-Radecki direkt als einen Kunstfehler.

Wenn wir die Berichte durchlesen, in denen die Hinterlappenhormone zu Schädigungen geführt haben, so ergibt sich immer wieder, daß diese Schädigungen Folge unrichtiger Indikationsstellung oder zu hoher Dosierung gewesen sind. Zu hohe Dosierung kann unter der Geburt eine Dauerkontraktion des Uterus auslösen und durch Asphyxie zum Tode des Kindes führen. Liegt ein Geburtshindernis vor, infolge eines Mißverhältnisses zwischen Kopf und Becken oder infolge einer Querlage, so hat die Gabe von Hinterlappenpräparaten wiederholt zur Uterusruptur geführt. Diese Ereignisse warnen dringend vor der unüberlegten Anwendung der Präparate.

Ein Wort ist noch nötig zu der Frage, welche Vorteile die Präparate bieten, die das oxytocische Hormon in isolierter Form enthalten. Die Literatur zeigt, daß eine bessere oder günstigere Wirkung nicht zu bestehen scheint. In vergleichenden Untersuchungen fand Mosettig Orasthin ebenso wirksam wie die Gesamtextrakte. Nur eine Indikation findet heute weitgehende Anerkennung, das ist die Nephropathia gravidarum und die Eklampsie. Bei diesen Störungen besteht ein erhöhter Blutdruck und eine verminderte Diurese. Es ist zu fürchten, daß die Gabe des Vasopressins und Adiuretins zu einer weiteren Belastung des Kreislaufs führt und den gesamten Zustand verschlechtert. Außerdem bestehen eine Reihe von Anhaltspunkten dafür, daß diese Krankheiten mit einer vermehrten Produktion gerade dieser Hormone im Zusammenhang stehen. So fordert heute die Mehrzahl der Geburtshelfer unter diesen Umständen die Gabe von Orasthin bzw. Myo-Pituigan. Immerhin ist es interessant, daß die amerikanischen Autoren sich diesen Schlußfolgerungen nicht anschließen. So betont z. B. ein so guter Kenner der Hinterlappenwirkungen wie Geiling, daß die intramuskuläre Pituitrin-Injektion beim Menschen keine wesentliche Änderung des Blutdruckes hervorruft und daher auch an der Geburtsklinik des John-Hopkins-Hospitals bei Schwangerschaftstoxikosen gegeben wird. Nach demselben Autor hat auch Pitocin keine klinischen Vorteile gegenüber den Gesamtpräparaten ergeben.

Praktisch sehr wichtig, wenn auch theoretisch noch ungeklärt, ist die *Kombination des Hinterlappenextraktes mit Thymusextrakt*, wie sie in dem von Temesvary geschaffenen *Thymophysin* vorliegt. Im Versuch am isolierten Uterus kann man sich leicht davon überzeugen, daß der Zusatz eines Thymusextraktes die Wirkungen des Oxytocins verstärkt. Wahrscheinlich handelt es sich hier um eine Sensibilisierung durch unspezifische Eiweißstoffe. Beim Menschen wird dem Thymophysin nachgerühmt, daß es zu rhythmischen Kontraktionen und nicht zum Krampf führt und daher auch in der Eröffnungsperiode in höheren Dosen Anwendung finden kann. Objektive Unterlagen für diese Behauptung stehen allerdings noch aus. Rein praktisch gesehen scheint sie zutreffend zu sein.

Rucker sah jedoch am menschlichen Uterus in situ keinen anderen Wehentyp unter Thymophysin wie unter Hinterlappenextrakt. Nach der Deklaration enthält Thymophysin 10 VE. Es fehlen leider Angaben darüber, wie hoch der Zusatz an Thymusextrakt ist. Die hohe Konzentration des Präparates muß beachtet werden. Da viele Ärzte, wie schon eingangs erwähnt, noch immer in Kubikzentimetern dosieren, ist es zunächst nicht weiter erstaunlich, daß 1 ccm Thymophysin eine stärkere und kräftigere Wirkung ausübt als dieselbe Gabe eines anderen Hinterlappenextraktes. Man kann sich bei Durchsicht der amerikanischen Literatur einer gewissen Skepsis gegenüber den Vorteilen des Thymophysins nicht erwehren. Insbesondere sei hier die sehr sorgfältige Arbeit von Greenhill erwähnt. Greenhill testete zunächst am isolierten Uterus Thymophysin und einen Hinterlappengesamtextrakt aus, so daß er Hormonpräparate in der Hand hatte mit gleichen Wirkungen. Beide Präparate wurden nunmehr klinisch an einem großen Material vergleichend erprobt. GREENHILL kommt zu dem Schluß, daß das Thymophysin sich von den Hinterlappenpräparaten weder in seiner Wirkungsstärke noch in seiner Wirkungsart unterscheidet. Auch HOFBAUER meint, daß Thymophysin gegenüber Hinterlappenextrakten keine Vorteile bietet.

2. Die Hormonbehandlung des Diabetes insipidus.

Das Hauptanwendungsgebiet der *antidiuretischen Komponenten* ist der *Diabetes insipidus*. Bei der Trennung zwischen oxytocischem und vasopressorischem Anteil findet sich der antidiuretische in der Vasopressinfraktion. Das Adiuretin normalisiert beim Diabetes insipidus Kranken die gesamte Störung des Wasser- und Kochsalzhaushaltes. Nur 5% der Fälle sprechen auf die Therapie nicht an. Nach den systematischen Untersuchungen von BIGGART handelt es sich immer um Kranke, bei denen die Zwischenhirnzentren zerstört sind. Da es sich bei dem Diabetes insipidus um eine Substitutionstherapie handelt, muß das Medikament lange Zeit gegeben werden. Die erforderlichen Dosen sind individuell außerordentlich verschieden. In der Injektionsbehandlung ist der Dosierung durch unerwünschte Nebenerscheinungen, insbesondere von seiten des Magen- und Darmtractus, eine gewisse Grenze gezogen. Für die Dauerbehandlung des Diabetes insipidus ist die nasale Verabfolgung die Therapie der Wahl. Man gibt eines der im Handel befindlichen Hinterlappenpulver 3—4mal täglich. Eine Prise wird in die Tabatière gegeben und vorsichtig aufgesogen. Eine gewisse Übung und Technik ist notwendig. Zu starkes Schnupfen befördert etwas von dem Pulver in den hinteren Rachen. Es wird so leicht verschluckt und damit unwirksam. Gelegentlich haben die Schnupfpulver, insbesondere bei längerer Verabreichung, zu Reizerscheinungen geführt. Man muß dann die Behandlung abbrechen und kann sich, wenn nicht injiziert werden soll, mit der rectalen Therapie weiterhelfen. Nasal sind höhere Dosen erforderlich als parenteral. Die Suppositorien sind weniger wirksam als das Schnupfpulver. MAINZER hat ausführlich über die Schnupftherapie berichtet. Die erforderlichen Dosen in seinen 4 Fällen schwankten zwischen 50—280 VE. täglich. Er spricht von einem „Wasseräquivalent" und versteht darunter die Verminderung des Flüssigkeitsumsatzes pro VE. Das Wasseräquivalent nimmt mit steigender Menge des Präparates ab und erreicht schließlich einen Nullwert. Die Verhältnisse liegen hier ganz ähnlich wie bei dem Insulin. Es ist daher notwendig, in der Dosierung das Wirkungsoptimum zu finden, also diejenige Dosis, welche die Störung gerade eben kompensiert. Die Wirkung tritt bei der endonasalen Verabfolgung nach etwa $1/_2$ Stunde ein und hält etwa 3—5 Stunden an. Die konsequente und länger dauernde Behandlung führt allmählich zu einer Toleranzbesserung und gelegentlich bei den idiopathischen Formen zur völligen Heilung.

Eine Überdosierung, die auf parenteralem Wege leichter möglich ist als auf nasalem, führt zu Schwindel, Kopfschmerzen, allgemeiner Unruhe und zu sehr unangenehmen Sensationen. Bedrohliche Erscheinungen sind allerdings selten beobachtet worden.

SIMON und RYDER sowie FORRO und LENDVAI haben jetzt über je einen Fall berichtet, in dem sich eine Überempfindlichkeit entwickelte. In der Beobachtung von FORRO und LENDVAI trat 50 Tage nach Beginn einer Behandlung, die zunächst mit Injektionen, später mit Schnupfpulver durchgeführt wurde, nach einer voraufgehenden Urticaria ein asthmatischer Anfall auf mit Gesichtsödem, Cyanose und einem zunächst sehr bedrohlichen allgemeinen Krankheitsbild. Die Eosinophilen betrugen 7—15%. Diese Anfälle wiederholten sich, sobald Hinterlappenhormon in irgendeiner Form (Injektion, rectal) und auch verschiedenster Herkunft gegeben wurde. Die Therapie wurde $1/_2$ Jahr ausgesetzt, doch blieb die Überempfindlichkeit bestehen. Dann wurde eine vorsichtige Desensibilisierung vorgenommen, die auch gelang. Die Patientin reagierte während der Überempfindlichkeit nicht auf Rindereiweiß, hingegen auf völlig eiweißfreie Extrakte aus Rinder- und Schweine-hypophysen. Die Autoren schließen daraus, daß es sich um eine Sensibilisierung gegenüber dem Hormon selbst gehandelt haben muß.

Beim gesunden Menschen bewirkt Adiuretin nach vorheriger Wassergabe eine 2—3 Stunden andauernde Diuresehemmung und einen Anstieg der spezifischen Gewichte. Diese Wirkung kann diagnostisch ausgenutzt werden. LICHTWITZ und MARX haben z. B. gezeigt, daß der Wasserversuch mit Hinterlappenextrakt bei Er-krankungen des Hypophysenzwischenhirnsystems pathologisch ausfällt. Die Wir-kung kann vermißt werden oder in das Gegenteil umschlagen. LEBERMANN nutzte die Konzentrationssteigerung zur Nierenfunktionsprüfung aus und fand, daß in Fällen von Niereninsuffizienz auch unter diesen Bedingungen ein Anstieg des spezi-fischen Gewichtes ausbleibt. Die normale Wasserausscheidung wird nicht beeinflußt.

3. Die Hormonbehandlung der Darmatonien und Nephrolithiasis.

Der Vasopressinfraktion kommt noch *eine Wirkung auf die glatte Muskulatur* zu, die wir therapeutisch ausnutzen. Die Hinterlappenextrakte fördern die Peristaltik des Dünn- und des Dickdarms und lösen rhythmische Kontraktionen der Gallenblase, des Nierenbeckens und der Ureteren aus. Vor dem Röntgen-schirm lassen sich diese Wirkungen gut verfolgen. Besonders eindrucksvoll sind die großen Colonbewegungen, die spontan nur selten zur Beobachtung kommen. Die Wirkung auf die Darmperistaltik wird bei Darmatonie, insbesondere nach Operationen, mit bestem Erfolg benutzt. Im allgemeinen werden Dosen von 3—6 VE. intramuskulär, eventuell im Abstand von einigen Stunden, gegeben. In hartnäckigen Fällen muß man zur intravenösen Verabfolgung schreiten, doch ist auch hier wieder größte Vorsicht am Platze. Man beginnt mit 0,5—1,0 VE. und kann, falls diese Dosis wirkungslos bleibt, bis auf 3 VE. steigern. Der Erfolg tritt 5—7 Minuten nach der Injektion ein. Es tritt eine Unruhe im Leib auf und es erfolgt Abgang von Stuhl und Winden. Vielfach wird das Hormon auch in Form einer Dauerinfusion gegeben. Auch hier muß bei intravenöser Verabfol-gung mit größter Vorsicht zu Werke gegangen werden. Ich habe selbst einen Fall erlebt, in dem eine zu hohe Dosierung nach einer Darmoperation zur Naht-insuffizienz und nachfolgendem Tod an Peritonitis geführt hat.

Die Kontraktionswirkung der Hinterlappenextrakte auf Gallenblase und Ureteren kann zum *Abtreiben von Steinen* benutzt werden. Notwendig ist natür-lich, daß die Steine in bezug auf Größe und Lagerung so geartet sind, daß über-haupt ein Abgang möglich ist. Wenn diese Voraussetzungen erfüllt sind, so kann man nach KALK und SCHÖNDUBE, die dieses Verfahren zuerst anwandten, mit etwa 50% Erfolg rechnen. Es genügen meistens 2—3 VE. pro dosi, eventuell im Abstand von einigen Stunden 2—3mal gegeben. Im Falle des Erfolges führt die Injektion zu einer Nierenkolik, in der der Stein abgeht. Da der Versuch als solcher völlig gefahrlos ist, sollte man, bevor man zu eingreifenderen Maßnahmen schreitet, ihn immer versuchen. Zum Abtreiben von Gallensteinen spielt dieses Verfahren keine wesentliche Rolle, da meistens die Voraussetzung für einen spontanen Abgang nicht gegeben ist. Hingegen haben sich die Hinterlappen-präparate hier in diagnostischer Hinsicht bewährt. Beim Gesunden bewirkt die Injektion von 2—3 VE. eine Kontraktion der Gallenblase. Diese Eigenschaft der Hinterlappenextrakte kann bei Duodenalsondierungen oder nach Kontrast-füllungen der Gallenblase diagnostisch benutzt werden.

Im Tierversuch und auch beim Menschen bewirken die *Hinterlappenextrakte* eine *Blut-zuckersteigerung* um 10—20 mg-%. Diese Nebenwirkung ist praktisch belanglos und stellt auch keine Gegenindikation gegen die Anwendung der Präparate beim Diabetes dar. Prak-tisch wichtig ist jedoch die experimentell sichergestellte Tatsache, daß die Hinterlappen-extrakte das Auftreten des hypoglykämischen Schocks hindern bzw. den bereits eingetretenen

Schock beheben können. Da wir in dem Traubenzucker und Adrenalin rasche und zuverlässige Mittel zur Bekämpfung dieses Zustandes zur Verfügung haben, hat diese Indikation in der Therapie keine sehr große Bedeutung erlangt. Es ist aber sicher gut, sich dieser Wirkung der Hypophysenhinterlappenpräparate in geeigneten Fällen zu entsinnen.

Es ist noch eine offene Frage, wieweit bei den hypophysären Krankheiten, mit Ausnahme des Diabetes insipidus, eine Insuffizienz des Hinterlappens eine Rolle spielt. Insbesondere bei der SIMMONDSchen Krankheit mit ihrer Adynamie, der Darmatonie und den häufigen Oberbauchbeschwerden ist dieses wiederholt vermutet worden und sicher sehr wahrscheinlich. Vielfach wurde daher versucht, die Behandlung dieser Krankheit mit Hypophysenhinterlappenhormonen zu kombinieren. Doch blieben deutliche Erfolge aus. Es ist nicht uninteressant zu sehen, wie die heutige Anwendung der Hinterlappenhormone fast ausschließlich auf ihren pharmakologischen Wirkungen beruht und in der Behandlung hypophysärer Erkrankungen, abgesehen von dem Diabetes insipidus, keine Rolle spielt.

4. Die Hormonbehandlung durch Implantation.

Zum Schluß seien noch die Versuche erwähnt, Hinterlappenwirkungen durch Implantation von Hypophysen zu erzielen. So berichteten 1933 RÜDER und WOLF über einen Fall von Diabetes insipidus bei einer Frau, in dem sie die Implantation einer Kalbshypophyse versuchten. Während $^1/_2$—$^3/_4$ Jahre hatte die Implantation einen guten Erfolg, doch dann stellte sich allmählich der alte Zustand wieder ein. HIRSCH hat über zwei ähnliche Beobachtungen berichtet. In einem Fall wurde eine menschliche Hypophyse implantiert mit einem Erfolg, der noch nach $2^1/_2$ Jahren deutlich war, in dem anderen Fall hielt er nur 14 Tage an. Im allgemeinen wird man dieser Therapie widerraten, da die Behandlung mit Hinterlappenschnupfpulver in allen Fällen, die überhaupt ansprechen, kaum auf Schwierigkeiten stößt und in keiner Weise den fraglichen und auch immer nur vorübergehenden Erfolgen der Implantation nachsteht.

Insgesamt ergibt sich also, daß wir in den Hinterlappenhormonen höchst wirksame und praktisch wichtige Medikamente in der Hand haben. Die Grundsätze über Indikation und Dosierung liegen heute fest. Die beobachteten Schädigungen sind nicht den Präparaten zur Last zu legen, sondern dem Arzt, der in Unkenntnis über Wirkungsweise und Indikation gehandelt hat.

F. Die Beziehungen der Hypophyse zu den inneren Organen und ihre Rolle bei anderen Erkrankungen.

Der Organismus ist ein unteilbares Ganzes, die Hypophyse die wichtige Regulationsstelle des endokrinen und vegetativen Systems. So ist es beinahe selbstverständlich, daß es kaum eine Organfunktion, kaum eine Erkrankung gibt, bei der nicht Zeichen für eine Beteiligung der Hypophyse vorhanden sind. Eine Analyse der bei den verschiedensten Erkrankungen beobachteten Rückwirkungen ist heute noch nicht durchführbar. Es ist aber sicher abwegig, für die mannigfachen Rückwirkungen der Hypophyse auf alle inneren Organe spezielle Hormone verantwortlich zu machen. Eine Drüse, die so im Mittelpunkt der endokrinen und neurogenen Regulationen steht, muß notwendig bei allen normalen Regulationen der Organtätigkeit und bei allen Erkrankungen irgendwie mitbeteiligt sein. Aus der großen Zahl der heute vorliegenden Befunde, die in diesem Sinne sprechen, sollen im folgenden nur die wichtigsten herausgegriffen werden.

I. Die Beziehungen der Hypophyse zum Gefäßsystem und zur Hypertonie.

Am Gefäßsystem interessiert uns in diesem Zusammenhang in erster Linie die Regulierung des Blutdruckes. Eine Bedeutung der Hypophyse für die Regulation dieser Kreislaufgröße ergibt sich in erster Linie aus den Beobachtungen bei Morbus Cushing. RUGIERI, der die gesamte Literatur zu diesem Fragengebiet zusammengestellt hat, berichtete über 27 Fälle von Morbus Cushing, von denen nur 2 einen normalen, die übrigen einen erhöhten Blutdruck aufwiesen. Auch bei Akromegalie ist gelegentlich über Blutdrucksteigerungen berichtet worden, doch ist nach BRENNING bei dieser Erkrankung der Blutdruck nur dann erhöht, wenn sich die Krankheit jenseits des 40. Lebensjahres entwickelt. Bei der Vorderlappeninsuffizienz findet sich in mindestens 60% der Fälle ein erniedrigter und nie ein erhöhter Blutdruck. Auch gewisse anatomische Befunde, die zuerst von BERBLINGER festgestellte Vermehrung der basophilen Zellen bei Hochdruck und Urämie, sprechen für Beziehungen zwischen der Hypophyse und der Blutdruckregulation.

Wenn wir uns fragen, auf welche Weise die Hypophyse in die Blutdruckregulation eingreift, so ergeben sich auf Grund unserer heutigen Kenntnisse zwei Möglichkeiten. Einmal kennen wir das im Hinterlappen gebildete Vasopressin, dessen Wirkungen im Experiment besonders dann sehr deutlich sind, wenn es in den 3. Ventrikel eingebracht wird. Mit Sicherheit ist *Vasopressin* im Blut allerdings noch nicht nachgewiesen, doch ist es durchaus vorstellbar, daß es auf zentralem Wege auf den Gefäßtonus und damit auf die Blutdruckhöhe einen Einfluß nimmt. Des weiteren ist eine Regulation des Blutdruckes durch die Hypophyse über die Nebennieren möglich. Sowohl die Rinden- als auch die Marktätigkeit der Nebennieren kann durch die entsprechenden glandotropen Hormone der Hypophyse stimuliert werden. Wieweit die Nebennieren ihrerseits etwas mit der Blutdruckregulation zu tun haben, kann in diesem Zusammenhange nicht erörtert werden, doch sprechen die Symptome bei Rindeninsuffizienz wie die bei Marktumoren eindeutig für eine Beteiligung dieser endokrinen Drüse an der Aufrechterhaltung des normalen Blutdruckes (s. S. 306).

KYLIN hat wohl als erster darauf aufmerksam gemacht, daß sich bei *essentieller Hypertonie* eine Reihe von Symptomen und Funktionsstörungen, z. B. in der Kohlenhydratregulation nachweisen lassen, die Hinweise auf eine gestörte Hypophysenfunktion geben. Auch die Ähnlichkeit der postklimakterischen Hypertonie mit der CUSHINGschen Krankheit spricht in diesem Sinne. Diese Auffassung erfährt durch den Nachweis corticotrop wirksamer Substanzen in dem Serum von Kranken mit essentieller Hypertonie (JORES, WESTPHAL) eine weitere beachtenswerte Stütze. Es wäre sicher falsch, heute schon die essentielle Hypertonie als hypophysäre Erkrankung anzusprechen; aber daß eine gestörte Hypophysenfunktion in dem ganzen Krankheitsgeschehen eine wichtige Rolle spielt, wird man als gesichert ansehen können. Zu dieser Schlußfolgerung kommt auch BERBLINGER auf Grund pathologisch anatomischer Beobachtungen. In diesem Zusammenhang ist eine Beobachtung von RASMUSSEN und GARDENER besonders interessant, die über einen 47jährigen Mann mit malignem Hochdruck berichteten, bei dem der Hypophysenstiel durchschnitten wurde. Der Blutdruck sank nach der Operation sofort ab. 5 Monate später erfolgte der Tod. Die Autopsie zeigte, daß $^2/_3$ des Vorderlappens durch die Kauterisation zerstört worden war.

Auch die Migräne hat wiederholt an eine hypophysäre Genese denken lassen. Die häufigen, zentralnervösen Störungen des Wasserhaushaltes während und unmittelbar nach dem Anfall sowie therapeutische Erfolge mit Vorderlappen-

wie Hinterlappenhormonen und der Nachweis des Melanophorenhormons in dem Harn von Migränekranken, sind die wichtigsten Stützen dieser Auffassung. Sie geben wohl gewisse Hinweise in dieser Richtung, doch sind sie andererseits durchaus nicht so beschaffen, daß man bereits heute von einem hinreichenden Beweis für die Richtigkeit dieser Auffassung sprechen kann.

II. Die Beziehungen der Hypophyse zur Niere und ihren Krankheiten.

Es gibt eine ganze Reihe von Beobachtungen, die dafür angeführt werden können, daß auch die Krankheiten der Niere Symptome zeigen, die für eine Beteiligung des Hypophysenzwischenhirnsystems sprechen.

Albuminurie, Hämaturie, Ödeme und Hochdruck können auch bei Erkrankungen des Hypophysenzwischenhirnsystems ohne nachweisbare Nierenschädigung vorkommen. JUNGMANN beschrieb einen Fall mit Ödemen, Störung des Wasserhaushaltes und der Kochsalzausscheidung als Folge einer Zwischenhirnerkrankung bei intakten Nieren. FR. MÜLLER beobachtete eine *Nephrose* mit allen klassischen Symptomen bei einer Erkrankung des Hypophysenvorderlappens. MARX schilderte eine Beobachtung von WILBUR, in der bei einem Hypophysentumor Symptome einer Nephrose bestanden. Nach einer Punktion, in der Annahme, daß eine Cyste vorläge, erfolgte der Tod in der Urämie. Die Obduktion ergab ein Adenocarcinom der Hypophyse. Diese wenigen Beispiele mögen genügen, zu zeigen, daß schwere Nierenfunktionsstörungen mit einem Symptomenbild, wie wir es sonst nur bei Nierenerkrankungen kennen, bei Krankheiten des Hypophysenzwischenhirnsystems vorkommen können.

Zuerst erweckte *das Krankheitsbild der Schwangerschaftsniere und der Eklampsie* den Verdacht, daß ein Hyperaktivitätszustand des Hinterlappens hier ursächlich beteiligt sein könnte (HOFBAUER, ROSSENBECK, KÜSTNER, FAUVET, ANSELMINO und HOFFMANN). Die gesamten, mit der Gestation zusammenhängenden Vorgänge und Umstellungen im endokrinen System werden von der Hypophyse gesteuert. Die anatomisch faßbaren Veränderungen des Hypophysenvorderlappens, wie die Größenzunahme und das Auftreten der sog. Schwangerschaftszellen, zeigen eindeutig, welche tiefgreifende Umstellung die Gravidität in der Hypophyse zur Folge hat.

Vom klinischen Gesichtspunkt aus läßt sich die hormonale Theorie der Eklampsie gut stützen. Alle Untersucher sind sich heute darüber einig, daß bei der Eklampsie keine rein lokale Nierenerkrankung vorliegt. Zwischen normaler Gravidität und schwerster Schwangerschaftsniere bestehen fließende Übergänge. Mit Hinterlappenextrakten lassen sich im Tierversuch Blutdrucksteigerung und Diuresehemmung auslösen. Gleichzeitige Gabe von Hinterlappenextrakt mit größeren Wassermengen führt zu einem Zustand der *„Wasservergiftung"* und zu Krämpfen, die den eklamptischen nicht unähnlich sind (ROWNTREE). Beim Menschen beobachteten ARNOLD und MARX unter diesen Versuchsbedingungen gelegentlich eine Hämaturie. Die Narkose ist in der Lage, die Wirkungen der Hinterlappenextrakte aufzuheben bzw. die antidiuretische in eine diuretische umzukehren. Seit STROGANOFF ist die Narkose die wirksamste Therapie der Eklampsie, und auch hier beobachtet man häufig in der Narkose das Einsetzen einer Diurese. Zwischen den pharmakologischen Wirkungen von Hinterlappenextrakten und den Erscheinungen bei Eklampsie sind also deutliche Parallelen vorhanden.

Die gewichtigste experimentelle Stütze stellen die Befunde von ANSELMINO und HOFF-MANN dar, die im Blutultrafiltrat Stoffe nachwiesen, die beim Kaninchen subcutan verabfolgt, blutdrucksteigernd und antidiuretisch wirkten und in ihrem chemischem Verhalten mit den Hinterlappenhormonen übereinstimmten. In dem Blut Nichtgravider wie gesunder Gravider fehlten diese Stoffe. Blutdrucksteigernde wie antidiuretische Stoffe in dem Blut von Eklamptischen wurden auch von BOHN, MARX und amerikanischen Forschern (THEOBALD, LEVITT) gefunden, wenn auch nicht mit der Regelmäßigkeit und in der Menge, wie sie ANSELMINO und HOFFMANN nachgewiesen haben. Die Identität dieser Stoffe mit den Hinterlappenhormonen muß jedoch als sehr fraglich gelten.

Durch Zufuhr größerer Dosen von Hinterlappenextrakt lassen sich beim Meerschweinchen in der Leber Nekrosen und auch in der Niere Veränderungen erzielen, die nach FAUVET mit dem histologischen Bild der Organe Eklamptischer identisch sind. Die Befunde als solche wurden bestätigt, doch stimmen die histologischen Bilder mit denen bei Eklampsie nicht überein (OHLIGMACHER). Vielleicht, daß die Versuche von KNEPPER hier in der Lage sind, die Situation zu klären. KNEPPER studierte die Wirkung von Hinterlappenhormon am hyperergischen Tier und konnte bei diesen Tieren histologische Veränderungen erzielen, die in jeder Hinsicht den Befunden bei Eklamptischen glichen.

Die Frage, ob die Eklampsie eine hypophysäre Erkrankung ist, kann noch nicht entschieden werden. Vom klinischen Gesichtspunkt aus spricht vieles dafür, die experimentellen Befunde sind noch unzureichend.

Neue Gesichtspunkte erhielten *die Beziehungen des Hypophysenzwischenhirnsystems zu der Niere* durch die Beschreibung des basophilen Pituitarismus durch CUSHING. Die Rolle der basophilen Zellen der Hypophyse in der Genese dieses Krankheitsbildes ist umstritten. Die primäre Bedeutung des Hypophysenzwischenhirnsystems wird hingegen von fast allen Autoren anerkannt. Schon in der von CUSHING veröffentlichten ersten Kasuistik war es bemerkenswert, daß sich Fälle fanden, die in relativ jugendlichem Alter Zeichen einer *Nephrosklerose* aufwiesen und zum Teil urämisch zugrunde gingen. Die spätere kasuistische Literatur hat diese Beobachtungen noch durch eine Reihe weiterer Fälle vermehrt. Unter 23 Obduktionen findet RAAB 7mal eine Nephrosklerose. Eine Albuminurie ist sehr häufig, und leichte Grade von „Nephritis" werden wiederholt vermerkt. Bei diesen Nephritiden handelt es sich meistens um Albuminurie und Hämaturie, und es ist wohl wahrscheinlicher, daß auch hier Nephrosklerosen und nicht Nephritiden vorlagen. Die Nierenbefunde sind so häufig, daß sie wohl kaum auf einem Zufall beruhen können. Sie haben ihre Ursache in den Gefäßveränderungen und der Ausbildung einer vorzeitigen Arteriosklerose, die kaum in einem der zur Autopsie gelangten Fälle vermißt wurde. Es scheinen also auch *Beziehungen zwischen dem Hypophysenzwischenhirnsystem und der Enstehung von arterio- bzw. arteriolosklerotischen* Gefäßveränderungen vorzuliegen.

Albuminurie und Hämaturie, die wichtigsten Nierensymptome der *akuten Nephritis,* lassen sich, wie MARX zeigte, durch Eingriffe am Hypophysenzwischenhirnsystem auslösen.

MARX injizierte bei nicht narkotisierten Hunden, nach Entnervung eines Teiles der Kopfhaut, hyper- und hypotonische Salzlösungen sowie isotonische Extrakte aus dem Hypophysenhinterlappen in den Ventrikel. Er fand eine vorübergehende Albuminurie, Einschränkung der Diurese, Hämaturie und kurzdauernde Blutdrucksteigerung. Die Injektion von Toxinen, insbesondere dem Scharlachtoxin, wie die Injektion von Liquor von Kranken mit akuter Nephritis lösten dieselben Symptome aus. Die wiederholte Verabfolgung wirksamer Lösungen führte zu einer gesteigerten Empfindlichkeit der Versuchstiere. MARX kommt auf Grund dieser Versuche zu der Anschauung, daß bei der akuten Nephritis entstehende Toxine zu einer vermehrten Ausschüttung von Hinterlappenhormon in den Liquor führen, die dann durch Reizung der entsprechenden Zentren Hochdruck, Albuminurie und Hämaturie auslösen können. Er glaubt, daß die klinisch so wirksame Lumbalpunktion nicht nur, wie bisher angenommen, durch Druckentlastung, sondern auch durch Beseitigung der Hinterlappenhormone günstig wirkt.

Auch in dem Krankheitsbild der *Nephrose* gibt es manche Züge, die an eine Beteiligung des Hypophysenzwischenhirnsystems denken lassen. Die Änderungen in der Zusammensetzung der Bluteiweißkörper können nicht die Folge der vermehrten Eiweißausscheidung sein. Sie sind eine primäre und übergeordnete Störung, da sie vor Auftreten der Nierensymptome nachweisbar sind. Da viele Konstanten des Blutplasmas zentral gesteuert werden bzw. Änderungen dieser Konstanten Reizwirkungen auf die Zentren ausüben, ist es sehr wahrscheinlich, daß auch die sich primär bei der Nephrose entwickelnde Störung in dem Bluteiweißbild mit zentralen Störungen im Zusammenhang steht. Auf die Fälle von FR. V. MÜLLER und WILBUR, die das ausgeprägte Bild einer Nephrose bei Erkrankungen der Hypophyse aufwiesen, sei in diesem Zusammenhang noch einmal hingewiesen.

III. Die Beziehungen der Hypophyse zum Intestinaltrakt und zur Ulcuskrankheit.

Die SIMMONDSsche Krankheit geht vielfach mit erheblichen, akut auftretenden abdominellen Beschwerden einher, die häufig zu Verwechslungen mit Gallenkoliken, Appendicitiden usw. geführt haben. In anderen Fällen der Vorderlappeninsuffizienz ist eine Magenatonie ein häufiges Symptom. In experimenteller Hinsicht sind die Verhältnisse noch reichlich unklar. Wir kennen wohl die pharmakologischen Wirkungen der Hinterlappenextrakte auf Tonus und Peristaltik der glatten Muskulatur des Darmes, doch wissen wir nichts darüber, welche physiologische Aufgabe diese Hormone für die normale Peristaltik des Darmtractus haben. Auch die sekretorische Funktion des Magens wird durch Vorderlappen- und Hinterlappenextrakte beeinflußt. Bei Vorderlappeninsuffizienz ist eine Achylie die Regel. Hinterlappenextrakte wirken hemmend auf die Magensekretion, und zwar sowohl auf die Säureproduktion als auf die Pepsinbildung. Vorderlappenextrakte sollen beides fördern. Besonders interessant und wichtig sind die Befunde von DODDS und Mitarbeitern. Durch sehr große Dosen von Hinterlappenextrakt ist es diesen Autoren gelungen, schwere entzündliche Veränderungen mit nachfolgender Geschwürsbildung im Magen zu erzielen. Dieser Effekt ist die Folge lokaler Gefäßspasmen durch den Vasopressinanteil. Dieser zunächst rein pharmakologisch interessante Versuch erhält jedoch eine etwas andere Bedeutung durch die klinischen Beobachtungen von CUSHING. CUSHING hat als erster darauf hingewiesen, daß bei Hirntumoren sowie bei Mittelhirnblutungen gelegentlich Perforationen akut entstandener Magenulcera zur Beobachtung kommen. Diese Befunde sind in der letzten Zeit von den verschiedensten Autoren bestätigt worden. Durch intraventrikuläre Injektion von Hinterlappenextrakten sah CUSHING beim Menschen Zunahme der Magenmotilität, vermehrten Tonus, Supersekretion und Erbrechen. Die Labilität des vegetativen Nervensystems, insbesondere ein Hypertonus des Vagus ist ein schon lange bekanntes, in der Ätiologie des Ulcus wichtiges Moment. Fassen wir diese Beobachtungen zusammen, so ergibt sich für die *Ulcusgenese* folgende interessante Möglichkeit. Durch vermehrte Bildung von Hinterlappenhormon kommt es zu einer Tonuserhöhung der Vaguszentren des Zwischenhirns. Dieser vermehrte Tonus hat Supersekretion, Hypermotilität und lokale Gefäßspasmen des Magens zur Folge. Auf diesem Boden kann sich das Ulcus entwickeln.

IV. Hypophyse und blutbildendes System.

Es gibt ein zwar nicht immer vorhandenes, aber doch so oft beobachtetes typisches Verhalten des Blutbildes bei hypophysären Erkrankungen, daß direkte oder indirekte Beziehungen der Hypophyse zur Blutbildung mit Sicherheit angenommen werden können. Dieses Blutbild ist charakterisiert durch eine leichte Anämie von sekundärem Typ, eine leichte Leukopenie mit relativer Lymphocytose und einer Vermehrung der eosinophilen Zellen. Bei Akromegalie und Morbus Cushing sind gelegentlich erhöhte Werte für Hämoglobin und Erythrocyten gefunden worden. Die experimentellen Ergebnisse bei Hypophysektomie am Tier stimmen mit den klinischen Beobachtungen bei Vorderlappeninsuffizienz gut überein. Anhaltspunkte für eine direkte Beeinflussung der Blutbildung durch die Hypophyse bestehen kaum. Es ist wahrscheinlicher, daß es sich um Rückwirkungen über Nebenniere bzw. Schilddrüse handelt. Hinweise für eine gestörte Hypophysenfunktion bei Bluterkrankungen bestehen nicht.

V. Hypophyse und Haut.

Bei hypophysären Unterfunktionszuständen, insbesondere bei der Dystrophia adiposogenitalis, zeigt die schlecht durchblutete und leicht gedunsene Haut eine eigenartige, weiche und glatte Beschaffenheit. Beim Zwergwuchs ist hingegen die Haut, besonders im Gesicht, rauh und runzelig und ähnelt der Hautbeschaffenheit im Greisenalter. Eine rauhe, schuppende Haut, Ekchymosen und Erythromelalgie finden sich beim Morbus Cushing. Diese Erkrankung zeigt als weitere diagnostisch wich-tige Eigentümlichkeit breite, rötlich gefärbte Striae. Striae sind nicht mechanisch, sondern hormonal bedingt, wie gerade die Anordnung dieser Striae beim Morbus Cushing auch an denjenigen Körperabschnitten, die keine besondere Zunahme auf weisen, eindeutig lehrt. Die experimentelle Erzeugung von Striae ist HORNECK bei endokrin gestörten Patienten durch Nebennierenrindenhormon gelungen. Aber auch der Hypophyse wird man einen Einfluß einräumen müssen, da diese Striae gerade bei Morbus Cushing und nicht bei Nebennierenrindenadenomen vorkommen.

Die Sekundärbehaarung fehlt bei hypophysären Kranken dann, wenn gleichzeitig eine genitale Hypofunktion vorliegt. Der Ausfall des Haupthaares ist sehr charakteristisch für die SIMMONDSsche Krankheit. *Alopecia areata* ist gelegentlich bei Akromegalie beobachtet worden.

Das Fell hypophysektomierter Tiere wird struppig, spärlich und verliert seinen Glanz und seine Glätte. Durch Zufuhr von Vorderlappenextrakt lassen sich diese Störungen beheben. Auch der Wechsel des Haarkleides im Frühjahr und Herbst steht nach den Befunden von BISSONETTE mit der Hypophyse in Zusammenhang. Er bleibt bei einem hypophysektomierten Tier aus.

Bei den mannigfaltigen und zum Teil noch ungeklärten Beziehungen des innersekretorischen Systems zu der Haut und ihren Anhangsgebilden ist es kaum möglich, die bei Hypophysendysfunktion beobachteten Störungen in einen unmittelbaren Zusammenhang mit diesem Organ zu bringen. Es ist wahrscheinlicher, daß sich hier die Wirkungen der Störungen in der Funktion der übrigen Drüsen (Keimdrüse, Schilddrüse, Nebennieren) überschneiden.

Eine Reihe von Hauterkrankungen sind mit einer Dysfunktion der Hypophyse in Zusammenhang gebracht worden, so die *Alopecia areata, Acne vulgaris* und die seltene *Hydroa vacciniformis*. Diese Zusammenhänge wurden zum Teil aus den bei diesen Erkrankungen mit Vorderlappenpräparaten bzw. solchen aus Schwangerenharn erzielten Erfolgen abgeleitet. Diese Argumentation ist nicht beweisend. Auch hier können wir die durch diese Präparate erzielte Stimulation des endokrinen Systems für den Erfolg verantwortlich machen.

VI. Hypophyse und Auge.

Astigmatismus, Hypermetropie und Myopie sowie Strabismus sollen nach ZONDEK und KOEHLER bei hypophysären Kranken in besonderer Häufung vorhanden sein. Das Krankheitsbild der *Retinitis pigmentosa* läßt in erster Linie an Zusammenhänge zwischen Hypophyse und Auge denken. Die direkte nervöse Verbindung zwischen Hypophyse und Auge und die Wirkungen des Lichtes auf die Hypophysentätigkeit sind bereits in anderem Zusammenhang erwähnt (s. S. 50 u. ff.). Es ist denkbar, daß zwischen dem *Melanophorenhormon* und der Retinitis pigmentosa Beziehungen vorliegen. Dafür spricht auch die Feststellung, daß sich durch Einträufeln dieses Hormons die *Nachtblindheit* bei dieser Erkrankung bessern läßt (SCARDACCIONE und BASILE).

VII. Hypophyse und Brustdrüse.

Die direkte Beeinflussung der Milchsekretion durch Prolactin ist bereits besprochen (s. S. 34). Bei Hypophysentumoren kommt es nicht selten zu einer Galaktorrhoe. Eine derartige Galaktorrhoe wurde bei Akromegalie, bei Hypophysentumoren, aber auch Prozessen, die sich nur im Zwischenhirn lokalisierten, beobachtet.

VIII. Hypophyse und Zahnsystem.

Störungen des Zahnsystems sehen wir bei einigen hypophysären Erkrankungen als Folge der Änderungen in der Kieferbildung. So führt die Vergrößerung des Kiefers bei Akromegalie zu einer Vergrößerung der Zahnlücken und der bei der SIMMONDSschen Krankheit so häufig beobachtete Schwund des Processus alveolaris zu einem mitunter vollständigen Zahnausfall. Beide Symptome sind für die betreffenden Krankheiten charakteristisch. Auch vermehrte Caries ist bei hypophysären Unterfunktionszuständen recht häufig. Bei hypophysärem Zwergwuchs ist die Dentition verzögert. Es kommen Stellungsanomalien der Zähne und mißbildete Zähne vor.

IX. Die Beziehungen der Hypophyse zu Stoffwechselkrankheiten.

Bei der Stellung der Hypophyse im endokrinen System ist es ohne weiteres verständlich, daß wir bei jeder Stoffwechselstörung einen „hypophysären Faktor" feststellen können, ohne daß damit immer gesagt ist, daß die Hypophyse der primäre Sitz der Erkrankung ist. Besonderes Interesse beansprucht in dieser Hinsicht der *Diabetes mellitus*. Bei der Akromegalie kommt häufig ein Diabetes zur Beobachtung, der in seinem Verlauf von dem üblichen Bild der Erkrankung abweicht und der schon immer als eine Sonderform angesprochen wurde. Nachdem es YOUNG jetzt gelungen ist, durch Injektion von Vorderlappenextrakten beim Hund einen dauernden Diabetes, der auf Insulin anspricht, zu erzeugen, erhebt sich die Frage, ob es auch beim Menschen einen Diabetes gibt, der hypophysären Ursprungs ist. Diese Frage wird heute von vielen Seiten bejaht. So haben sich insbesondere KATSCH und seine Schüler BARTELHEIMER und MONIKE sehr für diese Möglichkeit eingesetzt. Sie haben bestimmte Typen des Diabetes herausgearbeitet, bei denen im äußeren Erscheinungsbild Hinweise von Akromegalie oder Morbus Cushing vorhanden waren, und sprechen vom hypophysären bzw. akromegalen oder Morbus Cushing-Typ des Diabetes. Daß der Hypophysenvorderlappen in dem Kohlenhydratstoffwechsel eine wichtige Rolle spielt, ist in den voraufgehenden Abschnitten genugsam erörtert worden. Bei dem Ineinandergreifen der vielen Faktoren bleibt es jedoch solange ein schwieriges Unterfangen im klinischen Bild, den hypophysären Diabetes herauszustellen, bis es noch nicht gelungen ist, die krankhaft gebildeten Hormone unmittelbar nachzuweisen. ANSELMINO und HOFFMANN haben zwar in dem Harn von Diabetikern das Kohlenhydrat- und Fettstoffwechselhormon nachweisen können, doch sind diese Befunde von anderer Seite nicht bestätigt worden.

Ähnliches gilt sicher auch für die *Fettsucht*, der in allen ihren Formen ein sehr komplexes Geschehen und eine sehr komplexe Störung zugrunde liegt, bei der das Hypophysenzwischenhirnsystem sicher immer in irgendeiner Weise mitbeteiligt ist. Auch alle Formen von *Magersucht* und von *Wachstumsstörungen* dürften kaum eine hypophysäre Komponente vermissen lassen, doch ist es sicher verfrüht, derartige Krankheiten, wie es SCHILLING z. B. für die Arachnodaktylie getan hat, direkt als hypophysär anzusprechen.

X. Die Beziehungen der Hypophyse zu Störungen der Genitalfunktion.

Bei allen hypophysären Erkrankungen haben wir immer wieder die Häufigkeit gerade von Störungen der Keimdrüsen erwähnt. Es erhebt sich daher die Frage, ob es nicht in der großen Zahl von Funktionsstörungen der Keimdrüsen, insbesondere bei der Frau, eine Gruppe gibt, die durch eine zu geringe Produktion des gonadotropen Hormons ausgelöst wird. Diese Frage ist unbedingt zu bejahen, doch ist es bei Fehlen anderweitiger Symptome, die auf die Hypophyse hindeuten, schwierig, diese Gruppe von den primär ovariell bedingten Formen abzugrenzen. Doch gibt es eine Reihe von klinischen Zeichen, die auf den primären Sitz der Erkrankung in der Hypophyse hinweisen. MARANON führt als solche Zeichen z. B. an: Bei Menstruationsstörungen der Frau hypophysärer Genese findet man einen schmalen gracilen Körperbau mit schmalem Becken, zarten Händen und Füßen. Die Regel erfolgt, soweit sie überhaupt vorhanden ist, in ganz unregelmäßigen Abständen, es besteht keine Dysmenorrhoe und die Libido fehlt fast völlig. Die Mamille ist klein. Die Patientinnen leiden gerade im Gegensatz zu den primär ovariellen Formen nicht unter ihrem Zustand. Bei Männern findet man einen ähnlichen Körperbau und unvollständigen Descensus. HELLER hat den vielversprechenden Versuch gemacht, durch Hormonanalysen bei Zyklusstörungen die Genese zu klären. Er untersuchte den Harn auf gonadotropes Hormon und fand eine Gruppe von Kranken, bei der der Gehalt normal war, die Störung also primär ovariell bedingt sein mußte, und eine weitere mit verminderter Ausscheidung, die damit wahrscheinlich primär hypophysärer Natur war. Die weitere Erfahrung muß lehren, wieweit dieses Vorgehen brauchbar ist und vor allem wieweit es durch die therapeutischen Erfolge erhärtet wird.

Die Zirbeldrüse und ihre Krankheiten.

A. Anatomie.

Die Zirbeldrüse wurde von MARBURG bei 54 Tierarten nachgewiesen. Sie findet sich bereits bei Wirbellosen und zeigt bei Reptilien einen eigenartigen Bau, der an ein Sinnesorgan denken läßt. Sie ist ein Organ, das im Laufe der Entwicklung die mannigfachsten Umwandlungen durchmacht. Bei den niederen Wirbeltieren können wir 2 Teile unterscheiden, die man als *Pineal-* und *Parapinealorgan* bezeichnet hat. Ersteres entspricht dem Pinealorgan im engeren Sinne, letzteres ist bei Cyclostomen und einigen Reptilien ein augenähnliches parietal gelegenes Sinnesorgan. Allmählich findet eine Umdifferenzierung in eine Drüse statt, das Parapinealorgan verkümmert. Als weitere Besonderheit ist zu vermerken, daß die Zirbel bei einigen Species fast jeder Tierklasse völlig fehlt, auch wenn sie bei anderen gut ausgebildet ist. Bei den Säugetieren haben z. B. Wale und Dickhäuter keine Zirbel. v. KUP hat jetzt darauf hingewiesen, daß kurzlebige und sehr fruchtbare Tiere, wie Ratten und Mäuse, eine relativ kleine langlebige und weniger fruchtbare, wie Vögel, dagegen eine relativ große Zirbel aufweisen.

Beim Menschen ist die Zirbeldrüse von wechselnder, meist zapfenförmiger Gestalt. Die vorhandenen Variationen in der Form stehen nach BRANDENBURG,

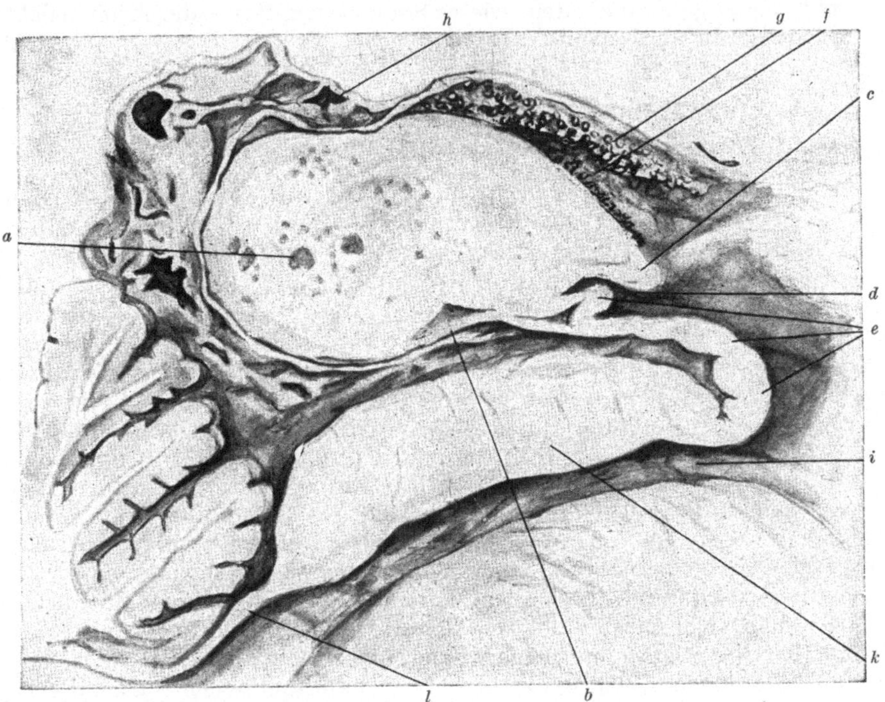

Abb. 37. Topographie der Zirbel. *a* Zirbel mit Acervulus. *b* umgeschlagener Teil der weichen Hirnhaut. *c* Commissura habenularum. *d* Recessus pinealis. *e* untere Stiellippe und Commissura caudalis. *f* Recessus suprapinealis. *g* Plexus chorioideus. *h* Aderhautplatte. *i* Aquaeductus mesencephali. *k* Lamina quadrigemina. *l* Velum medullare anticum. (Nach BENDA.)

entgegen den Befunden von ASCHNER, in keinem Zusammenhang mit Alter, Geschlecht oder früher durchgemachten Graviditäten. Aus 1288 Fällen berechnet BERBLINGER ein durchschnittliches Gewicht von 0,154 g für das weibliche und 0,159 g für das männliche Geschlecht. Die Angaben über Gewichtsschwankungen mit dem Lebensalter sind unzuverlässig und geben keinen Aufschluß über die Menge des vorhandenen Parenchyms, da Cysten und Kalkeinlagerungen sehr häufig sind. Ein völliger Schwund des Parenchyms ist nie beobachtet worden (BERBLINGER, BENDA). Die von MARBURG behauptete Altersinvolution, die bereits mit dem 7. Lebensjahr einsetzen soll, wird von den meisten Autoren als unbewiesen betrachtet.

Beim Menschen findet sich die Zirbeldrüse an der hinteren Fläche der Sehhügelgegend. Ihre Spitze ist nach hinten, die Basis nach vorne gerichtet. Sie läuft in einem zweifachen Stiel aus. Die oberen Abschnitte des Stiels werden aus den Zügeln (habenulae) gebildet. Die unteren vereinigen sich zu der Commissura caudalis. Commissura habenularum und Commissura caudalis umschließen den Recessus pinealis (s. Abb. 37).

Die Drüse ist von einer bindegewebigen Kapsel umgeben, die mit Zügen in das Innere des Organs eindringen und hier einzelne Septen abteilen. Mit diesen Septen gelangen reichlich Blutgefäße in das Organ. Es finden sich 3 Zellarten, die Pinealzellen, Gliazellen und Bindegewebszellen, außerdem sind reichlich marklose Nervenfasern vorhanden, die von den beiden Commissuren und aus dem Plexus chorioideus stammen. Letztere sind sympathische Fasern. Im Inneren des Organs durchflechten sie sich so stark, daß über ihre Herkunft kaum Angaben gemacht werden können. Gliazellen sind recht reichlich, etwa so wie im Rückenmark, vorhanden. Die spezifischen Pinealzellen besitzen einen großen Kern, der eigenartige Einschlüsse von kugeliger Gestalt aufweist. Die Kugeln werden in das Protoplasma entleert, ein Vorgang, den man als *Kernexkretion* bezeichnet und der eine Besonderheit der Pinealzellen darstellt. Das Protoplasma dieser Zellen zeigt sternförmige Fortsätze mit kolbigen Enden, die sich vielfach durchflechten. Mit zunehmendem Alter tritt ein Pigmentgehalt auf. Die Frage, ob es sich bei den Pinealzellen um sekretorisch tätige Zellen handelt, ist auch heute vom morphologischen Standpunkt aus nicht entschieden und wird sich nach der Meinung BENDAs morphologisch wohl nie entscheiden lassen.

B. Physiologie.

Auch heute noch ist die Beobachtung der Pubertas praecox bei Teratomen der Zirbeldrüse der wichtigste Hinweis auf eine eventuelle innersekretorische Funktion dieses Organs. Die experimentelle Forschung hat sich, nachdem zuerst MARBURG diesen Zusammenhang vermutete, eifrigst bemüht, den Einfluß der Zirbeldrüse auf die Geschlechtsentwicklung und das Wachstum zu klären. Gelungen ist diese Klärung auch heute noch nicht. Die Befunde sind außerordentlich widerspruchsvoll.

FOA hat 1912 bei jungen Hähnen die Zirbeldrüse exstirpiert und diese Versuche 1928 wiederholt. In beiden Versuchsreihen fand er eine Zunahme des Gewichtes, der Hoden und ein stärkeres Kammwachstum. Es war eine sexuelle Frühreife aufgetreten. Die Versuche wurden auf andere Tiere (Ratten und Mäuse) ausgedehnt, führten aber zu widersprechenden Resultaten. Nach ENGEL lassen sich die Widersprüche zum Teil dadurch erklären, daß es notwendig ist, die Epiphysektomie in den ersten Lebenstagen auszuführen und daß Ratten und Mäuse im Gegensatz zu Hühnern sehr ungeeignete Versuchstiere sind. Die Versuche mit Implantaten oder Injektionen von Extrakten sind nicht einheitlich ausgefallen. Bei Anwendung relativ großer Extraktdosen sahen CALVET und ENGEL eine Hemmung der Sexualentwicklung, andere Autoren kamen zu einem negativen Ergebnis. ROWNTREE und Mitarbeiter injizierten, ähnlich wie für die Erforschung der Thymusfunktion, Epiphysenextrakte aufeinander folgenden Generationen von Ratten. Sie fanden ein Zurückbleiben des Wachstums und sexuelle Frühreife. Die Tiere boten ein „bulldoggenähnliches" Aussehen, das die Verfasser mit dem Aussehen des Kranken mit Makrogenitosomie vergleichen. Nach Fütterung von Epiphysen fanden McCORD und TAKACS an Meerschweinchen und Hühnern eine Beschleunigung des Wachstums.

Bei erwachsenen, geschlechtsreifen Mäusen ist es nicht möglich, den normalen Zyklus durch Zirbeldrüsenextrakt oder Implantation zu stören. Die Kastration oder eine Gravidität führen zur Atrophie der Zirbel.

MILCON und PITISS haben Ratten einen alkalischen Epiphysenextrakt fünf Monate lang injiziert und erzielten bei diesen so behandelten Tieren eine starke Differenz im Größenwachstum im Vergleich zu den Kontrollen. Das Körpergewicht und das Organgewicht, besonders das der Leber, hatten erheblich zugenommen.

Sehr eingehend wurden von ENGEL und seinen Mitarbeitern die Beziehungen der Epiphyse zu dem gonadotropen Hormon studiert. Zirbelextrakte sollen die Wirkungen der gonadotropen Hypophysenhormone sowohl in bezug auf Follikelreifung als auch auf Luteinisierung hemmen. Auch beim männlichen Tier läßt sich die gonadotrope Wirkung der Hypophyse deutlich abschwächen. Die Hemmung der Prolanwirkung beim weiblichen Tier wurde von ENGEL zur Eichung von Epiphysenextrakten benutzt. ENGEL glaubt, daß die Bildung der antigonadotropen Substanz in der Epiphyse stattfindet, da er bei epiphysenlosen Ratten die Bildung dieser Substanz nicht mehr erzielen konnte. Diese interessanten Befunde ENGELs wurden jedoch nicht bestätigt. Bevor man sie als sichere Grundlage für eine Funktion der Epiphyse annehmen kann, bedürfen sie noch einer weiteren Nachprüfung.

Auch die klinischen Beobachtungen HOFSTÄTTERs seien noch erwähnt, der über eine Hemmung gesteigerter Sexualität beim Menschen nach Behandlung mit „Epiphysan" berichtet.

Zusammenfassend läßt sich sagen, daß die Befunde von FOA, ROWNTREE und ENGEL für eine hemmende Wirkung der Epiphyse auf das Wachstum und die Sexualentwicklung sprechen. Eine Reihe von Widersprüchen bleibt noch zu klären, und auch eine Bestätigung der Versuche von ENGEL von anderer Seite scheint erforderlich, bevor man sich seinen Schlußfolgerungen anschließen darf. v. KUP hat sich kürzlich auf Grund morphologischer Befunde eindeutig für eine endokrine Funktion der Zirbel ausgesprochen und sieht diese in einem Antagonismus zu der Wachstums- und gonadotropen Wirkung der Hypophyse. Er glaubt, daß in Fällen von Keimdrüsenstörungen, die wir bisher als hypophysär bedingt aufgefaßt haben, die Zirbel eine wichtige und bis jetzt zu wenig beachtete Rolle spielt. Da er die eben zitierten Versuche von ENGEL nicht bestätigen konnte, glaubt er, daß diese hemmende Wirkung der Zirbel über die Zwischenhirnzentren erfolgt.

Schließlich muß noch einer Funktion der Zirbel gedacht werden, die immer wieder vermutet worden ist, das ist die Steuerung der Liquorsekretion. So glaubt z. B. FÖRSTER, daß die Zirbel sekretionsfördernd, der Hypophysenhinterlappen sekretionshemmend auf den Liquor einwirkt. Doch ist diese Auffassung der Zirbelfunktion noch stark hypothetisch.

C. Die Krankheiten der Zirbeldrüse.

Tumoren der Zirbeldrüse. Pubertas praecox.

Obwohl pathologisch-anatomisch die verschiedensten Änderungen an der Zirbel, wie Gummenbildungen, Blutungen, Cysten und Entzündungen gefunden wurden, führen doch nur die Tumoren, von wenigen Ausnahmen abgesehen, zu klinischen Erscheinungen. Sie betreffen zu 90% Männer, verursachen allgemeine Tumorsymptome und in einem kleinen Prozentsatz trophische Störungen, die auf eine innersekretorische Funktion des Organs hinweisen. KEENE und HALDEMANN fanden diese Änderungen unter 113 Fällen 16mal.

a) Symptomatologie. Die Tumorsymptome gleichen denen der Tumoren der Vierhügelregion. Durch relativ frühzeitige Kompression des Aquaeductus Sylvii entwickeln sich rasch ein hochgradiger Hydrocephalus, Hirndrucksymptome und eine Stauungspapille. Durch Druck auf die Corpora quadrigemina treten Störungen der Augenbewegungen und der Pupille auf. Am häufigsten finden wir Verlust der konjugierten Aufwärtsbewegung und Pupillenerweiterung mit Lichtstarre. Außerdem sind Amblyopie, Diplopie, Abducenslähmung und Ptosis beobachtet worden. Durch Druck auf den Lemniscus lateralis entstehen Gehörstörungen, durch Druck auf den roten Kern cerebellare Symptome. Spasmen der unteren Extremitäten sind selten, Krampfanfälle vom Charakter der „cerebellar fits", Schlafzustände und Ausgang in Bewußtlosigkeit dagegen häufig erwähnt, ferner auch maniakalische Zustandsbilder. Durch eine Ventrikelfüllung lassen sich die Tumoren dann nachweisen, wenn sie den hinteren Recessus des 3. Ventrikels verlegen. Kalkschatten in der Epiphyse sind auch in der Norm so häufig, daß sie diagnostisch nicht gewertet werden können.

Die trophischen Störungen, die ganz überwiegend bei jungen männlichen Individuen bis zum 12. Lebensjahr zur Beobachtung kommen, sind vorzeitiges Wachstum, vorzeitige sexuelle Entwicklung und Fettsucht. Die gesamte Pubertätsentwicklung, d. h. also Wachstum der äußeren Genitalien, Entwicklung der Sekundärbehaarung, Stimmwechsel, Reifung des Hodens bis zur Bildung von Spermien und eine psychische Umstellung wird vorweggenommen. Die Reifung des Hodens bleibt jedoch häufig unvollkommen. Es tritt wohl eine Größenzunahme auf, die aber nur auf einer Vermehrung des interstitiellen Gewebes beruht. Die Frühreife kann sich auch lediglich auf die äußeren Genitalien beschränken. Die Hoden bleiben klein, und histologisch finden sich sogar atrophische Samenkanälchen. Sowohl die Genitalentwicklung als auch das allgemeine Körperwachstum überschreiten das Maß der voraussichtlich normalen Entwicklung des betreffenden Individuums nicht. Geht die Pubertas praecox mit einem beschleunigten Körperwachstum einher, so sprechen wir mit PELLIZZI von Macrogenitosomia praecox. Auch die geistige Entwicklung ist beschleunigt. Sie drückt sich in der Haltung, Mimik und der Interessensphäre eindeutig aus. Ein 5jähriger Patient von FRANKL-HOCHWART beschäftigt sich z. B. mit Fragen der Unsterblichkeit der Seele. Häufige Erektionen, Pollutionen und Masturbationen sind vorhanden, auch gewisse sexuelle Interessen, doch keine eigentliche sexuelle Reife mit eindeutiger Triebrichtung.

Die Erkrankung ist bereits im Alter von 4—5 Jahren beobachtet worden. KRABBE fand sogar schon bei einem Säugling einen ungewöhnlich stark entwickelten Penis. Autoptisch sind noch keine Fälle beschrieben, die das weibliche Geschlecht betreffen. Nur klinisch liegen einige Beobachtungen vor (z. B. HORRAX). ASKANAZY und BRACK fanden eine vorzeitige Reifung bei einem 11jährigen idiotischen Mädchen und bei ihm autoptisch eine Hypoplasie der Zirbel. Das fast ausschließliche Befallensein des männlichen Geschlechts erklärt sich aus der Tatsache, daß überhaupt Zirbeltumoren fast nur beim männlichen Geschlecht auftreten (BERBLINGER).

Bei Erwachsenen verläuft die Mehrzahl der Zirbeltumoren in bezug auf trophische Störungen völlig symptomlos. BERBLINGER hat bei einem Gliom der Zirbel beim Manne eine Hypertrophie der Hoden beschrieben. Von anderer Seite ist auf das Vorkommen von Fettsucht (MARBURG, LÖWENTHAL u. a.) oder auch starker Abmagerung (KUX) in solchen Fällen hingewiesen worden. Polyurie und Diabetes insipidus sind ebenfalls gelegentlich beschrieben worden.

b) Pathologische Anatomie. Unter 97 Zirbelgeschwülsten, die BERBLINGER 1927 zusammenstellte, fand er 27 Teratome, 26 Pinealome und 25 Gliome. Die Pubertas praecox ist meist, aber nicht ausschließlich, an die Entwicklung eines Teratoms gebunden. Dies hatte ASKANAZY früher veranlaßt, die Ursache in dem Teratom als solchem zu erblicken, eine Anschauung, die heute auch von ihm selbst nicht mehr aufrechterhalten wird. Die naheliegende Auffassung der Entstehung dieses Symptomenkomplexes durch Fortfall eines die Sexualentwicklung hemmenden Hormons wird durch die Beobachtung dieser Störung bei rein mesencephalen Prozessen erschüttert. KWINT fand eine Pubertas praecox bei einem angeborenen Hydrocephalus internus und HELLNER bei einem Mädchen mit tuberkulöser Encephalitis. Gegen einen Ausfall der Epiphysenfunktion spricht weiter der Umstand, daß bei den Teratomen meist noch Reste von intaktem Epiphysengewebe gefunden werden. Pinealome, deren Zellen alle Charakteristika der Pinealzellen aufweisen, führen im Gegensatz zu den Beobachtungen bei Adenomen anderer endokriner Drüsen zu keinen Symptomen, die auf eine inkretorische Leistung hinweisen. Völlige Zerstörung der Epiphyse führt nicht zur Pubertas praecox, sie kann symptomlos bleiben. Bei einem 25jährigen Manne, bei dem das Organ durch eine Cyste völlig zerstört war, beobachtete v. KUP ein vorzeitiges Altern.

Aus diesen Tatsachen läßt sich der Schluß, daß die Zirbel ein innersekretorisch tätiges Organ ist, ebensowenig mit Sicherheit ableiten wie aus den anatomischen und experimentellen Befunden. Die meisten Untersucher und Autoren sind daher mit dieser Schlußfolgerung auch äußerst vorsichtig und zurückhaltend. BERBLINGER vertritt die Auffassung, daß die für die Sexualentwicklung maßgebenden Zwischenhirnzentren von der Hypophyse fördernde, von der Epiphyse hemmende Impulse empfangen. Letztere brauchen, wie BENDA betont, nicht notwendig durch ein Inkret vermittelt zu werden, sondern können auch rein nervöser Natur sein. Entsprechend dieser Auffassung unterschied BERBLINGER neben der suprarenalen und genitalen Form der Pubertas praecox eine pineale und diencephale. Bei der Zusammengehörigkeit der Zentren ist es naheliegend, die Fettstoffwechselstörungen bei Tumoren der Zirbel, denen häufig adenomartige Hypertrophie zugrunde liegt, auch auf eine Zwischenhirnschädigung zu beziehen, ebenso wie die nicht selten beobachtete Polyurie, auf die SAAR besonders hinweist. So kommen wir zu der Auffassung, daß die Pubertas praecox bei Zirbeltumoren nicht inkretorisch bedingt ist, sondern durch Druckwirkung auf das Zwischenhirn.

c) **Verlauf und Prognose.** Die Pubertas praecox ist eine Erkrankung, die sich langsam entwickelt und sich meistens über einige Jahre erstreckt, da die zugrunde liegenden Tumoren langsam und nicht infiltrierend wachsen. Schließlich führt die Erkrankung aber immer unter Hirntumorsymptomen zum Tode. Die Prognose ist daher immer infaust.

d) **Diagnose und Differentialdiagnose.** Die Diagnose stößt infolge der charakteristischen Änderungen auf keine Schwierigkeiten. Die differentialdiagnostische Abgrenzung ist gegenüber der Pubertas praecox bei Nebennierenrindentumoren und eventuell auch bei der CUSHINGschen Krankheit erforderlich (Näheres s. S. 341).

e) **Therapie.** Eine kausale Therapie gibt es nicht, es sei denn, daß sich eine operative Entfernung durchführen läßt. Infolge der schwierigen anatomischen Lage der Tumoren ist dies aber bis heute, soweit ich sehe, noch in keinem Falle erfolgreich möglich gewesen. Eine Röntgenbestrahlung kann mangels einer anderen Therapie versucht werden, sie führt aber, soweit die vorliegenden Berichte erkennen lassen, auch zu keinem Erfolg, da die Tumoren nicht strahlensensibel sind.

D. Therapie mit Epiphysenextrakten.

Auf Grund der Vorstellung, daß die Epiphyse eine Hemmung der Sexualität bewirkt, ist die therapeutische Anwendung von Epiphysenextrakten in diesem Sinne immer wieder versucht worden. HOFSTÄTTER hat als erster über günstige Erfahrungen mit „Epiphysan" bei Steigerung der Libido berichtet. Er fand auch bei Kastraten eine Wirkung und schließt daraus, daß die Epiphysenextrakte nicht die Keimdrüse als solche in ihrer Tätigkeit hemmen, sondern einen zentralen Angriffspunkt haben müssen. HOFSTÄTTER hat seine sich über 18 Jahre erstreckenden Erfahrungen mit Epiphysenextrakten zusammengestellt und findet in 152 Fällen 99 mal einen guten, 22 mal nur einen vorübergehenden und 31 mal keinen Erfolg. Er betont, daß 27 weitere Autoren seine Ergebnisse bestätigen konnten. Auch in der Tiermedizin sind Epiphysenextrakte angeblich mit gutem Erfolg bei dieser Indikation angewandt worden. Unabhängig von allen theoretischen Erwägungen und Bedenken wird man sich diesen Beobachtungen gegenüber nicht verschließen dürfen und sicherlich den Epiphysenextrakten eine Bedeutung in der Behandlung der Hypersexualität zuerkennen müssen.

Die Schilddrüse und ihre Krankheiten.

A. Anatomie.

Die Schilddrüse umgreift beim Menschen halbmondförmig den Kehlkopf und die oberen Abschnitte der Trachea. Es finden sich 2 Seitenlappen, die durch einen Isthmus miteinander verbunden sind. Die Seitenlappen liegen der unteren Hälfte des Schilddrüsenknorpels an und greifen seitlich bis zu den hinteren Partien des Ringknorpels über. Nach unten können sie bis dicht über das Manubrium sterni reichen, nach hinten bis zum Oesophagus und liegen der Arteria carotis communis, der Vena jugularis int. und dem Vagus unmittelbar auf. Die Carotis wird häufig noch teilweise eingescheidet. Der die Seitenlappen verbindende Isthmus findet sich in Höhe des 2.—4. Trachealringes. Der Lobus pyramidalis, ein Rest des Ductus thyreoglossus, findet sich inkonstant und kann nach Lage und Form stark wechseln. Er liegt den vorderen Abschnitten der Trachea unmittelbar auf und steht mit dem Isthmus oder einem Seitenlappen in Verbindung.

Bezogen auf das Gewicht ist die *Blutversorgung* der Schilddrüse 5 mal größer als die der Niere. Dieses Blut wird der Schilddrüse durch 4—5 starke Arterien zugeführt. Wir unterscheiden je 2 Arteriae thyreoideae craniales und caudales. Als fünfte tritt in der Medianlinie in 10—13% der Fälle noch die Arteria thyreoidea ima hinzu. Die Arteriae thyreoideae craniales entspringen aus der Carotis externa. Sie teilen sich in 3 Äste, die Mittel- und Vorderfläche der Seitenlappen versorgen. Die Arteriae thyreoideae caudales entspringen aus der Subclavia. Ihr Verlauf ist wechselnd. Die rechte Arterie tritt in nahe topographische Beziehungen zu dem Nervus recurrens. Die Arterien zeigen eine sehr starke Verästelung und bilden ein dichtes Anastomosennetz. Es bestehen auch Beziehungen zu den Arterien, die Larynx, Pharynx und Oesophagus versorgen, so daß alle 4 Arterien unterbunden werden können, ohne daß eine ernsthafte Störung in der Blutversorgung eintritt. In der Schilddrüse selbst teilen sich die Gefäße sehr fein auf und umflechten die Follikel. Die Schilddrüsenarterien zeigen als Besonderheit eigenartige Zellpolster, die zwischen Elastica interna und Endothellamelle gelegen sind und das Gefäßlumen einengen können. Es wird angenommen, daß diese Bildungen im Dienste der Blutregulation stehen. Die Venen entsprechen in ihrer Lage den Arterien. An der Oberfläche der Schilddrüse bilden sie ein dichtes Netz. Ihr Abfluß erfolgt in die Vena jugularis interna und in die Vena anonyma sinistra. Die Vena ima ist im Gegensatz zu der Arterie konstant vorhanden. Die Lymphgefäße bilden ebenfalls ein dichtes Netz an der Oberfläche des Organs und laufen mit den großen Venenstämmen parallel. Die starke Blutversorgung der Schilddrüse steht nicht nur mit ihrer Funktion im Zusammenhang, sondern hat auch eine Bedeutung für die Regulation des Blutdruckes und die Blutversorgung des Gehirns. Die Verhältnisse wurden besonders eingehend von REIN und

Mitarbeitern studiert. Das Gefäßsystem der Schilddrüse ist so umfangreich, daß es die gesamte Ruhedurchblutung der Carotis aufnehmen kann. Die Durchblutungskurve der Schilddrüse nimmt einen inversen Verlauf zu der Blutdruckkurve. Jede stoßweise Blutdruckerhöhung hat eine beträchtliche Mehrdurchblutung der Schilddrüse zur Folge. Zwischen Hirndurchblutung und Schilddrüsendurchblutung besteht ein Antagonismus. Die nervöse Steuerung dieser Regulationsvorgänge erfolgt durch direkte nervöse Verbindungen zwischen dem Carotissinus und der Schilddrüse sowie über den Halssympathicus.

Die *Nerven* gelangen mit den Gefäßen in die Schilddrüse. In dem Organ selbst findet sich ein ausgedehnter Plexus markloser Nervenfasern, der äußerst fein Zelle für Zelle umspinnt und die Zellen untereinander verbindet. Die Nervenversorgung ist sehr eingehend von SUNDER-PLASSMANN studiert worden. Er beschreibt ein dichtes Netz markloser Nervenfasern, das als „*Terminalreticulum*" jede Zelle ohne eigentlichen Endapparat umspinnt und direkte Beziehungen zu dem Protoplasma eingeht. In den Nervenfasern ist eine ausgedehnte Vascularisation — Vasa nervorum — nachweisbar. Nach Durchschneidung der Nerven finden sich in dem Terminalreticulum Degenerationserscheinungen. Ganglienzellen sind nicht vorhanden. Die Nerven stammen aus Vagus und Sympathicus. Alle 3 Halsganglien entsenden Fasern. Die Vagusfasern gelangen durch Recurrens und Laryngeus sup. zu dem Organ.

Über die *Größenverhältnisse* und das *Gewicht* der Schilddrüse lassen sich schwer präzise Angaben machen, da es eine große Zahl von äußeren Faktoren gibt, die beides beeinflussen. Sichere Gewichtsunterschiede bei beiden Geschlechtern bestehen nicht. Die Schilddrüse ist im Kindesalter relativ schwer, die des alternden Menschen relativ leicht. Den größten Einfluß haben Ernährungs- und geographische Verhältnisse. So kann als Norm nur eine weite Spanne zwischen 25—60 g angegeben werden. Die starken geographischen Unterschiede ergeben sich aus den Gewichten der Schilddrüse Neugeborener, die z. B. nach HESSELBERG in der Tiefebene 1,55 g, in Bern 4,1—6 g betragen. Auch die Farbe, die gewöhnlich als rötlich-braun beschrieben wird, und die Konsistenz sind bereits in der Norm einem von dem Funktionszustand abhängigen Wechsel unterworfen. Krankhafte Funktionssteigerungen führen zu einer Gewichtszunahme von 40—50%.

Eine Reihe von beobachteten *Varietäten* haben praktische Bedeutung. Der Isthmus ist inkonstant und findet sich in etwa 1% aller Fälle nur als bindegewebiger Rest. Bei den meisten Säugetieren ist er nicht ausgebildet. Er kann aber auch sehr groß werden und den Hauptteil der Drüse darstellen. Nebenschilddrüsen, die wir je nach ihrer Lage als Glandulae prae-, supra- und infrahyoideae bezeichnen, entwickeln sich als aberrierte Reste des Ductus thyreoglossus. Aus dem Ductus thyreoglossus können sich als Folge von Sproßbildungen Cysten entwickeln, die zu Halsfisteln führen. Der gelegentliche Befund von Schilddrüsengewebe im Kehlkopf oder in der Trachea hängt mit der Bildung derartiger Sprossen zusammen. Die Zungenschilddrüse als Rest des Ductus thyreoglossus ist eine der häufigsten Fehlbildungen. Die Kenntnis dieser Fehlbildungen ist wichtig, da sie besonders bei Aplasie der Schilddrüse auftreten und voll funktionstüchtig sind.

Das völlige Fehlen der Schilddrüse (*Aplasie*) ist bei weiblichen Individuen häufiger als bei männlichen. Die Träger dieser Anomalie erreichen kaum das Pubertätsalter. In den meisten Fällen einer Aplasie ist jedoch ein atypisch gelagertes funktionstüchtiges Gewebe vorhanden (dystopische Hypoplasie).

Auch die einzelnen Schilddrüsenlappen können eine verschieden starke Ausbildung zeigen. Der linke Lappen ist meist kleiner als der rechte. Er kann auch vollständig fehlen.

Die Schilddrüse ist von einer *Kapsel* eingescheidet, die ihrerseits mit der Halsfascie feste Beziehungen eingeht und so die Drüse an der Umgebung fixiert. Von der Kapsel gehen Bindegewebssepten aus, die das Organ in einzelne Lappen aufteilen. In diesen Septen finden sich die Gefäße, Nerven und Lymphbahnen. Zwischen den einzelnen *Follikeln* liegt das „interfollikuläre Epithel". Es stellt Restitutionszentren des Follikelepithels dar. Durch die Untersuchungen von E. Loeschke haben wir neue Einblicke in die anatomische Struktur der Follikel bekommen. Diese entwickeln sich aus bäumchenartigen Auswachsungen, die später kanalisiert werden. Einzelne Abzweigungen schnüren sich völlig ab, andere bleiben immer mit dem Zentralkanal in offener Kommunikation. Rekonstruktionen histologischer Schnitte zeigen, daß die Follikel aus einem weitverzweigten, zusammenhängenden Kanälchensystem bestehen (s. Abb. 38). Die

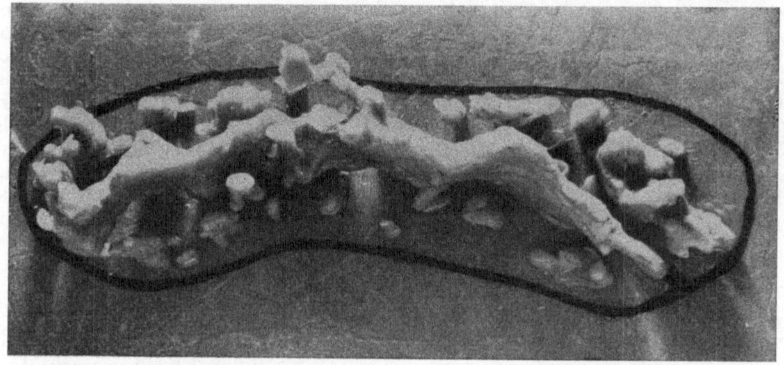

Abb. 38.   Modell eines langgestreckten Läppchens mit Zentralfollikel aus der Schilddrüse eines 5½ jährigen Kindes. Deutlicher Zentralfollikel mit Verzweigungen und eine Reihe von abgeschnürten Trabantfollikeln, die ihrerseits wieder Verzweigungen haben. (Nach Loeschke.)

obenerwähnten Proliferationsknospen entsprechen Abzweigungsstellen und sind nach dieser Auffassung keine Restitutionszentren.

Das Follikelepithel ist ein plattes Epithel. Die Kerne der Zellen liegen basal und sind kugelig. Sie haben ein feines chromatinartiges Gerüst. Im Protoplasma finden sich fadenartige Bildungen und eine körnchenartige mitochondrale Struktur, die als Vorstufe der Sekretbildung angesprochen wird. Im Inneren der Follikel findet sich das Kolloid. Dies ist in vivo flüssig. Es färbt sich bei der üblichen Hämatoxylin-Eosinfärbung meistens rot, seltener blau. Kraus unterscheidet 2 Arten: ein fuchsinophiles und ein gerbsäurefestes Kolloid. Es ist fraglich, ob diesem verschiedenen färberischen Verhalten auch chemische Differenzen zugrunde liegen oder nur ein wechselnder Wassergehalt. Gelegentlich findet man im Inneren der Follikel Krystalle, deren Bedeutung unbekannt ist. Sunder-Plassmann hat noch eine besondere Zellart „die neurohormonalen Zellen des Vagussystems" oder kurz „nh-Zellen" beschrieben. Dieses System ist nach diesem Autor ein im ganzen Organismus vorkommendes besonderes Gewebe, das innige Beziehungen zu dem vegetativen Nervensystem wie zu den Hormonen eingeht. Da das Schilddrüsenhormon die Tonisierung dieses Systems bewirkt, spielt es in der Schilddrüse eine besondere Rolle. Hier wird aus der sympathisch innervierten nh-Zelle der kolloidproduzierende „Thyrocyt" und aus der parasympathisch determinierten die kolloidresorbierende großblasige Follikelwandzelle gebildet. Die nh-Zellen finden sich besonders reichlich in der aktiven Schilddrüse, wo sie vorwiegend an den Gefäßwänden gelagert sind. Sunder-Plassmann vermutet, daß sie das Inkret der Drüse in die Gefäße einsondern. Die nh-Zellen sind das kolloidresorbierende und an die Blutbahn weitergebende Zellsystem. Die Zellen stammen ursprünglich aus der Thymusdrüse und wandern entlang den Gefäßen in die Schilddrüse ein. Sunder-Plassmann spricht diesen Zellen die mannigfachsten Fähigkeiten zu. Sie sind in diesem Sinne ein embryonales Gewebe.

Die Befunde von Sunder-Plassmann sind wohl geeignet, unsere bisherigen Vorstellungen über Hormonbildung und Resorption in der Schilddrüse wesentlich umzugestalten. Man wird zunächst noch gut tun, die Behauptungen des Autors über all die zahlreichen Eigenschaften und Wirkungen der nh-Zelle mit Zurückhaltung zu werten, da es immer besonders schwierig ist, aus anatomischen Befunden in funktioneller Hinsicht Schlußfolgerungen zu ziehen. Bevor wir also diese Befunde als festen Besitz in unserer Anschauung über die Funktion und Tätigkeit der Schilddrüse einordnen, wird man Bestätigungen und Nachprüfungen von anderer Seite abwarten müssen.

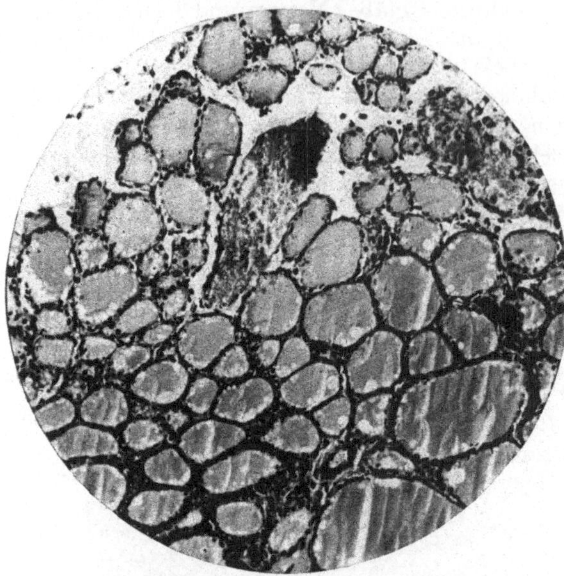

Abb. 39. Ruhende Schilddrüse (Meerschweinchen). Große, gut mit Kolloid gefüllte Follikel, schmales Epithel.

Bei der *Geburt* zeigt die Schilddrüse ein wesentlich anderes histologisches Aussehen, Drüsenhohlräume und Kolloid sind nur spärlich vorhanden. Die Follikel sind von abgestoßenem Epithel fast ausgefüllt. Bei der Geburt findet sich der Neugeborene plötzlich in einer viel kühleren Umgebung als bisher und muß seinen Wärmehaushalt selbst regulieren. Diese starke Abkühlung führt, wie man annimmt, zu einer Aktivierung der Schilddrüse und Ausschüttung von Schilddrüseninkret bis sich der Organismus auf die neuen Verhältnisse eingestellt hat, was meistens nach 6 Tagen der Fall ist. Die Drüse ist relativ schwer. Nach der Geburt setzt eine langsame Änderung in dem histologischen Bild ein. Es erscheint Kolloid, und spä-

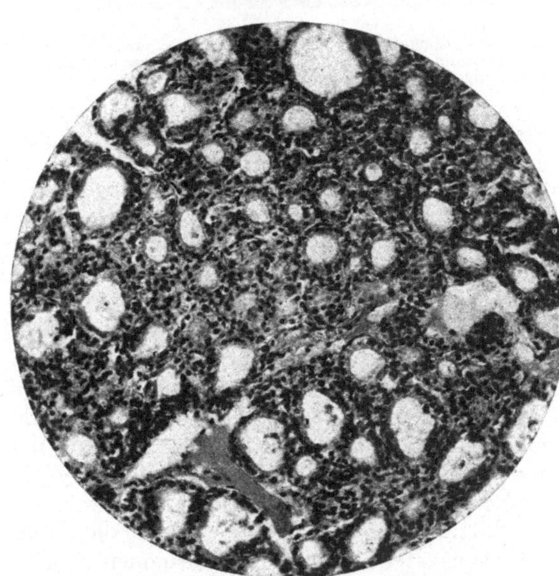

Abb. 40. Durch thyreotropes Hormon aktivierte Schilddrüse (Meerschweinchen). Kleine, schlecht kolloidgefüllte Follikel, starke Verbreiterung des Epithels, Vermehrung des Zwischengewebes.

testens im 10.—12. Lebensjahr gleicht das Aussehen dem des Erwachsenen.

Im vorgerückten *Alter* wird die Schilddrüse kleiner. Die Gefäße zeigen häufig arteriosklerotische Veränderungen. Abnutzungs- und Eisenpigmente wie Lipoide treten mit dem Alter häufiger auf.

In der *Gravidität* nimmt die Schilddrüse an Umfang und Gewicht zu. Doch ist es fraglich, ob eine Funktionssteigerung mit dieser Größenänderung verbunden ist. Auch mit der Menstruation werden häufig Schwankungen in der Größe des Organs beobachtet.

Die *Änderungen in dem Funktionszustand* des Organs gehen mit ganz bestimmten histologischen Änderungen einher, so daß wir heute aus der anatomischen Struktur Rückschlüsse auf die Funktionsintensität machen können. Das Bild der „ruhenden" Schilddrüse ist gekennzeichnet durch ein niedriges Epithel, durch reichlich, sich rötlich färbendes Kolloid und große Drüsenacini (s. Abb. 39), das der „aktiven" Schilddrüse durch hohes zylindrisches Epithel, durch wenig sich blau- oder überhaupt nichtfärbendes Kolloid, durch Zellreichtum und kleine Acini (s. Abb. 40). Der Übergang von einer Form in die andere vollzieht sich rasch, und auch in einer nichtaktivierten Schilddrüse finden sich häufig Abschnitte, welche die Kriterien der Tätigkeit zeigen. Selbst in der hoch aktiven Schilddrüse läßt sich chemisch noch Kolloid nachweisen, auch wenn dies histologisch nicht mehr möglich ist. Besonders charakteristisch sind die Änderungen, die der GOLGI-*Apparat* erfährt (OKKELS). Der GOLGI-Apparat ist in allen sekretorisch tätigen Zellen gut entwickelt. Seine Größe hängt eng mit der Aktivität, seine Lage wahrscheinlich mit der Richtung, in der eine Sekretion erfolgt, zusammen. Bei der ruhenden Drüse zeigt sich der GOLGI-Apparat als ein fein verästeltes Gebilde mit wenig Verzweigungen. Er liegt supranucleär. In der aktiven Schilddrüse zeigt er eine starke Vergrößerung. Die filamentöse Form ist nicht mehr nachweisbar, dafür findet sich eine plumpe und breite Struktur. Er liegt apikal. Ob wir diese Änderungen in der Lage als veränderte Sekretionsrichtung auffassen dürfen, ist fraglich. OKKELS glaubt, daß mehr mechanische Momente maßgebend sind.

Das histologisch nachweisbare Produkt der Schilddrüsenzellen ist das *Kolloid*. Es entsteht in den Zellen in Form von feinen Tropfen und wird in das Lumen der Acini abgesondert. Man glaubt, daß bei aktiven Schilddrüsen eine Resorption des Kolloids und eine Abgabe direkt in die Blutbahn stattfindet. Aber auch bei der normal tätigen Schilddrüse muß man mit einer direkten Abgabe der Zellprodukte an die umgebenden Blut- bzw. Lymphwege rechnen. Nach SUNDER-PLASSMANN, dessen Befunde bereits oben geschildert wurden, ist die Resorption und Sekretion des Kolloids die Aufgabe einer besonderen Zellart, der nh-Zellen, die eine besonders innige Verbindung mit dem vegetativen Nervensystem zeigen. Sie erfolgt nach Ansicht dieses Autors ganz unter dem Einfluß des parasympathischen Nervensystems. Über die funktionelle Bedeutung des Kolloids wird in dem physiologischen Teil berichtet.

B. Physiologie.

I. Chemie des Schilddrüseninkretes.

Das Hormon der Schilddrüse — das *Thyroxin* — ist seiner chemischen Konstitution nach bekannt (KENDALL 1915—1919) und von HARINGTON 1927 synthetisch dargestellt worden. Es ist ein p-Oxydijodphenyläther des Dijodtyrosins von der umstehenden Formel. Das chemisch reine Thyroxin ist ein weißes geruch- und geschmackloses Pulver. Es ist resistent gegen Hitze, Oxydationen und Reduktionen. Seine Löslichkeit ist weitgehend vom Reinheitsgrad abhängig. Das chemisch reine Thyroxin ist in Wasser und allen organischen Lösungsmitteln schlecht, in verdünnter alkoholischer Säure oder Lauge gut löslich.

Es enthält 65,3% Jod. Das synthetische Thyroxin ist racemisch. Biologisch erweist sich die l-Form als doppelt so wirksam wie die racemische (FOSTER), 3mal wirksamer als die d-Form und genau so wirksam wie Schilddrüsenpulver. Aus diesen Befunden müssen wir schließen, daß das natürlich vorkommende Thyroxin linksdrehend ist. Nach Entfernung des Jods verliert Thyroxin seine Wirksamkeit. Die Beseitigung der beiden der OH-Gruppe benachbarten Jodatome schwächt die Wirksamkeit ab, ebenso der Ersatz der Jodatome durch Brom.

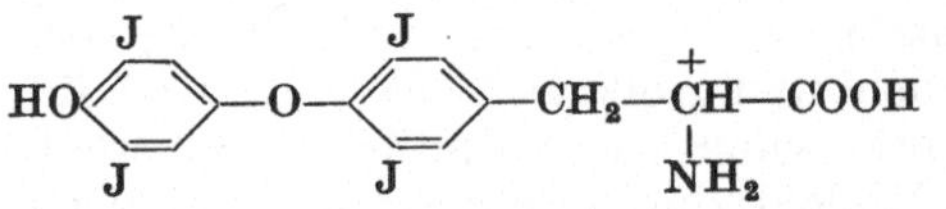

Das Thyroxin läßt sich aus allen Schilddrüsen isolieren. Es ist in der Drüse wahrscheinlich an Globulin gebunden. Etwa 50% des Trockengewichtes der Schilddrüse bestehen aus *Thyreoglobulin*. Dieses ist ein Pseudoglobulin mit einem wechselnden Jodgehalt, aber einer recht konstanten Zusammensetzung in bezug auf die Aminosäuren. Auch der Gehalt der Schilddrüse an Thyreoglobulin wechselt sehr. Es wurde ein Molekulargewicht von 675000 ermittelt. Neben dem Thyreoglobulin findet sich immer auch *Dijodtyrosin*. ABELIN nimmt an, daß zwischen Thyroxin und Dijodtyrosin eine aminosäureartige Verkettung besteht. Es ist wahrscheinlich, daß dieser Körper von der vorstehenden chemischen Formel gewisse antagonistische Funktionen zu dem Thyroxin hat. Es fördert allerdings auch die Metamorphose der Kaulquappe, die übrigen spezifischen Wirkungen des Thyroxins zeigt es hingegen nur in sehr hohen Dosen. Die Stellung des Dijodtyrosins zu dem Thyroxin gibt nachfolgendes Schema nach BROCKMANN und MAIER. Es ist fraglich, ob wir Dijodtyrosin als gesondertes Hormon der Schilddrüse, dem eine antagonistische Funktion gegenüber dem Thyroxin zukommt, ansprechen dürfen. Es ist auch möglich, daß das Dijodtyrosin nur ein normales Zwischenprodukt bei der Bildung des Thyroxins ist. Gegen den Hormoncharakter spricht, daß zur Erzielung des dämpfenden Effektes relativ große Mengen erforderlich sind. Doch hat ABELIN jodhaltige, thyroxinfreie Verbindungen isoliert, die bei weiterer Spaltung Dijodtyrosin liefern und, bezogen auf den Jodgehalt, bereits in wenigen γ sich als hoch aktiv erwiesen. Damit wird die Vermutung, daß das Dijodtyrosin ein weiteres Hormon der Schilddrüse darstellt, erheblich gestützt. Der Weg der Thyroxinbildung im Organismus ist lange Gegenstand der Diskussion gewesen. Es gibt theoretisch die Möglichkeit der Bildung des Thyroxins über das Desjodothyroxin (Thyroxin ohne Jod) oder durch die Verbindung von 2 Molekülen von Dijodtyrosin unter Abspaltung einer Seitenkette. LUDWIG und v. MINTZENBECHER sowie LAUTENSCHLÄGER und BOCKMÜHL gelang durch Jodierung verschiedener Eiweißkörper die Darstellung jodierten Kaseins, das Schilddrüsenwirkung zeigte und aus dem Thyroxin dargestellt werden konnte. Auch Dijod- und Monojodthyrosin waren nachweisbar, woraus die Autoren schließen, daß der Aufbau des Thyroxins wahrscheinlich vom Tyrosin über Mono- und Dijodverbindungen erfolgt. Dieser Schluß wurde weiter gestützt durch die Feststellungen von Thyroxin in Lösungen von Dijodtyrosin, die mehrere Tage bei 37° in natronalkalischer Lösung gestanden hatten. Es ist damit also die Bildung des Thyroxins über das Dijodtyrosin sehr wahrscheinlich geworden.

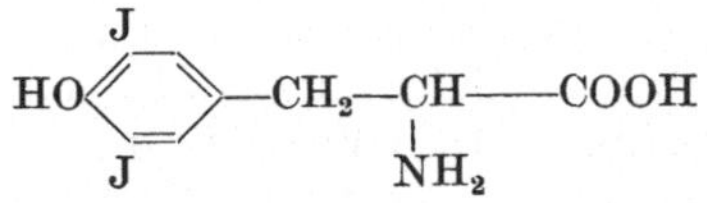

+ Asymmetrisches C-Atom!

Die biologisch wichtigste Komponente des Thyroxins ist das *Jod*. Der Jod-gehalt der Schilddrüse ist schon lange bekannt und Gegenstand zahlreicher Untersuchungen gewesen. Die Schilddrüse enthält einige Milligramm Jod, das ist aber 1000 mal mehr als das übrige Gewebe. Das Jod kommt in der Drüse in 3 verschiedenen Verbindungen vor: 1. In einer wasserlöslichen Form (anorgani-sches Jod), 2. in einer wasserlöslichen, aber in Alkohol und Aceton unlöslichen Form (Thyreoglobulin und Dijodtyrosin), 3. in einer unlöslichen Form (an die Zellen fixiert). Das Verhältnis der 3 verschiedenen Bindungen, in denen das Jod vorliegt, beträgt 20:55:25. Das Jod ist in allen Abschnitten der Schilddrüse nachweisbar. Im Kolloid finden sich 95% und etwa 10 mal mehr als im Epithel. Zwischen dem Jodgehalt des Epithels und dem des Kolloids besteht ein kon-stantes Verhältnis. Das Kolloid enthält jedoch einen wesentlich größeren Anteil des Thyroxinjods. Bei der Aktivierung der Schilddrüse nimmt der Jodgehalt des Kolloids ab. Das beim Ge-sunden konstante Verhältnis des Thyroxinjods zum Gesamt-jod ist nicht mehr gewahrt, während dieses Verhältnis im Epithel normal bleibt. Die Schilddrüse kann also unab-hängig über das Kolloid und die in ihm gespeicherten Stoffe verfügen. Diese wichtigen Be-funde, die wir in erster Linie den Untersuchungen von GRAB verdanken, zeigen uns, daß das

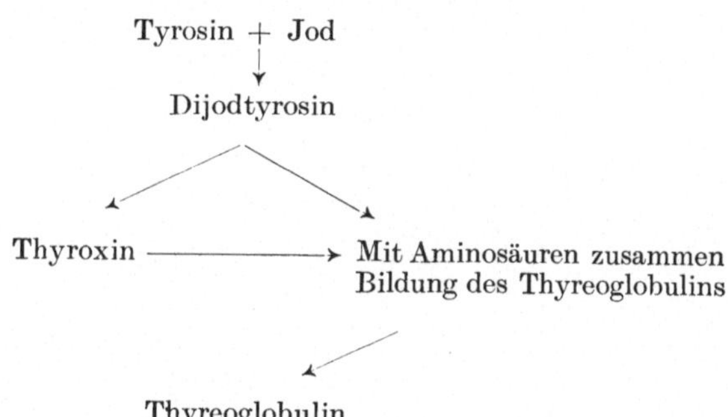

Schilddrüsenkolloid die Funktion hat, das Thyroxin zu speichern und daß dieses Thyroxin im Falle einer Aktivierung sehr rasch durch die aktive Zelltätigkeit abgegeben wird. Das Schilddrüsenkolloid ist eine homogene, etwas visköse Flüs-sigkeit, in der sich eine Reihe von proteolytischen Enzymen haben nachweisen lassen (DE ROBERTIS). Es ist wahrscheinlich, daß diese Enzyme an dem Aufbau des Thyreoglobulins beteiligt sind. Das Dijodtyrosin ist ebenfalls im Kolloid und in den Epithelien nachweisbar.

Da das Jod ein wichtiger Baustein des Thyroxins ist und durch chemische Methoden nachgewiesen werden kann, stellt der *Jodgehalt der Organe und Körper-säfte* einen gewissen Maßstab für den Thyroxingehalt dar. Doch muß daran festgehalten werden, daß nur ein Teil des so erfaßten Jods als Thyroxin bzw. als Jodthyreoglobulin vorliegt. Der überwiegende Teil des zirkulierenden Jods ist in der Albuminfraktion. Dieses, auch als hormonales Jod bezeichnet, ist nach SALTER ein zuverlässiger Index für die Schilddrüsenaktivität. So fand sich ein deutlicher Unterschied in dem chemischen Verhalten zwischen Hyperthyreose-Plasma und Myxödem-Plasma, auch wenn letzteres durch Zusatz von Thyroxin auf denselben Jodgehalt gebracht worden war. Die Trennung des hormonalen Jods von dem Albumin war unmöglich. Im Blut ist also kein Thyreoglobulin vorhanden. FRAENKEL-CONRAT glaubt daher, daß das von den Zellen gelieferte Thyreoglobulin durch die Enzyme des Kolloids in kleinere Proteinmoleküle gespalten wird. Das Jod entstammt der Nahrung. Jodzufuhr führt zur Jod-speicherung in der Schilddrüse. Nach 16—30 Stunden ist von außen zugeführtes Jod in Jodthyreoglobulin übergeführt. Im Blut beträgt der Jodgehalt unter normalen Bedingungen etwa 10—15 γ in 100 ccm. 25—30% dieses Jods sind in Alkohol unlöslich, an Eiweiß gebunden und entsprechen wahrschein-lich dem Hormongehalt. Der Jodquotient, das ist das Verhältnis zwischen

organischem und anorganischem Jod, beträgt in der Norm 0,2—0,5 (GUTZEIT
und PARADE). Der Jodgehalt des Körpers ist im hohen Maße von dem Reichtum
des Jods in der Umgebung und Nahrung abhängig. Daraus erklären sich die
großen Schwankungen des Jodgehaltes der Schilddrüse je nach der geographischen Lage und der Ernährung. Es finden sich auch Schwankungen mit den
Jahreszeiten. Diese haben sich besonders in dem Jodgehalt der Schilddrüse
von Schlachttieren nachweisen lassen. Der Jodgehalt läßt Rückschlüsse auf
den funktionellen Zustand der Schilddrüse zu. Bei Basedow ist er erniedrigt,
während derjenige des Blutes erhöht ist (s. S. 171).

Die normale menschliche Schilddrüse bildet, wie aus Beobachtungen bei
völligem Fehlen der Drüse hervorgeht, etwa 0,3—0,5 mg Thyroxin pro Tag.
Chemisch reines Thyroxin übt alle Wirkungen des Thyreoglobulins aus und

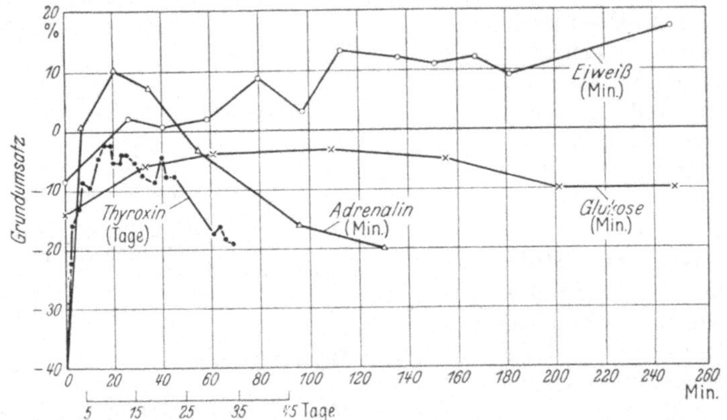

Abb. 41. Der Ablauf der Stoffwechselsteigerungen in Calorien (Ordinate) nach Eiweiß, Zucker, Adrenalin und
Thyroxin. Abscisse: Zeit in Minuten bzw. für Tyroxin in Tagen! 100 g Eiweiß und Zucker wurden einem normalen
Mann (34 Jahre, 70 kg, 168 cm) und 0,6 mg Adrenalin einem normalen Mann (61 kg, 171 cm) gegeben. 10 mg
Thyroxin erhielt ein Mann (36 Jahre, 76 kg, 171 cm) mit Myxödem intravenös. Nach BOOTHBY und SANDIFORD.

doch bestehen gewisse Unterschiede, welche die Annahme, daß im Organismus
das Thyroxin nur an Globulin gebunden vorkommt, stützen. Die Stoffwechselwirkung der Schilddrüsensubstanz ist stärker als die des Thyroxins. Das Thyroxin
wirkt toxischer und stärker auf das Nervensystem. Bei oraler Gabe verliert es an
Wirksamkeit im Gegensatz zu der Schilddrüsensubstanz, die ihre Wirkung bei oraler
Gabe voll behält. Die physiologischen Wirkungen der Schilddrüsensubstanz gehen
mit dem Thyroxingehalt nicht unbedingt parallel. Diese Unterschiede können nur
die Folge der verschiedenen Löslichkeit sein, doch ist es auch möglich, daß die
gleichzeitig mit der Schilddrüsensubstanz verabfolgten jodfreien, an sich unwirksamen Bestandteile, die Wirkung des spezifischen Produktes erhöhen.

Thyroxin und Schilddrüsensubstanz gleichen sich aber im übrigen in ihrer
Wirkung weitgehend und zeigen als Pharmakon gewisse Besonderheiten. Beiden
Substanzen ist gemeinsam, daß Stunden bis Tage vergehen, bevor die Wirkung
deutlich wird (s. Abb. 41). Sie steigt dann bis zu einem Maximum an und bleibt
über Tage bis Wochen bestehen. BOOTHBY und BALDES haben gefunden, daß das
Abklingen der Wirkung einer Exponentialkurve gleicht. Diese Besonderheiten
des Wirkungsmechanismus sind nicht Folge einer verzögerten Resorption, da
sie sich bei intravenöser Gabe von Thyroxin in genau derselben Form finden.
Wir kennen keine andere Substanz, die diese merkwürdigen Eigenschaften
mit dem Thyroxin teilt, und jede Theorie der Thyroxinwirkungen muß diese
Besonderheiten immer berücksichtigen.

Unsere Kenntnisse der normalen und pathologischen Physiologie der Schilddrüse bzw. ihres Inkretes, des Thyroxins, stützen sich auf die klassischen physiologischen Experimente der Schilddrüsenentfernung beim Tier, der künstlichen Zufuhr von Schilddrüsensubstanz, auf die pharmakologische Erforschung der Eigenschaften des Thyroxins und auf die klinischen Beobachtungen bei Basedow, Myxödem und Kretinismus. Ohne alle Befunde, die diese verschiedenen Forschungsmethoden gezeigt haben, im einzelnen aufzuführen, soll im folgenden versucht werden, die Funktionen der Schilddrüse, wie sie aus den Gesamtergebnissen dieser Beobachtungen hervorgehen, darzustellen.

II. Schilddrüse und Stoffwechsel.

a) Schilddrüse und Gasstoffwechsel.

Das Schilddrüsenhormon steigert die oyxdativen Verbrennungsprozesse im Organismus. Bei Schilddrüsenmangel ist der Sauerstoffverbrauch erniedrigt, bei Hyperfunktion bzw. bei experimenteller Schilddrüsenzufuhr ist er erhöht. Der verminderte Sauerstoffverbrauch schilddrüsenloser Tiere kommt auch darin zum Ausdruck, daß diese Sauerstoffmangel besser ertragen als normale, während sich bei Hyperthyreose das entgegengesetzte Verhalten findet. Der respiratorische Quotient bleibt meist unverändert. Es kommen aber auch Erhöhungen und Senkungen vor. Entsprechend der geänderten Verbrennungsintensität ist der Calorienbedarf bei Schilddrüsenunterfunktion erniedrigt, bei Schilddrüsenüberfunktion erhöht. Schilddrüsenlose Tiere vertragen Hunger besser und längere Zeit, hyperthyreotische schlechter und kürzere Zeit als normale. Der Schilddrüsenmangel führt zu einer verminderten Nahrungsaufnahme, nicht zur Fettsucht, der Hyperthyreoidismus zur vermehrten Nahrungsaufnahme, die aber meistens nicht in der Lage ist, den enorm gesteigerten Calorienbedarf voll zu decken. Infolgedessen kommt es zur Abmagerung, die hohe Grade erreichen kann.

Der Umsatz bei Hyperthyreose gleicht dem Arbeitsstoffwechsel des Normalen. Die Reserven des Organismus sind bereits in der Ruhe beansprucht, daher ist die Leistungsfähigkeit herabgesetzt, die Ermüdbarkeit erhöht. In schweren Fällen ist die für eine bestimmte Arbeitsleistung erforderliche Sauerstoffmenge außerdem noch erhöht, und die Erholungsphase ist verlängert. Die Arbeit erfolgt also durchaus unökonomisch.

Beim Myxödematösen besteht zwischen dem künstlich zugeführten Thyroxin und der erzielten Stoffwechselsteigerung eine direkte quantitative Beziehung, auf Grund deren PLUMMER berechnet, daß eine normale Schilddrüse täglich 0,75 mg Thyroxin abgeben muß. Beim Gesunden ist Thyroxin weniger wirksam und in seinem Wirkungseffekt starken individuellen Schwankungen unterworfen.

Zahlreiche Versuche beschäftigen sich mit der Frage, ob das Thyroxin auch den Sauerstoffverbrauch isolierter Organe oder von Gewebskulturen steigert. Diese Untersuchungen zeigen durchweg ein negatives Ergebnis. Das erklärt sich jedoch nach HAARMANN daraus, daß die meisten Autoren zu hohe Thyroxinmengen anwandten. Bei Anwendung kleinster Mengen ist die stoffwechselsteigernde Wirkung des Thyroxins auch an überlebenden Gewebsschnitten nachweisbar. Große Mengen haben einen direkt entgegengesetzten Einfluß. Der Sauerstoffverbrauch isolierter Organe von Tieren, die mit Thyroxin vorbehandelt wurden, ist erhöht. (Die Befunde von MANSFELD s. S. 154).

Wir betrachten heute die Oxydationen nicht lediglich als Ausdruck der Energie liefernden Verbrennungsprozesse, sondern als ein Zwischenglied in den Abbau- und Aufbauprozessen. In diesem Gleichgewichtszustand, wie er in der

Norm besteht, verursacht das Schilddrüsenhormon eine Verschiebung zugunsten der oxydativen Abbauvorgänge.

Es besteht also bei Hyperfunktion der Schilddrüse eine abnorm hohe calorische und eine mangelhafte stoffliche Ausnutzung.

Mit den Verbrennungsprozessen steht die Wärmeregulation im engsten Zusammenhang. Das Schilddrüsenhormon greift durch Förderung der Verbrennung in die chemische Wärmeregulation im fördernden Sinne ein. Auf der anderen Seite erhöht es aber auch die Wärmeabgabe durch Förderung der Schweißbildung. Die Temperatur basedowkranker Menschen liegt meist um $1/_2$—1^0 höher, die Myxödematöser um $1/_2{}^0$ niedriger als in der Norm. Doch kann die Schilddrüse für die Wärmeregulation entbehrt werden. Schilddrüsenlose Tiere haben eine normale Temperatur. Temperaturerniedrigungen der Umgebung führen jedoch bei solchen Tieren zu einem stärkeren Absinken, und Temperaturerhöhung zu einem geringeren Anstieg der Körpertemperatur als dies gewöhnlich der Fall ist. Erwähnt sei auch die Inaktivität der Schilddrüse im Winterschlaf und die Möglichkeit, diesen durch Thyroxin, das zu einem raschen Anstieg der Körpertemperatur führt, zu unterbrechen. Nach der allerdings nicht unwidersprochenen Ansicht von ISSEKUTZ, über die später noch ausführlich zu berichten sein wird, liegt der Hauptangriffspunkt des Thyroxins an den Zentren der Wärmeregulation. Beim Kaltblüter, bei dem die entsprechenden Zwischenhirnzentren nicht ausgebildet sind, ist die stoffwechselsteigernde Wirkung des Thyroxins nicht nachweisbar.

b) Schilddrüse und Eiweißstoffwechsel.

Bei Hyperfunktion der Schilddrüse ist der Eiweißumsatz, gemessen an der Ausscheidung von Urea, Kreatin und Kreatinin mit dem Harn stark erhöht, bei Hypofunktion vermindert. Im Tierversuch zeigt sich, daß z. B. beim Hund der Anteil des Eiweißes an den Verbrennungsvorgängen um 10% des Gesamtcalorienverbrauches höher liegt als in der Norm. Doch ist erhöhte Kohlenhydratzufuhr in der Lage, die vermehrte Eiweißausscheidung einzudämmen, während Fett diese Wirkung nicht hat. Der erhöhte Eiweißumsatz ist im Experiment im Beginn der Versuche immer sehr deutlich, später stellt sich ein neuer Gleichgewichtszustand ein. In diesem Zustand ist es möglich, den Calorienbedarf auch anderweitig zu decken. Im Anfang derartiger Versuche sind daher die Bilanzen negativ. Unter Schwankungen stellt sich dann ein neues Eiweißgleichgewicht ein. Der vermehrt ausgeschiedene Stickstoff erscheint überwiegend als Harnstoff und als Kreatin. Die Ausscheidung des letzteren hängt mit der Verarmung des Muskels an Glykogen zusammen (BRENTANO). Der Eiweißzerfall geht mit der Höhe des Grundumsatzes nicht parallel. Die vermehrte Eiweißausscheidung ist nicht nur durch eine erhöhte Verbrennung des Eiweißes, sondern auch durch eine erhöhte Umwandlung aus Kohlenhydraten bedingt. BOOTHBY und Mitarbeiter glauben, daß in erster Linie das Depoteiweiß angegriffen wird und erst später das Organeiweiß.

Auch bei längerer eiweißfreier Vorperiode ist die Thyroxinwirkung, gemessen an der Stickstoffausscheidung, unverändert. Abgesehen von der eben erwähnten erhöhten Bildung von Kohlenhydraten aus Eiweiß läuft der Eiweißabbau als solcher unter Thyroxin völlig normal ab. Es handelt sich nur um eine Beschleunigung normaler Prozesse. Die Harnsäureausscheidung wird durch Thyroxin nicht geändert, auch nicht die Ausscheidung des Aminosäurestickstoffes.

Der Purinstoffwechsel zeigt bei Myxödem einen vollkommenen Abbau der Purinbasen. Adenin und d-Lysin, die normalerweise zur Harnsäure umgewandelt werden, treten im Harn auf und verschwinden rasch nach Thyroxinzufuhr.

Die spezifisch-dynamische Wirkung des Eiweißes zeigt kein einheitliches Verhalten. Es sind bei Mensch und Tier Erhöhungen und Erniedrigungen, aber auch ein völlig normaler Ablauf gefunden worden. Tierversuche lassen daran denken, daß die spezifisch-dynamische Wirkung in den einzelnen Phasen der Hypofunktion der Schilddrüse verschieden ausfällt. Bei Hyperfunktion steigt die Kurve der spezifisch-dynamischen Wirkung steiler an als beim Gesunden. Das Gesamtniveau liegt tiefer, die umgrenzte Fläche ist kleiner.

c) Schilddrüse und Kohlenhydratstoffwechsel.

Auch der Kohlenhydratumsatz ist bei Hyperfunktion der Schilddrüse gesteigert, aber in seinem Ablauf nicht gestört. Besonders beschäftigt hat viele Autoren die Tatsache, daß bei Schilddrüsenhyperfunktion die Leber sehr rasch an Glykogen verarmt. Die Verarmung des Muskels ist bei weitem nicht so hochgradig, häufig überhaupt nicht nachweisbar. Im Gegensatz zu sonstigen Befunden wird in der glykogenverarmten Leber kein Fett abgelagert. Auch Zufuhr guter Glykogenbildner führt nicht zum Glykogenanbau. Infolge des Mangels an Fett ist die Acetonkörperbildung gering bzw. kann völlig fehlen. Bei Schilddrüsenmangel finden sich Leber- und Muskelglykogen völlig normal, doch scheint das Leberglykogen schlechter disponibel, da es sich im Hunger unter diesen Bedingungen länger hält als in der Norm.

Die Klinik lehrt uns, daß die Toleranz gegenüber den Kohlenhydraten beim Morbus Basedow erhöht und beim Myxödem vermindert ist. Die Wirkungsintensität des Insulins ist beim Basedow und Myxödem erhöht (MEYTHALER). Eine Beobachtung, die dadurch erklärt wird, daß beim Basedow kein Glykogen vorhanden, beim Myxödem das Glykogen, vielleicht infolge mangelnder Ansprechbarkeit auf Adrenalin, zu fest fixiert ist. Nach KRAMER ist der Glykogenmangel der Leber nur die Folge einer abnorm erhöhten Zuckerbildung. Der Zucker wird zur Bestreitung der erhöhten Verbrennungen benötigt und verschwindet wieder so rasch aus der Leber, daß er dem Nachweis entgeht.

d) Schilddrüse und Fettstoffwechsel.

Bei Mangel an Thyroxin findet sich vermehrte Fettansammlung, aber keineswegs eine Fettsucht. Der Fettgehalt des Blutes ist ebenso wie der Cholesteringehalt erhöht. Thyroxinzufuhr führt zum Gewichtsverlust. Fett wird in gesteigertem Maße verbrannt. Aus Versuchen von POMMERELL an Hunden ergibt sich, daß z. B. bei einer Steigerung des Grundumsatzes um 30,5%, 31,3% auf Eiweiß und 68,8% auf Fettcalorien entfallen. Die Abnahme des Fettgehaltes einzelner Organe, besonders der Muskulatur, erfolgt sehr rasch. Die Fettarmut ist nicht nur Folge der vermehrten Verbrennung, sondern auch verminderter Resynthese. Je fettärmer ein Organismus, desto stärkere Wirkungen entfaltet Thyroxin. Fettreichtum der Gewebe schützt bis zu einem gewissen Grade. Der Fettgehalt und Cholesteringehalt des Blutes ist bei experimenteller Thyreotoxikose und beim Morbus Basedow vermindert. Die Ketonkörperbildung ist nicht vermehrt. Die starke Gewichtsabnahme thyreotoxischer Tiere und Menschen beruht nicht nur auf dem allerdings fast völligen Schwund des Fettgewebes, sondern auch auf dem starken Wasserverlust.

e) Schilddrüse und Wasserstoffwechsel.

Bei Schilddrüsenmangel ist die Wasserausscheidung verzögert, die Quaddelzeit verlängert. Es besteht Neigung zum Ödem. Schilddrüsenzufuhr wirkt entwässernd, besonders auf das Gewebe. Der Wassergehalt des Blutes nimmt zu, die Durchlässigkeit der Capillaren für Wasser und Salz ist erhöht. Auch die Wasserabgabe durch Haut und Lunge steigt an. Thyroxin wirkt entquellend.

f) Schilddrüse und Mineralstoffwechsel.

Die Änderungen im Mineralstoffwechsel sind bei Schilddrüsen-Hypo- bzw. -Hyperfunktion nicht sehr tiefgreifend. Thyroxin bewirkt eine vermehrte Kochsalzausscheidung. Bei Thyroxinmangel wird eine Retention beobachtet. Dasselbe gilt für Calcium. Die vermehrte Ausscheidung des Ca erfolgt vorwiegend durch den Harn. Nach Injektion von Thyroxin und von thyreotropem Hormon findet sich eine Abnahme des Na-Gehaltes der Leber und des Plasmas bei gleichbleibenden Werten für Cl und K (SCHNEIDER und WIDMANN). Als Ursache dachten die Autoren an eine Leberschädigung.

III. Schilddrüse und Organfunktionen.

a) Schilddrüse und Kreislauf.

Die einmalige Gabe von Thyroxin bewirkt im Tierversuch höchstens eine geringgradige Steigerung der Pulsfrequenz. Bei länger dauernder Verabfolgung finden wir Störungen, die wir mit denjenigen beim Basedow-Kranken durchaus vergleichen können. Die Pulsfrequenz ist heraufgesetzt, Schlagvolumen, Minutenvolumen, zirkulierende Blutmenge und die Umlaufgeschwindigkeit des Blutes sind erhöht. Schließlich entwickeln sich auch im Tierversuch Vorhofflattern und Vorhofflimmern. Beim schilddrüsenlosen Tier findet sich ein etwas erniedrigter Blutdruck. Das Herz ist den normalen Bedürfnissen durchaus gewachsen, versagt aber deutlich bei erhöhten Anforderungen. Die verschiedenen Kreislaufgrößen verhalten sich zu denen bei Hyperthyreoidismus genau entgegengesetzt. Beim Menschen sind die Verhältnisse durch die verschiedensten Autoren sehr eingehend studiert worden (H. ZONDEK, BANSI, PARADE u. a.), sie werden in der folgenden Tabelle 9 nach PARADE zusammengefaßt.

Tabelle 9. Der Kreislauf bei Störungen der Schilddrüsenfunktion.

	Hypothyreose	Normal	Hyperthyreose
Minutenvolumen	Abfall bis auf etwa 1,5 l	etwa 4,5 l	Anstieg bis auf 30 l
Herzfrequenz	Abfall bis auf 50	etwa 72	Anstieg 90—160 und mehr
Schlagvolumen	Abfall bis auf 30 ccm	etwa 70 ccm	Anstieg 100 ccm
Zirkulierende Blutmenge	Abfall bis auf 1,5 l	etwa 4,5 l	Anstieg 7 l
Blutströmungsgeschwindigkeit	Verlangsamt etwa 40 Sek.	etwa 24 Sek.	Beschleunigt bis auf 8 Sek.
Blutdruckamplitude	Klein, Minimaldruck nicht erniedrigt	etwa 40 mm Hg	Vergrößert, Minimaldruck erniedrigt
Hauttemperatur (Fuß)	Erniedrigt etwa 32°	etwa 34,5°	Erhöht etwa 35,9°

Die Ansprechbarkeit des Herzens auf nervöse Reize ist bei Schilddrüsenmangel herab-, bei Hyperthyreoidismus heraufgesetzt.

Die Frage, ob diese Änderungen in der Herztätigkeit und der Kreislaufregulation auf einem unmittelbaren Angriffspunkt des Thyroxins am Herzen beruhen oder auf einem mittelbaren über das Nervensystem, ist nicht sicher zu entscheiden. PRIESTLEY und Mitarbeiter fanden, daß das völlig entnervte Hundeherz ebenso wie ein an Carotis und Vena jugularis transplantiertes Herz nach Thyroxin eine Tachykardie aufweisen. BOHNENKAMP und ENDERLEN stellten andererseits fest, daß die Thyroxinwirkung besonders auf das Herz durch Exstirpation des Sympathicus deutlich vermindert wird. Zwischen der Höhe des

Grundumsatzes und dem Kreislauf besteht eine feste Koppelung. Bei der Thyreotoxikose verhält sich der Kreislauf nicht anders als bei Steigerung des Umsatzes aus anderen Gründen. Es ist daher zunächst nicht einzusehen, warum beim Hyperthyreoidismus nicht dieselbe über das Zwischenhirn laufende Regulation maßgebend sein soll, die auch in der Norm beansprucht wird (PARADE).

Mit den Kreislaufänderungen ist eine Störung der inneren Atmung eng verbunden. Die Sauerstoffausnutzung ist herabgesetzt. Der Sauerstoffgehalt des Venenblutes ist erhöht. EPPINGER fand eine Verdickung der Capillaren, die er als Ursache der verzögerten O_2-Abgabe anspricht. Infolge der schlechten Ausnutzung des Sauerstoffs in der Peripherie wird nur ein Teil der Milchsäure zu Glykogen resynthetisiert und ein erhöhter Anteil verbrannt. Der Milchsäuregehalt des Blutes ist gesteigert. Die Kreislaufänderungen entsprechen in jeder Hinsicht denjenigen, die wir beim Gesunden bei erhöhter körperlicher Tätigkeit beobachten. Diese ständige Überlastung kann auf die Dauer nicht ertragen werden und führt zur Herzhypertrophie und schließlich zum Versagen des Kreislaufes (s. S. 161 ff).

Die peripheren Gefäße sind auffallend weit und zeigen einen verminderten Tonus. Der Blutdruck ist normal oder nur unwesentlich erhöht, die Amplitude ist vergrößert.

Auch die Änderungen der Atmung, die eine Beschleunigung und erhöhte Frequenz bei verminderter Atemtiefe bei Hyperthyreoidismus und ein entgegengesetztes Verhalten bei Hypothyreoidismus zeigen, sind zum größten Teil nur Folge der Störungen des Kreislaufes und der Gewebsatmung.

b) Schilddrüse und Nieren.

Die Nierensekretion wird durch Thyroxinzufuhr gefördert, doch beruht dies wahrscheinlich nicht auf einem unmittelbaren Angriffspunkt des Thyroxins an der Niere, sondern, wie oben ausgeführt, auf einer Mobilisation des Gewebswassers.

c) Schilddrüse und Verdauungsorgane.

Die chronische Verabfolgung von Thyroxin bewirkt verstärkte Hungerbewegungen des Magens, raschere Entleerung und Beschleunigung der Dünndarmpassage. Durchfälle sind bei Basedow-Kranken ein ebenso häufiges Symptom wie die Obstipation beim Myxödem. Im Experiment bewirkt Thyroxin eine vermehrte Absonderung des Magen- und Pankreassaftes und eine verminderte Gallenproduktion. Die Erklärung der Beschleunigung der Peristaltik ist schwierig, da dieser Thyroxineffekt durch Vagotonie nicht aufgehoben wird.

d) Schilddrüse und Nervensystem.

Bei den engen Beziehungen zwischen Thyroxin und Nervensystem, die sich aus vielen klinischen Beobachtungen ergeben, fehlt es nicht an einer großen Zahl von Experimenten, in denen versucht wurde, diese Beziehungen zu klären. Doch ist das Gesamtergebnis spärlich und widerspruchsvoll.

Die vegetativen Zwischenhirnzentren stellen nach heutiger Auffassung einen Hauptangriffspunkt des Thyroxins dar. Dies wird aus folgenden Beobachtungen geschlossen: Bei Erkrankungen des Zwischenhirns (Encephalitis) kann es zur Ausbildung eines Basedow kommen. Der Jodgehalt des Zwischenhirns soll höher sein als der anderer Hirnabschnitte, insbesondere beim Morbus Basedow (SCHITTENHELM und EISLER). Doch sind diese Befunde in neuerer Zeit nicht bestätigt worden (LÖHR und Mitarbeiter).

Des weiteren wird auf thyroxinähnliche Wirkungen hingewiesen, die gewisse Substanzen, deren Angriffspunkt an den vegetativen Zentren sicher ist, auslösen.

Andererseits bewirken diejenigen Gifte, die wie Ergotamin oder Luminal auf die Sympathicuszentren lähmend einwirken, eine Abschwächung des Thyroxineffektes.

Die *Grcßhirnfunktionen* zeigen sich besonders abhängig von dem Thyroxin. Bei schilddrüsenlosen Tieren lassen sich bedingte Reflexe nur schwer, mitunter überhaupt nicht erzielen. Auf die geistige Unterentwicklung bei Athyreose bzw. Kretinismus sei hier nur hingewiesen, sie wird in dem klinischen Teil näher behandelt.

e) Schilddrüse und Haut.

Ähnlich wie bei dem Myxödem des Menschen wurde häufig bei thyreoidektomierten Tieren eine erhebliche Verdickung der Haut festgestellt. Die Haut ist rauh, stark schuppend und wasserreich. Das Haarkleid solcher Tiere verliert seinen Glanz und wird struppig. Die Haare sind brüchig, spärlich und können leicht ausgezogen werden. Entfernte Haare werden nur unvollkommen ersetzt. Die Wundheilung der Haut ist verzögert, und es besteht eine Neigung zu Hautinfektionen. Zwischen der Haut des Myxödematösen und des Basedow-Kranken besteht nach F. DIEHL der Hauptunterschied in der Beschaffenheit der Hornschicht, die bei ersterer Erkrankung in breiten festen Bündeln dem Stratum germinativum aufliegt, bei letzterer besonders dünn und verquollen ist. Daraus erklärt sich auch das raschere percutane Resorptionsvermögen des Basedowikers. Auch die verminderte Polarisierbarkeit beim Basedow und die vermehrte beim Myxödem dürfte darin ihre Ursache haben.

In diesem Zusammenhang sei auch auf die Veränderung des Federkleides bei Vögeln hingewiesen. Bei Hühnern und Tauben bewirkt Thyroxin Mauserung und Ersatz der ausgefallenen durch depigmentierte Federn. Bei Hähnen entwickelt sich Hennenfiedrigkeit. Die Mauserung und das Wachstum neuer ausgezogener Federn wird durch Schilddrüsenzufuhr gefördert. Bei Amphibien steht der Häutungsprozeß unter der Herrschaft des Schilddrüsenhormons. Schilddrüsenlose Tiere zeigen keine Häutungen mehr bzw. nur einen in dieser Hinsicht sehr unvollkommenen Vorgang.

f) Schilddrüse und Blut.

Bei Schilddrüsenmangel entwickelt sich eine mittelschwere Anämie, die meistens makrocytär ist und Ähnlichkeiten mit der Perniciosa aufweist. Sehr selten sind auch Kombinationen zwischen beiden Krankheiten beschrieben worden. Im Knochenmark finden sich vermehrte Fettablagerungen und Reduktion der blutbildenden Anteile. Blutverluste werden langsamer ersetzt. Auch die Regulation der zirkulierenden Blutmenge aus den Blutdepots erfolgt bei Schilddrüsenmangel in abgeschwächter Form. Bei Hyperthyreose ist die Zahl der roten Blutkörperchen leicht erhöht, die Knochenmarkstätigkeit vermehrt. Es kommt zu keiner Hyperglobulie, da mit vermehrter Bildung auch der Untergang der Zellen ansteigt. Beide Vorgänge halten sich die Waage (HEILMEYER).

MANSFELD und Sós haben darüber berichtet, daß der antiperniciöse Leberstoff durch Schilddrüsenextrakt aktiviert wird. Thyroxin selbst blieb ohne Einfluß. Die Autoren sprachen von einem „myelotropen Hormon". Diese Versuche wurden bei der Saponin-Kollargolanämie des Kaninchens gewonnen. Es muß als fraglich gelten, ob diese Versuche ausreichend sind für die Aufstellung eines weiteren Schilddrüsenhormons.

Die weißen Blutzellen sind bei Athyreose vermindert, bei Hyperthyreose normal. Es besteht in beiden Fällen eine relative Lymphocytose. Die Fähigkeit zum Phagocytieren ist bei Schilddrüsenmangel herabgesetzt. Der Gesamteiweißgehalt und die Viscosität sind beim Myxödem erhöht, beim Morbus Basedow vermindert. Dieses hängt mit einer Globulinvermehrung zusammen. Auch der Eiweißgehalt der Lymphe und der Exsudatflüssigkeit ist bei Hyperthyreoidismus erhöht.

g) Schilddrüse und Entgiftung.

Der hyperthyreotische Organismus verhält sich gegenüber einer Reihe von Giften anders als der normale. So steigt z. B. die Widerstandsfähigkeit der Maus gegenüber *Acetonitril*, ein Verhalten, das zur Auswertung des Thyroxins angewandt wird. Die Empfindlichkeit gegenüber Digitalis nimmt zu. Die therapeutische Breite der Digitalisdroge wird eingeengt. Auch die Empfindlichkeit gegenüber Morphin und Adrenalin erfährt eine Erhöhung. Gegenüber Infektionen erweist sich der hyperthyreotische Organismus als resistenter, und auch der anaphylaktische Schock wird abgeschwächt.

IV. Schilddrüse und Wachstum.

Besonders eindrucksvoll sind die Wirkungen der Schilddrüse auf das Wachstum. Schilddrüsenmangel führt zu einer deutlichen Wachstumshemmung, deren Grad von dem Zeitpunkt abhängt, an dem der Schilddrüsenmangel auftritt bzw. experimentell gesetzt wird. Das gesamte Körperwachstum ist gehemmt, die Eingeweide bleiben klein, nur das Gehirn ist seinem Gewicht nach nicht wesentlich reduziert. Die wichtigsten Änderungen finden sich am Skeletsystem. Die Bildung der Knochenkerne bleibt aus, ebenso die Verknöcherung der Knorpelzonen. Das Milchgebiß bleibt sehr viel länger bestehen als in der Norm. Die Milchzähne fallen nicht aus, so daß häufig doppelte Zahnreihen resultieren. Bei Hyperthyreoidismus im jugendlichen Alter sind wiederholt verstärktes Längenwachstum und vorzeitiger Epiphysenschluß beobachtet worden. Zufuhr von Schilddrüsensubstanz bewirkt bei Kaulquappen eine vorzeitige

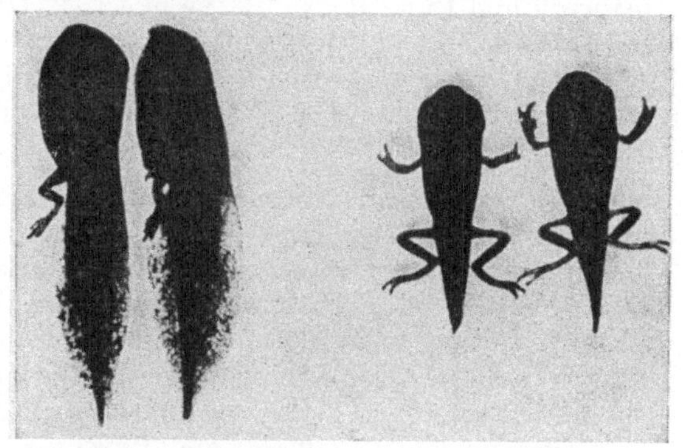

Abb. 42. Rechts frisch verwandelte Frösche, die 7 Tage lang der Einwirkung von synthetischem Thyroxin in Lösung $^1/_{1\,000\,000}$ ausgesetzt waren. Links Kontrolltiere, zwei gleichaltrige Kaulquappen. (Nach HARRINGTON.)

Metamorphose, das Größenwachstum wird aber gehemmt (s. Abb. 42). Schilddrüsenlose Tiere metamorphosieren nicht. Thyroxin wirkt also bei Betrachiern im Entwicklungsstadium auf die Differenzierung, nicht aber auf das Längenwachstum ein. Bei erwachsenen Tieren hat es einen Einfluß auf die Häutungsvorgänge. Nach SACHS hat die Schilddrüse auch einen Einfluß auf den wachsenden Embryo des Warmblüters. Bei athyreotischen Kaninchen sterben die Feten nach einigen Tagen ab. Dieser Fruchttod läßt sich durch Thyroxin verhindern. Die Thyroxinwirkung auf Frosch und Axolotl wird zu Testierungszwecken und, da diese Testobjekte sehr empfindlich sind, zum biologischen Nachweis von Thyroxin verwandt.

Die Wachstumswirkung der Schilddrüse beruht auf einer noch nicht näher geklärten Beziehung zum Hypophysenvorderlappen. Die Wachstumshemmung des hypophysektomierten Tieres kann durch Thyroxin nicht aufgehoben werden. Dies ist nur möglich, wenn neben dem Thyroxin gleichzeitig das Wachstumshormon gegeben wird. Die Beeinflussung des Wachstums durch die Schilddrüse erfolgt also nur bei Gegenwart der Hypophyse. EVANS und Mitarbeiter zeigten, daß athyreotische Tiere auch nach Zufuhr von Wachstumshormon wachsen. Eine völlige Aufhebung der Wachstumsstörung ist nur mit Thyroxin und Wachstumshormon möglich. Diese Befunde wurden allerdings von LAQUEUR und Mitarbeiter bestritten, denen es gelang, sowohl beim hypophysektomierten als auch beim hypophysektomierten und thyreotektomierten Tier nur durch Thyroxin eine Wachstumswirkung zu erzielen. Nach BECKS, RAY, SIMPSON und EVANS liegt der Angriffspunkt des Thyroxins am Knochen der Ratte etwas verschieden von demjenigen des Wachstumshormons. Der Wachstumsimpuls des Hypophysenhormons ist sehr viel stärker als der des Thyroxins. Auch vom klinischen Gesichtspunkt aus zeigen die Wachstumsstörungen bei Schilddrüsenminderfunktion manche bemerkenswerte und sicher nicht zufällige Parallele zu denen bei Hypophysenerkrankungen.

V. Angriffsort und Wirkungsweise des Thyroxins.

Die Frage nach dem Angriffsort und der Wirkungsweise des Thyroxins ist noch sehr umstritten. Im wesentlichen finden sich 3 Auffassungen: 1. Das Thyroxin hat einen zentralen Angriffspunkt an den Stoffwechselzentren des Zwischenhirns, speziell dem Wärmezentrum (v. ISSEKUTZ) und wirkt durch Erregung des vegetativen Nervensystems, insbesondere des Sympathicus (FALTA, GLAUBACH und PICK, H. H. MEYER u. a.). 2. Der Angriffspunkt liegt im Gewebe selbst. Dort bewirkt Thyroxin, das auf dem Blutwege dorthin gelangt, eine Steigerung des Sauerstoffverbrauches (HAARMANN, MANSFELD, OBERDISSE). 3. Der Angriffspunkt ist peripher, doch erfolgt die Wanderung des Thyroxins entlang den Nerven (MANSFELD).

Die Anschauung, daß das Thyroxin in erster Linie einen zentralen Angriffspunkt hat, ist in letzter Zeit besonders von v. ISSEKUTZ experimentell bearbeitet worden. v. ISSEKUTZ machte darauf aufmerksam, daß wir nur beim Warmblüter, der über ein Zentrum der Temperaturregulierung verfügt, eine Stoffwechselwirkung des Thyroxins kennen und nicht beim Kaltblüter. Des weiteren zeigte er, daß die stoffwechselsteigernde Wirkung des Thyroxins nach Rückenmarksdurchschneidung verloren geht. Diese Befunde stehen in Übereinstimmung mit denjenigen von GLAUBACH und PICK, die feststellten, daß der Temperaturabfall nach Novocain-Injektion beim normalen Tier durch Thyroxin verhindert werden kann, nicht hingegen bei Tieren, denen das Rückenmark in Höhe von D 5—D 8 durchschnitten war. Doch hat MANSFELD diese Befunde einer eingehenden Nachprüfung und Kritik unterzogen und konnte sie zum Teil nicht bestätigen bzw. ihnen eine andere Deutung geben.

Das isolierte Gewebe von Tieren, die mit Thyroxin vorbehandelt sind, zeigt einen erhöhten Sauerstoffverbrauch (ROHRER, DRESEL u. a.). Für normales überlebendes Gewebe konnte zunächst nur eine Steigerung der sauerstofflosen Oxydation in der WARBURGschen Apparatur nachgewiesen werden (LIPSCHITZ und ADLER, AHLGREN u. a.). MANSFELD gelang die wichtige Feststellung, daß die den Sauerstoffverbrauch steigernde Wirkung des Thyroxins am überlebenden Gewebe erst dann nachweisbar ist, wenn eine anaerobe Phase dem Versuch vorausgeht. Während der Oxydationsphase wird das Thyroxin selbst unwirksam. MANSFELD konnte weiter zeigen, daß das Thyroxin zu einer vermehrten NH_3-Bildung in der Zelle führt — also die anaerobe Eiweißspaltung fördert — und daß die Stoffwechselsteigerung erst die Folge des Auftretens von Eiweißspaltprodukten ist. Durch diese Befunde war der Wirkungsmechanismus des Thyroxins in der Zelle aufgeklärt und der eindeutige Beweis erbracht, daß die Thyroxinwirkung rein peripher ist. Zwei wichtige Fragen blieben unbeantwortet. Die Frage nach den Beziehungen zum Nervensystem und die nach der Ursache der langen Dauer des Wirkungseintrittes.

Auch diese Fragen konnte MANSFELD jetzt klären. Wie bereits erwähnt, ist eine Steigerung des Sauerstoffverbrauches isolierter Organe von Tieren, die unter Thyroxinwirkung stehen, nachweisbar. Dieser Effekt tritt nicht ein, wenn das betreffende Organ vor der Thyroxingabe von seinen nervösen Verbindungen völlig abgetrennt wird. MANSFELD stützte auf diesen Versuch die Arbeitshypothese, daß das Thyroxin dem Nerven entlang wanderte. Diese Versuche wurden von OBERDISSE nicht bestätigt, doch hat MANSFELD jetzt weitere schlüssige Beweise für die Richtigkeit seiner Hypothese vorgelegt. Wenn man in der üblichen Weise ein Nerv-Muskelpräparat vom Frosch herstellt und den Nerven einige Zeit in eine Thyroxinlösung einhängt, so zeigt der Muskel einen erhöhten Sauerstoffverbrauch. Durch Injektion einer Thyroxinlösung in der Konzentration 10^{-13} in den Nervus vagus wird der Sauerstoffverbrauch der Leber nach einer Latenzzeit von 12 Stunden gesteigert. Wenn man Thyroxin intravenös injiziert und dann feststellt, nach welcher Zeit die Steigerung des Sauerstoffverbrauches in den verschiedenen Organen auftritt, so ist diese Zeit desto länger, je weiter sich ein Organ vom Zentralnervensystem entfernt befindet. So fand MANSFELD beim Kaninchen zwischen Parotis und Hoden eine Zeitdifferenz des Eintritts des erhöhten Sauerstoffverbrauches von 30 Stunden, zwischen Leber und Hoden von 24 Stunden. Die Wanderungsgeschwindigkeit berechnet sich zu 25 cm in 16 Stunden.

Auf Grund dieser Versuche gewinnen wir heute folgende Vorstellung über Wirkungsweise und Angriffsort des Thyroxins:

Das Thyroxin greift in der Zelle selbst an, und zwar im Zellinneren, wo es bei Abwesenheit von Sauerstoff den Eiweißabbau katalytisch fördert. Die hierbei auftretenden Spaltungsprodukte führen zu einer Steigerung des Sauerstoffverbrauches. Nur die Skeletmuskulatur nimmt hier eine Sonderstellung ein, insofern als Thyroxin auf den Ruheverbrauch ohne Einfluß ist, hingegen den Arbeitsverbrauch gewaltig steigert. Das Thyroxin gelangt auf dem Nervenwege in das Zellinnere. Es wandert ähnlich, wie dies bereits für einige Zellgifte wie Tetanus- und Diphtherietoxin bekannt ist, entlang den Nerven, und zwar bevorzugt entlang dem vegetativen Nervensystem. Eine direkte Einwirkung auf dem Blutwege ist unter normalen Bedingungen nicht anzunehmen, beim schwer kreislaufdekompensierten Basedowiker hält MANSFELD sie für möglich.

Die Symptome des Basedowikers finden auf Grund dieser Befunde folgende Erklärung: Die Steigerung des Sauerstoffverbrauches in der Ruhe ist durch Wirkungen des Thyroxins auf die Zellen bedingt. Sie ist Folge des erhöhten Sauerstoffverbrauches der inneren Organe. Das Muskelsystem nimmt in der Ruhe daran nicht teil. Erst bei Arbeit tritt eine Steigerung des Sauerstoffverbrauches des Muskels über das Maß dessen hinzu, was wir beim Gesunden bei gleicher Arbeitsleistung sehen. Dies ist die bekannte Unökonomie der Muskelarbeit beim Basedow-Kranken. Der gesteigerte Sauerstoffverbrauch bedingt zwangsläufig die entsprechenden Korrelationen im Kreislauf. Die erhöhte Stickstoffausscheidung im Harn deutet auf die erhöhte Eiweißspaltung hin, die die unmittelbare Folge des Angriffes des Thyroxins in der Zelle ist. Die zentralnervösen Symptome, wie vor allem die Symptome der gesteigerten vegetativen Erregbarkeit, dürfen wir als Folge des vermehrten Thyroxingehaltes der Nervenfaser deuten.

VI. Regulation der Schilddrüsentätigkeit.

Die Schilddrüse und deren Hormonabgabe wird in dreifacher Hinsicht gesteuert, und zwar 1. durch das Nervensystem, 2. auf hormonalem Wege durch die Hypophyse und 3. durch die Bildung von antagonistisch wirkenden Substanzen.

Die äußerst feine Versorgung der Schilddrüse durch Nerven, überwiegend sympathischen Ursprungs, wurde in dem Vorhergehenden bereits geschildert (s. S. 141). Die Beeinflussung der Tätigkeit der Schilddrüse durch das sympathische Nervensystem ist auch experimentell gesichert. Der Sympathicus fördert die Bildung und Ausschüttung des Thyroxins. Nach den Befunden von SUNDER-PLASSMANN finden sich bei der BASEDOWschen Krankheit degenerative Veränderungen dieses Nervensystems, die dieser Autor als die Ursache der Störungen der Schilddrüsentätigkeit bei dieser Erkrankung ansieht.

Der zweite Regulator der Schilddrüsentätigkeit ist das *thyreotrope Hypophysenhormon*. Es ist unwahrscheinlich, daß dieses Hormon, wie SUNDER-PLASSMANN glaubt, auch nur durch Vermittlung des Terminalreticulums zur Wirkung gelangt, da sich seine Effekte an der transplantierten wie auch an der völlig isolierten Schilddrüse in vitro nachweisen lassen (LOESER, EITEL u. a.). Das thyreotrope Hormon bewirkt eine vermehrte Ausschüttung von Thyroxin. Es lassen sich durch dieses Hormon alle Zeichen der Thyroxinvergiftung experimentell erzeugen und das menschliche Krankheitsbild des Basedow weitgehend, wenn nicht vollständig nachahmen. Zwischen thyreotropem Hormon und Thyroxin besteht ein Gleichgewichtszustand. Vermehrte Bildung des Thyroxins führt zu verminderter Bildung des thyreotropen Hormons und umgekehrt. Wieweit noch andere Inkrete die Schilddrüsentätigkeit beeinflussen, ist schwer zu beurteilen. Nach den S. 48 gemachten Ausführungen ist anzunehmen, daß die Rückwirkungen von seiten der Keimdrüsen und der Nebennieren auf dem Wege über das thyreotrope Hormon verlaufen.

Eine weitere Regulation der Thyroxinbildung und -abgabe erfolgt durch die Bildung von *Antikörpern*. Wir können hier mit OEHME zweierlei im Organismus selbst entstehende Stoffe unterscheiden: 1. *antithyreoide* und 2. *antithyreotrope*. Nach längerdauernder Behandlung mit Thyroxin lassen sich im Blut Antikörper nachweisen, die mit Thyroxin als Antigen eine Komplementbildung eingehen. Auch bei Thyreotoxikosen wurden derartige Stoffe nachgewiesen (J. BAUER). In dem Blut normaler Menschen und Tiere finden sich bestimmte Substanzen, welche die Thyroxinwirkung dämpfen. Sie wurden von BLUM als *Katechine* bezeichnet. Bei vermehrter Bildung von Thyroxin scheinen auch diese Katechine im Blut zuzunehmen. Das Blut Basedow-Kranker enthält derartige Schutzstoffe nicht.

Das thyreotrope Hormon verliert im Tierversuch nach etwa 2—3 Wochen seine Wirksamkeit. In dem Blut solcher Tiere läßt sich eine Substanz nachweisen, die in der Lage ist, andere Tiere vor den Wirkungen des thyreotropen Hormons zu schützen. COLLIP bezeichnet derartige Stoffe als *Antihormone*. Die weitere Forschung hat jedoch ergeben, daß sie nicht spezifisch gegen das Hormon, sondern gegen begleitende Eiweißstoffe gerichtet sind, und LOESER konnte den Nachweis führen, daß dieser Schutz bei starker Steigerung der Hormondosis sich durchbrechen läßt. Es muß also als fraglich gelten, ob diesen Schutzstoffen eine physiologische Bedeutung zukommt.

Ein weiterer regulativer Einfluß auf die Thyroxinabgabe kommt wahrscheinlich dem *Dijodtyrosin* zu, das die Kolloidbildung und die Speicherung des Thyroxins fördert. Da in der Schilddrüse beide Substanzen immer gemeinsam vorkommen, wenn auch nicht immer im konstanten Verhältnis, so ist es sehr wahrscheinlich, daß das Dijodtyrosin ein physiologischer Regulator der Thyroxinbildung und -abgabe ist (ABELIN).

In der Regulation der Schilddrüse spielen auch die Vitamine eine gewisse Rolle. Das Vitamin A ist, wie sich aus vielen Experimenten ergibt, ein Antagonist des Thyroxins und des thyreotropen Hormons. Der B-Komplex ist ohne Einfluß. Vitamin C-Mangel führt bei 70% der Versuchstiere zur Hyperthyreose. Das Vitamin C besitzt auch gewisse antithyreotrope Fähigkeiten, ebenso zeigt das Vitamin D hemmende Eigenschaften.

Außer von diesen inneren Faktoren ist die Schilddrüse noch von einer Reihe von *Umweltfaktoren* abhängig. Es finden sich Unterschiede der histologischen Struktur und der Größe des Organs abhängig von der geographischen Lage des Ortes, an dem das betreffende Individuum lebt. Die Faktoren, die hierfür maßgebend sind, liegen zum Teil in dem verschiedenen Jodgehalt der Nahrung und des Trinkwassers, zum Teil in noch unbekannten Einflüssen des Bodens. Der Jodzufuhr kommt ein besonderer Einfluß auf die Schilddrüsentätigkeit zu. Jod fördert in kleineren Dosen die Kolloidbildung und wirkt in durchaus ähnlicher Weise wie das eben erwähnte Dijodtyrosin. In höheren Dosen bewirkt es eine Aktivierung der Schilddrüse und die kolloidspeichernde Eigenschaft schlägt in das Gegenteil um. So ist Jodzufuhr nicht selten die Ursache für einen Basedow. Höhenlage wirkt dämpfend, starke Abkühlung wirkt fördernd, Erwärmung hemmend. Sehr groß ist auch der *Einfluß der Ernährung*. Eiweißreiche Kost steigert die Empfindlichkeit von Ratten gegenüber Thyroxin, eiweißarme setzt sie herab. In letzter Zeit haben die *Beziehungen der Vitamine zur Schilddrüsentätigkeit* erhöhte Beachtung erfahren. Bei B_1-Mangel ist die Schilddrüse unterwertig. Vitamin A und C sind in der Lage, die Wirkungen des Thyroxins abzuschwächen. Sie haben sich auch beim Menschen therapeutisch bewährt. Vitamin C gleicht die Glykogenverarmung des Muskels und der Leber aus und verbindet die Kreatinurie (STEFFEN und ZOIS). Noch eine ganze Reihe anderer Substanzen, wie ungesättigte Fettsäuren, Kupfersalze, Glykokoll und andere, sind in der Lage, die Thyroxinwirkungen abzuschwächen (OEHME). Wieweit allen diesen Beobachtungen ein praktisch therapeutischer Wert zukommt, soll später erörtert werden.

Alter und Geschlecht, Pubertät, Gravidität und Klimakterium sind weitere Faktoren, welche die Schilddrüsentätigkeit beeinflussen. Im Alter läßt die Aktivität der Drüse nach. In der Pubertät und wahrscheinlich auch mit jeder Menstruation besteht ebenso wie in der Gravidität eine erhöhte Tätigkeit. Im Klimakterium kommt es sehr leicht zu thyreotoxischen Krankheitszeichen. Während des Winterschlafes der Tiere ist die Schilddrüse inaktiv. Winterschlafende Tiere lassen sich durch Thyroxin erwecken. Auch die bei Tieren ermittelten und beim Menschen wahrscheinlichen cyclischen Änderungen des Grundumsatzes mit den Jahreszeiten hängen sicher mit veränderten Tätigkeitsgraden der Schilddrüse zusammen.

Wir sehen also, daß die Schilddrüsentätigkeit vielen Einflüssen unterliegt. Aus diesen physiologischen Tatsachen erhellen die vielen Möglichkeiten, die sich ergeben, wenn man versucht, die Entstehung des Morbus Basedow mit Regulationsstörungen der Schilddrüsentätigkeit in Zusammenhang zu bringen.

VII. Zusammenfassung.

Wenn wir versuchen, unsere heutigen Anschauungen über Schilddrüsentätigkeit und Funktion zusammenzufassen, so kommen wir zu folgenden Vorstellungen:

Die Schilddrüsentätigkeit wird auf nervösem und hormonalem Wege gesteuert. Die nervöse Steuerung erfolgt von den Zwischenhirnzentren aus über den

Sympythicus; die hormonale von der Hypophyse über das thyreotrope Hormon. Zwischen dem Hypophysenhormon und dem Thyroxin besteht ein antagonistisches Verhältnis. Die Sekretabgabe an das Blut unterliegt dem Einfluß des Dijodtyrosins. Außerdem ist der Organismus vor evtl. Überproduktion noch weiter geschützt durch die Möglichkeit, Antikörper zu bilden, die sowohl gegen das Thyroxin als auch gegen das thyreotrope Hormon gerichtet sind.

Das Hormon der Schilddrüse ist das Thyroxin, das als Kolloid gespeichert wird und in Bindung mit Globulin in den Blutkreislauf gelangt. Neben einer peripheren stoffwechselsteigernden Wirkung liegt der Hauptangriffspunkt an den vegetativen Zwischenhirnzentren, insbesondere den Zentren, welche die chemische Wärmeregulation steuern. Auf diesem zentralen wie peripheren Wege wirkt Thyroxin beschleunigend auf die oxydativen Abbauprozesse von Eiweiß, Kohlenhydrat und Fett. Es besteht kein Anhaltspunkt dafür, daß diese Stoffumsätze in falsche Bahnen gedrängt werden. Die weiteren Wirkungen auf die Tätigkeit der inneren Organe müssen zum Teil als Folge der ebengenannten Stoffwechselstörungen, zum Teil als Folge des vermehrten Sympathicustonus gewertet werden. Die Beeinflussung der Wachstumsvorgänge erfolgt in einer noch nicht näher geklärten Zusammenarbeit mit dem Wachstumshormon des Hypophysenvorderlappens. Das Thyroxin scheint mehr in den Vorgang der Reifung als in den des reinen Wachstums durch Zellvermehrung einzugreifen.

C. Die Krankheiten der Schilddrüse.
I. Die Hyperthyreosen. Morbus Basedow.

Unter Hyperthyreose soll die gesamte Krankheitsgruppe verstanden werden, bei der eine Hyperfunktion der Schilddrüse vorliegt. Die Frage, ob es sich um eine einheitliche Krankheitsgruppe mit nur graduellen Unterschieden handelt oder ob zwischen Hyperthyreoidismus, Morbus Basedow und toxischem Adenom ein prinzipieller Unterschied besteht, findet eine wechselnde Beantwortung und ist zur Zeit noch nicht geklärt. Auf das Für und Wider dieser Auffassung wird später noch eingegangen. Für die Behandlung des klinischen Teils können wir, ohne einen allzu großen Fehler zu begehen, von der Annahme ausgehen, daß ein einheitlicher Krankheitszustand vorliegt, der nur graduelle Unterschiede aufweist. Wir legen der Darstellung das klassische Bild des Morbus Basedow zugrunde.

a) Vorkommen. Der Morbus Basedow ist eine relativ häufige Erkrankung. Sie befällt überwiegend Frauen und bevorzugt das 20.—25. Lebensjahr. Eine weitere Krankheitshäufung findet sich zur Zeit und jenseits des Klimakteriums. Bei Männern ist der Krankheitsverlauf meist schwerer als bei Frauen. Auch bei Kindern kommt die Krankheit vor, ist hier aber selten. Es gibt auffallende regionäre Verschiedenheiten. Im allgemeinen gilt die Regel, daß in Kropfgegenden die Basedow-Krankheit selten ist und in den Niederungen, in denen der Kropf fehlt, in Deutschland besonders in den Küstengebieten, dagegen relativ häufig vorkommt. Die Kropfnoxe schafft demnach für das Auftreten einer Hyperthyreose ungünstige Bedingungen. Worin diese gelegen sind, entzieht sich unserer Kenntnis. In rassischer Hinsicht sind die Juden und Mittelmeerrassen bevorzugt. Es findet sich weiter eine Häufung der Erkrankung in den Großstädten.

b) Symptomatologie. Der Basedow-Kranke bietet in den ausgeprägten Fällen durch den *Exophthalmus*, die Schwellung der Schilddrüse, die Beschaffenheit der Haut und sein psychisches wie motorisches Verhalten einen so eindrucksvollen Anblick, daß die Diagnose durch bloße Betrachtung unschwer möglich ist. (s. Abb. 43). Wenn auch in den einzelnen Fällen die Intensität und Ausbildung der charakteristischen Symptome wechseln, so bieten die Kranken doch in ihrer Gesamtheit einen einheitlichen Krankheitszustand. In den ausgeprägten Fällen

sehen wir die von dem Merseburger Arzt BASEDOW zuerst als zusammengehörig
erkannte Symptomentrias: Schilddrüsenschwellung, Exophthalmus und Tachykardie. Betrachten wir zunächst einmal diese Symptome und wenden uns später
den Stoffwechselstörungen zu.

Eine Vergrößerung der *Schilddrüse* ist in etwa 95% aller Fälle nachweisbar
(SATTLER). In ihrem Ausmaß ist sie Schwankungen auch während des Krank-
heitsverlaufes unterworfen. Nur selten wird sie vermißt oder ist nur so gering,
daß sie klinisch nicht feststellbar ist. Die Vergrößerung der Schilddrüse nimmt
andererseits nie derartige Ausmaße an wie bei dem gewöhnlichen Kropf, und die
mit ihr zusammenhängende Gefahr einer Kompression der Trachea ist daher nur

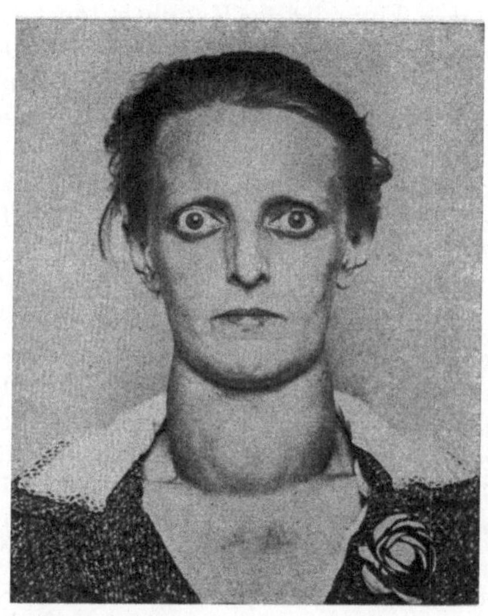
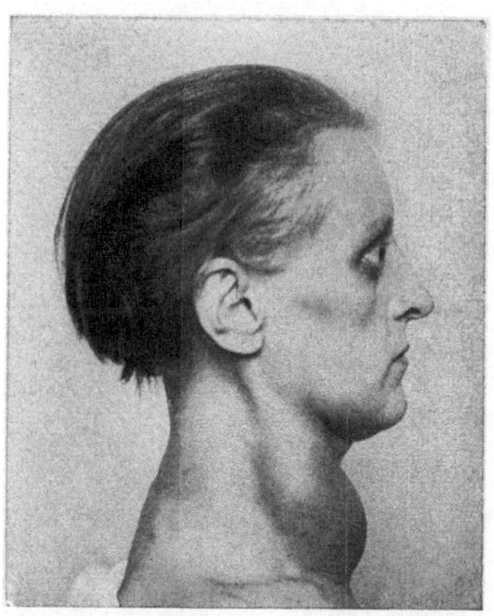

a   b

Abb. 43a und b. BASEDOWsche Krankheit. (Vergrößerung der Schilddrüse, Glanzauge mit Protrusio bulb.).

selten. Eine Beziehung zu der Schwere des Leidens besteht nicht. Gewöhnlich
entwickelt sich der Basedow-Kropf langsam. Akute, rasch einsetzende Vergrößerungen sind selten (RIEDEL).

Gewöhnlich ist die Schwellung diffus und symmetrisch. In $^1/_3$ der Fälle wird
ein Lappen, und zwar vorwiegend der rechte, bevorzugt, der auch normalerweise
häufig eine stärkere Ausbildung aufweist. Die Drüse fühlt sich elastisch und
weich an und wird erst bei längerer Erkrankung allmählich derber und fester.
Die weiche Konsistenz des Kropfes hängt mit dem Kolloidgehalt und der Blutfülle zusammen. Nur wenn sich der Basedow-Kropf auf dem Boden einer älteren
Struma entwickelt, bleibt die Konsistenz derb und fest. Bei derartigen Kröpfen
kommen auch Kompressionswirkungen ernsterer Natur zur Beobachtung. Die
starke Blutfülle der Basedow-Struma findet ihren Ausdruck in den lebhaften
Pulsationen und in der durch die Haut sichtbaren Venenzeichnung. Der leicht
tastende Finger fühlt ein deutliches Schwirren. Mit dem Schlauchstethoskop
sind bei zur Brust geneigtem Kinn schwirrende Geräusche wahrzunehmen, die
mit der lebhaften Blutzirkulation zusammenhängen. Sie verschwinden nach
erfolgreicher Behandlung. Die starke Blutfülle ist die Hauptursache für die
wechselnde Größe der Schilddrüse beim Basedow. Durch Kompression läßt sich
das Organ leicht verkleinern. Wenn man den liegenden Kranken auffordert,
durch leichtes Heben des Kopfes auf seine Fußspitze zu sehen, so bewirkt schon

die Anspannung der Halsfascie eine deutliche Verkleinerung des Kropfes. Bei dem VALSALVASchen Preßversuch wird das Organ groß, und die Gefäßpulsationen nehmen zu. Neben den eigenen Pulsationen zeigt die Schilddrüse auch die fortgeleiteten Pulsationen der heftig klopfenden Carotiden (Hebepulsationen). Diese „vasculären Symptome" (KOCHER) der Basedow-Schilddrüse wechseln stark in ihrer Intensität und gehen mit der Schwere der Erkrankung nicht parallel.

Die *Augensymptome* verleihen dem Kranken den charakteristischen Gesichtsausdruck. Das Auge tritt aus der Augenhöhle weiter vor als gewöhnlich, und gleichzeitig sind die Lidspalten erweitert. Dieses „Glotzauge" wird in etwa 80% der Fälle gefunden. Bei der Krankheitsentwicklung ist der Exophthalmus ein Symptom, das erst relativ spät auftritt und bei Besserung der Krankheit nur langsam, mitunter nie wieder vollständig schwindet. Seine Intensität läßt keine Rückschlüsse auf die Schwere der Krankheit zu. Der Exophthalmus kann im Laufe der Erkrankung stark wechseln; er kann auch so erheblich werden, daß der Lidschluß unvollständig wird und die Skleren im Schlaf sichtbar bleiben. In sehr seltenen Fällen ist sogar über eine Luxatio bulbi berichtet worden. Bewegungseinschränkungen des Augapfels bestehen nicht.

Gewöhnlich ist die Protrusio bulbi doppelseitig und symmetrisch, doch kann sie — nach SATTLER in etwa 6% der Fälle — auch einseitig auftreten (s. Abb. 44). Es ist auch beobachtet worden, daß der Exophthalmus sich zunächst einseitig entwickelt und nachher doppelseitig wird bzw. umgekehrt. Die Rückbildungsmöglichkeit des Symptoms hängt meist von der Krankheitsdauer ab. Je länger die Erkrankung und der sie begleitende Exophthalmus bestehen, desto geringer sind die Aussichten einer völligen Rückbildung. Der Exophthalmus wird von den Kranken häufig als Druck oder Spannungsgefühl in den Augen empfunden. Der intraokulare Druck ist nicht erhöht.

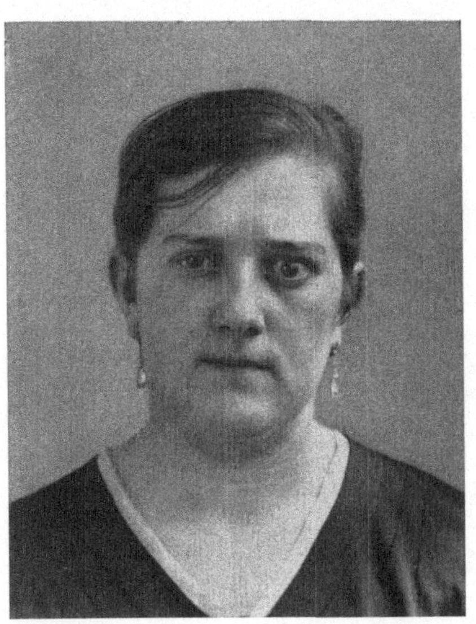
Abb. 44. Einseitiger Exophthalmus bei BASEDOWscher Krankheit. (Nach NOTHMANN.)

Der Exophthalmus ist dasjenige Symptom, das in seiner Deutung die größten Schwierigkeiten bereitet. Es zeigt an, daß es sich beim Morbus Basedow nicht um eine reine Hyperthyreose handelt (s. S.176).

Mit dem Exophthalmus ist häufig, aber nicht immer, eine *Erweiterung der Lidspalte* infolge Retraktion des oberen Lides verbunden, die bewirkt, daß die Skleren als schmaler Streifen über der Cornea sichtbar werden. Die Erweiterung der Lidspalte läßt den Exophthalmus noch stärker hervortreten und bewirkt den eigenartigen ängstlich-starren Gesichtsausdruck der Kranken. Das Klaffen der Lidspalte ist ein von dem Exophthalmus völlig unabhängiges Symptom.

In enger, aber nicht fester Beziehung zu diesem Krankheitszeichen, das auch DALRYMPLESches Zeichen genannt wird, stehen die weiteren Augensymptome, die als die Zeichen nach GRAEFE, STELLWAG und MOEBIUS bekannt sind. Bei langsamem Senken des Blickes nach unten folgt das obere Augenlid nicht völlig und nur ruckweise mit, so daß die Skleren am oberen Rand der Cornea deutlich sichtbar werden (GRAEFE). Das Symptom ist häufig nur bis zur horizontalen Blickrichtung vorhanden. Bei weiterem Senken des Blickes folgt das obere Lid mit.

Der seltene Lidschlag wird als STELLWAGsches Symptom bezeichnet. In der Norm zählt man 3—10 Lidschläge pro Minute. Beim Basedow-Kranken kann jedoch der Lidschlag bis zu mehreren Minuten ausbleiben. Die Angaben über die Häufigkeit des GRAEFEschen und STELLWAGschen Symptoms wechseln. KOCHER erwähnt das STELLWAGsche in 53%, EPPINGER in 30%, NOTHMANN das GRAEFEsche Zeichen in 50% der Fälle. Beide Symptome sind auch bei anderen Krankheiten, meist solchen des Nervensystems, beobachtet worden und sind daher für den Basedow nicht unbedingt charakteristisch. Unter dem MOEBIUSschen Zeichen versteht man eine Insuffizienz der Konvergenzbewegungen. Der langsam in horizontaler Blickrichtung auf die Nasenspitze bewegte Finger wird vom Gesunden auch in der Nähe ohne Beschwerden längere Zeit fixiert. Der Basedow-Kranke ist dazu nicht in der Lage. Diesem Symptom kommt keine große Bedeutung zu. Es wurde von Nachprüfern nur in 3—7% gefunden und auch bei Neuropathen beobachtet.

Störungen der *Tränensekretion* sowohl im Sinne einer gesteigerten als auch einer verminderten Produktion der Tränenflüssigkeit sind verschiedentlich angegeben.

Das Auge zeigt außer den genannten Symptomen noch einen sehr *lebhaften Glanz*, dessen Ursache von SATTLER in einer verminderten Beschattung der weitem Lidspalte, von WESSELY in einer Quellung der Epithelschicht der Hornhaut gesehen wurde. Die Pupillenweite und Reaktion sind nach Angabe verschiedener Autoren normal. Nach Adrenalin tritt Mydriasis ein. Auch Mitteilungen über Augenmuskellähmung sowie Sehnervenatrophie liegen in der Literatur vor, doch ist es fraglich, ob diese Erscheinungen mit der Grundkrankheit in einem ursächlichen Zusammenhang stehen. Dasselbe gilt für die Gesichtsfeldeinschränkungen und Kataraktbildungen.

Der Exophthalmus in Verbindung mit einem unvollkommenen Lidschluß kann zur Conjunctivitis bis zur vollständigen Einschmelzung der Cornea zur Panophthalmie führen. Dieses Ereignis bezeichnet man als „malignen Exophthalmus". Schon in der ersten Beschreibung BASEDOWs ist dies bei einem seiner Kranken vorgekommen. Der Exophthalmus nimmt langsam an Intensität zu, die Augenlider werden ödematös. Die Conjunctiva quillt. Es kommt zur Ausbildung von Geschwüren und dann zur Infektion des Auges. Das Auge ist nicht mehr zu retten und muß enucleiert werden. REICHLINGEN und MARX haben in jüngster Zeit den malignen Exophthalmus eingehend bearbeitet. Einen ähnlichen schweren Verlauf kann auch der postoperative Exophthalmus annehmen (PASCHKIS). Nach erfolgreicher Operation bildet er sich nicht zurück und trotz niedrigem Grundumsatz entwickelt sich der oben geschilderte Prozeß. Man ist gezwungen, solche Fälle mit Thyroxin zu behandeln. Die Ursache ist wahrscheinlich in der vermehrten Produktion des thyreotropen Hormons gelegen. MARX weist darauf hin, daß bei Fällen von malignem Exophthalmus die nervösen Symptome sehr im Vordergrund stehen. Rechtzeitige Zuziehung eines Augenarztes ist immer dringend notwendig.

BASEDOW beschrieb als 3. Symptom der Trias die *Tachykardie*, die das äußere Zeichen für die schwere, die Krankheit begleitende *Kreislaufstörung* ist. Die Beschleunigung des Herzschlages ist das konstanteste und eines der frühesten Symptome. Die Pulsfrequenz beträgt bei den Kranken in der Ruhe 100 Schläge und mehr und kann bis zu 300 Schlägen erreichen. Charakteristisch ist auch die

große Labilität des Pulses, der nach körperlicher Anstrengung wie seelischer
Erregung eine sehr viel stärkere und länger andauernde Frequenzsteigerung
aufweist als in der Norm. Die Tachykardie wird meist subjektiv unangenehm
empfunden, insbesondere dann, wenn sie mit einer fühlbaren Herzaktion einhergeht, die sich als lästiges Herzklopfen bemerkbar macht. Sie zeigt innerhalb
gewisser Grenzen Beziehungen zum Grundumsatz und zu der Schwere der Erkrankung. Sie ist immer ganz regelmäßig. Eine respiratorische Arrhythmie
fehlt. In seltenen Fällen wurde eine extreme Bradykardie beschrieben (MARX).
Der Herzspitzenstoß ist verbreitert, und die Herzpulsationen sind zu fühlen,
zu sehen und auf die Entfernung bereits zu hören. Die lebhaften Pulsationen

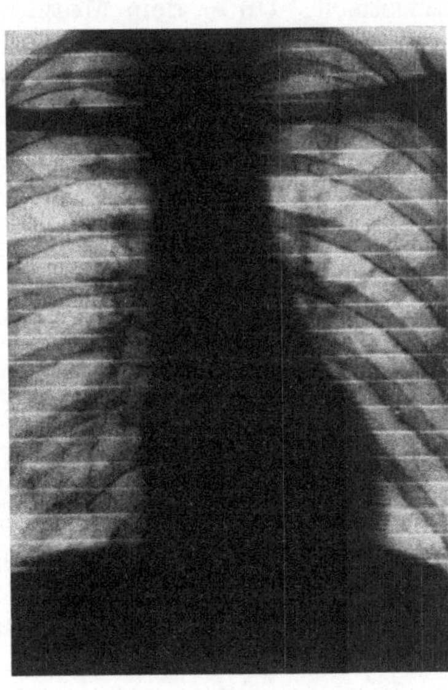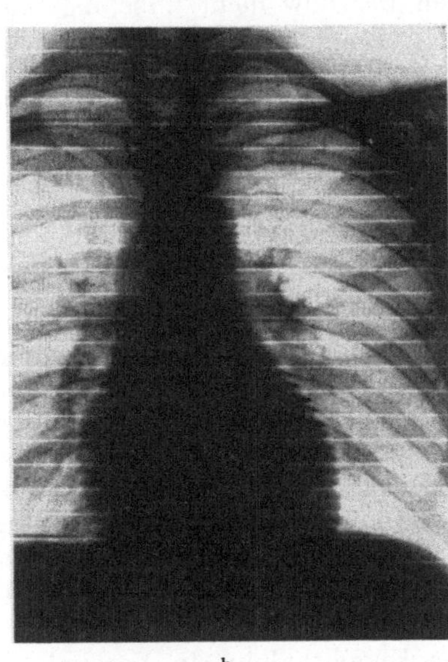

a   b

Abb. 45a und b. Kymogramm eines 32jährigen BASEDOW-Kranken. a vor, b nach der Operation. (Nach PARADE.)

des Herzens pflanzen sich auf den Thorax, das Abdomen und die großen Gefäße
fort, deren Schlagen durch die Haut, besonders deutlich am Hals, erkennbar ist.
Die von der Aorteninsuffizienz her bekannten Symptome der Erschütterung
des ganzen Kopfes (MUSETsches Zeichen) sowie das Tanzen des Kehlkopfes
kommen auch beim Basedow zur Beobachtung. Der Puls fühlt sich klein und
weich an. Der Gefäßtonus ist deutlich vermindert, und die Gefäße in der Peripherie sind weiter als in der Norm. Die Haut ist intensiv und gut durchblutet.
Die Capillaren sind entgegen der Erwartung meist sehr zart und eng gefunden
worden. Die Rötung der Haut und ihre Wärme sind Folge einer Erweiterung
des venösen Schenkels. Auch die größeren Venen erweisen sich als erweitert
und sind sehr leicht zerreißlich. Das Schlagen der Arterien am Hals und evtl.
auch im Bauch und das Klopfen des Herzens wird von den überaus empfindlichen
Kranken sehr lästig und störend empfunden und kann z. B. die Nachtruhe erheblich beeinträchtigen.

Der *Blutdruck* ist normal bis leicht erhöht, die Amplitude auf Werte von
80—100 mm Hg gesteigert (PENDE). Diese Vergrößerung der Amplitude ist
ein wichtiges, allerdings für Morbus Basedow nicht unbedingt charakteristisches Symptom. Es findet sich auch in der Pubertät. Mitunter wird es erst
nach Belastungen deutlich. Nach Heilung der Grundkrankheit kehrt die

gesteigerte Amplitude zur Norm zurück. Zwischen Herzfrequenz und Amplitudengröße einerseits und der Höhe des Grundumsatzes andererseits besteht eine gewisse Parallelität, auf der sich die sog. READsche Formel zur Bestimmung des Grundumsatzes aufbaut:

$$\text{G.U.} = 0,75\,(p + 0,74\,a) - 72,$$

wobei G.U. die Grundumsatzsteigerung in % der Norm, p die Pulsfrequenz und a die Blutdruckamplitude bedeutet.

Eine starke *Vaso-Labilität*, die sich in einem ständigen Hitzegefühl und leichtem Erröten äußert, fehlt selten. Auch der *Dermographismus* ist bei den Kranken stark ausgeprägt. Die Kranken sind gegen Wärme überempfindlich und suchen sich in jeder Weise, auch bei kühler Witterung, abzukühlen.

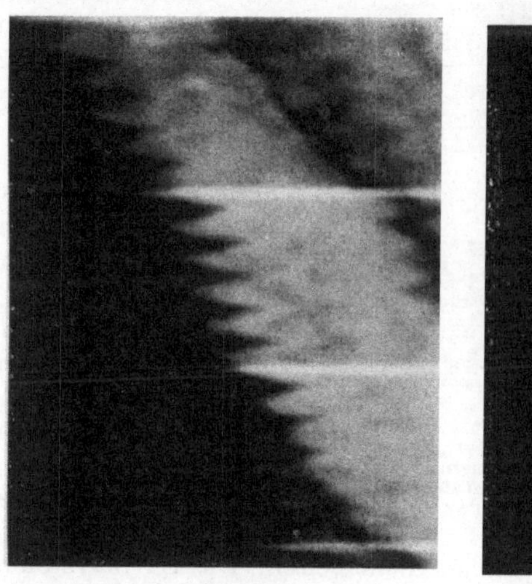
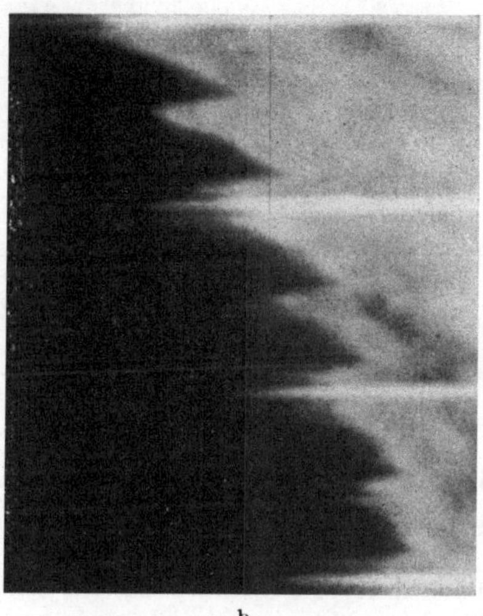

a b

Abb. 46a und b. Kymogrammausschnitt aus Abb. 45a vor, b nach der Operation. (Nach PARADE.)

Bei einer Untersuchung des *Herzens* finden wir im Beginn der Erkrankung und insbesondere bei jugendlichen Individuen zunächst weder perkutorisch noch röntgenologisch eine Vergrößerung. Erst bei längerer Krankheitsdauer, besonders bei älteren Menschen, kommt eine Dilatation des Herzens zur Ausbildung. Die Dilatation kann beide Herzabschnitte in gleichem Maße betreffen oder auch nur einen bevorzugen, ohne daß sich hier eine feste Regel erkennen ließe. Bei der Röntgenuntersuchung des Herzens fallen die raschen, springenden Pulsationen auf, die sich im *Kymogramm* (s. Abb. 45 und 46) sehr schön darstellen lassen. Als häufiges Symptom ist ein Vorspringen des Pulmonalbogens von PARADE beschrieben worden. Bei der Auskultation des Herzens stellen wir laute Herztöne und sehr häufig ein systolisches Geräusch mit Punctum maximum über der Pulmonalis fest. Die Kombination mit echten Herzklappenfehlern, die aber mit der Grundkrankheit in keinem ursächlichen Zusammenhang stehen, ist nicht ganz selten.

Die *elektrokardiographische Untersuchung* des Herzens hat gerade für die Beurteilung des Kreislaufes des Basedowikers eine große Bedeutung. Häufig sind im Ekg. die ersten Anzeichen für eine Besserung oder Verschlechterung des Kreislaufs sichtbar. Ein für den Basedow charakteristisches Ekg. gibt es naturgemäß nicht, doch konnten SPANG und KORTH in einer umfassenden Untersuchung

11*

eine Reihe von Zeichen finden, die beim Basedowkranken gehäuft vorkommen und somit bis zu einem gewissen Grade als charakteristisch zu gelten haben. So sieht man häufig eine hohe P-Zacke in der 2. und eine niedrige in der 3. Ableitung. Auch auf eine besonders hohe T-Welle wurde von vielen Untersuchern hingewiesen. Bei der Besserung des Zustandes flachen sich diese Wellen wieder ab. In dem Maße, in dem das Herz dilatiert, finden wir eine Verlagerung der elektrischen Achse, einen Typenwandel des Ekg., ein Ereignis, das beim Gesunden so gut wie nie zur Bobachtung kommt. Besonders häufig wird dieser Typenwandel nach erfolgreicher Operation beobachtet, und zwar in der Mehrzahl der Fälle die Wandlung eines Rechtstyps zum Normaltyp bzw. Linkstyp. Der Typenwandel ist ein besonders guter Maßstab für Besserungen bzw. Verschlechterungen der Kreislaufverhältnisse. Als nahezu spezifisch für Basedow sprechen

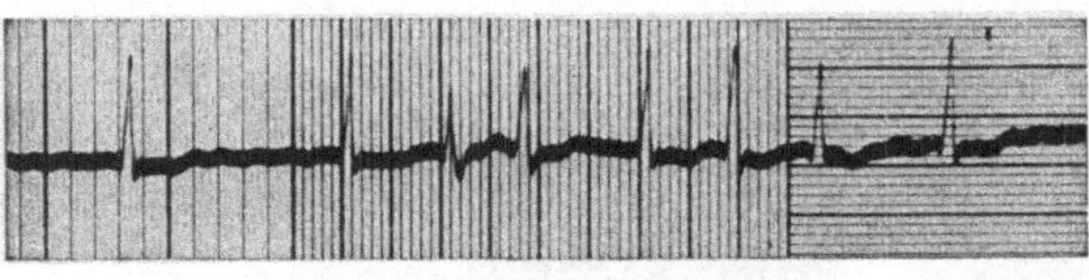

a

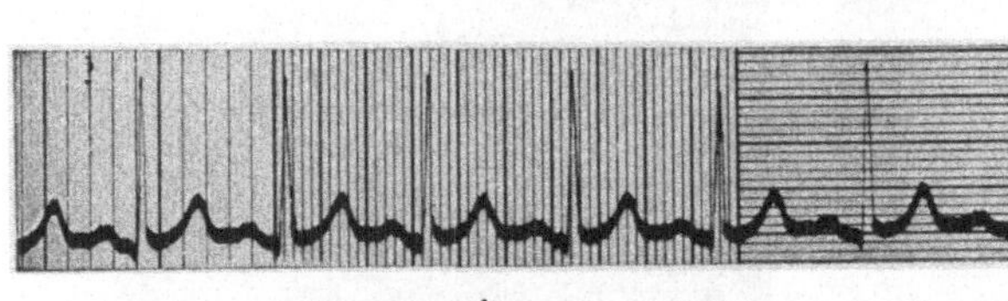

b

SPANG und KORTH eine Senkung des Zwischenstückes mit einer negativen T-Zacke an, die häufig einem coronaren T entspricht. Diese Veränderung ist Ausdruck eines schweren Myokardschadens, man findet sie besonders häufig nach Operationen. Sie bildet sich nur langsam zurück im Gegensatz zu den übrigen Zeichen. Reizleitungsstörungen wurden in Form von Verlängerungen des PQ-Intervalles beobachtet. An Rhythmusstörungen sind

Abb. 47. T. Sw. 50 Jahre alte Frau. Morbus Basedow. G. U. + 63%.
1. Vor Operation: Absolute Arrhythmie bei Vorhofflimmern. Frequenz: 110 pro Minute. 2. 2 Monate nach Operation: Regelmäßiger Sinusrhythmus. Frequenz: 100 pro Minute. (Nach PARADE.)

aurikuläre und ventrikuläre Extrasystolen nicht selten. Die Extrasystolen sind den Kranken sehr unangenehm. In schweren Fällen mit beginnender oder voll ausgeprägter Dekompensation ist eine *Arrhythmia absoluta* die Regel (Abb. 47), insbesondere bei Kranken jenseits des 30. Lebensjahres. Sie kann sich auch relativ rasch und unvermittelt entwickeln und die Dekompensation einleiten. Sie verschwindet aber ebenso rasch wieder nach erfolgreichen therapeutischen Maßnahmen. SPANG und KORTH weisen, wie auch andere Autoren, darauf hin, daß der prämorbide Zustand des Herzens, die „Flimmerbereitschaft", für die Entstehung einer Arrhythmie von ausschlaggebender Bedeutung ist. Auch plötzlich auftretende *Anfälle von Herzjagen* und *paroxysmaler Tachykardie* kommen nicht selten zur Beobachtung.

Untersuchen wir die Kreislaufverhältnisse mit eingehenden klinischen Methoden, so finden wir, wie bereits früher erwähnt (s. S. 150), eine Vermehrung des *Schlag-* und *Minutenvolumens*, eine erhöhte *zirkulierende Blutmenge* und eine verminderte *Sauerstoffausnutzung*. In schweren Fällen kann auch der Kohlensäuregehalt des Blutes erhöht sein, da offenbar die Zirkulation so beschleunigt ist, daß in der Lunge nicht mehr die nötige Zeit zur Abgabe der Kohlensäure zur Verfügung steht (ZONDEK, BANSI u. a.). Die Kreislaufverhältnisse gleichen denen, die wir bei schwerer, körperlicher Arbeit bei einem untrainierten Gesunden feststellen. Das Herz des Basedow-Kranken befindet sich also dauernd in einem Zustand stärkster Belastung und verfügt nur noch über geringe Reserven. Tritt nach etwas längerer Krankheitsdauer noch eine Arrhythmie hinzu, so muß es zur Dekompensation kommen.

Die *Herzdekompensation* des Basedow-Kranken unterscheidet sich kaum von der Dekompensation aus anderer Ursache. Schlag- und Minutenvolumen nehmen ab, die Strömungsgeschwindigkeit verlangsamt sich und das Blut bleibt in den venösen Depots liegen. Die venöse Stauung ist meist sehr ausgeprägt. Das Herz zeigt eine starke Dilatation.

Die Kreislaufverhältnisse sind weiter dadurch charakterisiert, daß sie in restloser Abhängigkeit von der Grundkrankheit und dem Stoffwechsel stehen. Eine Besserung der Grundkrankheit führt zu einer augenblicklichen Besserung der Kreislaufverhältnisse. Auch schwere Rhythmusstörungen und eine bereits ausgebildete Dekompensation sind einer völligen Rückbildung fähig bei Besserung bzw. Heilung der Grundkrankheit. Dies zeigt an, daß es sich weniger um eine Organschädigung des Herzens als vielmehr um eine nervös bedingte Zirkulationsstörung handelt, auf die später noch eingegangen wird.

Der Kreislauf des Basedowikers steht im Mittelpunkt des Krankheitsgeschehens und verdient in diagnostischer, therapeutischer und prognostischer Hinsicht die größte Beachtung. Das Leben des Kranken hängt von dem Zustand seines Herzens ab. Der Tod ist in der überwiegenden Mehrzahl der Fälle ein Kreislauftod.

Die *Atmung* ist häufig beschleunigt und relativ flach. Das Zwerchfell steht hoch, und die respiratorische Erweiterung des Brustkorbes ist gering. Diese Symptome werden als Ausdruck der später noch zu besprechenden allgemeinen Muskelschwäche aufgefaßt, die auch die Inspirationsmuskulatur betrifft. Auch Anfälle schwerster Atemnot, die als respiratorische Krisen bezeichnet wurden, treten auf. Die Vitalkapazität der Lungen ist herabgesetzt, ein Symptom, das mit der Grundumsatzhöhe parallel geht. Nicht selten besteht ein nervöser Reizhusten.

Bei Sektionen werden *Bronchopneumonien* mit größter Regelmäßigkeit gefunden. Besonders nach Operationen sind die Kranken durch diese Komplikation gefährdet. Lungentuberkulose ist bei Morbus Basedow sehr selten.

Die *Verdauungsorgane* zeigen in sehr vielen Fällen weitgehende Störungen. Appetit und Nahrungsaufnahme sind meistens ausgezeichnet, doch kann auch völlige Appetitlosigkeit bestehen, die dann in bezug auf die so notwendige Calorienzufuhr größte Schwierigkeiten bereitet. Es gibt Fälle, in denen heftiges Erbrechen unvermittelt, ohne Zusammenhang mit der Nahrungsaufnahme, auftritt und ebenso rasch ohne erkennbare Ursache wieder schwindet. HANS CURSCHMANN macht auf die große diagnostische Schwierigkeit aufmerksam, da das Erbrechen so plötzlich auftreten kann und das gesamte Krankheitsbild so beherrscht, daß die Grundursache des Zustandes darüber verkannt wird. Plötzliches Auftreten von Erbrechen und Durchfällen sind nicht selten das Initialsymptom der Krise und des Komas. Ein tagelang bestehender Singultus kann sehr lästig werden. Die Untersuchung des Magens zeigt wechselnde Säureverhältnisse. Im allgemeinen besteht im Krankheitsbeginn eine Hyperacidität, die in schweren und länger bestehenden Fällen einer Anacidität Platz macht. Eine Regel für das Verhalten des Magensaftes läßt sich nicht aufstellen.

Ebenso unvermittelt wie Erbrechen können Durchfälle auftreten, die rasch wieder verschwinden, mitunter jedoch Tage bis Wochen bestehen und sich sehr schwer bekämpfen lassen. Appetit und Nahrungsaufnahme werden auffallenderweise durch die bestehenden Durchfälle kaum beeinflußt, die Nahrungsausnutzung wird aber erheblich beeinträchtigt. Der Gewichtsverlust solcher Kranken ist immer besonders ausgeprägt. Die Kranken mit Durchfällen zeigen meist eine besonders starke nervöse Komponente. Die Durchfälle haben ihre Ursache in einer verstärkten Peristaltik, die sich auch röntgenologisch nachweisen läßt. Bei längerer Dauer treten Gärungsprozesse hinzu. Auch Störungen der Fettresorption mit typischen Fettstühlen sind verschiedentlich beschrieben worden. Perioden hartnäckiger Verstopfung kommen auch vor und können mit Durchfallperioden wechseln. Die Durchfälle können das führende Symptom der beginnenden Erkrankung oder der sog. „forme fruste" sein.

In der letzten Zeit haben die Störungen der *Leberfunktion* die Aufmerksamkeit in erhöhtem Maße auf sich gelenkt. In schweren Fällen ist ein Ikterus nicht selten. Dieser Ikterus kann nur die Folge einer kardialen Dekompensation und der Leberstauung sein. Er kann aber auch auf einer toxischen Schädigung der Leber beruhen, die in klinischer wie pathologisch-anatomischer Hinsicht an eine leicht verlaufende, akute gelbe Leberatrophie erinnert (ASSMANN, RÖSSLE). Sie wird als Zeichen der Toxikose aufgefaßt. Auch ohne Ikterus lassen sich zuweilen Zeichen einer Leberschädigung in Form eines leicht gesteigerten Bilirubin-Gehaltes des Blutes und einer positiven Aldehyd-Reaktion im Harn nachweisen. Das Auftreten eines Ikterus beim Basedow ist immer ein alarmierendes Symptom, das eine schlechte, aber nicht unbedingt infauste Prognose stellen läßt. Nach RÖSSLE ist die unmittelbare Todesursache vieler Basedow-Kranker eine toxische Leberschädigung.

Die Leberschädigung des Basedowikers ist von MACLAGAN und RUNDLE durch eine Galaktosebelastung mit 40 g nachgewiesen worden. Nach der Belastung wird der Galaktosegehalt des Blutes nach $1/_2$, 1, $1^1/_2$ und 2 Std. bestimmt. Bei 50 Kontrolluntersuchungen fand sich ein Anstieg nicht über 80 mg-%. Als Galaktose-Index wird die Summe aller Werte bezeichnet. Der höchste Normal-Index beträgt 160. Von 41 Thyreotoxikosen zeigten 30 einen erhöhten Wert und die restlichen 11 hoch normale Werte. Zwischen der Schwere der Erkrankung und dem Galaktose-Index ergab sich eine Beziehung. Nach Thyreotektomie wurden die Werte normal.

Die *Haut* der Basedow-Kranken ist dünn, feucht, weich und sehr gut durchblutet. Die Schweißsekretion ist stark vermehrt. Die Wasserabgabe durch die Haut, auch in Form der Perspiratio insensibilis, ist parallel mit dem Grundumsatz erhöht. Häufig finden sich vermehrte Pigmentationen der Haut, fast nie der Schleimhäute. Im Gesicht erinnern sie an das Chloasma gravidarum. Sie kommen vorzugsweise an den Augenlidern und unter den Augen vor. Am Körper sind die Umgebung der Brustwarze, die äußeren Genitalien, Achselhöhle, Ellenbeuge und die Druckstellen der Kleidung für die vermehrte Pigmentierung bevorzugt. Besonders bei schweren Fällen werden diese Pigmentvermehrungen, die in allen Nuancen, vom lichten Gelbbraun bis zur Bronzefarbe variieren, kaum vermißt. Sie bilden sich nach der Heilung relativ rasch und vollständig zurück. TROTTER und EDEN haben darauf aufmerksam gemacht, daß nicht so selten lokalisierte myxödematöse Veränderungen der Haut vorkommen können. Sie sind fast immer an der Tibiakante lokalisiert, sehr hartnäckig und durch die Therapie nicht zu beeinflussen. Die Verfasser berichten über vier derartige Beobachtungen und weisen auf 73 ähnliche der Literatur hin.

Ausfall des *Kopfhaares* ist immer vorhanden, er kann bis zur völligen Kahlheit führen und mit Verlust der Barthaare, der Augenbrauen, der Wimpern und sekundären Körperbehaarung einhergehen. Nach SATTLER ist starker Haarausfall in 25% der Fälle vorhanden. Auch dieses Symptom ist einer völligen Rückbildung nach Heilung der Krankheit fähig. Vorzeitiges Ergrauen der Kopfhaare, besonders in der Schläfengegend, ist häufig.

Die *Nägel* werden brüchig und rissig und zeigen die Veränderungen der Leukonychie. Die Zähne neigen erhöht zur Caries. Auch Beziehungen zur Paradentose sind vermutet worden.

An Hauterkrankungen treten urticarielle Eruptionen, lästiges Hautjucken ohne sichtbare Ursache und Erythema nodosum auf. Umschriebene Hautödeme häufig im Gesicht und an den Augenlidern kommen entweder kurzdauernd im Sinne des QUINCKEschen Ödems oder auch längerdauernd als *Trophödeme* vor. Die Hautbeschaffenheit gleicht in diesen Fällen durchaus dem Verhalten der Haut bei Myxödem, nur daß diese Veränderungen beim Basedow auf umschriebene Hautbezirke begrenzt bleiben. Auf das gleichzeitige Vorkommen einer Sklerodermie mit Morbus Basedow und auf die Kombination mit RAYNAUDscher Krankheit sei hier nur hingewiesen.

Verschiedentlich wurde das gemeinsame Vorkommen von *Gelenkerkrankungen* mit Basedowscher Krankheit beobachtet. Die Tatsache, daß sich in einer ganzen Reihe derartiger Fälle die Gelenkerkrankung erst z. Z. der Schilddrüsenerkrankung entwickelte und sich zusammen mit dieser besserte, d. h. therapeutisch auf Jod, Röntgenbestrahlung bzw. Operation, nicht hingegen auf Pyramidon usw. ansprach, läßt auf einen inneren Zusammenhang zwischen beiden Erkrankungen schließen. Diese Auffassung wird noch nicht allgemein geteilt, man kann sich aber dem bisher von CURSCHMANN, DUNCAN, VEIL u. a. vorgelegtem Material nicht verschließen, wenn auch diese Zusammenhänge in theoretischer Hinsicht noch unklar sind.

Das *Blutbild* zeigt einige, nicht absolut spezifische, aber doch recht charakteristische Veränderungen. Die Zahl der Erythrocyten und deren Hämoglobingehalt ist normal bis leicht erhöht, selten dagegen vermindert. Die Blutneubildung und der Blutuntergang sind jedoch deutlich gesteigert. Die Lebensdauer des einzelnen Erythrocyten ist verkürzt (HEILMEYER). Kombinationen von Morbus Basedow mit der BIERMERschen Anämie soll nach MEULENGRACHT nicht ganz selten sein, doch scheint es fraglich, ob hier wirklich Zusammenhänge bestehen. WEESE beobachtete einen Fall, in dem durch einen Morbus Basedow eine perniziöse Anämie deutlich gebessert wurde.

Im *weißen Blutbild* finden sich eine Leukopenie und eine relative Lymphocytose. Die Werte für die Leucocyten schwanken zwischen 2500 und 5000, und die Lymphocyten betragen 30% und mehr der weißen Blutzellen. Die Lymphocytose ist nicht immer vorhanden, doch fehlt sie in ausgeprägten und schweren Fällen nur selten. Nach Besserung der Krankheit kann sie noch lange bestehen bleiben. Die Lymphocytose ist mit der Hypertrophie des lymphatischen Apparates, insbesondere mit der Hyperplasie der Thymusdrüse, in Zusammenhang gebracht worden.

Die *Gerinnungszeit des Blutes* und die Zahl der *Blutplättchen* zeigen kein einheitliches Verhalten. Die *Blutsenkung* ist in etwa der Hälfte der Fälle normal und nur selten stark beschleunigt. Der *Eiweißgehalt des Blutes* und die Viscosität sind vermindert. Aber auch diese Änderungen sind nicht einheitlich und nicht konstant vorhanden.

Änderungen des *Wachstums* kommen nur bei Jugendlichen zur Beobachtung. Bei diesen ist das Längenwachstum vermehrt und das Gesamtwachstum beschleunigt. Die Epiphysenfugen verknöchern vorzeitig. Wenn man von einer Knochenatrophie und einer leichten Kalkverarmung absieht, sind sonstige Änderungen am Skeletsystem nicht vorhanden. In der französischen Literatur ist gelegentlich eine Kombination des Morbus Basedow mit der Osteomalacie beschrieben worden.

Die allgemeine *nervöse Erregbarkeit* ist erheblich gesteigert. Der *feinschlägige Tremor* der Hand ist ein beredter Ausdruck des Verhaltens des Nervensystems. Er wird bei 99% aller Basedowiker angetroffen und ist häufig ein Frühsymptom (SATTLER). Der Tremor ist sehr feinschlägig und zeigt eine Frequenz von 8 bis 9 Schlägen pro Sekunde. Nur bei Erregungen ist die Amplitude verstärkt, nicht bei Bewegungen. Er ist nicht nur an der gespreizten ausgestreckten Hand deutlich, sondern auch an den Augenlidern, der vorgestreckten Zunge und den Gesichtsmuskeln und kann sogar den ganzen Körper befallen. Von dem Tremor des Vegetativ-Labilen unterscheidet er sich durch seine Feinschlägigkeit. *Lähmungs-erscheinungen* peripherer Nerven, wie Lähmung der Augennerven, des Facialis und des Hypoglossus sind meist nur vorübergehend, ebenso wie Hemiplegien. Die *Sehnenreflexe* sind lebhaft und gesteigert. Die elektrische Erregbarkeit der Nerven verhält sich nicht einheitlich. Eine *Schwäche der Muskulatur*, die sehr hohe Grade erreichen kann, ist relativ häufig. Mangelnde körperliche Leistungsfähigkeit, starke Ermüdbarkeit und ein ausgesprochenes Gefühl körperlicher Schwäche sind fast immer vorhanden. BANSI hat diese adynamischen Kranken als besonders krisengefährdet bezeichnet. Der Zustand ist nicht rein muskulär bedingt und ähnelt in mancher Hinsicht der Myasthenia gravis, doch zeigt er nicht die dieser Erkrankung eigentümliche Form der myasthenischen Muskelreaktion. Es kommen auch Kombinationen beider Krankheiten vor, die man mit der beiden Krankheiten eigentümlichen Thymushyperplasie in Zusammenhang gebracht hat. Es sind Fälle beschrieben, so von BOGAERT, in denen mit der Besserung des Basedows nach einer Operation die myasthenischen Symptome zunahmen.

Viele Symptome, wie z. B. die Tachykardie, die Störung der Verdauungstätigkeit und andere, zeigen die enorme Übererregbarkeit des *vegetativen Nervensystems* an. Eine Unterscheidung zwischen überwiegend sympathischer und parasympathischer Übererregbarkeit ist nicht möglich. Beides überkreuzt sich. Die Empfindlichkeit gegenüber den Erregungsmitteln des vegetativen Systems ist erhöht. Durch die Gifte, die das vegetative Nervensystem lähmen, lassen sich viele Symptome im günstigen Sinne beeinflussen.

Auch zentralnervöse Störungen kommen vor, wie appolektiforme Anfälle mit vorübergehender Hemiplegie und aphasischen Störungen, Parkinson-ähnliche Bilder und epileptiforme Anfälle; letztere gehören aber zu den Seltenheiten. Neben den hyperkinetischen Symptomen kommen auch hypokinetische, wie langsamer Gang, mimische Starre und allgemeine Bewegungsarmut zur Beobachtung. Bulbäre Symptome wie Schluckbeschwerden und Sprachstörungen wurden beschrieben, besonders zu Beginn des später noch zu besprechenden Coma basedowicum. Die gesamten zentralnervösen Erscheinungen, die sehr mannigfaltig sind, gehören zu den Ausnahmen. Sie haben aber eine gewisse prinzipielle Bedeutung, da sie die Beteiligung des zentralen Nervensystems an dem Krankheitsgeschehen eindrucksvoll belegen.

Sehr wichtig ist das *psychische Verhalten*. Mit der Erkrankung geht eine Veränderung des Charakters einher, die von dem Patienten selbst intensiv und unangenehm empfunden wird. Die psychische Erregbarkeit ist in jeder Hinsicht gesteigert. Die Kranken sind reizbar, ängstlich und in einem erhöhten Maße Stimmungen unterworfen. Euphorische und depressive Phasen wechseln miteinander ab. Bei längerer Krankheitsdauer überwiegt Teilnahmslosigkeit und Erschöpfung. Die Kranken werden von einem Bewegungs- und Tätigkeitsdrang geplagt, der sehr schwer zu bekämpfen ist. Jedes kleinste Ereignis ist geeignet, längerdauernde Erregungen auszulösen. Ein Kranker charakterisierte mir gegenüber diesen Zustand einmal mit dem Ausspruch: „Herr Doktor, ich stehe unter einem erhöhten Atmosphärendruck." Die Krankheit kann zu einer vollständigen Veränderung des Charakters führen. Friedfertige, rücksichtsvolle Menschen werden aggressiv und streitsüchtig, Phlegmatiker werden unternehmend, energische Personen verlieren die Zielstrebigkeit und Stetigkeit. Die euphorische Stimmungslage herrscht in der Mehrzahl der Fälle vor, die melancholische Stimmungslage ist nur bei älteren Patienten häufiger. Durch die allgemeine körperliche und seelische Unruhe ist auch der Schlaf in Mitleidenschaft gezogen.

Das Glotz- und Glanzauge, die klaffende Lidspalte, der ängstliche Blick, der fliegende Puls, die gut durchblutete feuchte Haut und der Tremor sind die körperliche Manifestation für diese seelische Grundhaltung.

Die seelischen Störungen können durch hysterische Züge überlagert oder durch echte Psychosen kompliziert werden. BONHÖFER rechnet sie zu den symptomatischen Psychosen. In der Sippe solcher Kranken finden sich gehäuft psychische Störungen und Erkrankungen des Zentralnervensystems (MARX). Die Hysterie ist nicht selten bereits vor der Erkrankung vorhanden und erfährt dann durch die Krankheit eine Verstärkung. So ist es häufig schwer zu entscheiden, wieweit Anfälle und andere scheinbar organisch bedingte Störungen nicht in Wirklichkeit hysterischer Natur sind.

Die Übergänge der zum Krankheitsbild gehörenden und bereits erwähnten seelischen Stimmungslage zur *Psychose* sind fließend. Eine spezifische Basedowpsychose gibt es nicht. Die zur Beobachtung kommenden Psychosen und psychischen Reaktionen gehören zu dem Formenkreis des manisch-depressiven Irreseins. Wahnideen, Verfolgungsvorstellungen, Gehörs- und Gesichtshalluzinationen und stuporöse Zustände sind wiederholt beschrieben worden. Die Erfahrung hat gelehrt, daß längerdauernde, schwere Psychosen eine schlechte Prognose geben, insbesondere dann, wenn sie zu einem Zustand völliger Verwirrtheit, einer Art Delirium und schließlich zu dem Coma basedowicum führen.

Als *Coma basedowicum* oder Encephalopathia thyreotoxica bezeichnen wir einen Zustand, der sich relativ plötzlich evtl. im Anschluß an starke Erregungen, an Infekte oder an Operation bzw. Bestrahlung, aber auch ohne erkennbare Ursache entwickelt. Die ersten Symptome sind Anstieg der Pulsfrequenz, starke Steigerung der inneren Erregung, Zunahme der allgemeinen Hinfälligkeit, Schlaflosigkeit, Inappetenz und Durchfälle. Das ausgeprägte klinische Bild ist unverkennbar. Im Vordergrund steht eine große Muskelschwäche mit stark herabgesetztem Tonus der Muskulatur. Diese Muskelschwäche vom Bilde der Myasthenie entwickelt sich vorwiegend an den Muskeln des Kopfes, so daß der Kopf schwer aufrecht gehalten werden kann und auch das Kauen erschwert ist (LAURENT). Die Ähnlichkeit des Zustandes mit der Myasthenia gravis ist auffallend und kommt auch darin zum Ausdruck, daß Prostigmin den Zustand vorübergehend gut beeinflußt. Die Kranken befinden sich in einer enormen Erregung, worauf ihr ganzer Aspekt eindrucksvoll hinweist. Die Sprache wird verwaschen, zuerst versagt die Artikulation bei dem „r“, später haben wir eine typisch bulbäre Sprache vor uns. Es besteht die Gefahr der Schluckpneumonie. Die Haut fühlt sich trocken und heiß an, die Körpertemperatur ist meist über 38⁰ erhöht. Auch die Schleimhäute sind trocken, besonders die hintere Rachenwand. Die Ausbreitung eines Soors ist nicht selten. Der Harn weist einen erhöhten Kreatiningehalt auf (BANSI). Die Hyperkinese der Kranken geht plötzlich in eine Hypokinese über, die Bewegungen werden langsam und apathisch, das Gesicht nimmt einen maskenartigen Ausdruck an und es stellen sich Sprach- und Schluckstörungen ein. Die Kranken sind zeitlich und örtlich desorientiert, und es entwickelt sich schließlich völlige Bewußtlosigkeit, die mit dem Tode endet. Tritt die Bewußtseinsstörung nicht auf, so ist die Prognose besser. Das an die Postencephalitis erinnernde Krankheitsbild kann zwar lange bestehen bleiben, sich schließlich aber wieder zurückbilden (KLIEN, RIESE). KROTOSKI beschrieb einen derartigen Fall, in dem sich gleichzeitig auch die Basedow-Symptome zurückbildeten und die Kranke trotz eines zeitweise bestehenden Komas wieder genas. Diese Fälle gehören aber sicher zu den Seltenheiten. (Therapie s. S. 187).

Die Steigerung des *Sauerstoffverbrauches* ist ein Kardinalsymptom der Krankheit. Wir finden Steigerungen bis zu 100%. In der Literatur sind einige Fälle berichtet, in denen auch dieser Wert bis zu 200% überschritten wurde. Im allgemeinen dürfen wir sagen, daß die Diagnose eines Basedow nur dann gestellt werden darf, wenn eine Erhöhung des Grundumsatzes über 25% vorhanden ist. Es gibt nur wenige Fälle, in denen trotz Basedow-Symptomen und den typischen Veränderungen der Schilddrüse, keine Grundumsatzsteigerung vorlag (LUBLIN, VEIL u. a.). Der Grundumsatz hält sich nicht dauernd auf konstanter Höhe, sondern ist Schwankungen unterworfen. Die Höhe des Grundumsatzes geht bis zu einem gewissen Grade mit der Schwere der Erkrankung parallel, doch muß auf die großen Schwierigkeiten hingewiesen werden, bei den schwer erregten Kranken zu einwandfreien Werten zu gelangen. Die „Grundumsatzbedingungen" lassen sich nur schwer erreichen. Aus diesem Grunde ist davor zu warnen, den ermittelten Wert seiner absoluten Höhe nach zu überschätzen. Auch therapeutische Erfolge dürfen niemals ausschließlich nach dem Verhalten des Grundumsatzes beurteilt werden. Es genügt im wesentlichen die Feststellung, daß überhaupt eine Erhöhung des Grundumsatzes vorliegt und in welcher Größenanordnung sie sich etwa bewegt. Es sei noch darauf hingewiesen, daß nicht jede Grundumsatzerhöhung einen Basedow bedeutet (s. S. 181).

Die Erhöhung des Sauerstoffverbrauches bei körperlicher Arbeit, der Arbeitsstoffwechsel, verhält sich in den leichteren bis mittelschweren Fällen wie in der Norm. In den schweren Fällen ist er auch wesentlich erhöht und bleibt nach Beendigung der Arbeit länger auf dem erhöhten Niveau. Die Steigerung des Sauerstoffverbrauches nach körperlicher Arbeit dient zur Oxydation der bei der Glykogenresynthese nicht verbrauchten Milchsäure. Der erhöhte „Nachverbrauch" beim Basedow spricht für eine erhöhte Verbrennung der Milchsäure, die nicht in demselben Maße wie beim Gesunden zu Glykogen resynthetisiert wird. Das „Debt" macht beim Gesunden 35,7%, beim Basedow-Kranken 71% des O_2-Verbrauches aus. Mit den ebenerwähnten Befunden steht die weitere Tatsache, daß der Milchsäuregehalt des Blutes nach Arbeitsleistung erhöht ist, in guter Übereinstimmung.

Die Steigerung der Verbrennungsprozesse findet ihren klinischen Ausdruck in dem wichtigen Symptom der *Gewichtsabnahme*. Diese kann sich als Frühsymptom relativ rasch entwickeln und erreicht extreme Grade. Obwohl die meisten Kranken große Nahrungsmengen essen, reichen diese Calorien zur Deckung des tatsächlichen Verbrauches nicht aus. Eine unaufhaltsam fortschreitende Abmagerung führt zu einem hochgradigen Kräfteverfall und ist prognostisch ungünstig. Die Verfolgung des Körpergewichtes ist überhaupt prognostisch von großer Bedeutung. Das erste Zeichen einer Besserung ist häufig der Gewichtsanstieg. Ein noch ungelöstes Problem ist der fettsüchtige Basedow. Ich selbst hatte Gelegenheit, einmal einen solchen Fall zu sehen, bei dem trotz Umsatzsteigerung und bei voll ausgeprägtem klinischen Bild des Basedows eine ausgesprochene Fettsucht bestand.

Der *Eiweißumsatz*, gemessen an der Stickstoffausscheidung im Harn, ist erhöht, doch gelingt es, durch hinreichende Zufuhr von Kohlenhydraten und Fetten ein Stickstoffgleichgewicht zu erreichen und die Eiweißverbrennung wieder auf ein normales Maß herabzudrücken. Besonders in der Krankheitsentwicklung wird in erster Linie Eiweiß in die Verbrennungsprozesse miteinbezogen. Mit der Besserung des Zustandes geht die Stickstoffausscheidung im Harn wieder zurück. Die Kreatininausscheidung mit dem Harn ist vermindert und der Kreatiningehalt des Blutes herabgesetzt, die Kreatinausscheidung erhöht. Dieses spricht für eine Störung des Muskelstoffwechsels, wie sie von BANSI zur Erklärung der Adynamie angenommen wird. Die *spezifisch-dynamische Wirkung* des Eiweißes zeigt kein einheitliches Verhalten. In der Regel ist sie normal, seltener gesteigert.

Auch die *Kohlenhydrate* werden in die gesteigerten Verbrennungsprozesse miteinbezogen und die Leber verarmt, wie bereits früher ausgeführt (s. S. 149), an Glykogen. Der Blutzucker zeigt kein einheitliches Verhalten. Er ist meist normal. Nach Belastung findet man einen relativ raschen Anstieg bis zu hohen Werten und eine etwas verzögerte Rückkehr zum Ausgangswert. Eine Glykosurie ist nach Kohlenhydratbelastungen häufiger als in der Norm (Galaktose-Belastung s. S. 166). Die Insulinempfindlichkeit ist erhöht. Kombinationen der Erkrankung mit Diabetes sind beobachtet worden. Nach amerikanischen Statistiken bestand in 2,5% solcher Fälle ein Basedow vor dem Diabetes und in 1,5% der Diabetes vor dem Basedow. Der Diabetes als solcher zeigt in keiner Hinsicht Besonderheiten in seinem Verlauf und in seiner Beeinflußbarkeit durch Kohlenhydratbeschränkung und Insulin. Er ändert sich meistens auch wenig bei Besserung des Basedows, wenn man von der Rückwirkung absieht, welche die allgemeine Hebung des Gesundheitszustandes nach Besserung des Basedows zur Folge hat. Die Kombination beider Krankheiten ist immer sehr ernst zu nehmen, da sich beide in ungünstigem Sinne beeinflussen. Eine Kausalverknüpfung beider Krankheiten ist unwahrscheinlich. Es besteht infolge des erhöhten Kohlenhydratbedarfes des Basedow-Kranken eine Mehrbelastung des Inselorgans, die bei entsprechender Dekompensation einen Diabetes auslösen kann (FALTA). Basedow und Diabetes sind Stoffwechselkrankheiten, die sich häufig in derselben Familie finden und aus diesem Grunde bei demselben Individuum entsprechend seiner Konstitution und seiner erblichen Belastung gemeinsam auftreten können.

Das Fett wird bei der Abmagerung völlig eingeschmolzen, sogar der BISCHATsche Fettpfropf kann schwinden. Die Durchfälle zeigen das Bild der Fettstühle und sprechen für eine mangelnde Resorption. Der Blutcholesteringehalt ist nach NOTHMANN erniedrigt. Azidose und Acetonurie sind trotz der Glykogenverarmung der Leber nicht häufig. Nur bei kohlenhydratfreier Ernährung kann sich eine schwere Azidose entwickeln, wie sie sonst nur bei Diabetes zur Beobachtung kommt (KUGELMANN).

Der *Wasser-* und *Mineralstoffwechsel* kann auch gewisse Abwegigkeiten aufweisen. Die Harnmengen sind relativ groß, soweit nicht eine starke extrarenale Wasserabgabe besteht. Die starke Abmagerung der Kranken beruht zum Teil auf dem Wasser- und Mineralverlust. Obwohl eine gewisse Wasserverarmung des Körpers besteht, kommen auch bei intaktem Kreislauf leichte Ödeme, z. B. in Form der „Säcke" unter den Augen vor. Die Kochsalzausscheidung ist gelegentlich vermehrt gefunden worden. Die Bilanzen für Phosphor, Calcium und Magnesium sind negativ. Der Calcium- und Phosphorgehalt des Blutes bleibt normal. Trotzdem kann es, wie BRUNNER zeigte, zu recht hochgradigen Osteoporosen kommen, deren Häufigkeit von dem genannten Autor auf 30% geschätzt wird. In derartigen Fällen findet sich eine vermehrte Ca-Ausscheidung mit dem Harn und mit dem Stuhl. Nach der Operation kehren beide zur Norm zurück und auch das Skeletsystem wird wieder kalkreicher.

Bei der zentralen Stellung, welche die Schilddrüse im *Jodstoffwechsel* einnimmt, ist es verständlich, daß dieser deutliche Änderungen aufweist. Der Jodgehalt des Blutes ist in allens Fällen von echtem Basedow erhöht; dadurch hat die Jodbestimmung des Blutes große diagnostische Bedeutung erlangt. Doch ist die Feststellung des Blutjodgehaltes methodisch schwierig. Die Angaben und Befunde der verschiedenen Autoren differieren aus diesem Grunde nicht unerheblich. Gewöhnlich beträgt der Jodgehalt beim Mann 9—16γ-% und bei der Frau 11—20γ-% (GUTZEIT und PARADE), beim Basedow finden wir Werte bis zu 90γ-%. Bei Untersuchungen mit der Methode nach VON FELLENBERG finden sich niedrigere Werte. LÖHR, BÜRGER und Mitarbeiter u. a. fanden mit der

PFEIFFERschen Methode als obere Grenze der Norm 40 γ-%. Eine größere
Statistik wurde von PERKIN und LAHEY veröffentlicht. Sie benutzten zur Jodbestimmung die „offene Methode" und fanden bei 745 normalen Personen einen
durchschnittlichen Blutjodgehalt von 6,8 γ-% (2—15 γ-%), bei 1078 Fällen von
Hyperthyreose 15,5 γ-% (2—100 γ-%). Die Höhe des Blutjodgehaltes geht in
unbehandelten Fällen von Basedow mit der Schwere der Erkrankung bzw. der
Höhe des Grundumsatzes parallel (MOEBIUS und NOLTE u.a.). Bei Besserung des
Zustandes findet sich nicht immer ein gleichsinniges Verhalten des Blutjodspiegels.

Die *Körpertemperatur* ist entsprechend der stark gesteigerten Verbrennungsintensität gewöhnlich leicht erhöht. Auf Infekte und jede andere Art einer
Störung reagieren die Kranken in stärkerem Ausmaß als in der Norm mit erhöhten Temperaturen. Auch im Anschluß an eine Operation ist Fieber sehr
häufig. Im Endstadium sind hyperpyretische Temperaturen beobachtet worden.
Französische Autoren beschrieben ein periodisches Fieber, das sich bei einer
Patientin immer 5—6 Tage vor der Menstruation einstellte. Die Unregelmäßigkeiten der Körpertemperatur sind nicht nur Folge der erhöhten Verbrennung,
sondern sicher auch Zeichen einer Störung der zentralen Regulation.

Die übrigen *Inkretdrüsen* bleiben bei dem gesamten Krankheitsprozeß nicht
unbeteiligt. Beziehungen zwischen Schilddrüse und *Keimdrüsen* werden als sicher
angenommen (s. S. 48). Sie verlaufen, wie anderen Ortes ausgeführt, über die
Hypophyse und das thyreotrope Hormon. Wie für viele endokrine Erkrankungen
sind auch beim Basedow Pubertät und Klimakterium Ereignisse, die für die
Krankheitsentstehung Bedeutung haben. Die Keimdrüsenfunktion wird häufig
durch die Krankheit herabgesetzt, doch scheint es fraglich, ob hier spezifische
Wirkungen vorliegen und das Ausbleiben der Menstruation bzw. die Herabsetzung von Libido und Potenz nicht nur Folge der schweren allgemeinen Erkrankung sind. Gegen diese Auffassung würde allerdings die Tatsache sprechen,
daß eine Oligomenorrhoe bzw. Amenorrhoe ein nicht seltenes Frühsymptom ist.
Die Sexualfunktionen können auch völlig ungestört ablaufen. Die Fruchtbarkeit
ist bei Frauen herabgesetzt. Eine Gravidität braucht keine wesentliche Verschlechterung zu bedeuten. Man beobachtet sogar Frauen, die sich in der Gravidität besser fühlen als vorher. Die Indikation zu einer Interruptio muß daher mit
größter Vorsicht und Zurückhaltung gestellt werden. Maßgebend für die Beurteilung ist das Verhalten des Kreislaufes. Geburt und Wochenbett werden
meistens auch besser als man annimmt überstanden, hingegen scheint die
Laktation verschlechternd auf den Zustand zu wirken, so daß es ratsam ist,
möglichst frühzeitig abzustillen.

Störungen der *Hypophysen*tätigkeit sind klinisch nicht festzustellen, hingegen
pathologisch-anatomisch deutlich (s. S. 47). Über die Rolle, welche die *Hypophyse* durch ihr thyreotropes Hormon in der Krankheitsgenese spielt, soll später berichtet werden. Französische Autoren haben kürzlich mitgeteilt, daß sie
beim Basedow eine gewisse Einschränkung des Gesichtsfeldes gefunden haben.
Eine positive Melanophorenreaktion mit dem Harn deuteten sie als Zeichen
einer gestörten Hypophysentätigkeit, eine Schlußfolgerung, die nicht ohne
weiteres gerechtfertigt ist.

Die Befunde an den *Nebennieren* sind beim Basedow uneinheitlich. Am konstantesten ist noch eine Verminderung des Nebennierenmarkes. Im Tierversuch
kann man durch Thyroxin eine Hypertrophie der Rinde erzielen. Im klinischen Bild der Erkrankung läßt höchstens die erwähnte Hyperpigmentierung an
Rückwirkungen von seiten der Nebennieren denken.

Das Verhalten der *Thymusdrüse* hat seit längerem die Aufmerksamkeit auf
sich gezogen, da besonders in schweren Fällen eine Thymushyperplasie sehr

häufig ist. Sie veranlaßte auch einige Chirurgen, die Thymusdrüse bei Basedow operativ zu beseitigen und die Internisten, sie zu bestrahlen. Man hat vermutet, daß die Thymusdrüse gewisse antagonistisch wirkende Substanzen produziert und hat diese Vermutung durch Schaffung entsprechender Präparate praktisch auszuwerten versucht. Wir können einstweilen nur die Tatsache der Thymushyperplasie registrieren. Bei unserer großen Unkenntnis der Funktionen der Thymusdrüse scheint es müßig, sich in Theorien über ihre Bedeutung beim Morbus Basedow zu verlieren, für die außer der erwähnten Vergrößerung keine weiteren Hinweise bestehen. Nach SUNDER-PLASSMANN (s. S. 132) ist die Thymusdrüse die Stelle, an der die von ihm beschriebenen nh-Zellen gebildet werden. Sie wandern im Neuroreticulum des prätrachealen Fettgewebes und in den perivasculären Nervenplexen von der Thymus- in die Schilddrüse. Die Thymushyperplasie beim Basedow hängt demnach mit der starken Bildung dieser Zellen zusammen. Der Vitamin A-Gehalt des Blutes ist ebenso wie der Karotin-Gehalt herabgesetzt und steigt bei Besserung der Krankheit (THIELE) an. Der Vitamin B_1-Spiegel und die Ausscheidung sind normal.

c) **Pathologische Anatomie.** Vom pathologisch-anatomischen Gesichtspunkt aus unterscheiden wir die Struma basedowiana und die Struma basedowificata. Erstere entwickelt sich aus einer bis zum Zeitpunkt der Erkrankung normal gebauten Schilddrüse, letztere aus einer kropfig veränderten. Die Größe und das Gewicht der Struma basedowiana sind in der Mehrzahl der Fälle auf das 2—3fache der Norm gesteigert. Makroskopisch fällt die hellere blaßgrau bis gelbliche Farbe der Schnittfläche, die dünnflüssigere Beschaffenheit des abstreichbaren Saftes und eine größere Kompaktheit des Gewebes auf. Histologisch finden sich alle die Zeichen, die wir heute als Ausdruck einer gesteigerten Funktion kennen (s. S. 142). Das Follikelepithel ist zylindrisch, evtl. auch mehrschichtig. Der Kolloidgehalt ist stark reduziert. Die Follikel erscheinen kleiner, schlauchförmig und sind kollabiert. An einzelnen Punkten springen Zellhaufen in das Lumen vor. In dem Zwischengewebe, das bei längerer Krankheitsdauer vermehrt ist, liegen Anhäufungen von Lymphocyteninfiltraten sowie ein großer Reichtum an Blutgefäßen. Das Kolloid ist schlecht färbbar und kann völlig fehlen. Im Inneren der Follikel finden sich reichlich abgestoßene Epithelien. Diese Änderungen sind nicht immer an allen Stellen der Schilddrüse gleich stark ausgeprägt. Bei der Struma basedowificata entwickeln sich diese Veränderungen nur an einzelnen Stellen. Meist liegt eine Struma diffusa colloides vor.

Als 3. Form kennen wir noch das *toxische Adenom* (toxic goitre der Amerikaner), das nach JOSLIN DE JONG folgende Kriterien aufweist: Bei einer klinisch sicheren Toxikose finden sich in der Schilddrüse ein bis mehrere parenchymreiche Knoten mit gut erhaltenem Epithel. Die Vergrößerung der Schilddrüse beruht lediglich auf der Anwesenheit dieser Knoten. Als Beweis für ihre pathogenetische Bedeutung gilt die Tatsache, daß die klinischen Erscheinungen nach Entfernung dieser Knoten schwinden.

Die pathologisch-anatomischen Befunde an den übrigen Organen sind relativ dürftig. Die Thymusdrüse und das lymphatische Gewebe sind sehr häufig vergrößert. Es handelt sich nicht um eine Thymuspersistenz, sondern um eine Hyperplasie (HAMMAR). Die Befunde am Herzen lassen keine Parallele zu den klinischen Erscheinungen erkennen und begründen die Auffassung der Kliniker, daß der Tod fast immer die Folge eines Versagens des Herzens ist, nicht hinreichend. Das Herz ist etwa nur in der Hälfte der Fälle vergrößert und zeigt mitunter Gewichte, die unter der Norm liegen, selbst dann, wenn klinisch eine Kreislaufinsuffizienz bestanden hat. Diese Tatsache erklärt, warum selbst schwere Herzstörungen voll rückbildungsfähig sind. HOLST prägte den Satz: „Wahrscheinlich wird das normale Herz durch die Thyreotoxikose zu Tode gejagt." FAHR fand in einer relativ großen Zahl seiner Fälle im Herzen Veränderungen degenerativ entzündlicher Natur, die er aber insgesamt zur Erklärung der Insuffizienz als zu geringfügig anspricht.

Die Leber ist relativ klein, glykogenfrei und zeigt Änderungen, die Rössle mit dem Beginn einer akuten Leberatrophie vergleicht. Das zentrale Nervensystem ist häufig ohne jeden Befund. Nur in der älteren Literatur ist eine Reihe von Beobachtungen niedergelegt, die über schwere degenerative Änderungen in den vegetativen Zentren berichten.

d) Pathogenese. Die *Pathogenese* des Basedow ist auch heute noch ein sehr umstrittenes Gebiet. Gerade in den letzten Jahren können wir wieder einen Wandel in der Auffassung feststellen, indem die Bedeutung zentral-nervöser Einflüsse wieder sehr viel mehr in den Vordergrund rückt. Es soll versucht werden, die heutige Auffassung darzustellen, obwohl sich noch keineswegs Abschließendes darüber aussagen läßt.

Zunächst müssen wir daran festhalten, daß im Mittelpunkt des Krankheitsgeschehens die Schilddrüse steht, die vermehrt Thyroxin bildet und ausschüttet. Ohne anatomische und funktionelle Änderungen der Schilddrüse keine Basedowsche Krankheit! Für den erhöhten Thyroxingehalt des Blutes sprechen der erhöhte Gehalt an „hormonalem Jod" sowie die biologischen Wirkungen des Basedow-Blutes, die denen des Thyroxins gleichen. Das gegensätzliche Verhalten zu dem Myxödem, dessen Entstehung als Folge eines Schilddrüsenmangels nicht bezweifelt wird, ist ein weiteres gewichtiges Argument, auf das schon frühzeitig hingewiesen wurde. Durch Thyroxinbehandlung gelingt es, beim Tier und auch beim Menschen die Mehrzahl der Basedow-Symptome auszulösen. Durch thyreotropes Hormon ist dies heute in noch vollkommenerer Weise möglich. Auch beim Menschen gleicht dieser experimentelle Basedow weitestgehend der spontanen Erkrankung. Histologisch zeigt die Schilddrüse des Basedow-Kranken alle Zeichen, die für eine Funktionssteigerung charakteristisch und erwiesen sind.

Die Rolle der Schilddrüse und des Thyroxins für die Krankheitsentstehung stehen also eindeutig fest. Es ist nur die Frage, ob sich wirklich das ganze Krankheitsgeschehen und das gesamte klinische Bild auf diese einfache Formel bringen lassen. Diese Frage müssen wir mit der Mehrzahl der Autoren, die sich in der letzten Zeit mit der Pathogenese des Basedow beschäftigt haben, verneinen. Es gibt eine Reihe von Symptomen, wie den Exophthalmus, die psychischen Änderungen und den Ausgang in ein Coma, die sich experimentell durch Thyroxinzufuhr nicht erzeugen lassen.

Unter Aufrechterhaltung des Primates der Schilddrüse in dem Krankheitsgeschehen ist die Vorstellung entwickelt worden, daß die Schilddrüse beim Basedow ein fehlerhaft gebautes Thyroxin produziert, eine Erscheinung, die als Dysthyreoidismus bezeichnet wird (Klose, de Quervain, Zondek, Janey, Gerini u. a.). Die Bildung eines chemisch abwegig gebauten, aber dennoch biologisch hoch wirksamen Inkretes ist eine Annahme, die durch die bisherigen Argumente keineswegs ausreichend gestützt wird. Bevor man berechtigt ist, die wenigen Widersprüche zwischen experimentellem Hyperthyreoidismus und dem klinischen Bild des Basedow durch diese Annahme zu erklären, muß man den Nachweis dieses abwegig gebauten Thyroxins fordern.

Viel größere Beachtung verdient die Auffassung, die das Primat des krankhaften Geschehens in nervösen Vorgängen sieht, eine Auffassung, die in der „Sympathicusneurose" Charcots und Pierre Maries ihre Vorläufer hat.

Es gibt zweifelsfreie Fälle, in denen die auslösende Ursache der Erkrankung ein psychischer Schock ist. Auch die Encephalitis (Risak) oder die Kohlenoyxdvergiftung (Raab) können einen Basedow zur Folge haben. Broglie hat jetzt 3 Fälle von metaluischen Erkrankungen beschrieben mit Basedow-Syndrom und berichtet über weitere Fälle, denen eine Kohlenoxyd- bzw. Quecksilbervergiftung und ein arteriosklerotischer Parkinsonismus zugrunde lag. Bemerkenswert sind

in diesem Zusammenhang auch die Beobachtungen von H. H. MEYER von Basedow-Syndrom, bei 4 Fällen von Schädeltumoren. An der Zwischenhirnbasis
wurden Zentren gefunden, deren Reizung periphere Sympathicussymptome auslöst (KARPLUS und KREIDL). Im Coma basedowicum beobachten wir Symptome,
die an die Encephalitis erinnern. Hirnstammhypnotica dämpfen die Basedow-
Symptome und verhindern die Wirkungen des Thyroxins (FALTA und Mitarbeiter).
FALTA beobachtete bei Erkrankungen des Stammhirns Unempfindlichkeit gegenüber dem Thyroxin. In schweren Fällen wurden gelegentlich auch anatomische
Veränderungen im Zwischenhirn gefunden. Der erhöhte Jodgehalt des Zwischenhirns beim Basedow, der als weitere Hauptstütze dieser Auffassung angeführt
wird, konnte allerdings in Nachuntersuchungen nicht bestätigt werden (LÖHR).
Ziehen wir noch die große Rolle in Betracht, die wir heute dem Zwischenhirn für
alle Stoffwechselvorgänge einräumen, so müssen wir anerkennen, daß krankhafte
Vorgänge in jenen Zentren sicher in der Genese des Basedows von großer Bedeutung sind. Nach VEIL ist die Ursache für diesen Vorgang letzten Endes immer in
einer Fokaltoxikose gelegen. VEIL sieht den Beweis für diese Anschauung in
der Tatsache der häufigen Kombination von Rheumatismus und Endokarditiden
mit Morbus-Basedow, eine Beobachtung, die von anderer Seite und auch in
eigenen Beobachtungen in diesem Umfange nicht bestätigt werden kann. Nach
VEIL soll es ohne Herde in den Tonsillen oder einem Gelenkrheumatismus in der
Anamnese keinen Basedow geben. Auf die Bedeutung des Nervensystems hat
vor allem auch SUNDER-PLASSMANN hingewiesen, dessen Befunde über ein
besonderes neurohormonales Zellsystem in der Schilddrüse bereits erwähnt
wurden (s. S. 141). Dieses Zellsystem zeigt beim Basedow eine besonders starke
Vermehrung, und das nervöse Terminalreticulum, das dieses Zellsystem versorgt, läßt deutliche Zeichen einer schweren Schädigung erkennen. So sieht
SUNDER-PLASSMANN das Wesentliche der Störung in der Erkrankung dieses
mit dem Parasympathicus zusammenhängenden Zellsystems. Vielleicht, daß
die Befunde von MANSFELD (s. S. 154), daß das Thyroxin der Nervenbahn
entlang wandert, also in den Nerven hineinsezerniert wird, in der Lage sind, auch
manchen Gegensatz, der heute zwischen hormonaler und nervöser Ätiologie des
Basedow besteht, zu überbrücken.

Als dritter Faktor neben Schilddrüse und Zwischenhirnzentren kommt noch
die Hypophyse in Betracht, die nach der im vorhergehenden entwickelten Anschauung die Mittlerrolle zwischen Zentren und Peripherie übernimmt. Nach
Entdeckung des thyreotropen Hormons war es naheliegend, an die Existenz
eines „hypophysären Basedows" zu denken. Die darauf gerichteten Untersuchungen zum Nachweis des thyreotropen Hormons im Harn oder Blut hatten
allerdings alle ein negatives Resultat (ARON, FELLINGER). Die Untersuchungen
sprechen sehr viel mehr dafür, daß durch den vermehrten Thyroxingehalt des
Blutes das thyreotrope Hormon erheblich zurückgedrängt wird. Auf Grund
dieser Untersuchungen wird man der Hypophyse für die Entstehung des Basedows demnach keine allzu große Bedeutung einräumen können. Wahrscheinlich
ist nur die primär hypophysäre Entstehung im Klimakterium, über die später
noch berichtet werden soll.

Zusammenfassend stellen wir also fest, daß Schilddrüse, Zwischenhirn und
Hypophyse an dem Krankheitsgeschehen beteiligt sind bzw. sein können. Zwischen diesen besteht eine Verbindung, die in dem Vorhergehenden (S. 48) durch
ein Schema dargestellt wurde. Für das resultierende Krankheitsbild muß es
nun mehr oder weniger gleichgültig sein, an welcher Stelle, ob in den vegetativen
Zentren, in der Schilddrüse selbst oder in der Hypophyse, die Störung eingreift,
die durch ein Versagen der Regulationen zu einer vermehrten Bildung und

Ausschüttung von Thyroxin führt. Auf die sich hieraus ergebenden verschiedenen Formen der Erkrankung eines nervösen, eines thyreogenen und hypophysären Basedows soll später noch eingegangen werden.

Die voll ausgebildete BASEDOWsche Krankheit bietet noch eine Reihe von Symptomen, die in ihrer Pathogenese einer kurzen Besprechung bedürfen. In erster Linie gilt dies für den *Exophthalmus*. Die Erklärung dieses Symptoms hat dem Verständnis bis vor kurzem größte Schwierigkeiten geboten. Es gibt eine umfangreiche experimentelle wie klinische Literatur zu dieser Frage (s. bei VELHAGEN). Durc elektrische Reizung der Zwischenhirnbasis wie durch Verfütterung von Basedowschilddrüsen an Hunde (LAMPÉ und Mitarbeiter) war es nur unvollkommen möglich, einen Exophthalmus zu erzeugen. Befriedigendere Resultate wurden erst erzielt mit dem thyreotropen Hormon (FRIEDGOOD, SMELSER u. a.) bei Meerschweinchen insbesondere nach Exstirpation der Schilddrüse. Diese Versuche zeigen ebenso wie die oben bereits erwähnte klinische Beobachtung, daß sich ein Exophthalmus besonders dann entwickeln kann, wenn die Schilddrüse entfernt wurde, daß das Thyreoglobulin mit seiner Entstehung unmittelbar nichts zu tun hat. Es ist also wahrscheinlich das thyreotrope Hormon, das wir dafür verantwortlich machen müssen.

Auch die unmittelbare anatomische Ursache des Vortretens der Augen ist noch nicht mit Sicherheit erkannt. Örtliche Veränderungen des retrobulbären Gewebes, Gefäßerweiterungen, ödematöse Zustände und muskuläre Vorgänge sind dafür verantwortlich gemacht worden. Eine Kontraktion des MÜLLERschen Muskels, der aus glatten, vom Sympathicus innervierten Fasern besteht und an dem Orbitaldach, den Augenlidern und der Fissura orbitalis gelegen ist, bewirkt einen Exophthalmus. Beim Morbus Basedow kann man infolge des erhöhten Sympathicustonus eine Erhöhung des Tonus dieses Muskels annehmen. Durch die Befunde von KRAUS, daß durch den MÜLLERschen Muskel Venen und Lymphgefäße ziehen, die bei der Kontraktion des Muskels gestaut werden, würde sich die Ödemtheorie mit der Muskeltheorie vereinen lassen. Doch ist die Bedeutung des MÜLLERschen Muskels wie der Augenmuskeln überhaupt für die Entstehung des Exophthalmus beim Menschen sicher sehr gering, da feststeht, daß sie kaum in der Lage sind, den Bulbus wesentlich vorzutreiben (VELHAGEN). Die größte Bedeutung hat sicher das Ödem des retrobulbären Fettgewebes. SMELSER hat den durch thyreotropes Hormon am Meerschweinchen erzeugten Exophthalmus einer eingehenden Untersuchung unterzogen. Er fand eine deutliche Gewichtszunahme des retrobulbären Gewebes um 35%. An dieser Zunahme waren alle Gewebe mit Ausnahme der ventralen Tränendrüse beteiligt, am stärksten das Fettgewebe. Auch das Fettgewebe anderer Fettdepots war affiziert, aber nicht so intensiv. Die Sonderstellung des retrobulbären Fettes ist durch seine besondere anatomische Struktur bedingt. Es weist besonders reichliche Bindegewebssepten auf, in denen vorwiegend das Ödem lokalisiert ist. SMELSER weist auf die große Ähnlichkeit zwischen dem experimentellen Exophthalmus und demjenigen beim Menschen hin.

Ein weiteres Symptom, das noch einer Besprechung bedarf, sind die Änderungen des *Kreislaufes*. Es ist nicht möglich, das Verhalten des Kreislaufes ohne Berücksichtigung derjenigen Faktoren zu betrachten, von denen auch in der Norm das Kreislaufgeschehen gesteuert wird. ZONDEK, BANSI und deren Mitarbeiter, denen wir auf diesem Gebiet wichtige neue Kenntnisse verdanken, haben die Auffassung entwickelt, daß die Tachykardie die Folge der mangelhaften Ausnutzung des Sauerstoffes durch die Gewebe ist. EPPINGER sieht das Primäre in der serösen Entzündung der Capillaren und geht sogar so weit, diese Beobachtung als die Ursache der BASEDOWschen Krankheit überhaupt anzusprechen. I. BAUER hat diese Theorie einer eingehenden Kritik unterzogen. Die Steigerung des Sauerstoffverbrauches bei Ruhe, das entgegengesetzte Verhalten beim Myxödem, lassen sich durch die EPPINGERsche Auffassung nicht erklären. Auch die anatomischen Unterlagen der Auffassung von EPPINGER, eine Verdickung der Capillarwandungen, wurden zunächst nicht bestätigt (I. BAUER). Es darf nicht übersehen werden, daß zwischen der Steigerung der Verbrennungen und dem Kreislauf auch in der Norm immer eine feste Relation besteht, die auf eine zentralnervöse Verknüpfung zwischen beiden Vorgängen hindeutet. Grundumsatzsteigerung und Kreislaufänderungen sind durch nervöse Regulationen gleichgeschaltete, aber nicht direkt voneinander abhängige Vorgänge.

e) **Ätiologie.** Für die Entwicklung der Basedow-Krankheit müssen zwei Faktoren berücksichtigt werden, die Disposition und die äußere Ursache. Beide sind von Bedeutung. Die äußeren Ursachen wirken nur bei entsprechender Disposition krankheitsauslösend. Trotz der vielen Schreckerlebnisse der Kriegs- und Nachkriegszeit ist die Erkrankungszahl an Basedow nicht gestiegen. Worin das konstitutionelle Moment begründet ist, ist schwer zu sagen. Nach der oben gegebenen Auffassung dürfen wir es in erster Linie in einer Schwäche bzw. Überempfindlichkeit der nervösen und hormonalen Regulation erblicken. Man spricht von einer thyreotoxischen Konstitution (BAUER) oder vegetativen Stigmatisierung (VON BERGMANN). Die französische Schule spricht von einem Arthritismus, BORCHARDT von einer reizbaren Konstitution. Alle diese Ausdrücke umschreiben sehr nahe verwandte Zustände. Die Menschen gehören mehr dem pastösen Habitus bzw. pyknischen Formenkreis an. Astheniker erkranken sehr viel seltener. Die betreffenden Menschen sind sehr reizbar, ängstlich und Stimmungen unterworfen. Sie haben eine zarte, gut durchblutete Haut, neigen zum Schwitzen, zeigen deutlichen Dermographismus und eine starke Labilität ihrer Psyche. Psychotische und hysterische Reaktionen sind häufig. Der lymphatische Apparat ist hypertrophisch, die Thymusdrüse persistiert lange. Im Blut besteht eine relative Lymphocytose und eine Neigung zur Anämie. Kennzeichnend ist weiter die Empfindlichkeit gegenüber Jod bzw. Schilddrüsensubstanz. Der Unterschied gegenüber dem Normalen liegt in der stärkeren Ansprechbarkeit des vegetativen Nervensystems.

Die Bedeutung der Konstitution geht eindeutig aus dem Studium der Familien Basedow-Kranker hervor. Wiederholt sind Berichte in der Literatur niedergelegt, in denen die Erkrankung bei Geschwistern oder durch mehrere Generationen verfolgt werden konnte. Außer der BASEDOWschen Krankheit finden sich Hyperthyreoidismus mit allen Übergangsformen bis zum ausgesprochenen Basedow, neurotische und psychische Störungen, Diabetes, Gicht und Fettsucht. Nach LENZ erfolgt die Vererbung dominant geschlechtsbegrenzt. Bei erbgleichen Zwillingen wurde das Auftreten eines Morbus Basedow auch in verschiedener Umgebung beobachtet.

Zu dieser Konstitution müssen äußere Schädigungen — in manchen Sippen mehr, in anderen weniger — hinzutreten, um einen Morbus Basedow auszulösen. Psychische Erregungen spielen eine sehr große Rolle, Schreck, Angst, Sorgen, Ehe- und Lebenskonflikte, berufliche Mißerfolge, kurz alles, was irgendwie akut oder chronisch das Affektleben in Mitleidenschaft zieht, kann einen Basedow zur Folge haben. Nicht die Schwere des psychischen Traumas ist ausschlaggebend, sondern die Intensität, mit der es empfunden wird. An der Bedeutung dieser Momente für die Krankheitsentstehung ist nicht zu zweifeln. Wir müssen uns vorstellen, daß die psychischen Insulte über die Zwischenhirnzentren und das vegetative System die vermehrte Sekretion der Schilddrüse bewirken. Auch unfallrechtlich ist dieser Zusammenhang anerkannt. Es wird die nicht immer leichte Feststellung gefordert, daß vor dem fraglichen Ereignis keine manifeste Erkrankung vorlag und daß sich diese unmittelbar an das Trauma entwickelt hat.

Unter Schädigungen, welche die Schilddrüse unmittelbar treffen, kommen der Massage und der Röntgenbestrahlung eine gewisse Bedeutung zu. In der älteren Literatur liegen einige Berichte vor, nach denen sich nach Massieren einer Struma ein Basedow entwickelte. Die Röntgenbestrahlung gutartiger Kröpfe hat gelegentlich zum Basedow geführt, ebenso wie eine falsch dosierte Röntgenbestrahlung einer Basedow-Struma eine Verschlechterung und Tod zur Folge haben kann.

Im Laufe von Infektionskrankheiten kommt es auch bei Normalen zu Kolloidverlust, Hyperplasie der Zellen und Jodabnahme der Schilddrüse. Die Art der Infektion ist dabei ohne Bedeutung. Lediglich die Schwere der Erkrankung hat einen Einfluß. Während sich diese Änderungen in der Mehrzahl der Fälle wieder zurückbilden, können sie in einigen wenigen bei entsprechender Disposition bestehen bleiben und zu einer Basedow-Erkrankung führen. In diesem Zusammenhang sei auch die bei schweren Infektionen gelegentlich auftretende Thyreoiditis erwähnt. Sie führt zu einer schmerzhaften, derben Schwellung der Schilddrüse. Die Haut über der Schilddrüse ist gespannt und gerötet. Es kommt selten zu eitrigen Einschmelzungen. Die Schwellung bildet sich meist nach einigen Tagen wieder zurück. Auch hier braucht sich kein Basedow zu entwickeln.

Unter den Infektionskrankheiten spielen die *Angina* und der *Gelenkrheumatismus* die überwiegende Rolle. Diese Beobachtung muß immer wieder dazu auffordern, bei allen Basedow-Kranken die Tonsillen und den Nasen-Rachenraum einer eingehenden Inspektion zu unterziehen. Die Behandlung einer chronischen Tonsillitis oder chronischen Entzündung der Nebenhöhle hat schon häufig einen Basedow zur Ausheilung gebracht. Die *Syphilis* kann, abgesehen von dem Stadium des Primärinfektes, in jedem Stadium einen Basedow auslösen. Im Tertiärstadium treten diffuse interstitielle Entzündungen und Neubildungen auf. Eine spezifische Kur bessert die Erkrankung. Die Jodmedikation bei der Syphilis führt nur selten zu einem Jodbasedow. Eine *tuberkulöse Erkrankung* der Schilddrüse ist sehr selten, eine Kombination von chronischer Tuberkulose und Basedow dagegen häufiger.

Der *Jodbasedow*, der durch Joddarreichung ausgelöst wird, wird vorwiegend in Kropfgegenden beobachtet. Die großen individuellen Unterschiede in der Empfindlichkeit wurden bereits betont. $^1/_2$ mg Jod pro Tag, das ist etwa das fünffache der Tagesdosis, ist die kleinste schädliche Dosis bei Disponierten. $^7/_8$ der Kranken sind Frauen. Die Jodempfindlichkeit ist landschaftlich gebunden. Wien und Freiburg sind z. B. jodempfindlich (EPPINGER) und Gebiete endemischer Verkropfung. Alle Kropfträger sind überhaupt erhöht gefährdet, ebenso Patienten zurzeit der Pubertät und des Klimakteriums. Disponiert sind nur gewisse Menschen, die vorher zu erkennen, es kein Kriterium gibt. Die ersten Symptome stellen sich etwa 2—3 Wochen nach Beginn der Jodmedikation ein. Nach Fortlassen der Medikation findet meist ein langsamer Rückgang der Symptome statt, das braucht aber nicht immer der Fall zu sein. Es kann sich das vollständige Bild des Basedow ausbilden. Exophthalmus und die übrigen Augensymptome sind bei dem Jodbasedow selten. Mit dem Alter scheint die Jodempfindlichkeit zu steigen. In kropffreien Gegenden tritt der Jodbasedow erst nach dem 40. Lebensjahre auf. Die Art der Jodzufuhr, ob parenteral, durch Pinselung, Spritzen oder in einer sonstigen Form ist gleichgültig. Wenn man entsprechende Nachforschungen anstellt, ist es erstaunlich zu sehen, wie häufig, insbesondere im Alter, als Ursache eines Basedows eine Jodmedikation festgestellt werden kann. In dem Krankengut von MAY waren unter 1000 Fällen nur 2—3, die keine Jodanamnese hatten. Man sollte daher mit jeder Jodmedikation sehr vorsichtig sein. Jodsalz ist nur in Kropfgegenden von Vorteil, in anderen aber ein Unfug! Auch durch Schilddrüsenmedikation läßt sich ein Basedow provozieren, doch schwinden die Symptome nach Fortlassen der Medikation meistens rasch.

Das Carcinom der Schilddrüse kann ebenfalls zu Basedow-Symptomen führen. Es entwickelt sich vorwiegend in Schilddrüsen, in denen vorher bereits degenerative Prozesse stattgefunden haben, d. h. also in erster Linie bei Kropfträgern. Die Häufigkeit wird bei diesen auf 3—6% beziffert. Die maligne Entartung führt aber nur relativ selten zur Basedowifizierung.

f) Formen der Thyreotoxikosen. Bereits in der Einleitung zu diesem Abschnitt wurde darauf hingewiesen, daß es eine heute noch nicht entschiedene Frage ist, ob wir berechtigt sind, in der großen Gruppe der Thyreotoxikosen prinzipiell verschiedene Krankheitsbilder — den Hyperthyreoidismus, den Morbus Grave-Basedow und das toxische Adenom — zu unterscheiden. Für die Sonderstellung des Morbus Basedow sind besonders eingetreten: BIEDL, ASCHOFF, JOSLIN DE JONG, MARINE, PLUMMER, WEGELIN, SAUERBRUCH, SIEBECK u. a. Für eine einheitliche Auffassung mit nur graduellen Unterschieden sprachen sich EPPINGER, J. BAUER, v. BERGMANN u. a. aus.

Für die Sonderstellung, insbesondere des Morbus Basedow, lassen sich folgende Gesichtspunkte anführen. Der Morbus Basedow ist dadurch gekennzeichnet, daß er eine bestimmte Konstitution zur Voraussetzung hat. Bereits die prämorbide Persönlichkeit zeichnet sich durch nervös-hysterische Züge aus. Auch in dem Bild der ausgeprägten Erkrankung überwiegen nervöse und psychische Symptome. Der Exophthalmus findet sich in 90% der Fälle. Tachykardie und Tremor sind immer vorhanden.

Das toxische Adenom, dessen Sonderstellung besonders von amerikanischen Autoren betont wurde, zeichnet sich durch ein leichteres klinisches Bild aus. Man kann den Strumaknoten häufig fühlen. Der ängstliche Gesichtsausdruck und die Augensymptome fehlen. Die Kreislaufsymptome sind nur angedeutet vorhanden. Der Tremor ist geringer. Auch Gewichtsabnahme und Hauterscheinungen sind weniger ausgeprägt als bei dem klassischen Morbus Basedow. Kardiovasculäre Symptome stehen im Vordergrund. Der Grundumsatz ist stärker erhöht als dem klinischen Eindruck entspricht, und die Ansprechbarkeit auf Jod ist sehr gering. Die *Struma basedowificata*, deren Sonderstellung in dem pathologisch-anatomischen Teil erwähnt wurde, entwickelt sich immer bei einem Kropfträger. Klinisch stehen kardiovasculäre Symptome im Vordergrund, die Ansprechbarkeit auf Jod ist mäßig. Der *Thyreoidismus* ist gekennzeichnet durch das Fehlen des Exophthalmus, durch eine geringfügige Grundumsatzerhöhung und dadurch, daß nur wenige Symptome des Vollbasedows vorhanden sind. SIEBECK betont, er habe nie gesehen, daß ein Thyreoidismus in einen echten Basedow umgeschlagen sei.

Wenn wir noch einmal auf die oben gegebene Einteilung zurückgreifen, so wäre bei primärem Sitz der Erkrankung in den nervösen Zentren ein sog. echter Basedow die Folge, bei primärem Sitz in der Schilddrüse ein toxisches Adenom bzw. eine Struma basedowificata und bei primärem Sitz in der Hypophyse der klimakterische Basedow, dessen Sonderstellung später noch besprochen werden soll. Diese Auffassung hat gegenüber der bisherigen den Vorzug, daß sie in der Lage ist, sowohl die Gemeinsamkeiten als auch die Verschiedenheiten innerhalb der Krankheitsgruppe der Thyreotoxikosen zu erklären. Gemeinsam ist die Überproduktion an Thyroxin. Diese führt bei den verschiedenen Formen zu den gleichen Symptomen, so daß sich die Grenzen verwischen und es häufig unmöglich ist, einen bestimmten Fall einer bestimmten Gruppe zuzuordnen. Je nach dem Angriffspunkt der Schädigung können sich andererseits Symptome ausbilden, die es häufig gestatten, entsprechende Rückschlüsse zu ziehen.

An besonderen Verlaufsformen wurde der *klimakterische Basedow* bereits erwähnt. Die Vergrößerung der Schilddrüse ist in diesen Fällen meist gering. Der Exophthalmus fehlt, Glanzauge und der typische Blick sind vorhanden. Die vasomotorischen Erscheinungen sind sehr ausgeprägt. Eine Erhöhung des Blutdruckes ist nicht selten. Da sich ein Teil der Symptome, zu denen auch die psychischen Störungen gehören, mit den sonstigen klimakterischen Erscheinungen decken, wird die Krankheit häufig verkannt, zumal die Grundumsatzerhöhung sich in mäßigen Grenzen hält. Der Ausfall der Keimdrüsen bedingt, wie LOESER fand, nicht nur eine vermehrte Bildung und Ausschüttung des gonadotropen Hormons, sondern auch eine solche des thyreotropen. Bei entsprechender Konstitution kann dieses Basedow-Erscheinungen zur Folge haben.

Einer besonderen Erwähnung bedarf noch der kindliche Basedow. Er ist im ganzen selten und findet sich, wenn er auftritt, meistens im Anschluß an Infektionskrankheiten. Nervöse Erscheinungen, Erbrechen, wie Magen- und Darmsymptome stehen im Vordergrunde des klinischen Bildes. Eine Tachykardie ist vorhanden, doch fehlen ernstere Kreislaufstörungen. Struma und Exophthalmus können sehr deutlich sein. Er wurde in jedem Lebensalter beobachtet, zeigt aber eine besondere Häufung in der Zeit vor der Pubertät. Er geht dann häufig mit einem Hochwuchs und mit beschleunigter Entwicklung der Knochenkerne einher. Die Feststellung des Grundumsatzes ist wegen der fehlenden Vergleiche schwierig. Verlauf und Prognose des kindlichen Basedow sind im allgemeinen gut.

Die Vorteile, die diese theoretisch wichtigen Einteilungsversuche der Thyreotoxikose für unser praktisches Handeln und für die Beurteilung eines bestimmten Falles mit sich bringen, sind verhältnismäßig gering. Unser therapeutisches Handeln wird von diesen Zuordnungs- und Einteilungsversuchen nur wenig beeinflußt, wenn man von der Beobachtung amerikanischer Autoren absieht, daß das toxische Adenom schlecht auf Jodmedikation anspricht. Allen Formen gemeinsam ist die Heilung durch die Operation, und auch die internistisch therapeutischen Maßnahmen werden durch die Zuordnung zu bestimmten Formen nicht beeinflußt.

Man hat des weiteren „*Formes frustes*" unterschieden, die nur wenige, mitunter nur ein Symptom des echten Basedow aufweisen. Solche Erkrankungen wurden auch als „monosymptomatische Formen" angesprochen. Hierher gehört z. B. das Kropfherz (KRAUS), eine Form, bei der ohne sonstige Zeichen eines Basedows nur die Kreislaufänderungen vorhanden sind. Durchfälle wurden z. B. von CURSCHMANN als Symptom beschrieben, das einer manifesten Erkrankung lange Jahre voraufging. Der Grundumsatz ist bei diesen monosymptomatischen Formen meistens normal. Sie können schließlich in einen echten Basedow übergehen.

g) Verlauf und Prognose. Die Krankheitsentwicklung und ihr Verlauf sind in den einzelnen Fällen sehr verschieden. Neben einer ganz akuten Entwicklung der klassischen Symptome mit schwerem, unter Umständen rasch zum Tode führendem Krankheitsbild, kennen wir das andere Extrem einer sich langsam und schleichend entwickelnden Störung mit jahrelangem, letzten Endes gutartigem Verlauf. Die Mehrzahl der Fälle hält sich in der Mitte zwischen beiden Extremen. Spontane Besserungen und Verschlechterungen in der Intensität der Symptome und des subjektiven Befindens sind sehr charakteristisch und mahnen zur Vorsicht bei der Beurteilung therapeutischer Erfolge. Spontane Heilungen kommen durchaus vor. Auch plötzliche und akute Verschlechterungen zunächst gutartiger Fälle sind jederzeit möglich. Man hat von thyreotoxischen Krisen gesprochen, die spontan und durch äußere Anlässe (Infekte, psychische Erregungen, operative Eingriffe, Röntgenbestrahlung) ausgelöst werden können. So läßt sich der Verlauf eines einzelnen Falles mit Sicherheit nie voraussagen, und die Erkrankung muß in jedem Falle als ernst angesehen werden. Die in der Literatur errechneten Mortalitätsziffern schwanken zwischen 11 und 25%. Rechnet man nur den Vollbasedow, so ergibt sich nach MACKENZIE und KOCHER eine Mortalität von 30—40%. Für die Prognose der schweren Fälle ist der Zustand des Kreislaufes von ausschlaggebender Bedeutung. Besteht neben einer Irregularität des Pulses bereits eine Herzinsuffizienz, so ist die Prognose immer ernst. „Die Basedow-Kranken leiden und sterben durch das Herz. Selten nehmen andere Symptome (Durchfälle, akute Manie) die Führung. Fast immer ist der Zustand des Herzens maßgebend, und in der Frage nach der allgemeinen Heilung entscheidet es durchaus" (MOEBIUS). Auf die schlechte Prognose, die der Ausbruch einer Psychose und die Entwicklung eines Coma basedowicum ergeben, wurde oben bereits hingewiesen. Nicht zuletzt ist für die Prognose auch die wirtschaftliche Lage des Kranken von Bedeutung. Die Aussichten für eine Heilung sind, wenn die Möglichkeit einer längeren Befreiung von den Sorgen und Lasten des Alltags und des Berufslebens bei guter Pflege und Ernährung bestehen, sehr viel besser, als wenn dies nicht der Fall ist. Interkurrente Infektionen, Komplikationen durch einen Diabetes oder das Auftreten einer Gravidität sind immer ernsthafte Belastungen, welche die Prognose verschlechtern.

h) Diagnose und Differentialdiagnose. In den ausgeprägten Fällen mit der klassischen Symptomentrias, stößt die Diagnose auf keinerlei Schwierigkeiten. Anders liegen die Dinge bei den monosymptomatischen und den symptomenarmen Fällen, insbesondere dann, wenn die charakteristischen Augensymptome fehlen. Kardiovasculäre Erscheinungen und nervöse Symptome sind meistens vorhanden und ergeben Schwierigkeiten in der diagnostischen Abgrenzung gegenüber Neurosen und dem Konstitutionstyp, den wir heute mit v. BERGMANN als „B-Typ" bezeichnen. Für eine Neurose spricht die Abhängigkeit der Tachykardie von Affekten. Bei Hyperthyreose bleibt die Tachykardie auch bei völliger körperlicher wie seelischer Entspannung bestehen. Von den klinischen Untersuchungsmethoden hat die Bestimmung des Grundumsatzes große differentialdiagnostische Bedeutung. Eine einwandfreie Bestimmung vorausgesetzt, spricht eine Erhöhung des Umsatzes über 20% für eine Hyperthyreose. Erhöhungen des Umsatzes aus anderen Ursachen kommen vor bei Herzinsuffizienz, Hypertonie und Fieber. Bei der Hypertonie ist allerdings eine gleichzeitig gesteigerte Schilddrüsentätigkeit häufig vorhanden. Ein normaler Umsatz spricht allerdings nicht restlos gegen das Vorliegen einer Schilddrüsenerkrankung, da er besonders im Beginn und bei den monosymptomatischen Fällen noch normal sein kann. Auch das „klassische" Symptom des Basedow, der Exophthalmus, ist keineswegs beweisend für das Vorliegen einer Erkrankung. Wir beobachten den Exophthalmus auch bei Tumoren, Aneurysmen, leukämischen Infiltraten und Hämatomen in der Orbita. Patienten mit langdauerndem Asthma bronchiale und schweren Herzfehlern zeigen ihn gelegentlich auch. Es gibt weiter Menschen, die von jeher eine gewisse Protrusio bulbi aufweisen und bei denen häufig fälschlicherweise aus diesem Grunde ein Basedow diagnostiziert wird. MARX weist darauf hin, daß er auch bei cerebralen Erkrankungen und bei der Akromegalie zur Beobachtung kommt. Eine große Zahl von weiteren Methoden ist zur differentialdiagnostischen Abgrenzung gegenüber den vegetativen Neurosen herangezogen worden, so die Blutjodbestimmung, die REID-HUNTsche Reaktion, die Überempfindlichkeit der Ratten nach Injektion von thyroxinhaltigem Blut gegenüber Sauerstoffmangel, das Auftreten einer Komplementbindungsreaktion und andere. Ein erhöhter Blutjodgehalt, eine einwandfreie Methode unter Berücksichtigung aller in Frage kommender Fehlerquellen vorausgesetzt, spricht für einen Morbus Basedow. Ein normaler Befund spricht nicht gegen das Vorliegen einer derartigen Erkrankung. Auch der positive Ausfall der REID-HUNTschen Reaktion, nicht hingegen der negative, ist in dem gleichen Sinne zu werten. Zu allen diesen Methoden, und das gilt letzten Endes auch für die Grundumsatzbestimmung, ist zu sagen, daß sie wohl die Diagnose fördern können, doch gibt es keine, die eine wirklich exakte Entscheidung zuläßt. Das klinische Bild, die persönlichen Kenntnisse des diagnostizierenden Arztes und ein durch Erfahrung geschulter Blick geben in zweifelhaften Fällen den Ausschlag.

i) **Therapie.** Wie unsere Vorstellungen über die Pathogenese des Morbus Basedow einem ständigen Wandel unterliegen, so ist dies auch für die Therapie der Fall. Der ständige Wechsel in der Einstellung gegenüber den therapeutischen Maßnahmen, wie das Auftauchen neuer Behandlungsmethoden und neuer Medikamente, zeigen an, daß es eine restlos befriedigende Therapie nicht gibt. Außerdem ist die Beurteilung therapeutischer Erfolge beim Basedow sehr schwierig und nur mit größter Kritik durchführbar. Der Basedow gehört zu den Krankheiten, die keinen typischen Verlauf aufweisen und bei denen zu jeder Zeit auch spontane Besserungen möglich sind. Die allgemeinen Maßnahmen, die psychische Beruhigung und die Verbringung in ein anderes Milieu sind häufig allein schon in der Lage, zu einem Erfolg zu führen. Auch die Erfolgsbeurteilung als solche ist schwierig. Als Grundlage dient das subjektive Befinden, das Verhalten von Körpergewicht, Pulsfrequenz und Grundumsatz. Alle diese Faktoren, mit Ausnahme des Körpergewichtes, sind psychischen Einflüssen zugängig. Ein Absinken des Grundumsatzes kann allein durch die Gewöhnung an die Untersuchungsmethode bedingt sein. Ein einzelnes Symptom kann und darf also nie Maßstab für die Erfolgsbeurteilung sein. Ausschlaggebend ist das gesamte klinische Bild in allen seinen Einzelheiten. Die Höhe des Grundumsatzes, eine einwandfreie Bestimmung vorausgesetzt, ist neben dem Verhalten des Körpergewichtes sicher ein sehr zuverlässiger Maßstab.

Die Grundlage einer jeden Therapie ist die *Vorsorge für möglichst günstige äußere Heilbedingungen* und die Durchführung einer zweckmäßigen Ernährung. Auf dieser Basis bauen sich alle übrigen therapeutischen Maßnahmen auf. Unter diesen können wir solche unterscheiden, die mehr symptomatisch wirken und solche, die in spezifischer Weise die Schilddrüsentätigkeit hemmen.

Bei der Behandlung eines jeden Basedow-Kranken ist es außerordentlich wichtig, dafür Sorge zu tragen, daß das gesamte Milieu, in dem der Kranke sich befindet, so geartet ist, daß alle psychischen Traumen und Möglichkeiten einer Erregung auf ein Mindestmaß reduziert werden. Die gesamten Lebensbedingungen des Kranken müssen dem Arzt vertraut sein; er hat danach seine Entscheidung zu treffen, ob es nicht zum mindesten für den Beginn der Behandlung ratsamer ist, den Kranken in ein anderes Milieu, d. h. in ein Krankenhaus oder in ein Sanatorium, zu bringen. Die völlige Abgeschlossenheit von den im häuslichen Kreise unvermeidlichen Sorgen und Ärgernissen des Alltags wirkt manchmal schon Wunder. Auch im Krankenhaus gehört der Kranke nicht in einen großen Saal, sondern in ein Einzelzimmer. Wenn die Unterbringung im Einzelzimmer nicht möglich ist, so ist auf die Auswahl der Mitpatienten der allergrößte Wert zu legen. Alle Schwerkranken, zumal wenn bei ihnen Todesgefahr besteht, gehören nicht in dasselbe Krankenzimmer mit einem Basedowiker. Durch eine Nachlässigkeit in dieser Hinsicht kann der ganze Erfolg einer Therapie zunichte gemacht werden. Eine psychotherapeutische Behandlung muß widerraten werden. Sie bedeutet für die Patienten eine zu starke seelische Belastung und Alteration. Nichtsdestoweniger bedarf jeder Kranke von Seiten des Arztes gerade auch in psychischer Hinsicht einer unbedingten Fürsorge. Eine eingehende Aussprache und Unterhaltung über die ganzen Lebensumstände und Klärung der persönlichen Verhältnisse der Kranken ist dringend erforderlich. Liegen der Erkrankung seelische Konflikte als auslösende Ursache zugrunde, so können ein verständnisvolles Eingehen auf diese bereits die Heilung bedeuten. Auch wenn die Erkrankung nicht in seelischen Konflikten ihre Ursache hat, ist ein besonderes Eingehen auf alle Wünsche und Sorgen immer notwendig. Jeder kleine Eingriff, jede Blutentnahme und jede Stoffwechseluntersuchung kann der Anlaß zu heftiger Erregung werden, wenn er nicht kurz vorher mit dem Kranken besprochen und evtl. seine Notwendigkeit begründet wird. Nichts ist dem Basedowiker schädlicher als alle plötzlichen Überraschungen. Arzt und Pflegepersonal müssen sich immer bewußt sein, einen Patienten vor sich zu haben, dessen Seelenleben von einer krankhaften Labilität ist und den Dinge erregen, die an Gesunden reaktionslos vorübergehen. Es gibt kaum eine Krankheit, bei der ärztlicher Takt und ärztliches Einfühlungsvermögen so notwendig sind und so wesentlich zur Heilung beitragen wie beim Basedow. MARX hat über gute Erfahrungen mit einer hypnotischen Behandlung berichtet. Bettruhe bzw. starke Reduktion aller Körperbewegungen, um den Mehrverbrauch von Calorien auf ein Mindestmaß zu beschränken, ist eine weitere wichtige, mitunter allerdings nur schwer durchführbare Maßnahme. Hier kommt man besonders zu Beginn einer Behandlung ohne Sedativa und für die ersten Nächte ohne Schlafmittel nicht aus.

Besondere Aufmerksamkeit müssen wir der *Ernährung* widmen. Der hohe Calorienverbrauch erfordert eine entsprechend hohe Calorienzufuhr. Es ist eine alte Erfahrungstatsache, daß Basedowiker Eiweiß, insbesondere Fleisch, schlecht vertragen. Es ist wahrscheinlich, daß dies mit der durch Eiweiß bedingten Stoffwechselsteigerung im Zusammenhang steht. Eine völlig eiweißfreie Ernährung ist nicht erforderlich. ABBELIN und WYSS empfehlen in erster Linie Milch, besonders in Form von Quark, Sauermilch oder Kefir. Auch Sojaeiweiß hat sich bewährt. Muskelfleisch ist zu widerraten, hingegen können innere Organe als Eiweißträger gegeben werden. Fett ist nicht nur als Calorienträger notwendig, sondern hat auch eine direkte antithyreotoxische Wirkung. Es wird von vielen Basedowikern auch in erstaunlich großen Mengen ohne Schwierigkeiten vertragen. Als Hauptfettträger kommen in erster Linie Sahne und Butter in Frage. Die Grundlage der Ernährung bilden aber die Kohlenhydrate, die in jeder Form verabreicht werden können. Durch Gemüse, Obst und Fruchtsäfte wird die Kost wirksam ergänzt und gleichzeitig für die erforderliche Vitaminzufuhr Sorge getragen. In der näheren Ausgestaltung der Kost kann man den persönlichen Wünschen der Kranken weitgehend Rechnung tragen. Dies wird sich insbesondere dann empfehlen, wenn nicht ein Heißhunger vorliegt, sondern ein Appetitmangel. Bei den Kranken mit Heißhunger besteht häufig Veranlassung, ein Zuviel zu bremsen. In der letzten Zeit ist von verschiedenen Autoren vor einer Überernährung gewarnt worden (v. NOORDEN, MORAWITZ). Es wurde empfohlen, Perioden knapper Ernährung mit vegetarischer Kost, viel Obst und Mehlspeisen einzuschieben. Auf Grund eigener Erfahrungen möchte ich raten, nicht zu schematisieren. Wenn ein starkes Bedürfnis nach Nahrungsaufnahme besteht, soll man diesem bis zu einer gewissen Grenze ruhig stattgeben. Es ist immer wieder erstaunlich, zu sehen, wie gut auch relativ große Fettmengen von solchen Kranken vertragen werden. Erbrechen oder Durchfälle sind kein Grund, die Ernährung irgendwie umzustellen oder etwa auf eine Schonungskost überzugehen. Das Nahrungsbedürfnis der Kranken wird durch Erbrechen und Durchfälle kaum beeinflußt. Anders liegen die Verhältnisse, wenn eine Achylie, wie in den langdauernden schweren Fällen oder eine Fettresorptionsstörung vorliegen.

Zu den allgemeinen Maßnahmen gehört auch der *Sanatoriumsaufenthalt*, speziell im Hochgebirge, der aber nur bemittelten Kranken angeraten werden kann. Von so entscheidender Bedeutung wie etwa der Hochgebirgsaufenthalt für den Tuberkulösen ist er für den Basedowiker nicht. Auf welche Weise er günstig einwirkt, ist umstritten. Möglich, daß die sauerstoffärmere Luft oder die Verbringung des Kranken in eine Landschaft, in der der Basedow spontan nicht vorkommt, günstige Bedingungen für die Heilung schaffen.

Milieuwirkung und Ernährung sind die Grundlagen, auf die sich jede weitere Therapie aufbaut. Unter den *medikamentösen Maßnahmen* wird man selten auf Sedativa und Hypnotica verzichten können. Die Zahl der empfohlenen Sedativa ist sehr groß. Jeder Arzt soll auf Grund seiner persönlichen Erfahrung handeln. Doch sei vorausgeschickt, daß Eiskrawatte um den Hals und Eisbeutel auf dem Herzen häufig objektiv und vor allem subjektiv wirksamer sind als das Schlucken von Tabletten. Auch Wadenwickel und absteigende Bäder von 37° auf 34° abfallend wirken sehr günstig. Brom und Baldrianpräparate nehmen unter den in Frage kommenden Sedativa die erste Stelle ein. Von solchen seien genannt: Die Mixtura nervina, Adalin, Baldriandispert, Hovaletten u. a. Nothmann empfiehlt die Bromwirkung durch Zusatz von etwas Codein zu verstärken. Abasin und Neodorm wurden des weiteren empfohlen. Von den Antineuralgica ist wenig Erfolg zu erwarten. Von Eppinger u. a. wurden Arsenpräparate empfohlen, z. B. das Atoxyl, evtl. auch in Kombination mit Jod. Auch dem Chinin wurde eine stoffwechselsenkende Wirkung zugeschrieben, besonders in Kombination mit Brom als Chininum hydrobromicum (3 mal 0,05—0,2 tägl.) oder mit Arsen (Nat. arsenicos. 0,03 Chin. mur. 3,0 mass. pill. q. s. f. pilul. Nr. L.X tägl. 3 Pillen). In dieselbe Reihe gehören auch die Mittel, die speziell die Erregbarkeit des vegetativen Systems dämpfen. Ergotamin und Belladonna wurden schon seit Jahren angewandt. Besonders bewährt hat sich nach meiner Erfahrung das aus beiden Komponenten unter Zusatz von Luminal bestehende Bellergal, das zu Beginn in etwas höheren Dosen, 3 mal 2 Tabl. und später in kleineren Dosen gegeben wird. In der letzten Zeit ist durch Falta und seine Mitarbeiter Prominal in die Therapie des Basedows mit allerbestem Erfolg eingeführt worden. Es kommt nicht nur zu einer Herabsetzung der allgemeinen Erregbarkeit, sondern auch zu einer Besserung der Tachykardie, des Grundumsatzes, zu einem Gewichtsanstieg und einem Absinken des Blutjods. Die Faltasche Schule glaubt daher, daß hier nicht nur ein Symptomaticum, sondern ein spezifisch wirksames Mittel vorliegt, das die Tätigkeit der Schilddrüse durch Herabsetzung der Erregbarkeit der vegetativen Zentren dämpft. Die Wirkung des Präparates hielt in manchen Fällen auch nach Fortlassen des Medikamentes an. Dieser Auffassung über die Wirksamkeit hat neuerdings Hoff widersprochen, der ebenfalls gute Erfolge erzielte, aber nicht glaubt, daß hier ein Specificum vorliegt. Abgesehen von der theoretischen Deutung ist an der Tatsache, daß Prominal ein sehr wirksames Mittel bei der Basedowschen Krankheit ist, kein Zweifel. Es wird empfohlen, die Behandlung in Form eines Stoßes (3 mal tägl. 1 Tabl. zu 0,2 g während 3—7 Tagen) mit einigen Tagen Zwischenraum durchzuführen. Bei Besserung geht man mit der Dosis auf die Hälfte bis ein Drittel zurück.

Außer der allgemeinen psychischen und vegetativen Erregbarkeit bietet der Basedow-Kranke noch eine Reihe weiterer Symptome, die symptomatische Behandlung erfordern. In erster Linie bedarf der *Kreislauf* unserer ständigen Aufmerksamkeit. Eine Herabsetzung der Tachykardie durch medikamentöse

Maßnahmen ist meist nicht möglich. Chinin und Chinidin versagen bei den Rhythmusstörungen nahezu immer. Über gelegentliche Erfolge wurde nur bei Extrasystolen berichtet. Ist eine Dekompensation des Kreislaufes eingetreten, so kann man zu Digitalis greifen. Man muß sich nur darüber klar sein, daß das Basedow-Herz meist schlecht anspricht und daß die Spanne zwischen therapeutischer und toxischer Dosis eingeengt ist. Eine Senkung der Herzfrequenz ist nie zu erreichen. In dem Maße wie sich die Grundkrankheit bessert, bessert sich auch die Ansprechbarkeit auf Digitalis. SPANG und KORTH machen auf eine muldenförmige Senkung des ST-Intervalls im Ekg. aufmerksam, die sie besonders häufig bei mit Digitalis behandelten Basedowikern gesehen haben. Bessere Erfolge als mit Digitalis habe ich bei schweren Dekompensationen mit Strophantin gesehen. Auch hier muß man vorsichtig zu etwas größeren Dosen (0,3 bis 0,4 mg 1 bis 2mal tägl.) greifen. Bei der gesamten Kreislauftherapie muß man sich immer darüber klar sein, daß kein Mittel den Kreislauf so rasch und nachhaltig bessert wie die Beeinflussung der Grundkrankheit, insbesondere durch die Operation (s. Abb. 47). Bei der Operationsvorbereitung hat es sich als zweckmäßig erwiesen, die Jodtherapie mit Chinidin und Digitalis

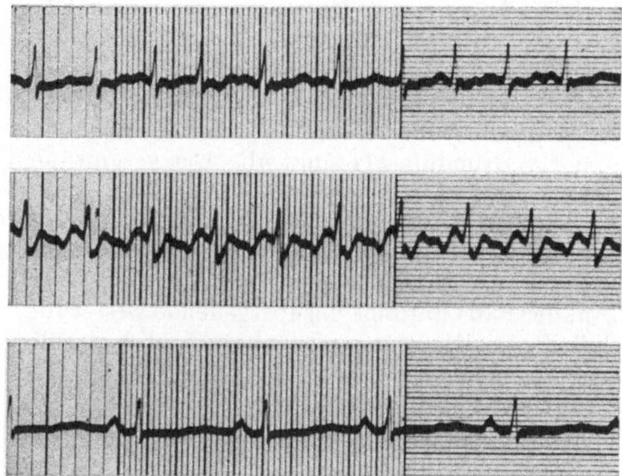

Abb. 48. M. P., 54 Jahre alte Frau. Morbus Basedow. G. U. + 63%.
1. Absolute Arrhythmie bei Vorhofflimmern. Frequenz: 140 pro Minute.
2. 14 Tage nach Schilddrüsenresektion. Vorhofflattern. 2:1 Block. Vorhoffrequenz: 280 pro Minute. Ventrikelfrequenz: 140 pro Minute.
3. Normaler, langsamer Sinusrhythmus. Die Regularisierung wurde durch postoperative Chinidinbehandlung erreicht. Frequenz: 70 pro Minute. (Nach PARADE.)

zu kombinieren. Bestehen noch postoperative Rhythmusstörungen, so sprechen diese auf Chinin gut an (PARADE) (s. Abb. 48).

Unter den spezifischen medikamentösen Maßnahmen unterscheiden wir *antithyreoidale* und *antithyreotrope* Stoffe. Hierher gehören eine große Zahl von Substanzen, von denen im Tierversuch nachgewiesen wurde, daß sie die Wirkungen des Thyroxins oder des thyreotropen Hormons bremsen. Damit ist über ihren Wert für die Therapie des Basedow zunächst noch gar nichts ausgesagt, zumal diese Effekte zum Teil in dem GUDERNATschen Metamorphoseversuch an der Kaulquappe ermittelt wurden. Dieser Test läßt keinerlei Beziehungen zu der Thyreotoxikose des Menschen erkennen. Die therapeutische Bewährung eines Teiles dieser Stoffe steht daher keineswegs immer in dem rechten Verhältnis zu den experimentellen Ergebnissen. Solche Substanzen sind: Jod, Dijodtyrosin, Fluortyrosin, Tierblut und daraus hergestellte Präparate, die Vitamine A und C, Insulin, Nebennierenrindenhormon, Fettsäuren, Glykokoll, Leberextrakt u. a. Von allen diesen Substanzen ist nachgewiesen, daß sie in irgendeiner, im einzelnen schwer zu erkennenden Weise die Wirkung des Thyroxins oder des thyreotropen Hormons hemmen. Wieweit sie therapeutisch brauchbar sind, soll anschließend besprochen werden.

Unter diesen Substanzen kommt dem *Jod* die größte Bedeutung zu. Die Jodtherapie, die bereits in den Zeiten, als der Basedow noch mit zu der Gruppe des Kropfes gezählt wurde, durchgeführt wurde, geriet durch die Schäden, die sie hervorrief, in Verruf, bis sie durch NEISSER und PLUMMER wieder erneut auflebte. Diese Autoren zeigten, daß sehr kleine Joddosen eine zweifelsfreie Besserung aller Basedow-Symptome herbeiführen. NEISSER gibt 3 mal tägl. 2 bis 5 Tropfen einer 5%igen Jodkalilösung und steigerte diese Dosis langsam bis auf 3 mal 10—30 Tropfen. PLUMMER empfiehlt von der LUGOLschen Lösung (Jod 5,0, Jodkali 10,0, Aqu. dest. ad 100) 3 mal tägl. 3 Tropfen und tägl. um 1 Tropfen zu steigern bis auf 3—15 Tropfen. (1 ccm = 20 Tropfen = 125,6 mg anorganisches Jod.) Nicht jeder Fall ist für eine Jodtherapie geeignet. NEISSER empfiehlt sie in erster Linie für die Fälle, in denen bei längerer Krankheitsdauer Gewichtsverlust, Augen- und Herzsymptome nicht allzu ausgeprägt sind. Die amerikanischen Autoren berichten, daß der *exophthalmic goiter* gut, der *toxic goiter* (toxisches Adenom) schlecht auf die Jodtherapie anspricht. Die Wirkung der Jodbehandlung tritt rasch ein. Die nervösen Symptome gehen zurück, das Körpergewicht nimmt zu, Tachykardie, Erbrechen oder Durchfälle verschwinden und der Grundumsatz sinkt ab. Der gesamte Jodgehalt des Blutes bleibt meist unverändert. Die alkohollösliche Fraktion sinkt ab. Die Wirkungen des Jodes erklärt man sich durch seine Eigenschaft, das Kolloid der Schilddrüse zu fixieren, wie durch die experimentell erwiesene Tatsache, daß das Jod die Bildung des thyreotropen Hormons herabsetzt. Die Jodbehandlung bewirkt aber in der Mehrzahl der Fälle nur eine vorübergehende Besserung, und nicht selten erlebt man es, daß dieser Besserung eine akute und bedrohliche Verschlechterung folgt, die nicht mehr auf Jod anspricht. Welche Fälle günstig, welche ungünstig auf Jod ansprechen, ist vorher nicht zu entscheiden. Aus diesem Grunde wird die Jodbehandlung heute von fast allen Autoren widerraten. Sie ist nur zur Operationsvorbereitung unentbehrlich geworden. Die nach Operationen früher beobachteten akut einsetzenden Verschlechterungen mit tödlichem Ausgang sind nach der Jodbehandlung fast völlig verschwunden. Nach einer Statistik der MAYO-Klinik sank die Mortalität gegenüber 3,27% vor Einführung der Jodbehandlung auf 0,82%. Die merkwürdige Tatsache, daß Jod beim Basedow zunächst eine Besserung herbeiführt, dann aber eine Verschlechterung, erklärt man sich wie folgt: Zunächst wird das Jod begierig von der Schilddrüse aufgenommen und zum Aufbau von Thyroxin verwandt. Das ist die Phase der günstigen Einwirkung. Sind jetzt die Bestände in der Schilddrüse aufgefüllt, so kommt das Jod in den Kreislauf und wirkt jetzt fördernd auf die Bildung des thyreotropen Hypophysenhormons, wodurch eine Verschlechterung des Zustandes bewirkt wird (LOESER).

Ob die in den letzten Jahren eingeführte Behandlung mit *Dijodtyrosin* im Grunde mit der Jodbehandlung identisch ist oder ob dem Dijodtyrosin als Bremsstoff des Thyroxins entsprechend der Auffassung von ABELIN eine andere Wirkung zukommt, muß einstweilen dahingestellt bleiben. Der Umstand, daß Verschlechterungen als Folge einer Dijodtyrosinbehandlung sehr selten sind und die Kranken nicht wie beim Jod refraktär werden, spricht dafür, daß Jod und Dijodtyrosin in ihrer Wirkung auf den Basedow nicht völlig identisch ist. So kann die Behandlung mit Dijodtyrosin auch ohne nachfolgende Operation durchgeführt und empfohlen werden. Man beginnt mit 4 mal 25 mg und steigert, wenn es erforderlich ist, bis zu einer Gesamttagesdosis von 300 mg. Nach 2 bis 3 Wochen empfiehlt es sich, eine Pause von 2—3 Wochen einzuschalten. Besonders indiziert ist Jod bzw. Dijodtyrosin in der Behandlung der ganz schweren komatösen Fälle. In diesen kann man Jod auch intravenös geben. BERNHARDT empfiehlt 2 ccm „Endojodin" mit 20—40 ccm Traubenzucker während 2 bis 3 Tagen 1 mal tägl.

Bansi empfiehlt 200—900 mg Dijodtyrosin intravenös pro Tag. Westermann zur Behandlung der postoperativen Krise Infusionen von Traubenzucker und Kochsalz, denen Plummersche Lösung täglich 300—400 mg Jod zugesetzt wird. Alle anderen Maßnahmen wie Sedativa, Eisblase usw. sind dringend erforderlich. Haenschen hat in zwei Fällen schwerer postoperativer Krisen Ausgezeichnetes von intravenösen Injektionen von Causyth, einer Mischung von Pyramidon mit Chinidin, gesehen.

Goldenberg berichtete 1928 über den Fluorreichtum der Kropfwässer und erprobte *Fluor-Natrium*. Die Erfolge, die auch von anderer Seite bestätigt wurden, waren gut und führten zu der Einführung des 3-Fluortryosins durch May und Litzka, das als Pardinon im Handel ist und dem Fluor-Natrium an Wirksamkeit überlegen sein soll. Es ist frei von Nebenwirkungen und wird in Dosen von 1 mg täglich gegeben. Das bisher vorliegende Beobachtungsgut ist für ein endgültiges Urteil der Wirkungen des Pardinons noch zu gering.

Auf Grund der Beobachtung, daß in jedem Blut Stoffe vorhanden sind, welche die Wirkungen des Thyroxins im Tierversuch hemmen — Blum bezeichnete sie als Katechine —, werden schon seit längerer Zeit Präparate in die Therapie eingeführt, die diese Bremswirkung therapeutisch ausnutzen. Das Antithyreoidin Moebius war das erste derartige Präparat — das jüngste ist das Thyronorman —, von dem im Tierversuch eine antithyreotrope Wirkung nachgewiesen wurde. So interessant und einleuchtend vom theoretischen Gesichtspunkt auch derartige Präparate sind, so haben sie doch in praktischer Hinsicht nicht das gehalten, was man theoretisch erwarten könnte. Die Tierblutbehandlung mit Solvitren nach Bier beruht nicht nur auf der Verabfolgung derartiger Hemmungsstoffe, sondern auch auf einer unspezifischen Reizwirkung. Auch die Erfolge dieser Behandlung sind sehr umstritten. Neben positiven finden sich restlos negative Urteile.

In der letzten Zeit wurden auch die *Vitamine* in die Therapie des Basedow eingeführt. Für das Vitamin A (Eufinger und Gottlieb u. a.) konnten im Tierversuch antithyreotoxische Wirkungen nachgewiesen werden. Wendt berichtete über gute klinische Resultate. Er gab täglich 30—50 Tropfen Vogan, das entspricht 145000—240000 Einheiten Vitamin A. Die Therapie muß über Wochen durchgeführt werden. Von anderer Seite wird über Mißerfolge berichtet, doch hat die Therapie bis in die neueste Zeit Verfechter gefunden. Amerikanische Autoren dosieren noch höher und geben 200000—400000 Einheiten täglich (Simkins). Vitamin C senkt, wie Löhr fand, den Blutjodspiegel und wirkt günstig auf den Kohlenhydratstoffwechsel. Löhr behandelte Basedowiker mit 3mal 50 mg Vitamin C täglich während 6—12 Wochen. In der Hälfte der Fälle fand er eine Besserung des Allgemeinbefindens und ein Absinken des Blutjodspiegels. Auch über diese Therapie läßt sich ein endgültiges Urteil noch nicht abgeben. Die relativ hohen Vitamingaben und die lange Behandlungsdauer die erforderlich ist, machen sie recht kostspielig.

Unter den Hormonen hat man *Insulin* und *Nebennierenrindenextrakte* therapeutisch versucht. Das Insulin hat keine antagonistische Wirkung zu dem Thyroxin. Es wird insbesondere bei hohen Kohlenhydratgaben in kleinen Dosen zur Therapie empfohlen, da es den Glykogenanbau fördert und dadurch im günstigen Sinne auf die Leber einwirkt. Nebennierenrindenextrakt hat sich klinisch nicht bewährt. Feuchtinger hat zur Behandlung der im Klimakterium sich entwickelnden Form der Basedowschen Krankheit die Behandlung mit Sexualhormonen empfohlen. Er gibt Progynon B oleosum oder Cyren B. Beginn der Behandlung mit langsam steigenden Dosen 3mal tägl. 1000 i. B.E. Progynon bzw. 3mal 0,05mg Cyren B. Dann empfiehlt es sich, jeden 3. Tag mit der Dosis um 1000 E. bzw. 0,05mg zu steigen. Das Maximum, das erreicht wird, ist individuell verschieden. Dann wird langsam wieder abgebaut.

Es ist wahrscheinlich, daß die Einführung des *Methylthiouracils* geeignet ist, die gesamte interne Therapie des Basedow umzustellen. Die Einführung dieses Präparates geht zurück auf die Beobachtung amerikanischer Autoren, daß ausschließliche Kohlfütterung bei Kaninchen einen Kropf verursacht. 1942 hat KENNEDY in Amerika festgestellt, daß der Thioharnstoff das wirksame Agens sei. Außer dem Thioharnstoff erwies sich noch der Allylthioharnstoff und das Thiouracil als wirksam. ASTWOOD fand dann bei einer systematischen Prüfung thyreostatischer Substanzen das Thiouracil als das wirksamste und wandte es mit gutem Erfolg erstmalig in der Therapie der Hyperthyreosen an. Die Einführung des 4-Methylthiouracils bedeutete eine weitere Verbesserung.

$$
\begin{array}{ll}
\begin{array}{c}
NH_2 \\
| \\
S = C \\
NH_2 \\
\text{Thioharnstoff}
\end{array}
&
\begin{array}{c}
HN - C = O \\
| \qquad \quad | \\
S = C \quad \ C\,H \\
| \qquad \ | \\
HN - C\,H - C\,H_3 \\
\text{Methylthiouracil} \\
2\ \text{thio} - 6 - \text{oxypirimidin}
\end{array}
\end{array}
$$

Als Indikationsgebiet gelten nach den bisherigen Erfahrungen (HADORN, W. und K. BEER, O. SPÜHLER, HAGEN und SCHÜRMEYER u. a.) alle Formen der Thyreotoxikose, während es sich gezeigt hat, daß Patienten mit vegetativer Übererregbarkeit auf die Behandlung nicht ansprechen. Das toxische Adenom soll allerdings etwas weniger gut reagieren. Der Erfolg ist zunächst in fast allen Fällen ausgesprochen vorhanden. Nach verhältnismäßig kurzer Zeit senkt sich der Grundumsatz, das Körpergewicht steigt an, die Tachykardie geht zurück und das subjektive Befinden bessert sich erheblich, nur der Kropf wird eher etwas größer und etwas derber, auch der Exophthalmus kann zurückgehen. Dieser zunächst immer wieder überraschende Erfolg ist jedoch nicht von Dauer, so daß viele Ärzte in den angelsächsischen Ländern, bei denen das Präparat seit 1943 in Gebrauch ist, heute immer wieder von der Therapie abkommen. Nach einem Bericht im „Lancet" hat sich auf einer Tagung die überwiegende Mehrzahl der englischen Ärzte ablehnend verhalten und bei Sichtung eines Materials von 1000 Fällen gezeigt, daß nur bei 10% ein auf die Dauer befriedigendes Ergebnis zu erzielen ist. Die Behandlung ist nicht ganz ohne Gefahren. Leukopenien, die zur Agronulocytose führten und sogar tödlich waren, sind wiederholt beobachtet worden. HAGEN und SCHÜRMEYER fanden in fast 50% „mehr oder weniger harmlose Blutbildveränderungen im Sinne von Leukopenien". Wenn das Medikament rechtzeitig abgesetzt wird, bilden sich die Leukopenien meist zurück. Es ist weiter möglich, durch Überdosierung ein Myxödem zu erzeugen, das jedoch meistens auch nach Fortlassen des Medikaments reversibel ist. Die Dosierung wurde im Anfang verhältnismäßig hoch gewählt. Nach SPÜHLER genügen als maximale Dosis 0,375 g pro die und mit der Dosis kann man, sobald ein Erfolg erreicht ist, wieder zurückgehen. Die heute im Handel befindlichen Präparate enthalten meistens 0,025 g der Substanz. HAGEN und SCHÜRMEYER berichten über histologische Untersuchungen und fanden in der Schilddrüse ein sehr unruhiges Bild. Neben Zonen der deutlichen Hemmung ließen sich auch solche einer intensiven Aktivierung, die die Autoren auf die thyreotropen Hormone zurückführen, erkennen. Die Gravidität stellt nach den Tierversuchen von HUGHES u. a. eine Kontraindikation dar, da das Präparat die Placenta passiert und bei den Feten eine kropfige Entartung der Schilddrüse hervorruft. Nach den Befunden von ASTWOOD u. a. ist Thiouracil jedoch beim Menschen ohne nachteilige Wirkung für das Kind bereits in der Gravidität gegeben worden. Zusammenfassend wird man sagen dürfen, daß sich noch kein endgültiges Urteil über die Thiouracil-Therapie abgeben läßt, daß sie einstweilen noch in die Hand des Klinikers gehört und einer weiteren Erprobung bedarf.

Der Angriffspunkt der Substanzen ist noch nicht geklärt. Nach GASCHE ist die Metamorphose von Xenopus-Larven nach Behandlung mit Thiouracil gehemmt. Zusatz von Thyroxin zu dem Wasser wird aber in seiner Wirkung nicht aufgehoben. Dies würde für einen Angriffspunkt unmittelbar an der Schilddrüse sprechen. Damit stehen andere Versuche im Widerspruch, so von ABELIN, der fand, daß die Thyroxinwirkung bei Ratten durch Methylthiouracil deutlich gehemmt wird. Da die Kropfwirkung bei hypophysektomierten Tieren ausbleibt, scheint auch die Hypophyse bzw. das thyreotrope Hormon in der Wirkung eine Rolle zu spielen.

Eines der wichtigsten Mittel der konservativen Therapie ist die *Röntgenbestrahlung der Schilddrüse*. Sie gehört in die Hände des Fachmannes. Die normale Schilddrüse ist relativ strahlenresistent, doch ist es im Tierversuch möglich, durch Röntgenstrahlen ein Myxödem zu erzielen. Die Basedow-Schilddrüse scheint sich anders zu verhalten als die normale Drüse. Nach HOLZKNECHT „kommt es zur Hemmung, Depression, Reduktion der Schilddrüsenfunktion in gerader, quantitativer Proportionalität zur verabfolgten Strahlendosis". Die Entwicklung des Myxödems kommt gelegentlich auch bei vorsichtiger Dosierung zur Beobachtung. Über die Dosierung und Art der Verabfolgung bestehen noch große Differenzen. Ähnlich wie auf vielen anderen Gebieten der Röntgentherapie wird auch in der Basedow-Behandlung in der letzten Zeit die fraktionierte Bestrahlung mit kleinen Dosen mehr empfohlen als die kurzdauernde mit großen. Bei der letzteren gibt z. B. HOHLFELDER 60—70% HED. an zwei aufeinanderfolgenden Tagen und wartet dann 3 Monate. Für die Langzeitbestrahlung werden z. B. 2 Schilddrüsenfelder mit je $^1/_3$ HED. im Abstand von 3—8 Tagen während 3 Wochen gegeben und dies Vorgehen nach 6—8 Wochen wiederholt. HESS empfiehlt Einzeldosen von 150—200 r und eine Gesamtdosis von 800—1200 r pro Serie. Je schwerer der Fall, desto niedriger soll die Einzeldosis und desto höher die Gesamtdosis gewählt werden. Die Dosierung richtet sich also weitgehend nach der Schwere des Zustandes und dem Erfolg. Auch als Folge der Röntgenbestrahlung sind in der letzten Zeit gelegentlich akute Todesfälle beobachtet worden, die in ihrem ganzen Verlauf den Todesfällen, wie sie früher nach Operationen so häufig waren, durchaus glichen und wahrscheinlich ebenso wie diese auf einer vermehrten und akuten Ausschwemmung von Thyroxin beruhen. Bei der Langzeitbestrahlung sind sie weniger zu befürchten. Es ist daher zweckmäßig, die Röntgenbestrahlung wie eine Operation mit Jod oder besser Dijodtyrosin vorzubereiten. Manche Autoren empfehlen neben der Röntgenbestrahlung auch die Thymusdrüse zu bestrahlen, insbesondere dann, wenn sich auf dem Röntgenbild eine Vergrößerung nachweisen läßt. Auf Grund der Überlegung, daß eine Überproduktion an thyreotropem Hormon die Krankheitsursache sein kann, hat man auch versucht, die Hypophyse zu bestrahlen. JUGENBURG und BORAK, HABS u. a. berichteten über beachtenswerte Erfolge, auch in solchen Fällen, in denen eine Bestrahlung der Schilddrüse versagt hatte. Im Tierversuch konnten Wirkungen der Röntgenstrahlen auf die Hypophyse nicht festgestellt werden (GRUMBRECHT, KELLER und LOESER).

Die Erfolge der Röntgenbestrahlung werden von den einzelnen Autoren sehr verschieden beurteilt. Die großen Unterschiede in den mitgeteilten Erfahrungen hängen zum Teil sicher mit Unterschieden in der Schwere und der Art der Erkrankung zusammen. Völlige Heilung kann man in etwa der Hälfte der Fälle erwarten, völlige Versager in 15—20%. Die Erfolge sind bei leichten bis mittelschweren Fällen keineswegs besser als bei schweren. Besonders skeptisch ist MORAWITZ, der selten eine völlige Heilung und nur in 50% der Fälle eine Besserung sah. Da auch die Technik, wie oben erwähnt, noch nicht eindeutig festliegt, ist es außerordentlich schwer, wenn nicht zur Zeit unmöglich, schon ein endgültiges Urteil über den Wert der Röntgenbestrahlung abzugeben. Da aber durch eine voraufgehende Bestrahlung die Operationsaussichten nicht verschlechtert werden, ist im Beginn einer Basedow-Behandlung ein Versuch wohl immer gerechtfertigt. Auf einen großen Nachteil der Röntgenbestrahlung muß noch hingewiesen werden, das ist die lange Zeit, die sie beansprucht, bis die Arbeitsfähigkeit wieder hergestellt ist. 1 Jahr und längere Zeiträume können vergehen, bis das Behandlungsziel erreicht ist. Namentlich bei Angehörigen der minderbemittelten Schicht, bei Hausfrauen, deren Arbeit im Haushalt einer Familie nicht entbehrt werden kann, fällt das entscheidend ins Gewicht. Man wird sich in solchen Fällen sicher sehr viel leichter zu einer Operation entschließen.

Die Bedeutung der *chirurgischen Therapie des Basedows* hat zugenommen, seitdem die Operationsmortalität durch Einführung der Jodprophylaxe erheblich zurückgegangen ist. Die Erfolge der Behandlung sind insbesondere in schweren Fällen den internistischen überlegen. Nicht nur die Sicherheit des Erfolges ist größer, sondern auch die Schnelligkeit, mit der dieser Erfolg erreicht wird. Das Wichtigste ist die richtige Indikationsstellung. Die meisten Autoren sind sich darüber einig, daß in allen frischen Fällen eine etwa dreimonatige internistische Behandlung zunächst immer gerechtfertigt ist. Ist in diesen 3 Monaten keine wesentliche Besserung, d. h. Rückbildung der psychomotorischen Unruhe und der Tachykardie, Gewichtszunahme und evtl. Senkung des Grundumsatzes erreicht, so ist die operative Behandlung angezeigt. Bei älteren Fällen läßt sich ein allgemeines Schema für die Indikationsstellung nicht geben. Sie hängt bei diesen zum Teil von den bereits durchgeführten Maßnahmen, zum Teil von der Schwere des Falles ab. Der richtige Zeitpunkt des Operationstermins ist für den Erfolg entscheidend. Die internistische Vorbehandlung schafft günstige Operationsbedingungen. Eine voraufgegangene Röntgenbestrahlung ist kein Gegengrund für die Operation. Eine bestehende Arrhythmie oder eine Herzinsuffizienz sind keine Kontraindikationen. Es ist oft erstaunlich zu sehen, wie rasch gerade Kreislaufstörungen schwerster Art nach operativer Beseitigung der Schilddrüse eine Rückbildung erfahren. Auch an die erfolgreichen Schilddrüsenentfernungen bei Herzinsuffizienz und bei Angina pectoris, die in den letzten Jahren besonders von amerikanischer Seite durchgeführt wurden, sei in diesem Zusammenhang erinnert. Bei der Indikationsstellung wird man des weiteren die soziale Lage des Kranken in Rechnung stellen. In allen schweren Fällen müssen wir bei Anwendung rein internistischer Maßnahmen mit einer Behandlungsdauer und Arbeitsunfähigkeit von mindestens $^1/_2$—1 Jahr rechnen. Die glücklich durchgeführte Operation führt innerhalb weniger Monate zur völligen Heilung. Besonders indiziert ist sie bei dem toxischen Adenom, bei dem die Erfolge 100% betragen. Auch der Jodbasedow spricht gut auf die Operation an. So bleiben die internistischen Maßnahmen für die leichten bis mittelschweren und solche Fälle, die wir als Hyperthyreoidismus bzw. monosymptomatische Formen bezeichnen. Alle Fälle, in denen ein ausgeprägter Basedow vorliegt, der sich nach einem therapeutischen Versuch von etwa 3 Monaten Dauer nicht entscheidend bessert, gehören in die Hand des Chirurgen.

Die Operation besteht heute darin, daß nach Vorbereitung mit Jod oder Dijodtyrosin zu dem Zeitpunkt des Optimums der Wirkung, der meist nach 8—10 Tagen erreicht ist, die subtotale Entfernung der Schilddrüse vorgenommen wird. Eine postoperative Tetanie wie ein postoperatives Myxödem gehören heute zu den Seltenheiten, sind aber auch in der Hand des erfahrenen Chirurgen nicht immer vermeidbar. Beide Folgen haben ihre Schrecken verloren durch die Möglichkeit einer wirksamen und den Kranken wenig belästigenden Therapie.

Zusammenfassend können wir sagen, daß die Behandlung des Basedows eine Kunst ist, die sehr viel ärztlichen Takt und sehr viel ärztliches Einfühlungsvermögen erfordert und die unter gar keinen Umständen irgendwie schematisiert werden kann. Aus diesem Grunde ist es bei der Besprechung der Therapie des Basedows nur möglich, die allgemeinen Richtlinien aufzuzeigen und unter den vielen Möglichkeiten des Vorgehens und der Medikamente, die zur Verfügung stehen, die wichtigsten herauszugreifen. Der Rest muß der Erfahrung und dem ärztlichen Können des einzelnen überlassen bleiben. An der Behandlung des Basedows bewährt sich der gute Arzt!

II. Die Hypothyreosen.

Das Myxödem ist die Folge einer Schilddrüseninsuffizienz. Klinisch können wir 2 Formen unterscheiden, je nachdem, ob die Schilddrüseninsuffizienz erst im Erwachsenenalter oder im Kindesalter einsetzt. Trophische Störungen, herabgesetzter Stoffwechsel und psychische Änderungen sind die Charakteristica der Erkrankung im Erwachsenenalter. In der Jugend und frühen Kindheit treten Wachstumsstörungen hinzu und bei angeborenem Schilddrüsenmangel schwere geistige Defekte.

a) Das Myxödem des Erwachsenen.

Die Erkrankung ist nicht gerade häufig, kommt aber in der ganzen Welt und bei allen Rassen vor; bei Frauen überwiegt sie bei weitem. Unter 150 Fällen waren z. B. 10 Männer und 107 Frauen (HEINZHEIMER) oder unter 145 32 Männer und 113 Frauen (PRUDDEN). Verheiratete und kinderreiche Frauen werden häufiger von der Krankheit betroffen als ledige, und zwar meistens im 45. bis 50. Lebensjahr. Diese Altersverteilung läßt eine Beziehung zu der Tätigkeit der Keimdrüse bzw. dem Klimakterium erkennen. In England kommt die Krankheit relativ häufig vor, in Deutschland bevorzugt sie die Ostseeküste. Es scheinen auch gewisse Krankheitswellen zu bestehen, wie das gehäufte Vorkommen in den Jahren 1873—1888 in England zeigt.

1. Symptomatologie. Das gesamte Krankheitsbild entwickelt sich langsam. Akute Entstehung ist nie beobachtet worden. Die auffallendste Änderung findet sich in der Beschaffenheit der Haut.

Die *Haut* ist insgesamt gedunsen, pastös und zeigt ein gelbliches Kolorit. Ihr vermehrter Wasserbestand ist jedoch mit demjenigen bei kardialen oder renalen Ödemen nicht ganz vergleichbar. Bei dem Myxödem ist die Haut so derb und fest, daß sich Dellen nur sehr schwer eindrücken lassen und nicht bestehen bleiben. Die Veränderungen finden sich meistens über der ganzen Haut. Bevorzugt sind Gesicht, Nacken, Supraclaviculargruben, Hand- und Fußrücken. Die Augenlider wölben sich sackartig vor, dadurch wird die Lidspalte verengt, und das Auge erhält einen mongoloiden Schnitt. Die Nase ist plump, Wangen und Lippen sind gedunsen. An der Stirn finden sich Falten. Die Gesichtsfarbe zeigt ein leicht gelbliches Kolorit, auf den Wangen sind fast immer erweiterte, bläulich schimmernde Venen sichtbar, und auch die Lippen sind leicht cyanotisch. Durch diese Veränderungen erhält das Gesicht einen ungemein charakteristischen Ausdruck (s. Abb. 49a und b), der durch den stumpfen und interessenlosen Blick und das fehlende Minenspiel unterstrichen wird. Nacken und Hals sind plump, dick und kurz. Die Haut ist des weiteren trocken, rissig und neigt sehr stark zu Schuppenbildung. Sie fühlt sich kühl und rauh an. Frostschäden an Händen und Füßen sind nicht selten. Die Schweißbildung fehlt vollständig. Die gelbe Farbe der Haut hängt nach ESCAMILLA mit einem erhöhten Gehalt des Blutes an Carotin zusammen, das offenbar von der Leber nicht zu Vitamin A aufgebaut werden kann. Streng lokalisierte Hautveränderungen in dem eben beschriebenen Sinne wurden gelegentlich auch bei Thyreotoxikosen beobachtet. Vermehrte Pigmentierungen kommen vor, sind aber ebenso selten wie ein Vitiligo.

Die *Schleimhäute*, besonders die der Mundhöhle, zeigen eine ähnliche Verdickung wie die äußere Haut. Die Zunge ist rissig, vergrößert, trocken und schwer beweglich. Die Taschenbänder des Kehlkopfes werden derber und fester. Die Schleimhautveränderungen am Kehlkopf haben die charakteristisch blechern, wie eine Kindertrompete klingende Stimme zur Folge, aus der man die Krankheit ohne weiteres diagnostizieren kann. Auch die Anal-, Genital- und Blasenschleimhaut kann dieselbe eigenartige Verdickung zeigen wie die Schleimhaut des Mundes.

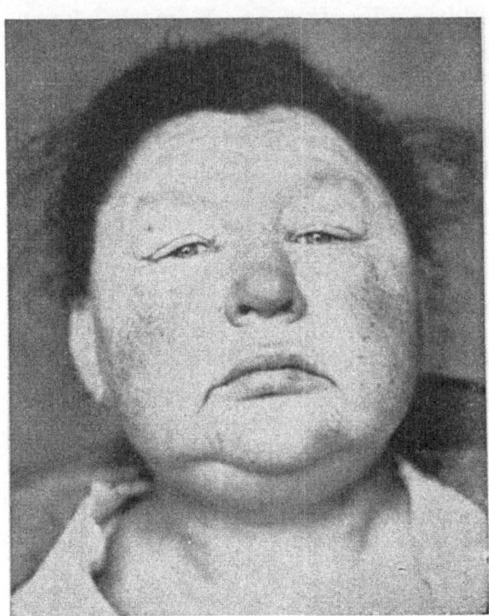 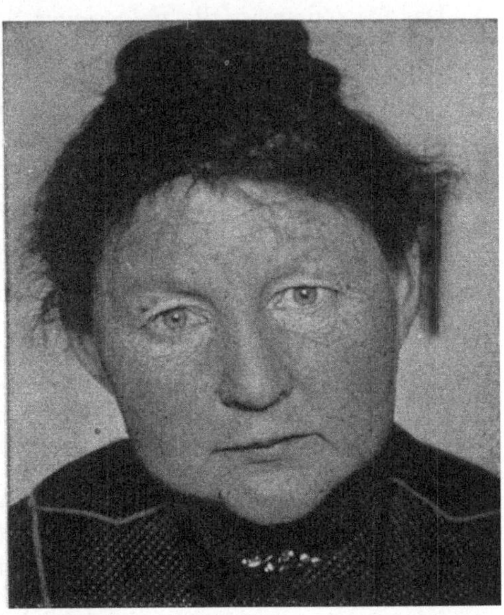

a   b

Abb. 49a und b. Myxödem bei 50jähriger Frau. a Unbehandelt, b nach 4wöchiger Behandlung mit Thyreoidin.
(Nach CURSCHMANN.)

Die eigenartigen Hautveränderungen beruhen nicht nur auf einer vermehrten Wasserablagerung, sondern im wesentlichen auf der Ablagerung einer mucinähnlichen Substanz. Diese hat sich auch in anderen Geweben wie Muskeln, Nieren und im Gehirn gefunden. Sie ist nicht in allen Fällen nachweisbar. Es ist möglich, daß die Ablagerung in Schüben und nur zeitweise erfolgt.

Die *Haare* werden dünn, spärlich, verlieren ihren Glanz und fallen aus. Alopecie ist häufig, es kann auch bei Frauen bis zur völligen Kahlheit kommen. Der Haarausfall betrifft nicht nur das Kopfhaar, sondern auch die Augenbrauen und die Sekundärbehaarung. CURSCHMANN beobachtete einmal einen Umschlag der Haarfarbe von Kastanienbraun in Fuchsigrot, der sich nach Heilung der Krankheit wieder zurückbildete.

Die *Nägel* werden rissig und brüchig und zeigen Querfurchen. Die *Zähne* werden cariös und fallen aus. Entzündliche Prozesse an der Haut sind selten. Häufiger wurden Acne und Ekzem beobachtet.

Der *Kreislauf* zeigt ein sehr eindrucksvolles Verhalten. Die Pulsfrequenz ist deutlich erniedrigt. Es kommen Werte von 45—60 Schlägen in der Minute vor. Die Bradykardie wird auch durch körperliche wie seelische Einflüsse wenig verändert. Eine respiratorische Arrhythmie fehlt immer. Der *Blutdruck* ist meist

normal. Gelegentlich finden sich Hypertonien, die aber auch mit dem Lebensalter der Kranken zusammenhängen können. Es besteht eine besondere Neigung
zur Arteriosklerose. Nach ZONDEK und Mitarbeitern zeigen die Nagelfalz-
capillaren eine Verschmälerung der Ränder, so daß manchmal nur die Hohlräume sichtbar sind.

Am *Herzen* ist der Spitzenstoß kaum feststellbar. Die Töne sind leise, Geräusche fehlen. Perkutorisch und röntgenologisch findet sich in ausgesprochenen
Fällen immer eine Verbreiterung des Herzens in beiden Richtungen und ein
breites Aortenband. Bei der Durchleuchtung fällt die langsame und wurmförmige

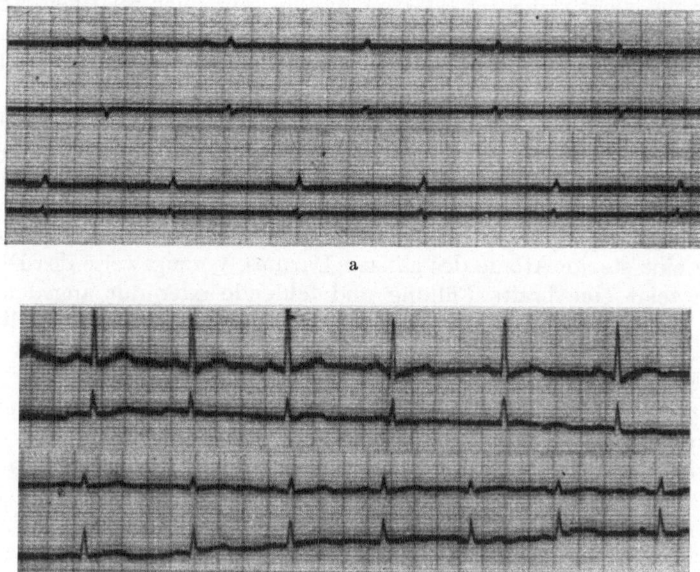

a

b

Abb. 50a und b. Elektrokardiogramm bei Myxödem. a Vor der Behandlung. b nach einer Thyreoidinkur.
Völlige Normalisierung. (Nach CURSCHMANN.)

Kontraktion des Herzens auf, die sich im *Kymogramm* deutlich darstellt. Im
Ekg. fehlen häufig Vorhofzacke und Terminalschwankung, das QT-Intervall
kann verlängert sein (Abb.50a u. b). Auf Grund einer Literaturzusammenstellung
und eigener Beobachtungen geben OHLER und ABRAMSON an, daß diese *Ekg.*-
Veränderungen in etwa $^1/_3$ der Fälle vorkommen. Bestehen ventrikuläre Extrasystolen, so zeigen diese immer eine Terminalschwankung. Die Umlaufgeschwindigkeit des Blutes und die zirkulierende Blutmenge sind herabgesetzt (s. S.
150). Der Sauerstoff ist fester an das Hämoglobin gebunden als gewöhnlich. Die
O_2-Dissoziationskurve liegt hoch. Die *Capillaren* zeigen stark verschlungene
und gedrungene Bilder, sog. Archicapillaren, die aber nicht für Myxödem charakteristisch sind, sondern auch bei anderen innersekretorischen Störungen
vorkommen.

Eine *Herzinsuffizienz* entwickelt sich sehr selten. Sie spricht, wie überhaupt
alle Symptome, prompt und rasch auf Schilddrüsentherapie an.

Die *Atmung* ist verlangsamt und oberflächlich, sie bleibt aber rhythmisch.
Lungenerkrankungen oder Neigungen zu Bronchitiden bestehen nicht.

Die *Körpertemperatur* ist erniedrigt. Die Tagesschwankungen zeigen geringere
Differenzen als in der Norm, und die Reaktion der Körpertemperatur auf Infekte

ist herabgesetzt. Die Extremitäten fühlen sich immer kühl an, und die Kranken leiden unter einem ständigen Frostgefühl. Auch die Regulierung der Hautdurchblutung leidet. Wärme- und Kältereiz werden verzögert beantwortet. Ein Dermographismus kommt nie vor.

Das Blutbild zeigt sehr häufig eine Anämie mit mäßig herabgesetzten Werten für Hämoglobin und Erythrocyten. Sie hat gewöhnlich hyperchromen Charakter, so daß Verwechslungen mit einer Perniciosa leicht möglich sind. In Wirklichkeit ist aber eine Kombination zwischen Myxödem und Perniciosa sehr selten. Gewöhnlich handelt es sich um hyperchrome, sekundäre Anämien. Sie sprechen meist auf Thyreoidin an und machen eine spezielle Therapie überflüssig. Das weiße Blutbild zeigt erniedrigte Gesamtzahlen mit einer relativen Vermehrung der Lymphocyten und Monocyten. Auch die eosinophilen Zellen sind häufig vermehrt. Die Zahl der Thrombocyten bleibt normal. Die Senkung ist häufig beschleunigt.

Der *Eiweißgehalt* des Blutes ist erhöht, ebenso sind es der kolloidosmotische Druck und die Viscosität. Die Erhöhung des Eiweißgehaltes geschieht auf Kosten des Albumins. Die Globuline sind vermindert (DECOURT und MEYER). Die Gerinnungszeit verhält sich nicht einheitlich.

Eine hochgradige *Obstipation* gehört zu dem klinischen Bild. Röntgenologisch findet sich eine starke Atonie des ganzen Darmes, vorzugsweise des Dickdarmes. Das Colon zeigt eine breite Füllung und fehlende oder nur angedeutete Haustrierung. Der Leib ist meistens meteoristisch gebläht. Die Speichelbildung ist vermindert, desgleichen die Magensaftsekretion. Eine Anacidität bzw. Subacidität tritt fast immer auf. Der Appetit der Patienten ist sehr gering, ihre Nahrungsaufnahme deshalb stark herabgesetzt. Trotzdem besteht Neigung zur Gewichtszunahme, die zum Teil auf Wasserretention beruht.

Die *Schilddrüse* ist fast immer atrophisch. Durch Palpation, die durch die verdickte Haut erschwert ist, läßt sich in 80% der Fälle (EWALD) überhaupt kein Drüsengewebe tasten. Bei ehemals Kropfigen braucht eine Entwicklung des Myxödems nicht mit einer Verkleinerung des Kropfes einherzugehen. Bei Umschlag des Basedows in ein Myxödem, sei es spontan, sei es auf Grund einer allzu wirksamen Röntgenbestrahlung, ist die Reduktion der Größe der Schilddrüse immer deutlich nachweisbar.

Eine Beteiligung der *Hypophyse* ist bei den engen Korrelationen zwischen Schilddrüse und Hypophyse wohl immer vorhanden. Eine Vergrößerung dieser Drüse wurde sehr häufig pathologisch-anatomisch festgestellt. Sie ist aber nur selten röntgenologisch durch eine Vergrößerung der Sella nachweisbar. Die histologischen Befunde sind nicht einheitlich. Es wurde eine Zunahme der chromophilen, gelegentlich auch eine solche der chromophoben Zellen beschrieben. Andere Autoren berichten über sklerotische Veränderungen. Im Tierversuch kommt es nach Fortfall der Schilddrüse zur Ausbildung der Thyreotektomiezellen, die eine große Ähnlichkeit mit den Kastrationszellen aufweisen. Gelegentlich kann der primäre Sitz der Erkrankung in der Hypophyse gelegen sein. In manchen Fällen von Hypophysentumoren standen die Symptome eines Myxödems so im Vordergrund, daß die wirkliche Diagnose verkannt wurde.

Die *Keimdrüsen* zeigen insofern eine Beziehung zu der Krankheitsentstehung, als die Erkrankung sich sehr häufig im Klimakterium entwickelt und Frauen betrifft, die viele Kinder geboren haben. Ein Sistieren der Menses und Nachlassen von Libido und Potenz ist die Regel. An den äußeren Genitalien werden Änderungen nicht beobachtet. Die Konzeptionsfähigkeit läßt nach, doch können auch normal verlaufende Graviditäten vorkommen, die die Erkrankung im günstigen wie ungünstigen Sinne beeinflussen.

Nervensystem und *Psyche* zeigen charakteristische Störungen. Die Reflexerregbarkeit kann normal sein, ist aber häufig deutlich herabgesetzt. Es ist schwer, die Sehnenreflexe auszulösen. Auch die elektrische Erregbarkeit ist herabgesetzt. Die Art der Reaktion und der Zuckungstyp bleiben jedoch normal (CURSCHMANN). Besonders ausgeprägt ist die verminderte Erregbarkeit des vegetativen Systems, die sich im klinischen Bild durch die Darmträgheit, die fehlende Schweißsekretion, die Bradykardie und andere Symptome äußert. Sie ist auch pharmakologisch durch eine verminderte Ansprechbarkeit auf Adrenalin wie auf die Gifte des vegetativen Systems nachweisbar. Im Gegensatz hierzu steht die gute Ansprechbarkeit bereits auf kleinste Thyroxingaben, die bei Gesunden noch keine nachweisbare Wirkung entfalten.

Auch die *Sinnesfunktionen* leiden. Die Reizschwelle für Geruch, Geschmack, Gehör und für das Sehvermögen ist herabgesetzt. In etwa $1/_3$ aller Fälle besteht ein vermindertes Hörvermögen. Dies beruht zum Teil auf Innenohr- bzw. Mittelohraffektionen, zum Teil auf der verminderten nervösen Ansprechbarkeit. Eine Neuritis nervi optici und ein Ödem des Nervus opticus und der Retina sind vereinzelt beobachtet worden. Ihr Zusammenhang mit der Grundkrankheit ergab sich aus der Tatsache, daß sie sich nach Schilddrüsenzufuhr besserte. Bei der Beurteilung der herabgesetzten Sinnesfunktionen ist Vorsicht geboten, da die geistige Trägheit manches überdeckt. Neuralgische Beschwerden am Hinterkopf und den Schläfen, rheumatische Schmerzen in den Extremitäten sowie überhaupt Neuralgien, Migräne und Schwindelanfälle sind subjektive Störungen, über die häufig geklagt wird.

Die motorische Sphäre ist gekennzeichnet durch langsame Bewegungen und leichte Ermüdbarkeit. Auch hier mögen viele scheinbare Motilitätseinschränkungen mehr Ausdruck der seelischen Grundeinstellungen als Folge einer echten Motilitätsstörung sein. Das motorische Verhalten erinnert in mancher Hinsicht an dasjenige bei Parkinsonismus, und man hat auch an pallidostriäre Ursachen gedacht. Auch cerebellare Symptome (Adiadochokinese, Hypotonie, Ataxie) sind beschrieben worden und stehen mit der Grundkrankheit in einem gewissen Zusammenhang, da sie sich auf Schilddrüsenzufuhr prompt bessern.

Besonders charakteristisch ist das *psychische Verhalten*. Die Kranken sind in allen ihren Funktionsabläufen, geistiger wie körperlicher Art, verlangsamt und träge. Es besteht in jeder Hinsicht eine Antriebsschwäche, verbunden mit allgemeiner Lustlosigkeit und Interessenlosigkeit, Affektstumpfheit und Schlafsucht. Das Gedächtnis läßt nach. Die Stimmungslage ist depressiv. Häufig ist eine Empfindung, besonders bei geistig Höherstehenden, für diese Wesensänderung vorhanden; dies wirkt auf den depressiven Zustand verstärkend. Allen Ereignissen des persönlichen Lebens wie der Umwelt stehen die Kranken kühl und teilnahmslos gegenüber. Sie sind energielos und unfähig, Entschlüsse zu fassen. Die Aufnahme der Sinneseindrücke, ihr Verarbeiten und die Überleitung in die motorische Sphäre sind quantitativ vermindert. Es kann auch zu echten *Psychosen* kommen, die besonders in der älteren Literatur des öfteren beschrieben werden. In etwa 15% der Fälle entwickeln sich nach WAGNER VON JAUREGG halluzinatorische, depressive Psychosen und Wahnideen. Wenn diese heute zu den Seltenheiten gehören, so liegt dies wohl nur daran, daß in der Mehrzahl der Fälle rechtzeitig eine Behandlung einsetzt.

Auch in bezug auf den Stoffwechsel stellen wir ein dem Basedow entgegengesetztes Verhalten fest. Der Sauerstoffverbrauch ist erniedrigt. Es finden sich Werte von —20 bis —30%. Auch stärkere Verminderungen bis zu —50 bis —60% kommen vor, doch gehören sie zu den Ausnahmen. Gelegentlich ist bei ausgeprägtem klinischem Bild ein normaler bis niedrig normaler Grundumsatzwert gefunden worden. Dies hängt wahrscheinlich damit zusammen, daß der Grundumsatz sich nicht völlig konstant auf einem erniedrigten Niveau hält, sondern spontanen Schwankungen unterworfen ist. Auch der Arbeitsmehrverbrauch ist erniedrigt und die Erholungsphase ist verkürzt. Der Gesamtcalorienbedarf ist damit erheblich herabgesetzt. Die Herabsetzung der Oxydationsintensität betrifft alle Nährstoffe in gleichem Maße (GRAFE). Der Stoffwechsel ist weiter durch eine besondere Ansprechbarkeit auf Thyroxin charakterisiert, welche die Ansprechbarkeit des Normalen bei weitem übersteigt.

Mit der herabgesetzten Verbrennungsintensität hängt die bereits erwähnte erniedrigte Körpertemperatur aufs engste zusammen.

Die Toleranz gegenüber *Kohlenhydraten* ist erhöht. Der Blutzucker ist meist normal. Bei Belastungen findet sich ein verzögerter Anstieg des Blutzuckerspiegels, und eine verstärkte hypoglykämische Nachschwankung. Auch die Empfindlichkeit gegenüber Insulin ist herabgesetzt. Es soll dies mit der trägen Mobilisierung des Adrenalins im Zusammenhang stehen. Dies Verhalten gegenüber den Kohlenhydraten ist jedoch nicht die Regel. Es sind auch Fälle mit Neigung zur Glykosurie und verminderter Zuckertoleranz beobachtet worden. Das Myxödem wurde gelegentlich mit Diabetes mellitus kombiniert gefunden, ohne daß eine gegenseitige Beeinflussung der beiden Krankheiten nachweisbar war. Insgesamt sind die Fälle nicht häufiger als dem wahrscheinlichen Zusammentreffen entspricht.

Die *Stickstoff*ausscheidung im Harn ist auf 6—9 g täglich reduziert, der gesamte Eiweißumsatz also entsprechend vermindert. Selbst bei geringer Nahrungsaufnahme bleibt das Stickstoffgleichgewicht erhalten. Die Bilanzen können sogar positiv werden, so daß es zum Eiweißansatz kommt. Die Stickstoffretention hängt zum Teil mit dem extracellulär abgelagerten Eiweiß zusammen.

Zwischen der Störung des Eiweißstoffwechsels und der Wasserretention besteht eine enge Beziehung. Das Verhältnis von Stickstoff und Wasser ist nach BOOTHBY konstant und entspricht etwa dem des Eiereiweißes. Auch der Bluteiweißgehalt nimmt zu. Nach SCHITTENHELM und EISLER ist vor allen Dingen die Harnstoffsynthese gestört. Der Harnstoffstickstoff beträgt beim Myxödem nur 60—70% des gesamten Stickstoffes. Auch die Ausscheidung von Harnsäure und von Kreatin ist herabgesetzt bzw. völlig aufgehoben. Die spezifisch-dynamische Eiweißwirkung ist meistens normal.

Die Gewichtszunahme, welche die Kranken regelmäßig aufweisen, ist zur Hauptsache durch *Wasserretention* bedingt. Die Harnmengen sind gering. Im Wasserversuch findet sich eine deutliche Retention. Auch die renale Wasserabgabe ist stark eingeschränkt. Der Wasseraustausch zwischen Blut und Gewebe ist gestört, die Resorption einer Hautquaddel ist verzögert und subcutan verabfolgte Flüssigkeitsmengen bleiben lange liegen. Neben der Eiweißretention im Gewebe besteht noch eine Kochsalzretention. Nach Zufuhr von Schilddrüsensubstanz erfolgt infolge Entquellung der Gewebe ein sofortiger Anstieg der Wasserausscheidung. Auch die Stickstoffausscheidung steigt an, doch erfolgt die Ausscheidung des Hauptteiles des retinierten Eiweißes erst etwas später. Die Perspiratio insensibilis ist bei Myxödem deutlich herabgesetzt.

Der *Fettansatz* ist im Vergleich zu dem erniedrigten Grundumsatz relativ gering. Blutcholesterin und Blutfett sind normal bis vermehrt. Bei längerer Krankheitsdauer ist die Nahrungsaufnahme so gering, daß es meist nicht mehr zu einer Fettansammlung kommt. In längerdauernden Fällen beobachtete CURSCHMANN sogar eine Abmagerung und Kachektisierung, die sich nach Schilddrüsenzufuhr besserte. Die verminderte Nahrungsaufnahme ist immer mit einem herabgesetzten Durstgefühl verbunden.

Der *Mineralstoffwechsel* zeigt kein einheitliches Verhalten. Der Kochsalzgehalt des Harns ist normal. Eine Kochsalzzulage kann in manchen Fällen zur Wasserretention führen (FALTA), braucht es aber nicht. Für Calcium, Magnesium und Phosphor ist eine vermehrte Ausscheidung mit den Faeces charakteristisch. Außerdem hat sich eine erhöhte Schwefelausscheidung mit Harn und Stuhl gefunden.

Der Blutjodgehalt ist vermindert. Die Angaben über seine Höhe schwanken je nach der Methode, die zur Anwendung kam. Er beträgt etwa 2—7 γ-% (DE QUERVAIN).

2. Pathologische Anatomie. Das Gewicht der Schilddrüse ist deutlich vermindert. Histologisch findet sich eine Verödung und ein teilweiser bis vollständiger Ersatz des spezifischen Gewebes durch Bindegewebe und Fett. Intakte Inseln von Schilddrüsengewebe können erhalten bleiben. In der Haut läßt sich ein mucinähnlicher Körper nachweisen, der zwischen den verdickten und vermehrten Bindegewebsfasern des Coriums eingelagert ist. Auch die Bindegewebsbündel sind gequollen und aufgefasert. Derselbe mucinähnliche Stoff ist auch in allen übrigen Organen vorhanden. Die Makroglossie beruht auf einer Schwellung des Bindegewebes. Das Gewicht der Hypophyse ist meistens vermehrt. Diese Vermehrung beruht auf einer Zunahme der Hauptzellen und der Eosinophilen. Die Basophilen sind meist spärlich. Die Veränderungen am Zentralnervensystem sind relativ geringfügig. Die Zellen der Hirnrinde sind klein, die Neuroglia ist vermehrt. In den großen Gefäßen findet sich eine fortgeschrittene Arteriosklerose.

3. Pathogenese und Ätiologie. Die Ursache des Myxödems ist eine Minderfunktion der Schilddrüse. Der sichere Beweis für die Richtigkeit dieser Auffassung ist durch den Tierversuch wie durch die Beobachtungen beim Menschen nach Totalexstirpation der Drüse erbracht. Auch die sichere Heilungsmöglichkeit des Zustandes durch Schilddrüsensubstanz bzw. Thyroxin spricht eindeutig für die Richtigkeit dieser Auffassung.

Ähnlich wie bei dem Basedow spielt das konstitutionelle Moment für die spontan auftretenden Erkrankungen eine große Rolle. Die prämorbide Persönlichkeit läßt schon in vielfacher Hinsicht charakteristische Eigenarten erkennen. Die Kranken gehören zu dem pyknischen Typ und zeigen bereits vor ihrer Erkrankung ein nicht unerhebliches Phlegma, wie geringe affektive Erregbarkeit, eine Neigung zur Wasserretention, zur Obstipation und geringe Neigung zum Schwitzen. Man spricht von einer hypothyreotischen Konstitution.

Als Krankheitsursachen kommen Infekte in Frage. Bei Gelenkrheumatismus, Ruhr, Erysipel, und Scharlach, seltener bei Tuberkulose und Lues, kann es zu Entzündungen der Schilddrüse kommen, die ausheilen und in eine Sklerose übergehen. Des weiteren müssen als Ursache Operationen und Bestrahlungen von Basedow-Kranken bzw. von Kropfträgern genannt werden. Auch bei bester Bestrahlungs- und operativer Technik ist die Entwicklung eines postoperativen Myxödems nicht immer vermeidbar. Doch bleiben häufig Reste, die sich nach einiger Zeit regenerieren, so daß die Erkrankung unter diesen Umständen spontan ausheilen kann.

Unter den auslösenden Ursachen spielt der Eintritt der Menopause nach CURSCHMANN eine nicht unerhebliche Rolle. Die Tatsache, daß vielfach Frauen, die zahlreiche Kinder geboren haben, von der Krankheit betroffen werden, spricht dafür, daß eine gewisse Erschöpfung des endokrinen Systems hier mitspielt. Auch der Morbus Basedow kann sich, wie früher erwähnt, an ein Klimakterium anschließen. Ob sich ein Morbus Basedow oder ein Myxödem entwickelt, muß offenbar in der Konstitution begründet sein bzw. in dem Verhalten der

Hypophyse, die als Folge des Ausfalls der Keimdrüsen sowohl vermehrt wie auch vermindert das thyreotrope Hormon produzieren kann. Im allgemeinen müssen wir jedoch sagen, daß die Hypophyse eine untergeordnete Rolle als Krankheitsursache spielt. Das thyreotrope Hormon hat sich beim Myxödem vermehrt im Blut gefunden, und auch die Tatsache, daß reine Myxödemfälle therapeutisch nicht auf das thyreotrope Hormon ansprechen, deutet darauf hin, daß der primäre Krankheitssitz fast immer in der Schilddrüse selbst gelegen ist und nicht in der Hypophyse bzw. in den nervösen Zentren. Befunde von BAHNER und WEYGAND machen es jedoch wahrscheinlich, daß es „hypophysäre" Myxödemkranke gibt. In 4 Fällen konnten die Autoren kein thyreotropes Hormon im Blut nachweisen und erzielten in einem Fall durch thyreotropes Hormon eine deutliche Besserung. Cerebrale Erkrankungen scheinen in einer Minderzahl ätiologisch eine Rolle zu spielen. RISAK beschrieb z. B. Fälle, die in ihrer Vorgeschichte eine Encephalitis lethargica bzw. Lues cerebrospinalis aufwiesen.

Als weiteres auslösendes Moment muß noch die Ernährung erwähnt werden. CURSCHMANN sah z. B. in der Kriegszeit eine deutliche Zunahme der Myxödemfälle, eine Beobachtung, die auch von anderer Seite bestätigt wurde.

4. Verlauf und Erkrankungsformen. Die Krankheitsentwicklung ist immer langsam und der Verlauf ausgesprochen chronisch. Unbehandelte Fälle siechen, wie die ältere Literatur lehrt dahin, werden schließlich anämisch und kachektisch und erliegen einer sekundären Infektion. Es kommen auch spontane Heilungen vor. Ein Stehenbleiben der Krankheit in einem bestimmten Stadium ist jederzeit möglich. Nach operativer Entfernung der Schilddrüse können sich die ersten Symptome des Myxödems innerhalb von 1—2 Monaten entwickeln. Nicht selten beobachtet man jedoch, daß Jahre zwischen der Schilddrüsenexstirpation und dem Ausbruch des Myxödems vergehen. In diesen Fällen muß man annehmen, daß Reste funktionierenden Schilddrüsengewebes übrig geblieben sind, die erst später einer Atrophie anheimfallen. In seltenen Fällen kann sich ein komatöser Zustand entwickeln, In einem derartigen von CARRIÉ und Mitarbeitern beschriebenen Fall entwickelte sich das Coma während einer Infektionskrankheit. Mit großen Dosen Schilddrüsenhormon war der Zustand nur vorübergehend zu beheben.

HARTOGHE beschrieb als erster die *inkomplette Form*, die CURSCHMANN als „gutartiges, inkomplettes, chronisches Myxödem" bezeichnet. Diese sind sicher sehr viel häufiger als das ausgeprägte Krankheitsbild. Wir fordern heute, daß drei Symptome, die wir von dem vollentwickelten Bild her kennen, vorhanden sein müssen. Sie finden sich vorwiegend bei Menschen der hypothyreoiden Konstitution, d. h. bei kleinen, kurzen, dickhalsigen, etwas fetten und phlegmatischen Personen mit kurzen plumpen Fingern, dickem Handrücken und etwas erniedrigtem Grundumsatz (J. BAUER). Die Kombinationsmöglichkeit der Symptome ist sehr mannigfaltig. So wurden beschrieben Kombinationen von Obstipation mit Adipositas und chronischem Ekzem bzw. Dermatitiden verschiedenster Art oder Muskelschmerzen mit Müdigkeit und Schlaffheit oder Kältegefühl und Menstruationsstörungen mit Haarausfall. BASSLER sah abdominelle Beschwerden, die so stark waren, daß sie sogar die Vornahme einer Blinddarmoperation veranlaßt hatten. Erwähnt seien hier auch die Fälle von chronisch deformierenden Arthritiden, für deren thyreogene Genese die Tatsache spricht, daß sie sich gut durch Schilddrüsenmedikation beeinflussen lassen. Neben der Gelenkerkrankung sollen Empfindlichkeit gegenüber Kälte, Schlafsucht, Mattigkeit, Neigung zu flüchtigen Ödemen und Fettsucht, eine Obstipation und Menstruationsanomalien diesen besonderen Typ der thereogenen Arthritiden charakterisieren. Auch die Frage der *thyreogenen Fettsucht* bedarf hier noch einer Erwähnung. v. Noorden meinte, daß der Mangel an Schilddrüseninkret in diesen Fällen nicht für die Entwicklung eines Myxödems, wohl aber für die einer Fettsucht ausreichend sei. Die Existenz einer thyreogenen Fettsucht ist von anderer Seite jedoch bezweifelt worden, da der myxödematöse Kranke nie fettsüchtig ist. Nervöse Formen des gutartigen Myxödems wurden vor allem von nordischen (Soderberg und Sundberg) und amerikanischen Autoren (Krauss und Mitarbeiter) beschrieben. Es handelt sich um eine Kombination von cerebellaren oder thalamo-striären Symptomen mit Hypothyreoidismus. Zondek beschrieb ein kardiales Äquivalent, das durch Bradykardie, Herzdilatation und Hypertonie charakterisiert ist. Aus dem Ganzen ergibt sich, daß diese inkompletten Formen außerordentlich mannigfaltig sind und besonders in diagnostischer Hinsicht Schwierigkeiten bereiten. Es kann auch durchaus nicht als sicher gelten, ob alle diese verschiedenen Krankheitssymptome, die hier aufgezählt wurden, tatsächlich mit einem Hypothyreoidismus im Zusammenhang stehen. Die Besserung der Symptome nach Schilddrüsenzufuhr ist kein unbedingt schlüssiger Beweis, da hier auch unspezifische Wirkungen, wie die Fettsuchtbehandlung mit Schilddrüsensubstanz lehrt, eine Rolle spielen können.

5. **Prognose.** Die *Prognose* der Erkrankung ist restlos abhängig von der Therapie. Bei ausreichender Therapie verhalten sich die Kranken wie Gesunde. Raven beschrieb einen Fall, der bei ständiger Zufuhr von Schilddrüsensubstanz, 94 Jahre alt wurde.

6. **Diagnose und Differentialdiagnose.** Die Diagnose ausgesprochener Fälle von Myxödem ist nicht schwer. Das Aussehen der Kranken, die Beschaffenheit der Haut, der Klang der Stimme und schließlich der erniedrigte Grundumsatz sichern die Diagnose. Vor einer Überbewertung des erniedrigten Grundumsatzes muß gewarnt werden. Grundumsatzerniedrigung gibt es auch bei Unterernährung und bei hypophysärer Insuffizienz. Doch ist es andererseits sicher nicht möglich, ein Myxödem zu diagnostizieren ohne den Nachweis einer Grundumsatzerniedrigung. Marx macht darauf aufmerksam, daß die Ansprechbarkeit auf Thyroxin in Dosen von 5—10 mg in 15 Tagen eindeutig für ein echtes Myxödem spricht. Das Ödem unterscheidet sich von dem Ödem von Herz- und Nierenkranken durch die ganz universelle Lokalisation und die Tatsache, daß Dellen auf Druck nicht bestehen bleiben. Die Abgrenzung gegenüber der perniciösen Anämie kann bei gleichzeitig vorliegender hyperchromer Anämie sehr schwierig sein. Ich selbst habe einen Fall beobachtet, der 10 Jahre als Perniciosa behandelt wurde. Wie die Sternalpunktion und der therapeutische Erfolg mit Thyreoidin zeigten, lag in Wirklichkeit nur ein Myxödem mit hyperchromer Anämie vor. Schwierigkeiten in der Diagnose bestehen noch für die oben beschriebenen inkompletten Formen. Sie lassen sich häufig mit Sicherheit überhaupt nicht diagnostizieren. Wenn auch nicht unbedingt alle Symptome, die sich auf Schilddrüsentherapie bessern, mit einem Hypothyreoidismus im Zusammenhang zu stehen brauchen, so ist andererseits doch die Schilddrüsenbehandlung in ihrem Erfolg so sicher und eindeutig, daß hier eine Diagnose ex juvantibus gestattet ist. Bei diesen larvierten Formen ist es nur erforderlich, daß man überhaupt daran denkt, daß eine Schilddrüsenstörung zugrunde liegen könnte. Des weiteren müssen wir für die Diagnose fordern, daß mindestens drei für das Myxödem charakteristische Symptome vorhanden sind.

b) Das Myxödem des Kindes.

Das infantile Myxödem ist ebenfalls über alle Länder verbreitet und läßt keine Beziehungen zu Kropf und Kretinismus erkennen. Das weibliche Geschlecht ist auch hier bei weitem bevorzugt.

Bei dem kindlichen Myxödem müssen wir zwei Formen unterscheiden, je nachdem, ob der Schilddrüsenmangel angeboren ist oder sich erst später entwickelt. Zu den bei dem Erwachsenen bereits geschilderten Symptomen treten bei dem Kind noch eine Hemmung der Entwicklung und des Wachstums und ein cerebraler Defekt hinzu. Diese das kindliche Myxödem charakterisierenden Symptome sind in ihrer Intensität von dem Zeitpunkt abhängig, an dem der Schilddrüsenmangel einsetzt (s. Abb. 55).

1. Symptomatologie. Das *Größenwachstum* der Kinder mit Hypothyreoidismus ist stark verzögert. Die Kinder bleiben Zwerge, die pro Jahr nur wenige Millimeter wachsen (s. Abb. 51). Die langen Röhrenknochen sind kurz, plump und fest. Besonders charakteristisch ist das verzögerte Auftreten der Knochenkerne und das Fehlen des Epiphysenschlusses (s. Abb. 52a u. b). Die *Knochenkerne* an Hand und Fuß können noch bis zum 10. Lebensjahr fehlen. Auch die epiphysären Knochenkerne treten verzögert auf und wandeln sich mitunter nie in Knochen um. An den unteren Diaphysenenden beschrieben GÖTZKY und WIELE dunkle, in regelmäßigen Abschnitten übereinandergelagerte Ringe, die sie als Ausdruck einer periodisch auftretenden thyreogenen Hemmung der Knochenbildung auffassen und als „Jahresringe" bezeichnen. Am Schädelknochen ist der Fontanellenschluß verzögert. Es sind Fälle beschrieben, in denen im 20. Lebensjahr noch eine offene Fontanelle gefunden wurde. Die starke Einziehung der Nasenwurzel ist die Folge einer mangelhaften Entwicklung des Keilbeines. Die häufig angelegten Knochen entwickeln sich normal, so daß der Schädel im Verhältnis zu dem kleinen Rumpf zu groß erscheint und durch die eingesunkene Nasenwurzel die charakteristische Form erhält.

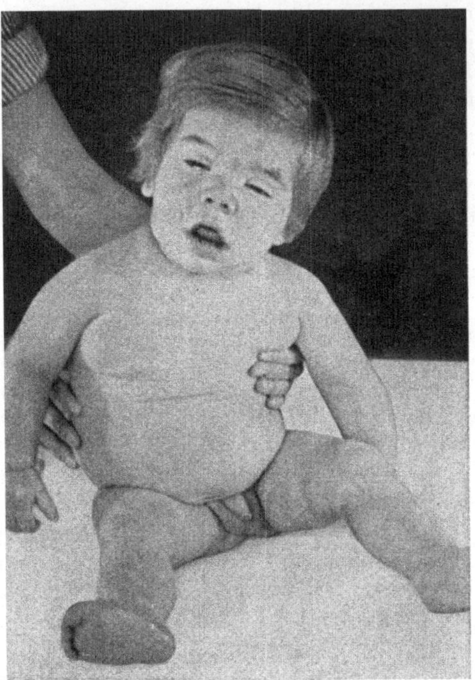

Abb. 51. Kindliches Myxödem.

Weitere charakteristische Änderungen finden sich an dem *Zahnsystem*. Die Milchzähne kommen verspätet zum Durchbruch und sind schlecht entwickelt. Auch der Zahnwechsel tritt verspätet bzw. unvollkommen auf. Doppelte Zahnreihen mit persistierenden Milchzähnen sind nicht selten. Die Zähne stehen weit auseinander, sind geriffelt und ausgezackt und neigen stark zur Caries.

Die *Zunge* ist stark vergrößert und ragt etwas aus dem meist geöffnet gehaltenen Mund heraus. Als Folge des Druckes der vergrößerten Zunge stehen die Zähne nach vorn und außen. Der Gaumen ist steil und in der Mitte rinnenförmig vertieft. Es besteht starker Foetor ex ore mit reichlichem Speichelfluß.

Die Störungen der *Haare* und *Nägel* sind ähnlich wie bei dem Erwachsenen. Die Haargrenze ist tief in die Stirn herabgezogen. Adenoide Wucherungen in Nase und Rachen sind immer vorhanden.

Die *geschlechtliche Entwicklung* bleibt stark hinter der Norm zurück. Die äußeren Genitalien sind klein, Leistenhoden bzw. völlig fehlender Descensus sind die Regel. Beim Mädchen sind die großen Labien nur unvollkommen ausgebildet, so daß sie die kleinen nicht völlig decken. Der Uterus ist hypoplastisch, die Menstruation tritt in unbehandelten Fällen nicht ein. Auch die sekundären Geschlechtsmerkmale entwickeln sich nicht bzw. nur unvollkommen. Der Stimmwechsel bleibt aus, ebenso die Sekundärbehaarung. Die Brustdrüse ist äußerlich meist sehr gut entwickelt. Auch das Becken nimmt die weibliche Form an. Der Sexualtrieb entwickelt sich nicht.

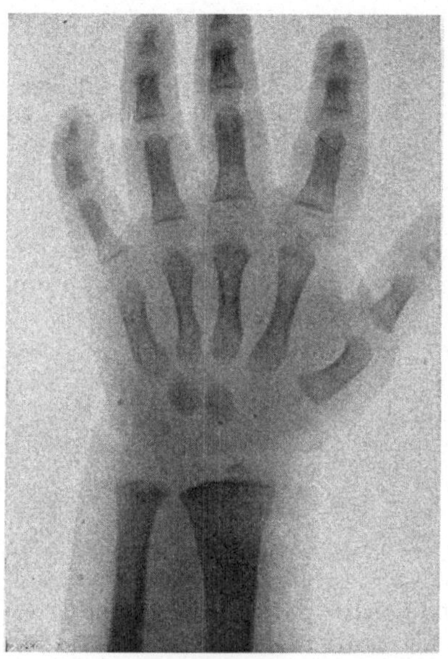

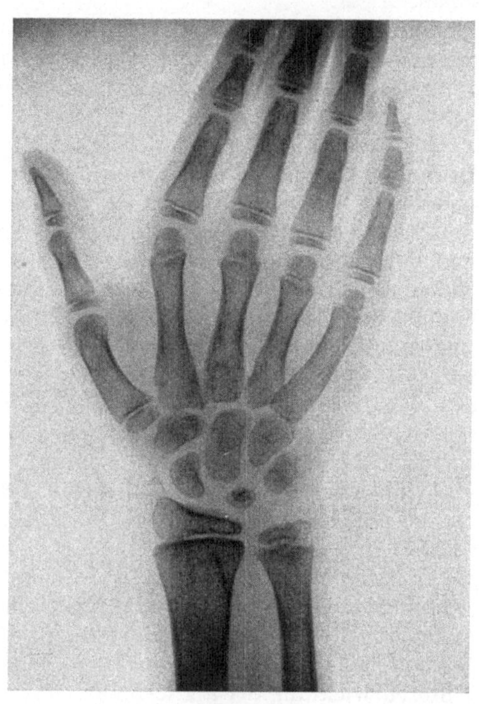

Abb. 52a. Röntgenbild der Hand eines 9jährigen Knaben mit infantilem Myxödem. Außerordentliche Verzögerung der Ossifizierung; nur drei Knochenkerne der Handwurzelknochen.

Abb. 52b. Röntgenbild der Hand eines normalen 9jährigen Knaben. (Nach CURSCHMANN.)

Am auffallendsten sind die *motorischen und geistigen Defekte*. Die Kinder lernen erst spät ihren Kopf halten, sitzen, stehen und laufen. Der Gang ist watschelnd und unbeholfen. Sie sind apathisch und unbeweglich Die Intelligenz kann bis zur völligen Verblödung herabgesetzt sein. Bei schwersten Graden lernen die Kinder nie richtig sprechen und bringen nur mit rauher Stimme einige unartikulierte Laute hervor. Sie sind affektiv stumpf und zeigen keine seelischen Regungen. Bei leichteren Graden oder erst im späteren Lebensalter einsetzendem Schilddrüsenausfall sind diese Änderungen geringfügig. Die Kinder lernen richtig sprechen, wenn auch die geistige Entwicklung verspätet beginnt. KORNFELD und PICHLE schildern die hypothyreotischen Kinder auf Grund ihrer heilpädagogischen Maßnahmen wie folgt: Es bestehen eine schwere Schädigung der psychischen Aktivität, Interessenlosigkeit, Aufmerksamkeits- und Phantasiemangel. Visuelle Eindrücke werden überwiegend aufgenommen und verarbeitet, während die auditive Sphäre eine schwere Schädigung ohne eigentliche Beeinträchtigung des Hörvermögens aufweist. Urteilsbildung, höhere Begriffsbildung und aktive Willensakte sind selten zu erreichen. In manueller Hinsicht sind die Kinder ungeschickt. Das, was an Können und Wissen zu erreichen ist, beruht im wesentlichen auf Nachahmung. Rechenleistungen sind kaum zu erzielen. Einfache mechanische Beschäftigungen sind erlernbar und die Kinder können so in die Lage gesetzt werden, später selbst ihren Lebensunterhalt zu verdienen. In ihrem Charakter sind die Kinder meist gutmütig und friedfertig.

Von den Sinnesorganen ist das *Gehör* am häufigsten gestört, die herabgesetzte Hörfähigkeit wird als Folge einer myxödematösen Weichteilschwellung angesehen.

Die Sehnenreflexe sind lebhaft. Spastische Zustände gehören nicht zu dem reinen Bild der Erkrankung und lassen an eine begleitende degenerative Schädigung des zentralen Nervensystems denken. Auch die Kombination mit Tetanie gehört zu den Ausnahmen.

Die *übrigen Symptome* gleichen weitgehend denjenigen beim Myxödem des Erwachsenen. Die Veränderung der Haut, die trocken, leicht gelblich gefärbt und faltig wird, lokalisiert sich vorwiegend im Gesicht, am Hals und an den Supraclaviculargruben. Der Bauch ist infolge der teigigen Schwellung der Haut und der schwachen Muskulatur stark. vorgewölbt, der Nabel steht tief. Eine Nabelhernie ist immer vorhanden. Geringe Nahrungs- und Flüssigkeitsaufnahme, eine hartnäckige Obstipation und kleine Harnmengen sind weitere Charakteristika. Die Kinder sind meist auch sehr unsauber. Der Grundumsatz ist erniedrigt, die Stickstoffausscheidung herabgesetzt. Die Kreatinausscheidung die bis zur Pubertät physiologisch ist, fehlt, ein diagnostisch unter Umständen gut verwertbares Symptom. Die Körpertemperatur ist niedrig; an den Capillaren findet sich eine Entwicklungshemmung. Die Anämie ist meist stärkeren Grades als beim Erwachsenen. Im weißen Blutbild bestehen Leukopenie, relative Lymphocytose und Eosinophilie. Die Schilddrüse ist kaum zu tasten, ein Kropf besteht nicht.

2. Pathologische Anatomie. Ein völliger Mangel der Schilddrüse wird *pathologisch-anatomisch* nur selten festgestellt. Am häufigsten finden sich bei den angeborenen Formen Schilddrüsenreste am Zungengrund. An der Stelle der Schilddrüse bestehen dann meistens bronchogene Cysten. Auch eine angeborene Unterentwicklung der an normaler Stelle liegenden Schilddrüse kann die Ursache der Erkrankung sein. Die Veränderungen an den übrigen Organen entsprechen denen des Erwachsenen. Am Skeletsystem besteht eine deutliche Hemmung der enchondralen und periostalen Ossifikation. Histologisch findet sich ein kleinzelliger Knorpel mit vermehrten Markkanälen. Das osteoide Gewebe in dem Perichondrium wird völlig vermißt. Die Knorpelgrundsubstanz ist zerklüftet. Die primitiven Markräume sind spärlich und kurz. In den Röhrenknochen findet sich meistens Fettmark.

3. Pathogenese und Ätiologie. Die Erkrankung ist ebenso wie die des Erwachsenen Folge einer verminderten Schilddrüsenfunktion. Die Schilddrüse ist entweder organisch erkrankt oder minder entwickelt. Wir unterscheiden entsprechend eine angeborene Athyreose bzw. Hypothyreose von einer erst nach der Geburt erworbenen. Bei den kongenitalen Fällen handelt es sich um eine primäre Bildungsanomalie. Dafür spricht vor allem der häufige Befund einer heterotopen Schilddrüse am Zungengrund. Eine völlige Athyreose ist äußerst selten, und die Träger sind nicht lange lebensfähig. Nach WAGNER VON JAUREGG braucht nicht immer eine Mißbildung vorzuliegen. Es können auch entzündliche Prozesse in der Embryonalzeit voraufgegangen sein, welche die Schilddrüse zerstört haben. Als Ursache der im Kindesalter erworbenen Erkrankung kommen dieselben ätiologischen Momente in Frage wie bei dem Erwachsenen (in erster Linie Infektionen).

4. Verlauf und Erkrankungsformen. Die Schwere des Zustandes ist abhängig von dem Zeitpunkt, zu dem der Schilddrüsenausfall eingetreten ist. Bei kongenitalem Mangel entwickeln sich die Zeichen des Myxödems im Laufe des 1. Lebensjahres. Die erworbenen Fälle kommen meist in dem 5. Lebensjahr zur Beobachtung. Doch gibt es auch erworbene Erkrankungen, die sich viel früher entwickeln, so daß eine Entscheidung, ob kongenital oder erworben häufig nicht zu fällen ist. Die Kinder mit Thyreoaplasie machen bei der Geburt meist einen normalen Eindruck und zeigen bis zum 5.—6. Monat eine normale Entwicklung. — Im mütterlichen Organismus erhält das Kind noch die nötigen Thyroxinmengen von der Mutter, und auch in der Muttermilch ist noch Thyroxin enthalten.—Zuerst fallen den Eltern die Bewegungsarmut, die Apathie und Stumpfheit, die verminderte Nahrungsaufnahme, der seltene Stuhlgang und die kleinen Harnmengen auf. Dann entwickelt sich das voll ausgeprägte Krankheitsbild mit Makroglossie, erschwerter Nasenatmung und den Hautveränderungen relativ rasch. Die kongenitalen Fälle zeigen einen schweren Verlauf und ausgeprägtere Symptome. Ohne Behandlung bleibt die Sprache völlig aus, und die motorischen wie geistigen Defekte sind hochgradig. Je später das Myxödem auftritt, desto geringer sind die geistigen Störungen und desto mehr gleicht es den Veränderungen des Erwachsenen. Spontane Remissionen sind auch bei angeborenem Myxödem möglich. Die Franzosen kennen noch einen *myxödematösen Infantilismus*, der wie folgt beschrieben wird: Bei den Kranken ist die Größe etwas unter normal; sie haben einen vorstehenden Bauch, blasse Hautfarbe, leicht gehemmte geistige Entwicklung und unternormalen Grundumsatz. Die Kinder zeichnen sich durch größere Kindlichkeit aus und die Pubertätsentwicklung bleibt aus. Die Erfolge der Schilddrüsenbehandlung sind ausgezeichnet.

5. Prognose. Unbehandelte kongenitale Kranke leben meist nur einige Monate bis Jahre. Im wesentlichen ist die Prognose abhängig von der richtigen Erkennung des Zustandes und der möglichst zeitig einsetzenden Therapie (s. S. 213).

c) Der endemische Kretinismus.

Der endemische Kretinismus ist eine an bestimmte Gegenden gebundene Erkrankung, die sich in einer Kombination von Entwicklungshemmungen und regressiven Veränderungen äußert, deren Ursachen zum größten Teil in einer sehr früh einsetzenden Schilddrüseninsuffizienz gelegen sind. Wachstumsstörungen, Kropfbildungen, Taubstummheit und schwere geistige Defekte sind die Symptome der ausgeprägten Fälle.

1. Vorkommen. Der Kretinismus kommt nur in den Gegenden vor, in denen auch der Kropf endemisch ist. In Europa sind dies die Nord- und Südabhänge der Alpen. In der Ost-Westrichtung findet sich ein Maximum im Osten in der Steiermark und im Westen in den Tälern Savoyens. Die deutschen Alpen sind fast frei von der Erkrankung, doch wird über das Vorkommen in den Seitentälern des Schwarzwaldes, der Schwäbischen Alb, am Oberlauf des Neckars und seiner Nebenflüsse und des Mains berichtet. Im Vergleich zu älteren Mitteilungen scheint die Endemie hier jedoch wesentlich zurückgegangen zu sein (WILLER). Auch in Baden, im Thüringer Wald und im Erzgebirge kommen nur noch ganz vereinzelte Fälle vor. Außer in den Alpen gibt es noch Distrikte in Südschweden, nördlich von Oslo, am Nord- und Südhang der Pyrenäen, in den Karpaten, im Ural und am Kaukasus. Afrika und Australien sind frei von der Erkrankung. In Asien kommt sie an den Abhängen des Himalaja und Altaigebirges in Birma, China, Sibirien, auf Ceylon, Sumatra und Java vor. Japan ist frei davon. In Amerika sind Kretingebiete in den Kordilleren, Kolumbien sowie in Kalifornien. In den von der Erkrankung befallenen Gebieten ist ihre

Verbreitung nicht gleichmäßig. Neben stark verseuchten Distrikten finden sich völlig freie Gegenden. Wie beim Kropf sind die mittleren Höhenlagen und die Täler bei ihrem Ausgang in die Ebene bevorzugt. Auch in der Tiefebene, so auf der Donauinsel Schütt, kommt Kretinismus vor. Es handelt sich um eine Erkrankung der Binnenländer, die in Küstennähe nicht zur Beobachtung kommt. Die Häufigkeitsverteilung wechselt: Gegenden, die früher stark befallen sind, können heute frei sein und umgekehrt.

Die Erkrankung findet sich bei beiden Geschlechtern im gleichen Maße. Eine besondere Rassendisposition gibt es nicht, wie die voraufgehende Aufzählung zeigt.

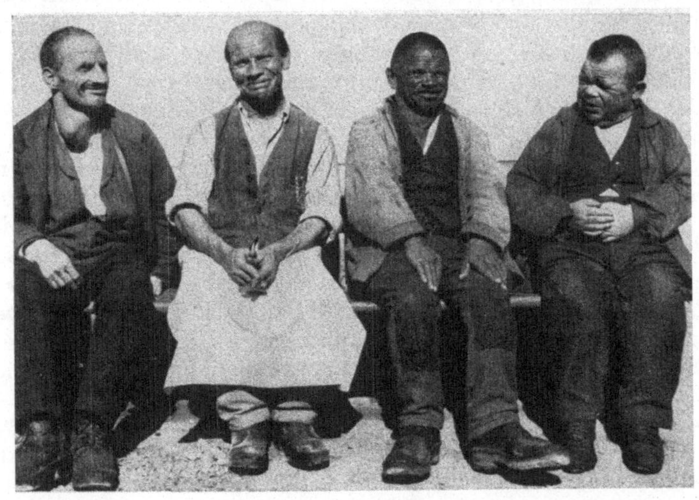

a   b   c   d

Abb. 53 a—d. Gruppe von Kretinen. a, b, c mit Kropf, d ohne Kropf (Anstalt Riggisberg). (Nach F. DE QUERVAIN und C. WEGELIN.)

2. Symptomatologie. Der Kretin ist charakterisiert durch ein eigenartiges, stumpfes, mitunter etwas verschmitztes Gesicht, kleine Statur, leicht vornübergebeugte Haltung, watschelnden Gang, rauh und unschön klingende Sprache, Schwerhörigkeit und mehr oder weniger ausgeprägte geistige Defekte (s. Abb. 53a—d). In dem Aussehen der Kretins besteht selbst in Gliedern ein und derselben Familie eine recht große Differenz, die nach DIETERLE z. B. weit größer ist als beim Myxödem. Je nach der Schwere der Störung unterscheidet man drei Grade, den Vollkretin, Halbkretin und Kretinösen. Über die Schwierigkeiten dieser Einteilung, deren Grenzziehung dem subjektiven Ermessen anheimgestellt ist, wird später noch zu berichten sein. Wichtiger ist, wie DE QUERVAIN betont, die Unterscheidung in Kretins mit und ohne Kropf, da diese beiden Gruppen sich in ihren Symptomen in mancherlei Hinsicht unterscheiden. Die Kardinalsymptome der Erkrankung zeigen in dem Grad ihrer Ausprägung eine große Variation. Eine gesetzmäßige Beziehung zwischen der Schwere der einzelnen Störungen scheint nicht vorzuliegen.

Die Vielgestaltigkeit des Symptomenbildes äußert sich schon in dem *Wachstum*. Bei dem Kretin funktioniert die Schilddrüse noch bis zu einem gewissen, individuell sehr verschiedenen Grad. Daher kommen alle Abstufungen einer thyreogenen Wachstumsstörung vom hochgradigen Zwergwuchs bis zu einem nahezu normalen Wuchs vor. Bei den kropflosen Kretins ist die Wachstums-

störung immer stärker als bei den Kropfträgern. Bei ersteren wird eine Körper-
länge von 1,50 m selten überschritten. In seinen Körperproportionen entspricht
der Kretin keiner Stufe der normalen menschlichen Entwicklung. Nach Finkbeiner besteht eine Verkürzung der Unterschenkel, eine verhältnismäßig große
Rumpflänge, verhältnismäßig kurze Ober- und relativ lange Unterarme. Besonders auffallend ist auch das Mißverhältnis zwischen Längen- und Breitenwachs-
tum. Letzteres überwiegt stark und ist verhältnismäßig wenig gestört. Der
Kopf ist relativ groß.

Die röntgenologische Untersuchung des *Skelets* zeigt die Charakteristika
der thyreogenen Wachstumshemmung. Auch hier finden sich die stärksten Grade
bei den kropflosen Zwergkretins.
Die Epiphysenfugen bleiben bis in
das 2. evtl. auch 3. Lebensjahr-
zehnt offen, und die Knochenkernbildung erleidet eine starke Verzögerung. Das Röntgenbild des
Handskelets im Vergleich zu demjenigen der Norm ergibt hier den
besten und raschesten Aufschluß.
Die Wachstumsstörung betrifft die
einzelnen Knochen nicht gleichmäßig, so daß aus diesem Grunde
ein unproportioniertes Skelet die
Folge ist. Die Wachstumshemmung
kann sich manchmal sogar auf einen
Skeletabschnitt, wie die Schädelbasis, beschränken (Wegelin).

Degenerative *Veränderungen an
den Gelenken* kommen häufig vor.
Das Hüftgelenk ist meist am schwersten gestört, da die Femurkopf-
epiphyse sich nur verzögert bildet.
Als Folge dieser Hemmung kommt
es im späteren Entwicklungs-
alter zu Deformierungen und
Veränderungen, die schweren Arthropathien ähneln, sich aber in

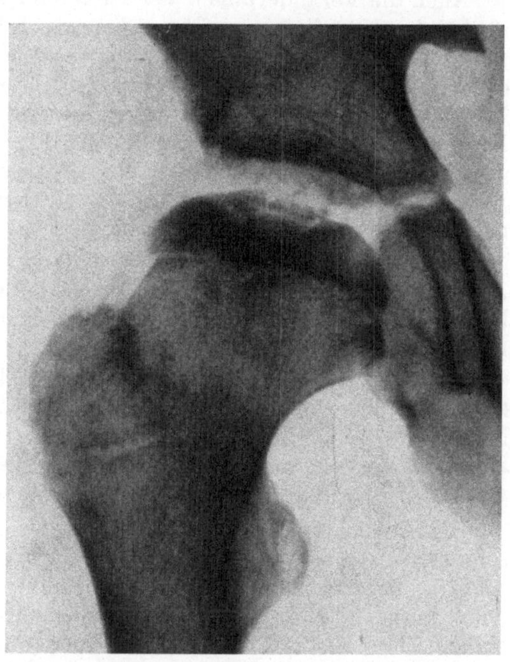

Abb. 54. Kretinenhüfte, der Osteochondritis deformans
juvenilis ähnlich, 16jähriger Kretin mit kleinem Kropf.
(Nach F. de Quervain und C. Wegelin.)

ihrem Verlauf und histologischen Befund von diesem Krankheitsbild unterscheiden (Looser). Man spricht von einer Kretinenhüfte (s. Abb. 54).

Die eigenartige und charakteristische *Gesichtsbildung* beruht auf Besonderheiten der Wachstumsstörung des Schädels in Verbindung mit gewissen Weich-
teiländerungen. Die Verknöcherung der Schädelbasis ist verzögert und ihr
Wachstum geringer als das der Schädelkalotte. Breite und Umfang des Schädels
entsprechen etwa der Norm, seine Länge und Höhe sind vermindert. Der Ge-
sichtsschädel ist relativ klein, niedrig und breit. Die Nasenwurzel ist tief ein-
gezogen, die Jochbeine springen weit vor, ebenso wie der massige Unterkiefer.
Die Weichteile des Gesichtes zeigen ähnliche Verhältnisse, wie wir sie vom
Myxödem her kennen. Sie sind polsterartig verdickt. Die Stirn ist runzelig und
flach, der Haaransatz tief herabgezogen. Die Augen liegen weit auseinander
und erscheinen durch die Verdickung der oberen Augenlider schlitzförmig. Die
Weichteilschwellung ist in der Wangengegend besonders ausgeprägt. Die Nase
sitzt mit breitem Rücken flach auf. Die Nasenflügel sind breit und dick. Diese

Gesichtsbildung ist bei den kropflosen Kretins stärker ausgeprägt als bei den Kropfträgern. Bei letzteren kommen Rasse und Familieneigentümlichkeiten in der Gesichtsbildung durchaus noch zur Geltung.

Die 1. und 2. *Dentition* erfolgt stark verzögert. Die verspätet gebildeten Zähne stehen leicht nach außen vor, als Folge der etwas großen und plumpen Zunge. Die Zahnformen sind wenig differenziert und die einzelnen Zähne mißfarben und geriffelt. Stellungsanomalien und persistierendes Milchgebiß, das zu doppelten Zahnreihen führt, sind häufig. Die besondere Neigung zu Zahncaries, die von früheren Untersuchern wiederholt betont wurde, wird neuerdings bestritten.

Auch die Veränderungen der *Haut* sind bei kropflosen Kretinen ausgeprägter als bei den Kropfträgern. Sie verlieren sich bei beiden im vorgeschrittenen Alter. Es finden sich die vom Myxödem her bekannten Änderungen, unter Bevorzugung des Gesichtes, der Supraclaviculargruben und der oberen Extremitäten. Zur Zeit des Pubertätsalters treten diese Änderungen zurück, und die Haut des älteren Kretins ist trocken, leicht gelblich bis braun gefärbt, stark schuppend und auf der Unterlage stark verschieblich. Auf der Stirn bestehen regelmäßig einige Querfalten, die zusammen mit der trockenen Beschaffenheit und dem leicht gelblichen Kolorit dem Gesicht einen alten Ausdruck verleihen.

Das *Haar* ist trocken und ohne Glanz, ausgesprochen borstig und fast ohne Ausnahme von dunkler Farbe. Die Augenbrauen sind ebenso wie die Sekundärbahaarung spärlich. Auch diese Änderungen sind bei kropfigen Kretinen weniger vorhanden.

Die *Muskulatur* ist mangelhaft entwickelt und wenig leistungsfähig. Die leicht vornüber geneigte Haltung, der schlurfende Gang, die Neigung zu Bauchbrüchen zeigen die Muskelschwäche an. Doch können Kretins andererseits durchaus Muskelarbeit verrichten. Auch hier zeigen die Kropfträger den leichteren Grad der Störung.

Die Angaben über die Häufigkeit des *Kropfes* bei Kretinismus differieren sehr stark. In den einzelnen Endemiegebieten bestehen offenbar große Unterschiede. Bei mindestens der Hälfte besteht ein Kropf. Ein Teil hat eine anscheinend normale, ein weiterer eine überhaupt nicht palpable Schilddrüse. Ein einheitliches Verhalten gibt es demnach nicht. Von der Athyreose bis zum exorbitant großen Kropf kommen alle Übergänge vor.

Die *genitale Entwicklung* ist bei beiden Geschlechtern und auch hier wieder bei den kropflosen Kretins stärker gehemmt als bei den Kropfträgern. Eine Pubertätsentwicklung gibt es kaum. Die Schambehaarung kann fast ganz fehlen. Die äußeren Genitalien bleiben klein und unterentwickelt. Der Geschlechtstrieb ist bei Vollkretins gleich Null. Dies gilt mehr für die Männer als für die Frauen, bei denen es mit der Pubertät zum Auftreten von Menstruationen kommt, die aber nie zu einem regelmäßigen Zyklus führen. In leichteren Fällen von Kretinismus kann Gravidität auftreten, die normal abläuft. In dem Maße, wie die übrigen Störungen (Wachstum usw.) geringfügiger sind, ist auch die Sexualentwicklung und Betätigung der Norm mehr genähert. Halbkretins können Kinder bekommen, doch kann das allgemein verengte Becken Geburtsschwierigkeiten machen.

An der *Hypophyse* haben sich histologische Änderungen gefunden, über die später berichtet werden soll. Die Sella ist häufig etwas groß. Sonstige Zeichen einer Funktionsstörung der Hypophyse bestehen nicht, es sei denn, daß die fehlende Genitalentwicklung mit der Hypophyse im Zusammenhang steht, worüber sich noch nichts Sicheres aussagen läßt.

Die *inneren Organe* zeigen kein besonderes Verhalten. Stuhlträgheit und Obstipation sind sehr häufig. Die vom Myxödem bekannten Herzstörungen fehlen meistens. Das Herz ist klein, das Elektrokardiogramm normal, im Kymogramm findet man eine verminderte Herzbewegung im Spitzengebiet, die als Ausdruck einer konstitutionellen Minderwertigkeit und raschen Ermüdbarkeit gewertet wird. Das *Gefäßsystem* ist hypoplastisch. $^4/_5$ der Fälle zeigen ganz undifferenzierte Capillaren, doch ist dieser Befund nicht charakteristisch, da sich ähnliche Änderungen auch bei Schwachsinnigen anderer Art gefunden haben. Ihre Abhängigkeit von der Schilddrüsenfunktion, wie sie von JAENSCH und Mitarbeitern angenommen wurde, ist noch strittig.

Im *Blutbild* findet sich eine geringgradige sekundäre Anämie mit gleichmäßiger Herabsetzung von Hämoglobin und Erythrocyten. Im weißen Blutbild überwiegen bei kropfigen Kretins die Lymphocyten (WYDLER).

Der *Jodgehalt* des Blutes ist bei Kretinen um die Hälfte niedriger als bei gesunden Kontrollpersonen des Endemiegebietes. Auch bei Belastungen wird der niedrige Jodspiegel festgehalten. Der Blutjodgehalt stellt sich offenbar nach dem Bedarf der Schilddrüse ein. Das Kropfvenenblut bei Kretinen zeigt im Gegensatz zu dem beim Basedow und beim gewöhnlichen Kropf biologisch keine Thyroxinwirkungen. Das Kretinenblut enthält die antithyreotoxischen Substanzen in erhöhtem Maße (s. S. 156).

Der *Sauerstoffverbrauch* ist bei Kretins, soweit sie sich überhaupt untersuchen lassen, in der Regel vermindert gefunden worden. Bei Kropflosen ist er stärker herabgesetzt als bei Kropfträgern, doch bei beiden selten so stark wie beim Myxödem. Auch die übrigen Stoffwechseländerungen ähneln denen beim Myxödem. Die etwas erniedrigte Stickstoffausscheidung steigt jedoch nach Schilddrüsenzufuhr nicht an. Die Empfindlichkeit gegenüber Insulin infolge träger Glykogenmobilisierung findet sich in demselben Maße wie bei Hypothyreose.

Die Prüfung des *Nervensystems* stößt wegen der geistigen Defekte häufig auf Schwierigkeiten. Die Sensibilität der Haut für Berührung und Schmerz ist herabgesetzt. Die Sehnenreflexe sind lebhaft und gesteigert. Die Statik und Motorik zeigen nie eine derart feine Ausbildung wie beim Gesunden. Dies äußert sich bereits in der charakteristischen Haltung. Der Kopf des Kretins sinkt leicht nach vorne, die Arme hängen schlaff herab. Der Gang, der mehr einem Vorwärtsschieben gleicht, ist watschelnd. Kopf und Rumpf wackeln im Tempo des Gehens mit. Der Bauch wird nach vorn gestreckt, das Becken nach hinten gehalten und die Beine sind leicht gebeugt. Dieser charakteristische Gang ist beim Zwergkretin ohne Kropf ausgeprägter als beim Kropfträger. Er ist zum Teil durch die arthropathischen Änderungen des Hüftgelenkes bedingt, zum Teil Folge der neuro-muskulären Störung; denn er wird auch bei intaktem Hüftgelenk in ähnlicher Weise beobachtet. Auch alle willkürlichen Bewegungen sind plump und tapsig. Sie werden langsam und ohne Affekt ausgeführt. In ganz schweren Fällen lernen die Menschen überhaupt nicht gehen, sondern bewegen sich nur kriechend fort. Automatismen, choreatische, tetanische oder epileptische Krämpfe gehören nicht zum eigentlichen Bild des Kretinismus. Tetanische Symptome wurden nur von MCCARRISON im Himalaja-Gebiet beobachtet, aber nie in europäischen Endemiegebieten.

Unter den Störungen der *Sinnesorgane* sind die Herabsetzung des Gehörs und die Sprachstörung, die bis zur völligen Taubstummheit gehen können, ein besonders wichtiges und charakteristisches Symptom. Von völliger Taubheit bis zu annähernd normalem Hören kommen alle Abstufungen vor. Nach BIRCHER ist bei 80% aller Taubstummen der Schweiz der Kretinismus die Ursache. Nach WYDLER zeigte nicht einer der von ihm untersuchten 111 Kretinen normales

Gehör mit normaler Sprache. Die Taubheit kann bei larvierten Formen das hervorstechende Symptom sein. Der Grad der Hörstörungen geht mit der Schwere der sonstigen Erkrankung nicht parallel. Nach den Untersuchungen von SIEBERMANN und NAGER liegt die Ursache für die Gehörstörung in Veränderungen des Mittelohres. Entwicklungshemmungen in den corticalen Zentren können auch eine Rolle spielen (FALTA). Die Sprache ist monoton, die Artikulation unscharf und verwaschen. Hörvermögen, Sprachvermögen und Intelligenz hängen eng zusammen. Bei stärkerer Gehörstörung und noch leidlicher Intelligenz ist ein recht befriedigendes Sprachvermögen durch Erziehung möglich. Bei relativ gutem Gehör und starkem Intelligenzdefekt bleibt auch die Sprache sehr unvollkommen und kann in schweren Fällen auf völlig unartikulierte Laute beschränkt bleiben. Wie der ganze motorische Apparat, so ist auch die Motorik der Sprechbewegung plump, verlangsamt und vergröbert. Hierzu kommt die Einengung der Empfänglichkeit für Sinnesreize und die Einengung der seelischen Fähigkeiten.

Der Gesichtssinn ist meist normal, Augenhintergrundsveränderungen fehlen. Ein Strabismus kommt nicht selten vor.

Der Grundzug der *Psyche* des Kretins ist der geistige Torpor, d. h. der Mangel an Aktions- und Reaktionsbereitschaft in intellektueller wie seelischer Hinsicht (WAGNER VON JAUREGG). DE QUERVAIN schildert den Kretin wie folgt: Er läßt jede Unternehmungslust und Aktivität vermissen. Er ist ausgesprochen konservativ und beharrend und hält an allem einmal Erlernten hartnäckig fest. Bei komplizierteren Leistungen versagt er. In der Schule können Lesen, Schreiben und Religion ganz gut erledigt werden. Das Rechnen stößt aber immer auf Schwierigkeiten. Das Festhalten an dem einmal Erlernten zeigt sich auch in einem meist guten Gedächtnis besonders für Personen. Das gute Ortsgedächtnis wird immer wieder hervorgehoben. Auch der taubstumme Kretin findet sich ohne Schwierigkeiten wieder zu seinem Aufenthaltsort zurück. Die Hauptquelle des Lernvermögens ist der Nachahmungstrieb. Der Kretin zeigt weiter einen ausgesprochenen Sammeltrieb, der sich aber häufig auf völlig unsinnige Dinge erstreckt. Im Gegensatz zu der sonstigen Trägheit zeigen Kretins gelegentlich Schlagfertigkeit und Mutterwitz.

In affektiver Hinsicht sind sie wenig ansprechbar, doch zeigen sie für erwiesene Wohltaten eine deutliche Dankbarkeit und ein gutes Gedächtnis. Im übrigen leben sie möglichst für sich still und zufrieden dahin, ohne Alltagssorgen und völlig unbekümmert um ihren Lebensunterhalt und ihre Zukunft. Soweit sie zu Arbeitsleistungen fähig sind, wird die Arbeit ohne Eifer und innere Anteilnahme geleistet. Die sexuelle Erregbarkeit ist bei Männern sehr gering. Bei nicht zu schwer gestörten Frauen etwas größer, doch sind auch bei diesen Muttertrieb und Mutterinstinkte schlecht entwickelt, so daß etwa vorhandene Kinder in jeder Hinsicht vernachlässigt werden. Eine Pubertätsentwicklung mit ihren ganzen seelischen Umstellungen kennt der Kretin nicht, wie überhaupt sein Leben sehr gleichmäßig dahingeht ohne das Auf und Ab der Lebensphasen des Gesunden.

Zwischen den Kretins mit und ohne Kropf besteht auch in psychischer Hinsicht insofern ein Unterschied, als erstere eine allgemeine Herabsetzung der geistigen Fähigkeiten aufweisen, den typischen thyreogenen Schwachsinn zeigen und in schweren Fällen, wie DE QUERVAIN es ausdrückt, „kurzweg ein Trottel" sind. Der Zwergkretin zeigt ein verschmitzt fröhliches Aussehen, Schlagfertigkeit und Mutterwitz.

3. Pathologische Anatomie. Für den Kretinismus charakteristische Veränderungen der histologischen Schilddrüsenstruktur gibt es nicht. Das gemeinsame Kennzeichen der mannigfaltigen Formen sind degenerative Zeichen des Drüsengewebes, verbunden mit Atrophie und Sklerose. Bei kropflosen Kretinen findet sich die Schilddrüse stark untergewichtig. Histologisch zeigt sie sehr kleine Follikel, Degenerationszeichen im Kern und Protoplasma der Drüsenzellen und eine ausgesprochene Bindegewebsvermehrung. Bei älteren Kretins findet sich reichlich Fettgewebe als Ersatz des untergegangenen Drüsengewebes. Fast in jeder Drüse finden sich regenerative Epithelwucherungen in Form von kleinen Drüsenbläschen, die in ihrem Zentrum Kolloid enthalten. Aus diesen können sich typische, scharf begrenzte Adenomknoten entwickeln. Der Kretinenkropf ist fast immer knotig und nur selten diffus. In dem Epithel der Kropfknoten kommen dieselben degenerativen Erscheinungen an den Zellen und dieselbe Bindegewebsvermehrung zur Beobachtung wie in der kropffreien Kretinenschilddrüse. Kolloide Knoten sind sehr viel seltener. Bei den seltenen Fällen von Struma diffusa handelt es sich meistens um parenchymatöse Strumen mit kleinfollikulärem Bau. Klinisch sind diese Fälle leichter und zeigen keine sehr ausgesprochenen Wachstumsstörungen. In der Kretinenschilddrüse sind demnach alle Zeichen einer verminderten, doch nicht die einer völlig aufgehobenen Funktion vorhanden. Man darf wohl annehmen, daß die Kropfknoten zum Teil noch in der Lage sind, Thyroxin zu bilden und daß sich daher der Unterschied zwischen den Kretinen mit und ohne Kropf erklärt. Auch der Jodgehalt und das Verhalten bei der biologischen Prüfung zeigen an, daß die Funktion der Drüse wohl wesentlich herabgesetzt, doch nicht völlig aufgehoben ist.

Die charakteristischen Änderungen des *Skelets* wurden schon in dem klinischen Teil beschrieben. Histologisch findet sich die Knorpelwucherungszone vermindert bzw. völlig aufgehoben. Die vom Knochenkern ausgehende Ossifikation ist verlangsamt und unregelmäßig. Die Ursache der Deformierungen der Gelenke liegt in Erweichungsprozessen des nicht verknöcherten Knorpels. Die gesamten Befunde am Skeletsystem unterscheiden sich in nichts von der Athyreose.

Die *Hypophyse* ist vergrößert und zeigt histologisch breite Str änge von Hauptzellen, die in ihrem Aussehen an Schwangerschaftszellen erinnern und degenerative Zeichen, ähnlich denen der Schilddrüse, erkennen lassen. Das Bild gleicht auch hier dem bei Athyreose. Die *Thymusdrüse* bildet sich vorzeitig zurück, die *Nebennieren* sind etwas klein, ebenso wie die *Nebenschilddrüse*, aber in ihrer histologischen Struktur normal. Der *Hoden* ist bei jugendlichen Kretins stark unterentwickelt, bleibt auf infantiler Stufe stehen und zeigt später Atrophie und Fibrose. Es kann bis zu einem gewissen Grad zu einer Spermatogenese kommen. Die männlichen Geschlechtsorgane zeigen ebenso wie die weiblichen eine Hypoplasie. Letztere ist aber bei Frauen nie so hochgradig wie beim Mann. Der *Eierstock* enthält normale Primordialfollikel. Eine gewisse Zahl von Eiern kommt in der Regel zur Reifung. Es besteht aber eine Neigung zur kleincystischen Degeneration.

Die Ursache der Schwerhörigkeit liegt in einer Verengerung der beiden knöchernen Fenster, in einer ungleichmäßigen Form und vergröberten Gestalt der Gehörknöchelchen mit zum Teil knöcherner Verbindung untereinander und einer Verdickung der Schleimhäute des Mittelohres. Es können aber auch jegliche Veränderungen vermißt werden, so daß die Ursache der Schwerhörigkeit sicher auch zum Teil in einer zentralen Störung gelegen sein muß.

Das Gehirngewicht bleibt beim männlichen Kretin unter der Norm, beim weiblichen ist es normal. Makroskopisch sind die Änderungen geringgradig, bis auf einen Hydrocephalus, der recht häufig ist. Histologisch finden sich die Zeichen einer Entwicklungshemmung, die in das letzte Drittel der Fetalzeit verlegt werden muß, in Kombination mit chronisch regressiven Störungen (LITMAR, WEGLEIN).

Abgesehen von der Schilddrüse zeigen also die übrigen Organe Entwicklungshemmungen mit vorzeitigen degenerativen Prozessen. „So erklärt sich die eigentümliche Mischung kindlicher und greisenhafter Merkmale bei vielen Kretinen."
(WEGELIN.)

4. Ätiologie und Pathogenese. Zwischen dem endemischen Kretinismus und
dem Kropf bestehen enge Beziehungen. Die beiden Störungen werden nach
PFAUNDLER an demselben Individuum 41mal häufiger angetroffen als zu erwarten gewesen wäre, wenn sie direkt oder indirekt nichts miteinander zu tun
gehabt hätten. Man spricht von „Syntropie". Aber nicht in jeder Kropfgegend
finden sich Kretine. Diese kommen nur in schweren Kropfendemien zur Beobachtung. Die Frage nach der Ätiologie des Kretinismus ist also mit der Frage
nach der Ätiologie des Kropfes eng verknüpft. Das *Kropfproblem* hat Ärzte
und Wissenschaftler seit Jahrzehnten beschäftigt, und es ist unmöglich im
Rahmen dieser Darstellung näher auf diese Frage einzugehen. Wenn wir versuchen, in Kürze die wichtigsten Punkte unserer heutigen Anschauung heraus-
zuarbeiten, so ergibt sich, daß als Ursache des Kropfes und damit auch als eine
Ursache des Kretinismus eine Noxe angenommen wird, die an bestimmte geo-
logische Verhältnisse gebunden ist. Nach den Untersuchungen von EUGSTER
geht die Ortsbindung sogar soweit, daß es bestimmte Häuser gibt, in denen die
Bewohner, und zwar ausschließlich die des Erdgeschosses, kropfig erkranken.
Worin die Noxe beruht, ist heute noch nicht zu entscheiden. Das Wasser
und der Jodgehalt der betreffenden Gegend sind immer wieder angeschuldigt
worden. In letzter Zeit wird der Radioaktivität des Bodens eine große Bedeutung
zugeschrieben (LANG). Auf diese Fragen kann hier nicht näher eingegangen
werden.

Da der Kretinismus, wie wir gesehen haben, eine Reihe von Störungen aufweist,
die ihren Beginn in der Fetalzeit haben, müssen wir schließen, daß die Kropfnoxe
bereits im intrauterinen Leben schädigend einwirkt. Die Tatsache, daß es sich
beim Kretinismus um eine scheinbar angeborene Erkrankung handelt, hat früher
zu der Annahme geführt, daß ein Erbleiden vorliege, zumal es einige abgelegene
Ortschaften mit längerdauernder Inzucht gibt, in denen Kropf und Kretinismus
gehäuft auftreten. Insbesondere die Untersuchungen von EUGSTER haben jedoch
gezeigt, daß Erbeinflüsse mit Sicherheit abzulehnen sind. Sie haben lediglich
auf den Verlauf und die Form der kropfigen Erkrankung bzw. des Kretinismus
einen Einfluß. Die Tatsache, daß Kropf und Kretinismus in ein und derselben
Familie gehäuft auftreten, ist nur Ausdruck dafür, daß alle Familienmitglieder
in demselben Maße von der Kropfnoxe getroffen werden. Den äußeren Lebens-
und Wohnungsverhältnissen kann ein gewisser Einfluß nicht abgesprochen
werden. Unhygienische Lebensverhältnisse, Abschluß von Licht, Luft und
Sonne wirken auf die Entwicklung des Kretinismus begünstigend. Auch Nah-
rungsfaktoren wurden in Erwägung gezogen, insbesondere seitdem man weiß, daß
sich im Tierversuch ein Kropf durch bestimmte Ernährungsformen erzielen läßt.

Im klinischen Bild des Kretinismus prägt sich die Unterfunktion der Schilddrüse sehr deutlich aus. Dies steht auch in Übereinstimmung mit den histologischen Befunden. Die Wachstumsstörungen, die Hautveränderungen und die
geistigen Defekte gleichen völlig denen, wie sie beim angeborenen Myxödem
vorkommen. Lediglich die Gehörstörung ist ein Symptom, für das es beim
Athyreoten keine direkte Parallele gibt. Trotzdem kann kein Zweifel darin
bestehen, daß eine Schilddrüsenminderfunktion die Hauptursache des Kretinismus darstellt.

Die Kropfnoxe muß also intrauterin in erster Linie die Schilddrüse schädigen.
Ob sie außerdem noch eine Schädigung anderer Organe auslöst, die also der

Schilddrüsenschädigung gleichzuordnen ist, ist eine offene, heute noch nicht mit Sicherheit zu entscheidende Frage. Dies gilt in erster Linie für die Gehörstörungen, die ihrem Wesen nach am schwersten zu erklären sind.

5. Verlauf, Prognose und Erkrankungsformen. Der Kretinismus hat nach dem oben Gesagten in einer angeborenen Störung der Schilddrüse seine Ursache. Trotzdem ist es schwer, die Erkrankung bereits in den ersten Lebensjahren zu erkennen. WAGNER VON JAUREGG gibt als Kriterien Sattelnase, Makroglossie, Hautschwellungen, Kropf und Ekzembildung an. Im 2. und 3. Lebensjahr fallen die fehlende Zahnentwicklung, das Ausbleiben der Sprache und die mangelnden motorischen Fähigkeiten auf. Häufig wird jedoch die Krankheit erst mit dem Schulalter erkannt. Der Ablauf der Erkrankung ist, wie schon früher betont, sehr gleichförmig. Spontane Besserungen sind nicht zu erwarten. Die Schwere der Störung hängt mit dem Grad der erhaltenen Schilddrüsenfunktion auf das engste zusammen.

Die Lebenserwartung des Kretins ist kaum kleiner als die des Gesunden. Besonders der in Anstalten untergebrachte Kranke kann ein hohes Alter erreichen und zeigt keine besondere Disposition zu bestimmten Krankheiten.

Die Mannigfaltigkeit des klinischen Bildes legt es nahe, verschiedene Formen der Erkrankung zu unterscheiden. Man spricht von Vollkretinen, Halbkretinen und Kretinösen, wobei man sich aber dessen bewußt sein muß, daß die Übergänge fließend sind und sich für die einzelnen Formen keine scharfen Grenzen aufzeigen lassen. DE QUERVAIN bevorzugt die Einteilung nach dem sozialen Verhalten und der praktischen Verwendbarkeit. Er unterscheidet 3 Grade. Der 3. Grad steht auf einer solchen Stufe, daß der Kretin, wenn er nicht künstlich am Leben erhalten würde, zugrunde ginge. Der Kretin 2. Grades ist unter Anleitung und Aufsicht zur einfachen Arbeitsleistung fähig; der Kretin 1. Grades lernt Lesen und Schreiben und ist imstande, ein leichtes Handwerk auszuüben. Auf den Unterschied zwischen kropflosen und kropfigen Kretinen ist im klinischen Teil wiederholt hingewiesen worden. Beide unterscheiden sich durch den Grad der Schilddrüsenstörung, die bei dem Kropflosen größer ist als bei dem Kropfträger. Die Schwere des geistigen Defektes steht hiermit in keinem unmittelbaren Zusammenhang, wohl aber der Grad der Wachstumsstörung wie überhaupt die myxödematösen Veränderungen.

6. Diagnose und Differentialdiagnose. In den ausgeprägten Fällen, zumal in einem Endemiegebiet, stößt die Diagnose des Kretinismus kaum auf Schwierigkeiten. Sie kann nur in den ersten 2—3 Lebensjahren schwierig sein. Diagnostische Schwierigkeiten können in leichteren Fällen entstehen, doch führen hier die Zugehörigkeit zu einem Endemiegebiet und eine kropfige Erkrankung der Mutter oder der Geschwister häufig auf den richtigen Weg.

Die Abtrennung von anderen Wachstumsstörungen ist meist leicht möglich. Der angeborene Zwergwuchs führt zu einem kleinen, aber wohl proportionierten und im übrigen normal entwickelten Individuum. Der hypophysäre Zwerg ist grazil und bleibt auf kindlicher Stufe stehen. Die Intelligenz bleibt normal. Der rachitische Zwerg weist Verkrümmungen der Knochen auf, doch gibt es auch rachitische Kretine. Der Infantilismus ist durch ein Verharren auf infantiler Stufe ohne Intelligenzstörungen gekennzeichnet. Der chondrodystrophische Zwerg zeigt die für ihn charakteristischen kurzen und verbogenen Extremitäten. Die Knochenkernbildung und die Verknöcherung der Epiphysenfugen sind normal. Von anderen Schwachsinnsformen unterscheidet sich der Kretinismus durch die Trägheit und Langsamkeit der Bewegungen und des seelischen Ablaufes.

7. Therapie. Den Hauptanteil der Therapie des Kretinismus beansprucht die Prophylaxe. Die oben angedeuteten Zusammenhänge zwischen dem sozialen Milieu und den allgemeinen hygienischen Verhältnissen lassen zunächst die Forderung aufstellen, für Besserung der hygienischen Verhältnisse zu sorgen. Es hat sich z. B. gezeigt, daß das Vordringen der Zivilisation in entlegene Täler zu einem Rückgang des Kretinismus geführt hat. Auch die Besserung der Wasserversorgung und der Lebensmittelversorgung hat einen Einfluß gehabt, doch waren die Ergebnisse all dieser Bemühungen letzten Endes unbefriedigend.

Die Jodprophylaxe ist heute der wichtigste Faktor im Kampf gegen Kropf und Kretinismus geworden. Wieweit man auch über die Jodmangeltheorie des Kropfes verschiedener Meinung sein kann, so sind doch rein praktisch gesehen die Erfolge der Jodzufuhr außerordentlich gut. Besonders wichtig ist der Befund von WEGELIN, daß die Schilddrüsen Neugeborener von Müttern, die während ihrer Schwangerschaft Jod genommen haben, ein histologisch normales Bild zeigen und ihrem Gewicht nach der Schilddrüse kropffreier Gegenden gleichen. Hieraus darf also geschlossen werden, daß die Jodbehandlung der Mutter sich günstig auf die Schilddrüse des Fetus auswirkt und so gerade an demjenigen Punkt der Entwicklung eingreift, an den wir den Beginn der kretinösen Erkrankung legen müssen. WAGNER VON JAUREGG hat über eine Mutter von 4 Kretinen berichtet, die nach einer Jodprophylaxe während der 5. Gravidität ein gesundes Kind bekam. Die erforderliche Joddosis wird mit 60—120 γ, das ist etwa 1—2 γ pro Kilogramm Körpergewicht, angegeben. Wie die Beobachtungen in der Schweiz und in der Steiermark ergeben, ist auch die postnatale Jodzufuhr mit täglichen Jodgaben von 150—450 γ von Bedeutung. Über die Erfahrungen mit Jodkochsalz (5 mg pro Kilogramm) läßt sich noch kein abschließendes Urteil abgeben, doch steht nur so viel fest, daß durch das Vollsalz kein Schaden gestiftet wurde, wie es bei hohen Joddosen möglich und auch tatsächlich geschehen ist.

Da der Kretinismus kein Erbleiden ist, erübrigt sich eigentlich die Forderung der Sterilisation. Es sei denn, daß man Halbkretine — Vollkretine sind sowieso nicht fortpflanzungsfähig — an der Erzeugung von Nachkommenschaft hindern will, da sie nicht in der Lage sind, ihre evtl. normalen Kinder richtig zu erziehen.

Die therapeutische Beeinflussung des bereits ausgebildeten Kretins ist schwierig. Erzieherische Maßnahmen ermöglichen im bescheidenen Rahmen, aus den Kranken existenzfähige Menschen zu machen, doch bleiben die Erfolge immer sehr begrenzt. Auch die Beeinflussung der Kranken durch Schilddrüsentherapie ist nicht allzu aussichtsreich, da die einmal durch Entwicklungshemmung bereits intrauterin bedingte Störung nicht mehr rückgängig gemacht werden kann. Auch die früher vielfach versuchte Drüsenimplantation hat zu keinen Dauerresultaten geführt. In erster Linie kann man mit einer Rückbildung der myxödematösen Symptome rechnen. Ähnlich wie bei der Athyreose ist auch hier das Einsetzen einer möglichst frühzeitigen Therapie zu fordern. WAGNER VON JAUREGG hat als erster eine orale Schilddrüsenbehandlung des Kretinismus mit 0,3 bis 1,0 g durchgeführt. Er beobachtete einen Rückgang der myxödematösen Symptome und eine teilweise Aufhebung der Wachstumsstörung. Bis zu einem gewissen Grad fand sich auch eine Beeinflussung der allgemeinen Regsamkeit und Aktivität, doch ist die Wirkung mit derjenigen beim Myxödem, soweit sie die Schnelligkeit des Wirkungseintrittes als auch die Nachhaltigkeit des Erfolges angeht, nicht zu vergleichen. „Das Gesamtresultat auch der peroralen Substitutionstherapie ist äußerst bescheiden" (DE QUERVAIN).

D. Therapie und Schilddrüsenhormon.
I. Allgemeine Richtlinien.

In der therapeutischen Anwendung von Schilddrüsensubstanz befinden wir uns auf einem bereits durch jahrzehntelange Erfahrung gesicherten Boden. Die Therapie stößt auf keinerlei Schwierigkeiten, wenn über die wichtigsten pharmakologischen Tatsachen, die hier noch einmal kurz zusammengefaßt werden sollen, Klarheit besteht.

Schilddrüsensubstanz ist, oral gegeben, voll wirksam, Thyroxin nicht, infolge seiner schlechten Wasserlöslichkeit und Resorbierbarkeit. Die therapeutische Breite des reinen Thyroxins ist enger und die Verträglichkeit daher schlechter als die der Schilddrüsensubstanz. Die Wirkungen der Schilddrüsensubstanz und die des Thyroxins tritt nicht sofort ein, sondern erst nach Ablauf von 2—3 Tagen. Nach Absetzen der Medikation wirkt sie über Tage bis Wochen nach. Es ist ein Fall von Myxödem beobachtet worden, in dem nach einer einmaligen Thyroxininjektion der Grundumsatz anstieg und erst nach 50 Tagen wieder den Anfangswert erreichte. Diese Eigenschaft des Schilddrüsenhormons ist praktisch außerordentlich wichtig, da sie zeigt, daß nach Absetzen der Medikation noch mit einer sich mindestens über mehrere Tage erstreckenden Wirkung gerechnet werden muß. Die individuelle Empfindlichkeit gegenüber dem Thyroxin ist sehr verschieden, so daß sich allgemeine Regeln über die Dosierung schwer aufstellen lassen. Kinder vertragen relativ höhere Dosen als Erwachsene. Durch Schilddrüsenzufuhr wird die Schilddrüse des Versuchstieres stillgelegt und weist deutliche Zeichen einer Unterfunktion auf. Eine Aktivierung durch Thyroxin ist nicht möglich. Das stimmt auch mit der Tatsache überein, daß bei Überdosierungen beim Menschen die Basedow-Symptome meistens nach Absetzen der Medikation wieder völlig schwinden.

Aus diesen Erfahrungen ergeben sich für die Therapie ganz allgemein folgende Richtlinien:

1. Der Schilddrüsensubstanz ist im allgemeinen gegenüber dem Thyroxin der Vorzug zu geben, da sie bei oraler Verabfolgung vollwirksam und die therapeutische Breite größer ist.

2. Die Wirkung tritt erst nach einigen Tagen ein und hält auch nach Absetzen der Zufuhr über längere Zeit an. Es muß mit einer Kumulierung gerechnet werden.

3. Die Empfindlichkeit ist individuell sehr verschieden, so daß Vorschriften über die Höhe der Dosis schwer gegeben werden können.

4. Eine Überdosierung führt nur selten zu einer Aktivierung der Schilddrüse und ist daher unschädlich.

Die Frage der Antihormonbildung, die uns verschiedentlich beschäftigt hat, bedarf auch für die Schilddrüsenbehandlung einer Erörterung. BAUER und Mitarbeiter haben gezeigt, daß sich mit dem Blut von Thyreotoxikosen und von Kranken mit Myxödem, die längere Zeit mit Schilddrüsensubstanz behandelt waren, eine Komplementbindungsreaktion mit Thyroxin als Antigen auslösen läßt. In weiteren Untersuchungen wurde festgestellt, daß diese Reaktion nicht sehr spezifisch ist, da eine Gruppe weiterer Substanzen, die den Phenolring enthielten, auch als Antigen wirkte. Vom praktischen Gesichtspunkt aus kann gesagt werden, daß die Bildung von Antikörpern sicherlich nie so stark sein wird, daß sie eine weitere Medikation unwirksam macht. Es ist jedoch eine häufig beobachtete Tatsache, daß es bei längerdauernder Schilddrüsenmedikation mit der Zeit nötig wird, die Dosis zu erhöhen. Es ist durchaus möglich, daß diese verminderte Empfindlichkeit mit der Bildung derartiger Antikörper im Zusammenhang steht.

Außer Präparaten, die aus der schonend getrockneten Drüse bestehen, gibt es solche, wie das Elityran und Novothyral, welche die organischen Jodverbindungen der Schilddrüse in gereinigter Form enthalten, und schließlich das chemisch reine, synthetisch dargestellte Thyroxin. Der parenteralen Verabfolgung ist nur bei Anwendung von Thyroxin der Vorzug zu geben. Alle Präparate sind biologisch geprüft und zum Teil standardisiert. Die biologische Prüfung bzw. Standardisierung muß heute unbedingt gefordert werden; denn gerade bei der starken individuellen Empfindlichkeit gegenüber der Schilddrüsensubstanz ist es unbedingt nötig, daß die in den Handel kommenden Präparate in ihrem Gehalt konstant sind. Einen internationalen Standard gibt es nicht.

Die angewandten Auswertungsmethoden erfahren im Schrifttum eine verschiedene Beurteilung. Wie alle biologischen Auswertungsmethoden sind sie mit einer Fehlerbreite von etwa 20% behaftet und fordern, wie die Methode nach KROGH, sehr große Sorgfalt und Erfahrung. Sie erfassen alle nur eine Eigenschaft des Thyroxins, die häufig mit den Wirkungen beim Menschen nichts oder nur sehr wenig zu tun hat. Es ist daher auch schon der Vorschlag gemacht worden, Schilddrüsensubstanz beim myxödematösen Menschen am Grundumsatz auszuwerten. Ein sicherlich ideales Verfahren, wenn die nötige Zahl von derartigen Kranken immer zur Verfügung stünde! Wenn wir die Frage vom praktischen Gesichtspunkt aus betrachten, so kann gesagt werden, daß sich die wichtigsten heute im Handel befindlichen Präparate bewährt haben. Durch die verschiedenen Testierungen wird zum mindesten die Garantie gegeben, daß ein Präparat derselben Firma immer ausreichend konstant ist. Ein Vergleich der Wirkungsstärken untereinander ist auf Grund der verschiedenen Auswertungsmethoden nicht möglich. Es gilt hier, wie überhaupt für die medikamentöse Therapie der Grundsatz, daß der Arzt ein Präparat auswählt, mit diesem Erfahrungen sammelt und es fortan anwendet.

Tabelle 10. Schilddrüsenpräparate.

Präparat	Zusammensetzung	Handelsform	angegebener Gehalt	
			1 Amp.	1 Stck.
Hergestellt aus der Schilddrüse				
Inkretan	Schilddrüse und Hypophysenvorderlappen	Tabletten	—	1 Tabl.= 2 mg organisch gebundenes Jod
Thyreoidea Dispert	Schilddrüsensubstanz nach dem KRAUSE-Verfahren verarbeitet	Tabletten	—	5 u. 10 E.
Thyreoidin „MERCK"	Getrocknete Schilddrüsensubstanz	Tabletten	—	1 Tabl. = 0,2 Glandula Thyreoidea DAB 6 MSE
Thyreoidin „Vinces"	Getrocknete Schilddrüsensubstanz	Tabletten	—	1 Tabl. = 0,2 Gland. Thyreoidea DAB 6 MSE
Thyroxin-Roche	Synthetisches Thyroxin	Ampullen u. Tabletten	2 mg	1 mg

II. Spezielle Richtlinien.

a) Die Hormonbehandlung der Hypothyreosen.

Es gibt keine medikamentöse Therapie, bei der Arzt und Patient gleichermaßen so schöne, eindeutige und absolut sichere Erfolge erleben wie bei der Schilddrüsenbehandlung des Myxödems. Eine andere Behandlungsmethode als diese erübrigt sich daher. Bei ausbleibendem Erfolg kann man mit Sicherheit sagen, daß keine Schilddrüsenminderfunktion vorgelegen hat.

Die Dosierung muß zu Beginn höher liegen als zu den späteren Zeiten der Behandlung. Es empfiehlt sich, zunächst mit kleinen Dosen, also etwa 1—2mal täglich 0,1—0,15 g Schilddrüse zu beginnen. Der erste Erfolg, der sich nach einigen Tagen einstellt, ist neben einer subjektiven Besserung und psychischen

Umstimmung ein Gewichtsverlust. Wenn man gleichzeitig die Wasserausscheidung verfolgt, so kann man feststellen, daß dieser Gewichtsverlust überwiegend die Folge der Entwässerung ist. Es ist immer wieder überraschend, zu sehen, wie die Kranken durch die Behandlung aufleben und sich ändern (s. Abb. 47b). Nach 3—4 Wochen ist im allgemeinen eine Normalisierung zu erzielen. Das Gesicht erhält wieder seinen früheren Ausdruck, die Kranken werden lebhafter, reger und die frühere geistige Leistungsfähigkeit kehrt zurück. Die Haut wird wieder warm, feucht und besser durchblutet. Das gelbliche Kolorit schwindet. Die Pulsfrequenz steigt an, die Haare wachsen wieder, die Stuhlverstopfung ist behoben, kurz, es gibt kein Symptom des Myxödems des Erwachsenen, das unter der Therapie nicht voll rückbildungsfähig wäre. Die Dosis muß im einzelnen Fall erprobt und so eingestellt werden, daß sich eine langsame und kontinuierliche Besserung vollzieht. Ohne die subjektiven Symptome in ihrer Bedeutung unterschätzen zu wollen, gibt es doch für die Überwachung der Therapie keinen besseren Maßstab als die Messung des Grundumsatzes. Bei richtiger Dosierung soll der Grundumsatz langsam und stetig ansteigen. Rascher und plötzlicher Anstieg ist Zeichen einer Überdosierung. Für die Höhe des Grundumsatzes, der nachher durch die Dauertherapie erhalten werden soll, läßt sich keine Zahl angeben. Hier ist das subjektive Wohlbefinden ausschlaggebend. Man beobachtet, daß dies häufiger ein Optimum bei leicht erniedrigten als bei normalen bzw. leicht erhöhten Werten zeigt. Für die Dauerbehandlung sind naturgemäß kleinere Dosen erforderlich als für die Restitution. Diese Dosen müssen in jedem Falle erprobt werden und können dann, ohne Schädigungen zu befürchten, mit Kontrollen in $^1/_4$—$^1/_2$jährigen Abständen als Dauertherapie über Jahre hinaus verabfolgt werden. Bei Überdosierung stellen sich die bekannten Symptome wie Herzklopfen, Angstgefühl usw. ein. Sie schwinden bei Aussetzen der Therapie rasch. Besteht eine stärkere Empfindlichkeit gegenüber der Schilddrüsensubstanz, so empfiehlt es sich, Behandlungspausen einzuschalten.

Obwohl die getrocknete Schilddrüse und die aus ihr hergestellten Präparate im allgemeinen den Vorzug verdienen, kommt auch dem Thyroxin eine Bedeutung in der Behandlung des Myxödems zu. Es hat gegenüber den Schilddrüsenpräparaten den Vorteil, daß es ganz exakt dosierbar ist. Es ist etwa 100 mal so wirksam wie Schilddrüse. Nach SCHITTENHELM und EISLER, PLUMMER und BOOTHBY erhöhen 1 mg Thyroxin den Grundumsatz um 2,5%, 2 mg um 5% und 10 mg um 25%.

Für die Behandlung des kindlichen bzw. angeborenen Myxödems gelten dieselben Grundsätze. Das Kind verträgt relativ größere Dosen. So empfehlen SIEGERT, EPPINGER u. a. beim Säugling 0,1—0,2 g Thyreoidin, bei älteren Kindern 0,2—0,3 g. Thyroxin kann in Dosen von 0,2—0,4 mg verabfolgt werden (KENDALL).

NOBEL, KORNFELD und Mitarbeiter sind in der Dosierung allerdings vorsichtiger. Sie empfehlen die Darreichung von 0,01 mg Trockenschilddrüse pro Quadratzentimeter des Sitzhöhenquadrates (PIRQUET). Diese Dosis liegt unterhalb der eben angegebenen. Die Autoren benutzen das Präparat Thyreosan.

Die Erfolge der Therapie hängen von der möglichst frühzeitigen und möglichst konsequent durchgeführten Behandlung ab. Leider macht man aber immer wieder die Beobachtung, daß die Diagnose lange Zeit verkannt wird oder daß infolge Nachlässigkeit der Patienten bzw. der Eltern nach anfänglich zureichender Therapie später jahrelange Pausen eingeschaltet werden. Bei rechtzeitig einsetzender und konsequent durchgeführter Behandlung sind die Erfolge erstaunlich (s. Abb. 55a—c), und es ist möglich, sowohl die Wachstumsstörungen als auch die geistigen Defekte weitgehend zu beeinflussen. Die Bildung der Knochenkerne läßt sich sehr bald nach Einsetzen der Therapie röntgenologisch feststellen. Die Fontanellen schließen sich und das Größenwachstum setzt ein. Ist eine etwas längere Zeit ohne Schilddrüsenbehandlung bereits verstrichen, so ist es meistens nicht mehr möglich, die geistigen Defekte völlig zu beheben. Dies gilt besonders für die kongenitalen Formen. In diesen Fällen muß die Schilddrüsentherapie durch heilpädagogische Maßnahmen unter-stützt werden, durch die es gelingt, die Kinder berufsfähig zu machen. Die Dosie-rung der Schilddrüsenpräparate muß in die-sen Fällen vorsichtig erprobt werden. Es empfiehlt sich, mit sehr kleinen Dosen anzufan-gen und diese dann, wenn sie gut vertragen werden, langsam zu stei-gern. Ist nach 14 Tagen ein Erfolg nicht vor-handen, so kann die Therapie abgebrochen werden, da dann ein Erfolg nicht mehr zu erwarten ist.

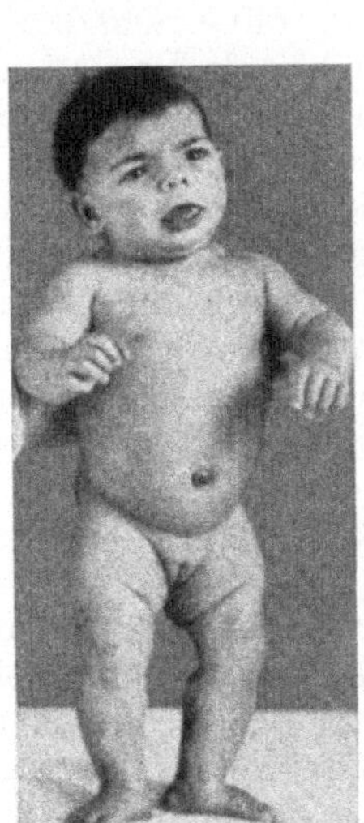
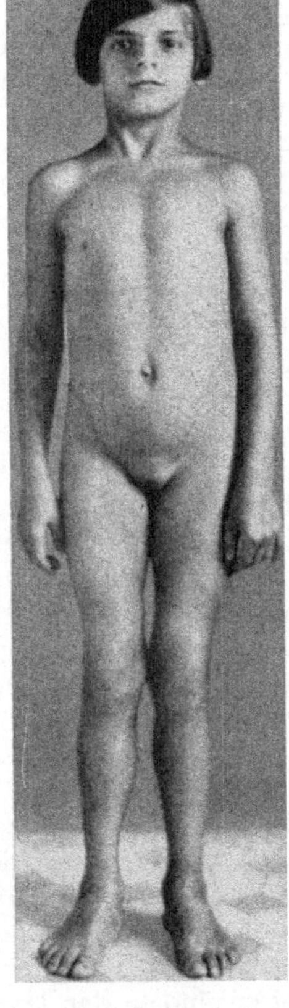
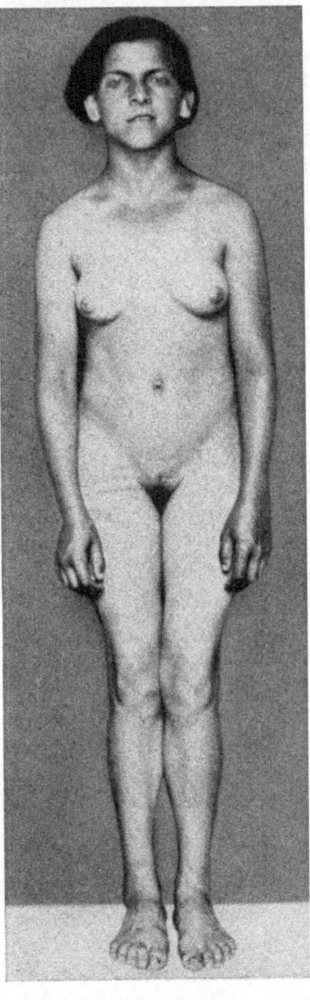

Abb. 55a—c. Behandlungserfolg bei einer kongenitalen Athyreose mit Schilddrüsensubstanz. a Das Kind im Alter von 12^1/$_2$ Monaten unbehandelt. b Das Kind im Alter von 8^1/$_2$ Jahren. c Das Kind im Alter von 13^1/$_2$ Jahren. (Nach NOBEL-KORNFELD-RONALD-WAGNER, Innere Sekretion und Konstitution im Kindesalter).

Die inkompletten Formen des Myxödems sind ebenfalls ein dankbares Objekt der Schilddrüsenbehandlung. Auf die Schwierigkeiten der Diagnose wurde bereits in dem voraufgehenden hingewiesen. Da die Schilddrüsentherapie in der Hand des Kundigen keine Gefahren in sich birgt, ist es gerechtfertigt, bei jedem verdächtigen Fall einen Versuch zu unternehmen. Die weitgehend ver-breitete Scheu der Ärzte vor einer Schilddrüsenbehandlung geht auf die Zeiten zurück, in denen infolge ungleicher Präparate und mangelnder Erfahrung Über-dosierungen sehr viel häufiger und leichter möglich waren als heute.

b) Die Hormonbehandlung bei anderen Erkrankungen.

Am häufigsten finden Schilddrüsenpräparate in der Behandlung der *Fettsucht* Anwendung. Hier gilt als allgemein anerkannte Regel, daß nur solche Fettsüchtigen zu behandeln sind, bei denen die Ursache zum mindesten partiell in einer innersekretorischen Störung liegt und bei denen die rein diätetische Behandlung nicht zum Ziel führt. Neben der medikamentösen Therapie soll auf die diätetische nie verzichtet werden. Für diese spezielle Indikation finden sich einige Präparate im Handel, die neben Schilddrüse noch andere Hormondrüsen enthalten (Inkretan, Lipolysin u. a.). Diesen Kombinationen liegt der Gedanke zugrunde, daß die inkretorisch bedingte Fettsucht nicht nur auf einer Minderfunktion der Schilddrüse beruht, sondern daß die übrigen endokrinen Drüsen, insbesondere Hypophyse und Keimdrüsen, häufig mitbeteiligt sind. Die Kombination mit Hypophysenvorderlappen ist sicherlich sinnvoll, da der Hypophysenvorderlappen in der Regulation des Fettstoffwechsels eine wichtige Rolle spielt. Wir kennen eine Reihe von speziellen Fettsuchtformen, die hypophysär bedingt sind. Außerdem finden sich viele Fettsüchtige mit einer herabgesetzten spez.-dyn. Wirkung, und diese wird speziell durch Hypophysenvorderlappensubstanz gesteigert. Der Kombination mit Keimdrüsensubstanz liegt die Tatsache zugrunde, daß sich bei Keimdrüsenausfällen häufig eine Fettsucht entwickelt. Die Frage, ob diese Fettsucht unmittelbar die Folge eines Ausfalls der Keimdrüsenhormone ist oder erst Folge einer sekundären Störung von Hypophyse und Schilddrüse, ist allerdings noch offen.

Bezüglich der Dosierung der Schilddrüsenpräparate bei Fettsucht gilt das oben Gesagte. Man beginnt immer mit kleinen Dosen und erprobt vorsichtig die individuelle Empfindlichkeit. Steht ein Stoffwechselapparat zur Verfügung, so kann man die Dosierung nach der Grundumsatzerhöhung einstellen. Wichtiger sind allerdings die subjektiven Empfindungen. Gerade Fettsüchtige reagieren sehr leicht mit Herzklopfen, Tachykardie, Angstzuständen, Schwitzen und Schlaflosigkeit. Das erste Auftreten solcher Symptome soll nicht gleich die Veranlassung sein, die Therapie abzubrechen, da sie häufig nach wenigen Tagen schwinden. Eine geringe Steigerung der Pulsfrequenz kann mit in Kauf genommen werden. Es gibt jedoch Fälle, in denen die Therapie an dem vorzeitigen Auftreten dieser Nebenerscheinungen scheitert.

Der erste Erfolg der Therapie ist selten vor 1 Woche, häufig erst nach 14 Tagen zu bemerken. Die optimale Dosis muß erprobt werden. Sie liegt dicht unterhalb der eben toxisch wirkenden. Eine Steigerung über das Optimum hat keine stärkere Gewichtsabnahme zur Folge (v. NOORDEN). Als optimale Dosis kann man diejenige Menge ansprechen, die einen Gewichtsverlust von etwa 1 kg pro Woche herbeiführt. Daraus erhellt, daß die Behandlung sich immer über einige Monate erstrecken wird. Behandlungspausen von einigen Tagen sind erforderlich.

Schilddrüsenpräparate werden nach den Befunden von EPPINGER des weiteren empfohlen für die *Entwässerungstherapie*, insbesondere bei *Nephrosen*. Der diuretische Effekt des Thyroxins ist bei Myxödematösen sehr deutlich vorhanden. Thyroxin bewirkt eine Entquellung der Gewebskolloide. Kranke mit Nephrose vertragen meist recht hohe Dosen (0,8 g Thyreoidin) und sprechen gelegentlich gut auf diese Therapie an (McCLENDON, A. H. MÜLLER u. a.). Doch erlebt man auch, wie ich aus eigenen Erfahrungen weiß, sehr viele Versager. Ein sicher und zuverlässig wirkendes Diuretikum ist Thyroxin bei Nephrosen nicht. Ein Versuch ist jedoch in allen Fällen gerechtfertigt.

In der chirurgischen Literatur finden sich noch eine Reihe von Indikationen für die Schilddrüsenbehandlung, so die *Vorbeugung gegenüber Thrombosen, die*

Förderung der Wundheilung und der Knochenregeneration. Die Thrombosenprophylaxe stützt sich auf die Beobachtung, daß nach Schilddrüsenoperationen bei Basedowikern Thrombosen zu den extremen Seltenheiten gehören. Aus diesem Grunde wurden von WALDMANN, WALTER, FRÜND u. a. die Vorbehandlung Thrombosegefährdeter mit Schilddrüsensubstanz empfohlen. Die Autoren haben über recht gute Ergebnisse berichtet. Andere Autoren konnten allerdings diese Erfahrungen nicht bestätigen (URBAN und KAUFMANN u. a.) und berichteten zum Teil sogar über eine Thrombosenhäufung nach Schilddrüsenbehandlung. Die Frage ist noch nicht entschieden. HANKE glaubt, daß die differenten Ergebnisse damit im Zusammenhang stehen, daß die einen Autoren mit der Therapie 2 bis 3 Tage vor der Operation einsetzen, die anderen erst mit dem Operationstag.

Die *Wundregeneration* wird, wie experimentell feststeht, durch Schilddrüsensubstanz und Thyroxin gefördert. Es kommt sowohl die rein lokale Verabfolgungsform wie eine allgemeine Behandlung in Frage. Ähnliches gilt für die Förderung der *Knochenregeneration,* die sich, wie Tierversuche zeigten, auch bei Schilddrüsengabe rascher und intensiver vollzieht. Die bisher vorliegenden praktischen Erfahrungen lauten zum Teil günstig, doch läßt sich auch hierüber noch nichts Abschließendes aussagen.

Ich habe mich bemüht, zu zeigen, daß die Schilddrüsentherapie keine Gefahren in sich birgt und es verdiente, in einem breiteren Ausmaße angewandt zu werden, als es heute der Fall ist. „Es gibt kein Medikament in der Pharmakopoe, das harmloser und nützlicher ist!" (HOSKINS.)

E. Die Rolle der Schilddrüse bei anderen Erkrankungen.

Das Problem der *Beziehungen der Schilddrüse zur Fettsucht* wurde bereits bei Besprechung der Therapie berührt, und auch anderen Ortes (s. S. 199) wurde schon erwähnt, daß die Frage, ob es überhaupt eine „thyreogene Fettsucht" gibt, sehr umstritten ist. Die Erwartung, die man seinerzeit an die Bestimmung des Grundumsatzes knüpfte, daß es mit dieser Methode möglich sein müßte, als Ursache der Fettsucht einen erniedrigten Sauerstoffverbrauch zu finden, hat sich nicht erfüllt. Die Entstehung der Fettsucht hängt nicht mit einem erniedrigten Sauerstoffverbrauch zusammen. Der beste Beweis hierfür ist das Myxödem, bei dem keine Fettsucht besteht. Auf die ganze Problematik der Fettsuchtentstehung, letzten Endes als Folge eines Mißverhältnisses zwischen Calorienzufuhr und -verbrauch, kann hier nicht eingegangen werden. Es soll an sich nicht bestritten werden, daß die Schilddrüse in diesem sehr komplexen Geschehen auch eine Rolle spielt, aber welcher Art diese Rolle ist, darüber wissen wir noch sehr wenig. Die therapeutischen Erfolge der Schilddrüsenmedikation bei Fettsucht besagen in dieser Hinsicht nichts, da sie durchaus unspezifischer Natur sein können.

Ähnliches gilt auch für die *Rolle der Schilddrüse bei chronischen Arthritiden.* Man glaubte, bestimmte Formen von Gelenkerkrankungen, bei denen der Krankheitsprozeß vorwiegend in der Gelenkkapsel und dem periarthritischen Gewebe lokalisiert ist, als „Periarthritis destruens endocrina" (UMBER), oder auch als „Rheumatismus thyreoprivus chronicus" (KOCHER), als Sonderform des Rheumatismus abtrennen zu können. In diesen Fällen — meist Frauen zur Zeit des Klimakteriums mit Neigung zur Fettsucht — wurden Besserungen des Gelenkprozesses durch Schilddrüsenmedikation erzielt. Aber auch hier sind die Akten noch nicht geschlossen, und die Frage, ob es überhaupt eine endokrine Arthropathie gibt, ist noch offen.

In den letzten Jahren ist besonders in dem amerikanischen Schrifttum über ausgezeichnete Erfolge mit der totalen operativen *Beseitigung der Schilddrüse bei schweren Herzfällen mit Dekompensation und bei Angina pectoris* berichtet worden. Dieses neue Behandlungsverfahren verdankt einer zufälligen Beobachtung seine Entwicklung. LEVINE operierte eine Patientin mit einem Herzfehler unter der Fehldiagnose eines Basedow. Bei der histologischen Kontrolle der Schilddrüse wurde die Fehldiagnose entdeckt. Der Patientin ging es aber ausgezeichnet, sie war nachhaltig gebessert. Diese Beobachtung wurde weiter ausgebaut (BLUM-GART, LEVINE und BERLIN, SINGER MANDL u. a), und man darf wohl sagen, daß das bisher im Schrifttum niedergelegte Beobachtungsmaterial so ausgezeichnete Erfolge in häufig desolaten Fällen erkennen läßt, daß die Methode einer weiteren Erprobung wert ist, trotz der verständlichen Scheu, die jeder zunächst vor ihr empfinden wird. Die Erfolge werden mit etwa 70% angegeben. Für den Eingriff kommen solche Herzfehler- und Angina-pectoris-Kranke in Frage, die trotz der heute üblichen internistischen Maßnahmen nicht wesentlich beeinflußt worden sind. Besonders geeignet sind nach SIEDEK Mitralfehler und Angina-pectoris-Kranke mit Ruheanfällen bzw. Beschwerden bei geringen körperlichen Anstrengungen, aber noch guter Herzfunktion. Ungeeignet sind Klappenfehler mit Gefäßveränderungen, besonders an den cerebralen Gefäßen mit Zeichen einer Myocarditis und Angina pectoris dann, wenn Zeichen für einen vollständigen Verschluß von Coronarästen vorliegen. SINGER hat über einige Fälle von Emphysem mit starker Atemnot und von RAYNAUDscher Gangrän berichtet, die mit bestem Erfolg operiert wurden.

Der Behandlungserfolg ist theoretisch verständlich. Durch die Entfernung der Schilddrüse wird der Sauerstoffverbrauch herabgedrückt. Die relative Sauerstoffschuld — das Debt — sinkt bei allen durch die Operation gebesserten Kranken (SIEDEK). Dieses bedeutet für den Kreislauf eine ganz wesentliche Entlastung. Beim Herzkranken besteht ein Mißverhältnis zwischen Blutnachfrage und Blutangebot in der Peripherie. Durch Entfernung der Schilddrüse wird die Nachfrage herabgesetzt und damit zwischen Kreislauf und Sauerstoffbedürfnis wieder ein Gleichgewicht hergestellt. Die Angina pectoris fassen wir heute als Folge einer Anoxämie auf. Sie kann durch Förderung der Durchblutung oder auch durch Herabsetzung des Sauerstoffverbrauches des Herzmuskels gebessert werden. Erstaunlich ist, daß sich in den einschlägigen Fällen fast nie ein Myxödem entwickelt und daß der Sauerstoffverbrauch nur selten auf abnorm niedrige Werte absinkt. SINGER glaubt dies so erklären zu können, daß der Sauerstoffverbrauch in den meisten Fällen vor der Operation erhöht ist und nachher nur bis zu normalen Werten absinkt. Darüber hinaus soll der günstige Einfluß mit dem Fortfall toxischer Wirkungen des Thyroxins auf das Herz zusammenhängen. Kommen wirklich myxödematöse Symptome zur Ausbildung, so lassen sie sich durch Schilddrüsengabe beherrschen. In neuerer Zeit wird die Ursache der Operationserfolge mehr in der Herabsetzung der Erregbarkeit des Sympathicus gesehen sowie in einer Aufhebung der fortschreitenden Schädigung des Herzens durch eine seröse Entzündung (EPPINGER, SIEDEK).

Ein Urteil über die Dauer der erzielten Erfolge läßt sich zur Zeit noch nicht abgeben. Auf Grund des vorliegenden Beobachtungsmaterials, muß man die Methode trotz gewisser Bedenken bei vorsichtiger Indikationsstellung (siehe z. B EWALD) empfehlen.

Es gibt noch eine Reihe anderer Erkrankungen, wie die *Sklerodermie* oder die *Lipodystrophia progressiva*, bei denen an Einflüsse von seiten der Schilddrüse gedacht wurde. Derartige Rückwirkungen der Schilddrüse können bei diesen Erkrankungen durchaus vorliegen, doch sind sie sicherlich nicht so, daß wir der Schilddrüse in der Genese dieser Krankheiten einen ausschlaggebenden Einfluß einräumen müssen.

Die Epithelkörperchen und ihre Krankheiten.

A. Anatomie.

Die Epithelkörperchen sind von leicht gelblicher Farbe und von einer flachen, ovalen, etwa einer Linse ähnelnden Form. Lage, Größe und Form wechseln. Beim Menschen finden sich in der Mehrzahl der Fälle 4 Epithelkörperchen, die wir nach ihrer Lage in 2 obere und 2 untere einteilen. Die oberen finden sich von der Schilddrüse durch die Schilddrüsenkapsel und Bindegewebe getrennt in der Nähe des Recurrens in gleicher Höhe wie der Ringknorpel. Sie liegen der Arteria thyreoidea caudalis dicht an. Die unteren Epithelkörperchen finden sich am unteren Rand der Schilddrüsenseitenlappen, der Schilddrüsenkapsel unmittelbar aufliegend, etwa in Höhe der Eintrittsstelle der Arteria thyreoidea caudalis. In der Lage der Nebenschilddrüsen bestehen sehr große Schwankungen. Die Lage der oberen ist im allgemeinen konstanter als die der unteren. Die Epithelkörperchen können sehr dicht zusammenliegen, fast miteinander verwachsen und auch sehr weit voneinander getrennt sein. Im perikardialen Fett und im Mediastinum wurden schon Epithelkörperchen gefunden. Gelegentlich sind sie auch in anderen Organen eingebettet, so in erster Linie in Schilddrüse und Thymus. Auch ihre Zahl ist Schwankungen unterworfen. Die Beurteilung ist schwierig, da nur durch sehr sorgfältige Untersuchungen ausgeschlossen werden kann, daß keine Epithelkörperchen übersehen werden. Beim Menschen finden sich am häufigsten 4, die übrigen Zahlenangaben schwanken zwischen 8 und 2. Ebenso variieren Größe und Gewicht der Organe. Sie sind die kleinsten Organe unseres Körpers, ihr Gewicht liegt zwischen 20 und 40 mg.

Die *Gefäßversorgung* der Epithelkörperchen erfolgt durch die Arteria thyreoidea caudalis. In seltenen Fällen erhalten die oberen Epithelkörperchen Seitenäste von der Arteria thyreoidea cranialis. Mit den Gefäßen treten Nerven in das Drüseninnere ein, die sich entsprechend den Gefäßen aufteilen. Der Gefäßreichtum im Inneren der Organe ist wie bei allen endokrinen Drüsen groß, und die Beziehungen zwischen den Capillaren und den Zellen sind sehr eng. Neben den Gefäßen verlaufen auch Lymphbahnen. Die Nerven entstammen dem Plexus pharyngeus (Vagusfasern) und dem Plexus thyreoideus (Sympathicusfasern). Auch der Recurrens gibt Fasern an die Epithelkörperchen ab. Marklose Fasern enden unmittelbar an den Epithelzellen.

Histologisch sind die Epithelkörperchen „vascularisierte, epitheliale Organe einfachster Bauart" (COHN). Der Aufbau variiert. Man unterscheidet 3 Formen, einen kompakten, einen netz- oder strangförmigen und einen lobulären Bau. Der kompakte Aufbau zeigt breite Zellmassen mit wenig Bindegewebe und entspricht dem fetalen Typ. Der netzförmige zeigt reichlich Bindegewebe, das die Zellen zu einzelnen Strängen und Zellnestern unterteilt. Es ist die gewöhnlichste Form. Bei dem lobulären Bau besteht eine typische Läppcheneinteilung. Im Alter findet man meistens eine Zunahme des Bindegewebes. Die Epithelkörperchen desselben Individuums können in ihrem Aufbau Differenzen aufweisen. Sogar an demselben Epithelkörperchen kommen die genannten Strukturverschiedenheiten nebeneinander vor.

Histologisch unterscheiden wir 2 Zellarten. Die *Hauptzellen* und die *oxyphilen Zellen*. Die Hauptzellen sind Zellen mit kleinem Kern, deren Protoplasma sich kaum färbt, die aber eine gut färbbare ektoplasmatische Randschicht haben und sich daher gut voneinander absetzen. Neben diesen „wasserhellen" Hauptzellen findet sich noch eine 2. Gruppe, die in ihrem Protoplasma eine feine Granulierung erkennen läßt. Die sehr viel spärlicher vorhandenen oxyphilen oder auch WELSH-Zellen sind größer als die Hauptzellen, haben einen kleinen zentralen Kern und ein grobkörniges, sich mit Eosin gut färbendes Protoplasma. Im Alter nehmen diese Zellen zu. Eine Reihe von Autoren sehen diese Zellen als Degenerationsformen der Hauptzellen an. Mit zunehmendem Alter finden sich in den Hauptzellen Lipoide und Glykogen. Außerdem beobachtet man Kolloid, das zum Teil intra-, zum Teil extracellulär gelegen ist, über dessen Bedeutung noch keine Klarheit besteht. Eine Reihe von Autoren sehen es, ähnlich wie in anderen Inkretdrüsen, als den Hormonträger an. Der GOLGI-Apparat findet sich am apicalen Zellpol und ist gegen die benachbarten Zellen gerichtet, woraus zu schließen wäre, daß die Sekretion in die Zellspalträume erfolgt.

Welche der beiden Zellarten der *Hormonproduzent* ist, läßt sich noch nicht mit Sicherheit entscheiden. Die Beobachtung, daß bei den Adenomen, die der Ostitis fibrosa generalisata zugrunde liegen, in der Mehrzahl der Fälle die Hauptzellen die Adenombildner sind, läßt vermuten, daß diese auch die Produzenten des Parathormons sind.

B. Physiologie.

Das Nebenschilddrüsenhormon ist seiner chemischen Natur nach noch nicht bekannt, doch hat COLLIP es so weit gereinigt, daß wir über seine physiologische Funktion und pharmakologischen Eigenschaften recht gut orientiert sind. Das Parathormon gehört in die Gruppe der Proteohormone. Es ist eine wasserlösliche, amorphe Substanz, die durch Eiweißfällungsmittel gefällt wird und auch eine Reihe von Farbreaktionen der Eiweißkörper gibt.

Da die Hauptfunktion des Parathormons die *Regulation des Kalk- und Phosphorspiegels* des Blutes ist, ist es notwendig, daß wir uns kurz die *wichtigsten Daten des Stoffwechsels* dieser beiden Mineralien vergegenwärtigen. Der normale Gehalt des Blutserums an Ca beträgt 9—11 mg-%. Der Blutkalk läßt sich durch Ultrafiltration oder Dialyse in 2 Fraktionen teilen. 50—60% sind ultrafiltrabel, der Rest nicht und daher kolloidal gebunden. Nach den Untersuchungen von HARNAPP liegen 71% der dialysablen Fraktion als ionisierter Kalk vor, der Rest ist komplex gebunden. Der Kalkgehalt der Gewebe ist sehr viel niedriger. Der Kalk ist der wichtigste Baustein des Knochen- und Zahngewebes. Im Blut ermöglicht er einen normalen Gerinnungsprozeß. Der ionisierte Anteil ist wahrscheinlich der funktionell wichtigste, insbesondere für die Aufrechterhaltung einer normalen Nervenerregbarkeit. Der ionisierte Anteil wird noch durch eine Reihe anderer Faktoren im Blut beeinflußt, vor allem durch die H-Ionenkonzentration. Eine Alkalose bedingt einen Rückgang des ionisierten Anteils, eine Azidose einen Anstieg.

Der Kalk wird mit der Nahrung zugeführt. Die täglich erforderliche Menge beträgt etwa $\frac{1}{2}$ g. Die Art der Kalksalze, die H-Ionenkonzentration des Intestinaltraktes und eine Reihe anderer Faktoren sind für die Resorption, die nur in der ionisierten Form erfolgt, verantwortlich. Die Ausscheidung erfolgt durch Darm und Nieren. Der Kalkgehalt des Harnes schwankt je nach der Größe der Zufuhr zwischen 0,1—0,5 g pro Tag. Eine säuernde Kost (Gabe von Ammonchlorid) bewirkt vermehrte Ausscheidung. Bei einer starken Einschränkung der Zufuhr sinkt die Ausscheidung nicht entsprechend ab. Die Bilanzen werden negativ. Der Kalk wird offenbar aus den Geweben und den Knochen mobilisiert.

Der Calciumstoffwechsel ist auf das engste mit dem Phosphorstoffwechsel verbunden. Dies gilt für die Resorption, die Ausscheidung und den Gehalt des Blutes. Es scheint so, als ob nicht so sehr die absolute Höhe der beiden Mineralsalze, als vielmehr die Relation zwischen ihnen der wichtigste Faktor ist. Der normale Gehalt des Blutes an organischem Phosphor beträgt 2—4 mg-%. Ein Absinken des Blutkalkes hat meistens einen Anstieg des Phosphorgehaltes zur Folge und umgekehrt. Die Bedeutung der Relation zwischen Ca und P geht z. B. aus der Beobachtung von COLLIP hervor, daß bei niedrigem Ca-Spiegel im Blut eine Tetanie erst dann auftritt, wenn auch der Phosphorgehalt ansteigt.

I. Wirkungen des Parathormons.

Die Injektion des Parathormons führt bei den meisten Versuchstieren wie beim Menschen zu einem langsam einsetzenden Anstieg des Kalkgehaltes des Blutes, der nach 6—20 Stunden sein Maximum erreicht und nach etwa 24 Stunden wieder zur Norm zurückkehrt (s. Abb. 56). Gleichzeitig steigt die Ausscheidung des Kalkes und des Phosphors mit dem Harn an. Der Phosphorgehalt des Blutes sinkt ab. Auf die Kalkerhöhung folgt meistens eine kurze hypocalcämische Phase, die gelegentlich so stark werden kann, daß Tetaniesymptome auftreten (HOLTZ). Wenn zwischen diesen Wirkungen eine kausale Verknüpfung besteht, wie es wahrscheinlich ist, so dürfen wir mit ALBRIGHT wohl annehmen, daß die erste Wirkung des Hormons die Förderung der Phosphorausscheidung mit dem Harn ist. Diese führt dann zu einem verminderten Phosphorspiegel im Blut und zur Mobilisation von Phosphor- und Kalkionen im Serum und erst sekundär zu einer vermehrten Kalkausscheidung mit dem Harn. Bereits eine Stunde nach der Hormoninjektion ist die vermehrte Phosphorausscheidung nachweisbar. Nach HARRINGTON vermindert das Hormon die Rückresorption von Phosphor in den Tubuli. TWEEDY und CAMPBELL bestätigten die Richtigkeit dieser Vorstellungen durch Untersuchungen mit radioaktivem Phosphor. Sie fanden, daß das Parathormon die Aufnahme von P in die Leber fördert bei gleichzeitigem Anstieg der P-Ausscheidung mit den Nieren. Die Aufnahme

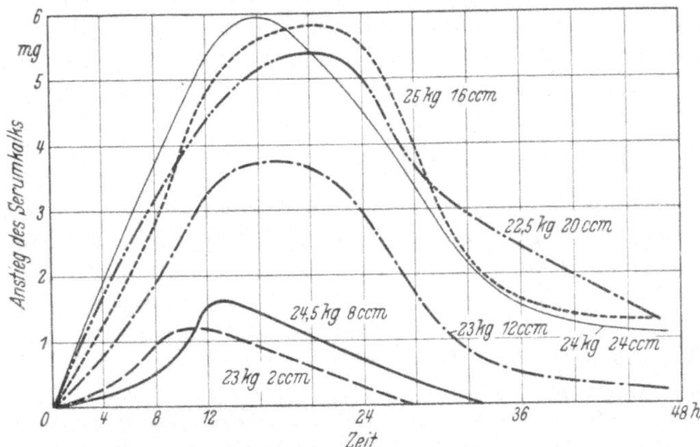

Abb. 56. Kalkwerte im Blutserum nach subcutaner Injektion von Nebenschilddrüsenhormon beim Hunde. Die interpolierten Kurven zeigen die Abhängigkeit der Hypercalcämie von der Größe der Hormondosen. Zahlen an den Kurven: Gewicht der Hunde in Kilogramm und ccm Extrakt, die injiziert wurden. (Nach COLLIP.)

von P in den Knochen war wie bei normalen Tieren, aber nach 8—18 Stunden setzte ein sehr starker Verlust aus dem Knochen ein.

Bei den Fleischfressern läßt sich durch *akute Zufuhr* großer Hormondosen ein schweres Vergiftungsbild erzeugen. Die ersten Symptome sind Erbrechen, Mattigkeit und Atemnot. Blut-Ca und Blut-P steigen an. Die Harnmengen sinken stark ab, es kommt zur Harnsperre und zum Rest-N-Anstieg. Es werden dünne, häufig blutige Stühle entleert. Es entwickelt sich ein komatöser Zustand, der schließlich als Folge einer Kreislaufschädigung zum Tode führt. Bei der Obduktion finden sich im Darm und in der Blase eine stark vermehrte Gefäßzeichnung und Blutaustritte. Der Calciumgehalt des Herzmuskels und der Nieren ist erhöht. Beim Menschen werden anscheinend, wie eine Beobachtung von HUNTER lehrt, recht große Dosen ohne wesentliche Erscheinungen vertragen (365 E. in 7 Tagen). HOLTZ berichtet mit seinen Mitarbeitern über Selbstversuche, in denen 4—5 Stunden nach der Injektion von 8 E. pro Kilogramm Übelkeit, Erbrechen und ziehende Muskelschmerzen zunächst noch bei niedrigem Ca-Spiegel des Blutes auftraten.

Im *chronischen Versuch* läßt sich beim Versuchstier, wie zuerst JEFFE, BODANSKI und BLAIR gezeigt haben, ein Krankheitsbild erzielen, das der RECKLINGHAUSENschen Krankheit des Menschen weitgehend gleicht. Es kommt zu einer ständigen Erhöhung des Blutkalkspiegels mit stark gesteigerter Kalkausscheidung. Das Skeletsystem wird langsam kalkarm, es entwickeln sich fibröses Mark und braune Tumoren. In Lunge und Nieren finden sich Kalkablagerungen, die so stark werden können, daß sie in der Niere zur Verstopfung der Kanälchen und zur Urämie führen. Die Harnausscheidung steigt zunächst an und ist später bis zur Anurie gehemmt. Der Blutphosphorgehalt sinkt ab und steigt dann an. Die Erhöhung des Blutkalkes führt zu einer starken Herabsetzung der nervösen Erregbarkeit. Es entwickelt sich bei den Versuchstieren eine deutliche Muskelschwäche und eine schwere allgemeine Hinfälligkeit. Der Tod erfolgt an Urämie oder Herzmuskelinsuffizienz. Bei der chronischen Verabfolgung nicht zu hoher Dosen tritt eine langsame Gewöhnung ein, die auch bei therapeutischer Anwendung beim Menschen beobachtet worden ist.

II. Folgen der Entfernung der Epithelkörperchen.

Die *vollständige Entfernung* der Nebenschilddrüse führt bei einer Reihe von Versuchstieren, wie Hund und Katze, zu einer sich rasch entwickelnden Tetanie, bei anderen (Ratte) zu einem chronischen Krankheitsbild. Der Blutkalkspiegel sinkt auf Werte unter 8 mg-% ab. Man beobachtet eine allgemeine Mattigkeit und Nahrungsverweigerung. Die elektrische Erregbarkeit der Nerven ist stark gesteigert. Es kommt zu fibrillären Zuckungen verschiedener Muskelabschnitte und zu lokalen Krämpfen, die schließlich in allgemeine Krämpfe von klonischtonischer Form übergehen. Die Atemfrequenz und der Puls steigen an. Es treten Temperaturen bis 41° auf. Wird auch die Pharynxmuskulatur von den Krämpfen befallen, so kann der Tod im Anfall an Asphyxie erfolgen. Im anderen Falle tritt eine Erholung ein, bis nach einer gewissen Zeit ein erneuter Anfall auftritt. In den anfallsfreien Phasen sind die Tiere apathisch und hinfällig. Der völlige Verlust der Epithelkörperchen führt immer zum Tode. Bei jugendlichen und bei graviden Tieren läßt sich das Krankheitsbild leichter auslösen.

Die *chronischen Formen*, die wahrscheinlich durch die Existenz accessorischer Drüsen, die die Funktion noch eben aufrechterhalten, bedingt sind, verlaufen unter Abmagerung, Muskelkrämpfen, Tremor und Paresen schließlich tödlich. Es entwickelt sich der Zustand, den KOCHER als parathyreoprive Kachexie bezeichnet hat. Das Fell der Tiere wird schlecht, jugendliche Ratten bleiben im Wachstum zurück und zeigen Skeletveränderungen, die an Rachitis erinnern. Es kann zu Linsentrübungen kommen. Sehr charakteristisch sind auch die Dentindefekte am Nagezahn. Zwischen der experimentellen Tetanie und dem menschlichen Krankheitsbild bestehen weitgehende, wenn auch nicht vollständige Parallelen. Bei den Versuchstieren stehen fibrilläre Zuckungen, Gleichgewichtsstörungen und choreiforme Zuckungen mehr im Vordergrund. Die unmittelbare Ursache des Zustandes ist das Absinken des Blutkalkes bei gleichzeitigem Anstieg des Phosphorgehaltes. Im allgemeinen darf man sagen, daß die tetanischen Erscheinungen einsetzen, wenn der Blutkalk unter 7 mg-% absinkt. Der nichtdialysable Anteil ist im Verhältnis zu dem dialysablen Anteil vermehrt. Die neuro-muskuläre Übererregbarkeit ist die Folge. Wo der Kalk bleibt, ist noch ungeklärt, da die Ausscheidung durch den Harn zurückgeht und auch keine vermehrte Abgabe an das Gewebe nachweisbar ist. Es gibt einige Beobachtungen, die dafür sprechen, daß das Absinken des Blutkalkes nicht die einzige Ursache der Tetanie ist. Man hat an die Existenz eines Giftes in dem Tetanieblut gedacht und in erster Linie das Guanidin, das bei der experimentellen wie auch bei der menschlichen Tetanie gelegentlich im Blut vermehrt nachgewiesen worden ist, dafür verantwortlich gemacht. Es gelingt, mit Guanidin Krämpfe zu erzeugen, die durchaus den Tetaniekrämpfen gleichen, doch läßt sich die Guanidintetanie nicht durch Parathormon beeinflussen, und aus diesem Grunde wird heute von den meisten Autoren der Guanidinanstieg im Blut als

sekundäres Phänomen betrachtet. Eine latente Tetanie läßt sich durch Fleisch-
kost zur Ausbildung bringen, durch fleischfreie Diät und Milch in ihrem Auftreten verhindern. Am sichersten gelingt es, die experimentelle Tetanie durch
Zufuhr des Parathormons bzw. durch ständige Kalkgaben zu heilen.

Die *tetanischen Krämpfe* sind, wie zahlreiche darauf gerichtete Untersuchungen
erkennen lassen, rein peripherer Natur. Die erhöhte Empfinplichkeit tetanischer
Tiere für Adrenalin spricht für eine vermehrte Erregbarkeit des Sympathicus.
Im Krampf ist die Motilität des Magens und Darmes völlig aufgehoben. Eine
Azidose wird nur im Krampf beobachtet, während in den krampffreien Perioden
das Kohlensäurebindungsvermögen und der Bicarbonatgehalt des Blutes normal
sind. Die erhöhten Temperaturen, die nur während der Krampfperioden auftreten, sind Folge der cerebralen Erregbarkeitssteigerung.

III. Die Funktionen des Parathormons.

Auf Grund dieser hier kurz aufgezählten Beobachtungen bei Hyper- und
Hypofunktion der Nebenschilddrüse kommen wir heute zu folgender Auffassung
der Funktionen dieser Organe: Die Hauptfunktion ist zweifellos die Regulierung
des Blutkalk- und Phosphorgehaltes. Auf welchem Wege das Parathormon
diese Regulierung bewirkt, läßt sich noch nicht entscheiden. Sehr wahrscheinlich spielt ein Angriffspunkt unmittelbar in den Hauptkalkspeichern unseres
Körpers, dem Skeletsystem, eine wesentliche Rolle. Amerikanische Autoren
(COLLIP und Mitarbeiter) konnten zeigen, daß die Osteoclasten nach Hormonbehandlung sehr rasch an Zahl zunehmen. Sie sehen in der Beeinflussung dieser
Zellen den Hauptangriffspunkt des Parathormons. Die Osteoclastenvermehrung
führt zu einer Mobilisierung des Kalkes aus dem Knochen, während aus anderen
Depots der Kalk nicht ausgeschwemmt wird, sondern im Gegenteil der Kalkgehalt des Gewebes sehr stark ansteigt. Nach längeren Hormongaben treten
neben den Osteoclasten auch Osteoblasten auf, und gleichzeitig sinkt der Blut-
kalkgehalt ab. Die übrigen Störungen, die bei experimenteller Hyper- und
Hypofunktion zur Beobachtung kommen, sind ganz überwiegend, wenn nicht
ausschließlich, nur die Folge dieser Ca-Mobilisierung. Es ist weiter wahrscheinlich,
daß das Parathormon noch einen Angriffspunkt an den Nieren hat. Als frühestes
Symptom bei Parathormongaben beobachtet man eine vermehrte Phosphorausscheidung. Bei geschädigter Niere bleibt dieses Symptom aus. Auch die
vermehrte Harnausscheidung im Beginn der Hyperfunktion und die Anurie
auf der Höhe des Vergiftungsbildes, die nur zum Teil die Folge der Bildung von
Kalkkonkrementen ist, würden im Sinne einer direkten Beeinflussung der Nierentätigkeit sprechen.

Diese bereits oben zitierten Befunde ALBRIGTHTs lassen sich auf folgende
Weise miteinander verbinden: Die Aufrechterhaltung eines konstanten Ca-Ionen-
gehaltes des Blutes ist die Hauptaufgabe des Parathormons. Eine Verminde-
rund der Ca-Ionen bewirkt eine Hormonausschüttung. Diese hat eine Phosphat-
ausscheidung durch die Nieren zur Folge. Dadurch wird das Löslichkeitsprodukt
des Calciumphosphates unterschritten und es kommt zu einer Mobilisation von
Ca-Ionen aus dem Knochen.

KAHLAU hat auf Grund pathologisch-anatomischer Beobachtungen diese
eben dargelegte Auffassung in Frage gestellt. Seine Gedankengänge und Schlußfolgerungen sind so zwingend, daß man sich ihnen nicht verschließen kann
und sie hier doch Erwähnung verdienen. Bei den sog. osteomalacischen Knochenerkrankungen — Rachitis, Osteomalacie und Osteoporose — findet man mit großer
Regelmäßigkeit Vergrößerungen der Epithelkörperchen. Es handelt sich dabei

vorwiegend um aus Hauptzellen bestehende Wucherungsherde. Diese Veränderungen sind rein reaktiver Natur und werden als Ausdruck einer besonderen Beanspruchung gedeutet. Bei der Ostitis fibrosa generalisata, die später noch ausführlich besprochen wird, sind Vergrößerungen der Epithelkörperchen ebenfalls ein ganz konstanter Befund. Da es durch Parathormonbehandlung gelang, beim Tier ein der menschlichen Erkrankung durchaus ähnliches Krankheitsbild auszulösen, lag es nahe, diese Erkrankung beim Menschen auf eine übermäßige Hormonproduktion zurückzuführen. In dem einen Falle ist die Epithelkörperchenhyperplasie also verbunden mit reparativen Vorgängen am Knochen, in dem anderen mit destruktiven. KAHLAU schließt aus der ersten Beobachtung, daß es eine Funktion des Hormons der Epithelkörperchen sein muß, osteoides Gewebe zu verkalken. Diese Förderung von Verkalkungsvorgängen sieht man auch bei der Ostitis fibrosa generalisata besonders eindrucksvoll in den seltenen Fällen, in denen Knochenveränderungen vermißt werden und Gewebsverkalkungen ganz im Vordergrund stehen. Diese Eigenschaft zeigt das COLLIPsche Hormon nicht. Folglich ist es entweder gar nicht das Epithelkörperchenhormon oder es gibt außer dem COLLIPschen noch ein anderes Hormon in den Epithelkörperchen. Eine andere Eigenschaft des Hormons muß es sein, den Blutkalkspiegel zu regulieren, diese Bedingung erfüllt das COLLIPsche Hormon.

IV. Regulationen der Inkretabgabe.

Eine *nervöse Versorgung* der Nebenschilddrüse mit Sympathicus- und Parasympathicusfasern ist vorhanden. Welche Rolle diese vegetative Steuerung spielt, wissen wir nicht. Es ist nur ein Analogieschluß, der aber zweifellos eine gewisse Wahrscheinlichkeit für sich hat, wenn wir annehmen, daß ebenso wie die übrigen endokrinen Drüsen auch die Epithelkörperchen in ihrer Tätigkeit vegetativ gesteuert werden.

Wir kennen noch eine Reihe von *reaktiven Veränderungen* der Nebenschilddrüsen bei Störungen des Kalkhaushaltes. So führt Hunger oder ständiger Kalkentzug ebenso wie eine Vitamin D-Avitaminose zu einer Hypertrophie der Epithelkörperchen, von der wir allerdings nicht wissen, ob sie der morphologische Ausdruck einer Hyperfunktion ist.

Von den *Wechselwirkungen zu den übrigen innersekretorischen Drüsen* sei auf das parathyreotrope Hormon der Hypophyse hingewiesen, dessen Existenz noch nicht als sicher erwiesen, aber als wahrscheinlich gilt (Hypophyse, s. S. 30). Adrenalin löst bei parathyreopriven Hunden sehr leicht eine Tetanie aus. Insulin wirkt in demselben Sinne. Letztere Wirkung wird auf die Mobilisierung des Adrenalins durch Insulin zurückgeführt. Für Beziehungen zu den Keimdrüsen sprechen der erniedrigte Kalkgehalt und die Tetaniebereitschaft in der Gravidität. In der Schwangerschaft soll in dem Blut vermehrt Parathormon vorhanden sein.

V. Beziehungen zwischen Parathormon und Vitamin D.

Besonderes Interesse beanspruchen die Beziehungen zwischen Vitamin D und den Epithelkörperchen. Durch Vitamin D-Überdosierung läßt sich beim Hund ein Krankheitsbild erzeugen, das in vielen Zügen dem nach Überdosierung mit Parathormon gleicht. Tetanie und Rachitis kommen beim Kind häufig gemeinsam vor. Unsere Kenntnisse über die Wirkungen des bestrahlten Ergosterins wurde durch die Arbeiten von HOLTZ wesentlich gefördert, dem es gelang, in dem antitetanischen Präparat 10 (A.T. 10) die auf den Kalkstoffwechsel wirksame Substanz des bestrahlten Ergosterins, das Dihydrotachysterin, abzutrennen.

Diese Substanz hat in therapeutischer Hinsicht Bedeutung erlangt. Die Tatsache, daß sie im Gegensatz zu dem Parathormon oral wirksam ist und nach längerer Zeit, dann aber für eine längere Dauer eine Kalkerhöhung des Blutes bewirkt, spricht gegen die Annahme gleicher Wirkungsweise und gleichen Angriffspunktes mit dem Parathormon. Die naheliegende Erklärung, daß das bestrahlte Ergosterin durch Stimulierung der Nebenschilddrüse und bei parathyreotektomierten Tieren durch Stimulierung accessorischen Nebenschilddrüsengewebes wirkt, ist durch eine Reihe von Tierversuchen widerlegt worden. Die Ähnlichkeit der pharmakologischen Wirkungen von Calcinosefaktor und Parathormon, die übrigens auch chemisch durchaus verschieden sind, beruht wahrscheinlich nur auf dem gemeinsamen Endeffekt der Erhöhung des Blutkalkspiegels.

Die *Standardisierung* des Parathormons erfolgt allgemein am Hund nach dem Vorgehen von COLLIP. Eine COLLIP-Einheit ist $^1/_{100}$ derjenigen Hormonmenge, die bei einem 20 kg schweren Hund nach subcutaner Injektion den Blutkalkspiegel nach 16—18 Stunden um 5 mg-% erhöht (s. Abb. 54).

C. Die Krankheiten der Epithelkörperchen.

I. Der Hyperparathyreoidismus. Ostitis fibrosa generalisata (RECKLINGHAUSENsche Krankheit).

Die Ostitis fibrosa generalisata ist eine generalisierte Knochenerkrankung, deren Ursache in einer Hyperfunktion der Epithelkörperchen gelegen ist.

a) Vorkommen.

Die Erkrankung ist nicht sehr häufig. In der Weltliteratur wird über etwa 350 Fälle berichtet. Frauen sind bevorzugt. Die Krankheit kommt in allen Lebensaltern vor, doch ist sie im jugendlichen Alter selten und zeigt eine Häufung zwischen dem 30.—50. Lebensjahr. Die überwiegende Mehrzahl der mitgeteilten Beobachtungen stammt aus Mitteleuropa, den Nordischen Staaten und Nordamerika.

b) Symptomatologie.

Im Vordergrund der klinischen Symptome stehen *rheumatische Schmerzen* im Kreuz und in den Beinen. Der Schmerz wird als ziehend oder bohrend angegeben und ist ein Frühsymptom, das sich bereits im Anfang der Erkrankung einstellt. Zunächst findet er sich nach körperlichen Anstrengungen, vorwiegend in den Abendstunden. Die Schmerzen nehmen dann langsam an Intensität zu und stellen schließlich einen Dauerzustand dar, lassen aber immer noch eine deutliche Beziehung zu der Belastung und Beanspruchung des Skeletsystems erkennen. Die Schmerzen können auch Anfallcharakter annehmen. Sie finden sich überwiegend an den erkrankten Extremitäten bzw. der Wirbelsäule, sind aber auch häufig nicht scharf lokalisiert. Sie werden schließlich so heftig, daß die Kranken jede Bewegung und jede Belastung vermeiden und aus diesem Grunde bettlägerig werden. Mit dem Fortschreiten der Erkrankung tritt zu den Schmerzen ein allgemeines Krankheitsgefühl. Die Patienten sind elend, müde und werden schließlich extrem hinfällig (s. Abb. 57). Die cystischen Auftreibungen der Knochen äußern sich selten durch fühl- oder sichtbare Verdickungen der Extremitäten. Wenn dies der Fall ist, so bemerkt man auch Veränderungen der Haut, die an diesen Stellen etwas ödematös, leicht gerötet und vermehrt durchblutet ist. Auf dem Höhepunkt der Erkrankung treten als Folge geringfügiger Traumen *Spontanfrakturen* auf. Die Frakturen sind nicht selten die erste Veranlassung zur Vornahme einer Röntgenuntersuchung, auf Grund deren dann erst die richtige Diagnose gestellt wird. Mit dem Eintreten der Fraktur läßt der Schmerz häufig in dieser Stelle plötzlich nach. Die Frakturen finden sich vorwiegend an den Extremitäten und an dem Schlüsselbein. Sie heilen meist schlecht und führen zu Verbiegungen (s. Abb. 57). Spontane Verbiegungen der Knochen sind selten. Bei der Palpation der erkrankten Knochen, die meist äußerst schmerzhaft ist, lassen sich die cystischen Auftreibungen gelegentlich fühlen und leicht eindrücken. Bei Befallensein der Wirbelsäule sind Größenabnahmen bis zu 20 cm beschrieben (SIÈVRE). Häufiger ist die Ausbildung einer dorsalen

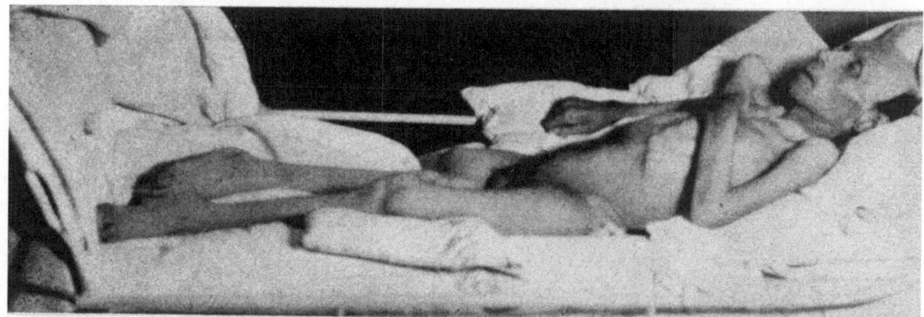
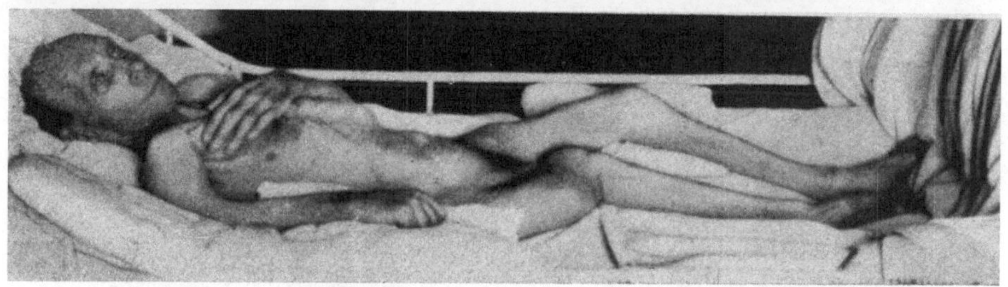

Abb. 57. Schwerer Fall von Ostitis fibrosa mit spontanen Frakturen und starken Knochenverbiegungen. Finales Stadium nach ASK-UPMARK.

Kyphoskoliose mit lumbaler *Lordose*. Bei bettlägerigen Kranken zeigt sich am Thorax eine deutliche Abflachung, und auch das Becken weist Deformierungen auf, die denen bei Osteomalacie ähneln. Die Wirbelsäule zeigt eine Kyphoskoliose, die Patienten werden kleiner. Bei einem Befallensein der Endphalangen der Finger zeigen diese Auftreibungen, die als „Erweichungstrommelschlegelfinger" bezeichnet werden. Am Schädelknochen läßt sich als Folge der Kalkverarmung und veränderten Struktur ein tympanitischer Klopfschall nachweisen.

Die *Röntgenuntersuchung*, die zur Diagnose unerläßlich ist, zeigt generalisierte und lokalisierte Veränderungen (s. Abb. 58 und 59). Erstere treten in 2 Formen auf, in einer Decalcifikation ohne Änderung der Knochenstruktur und bei längerer Krankheitsdauer in einem Knochenumbau. Die Compacta ist verdünnt, die Corticalis aufgelockert. Die Knochenbälkchen zeigen eine völlig unregelmäßige Anordnung mit fleckiger Zeichnung. Der *Kalkgehalt des Skelets* kann so hochgradig reduziert sein, daß der Schatten sich kaum von dem Weichteilschatten abhebt. Charakteristisch für die Erkrankung sind die Cysten, die als rundliche, wabige Aufhellungen, deutlich hervortreten. Die Corticalis ist an diesen Stellen verdünnt und zeichnet sich nur noch als ein feiner Strich ab. Diese Cysten finden sich überwiegend in den Epiphysen der langen Röhrenknochen,

15*

in den Phalangen von Händen und Füßen, im Becken und im Schädel. Bei bestehenden Frakturen ist die geringe bzw. fehlende Callusbildung besonders auffallend. Das Bild kann unter Spontanheilungen mit stark verdichteten Knochenpartien sehr wechseln. Das Schädeldach zeigt ebenso wie die Wirbelsäule feinwabige Aufhellungen und Verdichtungsherde, die denen bei Morbus Paget ähneln. Die Osteoporose der Wirbelsäule führt zur „Fischwirbelbildung“.

Eine auch für die Diagnose sehr wichtige Veränderung ist das Verhalten des *Kalk- und Phosphorgehaltes* des Blutes. Der Kalkgehalt ist stark erhöht.

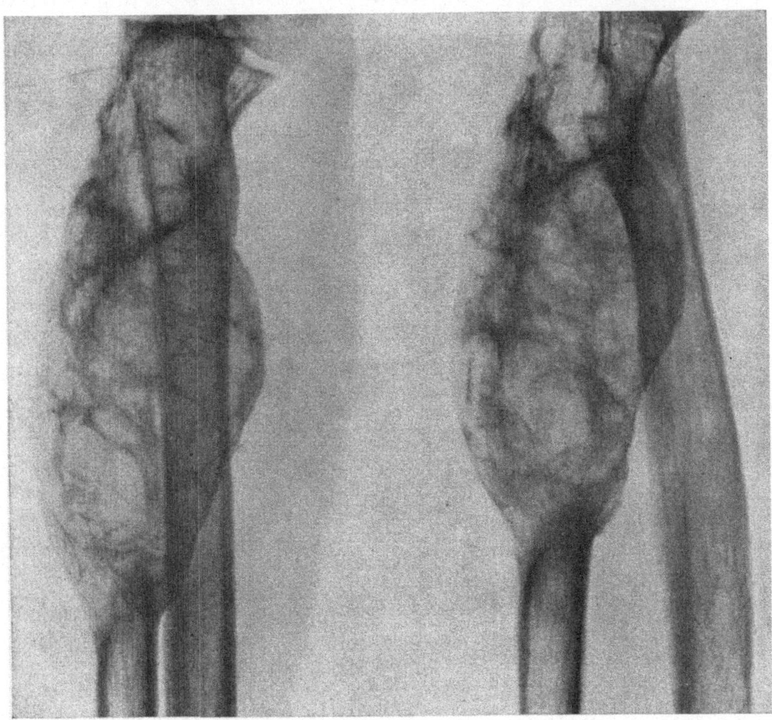

Abb. 58. Ostitis fibrosa cystica generalisata. Linker Unterarm. (Nach MANDL.)

Es sind Werte bis zu 29,4 mg-% (CUTLER) beschrieben worden. In der Regel finden sich Werte, die um 20 mg-% liegen. Der ultrafiltrable Anteil ist relativ stärker erhöht als der kolloidal gebundene. Die Blutkalkerhöhung wird nur selten vermißt, doch sind einige Fälle mit normalem Kalkgehalt beschrieben worden. Wahrscheinlich ist die Erhöhung des Blutkalkes kein Dauerzustand, sondern erfolgt in einzelnen Schüben, so daß Krankheitsphasen mit normalem Kalkgehalt und solche mit erhöhtem wechseln. Aus diesem Grund soll man sich in zweifelhaften Fällen nie mit einer einmaligen Untersuchung begnügen.

Der Phosphorgehalt des Serums ist vermindert. Es sind jedoch auch Fälle mit hohem Serumphosphor bekannt. Dieser Befund wird dann erhoben, wenn gleichzeitig eine Niereninsuffizienz besteht. BRUNNER hat über eine Erhöhung der Serumphosphatase berichtet, eines Fermentes, das organische P-Verbindungen zu anorganischen abbaut. Nach der operativen Entfernung eines Epithelkörperchenadenoms wurde die Serumphosphatase wieder normal.

Der *Harn* ist sehr reich an Kalksalzen, die sich beim Stehen spontan als Bodensatz niederschlagen. Es wurden Tagesmengen über 1 g beobachtet, gegenüber 0,2—0,5 g in der Norm. Die Calciumausscheidung mit dem Stuhl ist nicht vermehrt. Die Calciumbilanz ist negativ. Auch die Kalkwerte im Harn sind nicht in allen Fällen erhöht. Wahrscheinlich erfolgt auch die Ausschwemmung des Kalkes nicht kontinuierlich, sondern in einzelnen Schüben. Durch vermehrte orale Zufuhr läßt sich unter Umständen das Defizit ausgleichen. Der Phosphorgehalt des Harns ist vermehrt. Das Parathyreoideahormon setzt die Nierenschwelle für Phosphor herab.

Nach SNAPPER ist zur Ermittlung der Kalkbilanz eine genaue Analyse der Ein- und Ausfuhr nicht notwendig, wenn man folgende Probekost gibt: 3 Eier, 3 Apfelsinen, 100 g Reis (trocken) mit Wasser gekocht, 6 Zwiebäcke, 60 g Butter und 100 ccm Flüssigkeit. Bei dieser Kost scheidet der Gesunde nicht mehr als 0,2 g pro die im Harn aus. Eine Steigerung des Harncalciums über diesen Wert ist als pathologisch zu werten. Auch die Phosphor- und Magnesiumbilanzen fallen negativ aus.

Der *Kalkgehalt der Gewebe* ist erhöht und kann zu abnormen Verkalkungen, z. B. in der Lunge und ganz besonders in der Niere und den ableitenden Harnwegen führen. Die Kalkablagerungen in den Geweben können ganz excessive Ausmaße annehmen und ganz im Vordergrund des klinischen Krankheitsbildes stehen. In dem Falle von HOFF fanden sich Kalkablagerungen in der Haut, die zu einer „Kalkpanzerhaut" geführt hatten. Die Arterien waren bei dem 16jährigen Jungen als derbe Stränge fühlbar, sie gaben in Röntgenaufnahmen einen deutlichen Schatten. Kalkablagerungen

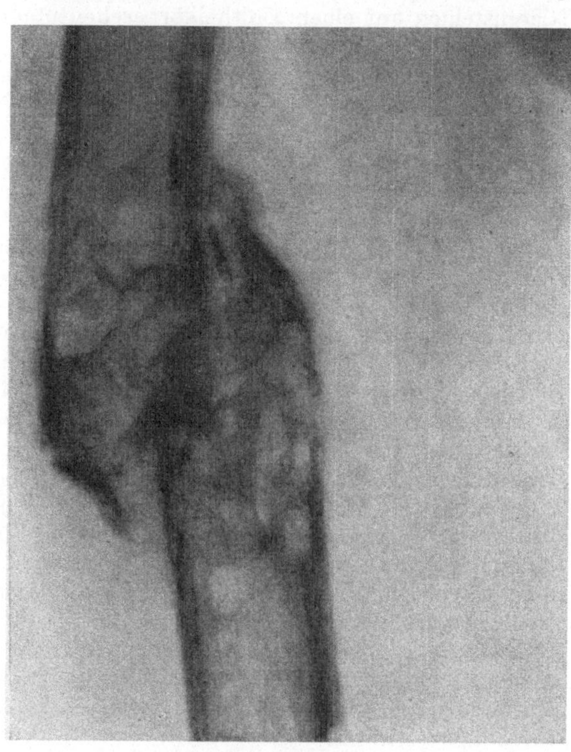

Abb. 59. Ostitis fibrosa cystica generalisata. Rechter Oberschenkel. (Nach MANDL.)

auf der Cornea, die allerdings nur mit der Spaltlampe sichtbar waren, wurden von WALSH und HOWARD bei Hypercalcämie gefunden.

In diesem Zusammenhang seien auch die seltenen Fälle von Epithelkörperchenadenomen erwähnt, die ohne Knochenerkrankungen zu verursachen nur zu heteroplastischen Verkalkungen führen (s. KAHLAU). Klinisch sind diese Fälle wegen ihrer durchaus uncharakteristischen Symptome kaum zu diagnostizieren. Kalkablagerungen im Herzmuskel führen zur Herzinsuffizienz und in der Magenwand zu Ulcera und Blutungen, die in 2 der bekannt gewordenen Fälle zum Tode führten. In theoretischer Hinsicht sind die Beobachtungen bemerkenswert, weil sie zeigen, daß die Organverkalkungen in keinem direkten Zusammenhang mit dem Kalkabbau des Knochens stehen.

Ausgedehnte Konkrementbildung hat wiederholt auf das Vorliegen einer Ostitis fibrosa generalisata aufmerksam gemacht, so in 8 von 17 Fällen, die ALBRIGHT und Mitarbeiter beschrieben haben.

Nierensteine sind ein ganz gewöhnlicher Befund. Diese führen zusammen mit den Kalkablagerungen im Nierenparenchym zu schweren Nierenschädigungen, zu septischen von den Harnwegen ausgehenden Erkrankungen und zur Urämie. Eine besondere Neigung zur Arteriosklerose wird nur gelegentlich beobachtet. Man unterscheidet heute nach MANDL neben dem „Knochentyp" des Parathyreoidismus noch den „renalen Typ", bei dem es nur zu ausgedehnten Nierensteinbildungen, nicht aber zu Knochenveränderungen kommt. Nach den Veröffentlichungen von COPE sowie von KEATING und COOK aus der Majo-Klinik ist diese Form sogar häufiger als die mit Knochencysten einhergehende. Sie ist nur gelegentlich kombiniert mit einer allgemeinen Entkalkung, aber ohne Cystenbildung. Es ist daher notwendig, in jedem Falle von rezidivierenden Nierensteinen auf einen Epithelkörperchentumor zu untersuchen.

Unabhängig von der Nierenstörung finden wir häufig eine Polyurie und Polydipsie. Dieses Symptom ist so auffallend, daß man zu seiner Erklärung an eine Beteiligung der Hypophyse gedacht hat. Nach Beseitigung der Adenome schwindet es prompt.

In den übrigen Organen finden sich nur Störungen in schweren Fällen bei längerer Krankheitsdauer. Der *Ernährungszustand* der Kranken ist stark reduziert. Sie sind äußerst hinfällig und kachektisch. Am *Kreislauf* kennen wir, abgesehen von Anfällen von Tachykardie und der Entwicklung einer *muskulären Herzinsuffizienz*, welche die unmittelbare Todesursache darstellt, keine spezifischen Veränderungen. Im Ekg. findet sich als Folge des erhöhten Blutkalkgehaltes eine Verkürzung des QT-Intervalles. Bei mehrjähriger Krankheitsdauer sind heftige *Leibschmerzen von Anfallscharakter* mit starkem Erbrechen und Nahrungsverweigerung beschrieben worden. Der Tonus des *Intestinaltraktes* läßt nach, die Entleerungszeit des Magens ist verlangsamt. Es liegen Beobachtungen vor, in denen die intestinalen Symptome das Krankheitsbild völlig beherrschten, ohne daß gleichzeitig Knochenveränderungen bestanden. Man hat diese Form daher auch als intestinale Form angesprochen. Die *Muskulatur* zeigt eine deutliche Hypotonie, welche die Ursache des subjektiven Schwäche- und Hinfälligkeitsgefühls ist. Die passive Beweglichkeit der Extremitäten ist als Folge dieser Hypotonie vermehrt. Die direkte wie indirekte *elektrische Erregbarkeit* ist stark vermindert.

Das *rote Blutbild* ist gewöhnlich normal, nur gelegentlich wurden Anämien mäßigen Grades beschrieben. Ebensowenig finden sich Veränderungen des weißen Blutbildes. Die Blutsenkung ist meist stark beschleunigt, die Gerinnungszeit des Blutes verkürzt.

Nach MANDL war es nur in 5 von 55 Fällen möglich, durch eine äußere Untersuchung eine Vergrößerung der Epithelkörperchen zu finden. An dem übrigen endokrinen System wurden ohne eine erkennbare Regelmäßigkeit gelegentlich Veränderungen beschrieben. So sah HOFF einen extremen Fall mit starken Verkalkungen der Haut und der inneren Organe, bei dem ein basophiles Adenom der Hypophyse vorlag. Schilddrüsenvergrößerungen in Form von gewöhnlichen oder Basedow-Strumen kommen vor. Menstruationsstörungen, Nebennierengeschwülste, Pubertas praecox sind weiter als Einzelbeobachtungen beschrieben. Es ist fraglich, wieweit in diesen Fällen innere Zusammenhänge mit der Grundkrankheit bestanden. Von einer Gesetzmäßigkeit kann jedenfalls zur Zeit noch nicht gesprochen werden. In der Mehrzahl der Fälle bleibt das übrige endokrine System unbeteiligt. Die Regelanomalien können ebensogut nur Folge der schweren Störung des Allgemeinbefindens sein. Gravidität ist bei Hyperparathyreoidismus gelegentlich beobachtet worden. Wegen der starken zusätzlichen Belastung des Ca-Stoffwechsels ist in solchen Fällen eine Unterbrechung anzuraten. Sehr bemerkenswert ist eine Beobachtung von FRIDERICHSEN, der zu einem 5 Monate alten Kind mit Tetanie gerufen wurde. Da die Tetanie sehr schwer zu beeinflussen war und eine Spasmophilie mit Sicherheit ausgeschlossen werden konnte, wurde die Mutter des Kindes einer genaueren Untersuchung unterzogen. Es wurde eine typische Ostitis fibrosa generalisata festgestellt und ein Epithelkörperchenadenom operativ beseitigt. Man muß aus dieser Beobachtung schließen, daß die Überproduktion des Epithelkörperchenhormons im mütterlichen Organismus die Ausbildung der Epithelkörperchen des Kindes verhindert hatte. Nach der Geburt wurde das Kind zunächst 5 Monate gestillt. Mit der Muttermilch erhielt es im Überschuß Calcium und wahrscheinlich auch zusätzliche Hormonmengen. Nach dem Abstillen kam die Tetanie zum Ausbruch, da jetzt die Muttermilch durch

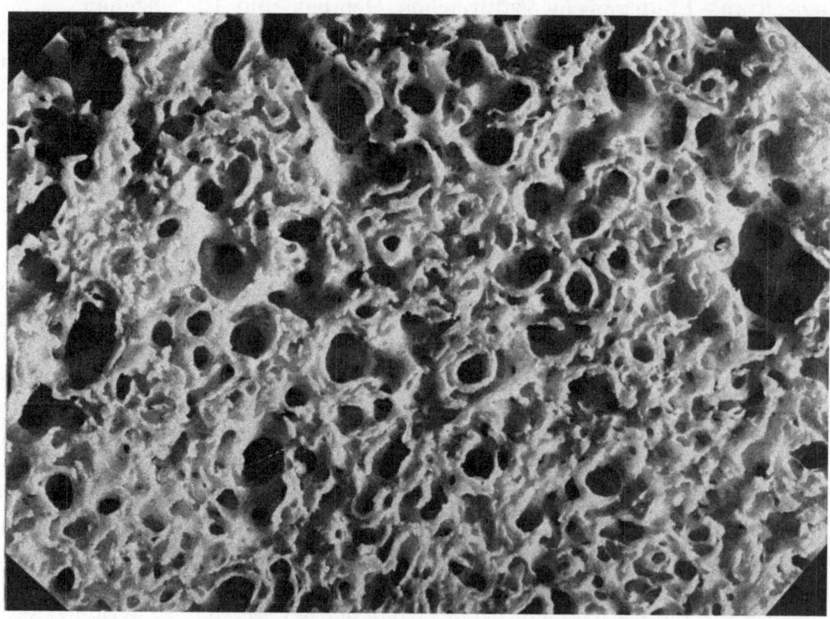

Abb. 60. Knochenschliff, Querschnitt durch die Mitte eines Wirbelkörpers. Lupenaufnahme. Stark vermehrte Septen. Die großen Höhlen sind die Behälter des blutbildenden Markes, durch wechselnd große Poren miteinander verbunden. Die Wände des Schwammes (d. h. die Septen) bestehen aus zwei oder mehr parallel verlaufenden dünnen Knochenlamellen. Dazwischen die Spalträume für das fibröse Mark. (Nach KARL THÜER.)

die phosphorreichere Kuhmilch ersetzt wurde. Das Kind wies Knochenkerne auf, die in ihrer Entwicklung dem 17. Lebensmonat entsprachen. Die Beobachtung läßt auch den Schluß zu, daß das Parathormon die Placenta passiert, eine Frage, die bisher noch strittig war.

c) Pathologische Anatomie.

Die für die Erkrankung charakteristischen Skeletveränderungen bestehen pathologisch-anatomisch in einer Osteoporose aller Skeletabschnitte. Die Corticalis ist verschmälert, die Spongiosa aufgelockert und schließlich kann der ganze Knochen durch ein feinporiges, schwammiges und sehr weiches Gewebe ersetzt werden. Nur die Gelenkenden bleiben frei. Auch das Knochenmark bleibt meist unbeteiligt. Im Bereich des Markes entstehen an einzelnen Stellen, besonders solchen, die einer Belastung ausgesetzt sind, Cysten als Folge von Erweichungsprozessen. An den Stellen stärksten Umbaues entwickeln sich *Granulationstumoren*, die wegen ihres reichen Gehaltes an Blutfarbstoff als braune Tumoren bezeichnet werden. Es handelt sich nicht um Geschwülste, sondern um chronisch entzündliche Prozesse. Das Periost ist an dem Krankheitsprozeß nicht beteiligt.

Histologisch sieht man in beginnenden Fällen (s. THÜER) ein fibröses, sehr gefäß- und zellreiches Mark mit reichlich Osteoclasten. In den spongiösen Knochen
findet sich eine starke Vermehrung der Knochenbälkchen und Septen. Charakteristisch ist eine *Verdoppelung der Knochenbälkchen,* so daß ein schwammartiges
Septensystem mit verdoppelten Wänden und fibrösem Mark entsteht mit deutlichen Zeichen der lacunären Resorption. SCHMORL und PICK haben diesen Vorgang, den auch v. RECKLINGHAUSEN schon erkannte, als *„disseziierende Resorption"* bezeichnet (s. Abb. 60). Es ist der für die RECKLINGHAUSENsche
Krankheit charakteristische Befund. Der Inhalt der Knochencysten besteht
histologisch aus Bindegewebe, zahlreichen Gefäßen und Riesenzellen.

An den Epithelkörperchen finden sich Tumoren bis
zu Walnußgröße (s. Abb. 61). Sie sind histologisch einfache
Hypoplasien mit Zeichen der Hyperfunktion bzw. Adenome.
Die Adenombildner sind in der überwiegenden Mehrzahl
der Fälle die wasserhellen Hauptzellen. Es sind aber auch
Adenome aus oxyphilen Zellen beschrieben worden.

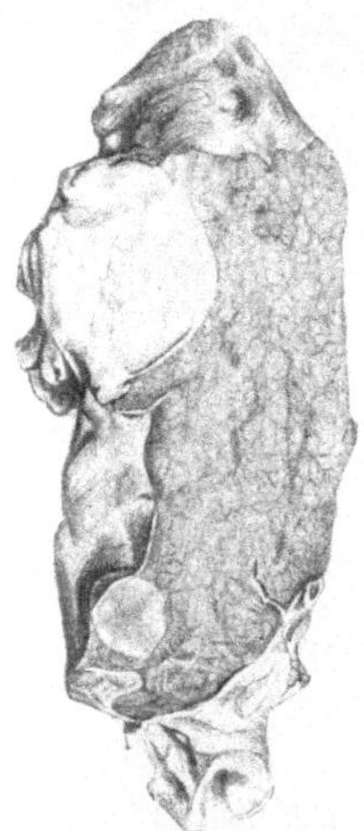

Abb. 61.
Hauptzellenadenom des
linken unteren Epithelkörperchens.
(Nach THÜER.)

d) Ätiologie und Pathogenese.

Über die Ursachen der Erkrankung ist noch nichts bekannt. Es scheint so, als ob die nordischen Länder bevorzugt sind. Das läßt an Einflüsse der Belichtung denken,
für die auch andere Anhaltspunkte bestehen. Auch Infektionen oder die sonst bei endokrinen Erkrankungen so
häufigen Beziehungen zu den Umstellungen im Geschlechtsleben scheinen keinen Einfluß auszuüben, wenn man von
der Häufung der Erkrankung zwischen dem 30.—50. Lebensjahr und einem Einfluß der Gravidität, für den einige
Einzelbeobachtungen sprechen, absieht. Im ganzen ist jetzt
dreimal ein familiäres Vorkommen beschrieben worden
(SIÈVRE, MANDL-HOFFMANN), das immerhin an eine konstitutionelle Disposition bei der an sich so seltenen Krankheit denken läßt.

Der Zusammenhang der Ostitis fibrosa generalisata mit Epithelkörperchentumoren ist heute allgemein anerkannt. Er findet in folgenden Beobachtungen
seine Begründung: In dem Maße, wie man auf die Zusammenhänge zwischen
den charakteristischen Skeletveränderungen und den Epithelkörperchen achtete,
wurden Adenome bzw. Hyperplasien dieser Organe auch bei Operationen bzw.
Obduktionen festgestellt. Besonders interessant ist, in dieser Hinsicht die Statistik von LANG und HASLHOFER. 1908—1926 wurde in 91 Fällen 32mal, 1933
in 37 Fällen 30mal und 1934 in 48 Fällen 44mal ein Epithelkörperchentumor
gefunden. Gegen die Bedeutung der Epithelkörperchentumoren für die Erkrankung wurde der Einwand erhoben, daß es sich bei der Vergrößerung der
Epithelkörperchen nur um einen reaktiven Prozeß handeln könnte, in Parallele
zu den Beobachtungen einer Epithelkörperchenhyperplasie bei Entkalkungsprozessen anderer Art. Dieser Einwand gewinnt an Bedeutung durch die zuerst
von KATASE, später noch von einer ganzen Reihe anderer Untersucher (s. EGER)
festgestellte Tatsache, daß sich nicht nur durch Parathormon, sondern auch
durch eine ganze Reihe von Giften wie Bleiacetat und Ammoniumchlorid dieselben Knochenveränderungen hervorrufen lassen wie bei Ostitis fibrosa generalisata. Auch bei Anwendung dieser Gifte findet sich eine Vergrößerung der Epithelkörperchen. Die genannten Vergiftungen führen ebenso wie die Parathormonbehandlung zu einer Acidose. Aus diesen Versuchen wurde der Schluß abgeleitet,

daß das Primäre bei der Ostitis fibrosa generalisata die Stoffwechselstörung ist, die den Knochenprozeß bedingt. Die Vergrößerung der Epithelkörperchen ist sekundär und erst die Folge des Knochenprozesses, ähnlich wie bei den osteomalacischen Knochenerkrankungen. Für die primäre Bedeutung der Epithelkörperchen im Krankheitsgeschehen sprechen einmal die Tierversuche mit Parathormon, vor allem aber die in heute bereits über 100 Fällen erzielte Heilung der Krankheit nach Entfernung der Epithelkörperchenadenome; für die sekundäre Rolle, die Mißerfolge der Therapie, insbesondere aber die Fälle mit Rezidiven, die anzeigen, daß die Epithelkörperchenadenome, die ja beseitigt wurden, nicht eigentlich die Ursache sein können. Ferner sind einige wenige Fälle beschrieben, in denen abnorme Verkalkungen der Gewebe ohne Knochenveränderungen bei Epithelkörperchenadenomen beobachtet wurden. Die Frage ist z. Z. nicht zu entscheiden und der aufgezeigte Widerspruch nicht zu lösen. KAHLAU schließt, daß das Parathormon nicht das wirkliche Epithelkörperchenhormon sein kann und daß bei Ostitis fibrosa generalisata eine Dysfunktion vorliegen muß, also die Bildung eines Hormons mit pathologischen Wirkungen (s. S. 210). BERGSTRAND faßt die Ostitis fibrosa generalisata als adenomatöse Hyperplasie infolge äußerer Reize auf. Er weist darauf hin, daß mangelnde Kalkzufuhr z. B. bei Kücken zu einer Hyperplasie der Epithelkörperchen führt und meint, daß ähnliche Faktoren auch für die Entstehung der Erkrankung beim Menschen verantwortlich gemacht werden könnten. Er knüpft einen Vergleich mit der Jodmangeltheorie des Kropfes.

Die braunen Tumoren des Knochens sind kein spezifisches Krankheitszeichen, sondern nur die Reaktion des Knochengewebes auf den Entkalkungsprozeß. Ähnliche Tumoren sind auch als lokalisierte Prozesse nach Traumen beobachtet worden. Aus diesem Grunde bestehen auch zwischen der lokalisierten und der generalisierten Erkrankung keine Beziehungen.

e) Diagnose und Differentialdiagnose.

Die Diagnose des Leidens ist nicht schwierig, wenn das Krankheitsbild bereits voll entwickelt ist. Als charakteristisch gelten die Bildung der röntgenologisch nachweisbaren Cysten, die allgemeine Entkalkung des Skeletes, das Auftreten von spontanen Frakturen, die Schmerzhaftigkeit der erkrankten Skeletabschnitte und die Störungen des Kalkstoffwechsels, d. h. eine Erhöhung des Blut-Ca, Erniedrigung des Blut-P, vermehrte Ca-Ausscheidung im Harn bei negativen Bilanzen. Die Störungen des Kalkstoffwechsels sind für die Erkrankung sehr charakteristisch, aber nicht unbedingt beweisend, da bei multiplem Myelom wie bei Ca-Metastasen gelegentlich ähnliche Störungen gefunden wurden. Auf der anderen Seite sind Fälle von Ostitis fibrosa generalisata bekannt geworden, in denen der Calciumspiegel des Blutes nicht erhöht war. Eine differentialdiagnostische Abgrenzung gegen Osteoporosen, Osteomalacie, Morbus Paget und der lokalisierten Form der Ostitis fibrosa ist bei erhöhtem Kalkwert möglich, da bei den eben aufgezählten Erkrankungen der Blutkalkwert immer normal ist. Die diagnostische Entscheidung fällt wesentlich durch das Röntgenbild. Die größten Schwierigkeiten in der Abgrenzung kann hier besonders im Beginn die Differentialdiagnose gegenüber dem Morbus Paget machen. Dieser ist eine lokalisierte Skeleterkrankung, die nicht zu Knochenzerstörungen und Entkalkungen führt, sondern zu porotischen Prozessen ohne Auftreibungen mit malacischen Verbiegungen und Sklerosen. Charakteristische Änderungen im Kalkstoffwechsel hat man nicht beobachtet. Der gesamte Krankheitsverlauf ist langsamer und nicht so progredient. Fehlen bei Morbus Recklinghausen die Cysten, so zeigt das gesamte Skelet nur eine hochgradige Kalkarmut, und der

Befund kann leicht mit den Bildern bei Osteoporose oder Osteomalacie verwechselt werden, besonders dann, wenn sich die Erkrankung in der Gravidität entwickelt, wie es verschiedentlich beobachtet wurde (SCHLESINGER und GOLD).

In der letzten Zeit wurden einige Fälle von Hyperthyreoidismus mit schweren Osteoporosen beschrieben, die differentialdiagnostisch schwer von der RECKLINGHAUSENSchen Krankheit abzugrenzen waren. Sie unterschieden sich durch die fehlende Hypercalcämie und das Fehlen von Cysten. Die Knochenschmerzen, eine Entkalkung des Skeletes und negative Kalkbilanzen waren gemeinsame Symptome. Das Krankheitsbild wird als *thyreogene Osteoporose* bezeichnet. Die Osteoporose verschwindet mit der Besserung der Grundkrankheit. Das Krankheitsbild wurde von MONIER und VINARD auch nach einer während 8 Jahren wegen Fettsucht durchgeführten Schilddrüsenmedikation gesehen.

ALBRIGHT und Mitarbeiter berichteten kürzlich über ein neues Syndrom, bei dem disseminierte, meist halbseitig angeordnete Herde von Ostitis fibrosa in Kombination mit segmentär angeordneten Pigmentationen, Sensibilitätsstörungen und Reflexanomalien und sexueller Frühreife auftraten. Die Entfernung der Epithelkörperchen war in diesen Fällen ohne Erfolg. Über die Ursache und die Pathogenese der Erkrankung ist noch nichts bekannt. Beziehungen zu den Epithelkörperchen scheinen nicht zu bestehen.

f) Verlauf und Prognose.

Die Ostitis fibrosa cystica ist in der Regel ein ausgesprochen chronisches Leiden, das sich über 3—6 Jahre und längere Zeiträume erstrecken kann. Doch sind eine Reihe von Fällen beschrieben worden, die ganz akut verliefen und in kürzester Zeit zum Tode führten. MELLGREN hat 7 derartige Beobachtungen aus der Literatur zusammengestellt. Besonders bemerkenswert ist ein Fall von HANES, in dem wahrscheinlich die häufige Palpation eines deutlich fühlbaren Epithelkörperchenadenoms durch verschiedene an dem Fall interessierte Ärzte das rasche Ende ausgelöst hat. Die Erkrankung verläuft in der Regel in Schüben, die von Perioden unterbrochen werden, in denen das Leiden stationär bleibt. Auch Remissionen bis zur völligen Spontanheilung mit Rückbildung aller röntgenologisch nachweisbaren Veränderungen kommen vor. Die Regel ist jedoch eine langsame Progredienz des Zustandes, an dem, wenn er zu spät erkannt wird und zu weit fortgeschritten ist, auch die Operation nichts mehr zu ändern vermag. In den schwersten Fällen ist die Resorption des Knochens so hochgradig, daß Verbiegungen und Deformierungen auftreten, wie wir sie nur bei der Osteomalacie kennen. Die Knochenveränderungen können sich aber auch lange Zeit nur auf einen Knochenabschnitt beschränken und die Cysten können völlig fehlen. In diesen Fällen ist die allgemeine Entkalkung des Skeletes besonders hochgradig. In anderen Fällen herrschen die metastatischen Verkalkungen vor, und die sich entwickelnde Niereninsuffizienz steht im Vordergrund des Krankheitsbildes. In 2—5% der Fälle entsteht auf dem Boden der braunen Tumoren ein Sarkom, ein Ereignis, das die Prognose infaust macht.

Als besondere Form beschrieb OLIVER ganz akut verlaufende Fälle, in denen sich nach relativ kurzer Krankheitsdauer ein schwerer, tödlich endender komatöser Zustand entwickelte. Es bestanden Nausea, Erbrechen, Anorexie, Obstipation und tiefe Bewußtlosigkeit. Die Obduktion zeigte die für die Erkrankung charakteristischen Knochenveränderungen, aber nichts, was den komatösen Zustand erklären konnte. Diagnostisch liegen diese Fälle besonders schwierig.

Die Prognose der Erkrankung ist ohne Operation infaust, aber auch nach einer Operation nicht restlos gut, da Rezidive vorkommen. REUSS und ROLLER haben bei einem rezidivierenden Fall eine Beobachtung gemacht, der vielleicht prognostische Bedeutung zukommt. Sie fanden, daß die Kalkausscheidung nach der Operation sofort zurückging. Die Ausscheidung durch den Stuhl stieg aber wenige Tage später wieder an, während diejenige durch den Harn zunächst normal blieb. Die Autoren glauben, daß dieses Symptom ein erster Hinweis auf den weiteren ungünstigen Verlauf des Falles war.

g) Therapie.

Die Therapie der Wahl ist heute die operative Entfernung des Epithelkörperchenadenoms bzw. der Adenome. Es können auch nur Hyperplasien der Epithelkörperchen bestehen. In solchen Fällen haben CHURCHILL und COPE 3 Epithelkörperchen entfernt und das 4. teilweise reseziert. Nach den ersten Erfolgen von MANDL wurde bis heute über eine Zahl von über 100 erfolgreich operierten Fällen, in der Literatur berichtet. In diesen Fällen treten sehr rasch ein Absinken der Blutkalkwerte und ein Anstieg der Phosphorwerte zur Norm ein, doch braucht dies nicht immer der Fall zu sein trotz guter Heilung. Die Kalkbilanzen werden rasch positiv, und es kommt zur erneuten Kalkablagerung in den Knochen. Die Skeletveränderungen bilden sich langsam zurück. Die Knochen werden röntgenologisch dichter und die Cysten heilen aus. Letzteres ist allerdings relativ selten, meist wird nur die Corticalis über den Cysten kalkreicher und fester. Die weitere Ausbildung von Cysten wird mit Sicherheit verhindert. Dieser Heilungsprozeß erfordert mehrere Monate, kann aber schließlich zu einer vollständigen Wiederherstellung der Gesundheit und Arbeitsfähigkeit führen. Etwas entmutigend stimmen hier nur die Berichte der letzten Zeit, nach denen nach Jahren des Wohlbefindens wieder Verschlechterungen aufgetreten sind. Die Operation kann aber auch erfolglos bleiben oder der Erfolg wird durch eine schwere, zuweilen tödliche Tetanie zunichte gemacht.

Die Erfolglosigkeit der Operation hat ihren Grund in der Schwierigkeit der Auffindung der Epithelkörperchen. Am häufigsten sind die unteren Epithelkörperchen die Adenomträger und hier scheinen die linken unteren wieder häufiger erkrankt zu sein als die rechten. Es sind aber auch Fälle beobachtet, in denen abnorm liegende Epithelkörperchen, z. B. intrathyreoidal, vorlagen oder die Adenombildung an 2 Epithelkörperchen bestand, von denen nur das eine entfernt wurde. In einer weiteren Zahl von Fällen konnte kein Adenom gefunden werden. Einige Operateure haben dann normal aussehende Epithelkörperchen entfernt und zum Teil über Erfolge berichtet. Liegen mehrere Tumoren vor, so sind wiederholte Operationen erforderlich.

Bei geglückter Operation ist die Hauptgefahr die *Entwicklung einer Tetanie,* die sehr plötzlich mit bedrohlichen und trotz energischer Therapie zum Tode führenden Erscheinungen einsetzen kann. In 55 Fällen trat sie nach MANDL 9 mal auf und führte in diesen 9 Fällen 4 mal zum Tode. Der Blutkalk fällt sehr rasch ab, vielleicht als Folge einer ungenügenden Tätigkeit der restierenden Epithelkörperchen, vielleicht auch deswegen, weil das Skeletsystem den Kalk begierig aufnimmt (SNAPPER). Um dieser Gefahr zu begegnen, soll man sofort nach der Operation Calcium evtl. in größeren Dosen geben und Epithelkörperchenhormon zur Therapie bereithalten, das unter Umständen auch schon prophylaktisch gegeben werden kann.

Da Epithelkörperchenhormon heute kaum vorhanden ist, empfiehlt sich die Behandlung mit A.T. 10. Wegen des langsamen Wirkungseintritts dieser Substanz muß sie immer prophylaktisch, d. h. etwa 2—3 Tage vor der Operation gegeben werden. Gewisse Gefahren der Operation liegen auch noch in dem Auftreten einer Oligurie, besonders bei durch Steinen geschädigten Nieren. Auch Psychosen und delirante Erregungszustände nach Art des KORSAKOWschen Syndroms sind beschrieben worden.

Eine andere Therapie der Erkrankung als die Operation gibt es nicht. Eine Röntgenbestrahlung der Epithelkörperchen ist versucht worden, hat aber nicht die Erfolge wie die Operation aufzuweisen. Ganz erfolglos ist sie allerdings auch nicht, wie sich aus einer Zusammenstellung des Schrifttums und einer

Beobachtung von JACOX ergibt. Sie sollte in all den Fällen, in denen die Operation erfolglos bleibt, versucht werden. Eine Calciumzufuhr vor der Operation ist ebenso kontraindiziert wie etwa eine Parathormonbehandlung. Es liegt zwar eine Kalkarmut des Skeletes, aber eine Kalkvermehrung im Blut und Gewebe vor. Eine Kalkzufuhr würde diesen Zustand nur noch verschlechtern. Eine Röntgenbestrahlung der braunen Tumoren soll nach erfolgreicher Operation den Heilungsprozeß beschleunigen und ist bei einer sarkomatösen Entartung, die durch eine Radikaloperation nicht mehr beeinflußt werden kann, von vorübergehendem Erfolg.

II. Hypoparathyreoidismus. Die Tetanie.

Unter Tetanie verstehen wir einen bestimmten, durch nervöse Übererregbarkeit und Anfälle gekennzeichneten Symptomenkomplex, der durch die verschiedensten Ursachen ausgelöst werden kann. Der Besprechung der einzelnen Formen soll die Besprechung des allen Formen gemeinsamen Symptomenkomplexes vorausgeschickt werden.

a) Symptomatologie.

1. Der tetanische Anfall.

Im Vordergrund der Symptome der Erkrankung steht der tetanische Anfall. Dem Auftreten der Krämpfe gehen gewisse Vorboten, wie Hitzegefühl, Schwindel und gestörtes Allgemeinbefinden voraus. Die Krämpfe selbst sind rein tonischer Natur und meistens sehr schmerzhaft. Sie beginnen fast ohne Ausnahme an den Händen und greifen von hier aus auf die oberen Extremitäten und das Gesicht über. Die unteren Extremitäten werden bei Kindern häufiger als bei Erwachsenen mitbefallen. Der erhöhte Muskeltonus ist bei den in der Ruhelage verkürzten Muskeln am stärksten. Der tonische Krampf der verschiedenen Muskelabschnitte ist also verschieden stark und führt daher an den einzelnen Gliedern zu ganz bestimmten Stellungen. Die Hände zeigen die von TROUSSEAU als *Geburtshelferstellung* bezeichnete Position. Die Finger sind gestreckt und in den Metacarpophalangealgelenken leicht gebeugt. Der Daumen wird opponiert, adduziert und fest gegen die übrigen Finger gepreßt. Faustkstellung mit herausgestrecktem Daumen ist auch beobachtet. Bei häufigen und langdauernden Anfällen können sich hier Decubitalgeschwüre ausbilden. Das Handgelenk ist leicht dorsal flektiert. Greift der Krampf auf den Arm über, so wird dieser im Ellenbogengelenk gebeugt. Es resultiert die mit dem aufwartenden, pfötchengebenden Hund verglichene Position (*Pfötchenstellung*) (s. Abb. 62 u. 64). Der Oberarm wird fest an den Rumpf angepreßt. Die unteren Extremitäten zeigen folgendes Bild: Die Zehen werden gebeugt und die Großzehe stark adduziert und nach der Sohle zu gekrümmt, gleichzeitig wird der Fuß plantar flektiert und etwas suponiert (*Carpopedalspasmen*) (s. Abb. 63). Das ganze Bein ist gestreckt und beim liegenden Kranken leicht angehoben. Nicht selten sind auch die Adductoren von dem Krampf befallen. Der Krampf greift auch auf die Gesichtsmuskulatur über. Durch den vermehrten Muskeltonus wird das Gesicht eigenartig starr, der Mund spitzt sich leicht zu. Der Gesichtsausdruck erinnert an den „Risus sardonicus“ des Tetanuskranken (s. Abb. 64). Die Augenbrauen werden hochgezogen, der Blick ist starr und ängstlich. Auch Lid- und Masseterenkrämpfe, Gähnkrämpfe Störungen in der Zungenbeweglichkeit und Sprachstörungen kommen vor. Ähnlich wie im Tierversuch kann es auch zu einer Beteiligung der Kehlkopf- und Atemmuskulatur kommen. Der *Stimmritzenkrampf* oder *Laryngospasmus* führt zu einer stark erschwerten bzw. völlig unmöglichen Inspiration. Er ist ein sehr

bedrohliches Symptom, das unter raschem Auftreten einer starken Cyanose zum
Tode führen kann. Der Laryngospasmus ist bei Kindern sehr viel häufiger als bei
Erwachsenen. Die Krämpfe sind fast immer symmetrisch, doch wurden gelegentlich auch rein halbseitige Krämpfe beschrieben. Außer den tonischen Krämpfen
beobachtet man auch Muskelflimmern und Muskelzuckungen, die häufig dem
tonischen Krampf vorausgehen.

In einer Reihe von Fällen treten zu dem peripher bedingten tonischen Krampf
noch *klonische Zuckungen*. Es resultiert dann ein Zustandsbild, das völlig dem
epileptischen Anfall gleicht und sich von diesem nur
durch das freie Sensorium und die reagierenden Pu-
pillen unterscheidet. Es können aber auch echte *epileptische Anfälle* mit allen Kriterien auftreten. Epileptische und tetanische Symptome können auch nebeneinander vorkommen, derart, daß epileptische Anfälle
den tetanischen folgen oder auch im Anfall ineinander
übergehen. Die tonische Phase des epileptischen Anfalles kann bei der Tetanie große Selbständigkeit
gewinnen. Der Tonus betrifft dann auch die Re-
spirations-, Nacken- und Rückenmuskulatur und
führt zu Opisthotonus und zu einer Erschwerung
der Atmung bis zum vollständigen Atemstillstand
(s. S. 223).

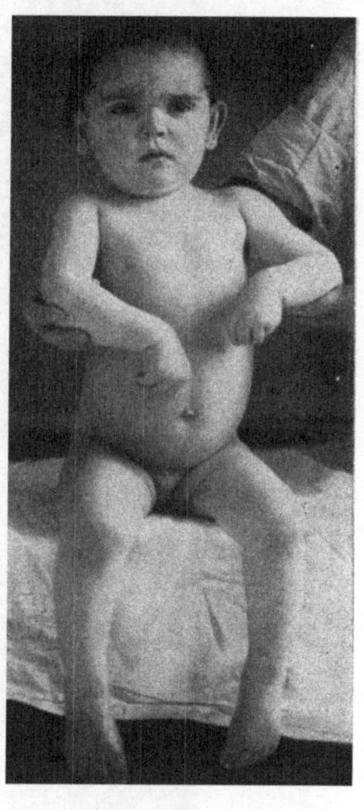

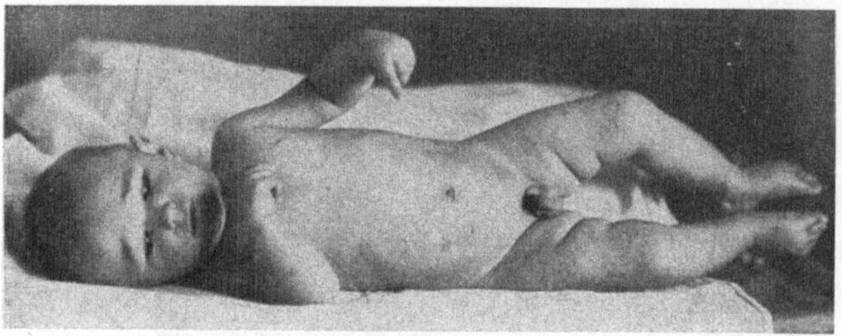

Abb. 62.
Manifeste Tetanie bei 11 Monate altem Säugling.
(Nach NOBEL-KORNFELD-RONALD-WAGNER.)

Abb. 63. Tetanie bei 19 Monate
altem Mädchen. Deutliche
Carpopedalspasmen. (Nach NOBEL-
KORNFELD-RONALD-WAGNER.)

Eine *Tachykardie* ist im Anfall sehr häufig. Die Kranken klagen über Herzklopfen. Die Herztöne sind klappend, der 2. Pulmonalton akzentuiert. Im
Ekg. kommt eine niedrige R-Zacke und eine abnorm hohe Nachschwankung
zur Beobachtung. Den plötzlichen Tod bei der Spasmophilie der Kinder auch
ohne Laryngospasmus führt man auf einen Krampf der Herzmuskulatur zurück.
An Hand- und Fußrücken und auch an anderen Körperstellen können sich
bei längerdauernden Krämpfen Ödeme entwickeln. Die Körpertemperatur ist
im Anfall bis zu hyperpyretischen Werten gesteigert. Eine Harnverhaltung als
Folge eines Krampfes des Sphincter vesicae ist nicht selten. *Das vegetative
Nervensystem* weist Zeichen der Übererregbarkeit auf, die besonders bei Prüfungen
mit den vegetativen Giften in Erscheinung treten. Spasmen der glatten Muskulatur fehlen in der Regel. Nur Gefäßspasmen sind relativ häufig. Die Blässe
der Haut, periphere Durchblutungsstörungen, anginöse Beschwerden und Migräne
sprechen in diesem Sinne. Bei Kindern kann auch eine Pupillenstarre als Folge eines
Ciliarkrampfes vorkommen. Auch die Neigung zu starken Schweißen während
des Anfalles spricht für die gesteigerte Erregbarkeit des vegetativen Systems.

Die *Dauer der Anfälle* wechselt von 5—15 Minuten bis zu mehreren Stunden. Gelegentlich beobachtet man einen Status, der sich nicht so sehr in ständigen Krämpfen als vielmehr in einem ständig erhöhten Muskeltonus äußert. Bei willkürlichen Bewegungen tritt dann plötzlich infolge des vermehrten Tonus eine Stockung auf. Die Kranken können z. B. einen ergriffenen Gegenstand für

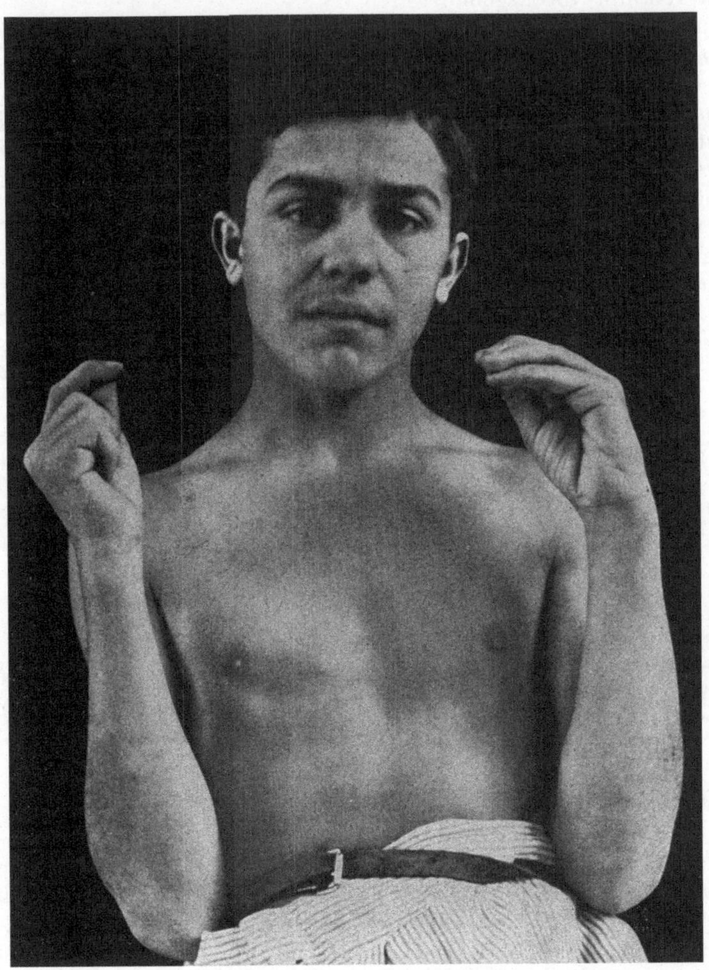

Abb. 64. Tetaniegesicht. (Nach W. FALTA.)

eine Sekunde nicht wieder loslassen. Der Zustand erinnert an die Myotonie. Das Abklingen der Anfälle erfolgt meist langsam.

Die Anfälle können auftreten, ohne daß eine äußere Ursache als auslösendes Moment zu eruieren ist. Sehr häufig lassen sich aber geringfügige äußere Anlässe ermitteln, die bei entsprechender Bereitschaft auslösend wirken. Als solche Anlässe seien genannt Schreck oder Erregungen, körperliche Traumen leichtester Art und körperliche Anstrengungen, wie die Ausführung feiner Arbeiten, die eine gewisse Geschicklichkeit und Konzentrierung der Aufmerksamkeit verlangen.

2. Die Symptome in den anfallsfreien Zeiten.

In den Zeiten außerhalb des Anfalles finden wir eine Reihe von Störungen, wie Steigerung der nervösen Erregbarkeit, trophische Störungen ektodermaler Bildungen, Änderungen in der Tätigkeit der inneren Organe und Stoffwechselstörungen, die für die Erkrankung charakteristisch sind.

Die Steigerung der nervösen Erregbarkeit äußert sich in 3 Symptomen, die uns als das TROUSSEAUsche, CHVOSTEKsche und ERBsche *Phänomen* bekannt sind.

Unter dem TROUSSEAUschen *Zeichen* versteht man das Auftreten der Geburtshelferstellung der Hand, wenn der Oberarm für eine gewisse Zeit, z. B. durch die Blutdruckmanschette gestaut oder wenn ein kräftiger Druck auf den Sulcus bicipitalis ausgeübt wird. Bei latenter Tetanie fehlt dieses Symptom häufig, bei Anfallsbereitschaft dagegen nie. Es ist sehr spezifisch und kommt bei anderen Erkrankungen nicht vor. Die Dauer der Kompression, die zur Auslösung erforderlich ist, wechselt je nach der Krampfbereitschaft von wenigen Sekunden bis zu Minuten. SCHLESINGER beschrieb ein Beinphänomen, das auf ähnlicher Grundlage beruht. Bei Beugung des gestreckten Beines im Hüftgelenk tritt als Folge der dadurch bedingten Reizung des Ischiadicus ein schmerzhafter tonischer Krampf der Wadenmuskulatur auf.

Unter dem CHVOSTEKschen *Zeichen* verstehen wir das Auftreten von Zuckungen im Bereich des Facialis nach Beklopfen des Facialisstammes vor dem Gehörgang oder am Foramen stylomasoideum. Man unterscheidet, je nachdem, ob das Beklopfen des Facialis Zuckungen in allen 3 Facialisästen, in Ast 2 und 3 oder nur in 3 bewirkt, einen Chvostek I, II bzw. III. Das CHVOSTEKsche Zeichen fehlt bei Tetanie nie, doch kommt es in seiner schwächsten Ausprägung, also Chvostek III, mit Zuckungen am Mundwinkel, auch bei nervöser Übererregbarkeit anderer Ursache vor und ist daher für Tetanie nicht beweisend. Für Tetanie spricht nur Chvostek I, bei dem die Muskelzuckungen auch den Stirnast des Facialis betreffen. Bei Kindern ist das CHVOSTEKsche Zeichen weniger konstant.

Diese mechanisch auslösbare Übererregbarkeit durch Beklopfen des Facialis läßt sich auch durch das Beklopfen anderer motorischer Nerven nachweisen. So bewirkt Beklopfen des Nervus ulnaris neben dem Olecranon oder Beklopfen des Nervus fibularis an der Außenseite des Unterschenkels dicht unter dem Fibulaköpfchen eine Dorsalflexion der Hand bzw. bei entspanntem Fuß eine Hebung des lateralen Fußrandes. Auch das unmittelbare Beklopfen der Muskulatur kann die Bildung von Muskelwülsten oder fibrilläre Zuckungen auslösen. Dies läßt sich mitunter besonders schön an der Zunge nachweisen, an der an der beklopften Stelle eine Delle bestehen bleibt.

Das konstanteste und sicherste Zeichen für die Tetanie ist die *Veränderung der elektrischen Erregbarkeit,* wie sie zuerst von ERB gefunden wurde. Die Erregbarkeit der peripheren Nerven durch den elektrischen Strom ist erniedrigt und außerdem besteht eine anodische Übererregbarkeit. Geprüft wird diese am besten am Nervus ulnaris oder fibularis. Die KSZ., die in der Norm am Ulnaris bei 0,6—1,8 mA auslösbar ist, erhält man schon bei 0,1—0,3 mA. Besonders charakteristisch ist die Erniedrigung der Reizschwelle für die Anodenöffnungszuckung. Die AÖZ. erfolgt früher als die ASZ. und auch die KÖZ., die in der Norm nur schwer auslösbar ist, ist ohne Mühe unter 5 mA zu erhalten. Dies gilt sowohl für den faradischen wie für den galvanischen Strom. Das ERBsche Phänomen ist besonders gut ausgeprägt, wenn eine Anfallsbereitschaft besteht. Sein Vorhandensein ist für Tetanie beweisend. Die *Chronaxie* der Nerven ist vermehrt, die Rheobase vermindert (BOURGUIGNON). Auch die sensiblen Nerven zeigen eine erhöhte Erregbarkeit gegenüber dem elektrischen Strom.

Die Auslösbarkeit der Reflexe zeigt kein konstantes Verhalten. Sowohl Übererregbarkeit wie auch fehlende Reflexe kommen vor. Myotonische Erscheinungen können bei Anfallsbereitschaft auch vorhanden sein. Die idiomuskuläre Erregbarkeit ist gesteigert, so daß Beklopfen der Muskeln und der Zunge Wulstbildungen auslöst.

Trophische Störungen ektodermaler Bildungen beobachten wir als *Linsentrübungen, Zahnschmelzdefekte, Hautveränderungen, Haarausfall* und *Veränderungen der Nägel.*

Das gemeinsame Vorkommen von *Star* und Tetanie ist schon lange bekannt. Heute besteht an der ursächlichen Verknüpfung zwischen dem gestörten Kalkstoffwechsel und dem Auftreten des Stares, der, wie eingangs bereits erwähnt

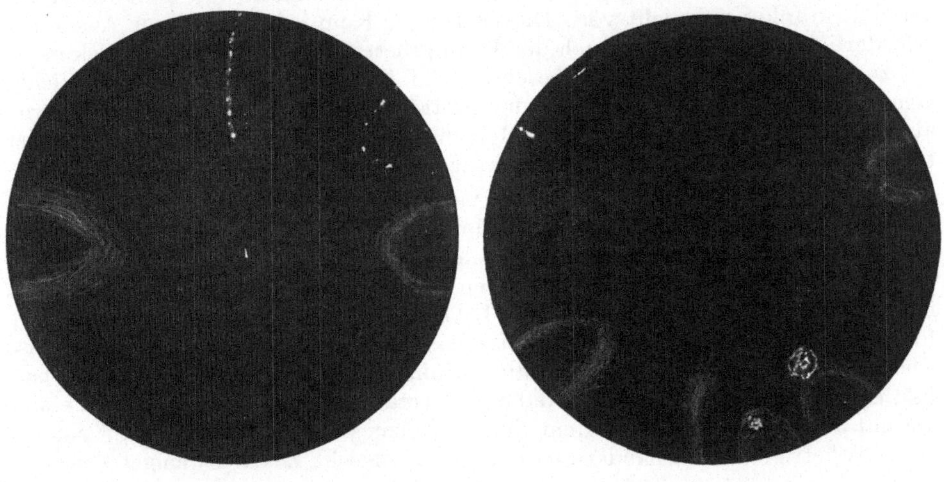

a   b

Abb. 65a und b.   Linsentrübungen a an der Vorderfläche, b an der Rückfläche der Linse bei einem schweren Fall einer manifesten Tetanie. (Nach MEESMANN.)

wurde, auch im Tierexperiment zur Beobachtung kam, kein Zweifel mehr. Zur Erkennung des diagnostisch oft so wichtigen beginnenden Kataraktes, der das Sehvermögen noch nicht zu beeinträchtigen braucht, ist heute die Untersuchung mit der Spaltlampe durch den Facharzt unerläßlich. Nach A. VOGT beginnt der Tetaniestar mit direkt subkapsulär gelegenen Pünktchen, Fäserchen und einzelnen Trübungen und Reiterchen (s. Abb. 65). Eine sagittale Abplattung der Linse ist als weiteres, aber inkonstantes Frühsymptom angegeben worden. Bei Fortschreiten des Leidens finden sich Trübungen in allen Abschnitten der Linse. Es handelt sich in der Regel um einen Schichtstar. Die Erkrankung kann an beiden Augen sehr verschieden ausgeprägt sein. Der Tetaniestar kommt sowohl bei Kindern als auch bei Erwachsenen vor, und zwar besonders bei der parathyreopriven Form der Tetanie. HOESCH fand ihn z. B. unter 16 postoperativen Fällen 13mal und unter 24 idiopathischen Fällen 18mal.

An den *Zähnen* tetaniekranker Kinder kommt es zu charakteristischen Schmelzdefekten, die sich an den vorderen Schneide- und Eckzähnen besonders gut in Furchen oder Ringen markieren. Jedes neue Aufflackern der Erkrankung führt zu einem neuen Dentindefekt und bewirkt die Ausbildung eines neuen Ringes. Diese Änderungen finden sich nur an den Zähnen, die sich zur Zeit der Erkrankung in der Entwicklung befinden. Daher ermöglichen sie die Feststellung, in welchem Lebensalter tetanische Erscheinungen bestanden haben müssen (s. Abb. 66). Trotz der Störungen des Kalkstoffwechsels finden sich am Skeletsystem selten Veränderungen wie Osteoporosen oder spontane Frakturen.

Die *Nägel* werden rissig und brüchig, sie zeigen Querfurchen und Wälle und können ausfallen. Nagelbetteiterungen sind nicht selten. Die Haare neigen zum Ausfall, werden brüchig und verlieren ihren Glanz. An der Haut kommen die verschiedensten Dermatosen wie Herpes, Pemphigus, Ekzem und Impetigo herpetiformis Duhring zur Beobachtung. Nach SCHMIDT-LA BAUM geht der Impetigo herpetiformis mit einer Hypokalcämie einher und wird durch A.T.10 gut beeinflußt. Er ist daher vielleicht Manifestation einer tetanischen Erkrankung.

Störungen der Tätigkeit der inneren Organe. An den inneren Organen läßt sich eine Reihe von Störungen feststellen, die häufig so im Vordergrund des Krankheitsbildes stehen, daß sie zu Fehldiagnosen Anlaß geben.

An dem *Gefäßsystem* macht sich, wie bereits unter den Symptomen des Anfalls erwähnt, eine allgemeine Neigung zu Spasmen bemerkbar. Auch in den anfallsfreien Zeiten ist die Haut der Kranken auffallend blaß. Anginöse Beschwerden, Migräne und periphere Durchblutungsstörungen sind nicht selten. Im *Ekg.* wurde bei chronischer Tetanie eine Verlängerung des Q.T.-Intervalls und eine Abflachung der T-Zacke beobachtet. Die Systolendauer ist also verlängert.

Während der Erkrankung können sich auch *Magen- und Darmstörungen*

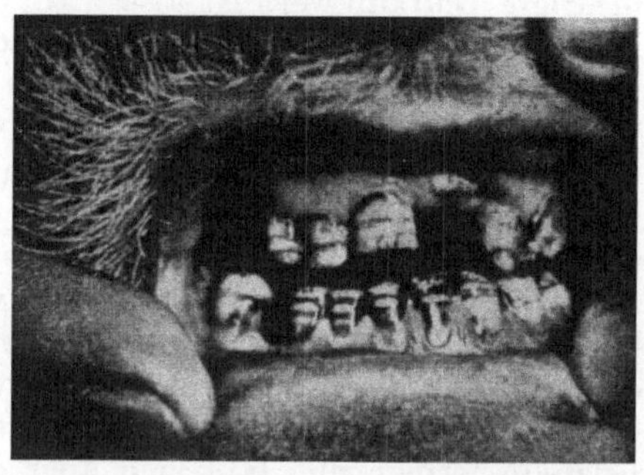

Abb. 66. Zahnschmelzdefekte als Folge einer früher durchgemachten Tetanie. (Nach PHILIPPS.)

entwickeln. Erbrechen und Diarrhoen treten auf. Es besteht eine Neigung zu Spasmen, die Sekretion des Magensaftes ist vermehrt. Röntgenologisch finden sich Motilitätsstörungen wie Pylorospasmus, Sanduhrmagen, Sturzentleerung und spastische Obstipation. Nach Abklingen der Tetanie verschwinden auch diese Magen- und Darmstörungen und zeigen damit an, daß sie Folge und nicht wie die später zu behandelnden Magen- und Darmerkrankungen, Ursache der Tetanie sind.

Im *Blut* hat FALTA eine leichte Polyglobulie gefunden, die nicht nur auf einer Wasserverarmung des Blutes beruht. Das weiße Blutbild verhält sich in den anfallsfreien Zeiten normal, während des Anfalles kann es zu einer Leukocytose mit relativer Lymphocytose kommen.

Eine *leichte körperliche Ermüdbarkeit*, herabgesetzte Muskelkraft und ein Schwächegefühl sind weiter bei der Tetanie häufig vorhanden. In *psychischer Hinsicht* sind die Kranken reizbar und labil. Sogar schwere geistige Störungen können in Form von Verwirrtheitszuständen und Wahnideen vorkommen. So hat eine Reihe der älteren Autoren, insbesondere FRANKL-HOCHWART, Zustände von Bewußtlosigkeit und schweren Psychosen gesehen, die in Demenz ausgingen. Solche Ereignisse gehören aber sicher zu den Ausnahmen. FÜNFGELD betont, daß er bei seinen Patienten ohne manifeste Erscheinungen keinen typischen Charakter feststellen konnte. Er führt daher das besondere seelische Verhalten, ebenso wie das Tetaniegesicht, auf die Krankheit als solche zurück. Dieses Verhalten wird von JAENSCH als verkniffen, düster und unbeseelt, von SIOLI, PAMPUS u. a. im Gegensatz dazu als sehr lebendig und lebhaft geschildert. In einer Selbstschilderung spricht LICHTENBERG von „gespannter Müdigkeit". FÜNFGELD bestätigt den verkniffenen und starren Gesichtsausdruck von JAENSCH, der sich aber unter der erfolgreichen Behandlung ändert. Er ist also Krankheitsfolge und nicht primäre Charakterveranlagung.

3. Das Verhalten des Stoffwechsels.

Von besonderer Bedeutung ist das Verhalten des *Blutkalkes* und *-phosphors*, über das in der Einleitung zu diesem Abschnitt bereits berichtet wurde. Der Kalkgehalt des Blutes ist bei idiopathischer wie parathyreopriver Tetanie auf Werte unter 8 mg-% herabgesetzt. Im allgemeinen darf man einen Wert von 7 mg-% als kritisch betrachten, bei dem jederzeit mit dem Auftreten von Anfällen gerechnet werden muß. Innerhalb des Anfalles sind Werte von 4—5 mg-% die Regel. Der ultrafiltrable Anteil ist relativ und absolut stärker vermindert als der kolloidgebundene. Der Phosphorgehalt des Serums ist erhöht, ebenso der Kaliumgehalt. Der *Magnesiumgehalt* ist leicht vermindert. Es besteht also insgesamt eine recht schwere Störung in der Relation der verschiedenen Mineralien des Blutes. Im *Harn* sinkt die Calcium- und Phosphorausscheidung stark ab. Der erniedrigte Blutkalkwert ist also nicht die Folge einer vermehrten Ausscheidung. Auch eine vermehrte Abwanderung des Calciums in das Gewebe ist nicht erwiesen. Es handelt sich also um eine echte Regulationsstörung derjenigen Faktoren, die den Blut-Ca-Gehalt beim Gesunden konstant halten.

Im Anfall ist der Gehalt des Harns an *Ammoniak* und Peptidstickstoff vermehrt (FALTA und KAHN). In einer gewissen Zahl von Fällen treten im Harn und Blut proteinogene Amine auf, unter denen besonders die *Guanidine*, und unter diesen das Methyl- und Dimethylguanidin, eine gewisse Bedeutung erlangt haben, da sie mit der Entstehung der Anfälle in Zusammenhang gebracht wurden. KÜHNAU ermittelte z. B. Werte für Guanidin, das in der Norm nur in Spuren im Blut vorhanden ist, von 10,4 mg-% bei idiopathischer Tetanie. Diese Guanidinvermehrung läßt sich aber nicht in allen Fällen nachweisen.

Die *anfallsfreien Zeiten der Tetanie* werden als latente Perioden bezeichnet. Diese Bezeichnung Latenz besagt nur, daß in diesen Zeiten keine Anfälle vorkommen, sie soll nicht besagen, daß die Erkrankung überhaupt zum Stillstand kommt. Die Linsentrübungen können z. B. auch in völlig anfallsfreien Zeiten weiter fortschreiten.

b) Die verschiedenen Formen der Tetanie.

In dem Voraufgehenden wurde der allgemeine Symptomenkomplex, den wir als Tetanie bezeichnen, geschildert. Im folgenden muß noch auf die verschiedenen Formen, unter denen dieser Symptomenkomplex zur Beobachtung kommt, näher eingegangen werden. In der Einteilung dieser Formen schließe ich mich dem von HANKE gegebenen Schema an, in dem wir unterscheiden:

1. Primäre Tetanie-Formen: Idiopathische Tetanie. Tetanie bei akuten Infektionen und Intoxikationen. Die Maternitätstetanie. Die parathyreoprive Tetanie. Die Nebenschilddrüsenepilepsie. Relative Nebenschilddrüseninsuffizienz.

2. Sekundäre Tetanien. Die Hyperventilationstetanie. Tetanie bei nervöser Übererregbarkeit. Tetanie bei cerebralen Prozessen.

3. Tetanieformen von gelegentlich primärer, meistens sekundärer Natur: Die Tetanie bei Magen- und Darmkrankheiten. Die Tetanie der Kinder (Spasmophilie.)

1. Primäre Tetanieformen.

Idiopathische Tetanie. Die idiopathische Tetanie des Erwachsenen ist eine relativ seltene Erkrankung, die sporadisch überall vorkommt, aber in gewissen Gegenden, wie Wien und Heidelberg, endemieartig gehäuft beobachtet wird. Bei dieser Form der Erkrankung, aber nicht nur ihr eigentümlich, ist der Zusammenhang der Anfallsperioden mit den Jahreszeiten besonders ausgeprägt. FRANKL-HOCHWART berichtete z. B., daß von 576 Tetaniefällen 454 in den

Monaten Januar bis Mai zur Beobachtung kamen. Diese jahreszeitlichen Schwankungen hängen wahrscheinlich zum Teil mit der in den ersten Monaten des Jahres bestehenden Azidose, nach neuerer Auffassung auch mit einem relativen Vitaminmangel zusammen. Die idiopathische Tetanie zeigt noch die weitere Eigentümlichkeit, daß sie bei gewissen Berufen, wie bei Schustern, Schneidern, Schlossern, Tischlern und Drechslern besonders häufig ist (Schusterkrampf). Auffallend ist auch die Erscheinung, daß die Erkrankung in einigen Familien gehäuft vorkommt, aber immer nur männliche Familienmitglieder betrifft.

Im allgemeinen verläuft die idiopathische Tetanie relativ leicht. Sie beginnt mit Parästhesien und Gefühlsstörungen in den Fingern und beschränkt sich in den Anfällen auf die oberen Extremitäten und evtl. die Gesichtsmuskulatur. Im Anfall fehlen bedrohliche Symptome. Andererseits ist die Erkrankung aber äußerst chronisch. Die Anfälle im Frühjahr bzw. die Zeichen der erhöhten nervösen Erregbarkeit kehren mit großer Regelmäßigkeit während mehrerer Jahre wieder.

Tetanie bei akuten Infektionen und Intoxikationen. Tetanieerscheinungen treten auf im Verlauf von Infektionskrankheiten, z. B. Typhus, Scharlach-Masern und Anginen. Auffallend ist, daß auch in diesen Fällen die Endemiegebiete der idiopathischen Tetanie bevorzugt sind. VEIL vermutet, daß Entzündungsprozesse der Epithelkörperchen, ähnlich wie sie auch im Verlauf dieser Infektionen in der Schilddrüse beobachtet worden sind, die Ursache sind. Die Tetanie verläuft in diesen Fällen meistens leicht und verschwindet nach Abklingen der Grundkrankheit. Auch Vergiftungen mit Morphin, Chloroform, Phosphor, Atropin, Ergotamin und Blei können eine Tetanie auslösen. Ob die bei Urämie und akuter Nephritis auftretenden tetanischen Symptome wirklich der echten Tetanie zuzurechnen sind, scheint fraglich.

Maternitätstetanie. Es ist eine alte klinische Beobachtung, daß während der Gravidität und Stillperiode typische tetanische Anfälle auch bei solchen Frauen auftreten können, die früher keine Zeichen einer Tetanie geboten haben. Diese schwinden mit der Geburt bzw. dem Ende der Stillperiode. Die Symptome machen sich in der Mitte und gegen Ende der Gravidität bemerkbar und wiederholen sich dann später bei allen weiteren Graviditäten. Die 2.—3. Gravidität ist bevorzugt. Im allgemeinen ist der Verlauf leicht. Manche Kranke zeigen überhaupt nur das ERBsche und CHVOSTEKsche Phänomen und klagen über Parästhesien an den Händen. Es gibt aber auch sehr schwere Formen, die ohne Therapie tödlich enden und früher eine Indikation zur Unterbrechung der Schwangerschaft darstellten. Heute, wo wir das Krankheitsbild mit AT 10 völlig beherrschen können, wird sich eine Interruptio immer erübrigen. Auf das Kind bleibt die mütterliche Tetanie nicht ohne Einfluß. Es kommt häufig zu Frühgeburten und zum Fruchttod. Bei normaler Geburt zeigt das Kind nicht selten ebenfalls Tetaniesymptome, oft schwerster Art, die zum Tode führen.

In einem gewissen Zusammenhang mit der Maternitätstetanie steht die *Menstruationstetanie*, bei der die Krampfanfälle zur Zeit der Menstruation auftreten. Wie die Beobachtungen bei der Maternitäts- und Menstruationstetanie lehren, scheinen Beziehungen zwischen den Uteruskontraktionen und dem Auftreten der Krämpfe zu bestehen, da Uteruskontraktionen und Anfälle häufig gleichzeitig auftreten. Die besondere Disposition der Gravidität zur Tetanie läßt sich auch im Tierversuch nachweisen.

Parathyreoprive Tetanie. Auch bei bester Technik der Kropfoperation läßt sich bei der inkonstanten Lage der Epithelkörperchen eine Schädigung bzw. völlige Entfernung dieser Organe nicht immer vermeiden. Die Tetanie tritt am häufigsten nach Kropfrezidivoperationen auf. Die Zahlenangaben über die prozentuale Häufigkeit der postoperativen Tetanie wechseln je nach Klinik und Operationstechnik. Im allgemeinen kann man mit 1% bei Kropfoperationen rechnen. Die Schwere der Erkrankung wechselt stark und hängt von dem Grade der Schädigung der Epithelkörperchen ab. Neben allerschwersten Formen, die in ihrem Ablauf dem vom Tierversuch bekannten Bild eines schweren Krampfzustandes mit Laryngospasmus ähneln und zum Tode führen, gibt es sehr leichte Grade. Aber auch anfangs leicht erscheinende Fälle können später sehr schwer werden, wie auch umgekehrt. Die ersten Krankheitszeichen können bereits wenige Stunden nach der Operation einsetzen. Der weitere Verlauf ist in den einzelnen Fällen schwer vorauszusagen. Auch anfangs schwerste Fälle können bald in spontane Heilung übergehen.

Zu der Gruppe der parathyreopriven Tetanie können wir auch diejenigen Fälle rechnen, bei denen die Ursache der Krankheitsentstehung eine *traumatische Zerstörung der Epithelkörperchen* ist. Wenn auch selten, so sind doch traumatisch bedingte Tetanien beobachtet worden, in denen Blutungen in die Epithelkörperchen die Ursache des Auftretens der Tetanie waren. Sehr große Strumen können auch durch Druck die Epithelkörperchen schädigen und so zu einer Tetanie führen. Ein angeborenes Fehlen der Epithelkörperchen wurde jetzt von RÖSSLE beschrieben, der auf noch zwei weitere Fälle der Literatur hinweist. Die Kinder starben unter krampfartigen Dauerspasmen unter dem Bilde einer Toxikose.

Epithelkörperchenepilepsie. Typisch epileptische Anfälle können im Verlauf einer jeden Form von Tetanie auftreten. Es ist daher bis zu einem gewissen Grade nicht berechtigt, die Epithelkörperchenepilepsie als eine Sonderform der Tetanie zu betrachten. Wenn dies hier doch geschieht, so nur deswegen, weil das klinische Bild einige Besonderheiten bietet. Es können typisch tetanische mit typisch epileptischen Anfällen wechseln, oder es können in einem Anfall die Zeichen beider Krampfzustände gleichzeitig bestehen. Diagnostisch schwierig liegen diejenigen Fälle, in denen lediglich epileptische Anfälle oder Absenzen vorhanden sind. Die Anfälle bei Epithelkörperchenepilepsie zeigen häufig periodisches Auftreten und Bindungen an bestimmte Tageszeiten (nachts), Menstruationstermine oder Jahreszeiten. Auch bei Fällen, die einen rein epileptischen Anfallstyp zeigen, lassen sich die Zeichen der Tetanie wie das ERBsche, TROUSSEAUsche und CHVOSTEKsche Phänomen, Hypocalcämie, Katarakt und trophische Störungen nachweisen. Für die Diagnose einer Nebenschilddrüsenepilepsie genügt nach HOESCH das Vorhandensein von zwei für die Tetanie charakteristischen Symptomen. Diese ermöglichen die Abgrenzung gegenüber echten epileptischen oder auch hysterischen Anfällen. Da Gefäßspasmen bei Tetanie nicht selten sind, nimmt man an, daß cerebrale Gefäßspasmen auf tetanischer Grundlage die Ursache der Epilepsie darstellen. Diese Form der Epilepsie soll nach HOESCH in etwa $^1/_3$ aller Fälle von parathyreopriver Tetanie vorkommen. Da die A.T. 10-Behandlung, über die später noch im Zusammenhang zu sprechen sein wird, die epileptischen Anfälle mit Sicherheit kupiert, ist die Erkennung dieser besonderen Form der Tetanie praktisch äußerst wichtig.

Relative Epithelkörpercheninsuffizienz. Einer besonderen Erwähnung bedürfen noch bestimmte Formen der Tetanie, auf die man in den letzten Jahren mehr und mehr aufmerksam geworden ist (FALTA und KAHN, HANSEN, FREUDENBERG, MEESMANN, VEIL u. a.), und die man als relative Epithelkörpercheninsuffizienz bezeichnet. Die typischen tetanischen Anfälle kommen nie oder fast nie vor. Die Erkrankung verläuft unter den verschiedensten Krankheitsbildern, wie Magen- und Darmerkrankungen, Angina-pectoris-Anfällen, asthmatischen Zuständen, Migräne usw., deren Zusammenhang mit der Tetanie häufig lange verkannt wird. Chronische Magen- und Darmaffektionen mit anfallsweise auf-

tretenden kolikartigen Schmerzen sah z. B. PFLÜGGE als führendes Symptom
unter 12 Kranken 6mal. Eine ganze Reihe dieser Fälle war unter Fehldiagnosen
bereits operiert worden. Stenokardische und auch Angina-pectoris-Anfälle,
Blasentenesmen oder ein Asthma bronchiale können des weiteren im Vordergrund
des klinischen Bildes stehen. Besonders charakteristisch sind auch Hautveränderungen, die dann meistens mit den übrigen Symptomen aufflackern und wieder
verschwinden. Es handelt sich bei den Kranken um ängstliche, asthenische
und in ihrer Leistungsfähigkeit herabgesetzte Menschen. Die Neigung zu Gefäßspasmen äußert sich in kühlen Händen und Füßen sowie Neigung zu Migräne
und Ohnmachtsanfällen. Die von der Tetanie her bekannten trophischen Störungen an Nägeln, Haaren und Zähnen sind auch bei dieser Form häufig. Die
Periodizität der Beschwerden mit einem Frühjahrsgipfel oder bei Frauen Beziehungen zur Menstruation sind weitere Hinweise auf den Zusammenhang
mit der echten Tetanie. Die klinische Untersuchung deckt dann 1—2 der Kardinalsymptome der Tetanie auf, und die Behandlung mit A.T.10 führt zu einem
prompten und dauernden Erfolg. Die Schwierigkeit dieser Fälle liegt auf diagno-
stischem Gebiet. Das führende Symptom läßt, da es noch zu wenig bekannt ist,
daß die Tetanie unter derartigen Formen verlaufen kann, die Diagnose oft jahrelang verkennen.

2. Sekundäre Tetanieformen.

Hyperventilationstetanie. Durch forcierte, etwa 10 Minuten dauernde Atmung
lassen sich auch bei jedem Gesunden Parästhesien und ein positives Facialisphänomen auslösen. Wenn die forcierte Atmung bei entsprechender Willens-
anspannung fortgesetzt wird, kommt es schließlich zu tetanischen Krämpfen.
Zur Diagnose der Epilepsie hat die Hyperventilation als Untersuchungsmethode
heute eine große Bedeutung erlangt. Bei Hysterie, Encephalitis lethargica und
bei schweren Herzkranken beobachten wir häufig eine spontane Hyperventilation,
die ebenfalls zu tetanischen Symptomen führen kann. Durch die Überventilation
wird sehr viel Kohlensäure abgegeben, es kommt zu einer Alkalose und damit
sekundär zu einer Verminderung der Calciumionen des Blutes mit den Symptomen
der nervösen Übererregbarkeit. Die Hyperventilationstetanie hat damit mit der
Epithelkörperchenfunktion nichts bzw. sehr wenig zu tun, wenn wir davon
absehen, daß bei einer Minderfunktion dieser Organe die Hyperventilation
rascher und schneller einen tetanischen Anfall auslöst. Nachdem M. und
S. SCHNEIDER gezeigt haben, daß Abrauchen von Kohlensäure zu einer verminderten Gehirndurchblutung führt, ist es fraglich, ob die Auslösung des tetanischen und bei entsprechender Bereitschaft auch des epileptischen Anfalls
lediglich Folge der Alkalose ist.

Tetanie bei nervöser Übererregbarkeit. Es ist schon in der älteren Literatur
wiederholt darauf hingewiesen worden, daß die Hysterie zu tetanischen Erscheinungen führen kann. Sicher spielt bei dem Zustandekommen tetanischer
Anfälle der Hysteriker die Überventilation eine wesentliche Rolle, aber auch
bei Psychopathen und vegetativ labilen Menschen sehen wir nicht selten Anfälle
von eindeutig tetanischem Charakter, deren Auslösung nicht nur auf die Überventilation zurückgeführt werden kann. Neben larvierten Formen kann man
auch das voll ausgeprägte Bild beobachten. Anfallsauslösend wirken in erster
Linie seelische Erregungen mitunter geringfügigster Art. FÜNFGELD führt in
seiner Monographie eine ganze Reihe derartiger Patienten auf und SIOLI hat
hierher gehörende Fälle allerdings unter der etwas mißverständlichen Bezeichnung
der „tetanoiden Epilepsie" beschrieben, so einen Patienten, bei dem das Rauchen
einer Zigarette mit Sicherheit anfallsauslösend wirkte. Auch auf die vegetativen Anfälle, wie sie PETTE beschrieben hat, sei hier hingewiesen, die gar nicht

selten unter dem Bild tetanischer Krämpfe verlaufen. Der Blutkalkspiegel ist bei diesen Patienten immer normal, mit AT 10 ist ein therapeutischer Erfolg nicht zu erzielen.

Tetanie bei organischen Hirnerkrankungen. Bei angeborenen Hirndefekten und erworbenen Hirnerkrankungen kann es zu dem Symptomenbild tetanischer Anfälle kommen. In der Literatur findet sich eine große Zahl einschlägiger Beobachtungen, wobei die verschiedenen Autoren allerdings häufig die Meinung vertreten, daß' es sich um zufälliges Zusammentreffen handelt. Diese Frage läßt sich sicher im einzelnen Fall sehr schwer entscheiden, doch ist die gesamte Zahl der inzwischen beobachteten Fälle so groß, daß diese Annahme, wie auch FÜNFGELD, der selbst über insgesamt 18 Kranke berichtet, meint, gezwungen erscheint. Wenn auch die genauen Zusammenhänge schwer zu klären sind, so müssen wir doch die Entwicklung einer Tetanie auf zentralnervöser Grundlage — es hat sich meist um Prozesse oder Defekte im Striatum gehandelt — anerkennen. Auch die Fälle von halbseitiger Tetanie sind nur bei zentralnervösen Prozessen beobachtet worden. Im Anschluß an Hirntraumen kann es auch zu tetanischen Anfällen kommen. Hier wird man sicher eine in der prämorbiden Persönlichkeit gelegene tetanische Bereitschaft annehmen müssen, doch können Hirntraumen, wenn sich die Tetanie in unmittelbar zeitlichem Zusammenhang an das Hirntrauma entwickelt, als auslösende Ursache gewertet werden.

3. Tetanieformen von gelegentlich primärer, meist sekundärer Natur.

Tetanie bei Magen- und Darmerkrankungen. Typische tetanische Anfälle können im Verlauf der verschiedensten Magen- und Darmerkrankungen auftreten. Besonders bevorzugt sind diejenigen Erkrankungen des Magens, bei denen durch ein Abflußhindernis am Pylorus eine Magendilatation und starkes Erbrechen bestehen. Aber auch bei anderen Magen- und Darmerkrankungen kommen gelegentlich tetanische Anfälle vor. Die Unterscheidung von denjenigen Formen, in denen die Magen- und Darmstörungen Folgen einer bereits bestehenden Tetanie sind, ist mitunter schwierig. Die Magentetanie bei Pylorusstenose zeigt alle Übergänge von leichten Formen, die lediglich mit Parästhesien und einem positiven CHVOSTEKschen Phänomen einhergehen, bis zu schweren tetanischen Anfällen. Diese schweren Formen der Magentetanie sind prognostisch ernst und stellen eine unbedingte Indikation zum operativen Eingriff dar. Bei Stenosierungen des Magenausgangs kommt es infolge Erbrechens zu nicht unerheblichen Chlorverlusten und dadurch zu Verlust saurer Valenzen. Die Folge ist ein Anstieg der Alkalireserve, mitunter sogar eine Verschiebung der Ionenkonzentration zur alkalischen Seite. Die Alkalose führt zur Verminderung der Calciumionen im Blut, der starke Wasserverlust durch das Erbrechen zu einer Bluteindickung. Es kommt also zu schweren Störungen im Mineralhaushalt. Diese Erklärung trifft für die Mehrzahl der Fälle zu, doch nicht für alle, da sich gezeigt hat, daß mitunter die Alkalose keineswegs hochgradig bzw. kaum vorhanden ist. Diese Beobachtungen drängen die Vermutung auf, daß auch bei der Magentetanie eine relative Epithelkörpercheninsuffizienz mitbeteiligt ist. In therapeutischer Hinsicht ist es bei dieser Form der Tetanie in erster Linie erforderlich, durch Kochsalzzufuhr den gestörten Mineralgehalt des Blutes wieder zu normalisieren.

Tetanie der Kinder (Spasmophilie). Die in den ersten beiden Lebensjahren bei den Kindern vorkommende als Spasmophilie bezeichnete Erkrankung findet sich immer kombiniert mit Rachitis. Nur ausnahmsweise kommt Tetanie in diesem Lebensalter auch ohne Rachitis vor. Die Besonderheiten der Säuglingstetanie bestehen in dem Auftreten von Laryngospasmus und tonisch-klonischen

Krämpfen mit Bewußtseinsverlust. Der Laryngospasmus führt in leichten Fällen zu dem bekannten inspiratorischen Pfeifen bzw. Krähen, in schweren zu völliger Apnoe. Diesem Zustand folgen eklamptische Krämpfe, die auch direkt epileptischen Charakter haben können. Am Ende dieser Krämpfe treten Kontrakturen an Händen und Füßen auf, wie sie für die Tetanie charakteristisch sind. Eklamptische Anfälle können auch ohne gleichzeitigen Stimmritzenkrampf bestehen und nur von sehr kurzer Dauer sein. Der Laryngospasmus kann im Anfall zum plötzlichen Tode führen, der durch ein akutes Versagen des Herzens erklärt wird (tetanischer Krampf des Herzmuskels?). Das Verhalten der elektrischen Erregbarkeit sowie der Kalkgehalt des Blutes entsprechen den Befunden bei der Tetanie des Erwachsenen. Die Spasmophilie entwickelt sich besonders gern dann, wenn die Rachitis anfängt zu heilen. Durch eine intensive Höhensonnenbestrahlung oder Vigantoltherapie läßt sich eine Spasmophilie auslösen. Die Rachitis führt im Blut zu einem verminderten Kalk- und Phosphorgehalt. Letzterer steigt aber mit der Heilung steil an und führt aus Gründen des Mineralgleichgewichtes im Blut zunächst zu einem weiteren Absinken des Kalkgehaltes. Damit sind aber die für die Tetanie charakteristischen Verhältnisse geschaffen (ROMINGER). Das gehäufte Auftreten der Spasmophilie im Frühjahr würde seine Erklärung darin finden, daß im Frühjahr durch Zunahme der Dornostrahlung die Rachitis ausheilt (DE RUDDER). Die Spasmophilie wird durch eine antirachitische Behandlung geheilt. Parathormon bzw. A.T. 10 sind unwirksam. Die Verschiedenheiten in der Art der tetanischen Anfälle des Kindes von denen des Erwachsenen beruhen auf der noch unfertigen Struktur des Zentralnervensystems des Säuglings, das auf die Störungen des Mineralstoffwechsels anders reagiert als der Erwachsene. Damit stehen auch Tierversuche in Übereinstimmung, die zeigen, daß junge Hunde und Katzen auf Epithelkörperchenausfall anders reagieren als erwachsene Tiere (PFEIFFER und MEYER).

Über die Entstehung einer kindlichen Tetanie bei Ostitis fibrosa generalisata der Mutter s. S. 230.

c) Pathologische Anatomie.

Unsere Kenntnisse über das Verhalten der Epithelkörperchen bei den verschiedenen Formen der Tetanie sind noch sehr unvollkommen, da die Tetanie relativ selten zum Tode führt. Am besten untersucht sind die Epithelkörperchen bei der Spasmophilie der Säuglinge. Hier fanden ERDHEIM und Mitarbeiter Blutungen bzw. Residuen von Blutungen in den Epithelkörperchen. Diese wurden von YANASE an dem ERDHEIMschen Institut 33mal in 89 Fällen festgestellt. Bei allen 33 Kindern hatten Zeichen der nervösen Übererregbarkeit bestanden. Die gelegentlich vorkommenden negativen Befunde sprechen nicht gegen das Vorhandensein von Blutungen, da diese, ohne Residuen zu hinterlassen, wieder resorbiert werden können. Die Blutungen werden als Folge von Geburtsschädigungen angesehen. Gegen die Bedeutung der Befunde spricht allerdings die Tatsache, daß derartige Blutungen, auch ohne daß eine Tetanie vorlag, beobachtet wurden. Die Blutung als solche ist also nicht immer identisch mit einer Funktionseinschränkung des Organs. Diese erfolgt in einer begrenzten Zahl von Fällen offenbar erst dann, wenn das Blut resorbiert wird. Damit steht auch in Übereinstimmung, daß zwischen der Geburt, die die Ursache der Blutung darstellt, und dem Auftreten der Tetanie mehrere Monate vergehen können. Außerdem ist gerade bei der Spasmophilie der Kinder das gleichzeitige Bestehen einer Rachitis von ausschlaggebender Bedeutung. Bei der Tetanie der Erwachsenen wurden Narben, Cysten, Blutungen, Erweichungen und Atrophien gefunden. Akut entzündliche Veränderungen der Epithelkörperchen sind nicht beobachtet worden, hingegen chronische bei Tuberkulose oder Lues. Die Befunde an den übrigen Organen sind sehr dürftig. Am Zentralnervensystem wurden degenerative Veränderungen der verschiedensten Art beschrieben, über deren Bedeutung noch keinerlei Klarheit besteht. In einer Reihe von Fällen wurde man in der letzten Zeit auf cerebrale Verkalkungen aufmerksam, die sich meist symmetrisch in den basalen Ganglien fanden und auch röntgenologisch nachgewiesen wurden. Der Verkalkungsprozeß spielt sich an den Arterien ab. Als Ursache für die Anfälle kommen die Kalkablagerungen kaum in Frage (s. KENDREE und Mitarbeiter).

d) Ätiologie und Pathogenese.

Die Ursachen, die zu einer Tetanie führen, wurden in dem Voraufgehenden, soweit überhaupt etwas über sie bekannt ist, bereits erwähnt. Die Bindung des Vorkommens der idiopathischen Tetanie an bestimmte Gegenden hat an ähnliche Zusammenhänge zwischen dieser Erkrankung und der Umwelt denken lassen wie beim Kropf. In diesem Sinne spricht auch die Beobachtung, daß die Krankheit verschwindet, wenn Tetaniekranke ein Endemiegebiet verlassen. Ein Zusammenhang zwischen Kropf und Tetanie scheint wahrscheinlich, da Österreich und Heidelberg auch Kropfendemiegebiete sind und McCARRISON z. B. in einigen Tälern des Himalaja ebenfalls das gemeinsame Vorkommen von Tetanie und Kropf beobachtet hat. Auf der anderen Seite gibt es aber zahlreiche Kropfgebiete, in denen die Tetanie nicht vorkommt.

Eine wichtige Rolle in der Krankheitsentstehung spielt eine bestimmte *Konstitution*. Die Tetanie kommt in gewissen Familien gehäuft vor. PERITZ spricht direkt von einer spasmophilen Konstitution. Diese Menschen sind charakterisiert durch asthenischen Habitus, blasse Hautfarbe, livide Verfärbung der Hände, kühle Extremitäten, Magerkeit bzw. Pastosität, Neigung zu Gefäßspasmen und Migräne. Dieser Typus entspricht dem T-Typ (*Tetanietyp*) JAENSCHs. Es sind die Eidetiker, in psychischer Hinsicht leicht erregbare und leicht reizbare Menschen, die schlecht mit dem Leben fertig werden. Der Typ zeigt weitgehende Beziehungen zu dem schizoiden Typ KRETSCHMERs.

Die wichtigsten Unterlagen und Erörterungen über die Pathogenese der Tetanie wurden bereits in dem Abschnitt, der die pathologische Physiologie der Epithelkörperchen behandelt, gegeben, so daß wir uns hier kurz fassen können. Da Tierversuch und menschliche Erkrankung in erfreulicher Übereinstimmung stehen, ist es gestattet, das dort Gesagte auch hier anzuwenden.

Der herabgesetzte Gehalt des Blutes an Calcium, von dem wir auf eine entsprechende Verminderung in dem Gewebe und auch in der Nervenzelle schließen können, schafft einen Zustand der Übererregbarkeit, der sich in Anfällen charakteristischer Art entlädt. Die Ursache liegt in einer mangelnden Abgabe des Parathormons. Zur Diskussion steht vor allem die Frage, ob der erniedrigte Calciumgehalt des Blutes die einzige Ursache ist. Die Parallelität zwischen Anfallsbereitschaft und Blut-Ca-Spiegel ist zwar weitgehend, aber nicht restlos gewahrt. Die Menge der vorhandenen Ca-Ionen ist außer von den Epithelkörperchen auch noch von anderen Faktoren abhängig. Die Beziehungen ergeben sich aus der Formel

$$\text{nach RONA und TAKAHASCHI: } Ca^{..} = k\,\frac{H^{.}}{HCO_3' \cdot HPO_4''} \quad \text{oder} \quad \frac{Ca^{...} \cdot HCO_3' \cdot HPO_4''}{H^{.}} = k.$$

Aus ihr können wir ablesen, daß eine Erhöhung der Bicarbonat- oder Phosphat-Ionen oder eine Verminderung der H-Ionen eine Verminderung der Ca-Ionen zur Folge haben muß. Auch die Frage, welche Kalkfraktion (s. S. 221) ausschlaggebend ist, wurde vielfach erörtert, ohne eine eindeutige Lösung zu finden.

Wahrscheinlich besteht zwischen den Kalkfraktionen ein bestimmt einreguliertes Verhältnis. Die neuromuskuläre Erregbarkeit ist aber nicht allein von der Höhe der Ca-Ionen, sondern von dem Verhältnis K:Ca-Ionen abhängig. Bei Vermehrung der K-Ionen steigt die nervöse Erregbarkeit an. Die Abhängigkeit der nervösen Erregbarkeit von dem Ionenverhältnis findet ihren Ausdruck in der GYÖRGIschen Formel:

$$\frac{K \cdot HPO_4 \cdot HCO_3}{Ca \cdot Mg \cdot H.}$$

Diese Überlegungen zeigen die vielfachen Zusammenhänge der Elektrolyte im Blut und die Abhängigkeit der Höhe des Ca-Gehaltes von vielen Faktoren. Hieraus wird es verständlich, daß es neben der parathyreogenen Tetanie noch andere Formen der Tetanie gibt, die mit dem Parathormon nichts bzw. nur wenig zu tun haben und nur Folge einer Störung des Elektrolytgleichgewichts sind. Bei der Hyperventilationstetanie und bei den meisten Fällen von Magentetanie ist es z. B. die Verschiebung der H-Ionen zur alkalischen Seite infolge der starken CO_2-Abgabe bzw. des Chlorverlustes. Das Auftreten tetanischer Symptome nach Gabe von stark wirkenden Diureticis findet z. B. auch in den gleichzeitig stattfindenden starken Chlorverlusten eine Erklärung. Eine Erhöhung der Phosphat-Ionen finden wir bei schweren Nierenerkrankungen, woraus wir wohl tetanische Symptome bei manchen Nierenkranken erklären können. Die Beziehungen der Tetanie zur Rachitis beruhen auf dem Anstieg der Phosphat-Ionen bei heilender Rachitis. Zur Erklärung der Maternitätstetanie müssen wir uns vergegenwärtigen, welche starke Belastung für den Kalkhaushalt des mütterlichen Organismus das heranwachsende Skelet des Kindes und nach der Geburt die Bildung der calciumreichen Milch bedeuten.

Nach der bisher gegebenen Darstellung gewinnt man den Eindruck, daß das wesentliche Moment für das Zustandekommen der Tetanie eine Erniedrigung des Blutkalkes ist. Die Klinik lehrt uns jedoch, daß wir nur bei einer Minderzahl unserer Tetaniekranken einen erniedrigten Blutkalkwert feststellen können. Trotzdem dürfte bei der Mehrzahl dieser Kranken eine Regulationsstörung des Kalkhaushaltes vorliegen, wie wir der Feststellung von FÜNFGELD verdanken, der in diesen Fällen eine abnorme Reaktion gegenüber AT 10 ermittelte. Der Normale zeigt nach AT 10-Gaben einen Anstieg des Blutkalkes, der bei Tetaniekranken mit normalem Blutkalkspiegel vermißt wird, mitunter sieht man sogar zunächst ein Absinken. Bei weiterer Medikation nicht zu niedriger Dosen ist der therapeutische Erfolg trotzdem gut. Aus diesem Verhalten schließt FÜNFGELD, daß jeder Tetanie eine absolute oder relative Insuffizienz der Epithelkörperchen zu Grunde liegt. Er macht noch weiter auf das Verhalten des Erfolgsorgans aufmerksam. Die Empfindlichkeit des Nervensystems ist sicher individuell sehr verschieden. Die oben angeführten Beobachtungen der Tetanie bei organischen Hirnerkrankungen wie bei vegetativer Übererregbarkeit sprechen eindeutig in diesem Sinne. Es ist durchaus wahrscheinlich, daß normal funktionierende Epithelkörperchen durchaus in der Lage sind, Verschiebungen des Elektrolytgleichgewichtes oder Folgen besonderer Belastungen (Gravidität) auszugleichen. Wenn wir diese Voraussetzungen machen, käme den Epithelkörperchen auch in der Genese anderer Formen der Tetanie eine Bedeutung zu. Ungeklärt in der Pathogenese bleibt noch die Frage der anfallsweisen Entladungen der nervösen Übererregbarkeit, der gelegentlich beobachteten halbseitigen Krämpfe, einer Reihe der Symptome der chronischen Tetanie und der psychischen Störungen. Diese Symptome lassen sich schwer als Folge des gestörten Calciumstoffwechsels verstehen und sprechen eindeutig für die besondere Bedeutung der Konstitution.

So dürfen wir zusammenfassend sagen, daß für die Ätiologie der Tetanie der Funktionszustand der Epithelkörperchen, die Regulation des Elektrolythaushaltes, der Zustand der vegetativen Erregbarkeit und die Konstitution die maßgebenden Faktoren sind.

e) Verlauf und Prognose.

Die Tetanie ist eine ausgesprochen chronische Erkrankung. Jahrelange Intervalle, in denen höchstens eine erhöhte Nervenerregbarkeit nachzuweisen ist, wechseln mit Anfallsperioden ab. Die Krankheit kommt jedoch in diesen anfallsfreien Intervallen nicht immer zum Stillstand, wie das Fortschreiten der trophischen Störungen, die Bildung des Kataraktes oder die Entwicklung einer schweren Asthenie anzeigen. Die Anfallsperioden finden sich meistens im Frühjahr, oder sie werden durch geringfügige andere Ursachen, wie Infekte, Graviditäten usw. ausgelöst. FRANKL-HOCHWART hat z. B. Fälle während 20 Jahren beobachtet. Frauen mit Maternitätstetanie geben häufig an, in der Kindheit Krämpfe gehabt zu haben. Es handelt sich also bei der Tetanie um einen Zustand, der, wenn auch häufig in latender Form, so doch während des ganzen Lebens bestehen bleibt. Das Leben ist nur in einer kleinen Zahl der Fälle, die mit schweren Symptomen verlaufen, gefährdet. Die Prognose hat sich heute durch die Einführung der Parathormon- und A.T. 10-Therapie ganz wesentlich gebessert. Die Prognose quoad vitam ist von der Schwere der Erkrankung und dem rechtzeitigen Einsetzen der Therapie abhängig und heute keineswegs schlecht. Die Prognose quoad sanationem ist schlecht, die Tetanie ist ein Zustand, der evtl. in latenter Form über Jahrzehnte bestehen bleibt.

f) Diagnose und Differentialdiagnose.

Der tetanische Anfall zeigt eine Reihe von Charakteristika, die seine Abgrenzung gegenüber Anfällen anderer Art leicht ermöglichen. Als solche seien kurz genannt der Beginn des Anfalles mit Parästhesien, die typische Stellung der Hände und evtl. Füße und der typische Gesichtsausdruck. Differentialdiagnostisch kommen Hysterie und epileptische Anfälle in Frage. Der hysterische Anfall kann eine große Zahl der typischen Symptome des tetanischen nachahmen, namentlich dann, wenn mit ihm eine Überventilation verbunden ist. Besonders schwierig kann die Abgrenzung gegenüber den „vegetativen Anfällen" werden, die völlig unter dem klinischen Bild der typischen Tetanie verlaufen können, aber normale Blutkalkwerte auch im Anfall und weder das TROUSSEAUsche noch das ERBsche Phänomen zeigen. Die Entscheidung läßt sich durch eine Untersuchung der typischen Tetaniesymptome nach den Anfällen durchführen. Auch bei der Epithelkörperchenepilepsie lassen sich eine Reihe der für die Tetanie charakteristischen Symptome nachweisen. (s. S. 244).

Das ERBsche Phämonen ist für die Tetanie unbedingt charakteristisch. Es kommt bei anderen Krankheiten nicht vor. Bei Tetanie wird es nur sehr selten und auch dann nur zeitweise vermißt. Das CHVOSTEKsche und TROUSSEAUsche Zeichen kann auch bei Hysterie und Neuropathie vorhanden sein, ersteres allerdings nicht in seiner Form III, bei der alle 3 Facialisäste eine Übererregbarkeit zeigen. Das Facialisphänomen läßt sich durch Bestreichen der Wangengegend auch nur bei Tetanie auslösen. Auch die Blutkalk- und Phosphorwerte können diagnostisch verwertet werden. Erniedrigte Blutkalkwerte, besonders im Anfall, sprechen für Tetanie, ein normaler Wert schließt Tetanie nicht mit Sicherheit aus. Die durch Alkalose bedingten Formen lassen sich durch Untersuchungen der Alkalireserve ermitteln. Zusammenfassend können wir also sagen, daß die

Epithelkörperchentetanie durch eine Reihe nur für diese Erkrankung typischer Symptome charakterisiert ist, die ihre Diagnose leicht ermöglichen.

Schwierig ist die Diagnose nur in den Fällen, in denen der klassische Anfall fehlt und das führende Symptom in dem klinischen Bild eine ganz andere Krankheit vortäuscht. Gewisse Zeichen, wie der Konstitutionstyp des Kranken, die Periodizität oder der Anfallscharakter der Beschwerden, müssen hier auf den richtigen Weg führen und eine entsprechende Untersuchung veranlassen. Lassen sich zwei der typischen Tetaniesymptome, das sind CHVOSTEKsches, TROUSSEAUsches und ERBsches Phänomen, erniedrigter Blut-Ca-Spiegel, Katarakt, trophische Störungen an Zähnen, Nägeln und der Haut, evtl. auch das verlängerte S.T.-Intervall mit Abflachung der T-Zacke im Ekg. nachweisen, so darf die Diagnose einer Tetanie als gesichert betrachtet werden. FÜNFGELD hat dem AT 10-Versuche besonderen diagnostischen Wert zugemessen. Zur Durchführung dieser Probe wird eine Blutkalkbestimmung vorgenommen und diese Bestimmung nach 8 Tagen, während deren täglich 30—40 Tropfen AT 10 gegeben werden, wiederholt. Der Ausfall des Versuches wird als positiv, d. h. im Sinne einer idiopathischen Tetanie gewertet, wenn der Blutkalkspiegel um nicht mehr als 0,5 mg-% ansteigt bzw. absinkt.

g) Therapie.

1. Die Therapie außerhalb des tetanischen Anfalles.

Durch die Einführung spezifischer auf den Blutkalk wirkender Präparate, wie des Parathormons und des A.T. 10 (Dihydrotachysterin), in die Therapie der Tetanie haben die früher durchgeführten diätetischen Maßnahmen und die *Kalktherapie* an Bedeutung verloren bzw. stellen heute nur mehr die Basis dar, auf der die spezifisch wirkende Therapie aufgebaut wird.

Die Ernährung der Kranken soll reich an Kalk und arm an Eiweiß sein. Fleisch und Brot begünstigen den Ausbruch einer Tetanie. Mit Milch sei man wegen des reichen Phosphorgehalts zurückhaltend. Den *diätetischen Forderungen* entspricht am meisten eine lacto-vegetabile Kost.

Unter den medikamentösen Maßnahmen spielt die Kalkzufuhr die wichtigste Rolle. Sie hat aber nur dann einen Sinn, wenn sie in sehr großen Mengen erfolgt, da immer nur ein geringer Bruchteil zur Resorption kommt. Am meisten empfohlen wird das Calcium chlorat. in Dosen von 3 mal 5 g tägl. und mehr (CURSCHMANN). Wegen des nicht gerade angenehmen Geschmackes wurden auch andere Calciumverbindungen in die Therapie eingeführt, wie das Calcium lact., acet. und glucon. Von diesen Salzen müssen 20—25 g verabfolgt werden. Zweiwertige Kationen der Erdalkalien sind in ihrer Wirkung dem Calcium gleich. Von diesen wurde das Strontium als Bromid und Chlorid in Dosen von tägl. 1 g in die Therapie eingeführt. Da eine Alkalose die Krampfbereitschaft begünstigt und eine Azidose sie verhindert, kann man auch Ammoniumchlorid in Gaben von 5 g täglich geben. Auch hier helfen nur große Dosen, die tatsächlich eine Änderung der Alkalireserven bewirken. Einer wirksamen Behandlung stehen der schlechte Geschmack und die schlechte Verträglichkeit hindernd im Wege. Monoammoniumphosphat ist in dieser Hinsicht besser (20—30 g pro die).

Als Specificum gegen die Tetanie dürfen wir das *Parathormon* ansprechen, das heute in einer Reihe von Präparaten im Handel erhältlich ist. Da es sich um eine keineswegs indifferente Substanz handelt, kommen nur solche Produkte in Frage, deren Gehalt nach COLLIP-Einheiten am Hund eingestellt worden ist. Im Jahre 1935 ist die Einheit auf $^1/_5$ ihrer Stärke reduziert worden, daher finden sich in der älteren Literatur Dosierungsvorschriften, die heute nicht mehr maßgebend sind. Die heute übliche Dosis liegt bei 70—100 Einheiten pro Tag.

Bei Nebenschilddrüseninsuffizienz ist die Empfindlichkeit gegenüber dem Parathormon bedeutend erhöht. Während die eben genannte Dosis bei Erniedrigung des Kalkspiegels zur Normalisierung genügt, sind beim Gesunden mindestens 500 Einheiten erforderlich, um den Kalkspiegel um 2—3 mg-% zu steigern. Das Hormon liegt in wäßriger Lösung vor und kann subcutan oder intravenös, aber nicht peroral gegeben werden. Die Wirkung tritt bei subcutaner Gabe nach etwa 2 Stunden ein und hält etwa 20 Stunden an. Bei längerdauernder Verabfolgung macht sich ein Verlust der Wirksamkeit bemerkbar, der zu einer ständigen Erhöhung der Dosen zwingt. AUB berichtet z. B. über einen Fall, der zunächst auf 50 Einheiten gut ansprach und später auf 750 Einheiten kaum mehr eine Reaktion zeigte. Diese Eigenschaften des Parathormons zeigen, daß eine wirksame und sicher unschädliche Therapie nur bei ständiger Kontrolle des Kalkspiegels möglich ist.

Das Parathormon hat zum mindesten in Deutschland keinen größeren Eingang in die Therapie der Tetanie gefunden, da uns in dem *A.T. 10* (s. S. 225) ein Präparat zur Verfügung steht, das in mancher Hinsicht den Vorzug verdient. Mit dem Parathormon hat es gemeinsam, daß Überdosierungen schwere Schädigungen des Organismus hervorrufen und daß es daher auch bei seiner Anwendung großer Vorsicht und Erfahrung bedarf. Es befindet sich in öliger Lösung und kann nur oral gegeben werden. Es wird aus bestrahltem Ergosterin gewonnen und ist praktisch frei von Vitamin D. A.T. 10 erhöht den Blutkalkspiegel. Die Wirkung setzt sehr langsam und protrahiert ein. Der erste Effekt ist erst nach 2—3 Tagen zu beobachten. Im Organismus wird es außerdem gespeichert, so daß man bei einer einmaligen Dosis mit einer etwa 8tägigen Wirkung rechnen kann. Dadurch besteht die Gefahr der Kumulation. Im Beginn einer Behandlung muß die Dosis mit großer Vorsicht gewählt werden. Die Einstellung auf die individuell verschiedene Dosis für die Dauertherapie kann nur unter ständiger Kontrolle des Blutkalkspiegels erfolgen. Nach FULLER genügt zur Überwachung der Therapie die Calciumbestimmung im Harn. Bei einem Serum Ca von 5—7,5 mg-% wird kein Ca im Harn ausgeschieden. Oberhalb eines Serum-Ca-Gehaltes von 11,5 mg-% erscheinen große Mengen von Ca im Harn. Es genügt die qualitative Probe mit dem Reagens von SULKOWITSCH. Aus dem Grad der Fällung läßt sich der Ca-Gehalt mit hinreichender Genauigkeit schätzen. Das Reagens hat folgende Zusammensetzung: Oxalsäure und Ammoniumoxalat āā 2,5, Eisessig 5,0, Aqu. dest. 150. Ist die für den einzelnen Fall erforderliche Dosis ermittelt, so kann diese unbedenklich über Jahre hinaus gegeben werden. Zu Beginn einer Behandlung gibt man in schweren Fällen relativ hohe Dosen von 20—40 Tropfen (30 Tropfen = 1 ccm), in leichteren kleinere Mengen. Nach dieser anfänglichen Stoßtherapie kann man rasch zurückgehen. Für eine Dauerbehandlung genügen meistens 1—10 ccm pro Woche. Der Blutkalkspiegel muß mit einwandfreier Methode anfangs jeden 2. Tag bestimmt werden. Später genügen vierwöchentliche und in gut eingestellten Fällen etwa vierteljährliche Kontrollen. Bei starken körperlichen Anstrengungen vor der Menstruation und während der Gravidität sind erhöhte Gaben notwendig. Der Blutkalkspiegel soll Werte von 11 mg-% nicht übersteigen. Die A.T. 10-Therapie ist die wirksamste Therapie, die wir kennen. Sie ist bei jeder Form der parathyreogenen Tetanie anwendbar. Versager sind nach MARX selten beobachtet. In diesen Fällen hat auch Parathormon keinen Erfolg gehabt. Die ersten Erscheinungen der Überdosierung sind Appetitlosigkeit und Übelkeit. Sie fordern zur sofortigen Kontrolle des Blutkalkspiegels auf. AT 10 muß abgesetzt und Bicarbonat gegeben werden. Bei starker Überdosierung treten Durst, Harndrang, Kopfschmerzen und Lähmungen auf.

Durch die Einführung des Parathormons und des A.T. 10 in die Behandlung der Tetanie sind die Epithelkörperchentransplantationen, die früher teilweise mit

Erfolg von den verschiedensten Seiten durchgeführt wurden, überflüssig geworden. Doch haben MANFREDI und CASTILLO erneut über erfolgreiche Implantationen berichtet. Sie verwandten als Material Drüsen von Neugeborenen und erreichten in dem ersten ihrer 3 Fälle, einer postoperativen Tetanie, durch Einpflanzung in die Nierenkapsel einen Dauererfolg. In dem zweiten Fall hielt der Erfolg 12, in dem dritten 4 Monate an.

Wir fassen zusammen: Im Mittelpunkt der heutigen Therapie der Tetanie steht die A.T. 10-Behandlung. Diese kann wegen ihrer besonderen Gefahren und ihrer individuellen Dosierung nicht in der freien Praxis eingeleitet werden, sondern gehört in die Hand des Klinikers, der vorsichtig die optimale Dosis ermittelt. Ist diese Dosis einmal festgestellt, so ist die weitere Überwachung des Kranken Sache des praktischen Arztes, der aber auch auf gelegentliche Blutkalk-untersuchungen nicht verzichten darf. Diese Besonderheiten der Tetaniebehand-lung lassen diese Therapie nur für schwere und mittelschwere Fälle vorbehalten bleiben, während die leichten mit den eingangs erwähnten diätetischen Maß-nahmen und unterstützender Kalktherapie hinreichend beeinflußt werden können. Auch bei einer A.T. 10-Behandlung ist eine vermehrte orale Kalkzufuhr anzu-raten, doch brauchen nicht die eingangs genannten hohen Dosen gegeben zu werden.

2. Die Therapie des tetanischen Anfalls.

Zur Behebung des akuten Anfalls kann man zunächst die intravenöse Calcium-injektion von 20—30 ccm Calcium chlorat. in 10% Lösung oder auch Calcium-Sandoz versuchen. Meistens erlebt man, daß die Symptome schlagartig ver-schwinden, doch ist diese zunächst sehr befriedigende Wirkung nur vorüber-gehend, da sich bald neue Anfälle einstellen. Da A.T. 10 erst nach einigen Tagen wirkt, ist Parathormon in der Therapie des schweren und bedrohlichen Anfalls nicht zu entbehren. Für diese Zwecke kommt nur die intravenöse Ver-abfolgung von 50—100 Einheiten in Frage. In etwa 15—20 Minuten ist mit dem Wirkungseintritt zu rechnen. Bei schweren Fällen, insbesondere dann, wenn Parathormon nicht zur Verfügung steht, muß man zuweilen zu Narkotica greifen. Chloralhydrat, Urethan oder Luminal sind die Mittel der Wahl. Die beiden ersteren werden am besten als Klysma (0,5 g Chloralhydrat bzw. 0,5—1,0 g Urethan) ver-abfolgt. Luminal kann als Luminalnatrium injiziert werden. Es muß aber betont werden, daß diese Behandlung nur einen Notbehelf darstellt und eine Hilfsmaß-nahme, bis eine spezifisch wirkende Behandlung durchgeführt werden kann.

Die Spasmophilie der Kinder spricht, wie bereits erwähnt, auf die spezifischen antitetanischen Maßnahmen nicht an, sondern bedarf in erster Linie einer anti-rachitischen Therapie. Diese Behandlung muß vorsichtig eingeleitet werden, da durch eine Höhensonnenbestrahlung eine Tetanie, die vorher nur latent bestand, manifest werden kann. FREUDENBERG empfiehlt Einleitung der Therapie mit Ammoniumchlorid in 10%iger Lösung 0,10 g pro die oder das leichter ein-zunehmende monophosphorsaure Ammonium (18:100) 100—150 ccm pro die.

D. Die Rolle der Epithelkörperchen
bei anderen Krankheiten.

Die klinischen Beobachtungen bei Tetanie und bei der Ostitis fibrosa generali-sata haben den Gedanken nahegelegt, daß eine ganze Zahl weiterer, heute noch ätiologisch unklarer Krankheitsbilder mit einer Dysfunktion der Epithelkörper-chen im Zusammenhang stehen können. Zusammenfassend kann über alle diese Vermutungen, von denen einige im einzelnen kurz besprochen werden sollen, gesagt werden, daß sie alle noch in keiner Hinsicht als gesichert gelten können, selbst wenn schon eine große Anzahl von Chirurgen entsprechende therapeutische Konsequenzen gezogen hat und bei derartigen Erkrankungen zum Teil mit Erfolg Epithelkörperchen entfernt wurden.

I. Hyperfunktion der Epithelkörperchen.

Die Marmorknochenkrankheit Albers-Schönberg. SELYE hat in Tierversuchen bei längerdauernder Zufuhr von Parathormon Knochenveränderungen erhalten, die er mit denen bei Marmorknochenkrankheit vergleicht. Französische Autoren berichten über Epithelkörperchenhyperplasien, die sie bei dieser Krankheit beobachtet haben. Die Ähnlichkeiten mit der Ostitis fibrosa werden darin gesehen, daß sich bei der Marmorknochenkrankheit auch ein fibröses Mark bildet, das dann nur nachträglich verknöchert. Versuche einer operativen Beeinflussung der Krankkeit durch Entfernung eines Epithelkörperchens liegen, soweit ich sehe, noch nicht vor.

Morbus Paget. Diese Erkrankung, die man früher als mit der RECKLING-HAUSENschen Krankheit identisch ansah, wird heute von allen Autoren als völlig anderes Krankheitsbild mit spezifisch klinischem, röntgenologischem und histologischem Befund angesprochen, das mit der Epistelkörperchenfunktion nichts zu tun hat.

Chronisch deformierende Arthritiden, insbesondere der Wirbelsäule. Bei der Ostitis fibrosa kommen gelegentlich deformierende Arthritiden, insbesondere der Kniegelenke, vor. Bei den chronischen, nichtinfektiösen, deformierenden und ankylosierenden Arthritiden, besonders der Wirbelsäule, wurden gelegentlich, aber keineswegs immer, etwas erhöhte Blutcalciumwerte gefunden. Außerdem bestehen bei diesen Kranken eine Muskelschwäche und eine Entkalkung des Skeletes. Auch Kalkmetastasen sind gelegentlich beobachtet worden. Bei Durchsicht der Literatur läßt sich feststellen, daß zahlreiche Chirurgen, besonders russische und französische, in derartigen Fällen die Entfernung von ein oder zwei histologisch normalen Epithelkörperchen vorgenommen haben. Die erzielten Resultate lassen kein einheitliches Bild erkennen. Bei über längere Zeit verfolgten Fällen zeigte sich häufiger, daß auf die anfänglich vorhandenen Besserungen später wieder eine Verschlechterung folgte. Auch die Beobachtung einiger Operateure, die nach Scheinoperationen ähnliche Besserungen sahen, stimmt in der Beurteilung dieser Behandlung skeptisch. Immerhin wird auch über eindeutige, längere Zeit anhaltende Besserungen berichtet.

Myosklerose, Myositis ossificans. Bei diesem Krankheitsbild sind Störungen des Kalkstoffwechsels (erhöhter Blutkalk, negative Bilanzen) sowie eine neuromuskuläre Unter- bzw. auch Übererregbarkeit beschrieben. Die französischen Autoren, die sich vorwiegend mit diesem Krankheitsbild und seinen Beziehungen zu den Epithelkörperchen beschäftigt haben, sprechen vorsichtshalber nur von einer „Dysfunktion" und berichten über Erfolge der chirurgischen Entfernung von ein oder zwei Epithelkörperchen.

Osteomalacie. Das ausgeprägte Krankheitsbild der Osteomalacie weist zweifellos mit schweren Fällen der Ostitis fibrosa gewisse Ähnlichkeiten auf. Es unterscheidet sich von ihr aber wesentlich durch das Verhalten des Blutkalkes. Auch bei dieser Erkrankung sind z. B. von JUNG erfolgreiche Versuche einer Behandlung durch Entfernung von ein bis zwei Epithelkörperchen durchgeführt worden.

Die **Sklerodermie** hat von jeher zum Teil nur mangels einer anderen befriedigenden Erklärung an eine innersekretorische Störung als Ursache denken lassen. Für Beziehungen zu den Epithelkörperchen würde sprechen, daß es

Selye gelungen ist, bei Ratten sklerotische Veränderungen an der Haut zu erzielen, und daß es bei längerer Dauer der Ostitis fibrosa generalisata in schweren Fällen (z. B. Fall Hoff) zu Veränderungen der Haut mit Kalkablagerungen kommt. Bei Sklerodermie sind Kalkablagerungen, ankylosierende Arthritiden und Linsenkatarakte nicht selten. Eine große Zahl von Autoren hat über leicht erhöhte bis hoch normale Kalkwerte berichtet. Lériche und Jung haben an einer recht großen Zahl von Fällen ein Epithelkörperchen entfernt, das histologisch immer normal war. Die Operationen waren zum Teil erfolgreich. Hoff hat aber darauf hingewiesen, daß die Verkalkungen bei Ostitis fibrosa generalisata mit den Hautveränderungen bei Sklerodermie gar nichts zu tun haben. Lériche und Jung haben über einen erhöhten Kalkgehalt der Haut bei Sklerodermie berichtet, doch haben Kaether und Schäfer gezeigt, daß der Kalkgehalt der Haut schon in der Norm so starken Schwankungen unterliegt, die die Werte von Lériche und Jung mit einbegreifen.

Periphere Durchblutungsstörungen der Haut, wie Raynaudsche Gangrän, angioneurotische Ödeme und Ulcera cruris, sollen mit einer Störung des Kalkstoffwechsels einhergehen, an der die Epithelkörperchen ursächlich beteiligt sind. Auch hier liegen Berichte über operative Therapie mit wechselnden und wenig einheitlichen Resultaten vor.

Nierensteine. Bei längerer Dauer der Ostitis fibrosa generalisata kommt es fast ohne Ausnahme zu Steinbildungen in den Nieren. Diese lassen sich auch experimentell im Tierversuch erzielen. Es ist daraus die sehr naheliegende Schlußfolgerung gezogen worden, bestimmte chronische, zu Rezidiven neigende Steinerkrankungen der Niere mit einer Hyperfunktion der Epithelkörperchen in Zusammenhang zu bringen. Auch in derartigen Fällen hat man die operative Entfernung von ein oder zwei Epithelkörperchen erfolgreich versucht. Zum Teil wurde diese Operation auch nach operativer Steinentfernung durchgeführt, um prophylaktisch die Neubildung von Steinen zu verhindern.

II. Hypofunktion der Epithelkörperchen.

Eine Minderfunktion der Epithelkörperchen wurde angenommen bei Epilepsie, Migräne, Myasthenie, Myotonie und dem Linsenkatarakt. Die Zusammenhänge mit der *Epilepsie* sind bei Besprechungen der Tetanie erörtert worden. Im Laufe der Tetanie kann es als besondere Form zu echten epileptischen Anfällen kommen. Diese heute als Nebenschilddrüsenepilepsie bezeichnete Erkrankung hat mit der genuinen Epilepsie nichts zu tun. Die Neigung zu Gefäßspasmen schafft eine besondere Disposition zur Migräne. Diese kann das führende Symptom bei den als latente Tetanie bezeichneten Formen sein. Damit ist aber nicht gesagt, daß eine Minderfunktion der Epithelkörperchen in den sicher sehr verschiedenen Ursachen der *Migräne* immer eine Rolle spielt. Nur die Zusammenhänge mit dem Linsenkatarakt erfordern noch eine kurze Besprechung. Das Auftreten des Kataraktes bei Tetanie war die Veranlassung, auch den *Katarakt* überhaupt auf eine Epithelkörpercheninsuffizienz hin zu untersuchen. Nur Kranke mit Schichtstar wiesen nach den Untersuchungen von Meesmann in einer relativ hohen Prozentzahl Tetaniesymptome auf. Die Entstehung dieser Starform auf der Basis der Hypocalcämie bzw. Tetanie ist daher sehr wahrscheinlich.

Die Ausbildung von Geschwüren im Intestinaltrakt bei experimenteller Vergiftung mit Parathormon wie bei parathyreopriver Tetanie und die Beziehungen zu chronischen Magenerkrankungen und der Tetanie haben auch an eine Beteiligung der Nebenschilddrüse in der *Ulcusgenese* denken lassen. Aber auch hier haben die Untersuchungen des Kalkstoffwechsels in der Mehrzahl der mitgeteilten Fälle keine eindeutigen Abweichungen ergeben. Über erfolgreiche Behandlung mit Parathormon ist zwar gelegentlich berichtet worden, doch besagt dies natürlich nichts für die ursächliche Bedeutung einer Hypofunktion der Epithelkörperchen in der Krankheitsgenese.

Zusammenfassend dürfen wir also sagen, daß eine große Zahl der verschiedensten Krankeitsbilder gewisse klinische Zeichen aufweist, die an eine Störung der Epithelkörperchen denken läßt. In keiner der angeführten Krankheiten — die Aufzählung ist noch keineswegs vollständig — wird man aber die Mitbeteiligung der Nebenschilddrüse als erwiesen betrachten. Es fehlen, abgesehen von den anzuerkennenden Hinweisen, wirklich eindeutige Symptome, die in diesem Sinne sprechen. Insbesondere vermißt man eindeutige Hinweise für eine Störung des Kalkstoffwechsels. Bei vielen in der Literatur in diesem Zusammenhang mitgeteilten Werten handelt es sich lediglich um obere Grenzwerte, die wir noch in den Bereich der Norm rechnen, und den wenigen Zahlen, die wir als pathologisch bezeichnen dürfen. steht die Mehrzahl normaler Werte gegenüber. Auch die therapeutischen Erfolge, die die Entfernung der Epithelkörperchen oder die Parathormon- bzw. A.T. 10-Behandlung aufzuweisen haben, besagen nichts für die Bedeutung der Epithelkörperchen im Krankheitsgeschehen.

Diese Erörterungen sollen lediglich vor voreiligen Schlüssen bezüglich der Pathogenese vieler noch heute unklarer Krankheitsbilder warnen. Anders müssen wir uns verhalten gegenüber den zweifellos vorhandenen praktischen Erfolgen. Hier muß offen zugegeben werden, daß die von ernsthaften Autoren berichteten Erfahrungen über die Erfolge bei operativer Entfernung der Epithelkörperchen bei Sklerodermie, chronischen Arthritiden, Nierensteinen und anderen oben aufgeführten Krankheiten so gut sind, daß ein derartiger Eingriff bei richtiger und vorsichtiger Indikationsstellung heute als gerechtfertigt angesehen werden kann, insbesondere auch deswegen, weil es sich um einen relativ leichten Eingriff handelt und die erwähnten Krankheiten alle durch andere therapeutische Maßnahmen nicht bzw. nur sehr unvollkommen zu beeinflussen sind.

Die Thymusdrüse und ihre Krankheiten.

A. Anatomie.

An der Thymus unterscheiden wir einen Mark- und einen Rindenteil. Die Rinde enthält reichlich Rundzellen vom Charakter der Lymphocyten. In allen Teilen der Drüse findet sich ein feinmaschiges Reticulum, das in der Marksubstanz stark überwiegt. Auch eosinophile Zellen kommen in kleineren Mengen regelmäßig vor. In dem Mark finden wir die für das Organ charakteristischen HASSALL-*schen Körperchen*, die nach Ansicht der meisten Autoren aus den Reticulumzellen durch exzentrisch fortschreitende Vergrößerung entstehen. Die HASSALL-schen Körperchen erreichen meist eine Größe von $50\,\mu$. Sie können jedoch auch erheblich größer werden. Die Rundzellen des Rindenanteils sind Lymphocyten. Nur DUSTIN sieht sie als spezifische Zellen an, die er als Thymocyten bezeichnet. Die Ähnlichkeit der Rinde mit dem lymphatischen Apparat erstreckt sich auch auf das Verhalten gegenüber Röntgenstrahlen, Teerinjektionen und serologischen Reaktionen. Nur bei Krankheiten zeigt die Thymusrinde ein von den Lymphdrüsen abweichendes Verhalten.

In neuerer Zeit hat WEISE über morphologische Untersuchungen an der Thymus berichtet, die, wenn sie eine Bestätigung erfahren, zu einer ganz anderen Auffassung über den Aufbau des Organs führen müssen. Nach WEISE ist die Drüse so mit Lymphocyten überladen, daß ihre wahre Struktur fast unkenntlich ist. Nur beim Erwachsenen läßt sie sich erkennen. Hier beschreibt WEISE einzelne im Mark gelegene Tubuli, die meist zu mehreren zusammen gelagert sind und deutliche Zeichen einer sekretorischen Tätigkeit erkennen lassen. Die HASSALLschen Körperchen sind nach ihm nur zugrunde gegangene Tubuli. Jeder Tubulus steht mit einem Lymphgefäß in Verbindung, daß das Sekret abführt. Nach HAMMAR handelt es sich bei diesen Gebilden aber nur um mit Epithel ausgekleidete Hohlräume, wie man sie in der Altersthymus gar nicht so selten zu sehen bekommt.

Die *Größenverhältnisse* des Organs, die früher zu mancherlei irrigen Vorstellungen geführt haben, sind von HAMMAR eingehend untersucht worden und dürften heute auf Grund dieser Untersuchungen als endgültig geklärt gelten. Das Thymusgewicht ist auch in der Norm sehr starken Variationen unterworfen. Es steigt bis zur Pubertät an. Dieser Gewichtsanstieg beruht auf einer Vermehrung des interstitiellen Bindegewebes. Nach der Pubertät setzt sich die Zunahme des Zwischengewebes unter gleichzeitiger starker Fettanlagerung fort. Die Rinde unterliegt zuerst einer Rückbildung, erst später folgt das Mark. Die HASSALLschen Körperchen vermindern sich ebenfalls und verschwinden schließlich ganz, so daß in vorgeschrittenem Alter histologisch kaum noch etwas von dem Organ nachzuweisen ist.

Außer dieser Altersinvolution kennen wir noch eine „akzidentelle Involution". Diese kommt als Folge von Unterernährung, nach Infektionen, nach Röntgenbestrahlung, in der Gravidität und mit den Jahreszeiten zur Beobachtung. Diese Involution entwickelt sich in ähnlicher Weise wie die physiologische. Die Lymphocyten der Rinde wandern aus oder sterben ab. In den Reticulumzellen treten Fettkörperchen auf. Die HASSALLschen Körperchen zeigen eine zahlenmäßige Abnahme und eine Verminderung ihrer Größe. Nur bei dem Infektionstyp gehen eine Vermehrung und Hypertrophie der Verminderung voraus. Die Faktoren, die auf das Parenchym und die HASSALLschen Körperchen einwirken, sind verschiedener Natur. Die Graviditätsinvolution ist auch für den Menschen nachgewiesen. Die Saisoninvolution ist in erster Linie von den winterschlafenden Tieren bekannt, aus röntgenologischen Studien von SCHÖNFELD ist es wahrscheinlich, daß sie auch für den Menschen gilt. SCHÖNFELD fand in 4 von 5 Fällen einer an sich symptomlosen Vergrößerung des Organs bei Kindern im Frühjahr eine Zunahme.

Von Thymushyperplasie sprechen wir dann, wenn das Organ die heute als Norm anerkannte Größe überschreitet. Ein besonderes histologisches Kriterium für diesen Zustand gibt es nicht. Die Involution ist vorzugsweise ein Prozeß, die Hyperplasie ein Zustand (HAMMAR). Die Beurteilung, wann eine wirkliche Hyperplasie vorliegt, ist sehr schwierig. Es ist nicht mit der Feststellung einer Zunahme des Gewichtes getan, sondern es muß mittels besonderer von HAMMAR entwickelter Methoden die Menge des tatsächlich vorhandenen Parenchyms ermittelt werden. Auch bei einwandfreier Methodik stellt man dann fest, daß die Hyperplasie relativ häufig bei Morbus Basedow, ferner noch bei Akromegalie und bei Myasthenia pseudoparalytica vorkommt. Über die Frage des Status thymico-lymphaticus wird später noch zu berichten sein. Die Thymushyperplasie ist in erster Linie wieder die Folge des Lymphocytenreichtums, die Zahl der HASSALLschen Körperchen beeinflußt die Größe des Organs nur wenig. HAMMAR hat erst kürzlich darauf hingewiesen, daß Thymushyperplasie nicht gleichbedeutend ist mit Hyperthymie.

Das sind in Kürze die wichtigsten anatomischen Daten. Da sie die einzig wirklich zuverlässigen Unterlagen darstellen, die wir über das Organ besitzen,

muß man sich die Frage vorlegen, welche Schlüsse sie in bezug auf die innersekretorische Funktion der Thymus gestatten. Der Bau der Thymusdrüse ist
von dem der innersekretorischen Drüsen völlig abweichend. Er hat mit diesen
nur die Tatsache des fehlenden Ausführungsganges gemeinsam. Die einzige
Struktur, die mit einer sekretorischen Tätigkeit in Zusammenhang gebracht
werden könnte, sind die HASSALLschen Körperchen, die jedoch keine Zeichen
für eine sekretorische Tätigkeit erkennen lassen. Hier würden nur die Untersuchungen von WEISE zu einer anderen Auffassung führen. Involution und
Hyperplasie der Drüse beruhen in erster Linie auf Lymphocytenein- bzw. -aus-
wanderung. Die Tatsache, daß die Thymus in der Jugend den Höhepunkt ihrer
Entwicklung zeigt und mit der Pubertät die Altersinvolution einsetzt, war Veranlassung, sie als Wachstumsdrüse anzusprechen. Das ist möglich, aber keineswegs mit der erforderlichen Sicherheit zu beweisen. Am eindrucksvollsten ist die
sich innerhalb weniger Stunden vollziehende Involution bei Infektionen unter
gleichzeitiger Vermehrung der HASSALLschen Körperchen. Die Auffassung der
Thymus als einer Wachstumsdrüse, kann diese Tatsache keineswegs erklären.
HAMMAR glaubt daher auch, daß die Thymus keine innersekretorische Drüse
ist, sondern mit der Infektionsabwehr, der Bildung der Immunkörper usw.
etwas zu tun hat.

Trotzdem haben sich eine Reihe von Forschern (WIESE, SCHRIDDE, LÖWEN-
THAL u. a.) für die innersekretorische Funktion des Organs ausgesprochen. Diese
Ansicht stützt sich auf die Genese der Thymus, die sich aus der Kiemenregion
entwickelt, aus der auch Schilddrüse und Epithelkörperchen hervorgehen. Auch
auf die Phylogenese ist hingewiesen worden. So macht LENART darauf aufmerksam, daß die Thymus sich bei den niederen Tieren aus denjenigen Teilen
entwickelt, aus denen bei den höheren Wirbeltieren die Nebenschilddrüsen entstehen. Gewiß wird man diese Tatsachen berücksichtigen müssen, ein Beweis
für die innersekretorische Natur der Thymus sind sie aber nicht.

B. Physiologie.

Die *Thymektomie* gibt über die physiologische Funktion der Thymus nur
einen unvollkommenen Aufschluß. In der überwiegenden Mehrzahl der Versuche
war sie ohne merkbaren Einfluß (s. z. B. MORGAN und GRIERSON bei jungen
Hühnern, ANDERSEN bei Ratten und RIDDLE bei Tauben). Es ist möglich, daß
diese negativen Ergebnisse auf der Existenz von versprengtem Thymusgewebe —
vor allem in der Schilddrüse — beruhen (WINIWARTER). ASHER sah bei thymekto-
mierten Hunden ein Zurückbleiben des Wachstums, mangelnde Verkalkung des
Skeletes, Bildung eines osteoiden Gewebes und Offenbleiben der Epiphysenfugen. Nach ihm ist die Kost der Versuchstiere für den Versuchsausfall von
ausschlaggebender Bedeutung. Es muß ein relativer Mangel an Vitamin A vorhanden sein (ASHER und LANDOLT).

Auch die Versuche mit *Zufuhr von Thymussubstanz oder Thymusextrakt*
liefern kein sehr eindeutiges Ergebnis. ROMEIS konnte zeigen, daß in den Fütte-
rungsversuchen an Kaulquappen (GUDERNATSCH) die Größenzunahme nicht
auf der Wirkung einer spezifischen Substanz beruht. Auch Fütterungsversuche
an anderen Laboratoriumstieren führten zu negativen Ergebnissen. Nur ASHER
erzielte mit einem aus der Drüse hergestellten eiweiß-, lipoid- und vitaminfreien
Extrakt, den er als *Thymocrescin* bezeichnete, eindeutig positive Ergebnisse.
Das Wachstum der Versuchstiere wurde gefördert bis zu dem als physiologisch
anzusprechenden Maß. Aber auch bei diesen Versuchen ist es erforderlich, daß
die Tiere eine relativ Vitamin A- und Vitamin D-arme Kost erhalten. Durch

Zufuhr von reichlich Vitamin A läßt sich der Wachstumseffekt völlig verwischen. Die negativen Resultate anderer Untersucher führt ASHER darauf zurück, daß Gesamtextrakte der Thymus neben wachstumsfördernden auch wachstumshemmende Substanzen enthalten. Zu sehr eindrucksvollen Resultaten gelangten RÓWNTREE, CLARK und HANSON mit nach HANSON hergestellten Extrakten, die sie bei fortlaufenden Rattengenerationen spritzten. Von der 3. Generation ab war die Entwicklung der neugeborenen Tiere sehr viel rascher, und die Tiere wurden insgesamt gesunder, kräftiger, lebhafter und auch fruchtbarer als die Kontrollen. EINHORN und ROWNTREE berichteten über einen entgegengesetzten Erfolg nach Thymektomie, der sich durch Thymusextraktzufuhr aufheben ließ. Die Befunde BOMSKOVs über ein Thymushormon, das besondere Wirkungen auf den Kohlenhydratstoffwechsel ausüben sollte und durch ein besonderes Hypophysenhormon stimuliert wird, sind von Nachuntersuchern nicht bestätigt worden, so daß es sich erübrigt, sie hier darzustellen.

Bei Kastraten wird die Thymusinvolution gehemmt. Injektionen von Keimdrüsenhormon bzw. dem gonadotropen Vorderlappenhormon bedingen eine vorzeitige Involution. Die Kastration hebt die Involution nicht völlig auf, sondern verzögert sie nur. Die oben bereits erwähnte Graviditätsinvolution ist damit wahrscheinlich die Folge der vermehrten Keimdrüsenhormonbildung in der Gravidität. Nach dem Partus bildet sich die Involution wieder zurück. Die Versuche, eine depressorische Wirkung auf die Keimdrüsen durch Thymusextrakte oder Implantation auszulösen, führten zu keinen eindeutigen Ergebnissen. Es ist möglich, daß diese widerspruchsvollen Resultate in der Feststellung von KINUGASA eine Erklärung finden, daß die Thymusrinde einen hemmenden, das Mark einen fördernden Einfluß auf die Keimdrüsen ausübt.

Es bestehen auch zu den übrigen innersekretorischen Drüsen gewisse Beziehungen, doch lassen die einschlägigen Beobachtungen kein klares Bild erkennen. Die Thymushyperplasie beim Basedow hat sich durch Thyroxininjektionen beim Tier bei weitem nicht in allen Versuchen nachahmen lassen. Auch die Wechselwirkungen zwischen Nebennieren und Epithelkörperchen und Thymus sind noch durchaus unklar. Die von einigen Autoren bei Morbus Addison beschriebene Thymushyperplasie wird von HAMMAR bestritten. Nach Hypophysenentfernung ist eine Atrophie der Thymusdrüse kein konstanter, sondern nur ein gelegentlich beobachteter Befund (HOUSSAY). RICHTER und WISLOCKI sahen an Ratten und KOSTER an Hunden nach Hypophysektomie sogar eine Hypertrophie der Thymus.

Fassen wir diese Ergebnisse zusammen, so ergibt sich, daß außer der verzögerten Involution der Thymus nach Kastration und der beschleunigten Rückbildung nach Injektion von Keimdrüsenhormonen kein sicherer Befund existiert, der auf eine feste Relation der innersekretorischen Organe zu der Thymus hinweist. Es bestehen wohl mannigfache Wechselwirkungen, doch keineswegs so eindeutige Beziehungen, wie sie von anderen Inkretdrüsen bekannt sind.

Zwischen *Kalk- und Phosphorstoffwechsel* und der Thymusdrüse scheinen gewisse Beziehungen zu bestehen. Nach Thymektomie ist eine Zunahme von Kalk in den Geweben, eine Erhöhung des Blutkalkes und eine vermehrte Ausscheidung von Kalk beobachtet worden. Die Implantation von Thymus bewirkt eine vermehrte Kalkablagerung in den Geweben, eine Hypocalcämie und eine verminderte Ausscheidung (s. LENNARD). NIETSCHKE stellte zwei Fraktionen aus der Thymusdrüse her, von denen die eine Hypocalcämie, die andere eine Hypophosphatämie bewirkte. Diese Substanzen fanden sich aber auch in den Lymphdrüsen und der Milz.

Auch auf Grund der experimentellen Befunde, wie sie in Kürze oben wiedergegeben wurden, läßt sich über die innersekretorische Funktion des Organs nichts Sicheres aussagen. Die Thymusfunktion ist nicht lebenswichtig und kann auch von anderen Organen im Körper übernommen werden, da weder die Exstirpation noch die Extraktinjektion zu eindeutigen Störungen führen. Ob die von ASHER und seinen Mitarbeitern gemachte Beobachtung, daß ein Thymusextrakt in der Lage ist, Wachstumsstörungen bei Vitaminmangel zu kompensieren, hinreicht, den Schluß auf eine hormonale Beeinflussung des Wachstums zu stützen, erscheint fraglich. Nicht jeder Effekt von Thymusextrakten braucht auf einer hormonalen Wirkung zu beruhen. Das gilt auch für die interessanten Versuche von ROWNTREE und Mitarbeitern, wenn man bedenkt, daß ähnliche Resultate, wenn auch nicht so eindrucksvoll, von MARANGONI durch Hefezufuhr erzielt wurden. Thymusextrakte sind sicher sehr reich an einer ganzen Reihe biologisch aktiver Substanzen. Es sei in diesem Zusammenhang nur an die das Zellwachs tum fördernden Trephone KARELs erinnert.

C. Die Rolle der Thymusdrüse bei einigen Krankheiten.

Spezifische Erkrankungen, die mit der Thymus in Zusammenhang stehen, kennen wir nicht. Wir kennen nur eine Reihe von Krankheitsbildern, bei denen Hyperplasien bzw. Tumoren der Thymus beobachtet wurden. Ein Kausalzusammenhang zwischen diesen Erkrankungen und den Veränderungen der Thymusdrüse ist noch fraglich.

Die Thymusdrüse ist häufig mit *plötzlichen Todesfällen* in Zusammenhang gebracht worden. Eine Hyperplasie des Organs kann durch Kompression der Atemwege zu einem „Thymusasthma" und evtl. zum Tode durch Ersticken führen. Die Atemnot wird in derartigen Fällen noch verstärkt, wenn gleichzeitig durch Druck eine Recurrenslähmung besteht. Das Thymusasthma ist dadurch gekennzeichnet, daß die Behinderung der Atmung sowohl exspiratorisch als auch inspiratorisch besteht. Die Vergrößerung der Thymusdrüse in solchen Fällen perkussorisch nachzuweisen ist ein schwieriges Unterfangen. Röntgenologisch ist es möglich. Falls der Zustand so bedrohlich ist, daß der baldige Tod zu befürchten steht, muß man zur Operation schreiten und die Drüse unter dem Sternum hervorziehen oder eine Teilexcision vornehmen. In weniger bedrohlichen Fällen ist die Röntgenbestrahlung die Therapie der Wahl. Thymusasthma ist auch beim Neugeborenen beobachtet worden. Beim Erwachsenen findet man Thymushyperplasie in erster Linie bei Morbus Basedow, und zwar besonders in schweren Fällen. HAMMAR fand bei 43 Basedow-Fällen 27mal, ROTH bei 20 13mal eine hyperplastische Thymusdrüse. Man hat aus diesen Befunden auch den Schluß gezogen, daß die Thymusdrüse als Antagonist zu der Schilddrüse wirkt, doch ist dieser Schluß keineswegs gerechtfertigt. Nach SUNDER-PLASSMANN hängt die Hyperplasie mit der reichlichen Bildung der nh-Zellen zusammen.

Die andere Form des sog. Thymustodes ist ein plötzlicher Herztod, bei dem man autoptisch weiter nichts findet als eine etwas große Thymusdrüse. Man spricht von einem „*Status thymico-lymphaticus*". MORO hält es für möglich, daß die engen, nervösen Verbindungen zwischen Thymusdrüse und Herz bei dem plötzlichen Tod dieser anscheinend sonst völlig gesunden Kinder eine Rolle spielen. HAMMAR hat den eindeutigen Nachweis geführt, daß die mangelhaften Kenntnisse über die normale Größe des Organs die Ursache dafür waren, daß in diesen Fällen von einer Hyperplasie gesprochen wurde, die in Wirklichkeit gar nicht vorlag. Diese akuten Todesfälle haben mit der Thymusdrüse wahrscheinlich nichts zu tun. Eine Reihe der hierher gehörenden Beobachtungen konnte nachträglich noch als durch andere Ursachen bedingt aufgeklärt werden. WALD-BOTT glaubt, daß der Tod Folge einer Anaphylaxie ist. Er hat 24 von 30 Fällen in dieser Weise deuten können. Auch bei Selbstmördern glaubte man in der Mehrzahl der Fälle eine besonders große Thymusdrüse feststellen zu können, aber auch hier liegt derselbe Fehler vor. Bei Selbstmördern sehen wir die Thymusdrüse in ihrer normalen Größe, während sie bei an Krankheiten Verstorbenen fast immer eine Reduktion aufweist.

Von dem Status thymico-lymphaticus bleibt heute nur noch das Folgende: Es gibt eine bestimmte Konstitution, die durch gute Ausbildung des lympha-tischen Apparates einschließlich der Thymusdrüse, pastöse Haut mit schwam-migem Fettpolster und wenig straffer Muskulatur, Blässe, enge Aorta und Trop-fenherz gekennzeichnet ist, bei der geringfügige äußere Ereignisse zum plötz-lichen Tode führen. Es ist durchaus möglich, daß der Tod mit einer Anaphylaxie im Zusammenhang steht. Ob in diesen Fällen tatsächlich eine Verarmung des Herzmuskels an Glykogen vorliegt, wie BOMSKOV aus Tierversuchen schließt, muß erst noch bewiesen werden.

PENDE hat ein Syndrom bei Kindern beschrieben, das er mit einer Thymushyper-plasie in Zusammenhang bringt. Es handelt sich um Kinder mit „matronaler" Fettverteilung, das Gesicht bleibt auf der Stufe des Säuglingsalters stehen, Nase und Mund sind klein, die Augen stehen weit auseinander (Puppenaugen), die Haare sind sehr fein, die äußeren Geni-talien zeigen eine minimale Entwicklung. Bisher ist dieses Krankheitsbild mit der FRÖH-LICHSchen Krankheit zusammengeworfen worden. Durch eine besondere „durchdringende Perkussion" glaubt PENDE die Thymusdrüse als vergrößert nachweisen zu können. Er wendet eine Röntgenbestrahlung an und sieht eine restlose Besserung, insbesondere der genitalen Unterentwicklung.

Thymustumoren, die man als Thymome bezeichnet, verlaufen meist unter dem Bild von Mediastinaltumoren. Es handelt sich um Lymphoendotheliome. Die Tumoren enthalten kleine, lymphocytenartige Zellen, selten HASSALLsche Körperchen. Thymuscarcinome sind sehr selten. Nach MARX sind etwa 18 Fälle in der Literatur beschrieben worden, von denen vier mit dem CUSHINGschen Symptomenkomplex verbunden waren.

In etwa der Hälfte aller Fälle von *Myasthenia gravis pseudoparalytica* fanden sich gutartige oder auch bösartige Thymustumoren (CURSCHMANN). Nach LÖ-WENTHAL sollen Hypertrophien der Thymus bei Frauen, Blastome bei Männern häufiger sein. Da gleichzeitig bei Myasthenia gravis lymphocytäre Infiltrate in der Muskulatur beobachtet wurden, lag es nahe, an einen Kausalzusammen-hang zu denken. Diese Zellinfiltrate werden als Folge einer spezifischen Thymus-wirkung angesehen. Eine wichtige Stütze dieser Auffassung ist der Fall von SCHUMACHER und ROTH, in dem sich bei einer Hyperthyreose nach Entfernung der Thymusdrüse eine außerdem noch vorhandene Myasthenie besserte.

Die *Diagnose der Thymustumoren* ist schwierig, da sie sich meistens von den Mediastinaltumoren klinisch nicht abgrenzen lassen. Entscheidend ist immer die Röntgenuntersuchung. Therapeutisch spricht die Thymusvergrößerung sehr gut auf Röntgenstrahlen an.

D. Therapie mit Thymusextrakten.

Die Hypertrophie der Thymusdrüse bei der BASEDOWschen Krankheit hat dazu geführt, Thymusextrakte in der Therapie des Basedows zu versuchen. NIETSCHKE fand eine Senkung des Grundumsatzes beim Meerschweinchen und beim normalen Menschen, und auch SCHLIEPHAKE hat über gute Wirkungen eines Thymusextraktes bei Basedow berichtet. Diese Beobachtungen sind aber auch nach Ansicht dieser Autoren noch nicht soweit gestützt und erhärtet, daß bereits heute die Anwendung von Thymusextrakt in der Behandlung des Basedows empfohlen werden könnte. Auch bei einer großen Reihe anderer Indikationen, so bei akuter Psoriasis wurde Thymusextrakt angeblich mit Erfolg gegeben (LIEBNER), doch läßt sich auch über diese Indikationen in keiner Hinsicht ein abschließendes Urteil abgeben.

Das Inselorgan und seine Krankheiten.

A. Anatomie.

Das Inselorgan nimmt in seinem anatomischen Bau eine Sonderstellung ein. Die übrigen endokrinen Drüsen sind zusammenhängende, kompakte Organe. Das Inselorgan besteht aus einzelnen verstreuten, im Pankreas liegenden Zellhaufen. Nach FEYRTER ist dies der Übergang zu den diffusen epithelialen endokrinen Organen, die nur noch aus verstreut liegenden einzelnen Zellen bestehen. Die nach ihrem Entdecker als LANGERHANSsche Inseln bezeichneten Gewebsabschnitte finden sich beim Menschen überwiegend im Schwanzteil des Pankreas. Die Gesamtmasse der Inseln soll etwa $^1/_{30}$—$^1/_{100}$ des ganzen Pankreas ausmachen, und pro Milligramm Gewebe hat man für den Schwanzteil etwa 10—20 Inseln berechnet. Die Inseln wechseln nach Lage und Größe. Die Zellen, aus denen sie bestehen, sind große helle Zellen ohne Zymogengranula, die eine strangförmige Anordnung zeigen. Man unterscheidet α- und β-Zellen. Die ersteren enthalten acidophile, die letzteren basophile Granula. FERNER hat gezeigt, daß sich bei Versilberung nur die α-Zellen darstellen und hat damit eine spezifische Differenzierungsmöglichkeit zwischen den beiden Zellarten entdeckt. Das Verhältnis der $\alpha:\beta$-Zellen beträgt nach diesem Autor etwa 1:5 und ist beim Embryo und beim Kind noch weiter zu Gunsten der β-Zellen verschoben. Die Inseln sind sehr reichlich mit weiten Capillaren durchzogen und enthalten vom Vagus stammende Nervenfasern. Der *Blutabfluß* erfolgt durch die Pankreasvene direkt in die Pfortader. Da *Lymphgefäße* sehr spärlich sind, muß das Inkret direkt in die Blutbahn abgegeben und unmittelbar der Leber zugeleitet werden. Außer den Inseln finden sich noch im Gangsystem Pankreaszellen, die sich morphologisch ebenso verhalten wie die Inselzellen und nach FEYRTER den Übergang zu den diffusen endokrinen Organen darstellen. Die Inselzellen entwickeln sich aus denselben Stammzellen wie die exkretorisch tätigen Abschnitte des Pankreas, und es wird angenommen, daß auch beim Erwachsenen noch eine Neubildung von Inseln aus diesen im Gangsystem liegenden Zellen möglich ist. Umstritten ist noch die von LAGUESSE vertretene Ansicht, daß sich aus den exkretorisch tätigen Zellen Inselzellen bilden können.

Als *Bildungsstätte des Insulins* kommen die Inselzellen in Frage, und zwar sollen in erster Linie die β-Zellen die Insulinproduzenten sein. Bei einigen Knochenfischen finden wir als „STANNIUSsche Körper" ein vollständig isoliertes Inselorgan, das im wesentlichen aus β-Zellen besteht und einen recht hohen Insulingehalt aufweist.

B. Physiologie.

I. Chemie des Insulins.

Die wirksame Substanz der Inselzellen ist das Insulin. MINKOWSKI und MEHRING gebührt das Verdienst, die inkretorische Tätigkeit des Pankreas bewiesen und die Beziehungen zu der Zuckerkrankheit entdeckt zu haben. BANTING und BEST gelang zuerst die Isolierung des Inkretes der Inselzellen in wirksamer Form. Das *Insulin* gehört zu den Proteohormonen. Es ist ein dem Eiweiß nahestehendes Peptid. Seine Krystallisation ist gelungen, die Bruttoformel lautet: $C_{45}H_{69}O_{14}N_{11}S + 3 H_2O$. Das Molekulargewicht ist sehr hoch. Es wird mit 40000 angegeben. Durch saure Hydrolyse gelingt die Abspaltung einer großen Zahl von Aminosäuren. Es sind nachgewiesen: Tyrosin 12%, Cystin 12%, Histidin 4%, Lysin 2%, Prolin 10%, Glutaminsäure 20%, Threonin 2,6%, Lesin 3,6% und die Anwesenheit von Phenylalanin sowie Leucin. Der Schwefelgehalt beträgt 3,2%. Die Insulinkrystalle sind bei schwach saurer und alkalischer Reaktion wasserlöslich, unlöslich dagegen in organischen Lösungsmitteln. Der isoelektrische Punkt liegt bei p_H 5,3. Insulin ist nicht dialysabel, aber gut adsorbierbar. Die Wirksamkeit ist an das Eiweißmolekül als solches gebunden, da alle proteolytischen Fermente, welche Peptidbindungen lösen, das Insulin unwirksam machen. Es wird durch Reduktionsmittel irreversibel gefällt. Die Reduktion nur eines Teiles der schwefelhaltigen Gruppen führt zur Unwirksamkeit des ganzen Moleküls. Die Aktivität ist an den Cystin- und Glutaminbestandteil gebunden. Als *Testmethode* dient die Senkung des Blutzuckers des Kaninchens innerhalb einer bestimmten Zeit bis zu einer bestimmten Grenze, meist auf 45 mg-%. Heute gibt es ein internationales Standardinsulin. 1 mg des Standardinsulins enthält 22 Einheiten.

II. Folgen der Pankreasentfernung.

Beim *pankreaslosen Tier* entwickelt sich ein Diabetes, der mit der menschlichen Erkrankung wesentliche Züge — Polyphagie, Polydipsie, Glykosurie, Hyperglykämie, Acidose, Abmagerung und tödlichen Ausgang ins Koma — gemeinsam hat. Der Verlust der äußeren Sekretion des Pankreas ließ sich als Ursache für diese Symptome durch die verschiedensten Versuchsanordnungen mit Sicherheit ausschalten. Zufuhr von Insulin oder auch die Transplantation von Pankreasgewebe wirken heilend. Daraus ergibt sich eindeutig, daß der gesamte Symptomenkomplex durch den Fortfall des Insulins ausgelöst wird. Im Mittelpunkt der Störung stehen die *Änderungen im Kohlenhydratstoffwechsel.* Die viel erörterte Frage, ob der Anstieg des Blutzuckers und die Ausscheidung großer Zuckermengen mit dem Harn bei dem pankreaslosen Tier Folge einer mangelnden Ausnutzung oder Folge einer erhöhten Bildung von Kohlenhydraten im intermediären Stoffwechsel ist, wird heute von den meisten Untersuchern dahin beantwortet, daß beides zutrifft. Pankreasdiabetische Hunde haben wenig bzw. kein Glykogen in der Leber. Zuckergaben führen zu keiner Glykogenablagerung. Es setzt die Umwandlung von Eiweiß in Kohlenhydrat ein, kenntlich an dem Anstieg der N-Ausscheidung im Harn, so daß der Quotient D:N kleiner wird. Auch Fett wird in erhöhtem Maße verbrannt und dient nach Fortfall der Kohlenhydrate als Hauptcalorienspender. Die Frage, ob auch Fett in Kohlenhydrat umgewandelt werden kann, ist noch offen. Sie wird neuerdings von einigen Autoren (s. TROPP) bejaht. Das Auftreten der Ketonkörper ist Ausdruck dafür, daß der Fettabbau oder auch -umbau höhere Grade erreicht hat, als die Gewebe oxydieren können. Die Pankreatektomie wird von allen Tieren überlebt, während die Änderungen im Stoffwechsel tödliche Folgen zeigen. Die Glykosurie führt zu großen Wasser- und Salzverlusten. Die Entwässerung wird noch verstärkt durch die Fixation von Basen durch die sauren Stoffwechselprodukte. Die Bereitstellung großer Mengen von Ammoniak durch die Nieren erschöpft sich, und dann führt die Acidose zum Koma und zum Tod. Die Reaktion der verschiedenen Versuchstiere auf die Pankreatektomie ist im Prinzip gleich in ihrem Ausmaß verschieden. Carnivore zeigen im allgemeinen einen schwereren Diabetes als Herbivore.

Insulin ist in der Lage, die gesamte Stoffwechselstörung zu beheben. Die *vermehrte Verbrennung von Eiweiß* und die *unvollkommene Verbrennung der Fette* hängen also auf das engste mit der Störung im Kohlenhydratstoffwechsel zusammen. Die Zufuhr von Insulin in möglichst kleinen und häufigen Dosen macht die pankreaslosen Tiere wieder völlig normal. Sie können mit Hilfe von Insulin unbegrenzt am Leben erhalten werden.

III. Vorkommen von Insulin.

Insulin ist in dem Pankreas aller Wirbeltiere vorhanden. Es besteht kein Anhaltspunkt dafür, daß es sich chemisch bei den verschiedenen Tieren voneinander unterscheidet. Daher ist Insulin jeder Tierart für die Behandlung des menschlichen Diabetes geeignet. Im menschlichen Pankreas hat man etwa 150 E festgestellt. Im Organismus wird es relativ rasch vernichtet. In der Pankreasvene läßt es sich in erhöhter Menge nachweisen, im peripheren Blut wird es rasch zerstört. Die Tagesproduktion an Insulin läßt sich schwer angeben, da sie ganz den Verhältnissen angepaßt wird. Durch Untersuchung des Blutzuckers nach Transfusion von 100 ccm Blut nach einer kohlenhydratreichen Mahlzeit gelangen BOLLER, UIEBERRAK und FALTA der Nachweis, daß in diesen 100 ccm etwa 1—2 Einheiten Insulin enthalten waren. Der Insulinnachweis in der Leber, im Muskel oder in dem Harn ist nicht geglückt. Beim Embryo setzt die Insulinproduktion dann ein, wenn die ersten Inselzellen auftreten. Beim Küken ist dies nach den interessanten Befunden von NEEDHAM am 11. Lebenstage der Fall. Bis zu diesem Lebenstag ist beim Küken Glykogen außerhalb des Körpers nachweisbar, die freie Glukose im Embryo steigt langsam an, der Fettgehalt ist sehr gering. Am 11. Lebenstag mit der Entwicklung der Inseln ändern sich diese Verhältnisse schlagartig. Das Leberglykogen steigt steil an, der Glykogengehalt außerhalb des Embryos geht zurück, ebenso die freie Glukose im Embryo, der Fettgehalt nimmt zu. Insulin passiert auch die Placenta. Wir wissen von Beobachtungen bei Menschen, daß das Pankreas des wachsenden Kindes vikariierend für das Pankreas der Mutter eintreten kann und sogar die Zeichen einer Hyperplasie der Inselzellen nachweisbar sind. Im Pflanzenreich kommen insulinähnliche Stoffe vor, die als Glykogenine bezeichnet werden, aber weder in ihrer biologischen Wirkung noch in ihrer chemischen Struktur mit Insulin gleichgesetzt werden können.

IV. Die Wirkungen des Insulins.

Die Injektion von Insulin führt zu einem Abfall des Blutzuckers, dessen Ausmaß mit der Dosis in einer Beziehung steht. Starker und plötzlicher Sturz des Blutzuckers führt zum hypoglykämischen Shok und zur Ausschüttung von Adrenalin. Insulin fördert die Glykogenbildung aus Glukose. Der Vorgang vollzieht sich auch ohne Anwesenheit von Insulin, doch ist der Glykogenaufbau zur rechten Zeit und in dem erforderlichen Maße nur bei Gegenwart von Insulin möglich. Aus Versuchen an überlebender Leber ergibt sich weiter, daß Insulin den Glykogenabbau hemmt. Ein weiterer wichtiger Angriffspunkt des Hormons liegt in der Muskulatur. Der durch Hunger oder Pankreasentfernung glykogenarm gemachte Muskel wird durch Insulin wieder glykogenreich. Nur der Herzmuskel macht hiervon eine Ausnahme, ja es wurde sogar festgestellt, daß er bei Insulinmangel an Glykogen zunimmt und daß sich sein Glykogengehalt bei Insulingaben wieder normalisiert. Nach den Untersuchungen von BRENTANO führt Insulin direkt zu einer Verschiebung des Glykogens von der Leber zur Muskulatur. Adrenalin wirkt entgegengesetzt, das wird durch neuere Untersuchungen von BRIDGE bestätigt. Injiziert man einem Versuchstier Glukose, so werden 62% als Glykogen in der Leber abgelagert. Mit einer zusätzlichen kleinen Dosis von Insulin sind es nur noch 32% mit einer größeren 13%. Das Muskelglykogen verhält sich entgegengesetzt. Die entsprechenden Zahlen lauten 48, 68 und 78%. Insulinmangel führt zu einer Verminderung des Glykogens im Muskel und zu einer Speicherung in der Leber. Daraus erklärt sich die bekannte Tatsache, daß die Leber des Diabetikers keineswegs immer an Glykogen verarmt ist, sondern mitunter sogar einen hohen Glykogengehalt aufweist. Nach Entfernung der Leber verschwindet der Zucker bei Anwesenheit von Insulin rascher aus dem Blut als vorher. Außer dem mit der Nahrung zugeführten Zucker ist die bei der Muskeltätigkeit entstehende Milchsäure eine weitere Quelle des Glykogens. Auch die Bildung des Glykogens aus Milchsäure wird durch Insulin gefördert. Nach den interessanten Befunden von KREBS und JOHNSON scheint dem Insulin auch eine Aufgabe in dem Citronensäurezyklus zuzukommen. Die Autoren fanden den Sauerstoffverbrauch des Muskels nach Zusatz von Citrat und Insulin gesteigert. Auf den Vorgang der Glykoneogenie, d. h. der Bildung von Zucker aus Eiweiß und Fett, wie er im diabetischen Organismus eine bedeutende Rolle spielt, wirkt Insulin im hemmenden Sinne ein. Nach CORI und Mitarbeitern hebt Insulin die durch Nebennierenrinden und Hypophysenvorderlappenextrakt bewirkte Hemmung der Phosphorylase wieder auf (s. S. 37).

V. Steuerung der Insulinabgabe.

Die Glykogenbildung in der Leber und Muskulatur und der Abbau des Glykogens zu Zucker unterliegen einem sehr komplizierten hormonal nervösen Regulationsmechanismus, dessen eine Komponente das Insulin ist. Die Bildung und Ausschüttung dieses Hormons wird nervös und hormonal gesteuert. Eine Erhöhung des Blutzuckers, wie sie nach jeder kohlenhydrathaltigen Mahlzeit vorübergehend auftritt, führt zu einer Insulinausschüttung, die den Blutzucker wieder herabsetzt. Die Insulinausschüttung erfolgt überschießend, so daß auf den erhöhten Blutzucker für kurze Zeit ein etwas niedrigerer Blutzucker folgt, eine *hypoglykämische Nachschwankung*. Gibt man in dieser Phase erneut Zucker, so findet kein oder nur ein sehr geringfügiger Wiederanstieg des Zuckers statt, da noch genügend Insulin vorhanden ist, um auch diesen Zucker zu verarbeiten (Staubeffekt). Ob der erhöhte Blutzucker direkt oder indirekt die Ausschüttung des Insulins veranlaßt, ist noch nicht ganz geklärt, ersteres ist aber wahrscheinlicher. Eine Entnervung des Pankreas oder die Implantation der Drüse an einem anderen Ort ändern an der Blutzuckerregulation nichts. ZUNZ und LA BARRE haben durch sehr sinnreiche Versuche mit gekreuzter Zirkulation an mehreren Hunden nachgewiesen, daß auch eine nervöse Regulation besteht, die nach diesen Autoren ihren Sitz in dem Thalamus hat und über den Vagus auf den Inselapparat einwirkt. Diese Versuche sind allerdings von anderer Seite nicht bestätigt worden, so daß die Frage der nervösen Regulation der Insulinabgabe einstweilen noch offen ist. Als hormonaler Antagonist wirkt das Adrenalin. Adrenalin fördert die Glykogenolyse und hemmt die Glykogenbildung. Ob das Adrenalin aber an der Regulation des Blutzuckers, abgesehen von extremen Bedingungen, beteiligt ist, muß als durchaus fraglich hingestellt werden, da die in dem Blut vorhandenen Adrenalinmengen viel zu gering sind, um Wirkungen auf den Blutzucker und Glykogenbestand der Leber zu entfalten (s. S. 281). Die meisten Untersucher lassen sich in ihren Schlußfolgerungen allzusehr durch die Wirkungen des Adrenalins als Pharmakon leiten. Der Hypophysenvorderlappen wirkt in Zusammenarbeit mit der Nebennierenrinde fördernd auf die Glykoneogenie aus Eiweiß und Fett ein. Da das Insulin diesen Vorgang bremst, sind Hypophysenvorderlappen und Nebennierenrinde für diesen Prozeß die Antagonisten des Insulins (s. S. 38). Auch das Thyroxin wirkt auf den Kohlenhydratstoffwechsel. Es mobilisiert Glykogen und führt zu einem erhöhten Zuckerverbrauch durch die gesteigerte Verbrennung in den Geweben (s. S. 149).

C. Die Krankheiten des Inselorgans.
I. Diabetes mellitus.

Von den klinischen Krankheitsbildern, die mit einer Funktionsstörung des Inselorgans im Zusammenhang stehen, soll der Diabetes mellitus hier nicht besprochen werden. Diese Krankheit findet heute fast allgemein eine Darstellung unter den Erkrankungen des Stoffwechsels. Wenn auch eine endokrine Störung sicher die letzte Ursache des Diabetes mellitus ist, so stehen doch die Stoffwechselanomalien so im Vordergrund des klinischen Bildes, daß man dieser Gepflogenheit die Berechtigung nicht absprechen kann. Vom endokrinologischen Gesichtspunkt aus ist zu sagen, daß die Ursache der Zuckerkrankheit sicher nicht einfach in einer Minderbildung von Insulin gelegen ist, denn auch das Pankreas von im Koma Verstorbenen kann eine normale Inselzahl aufweisen und eine normale Menge Insulin enthalten. Beim Diabetes mellitus wird das Insulin nicht zur rechten Zeit in der notwendigen Menge vom Pankreas abgegeben. Dies braucht nicht an einer Minderfunktion der Inselzellen zu liegen, sondern kann auch seinen Grund in einer Regulationsstörung haben, deren primärer Sitz an andern Stellen zu suchen ist. In letzter Zeit ist die Aufmerksamkeit in erhöhtem Maße auf den Hypophysenvorderlappen gelenkt worden, aber auch Nebennierenmark, Nebennierenrinde und Schilddrüse beeinflussen den Kohlenhydratstoffwechsel. Die Regulation des Blutzuckers unterliegt einem so komplizierten innersekretorischen Regulationsmechanismus, den wir heute in seinen einzelnen Komponenten wohl einigermaßen übersehen, in seinem Zusammenspiel aber noch keineswegs erkennen. Bevor dies nicht möglich sein wird, ist es besser, man unterläßt eine Deutung des Diabetes mellitus, denn bei dieser Krankheit ist der Regulationsmechanismus gestört. Es ist daher richtiger, man bringt eine Darstellung dieses Krankheitsbildes vom Gesichtspunkt der Stoffwechselstörung als von dem der innersekretorischen Drüsen.

II. Die Zuckermangelkrankheit.
Spontane Hypoglykämie.

Bei der spontanen Hypoglykämie handelt es sich um einen Symptomenkomplex, der entweder als Folge einer relativen oder absoluten Mehrproduktion von Insulin auftreten kann. Eine relative Mehrproduktion von Insulin liegt dann vor, wenn der Organismus durch Glykogenverarmung der Leber, durch Erkrankungen des Hypophysenvorderlappens oder der Nebennierenrinde insulinempfindlicher geworden ist. Eine absolute Mehrproduktion an Insulin findet dann statt, wenn infolge Adenombildung die Inselzellen im Übermaß Insulin bilden.

a) Symptomatologie. Das Charakteristikum des Krankheitsbildes sind *hypoglykämische Anfälle*, die von völlig beschwerdefreien Intervallen unterbrochen werden. Der Anfall zeigt ein außerordentlich mannigfaltiges und buntes Bild, so daß es kaum möglich ist, alle bereits beobachteten Varianten aufzuzählen. Die leichteste Form besteht in einem Hunger- und Schwächegefühl, in Schweißausbruch und Schwindelanfällen. Das Bewußtsein kann während des Anfalles mehr oder weniger stark getrübt sein. In diesem Zustand herabgesetzten Bewußtseins werden häufig unsinnige und unüberlegte Handlungen vollzogen, für die später eine retrograde Amnesie besteht. Es kann zu dem Bilde einer schweren Psychose kommen. Krämpfe epileptiformer Art oder auch zentral-nervöse Störungen, die sich im Fehlen der Sehnenreflexe, halbseitigen Lähmungen usw. äußern, sind keineswegs selten. In schweren Zuständen besteht tiefe Bewußtlosigkeit, die in ein Koma übergeht und zum Tode führt. Für die schweren Formen, für die KATSCH die Bezeichnung „perniciöser Insulinismus" vorschlägt, sind nächtliche und morgendliche Anfälle besonders charakteristisch. Sie wurden auch von DERRA und SCHMIDT in einem Fall beschrieben. So gibt es keinen irgendwie charakteristischen Symptomenkomplex, und aus diesem Grunde wird das Krankheitsbild fast immer im Anfang verkannt und Fehldiagnosen, die schon zu den unliebsamsten Konsequenzen, wie operativen Eingriffen, Einweisungen in Irrenanstalten usw., geführt haben, sind sehr häufig.

Äußere Ereignisse, die schon in der Norm zu einem Absinken des Blutzuckers führen, wie längerdauernder Hunger, schwere körperliche Arbeit, starke sportliche Leistungen, wirken begünstigend. Sehr häufig hören wir auch, daß die Anfälle 2—3 Stunden nach kohlenhydratreichen Mahlzeiten, also zur Zeit der hypoglykämischen Nachphase auftreten. Gewisse Tageszeiten, so insbesondere die frühen Morgenstunden werden bevorzugt. Die nächtlichen Anfälle während des Schlafes können lange unbeobachtet bestehen. Die Dauer der Anfälle wechselt sehr von Minuten bis zu Tagen. In der Regel tritt nach relativ kurzer Zeit wieder eine spontane Erholung ein. Schwere hypoglykämische Anfälle bedeuten immer eine erhebliche Belastung für den Kreislauf. Der Blutdruck ist im Anfall erhöht, der Puls beschleunigt, das Gesicht gerötet. Der Blutzucker sinkt bis zu Werten von 20 mg-%. Außerhalb der Anfälle finden sich nur bei längerer Nahrungskarenz niedrige bis niedrig normale Blutzuckerwerte. Bei Belastungen können wir allerdings ein charakteristisches Verhalten feststellen. Der Blutzucker steigt ziemlich steil und rasch an, fällt dann sehr steil und rasch ab, und die Kurve läßt jetzt eine sehr ausgeprägte hypoglykämische Phase erkennen, die nicht selten mit den charakteristischen Symptomen des hypoglykämischen Anfalles einhergeht.

In dem übrigen Befund bieten die Patienten nichts Besonderes, abgesehen von einer Fettsucht, die recht häufig ist. Diese Fettsucht ist sehr charakteristisch und sicher nicht zufällig, sondern Folge einer meist spontan erfolgten starken Kohlenhydrataufnahme. Sie läßt daran denken, daß auch andere Fälle von Fettsucht etwas mit einer Pankreashyperfunktion zu tun haben. KÄMMERER hat darauf hingewiesen, daß die Patienten mit spontaner Hypoglykämie häufig eine Pankreaserkrankung oder chronische Gallenblasenbeschwerden aufweisen. Einige Fälle sind bekannt, in denen es zu dem Umschlag eines Diabetes mellitus in Hypoglykämie gekommen ist.

b) Pathologische Anatomie und Ätiologie. Es wurde eingangs schon erwähnt, daß die Hypoglykämie nur ein Symptomenkomplex ist, der exogen (Insulinüberdosierung) oder endogen aus den verschiedensten Ursachen entstehen kann. Ein Krankheitsbild sui generis entwickelt sich bei Adenomen der LANGERHANSschen Inseln, die „Zuckermangelkrankheit" (WILDER). In den hierher gehörigen Fällen finden sich echte Adenome oder auch Hypertrophien der Inseln. Besonders interessant sind einige Beobachtungen bei Kindern schwerer Diabetiker, bei denen nach der Geburt hypoglykämische Krämpfe auftraten. Während des intrauterinen Lebens hatte das Pankreas des Kindes vikariierend für das mütterliche Organ gearbeitet. Als weitere Ursache kommen Carcinome der LANGERHANSSchen Inseln in Frage, die sogar zu insulinbildenden Metastasen in den verschiedensten Organen führen können. Die erste Beobachtung WILDERs, der das Krankheitsbild aufstellte, betraf einen derartigen Fall. Der ätiologische Zusammenhang zwischen den Adenomen bzw. den Tumoren der Inselzellen und der Zuckermangelkrankheit ergibt sich aus der Feststellung, daß die operative Entfernung zur Heilung führt. Es gibt allerdings einige Fälle, bei denen das Krankheitsbild bestand, ohne daß ein Adenom gefunden werden konnte. Man hat hier ein rein funktionelles Versagen, eine Fehlsteuerung als Ursache angenommen.

Der Symptomenkomplex kann weiter zur Entwicklung kommen, wenn in dem komplizierten Mechanismus der Regulationen und Gegenregulationen der Insulinproduktion eine Störung auftritt. Das ist z. B. der Fall beim Addison und bei der Hypophysenvorderlappeninsuffizienz. Auch bei Schilddrüsenunterfunktion wurde von WILDER ein hypoglykämischer Symptomenkomplex beschrieben. Schließlich müssen noch die Fälle mit cerebralen Affektionen hier erwähnt werden, bei denen spontane Hypoglykämien auftraten. MARX und LAUBENTHAL berichteten z. B. über einen Hirnschußverletzten, der in der Hypoglykämie eine Brandstiftung vorgenommen hatte. Auch bei Schwachsinnigen und Postencephalitikern sind hypoglykämische Zustände beobachtet worden. Die Ursache der endogenen Hypoglykämie liegt also entweder in einer Überproduktion an Insulin oder einem Fortfall der die Insulinbildung hemmenden Faktoren. In jedem Fall muß also ein relatives oder absolutes Übermaß an Insulin in die Blutbahn kommen und zu einer Senkung des Blutzuckers führen. Müdigkeit und Muskelschwäche stehen wahrscheinlich mit einem Zuckermangel der Gewebe im Zusammenhang. Eine Reihe der weiteren Symptome, wie erhöhter Blutdruck, Tachykardie, Schweißausbruch, stenokardische Erscheinungen und eine Erhöhung des Grundumsatzes, werden auf eine gegenregulatorische Adrenalinausschüttung zurückgeführt (CANON und Mitarbeiter, HOUSSAY, KUGELMANN u. a.). SPÄTH, MARX u. a. dachten an toxische Erscheinungen des Insulins oder an das Auftreten giftiger Stoffwechselprodukte. Die zentral-nervösen Symptome sprechen für eine besondere Empfindlichkeit des Gehirns gegenüber dem erniedrigten Blutzucker.

c) **Verlauf und Prognose.** Bei der Zuckermangelkrankheit im engeren Sinne, d. h. bei Adenomen und Carcinomen des Pankreas, ist der Verlauf immer progredient. Die Schwere und die Zahl der Anfälle nehmen zu, und schließlich führt die Krankheit zum Tode. Spontane Heilungen sind nicht beobachtet worden. Ohne Therapie ist also die Prognose infaust. Die Prognose der übrigen Formen der Zuckermangelkrankheit hängt von dem zugrunde liegenden Leiden ab.

d) **Diagnose und Differentialdiagnose.** Es gibt kaum eine Krankheit, die so häufig verkannt wird wie die spontane Hypoglykämie. Dies hängt einmal mit einer Unkenntnis dieses noch relativ neuen Krankheitsbildes zusammen, zum anderen aber auch mit der großen Mannigfaltigkeit, mit der sich der Anfall abspielen kann. Epileptische und zentral-nervöse Erkrankungen, auch hysterische Anfälle können täuschend nachgeahmt werden. Charakteristisch sind das anfallsweise Auftreten unter Bevorzugung gewisser Tageszeiten, die retrograde Amnesie für die während des Anfalles begangenen Handlungen und die langsame Progredienz des Leidens. Die Diagnose wird durch die Untersuchung des Blutzuckers möglichst im Anfall oder auch nach Belastungen gesichert. Außerhalb der Anfälle sind die Blutzuckerwerte normal. Steht die Diagnose fest, so muß durch eine eingehende klinische Untersuchung festgestellt werden, ob eine spontane Hypoglykämie als Folge einer Pankreaserkrankung oder als Folge einer Störung einer anderen endokrinen Drüse vorliegt. Diese differentialdiagnostische Abgrenzung kann sehr schwierig sein. Amerikanische Autoren (WILDER,

MEYER und Mitarbeiter) geben folgende Kriterien an, die den Pankreastumor charakterisieren: 1. Die postoperativen B.Z.-Werte liegen unter 50 mg-%. 2. Intoleranz gegenüber Fasten. 3. Normale Gesundheit und Stabilität des vegetativen Nervensystems vor der Erkrankung. 4. Beseitigung des Anfalls durch i.v. Zuckergabe. Von diesen Punkten ist Punkt 2 der wichtigste. LUFT empfiehlt zur differentialdiagnostischen Abgrenzung Zucker- und Insulinbelastung. Bei den Fällen mit Adenom führt die i.v. Insulinbelastung zur Hypoglykämie. Nach WILDER findet sich die hypophysäre Form insbesondere bei den sog. „fetten" Kranken mit Vorderlappeninsuffizienz. MEYTHALER und EHRMANN machen darauf aufmerksam, daß bei Zuckerbelastungen die hypophysären Formen eine starke Hyperglykämie mit starker hypoglykämischer Nachschwankung und bei Adrenalinbelastung einen nur geringen Anstieg des Blutzuckers aufweisen. In klinischer Hinsicht ist eine anfallsweise auftretende Schlafsucht, wie sie verschiedentlich beobachtet wurde, charakteristisch, wie auch eine Fettsucht vom hypophysären Typ und einige andere auf die Hypophyse hinweisende Symptome. In 2 Fällen der Literatur hatte sich die Hypophysenstörung im Anschluß an eine ovarielle Totalexstirpation entwickelt. Trotz dieser Hinweise auf eine klinische Abgrenzung wird man in allen Fällen, in denen dies der Allgemeinzustand zuläßt, zu einer Probelaparotomie raten.

e) **Therapie.** Als Therapie des Anfalles kommt nur die Injektion von Traubenzucker in Frage. Meist merken die Kranken vorher, wenn ein Anfall zu erwarten ist und können rechtzeitig durch Einnehmen von etwas Zucker oder Schokolade vorbeugen. Auch die Angehörigen werden über die Art des Zustandes informiert, um rechtzeitig helfend eingreifen zu können. Es empfiehlt sich auch, dem Patienten zu raten, ein Schild bei sich zu tragen mit einer Aufschrift über die Natur des Leidens und die erforderliche Therapie, damit der Arzt, falls die Kranken auf der Straße einen Anfall erleiden und in ein Ambulatorium gebracht werden, die richtigen Schritte unternimmt. Als Diät ist zur Vermeidung hypoglykämischer Phasen die Kohlenhydratzufuhr mengenmäßig zu reduzieren und zeitlich möglichst über den ganzen Tag in kleinen Portionen zu verteilen. Als einzig kausale Therapie kommt die Operation in Frage. Dieser operative Eingriff ist in der letzten Zeit des öfteren mit bestem Erfolg ausgeführt worden. Es sind jedoch auch Fälle operiert worden, bei denen sich kein Adenom fand und bei denen die Teilresektion des Pankreas teils einen Erfolg hatte, teils aber auch von einem Mißerfolg begleitet war (BEST). SCHUR und Mitarbeiter sahen in zwei Fällen eine monatelang anhaltende Besserung nach bloßer Freilegung des Pankreas. Die Adenome haben sich am häufigsten im Schwanzteil des Pankreas gefunden, so daß es in Fällen, in denen ein Tumor bei der Operation nicht zu palpieren ist, empfohlen wird, diesen Abschnitt zu exstirpieren. Auch hyperplastische Inseln können, wie eine Beobachtung von CAMPBELL lehrt, das Krankheitsbild verursachen. In dem erwähnten Falle fand sich in dem resezierten Pankreas ein auf das vierfache erhöhter Insulingehalt.

In der amerikanischen Literatur finden sich 2 Statistiken, eine von FRANK über 96 Fälle und eine von MEYER und Mitarbeitern über 71 Fälle. Alle 71 wurden operiert. 53 wurden durch die Operation geheilt, 12 starben nach der Operation, 1 wurde trotz Entfernung eines Adenoms nicht geheilt. In 5 Fällen lag ein Carcinom vor.

III. Insulintherapie.

Die heute im Handel erhältlichen Insulinpräparate sind alle nach internationalen Einheiten geeicht und unterstehen der Kontrolle des Insulinkomitees. Sie kommen in wäßrigen Lösungen subcutan und im Coma diabeticum intravenös zur Anwendung. Die Versuche einer oralen Therapie haben noch zu keinem befriedigenden Ergebnis geführt. Die Insulinwirkung tritt rasch nach der Injektion ein und ist nach 1—2 Stunden wieder abgeklungen. Die physiologischen Verhältnisse lassen sich nur durch die häufige Injektion kleiner Dosen nachahmen. Die Dosis muß dem jeweiligen Bedarf angepaßt werden. Der Bedarf richtet sich nicht nur nach der Menge der zugeführten Kohlenhydrate, sondern unterliegt auch tagesperiodischen Schwankungen des Stoffwechsels, die mit der von der Ernährung weitgehend unabhängigen rhythmischen Glykogenspeicherung und Abgabe der Leber im Zusammenhang stehen (FORSGREN, MÖLLER-STRÖM). Solange diese Dinge nicht beachtet werden, muß die Insulintherapie unvollkommen bleiben. Man hat sich bemüht, sie durch Schaffung von Insulinpräparaten mit verzögerter Resorption vollkommener zu gestalten. Ein solches Präparat ist das *Protamininsulin* von HAGEDORN, dessen Wirkung durch Zugabe von etwas Zink noch weiter verstärkt wird. Das *Surpheninsulin* und das *Deposulin* sind weitere Insulinpräparate mit verzögerter Wirkung.

Außer bei dem Diabetes, dessen Therapie hier nicht besprochen werden soll findet das Insulin bei einer Reihe weiterer Erkrankungen Anwendung.

Unterernährung. Insulin fördert bei Unterernährten den Appetit und wahrscheinlich auch die Ausnutzung der Nahrung sowie den Fettansatz. Aus diesem Grunde ist es nach dem Vorgehen von FALTA vielfach üblich geworden, bei Unterernährung, gleichgültig welcher Ätiologie, eine Mastkur mit Insulin durchzuführen. Gewöhnlich gibt man 3—5 Einheiten und kann diese Dosis, wenn eine gute Insulintoleranz besteht, unbedenklich steigern. Vorsicht ist nur bei hypophysär oder adrenal bedingter Magersucht geboten wegen der starken Überempfindlichkeit dieser Kranken gegenüber Insulin und ihrer Neigung zu hypoglykämischen Zuständen. Gleichzeitig mit dem Insulin müssen Kohlenhydrate in häufigen und kleinen Dosen gegeben werden. Es sind bei diesem Vorgehen erstaunlich gute Gewichtszunahmen in kurzer Zeit erzielt worden.

Die Insulintherapie wurde weiter vorgeschlagen bei Erkrankungen der Leber, von der Vorstellung ausgehend, daß bei Insulingaben die Glykogenanlagerung gefördert würde. Doch hat sich diese Therapie nicht bewährt. Es muß auch bedacht werden, daß die kleinen Insulingaben wahrscheinlich von den Regulationen des Organismus abgefangen werden und daß außerdem das Insulin, wie wir heute wissen, bei gleichzeitiger Gabe von Zucker die Glykogenanlagerung in der Muskulatur mehr fördert als in der Leber (s. Seite 265).

Endokrine Krankheiten. Die hypophysäre Magersucht und der Morbus Addison wurden bereits erwähnt, und es wurde darauf hingewiesen, daß bei dieser Indikation eine Insulintherapie nur mit Vorsicht durchgeführt werden kann. Auch bei Hyperthyreoidismus ist eine Insulinbehandlung versucht worden, insbesondere dann, wenn die Nahrungsaufnahme und der Appetit zu wünschen übrig lassen. Auch hier empfiehlt sich wieder die Dosis von 3 — 5 Einheiten zusammen mit Kohlenhydraten. Auch bei dem Diabetes insipidus ist Insulin schon mit Erfolg angewandt worden (s. S. 112).

Die Insulinshockbehandlung, wie sie zuerst bei der Schizophrenie Anwendung fand, wird heute auch in der Therapie allergischer Erkrankungen, wie z. B. des Asthmas und der Urticaria verwendet. Bei der Setzung eines Insulinshocks ist es notwendig, daß die gegebene Insulindosis (am besten 30 E subcutan bzw. 10 E intravenös) einen möglichst raschen Sturz des Blutzuckers verursacht. Eine Überwachung des Patienten ist immer erforderlich, und im Beginn einer solchen Behandlung, bevor die individuelle Reaktion bereits bekannt ist, eine Kontrolle des Blutzuckers erwünscht.

Die Nebennieren und ihre Erkrankungen.

A. Anatomie.

Die Nebennieren bestehen aus zwei entwicklungsgeschichtlich und anatomisch verschiedenen Anteilen, die wir als Mark- und Rindenteil bezeichnen. Bei den Selachiern findet sich der Rindenteil als Interrenalkörper noch anatomisch völlig getrennt von dem chromaffinen Anteil, der noch in inniger Beziehung zu den sympathischen Ganglien steht. Bei allen höheren Wirbeltieren besteht eine enge Verflechtung zwischen beiden Abschnitten. Rinden- und Markteil der Nebenniere lassen sich bereits makroskopisch gut unterscheiden. Auf Querschnitten durch das Organ ist die Rinde infolge ihres Lipoidgehaltes gelb, das Mark weißlich gefärbt. Die Rinde macht etwa 80—90% des gesamten Organs aus. Beim Menschen finden sich die Nebennieren in Höhe des 11. und 12. Brustwirbels als paariges Organ in dem Nierenfett, den Nieren annähernd aufliegend. Die rechte Nebenniere liegt der Leberkapsel dicht an und in nächster Nähe der Vena cava. Die linke Nebenniere wird von Milz und Pankreas überdeckt. Die Oberfläche der Organe ist leicht gefurcht mit einer stärkeren Einkerbung zum Hilus hin, der die Vena centralis und Lymphgefäße enthält, während Arterien und Nerven an verschiedenen Stellen die Kapsel durchdringen.

Die *Gewichtsverhältnisse* der Nebennieren wechseln mit dem Alter. Die Nebennieren des Neugeborenen sind relativ schwer. Nach der Geburt unterliegen sie einer Involution und einem Umbau, der in dem 1. Lebensjahr besonders ausgeprägt ist und sich bis zur Pubertät hinzieht. Nach der Zusammenstellung von JAFFE und TANNENBERG beträgt das durchschnittliche Geburtsgewicht etwa 7 g. Dieses sinkt im Laufe des 1. Lebensjahres auf 3 g ab, um erst mit der Pubertät wieder das Geburtsgewicht zu erreichen. Man hat vermutet, daß diese großen Nebennieren des Neugeborenen durch eine hormonale Stimulierung durch das corticotrope Hormon des mütterlichen Organismus bedingt sind. Die Nebenniere des Neugeborenen zeigt histologisch eine schmale Außen- und eine viel breitere Innenzone. Im Laufe der Entwicklung verbreitert sich die Außenzone, und die Innenzone verfällt dem Untergang. Dieser Untergang führt vorübergehend etwa im 6. bis 12. Lebensmonat zu der Bildung einer Markkapsel. Im Fetalleben, in dem die Nebenniere sogar vikariierend für die mütterliche Nebenniere eintreten kann (BILLMANN und ENGEL), ist die Innenzone, die man auch als „Vorzwischenniere" (ERBSLÖH) bezeichnet hat, die Hauptträgerin der hormonalen Funktion. Während des Umbauprozesses im ersten Lebensjahr befindet sich der Säugling in einer besonderen „Notlagesituation". Es ist anzunehmen, daß das Versagen der Nebennieren bei den Intoxikationen und den Ernährungsstörungen des Säuglingsalters ein wichtiger Faktor ist. Vielleicht, daß auch andere Besonderheiten dieses Alters mit diesem verminderten Funktionszustand der Nebenniere im Zusammenhang stehen. Der Sinn und Zweck dieses Vorganges ist noch durchaus unklar. Beim Erwachsenen gelten 11—12 g als Durchschnittsgewicht. Es ist jedoch wahrscheinlich, daß diese Zahlen zu hoch sind, da sie sich auf ein Material von an Krankheiten Verstorbenen stützen. MATERNA kommt ebenso wie HAMMAR bei Untersuchung der Nebennieren von Menschen, die eines plötzlichen Todes verstorben waren, zu einem Durchschnittsgewicht von 5—10 g.

Die *Blutversorgung* des Rinden- und Markteiles erfolgt getrennt durch zwei Arterien, die direkt aus der Aorta, zuweilen auch aus der Nierenarterie entspringen. Außerdem treten noch Äste aus der Art. phrenica abdominalis und coeliaca an das Organ heran. Die Arterien teilen sich in ein feines Netzwerk auf, das in der Zona reticularis und dem Mark zum Teil aus wandlungslosen Bluträumen besteht. Die Gefäße des Rinden- und Markabschnittes sammeln sich zum größten Teil in der Vena centralis. Zu einem kleinen Teil bestehen Verbindungen zu den Milz-, Pankreas- und Leberkapselvenen (KUTSCHERA, AICHBERGEN). Durch diese Verbindung gelangt ein Teil des Blutes in die Pfortader, während die Zentralvene rechts in die Vena cava und links in die Vena renalis einmündet. An der Zentralvene findet sich ein starker Muskelwulst, der wohl in der Lage ist, den Blutabfluß zu drosseln. Die Nebennieren sind das am besten mit Blut versorgte Organ des menschlichen Körpers.

Die nervöse Versorgung erfolgt durch den Sympathicus. Ob auch Fasern des Vagus das Organ erreichen, ist zweifelhaft. Die Sympathicusfasern entstammen dem Ganglion semilunare, dem Plexus renalis und suprarenalis. Sie treten gemeinsam mit den Gefäßen durch die Kapsel. Ein Teil dieser Fasern versorgt die Rindenzellen. Ein größerer Teil zieht, ohne Seitenäste abzugeben, zum Mark. Diese Fasern sind marklos (ALPERT). Nach KOLLMER kommt es im Mark zu einer starken Aufsplitterung in einzelne Fasern, welche die Zellen mit einem feinen Netzwerk umspinnen und zum Teil in das Innere der Zellen eintreten (ALPERT). Im Mark finden sich Ganglienzellen und Fasern, die von diesen ihren Ursprung nehmen. Die eigenartige Aufsplitterung und Oberflächenvergrößerung des sympathischen Nervensystems im Mark hat an eine besondere Funktion denken lassen und die Vermutung nahegelegt, daß hier eine Sekretion direkt in die Nervenbahn hinein erfolgen kann (LICHTWITZ).

Bei den meisten Säugetieren und dem Menschen finden sich nicht selten *akzessorische Nebennieren*. Sie bestehen nur aus Rindengewebe und liegen in dem Nierenfett sowie im Abdomen, besonders in der Nähe der Sexualdrüsen. Sie sollen nach GROLLMANN in ihrem Aufbau etwas von dem Rindenteil der Drüse abweichen.

An der *Rinde* unterscheiden wir die Zona glomerulosa, fasciculata und reticularis. Die Zona glomerulosa besteht aus einer 2—3reihigen Schicht kleiner, rundlicher Zellen mit einem sehr chromatinreichen Kern. Die Fasciculata, die den Hauptanteil der Rinde ausmacht, setzt sich aus Strängen großer Zellen mit einem hellwabigen Protoplasma zusammen. Die Zona reticularis ist wieder schmäler und zeigt kleine Zellen in regelloser netzförmiger Anordnung.

Nach den Studien BACHMANNs zeigen die Zellen der Zona fasciculata eine ganz unregelmäßige Anordnung, besonders in der Grenzzone. Es besteht kein Anhaltspunkt dafür, daß hier ein einheitliches, alle 3 Zonen umgreifendes Röhrensystem, wie es als „Epinephron" von v. LUCADOU beschrieben worden ist, besteht.

Besonders auffallend ist der Gehalt der Rinde an fettfärbbaren Substanzen, bei denen es sich im wesentlichen um Cholesterin und Cholesterinester handelt. Über die Bedeutung dieser Lipoide, die sich auf Grund histochemischer Methoden überwiegend in den oberen zwei Dritteln der Zona fasciculata, nur selten in der Zona reticularis und nie in der Zona glomerulosa oder dem Mark finden, ist nichts Sicheres bekannt, aber sehr viel vermutet worden. Die chemische Analyse hat im Gegensatz zu den histochemischen Methoden einen besonders reichlichen Gehalt des Markes an freiem Cholesterin ergeben, während Cholesterinester sich auf Mark und Rinde ziemlich gleichmäßig verteilen. Schlußfolgerungen aus den mit histochemischen Methoden gewonnenen Ergebnissen sind daher kaum möglich. Der auffallende Befund läßt daran denken, daß die Lipoide mit der inkretorischen Funktion des Organs in einem gewissen Zusammenhang stehen, zumal Beziehungen zwischen Cholesterinstoffwechsel und Nebennierenrinde experimentell sichergestellt sind.

Die *Marksubstanz* besteht aus großen, scheinbar unregelmäßig angeordneten, polygonalen Zellen, die von einem feinen Reticulum umgeben sind. Der Kern der Zellen ist groß und bläschenförmig. Die Markzellen zeigen einen starken und für sie charakteristischen Gehalt an chromfärbbaren Substanzen (chromaffines Gewebe). Chromfärbbarkeit wie Vacuolengehalt sind einem nicht unerheblichen Wechsel unterworfen und sollen der morphologische Ausdruck für die Bildung des Adrenalins sein. Geringe Chromierbarkeit und starker Vacuolengehalt werden als Zeichen einer vermehrten Adrenalinbildung angesprochen (STAEMMLER). Das Nebennierenmark ist nur ein Teil des sog. chromaffinen Systems, zu dem außer dem Mark die Paraganglien des Sympathicus gehören.

Die enge anatomische Nachbarschaft von Nebennierenrinde und Mark bei allen höheren Wirbeltieren wurde von vielen Autoren wegen der entwicklungsgeschichtlichen und funktionellen Verschiedenheiten nur als ein Zufallsprodukt betrachtet. TRENDELENBURG prägte den oft zitierten Vergleich zwischen Schilddrüse und Nebenschilddrüse, bei dem nur übersehen wurde, daß zwischen diesen beiden Organen eine klare anatomische Trennung besteht, die bei Nebennierenrinde und Mark nicht nachweisbar ist. Der Vergleich zwischen Hypophysenvorder- und -hinterlappen liegt eigentlich näher, und er lehrt, daß derartigen engen anatomischen Verbindungen auch funktionelle Beziehungen zugrunde liegen.

B. Physiologie.

I. Die Nebennierenrinde.

a) Chemie der Rindenhormone. Nachdem ROGOFF und STEWARDT 1927 und SWINGLE und PFIFFNER 1929 ein Verfahren zur Herstellung von wirksamen Nebennierenrindenextrakten ausgearbeitet hatten, hat sich die chemische Forschung sehr intensiv mit dem Problem der chemischen Konstitution der bzw. des Nebennierenrindenhormons beschäftigt. Diese Arbeiten knüpfen sich an die Namen KENDALL, REICHSTEIN, SWINGLE und PFIFFNER und deren Mitarbeiter und WINTERSTEINER. Wenn diese Untersuchungen auch noch nicht völlig zum Abschluß gekommen sind, so haben sie doch bereits wichtige Tatsachen erbracht. Aus den wirksamen Rindenextrakten wurde eine ganze Reihe chemisch verwandter Substanzen isoliert, die alle zu den Sterinen gehören und in ihrem Aufbau mit

$$\text{(C}_{21}\text{H}_{30}\text{O}_4\text{)}$$

den Sexualhormonen größte Ähnlichkeit aufweisen. Aber nicht alle diese Substanzen, die in ihrer Konstitution bereits aufgeklärt sind, haben sich als physiologisch wirksam erwiesen. Der zur Zeit wirksamste Körper wurde von REICHSTEIN isoliert und als Corticosteron bezeichnet. Er hat vorstehende Konstitutionsformel. Das Corticosteron wurde lange Zeit als das „Rindenhormon" angesehen. Amerikanische Forscher (KUIZENGA, INGLE, BRITTON u. a.) zeigten jedoch, daß es eine ganze Reihe von Steroiden in der Nebenniere gibt, die biologisch aktiv sind und mit verschiedenen Testmethoden ausgewertet differierende Wirkungen entfalten. Sehr bemerkenswert und von praktischer Bedeutung ist die Tatsache, daß außer den Steroiden auch eine amorphe Fraktion aus der Nebenniere, namentlich im Überlebenstest sehr wirksam ist. BRITTON und

KLINE zeigten z. B., daß bei der nebennierenlosen Katze 20—50 mg Desoxy-corticosteron 20—50 ccm Rindenextrakt unterlegen sind. Um was für Substanzen es sich bei der amorphen Fraktion handelt, ist noch ungeklärt. Die nachstehende Tabelle zeigt nach INGLE die 6 Steroide und ihre verschiedenen Wirkungen, auf die später noch eingegangen werden soll.

Tabelle 11. Die ungefähre quantitative Wirkung der bekannten aktiven Prinzipien der Nebennierenrinde für 4 verschiedene Wirkungseffekte[1] (nach INGLE.)

Steroid	Erhaltung des Lebens	Elektrolyt-stoffwechsel	Arbeits-leistung	Kohlenhydrat-stoffwechsel
Corticosteron	2	2	3	3—4
11-dehydrocorticosteron. .	2	2	2	2—4
17-hydroxy-11 dehydrocorticosteron . . .	1—3	Na-Ausschei-dung?	4	4
17-hydroxycorticosteron. .	1—3	Na-Ausschei-dung?	4	4
11-desoxycorticosteron . .	4	4	1	1
11-desoxy-17-hydrocortico-steron	1—2	?	0—1	0—1
amorphe Fraktion	4	?	1—2	?

[1] Geringe Wirksamkeit = 1, starke = 4.

Außer diesen Steroiden fand REICHSTEIN noch eine im Hahnenkammtest wirksame Substanz, die er als Adrenosteron bezeichnete, sowie oestrogen wirksame Fraktionen.

b) Die Folgen der Nebennierenentfernung. Die Nebennierenrinde ist ein lebenswichtiges Organ. *Nebennierenlose Tiere* sterben innerhalb weniger Tage, soweit die Anwesenheit von akzessorischem Gewebe, das rasch hypertrophiert, den Tod nicht verhindert. Die Symptome, unter denen die Tiere zugrunde gehen, sind sehr charakteristisch. Zuerst verweigern sie die Nahrung und werden träge und langsam, dann stellen sich starke Hinfälligkeit, Muskelzittern und Muskelschwäche ein, mitunter auch Erbrechen und Abgang blutig gefärbter Stühle. Der Blutdruck sinkt ab. Die Atemfrequenz, die anfangs ansteigt, ist vermindert und die Körpertemperatur ist erniedrigt. Bei sinkender Außentemperatur sind die Tiere nicht in der Lage, ihre Körpertemperatur konstant zu halten. In einem komatösen Zustand, mitunter mit Krämpfen, endet dann das Leben. Die ganzen Erscheinungen spielen sich sehr dramatisch, innerhalb von 12—24 Stunden ab. Bei der Autopsie finden sich eine starke Blutfülle des Intestinaltraktes und nicht selten blutige Ulcerationen. In der Leber wurden Nekrosen beobachtet, in der Niere Fettablagerungen und Hyperämie. Neben den gleich zu besprechenden schweren Stoffwechselstörungen ist der Tod der Tiere auch durch toxische Substanzen bedingt. RIML fand in dem Serum nebennierenloser Tiere wie bei addisonkranken Menschen Substanzen, die, gesunden Tieren injiziert, zu schweren, tödlich verlaufenden Vergiftungen und zu einer starken Hypertrophie der Nebennierenrinde führten.

Ein Kardinalsymptom der Nebenniereninsuffizienz ist die allgemeine Hinfälligkeit und *Muskelschwäche*. Auch der isolierte Muskel nebennierenloser Tiere zeigt eine deutlich erhöhte Ermüdbarkeit und verminderte Arbeitsleistung. Der Glykogengehalt der Muskeln solcher Tiere ist nach erschöpfender Arbeit stärker reduziert als in der Norm, der Milchsäuregehalt deutlich vermehrt. Ein weiteres charakteristisches Symptom besonders der menschlichen Erkrankung, ist der erniedrigte Blutdruck. Es lag nahe, dieses Symptom mit einer verminderten Adrenalinabgabe in Zusammenhang zu bringen, doch hat es sich gezeigt, daß Rindenhormonzufuhr, wenn auch nicht im akuten Versuch, so doch bei längerer Versuchsdauer den Blutdruck wieder normalisiert, während Adrenalin, von der akuten Wirkung abgesehen, ohne Einfluß bleibt.

Besonders eingehend wurden in den letzten Jahren die schweren *Stoffwechselstörungen* bei Nebenniereninsuffizienz studiert. Wir finden Änderungen in dem Mineralhaushalt des Blutes (LOEB, HARROP, ROGOFF), dem Wasserhaushalt und dem Kohlenhydratstoffwechsel (BRITTON und SILVETTE).

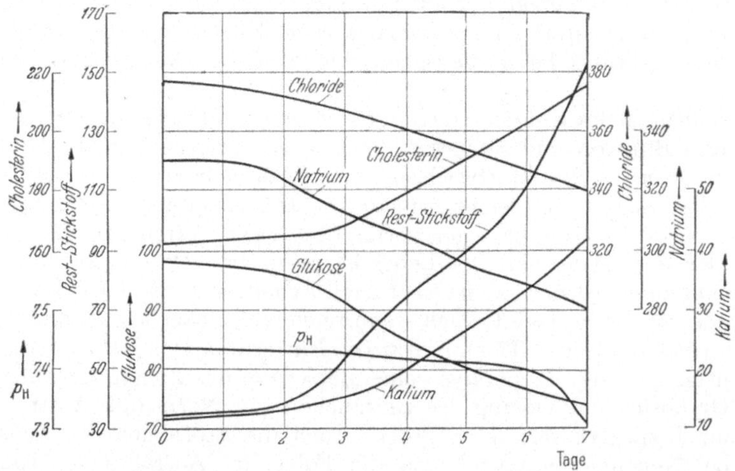

Abb. 67. Änderungen in der Blutzusammensetzung bei Nebenniereninsuffizienz. Die Kurven wurden an Hunden gewonnen, die innerhalb von 7 Tagen nach Nebennierenentfernung ohne Therapie zugrunde gingen. Alle Werte mit Ausnahme der pH-Werte bedeuten Milligramm-Prozent. (Nach GROLLMANN.)

Der Gehalt des Blutes an Kochsalz und Natrium sinkt bei nebennierenlosen Tieren ab. Im Harn wird Kochsalz zunächst vermehrt, später vermindert abgegeben. Der Gehalt des Blutes an Kalium und Magnesium steigt an (KENDALL und ALLERS u. a.). Das Verhältnis von Na:K verschiebt sich also erheblich zugunsten des K. Diese Kaliumvermehrung ist wahrscheinlich die Folge der Natriumverluste. Es ist vorstellbar, daß sie zur Aufrechterhaltung eines normalen osmotischen Druckes notwendig wird. Das Kalium entstammt nicht nur der Nahrung, sondern auch dem Gewebe, da der Kaliumanstieg besonders dann deutlich ist, wenn eine Nahrungsaufnahme nicht mehr stattfindet. Die Natriumverluste sind größer als die Chlorverluste. Das hat eine Abnahme des Bicarbonats und damit eine Acidose zur Folge. Gleichzeitig beobachten wir auch einen Anstieg des Rest-N. Auch hier liegt es nahe, anzunehmen, daß diese Rest-N-Steigerung Folge des Kochsalzmangels ist. Sie kann erhebliche Grade erreichen und ist ein recht zuverlässiger Maßstab für die Schwere der Störung. Mit diesen Änderungen des Mineralgehaltes des Blutes hängt die Wasserverarmung des Blutes und auch der Gewebe auf das engste zusammen. Die Harnmengen gehen zurück bis zur Anurie. Die Bluteindickung führt zu einer relativen Polyglobulie und zu einer vermehrten Viscosität. Auch die zirkulierende Blutmenge ist vermindert. Diese Änderungen der Blutbeschaffenheit bedingen ihrerseits eine verstärkte Belastung des Kreislaufes und können eine Herzinsuffizienz auslösen. Das Verhalten der Blutbestandteile und ihre zeitliche Entwicklung werden sehr schön durch beifolgendes Diagramm nach GROLLMANN dargestellt (s. Abb. 67). Trotz dieser tiefgreifenden Änderungen der ionalen Verhältnisse des Blutes

18*

bleibt der osmotische Druck normal. Die Ursache dieser ganzen Störungen ist zur Zeit noch nicht erklärbar. GROLLMANN sieht sie als Folge einer primären Erniedrigung der Nierenschwelle für Natrium, Chlor und Bicarbonat an, doch wäre gegen diese Auffassung einzuwenden, daß sich pathologisch-anatomisch wohl gelegentlich, aber nicht immer nachweisbare Änderungen in der Niere finden. Durch Rindenhormonzufuhr lassen sich alle Störungen beseitigen.

Die Bedeutung dieser in Kürze geschilderten Vorgänge im Mineralhaushalt für das ganze Krankheitsgeschehen ergibt sich daraus, daß es gelang, nebennierenlose Tiere durch Natrium- und Chlorzufuhr und Reduktion des Kaliumgehaltes der Nahrung auch ohne Rindenhormon wochenlang am Leben zu erhalten (HARROP und Mitarbeiter). Umgekehrt wirken Kochsalzmangel und Kaliumreichtum der Nahrung beim Menschen wie Tier bei Nebenniereninsuffizienz deletär.

Die Verhältnisse des Kohlenhydratstoffwechsels erfuhren eine besondere Bearbeitung durch BRITTON und SILVETTE, die den Hauptangriffspunkt der Rindenhormone im Kohlenhydratstoffwechsel sehen. Bei nebennierenlosen Tieren ist der Blutzucker normal bis leicht erniedrigt. Die Ansprechbarkeit auf Insulin ist erhöht, auf Adrenalin dagegen vermindert. Die Adrenalinglykosurie wird vermißt. Der Glykogengehalt der Leber ist reduziert. Der Glykogengehalt des Muskels bleibt zunächst normal, ist aber nach Arbeitsleistung deutlich vermindert und wird nur verzögert ersetzt, auch wenn reichlich Zucker zur Verfügung steht. Beim pankreasdiabetischen Tier bewirkt die Entfernung der Nebennieren ebenso wie die Entfernung der Hypophyse eine Besserung des Zustandes, d. h. Rückgang der Glykosurie, Rückgang des Blutzuckers zur Norm und Auftreten einer Neigung zur Hypoglykämie (s. S. 36ff). Auch die Störungen des Zuckerstoffwechsels bei Nebennierenmangel sind die Folge des Ausfalles der Rinde und nicht des Markes. Durch Rindenextraktzufuhr lassen sich auch diese Veränderungen restlos beheben, während Adrenalin keinen Einfluß hat.

Das Absinken des Blutdruckes nach Nebennierenentfernung und Wiederanstieg nach Extraktzufuhr zeigt, daß die Nebennierenrinde und nicht das Nebennierenmark für die Aufrechterhaltung des Blutdruckes von großer Bedeutung ist. OSTERWALD fand im Kollapszustand eine Hebung des Blutdruckes durch ein verstärktes venöses Angebot. Die Durchlässigkeit der Gefäße, der Muskulatur und des Herzens war unter der Hormonwirkung vermehrt. Er schließt, daß das Nebennierenrindenhormon in ähnlicher Weise wie das Adrenalin ein Stoff ist, der die Blutverteilung reguliert.

Auf Grund des reichen Gehaltes an Lipoiden hat man der Nebennierenrinde eine große Rolle im *Cholesterinstoffwechsel* zugesprochen. Französische Autoren (CHAUFFARD und Mitarbeiter) glauben, daß Cholesterin in der Nebenniere gebildet und sezerniert wird. ASCHOFF u. a. hielten die Rinde mehr für ein Speicherorgan des Cholesterins. Nach Entfernung der Nebennieren ist der Gehalt des Blutes an Cholesterin und besonders an Cholesterinestern erhöht. Im Muskel und in der Leber fanden THADDEA und FASSHAUER eine Abnahme des gesamten Cholesterins, besonders des freien. Die Rinde fördert also die Cholesterinablagerung im Gewebe (REISS). GROLLMANN glaubt nicht an eine direkte Beeinflussung des Cholesterinstoffwechsels durch das Rindenhormon und sieht die eben erwähnten Störungen als Folge einer Leberschädigung an.

Die Nebenniere, und zwar wahrscheinlich auch wieder die Rinde, zeigt noch Beziehungen zu dem *Wachstum*. Junge, partiell adrenalektomierte Tiere wachsen verlangsamt. Zufuhr von Rindenhormon bewirkt bei jungen Tieren ein beschleunigtes Wachstum. Besonders eindrucksvoll sind die Befunde von LUCKE, der Hunde einseitig adrenalektomierte und die restliche Nebenniere denervierte.

Er erhielt einen deutlichen Zwergwuchs, der in seinen Erscheinungen Ähnlichkeiten mit dem Zwergwuchs hypophysektomierter Tiere aufwies. Dieses interessante Versuchsergebnis zeigt, daß die Wachstumswirkung der Nebennieren nur im Zusammenhang mit dem Zwischenhirn und damit wahrscheinlich der Hypophyse erfolgt; eine Auffassung, für die auch noch andere Anhaltspunkte vorliegen.

c) Theorie der Hormonwirkungen. Die gesamten Ausfallserscheinungen nach Nebennierenentfernung lassen sich durch die Injektion von Rindenextrakten bzw. den synthetisch hergestellten Steroiden beheben. Dabei zeigt es sich aber, daß die verschiedenen wirksamen Steroide die verschiedenen Störungen unterschiedlich beeinflussen (s. Tab.). Das stimmt auch mit klinischen Beobachtungen gut überein.

Die häufig diskutierte Frage, ob wir die Funktionen der Nebennierenrinde mit einem oder mit mehreren Wirkstoffen in Zusammenhang bringen müssen, findet damit eine eindeutige Beantwortung. Es handelt sich um mehrere — vielleicht die 6 jetzt isolierten Steroide — und außerdem noch um unbekannte Substanzen, die sich in der amorphen Fraktion finden. Die Einzelheiten seien hier noch einmal besprochen.

Das Leben der nebennierenlosen Tiere wird durch alle 6 Fraktionen erhalten, besonders wirksam in dieser Hinsicht ist die amorphe Fraktion und 11-desoxycorticosteron. Auch in bezug auf das Wachstum junger Ratten erwiesen sich diese beiden Substanzen als die wirksamsten und den übrigen überlegen. Ob es sich hierbei um einen spezifischen Effekt auf die Vorgänge des Wachstums handelt, wird etwas fraglich durch die Versuche von INGLE u. a. amerikanischen Autoren, die zeigten, daß durch eine chloridfreie und kaliumarme Diät das Wachstum aufrecht erhalten wird und daß nebennierenlose Tiere spontan sehr wenig Nahrung zu sich nehmen. Vielleicht, daß also die Wachstumsförderung nur Folge der verminderten Nahrungszufuhr ist.

Die Störungen im Salz- und Wasserstoffwechsel beanspruchen besonderes Interesse. Nebennierenlose Tiere nehmen ebenso wie addisonkranke Menschen wenig Nahrung und wenig Wasser zu sich. Wenn künstlich Kochsalz zugeführt wird, steigt bei nebennierenlosen Ratten der Appetit. Die Kochsalz- und Wasserverluste durch die Nieren sind bei Nebenniereninsuffizienz besonders groß, können aber nicht allein für die Elektrolytverschiebungen im Blut und den Wasserverlust verantwortlich gemacht werden. Man hat auch an die Möglichkeit einer Beeinflussung der Capillarwand gedacht, doch erfolgt ja der Austausch von Wasser und Elektrolyten nach unseren bisherigen Vorstellungen ungehindert durch die Capillarwand in Abhängigkeit von dem hydrostatischen und osmotischen Druck. Eine Beeinflussung der Capillarmembran wurde allerdings für einige Farbstoffe gefunden. FINE und FISCHMANN stellten z. B. beim Kaninchen fest, daß unter der Wirkung von 11-desoxycorticosteron eine Reihe von Farbstoffen die Blutbahn verzögert verließen. Aber das Gesamtproblem, in welcher Hinsicht und in welcher Weise Nebennierenrindenhormone die Verteilung von Wasser und Krystalloiden zwischen Blut und Gewebe beeinflussen, ist noch ungeklärt. Wie schon oben erwähnt, liegt ein Hauptangriffspunkt der Hormone an der Niere. 11-desoxycorticosteron ist besonders wirksam und bewirkt eine Ausscheidungshemmung für Na und Cl und eine Förderung für K. Die langdauernde Verabfolgung dieses Steroids bewirkt bei gleichzeitiger kaliumarmer Ernährung eine solche Verarmung der Muskelzellen an Kalium, daß eine muskuläre Paralyse und eine Schädigung der Muskelzellen die Folge ist. (KUHLMANN und Mitarbeiter, DARROW und MILLER). Die Retention von Na ist bei diesen Versuchstieren auch erheblich und kann zu einem dem Diabetes insipidus

ähnlichen Bild führen. Es ist nicht klar, ob diese Wirkungen des Hormons auf die
Ausscheidung auf einem direkten Angriffspunkt in den Nieren beruht. Es kann
auch sein, daß es nur eine sekundäre Wirkung ist, die mit den Wirkungen auf den
Kohlenhydrat- und Eiweißstoffwechsel zusammenhängt, so wie VERZÁR es vermutet.

Die markantesten Wirkungen auf den Kohlenhydratstoffwechsel werden von
den an C 11 oxydierten Steroiden, d. h. also vom Corticosteron, dem 11-dehydro-
corticosteron, dem 17-hydroxy-11-dehydrocorticosteron und dem 17-hydroxy-
corticosteron ausgelöst. Bei der Nebenniereninsuffizienz finden wir eine Verminderung der Kohlenhydrate des Blutes und der Gewebe und bei Injektion
von wirksamen Steroiden einen höheren Gehalt des Blutes an Zucker und der
Gewebe an Glykogen als der Norm entspricht. Die Frage, womit diese Veränderungen zusammenhängen, ist schwierig zu beantworten. Die Hypothese von
VERZÁR, wie seine Befunde über die selektive Resorption der Zucker, die mit
einer Phosphorylierung bestimmter Zucker und einer Störung dieses Vorganges
bei Nebenniereninsuffizienz zusammenhängt, konnte von amerikanischen Autoren
nicht bestätigt werden. Diese konnten bei nebennierenlosen Tieren keine Störung
in der Resorption der Zucker feststellen. Der Vorgang der Glykogenablagerung
im Gewebe, besonders in der Leber, ist bei Nebenniereninsuffizienz verlangsamt.
COREY und BRITTON fanden sogar bei der isolierten Leber, die mit einer Glukose-
lösung durchspült wurde, eine eindeutige Beschleunigung des Vorganges der
Glykogenablagerung, wenn Rindenextrakt zugefügt wurde.   Es wurde weiter
ermittelt, daß die Glykogenolyse durch Rindenextrakt gehemmt wurde. Auch
dieser Vorgang ließ sich an der überlebenden und isolierten Leber nachweisen.
Die Neoglykogenie aus Eiweiß wird durch Rindenextrakte gefördert und ist
beim nebennierenlosen Tier gehemmt. Es ist möglich, daß die Rindenhormone
direkt auf die Umwandlung des Gewebeeiweißes in Aminosäuren einwirken oder
die Desaminierung der Aminosäuren fördern. In welcher Weise sich diese
Wirkung vollzieht, ist noch nicht geklärt. Es ist eine Einwirkung auf die verschiedenen Stufen dieser Umsetzungen in Betracht gezogen worden, so auf die
Spaltung des Gewebeeiweißes zu Aminosäuren, auf die Desaminierung der Aminosäuren wie auf die Bildung von Kohlenhydraten aus den desaminierten Aminosäuren. Für alle 3 Möglichkeiten ergeben sich gewisse experimentell gewonnene
Anhaltspunkte. Die Neoglykogenese aus Eiweiß wird von Corticosteron, 11-de-
hydrocorticosteron, 17-hydroxycorticosteron und 17-hydroxy-11-dehydrocortico-
steron in gleicher Weise gefördert, während die anderen aktiven Steroide, ebenso
wie die amorphe Fraktion nur sehr geringen Einfluß auf diesen Prozeß haben.
Die im Kohlenhydratstoffwechsel wirksamen Steroide hindern auch die Ausnutzung
der Kohlenhydrate, indem sie deren Oxydation hemmen. Es bestehen weiter
hemmende Wirkungen auf das Insulin, der Mechanismus dieser Wirkung ist aber
noch durchaus unklar. Vielleicht, daß die Befunde von CORI und Mitarbeitern
hier weiterführen. Die Hexokinase Aktivität diabetischer Muskulatur wird durch
Nebennierenrindenextrakt gehemmt, Insulin hebt diese Hemmung wieder völlig
auf. Muskelbrei normaler Tiere zeigt die Hemmung nur bei gleichzeitigem Zusatz
von Hypophysenvorderlappenextrakt.

Die Arginase Aktivität der Leber ist, wie EVANS und Mitarbeiter zeigten,
ebenfalls von den am C 11 oxydierten Steroiden der Nebennierenrinde abhängig.
Die Autoren halten es für wahrscheinlich, daß diese Enzymwirkungen der Neben-
nierensteroide für viele ihrer Stoffwechselwirkungen verantwortlich sind.

Beim pankreaslosen Tier wirkt die Entfernung der Nebennieren in demselben
Sinne bessernd auf den Diabetes wie die der Hypophyse. Man hat daher von
einer „diabetogenen" Wirkung der Nebennierenrinde gesprochen, obwohl es

weder mit den Gesamtextrakten noch mit den Steroiden jemals gelungen ist, wie mit Hypophysenvorderlappenextrakten einen Diabetes zu erzeugen. Die Wechselwirkungen zwischen Nebennierenrinde und Insulin sind noch schwer zu übersehen. Köhler und Fleckenstein haben die Wirkungen des Desoxycorticosteronacetats auf den normalen und diabetischen Organismus studiert und eher eine insulinsynergistische als antagonostische Wirkung festgestellt.

Adrenalektomierte Tiere zeigen eine verminderte Fettresorption, die von Verzár auch mit der ungenügenden Phosphorylierung in Zusammenhang gebracht wurde. Aber auch diese Befunde von Verzár konnten von Stillman und Mitarbeiter durch Untersuchungen mittels radioaktiven Phosphors nicht bestätigt werden. Die Befunde von Verzár, daß bei nebennierenlosen Tieren durch die bekannten Gifte keine Leberverfettung erzeugt werden kann, wurden bestätigt. Ein Einfluß der Rindenhormone auf die Ketonkörperbildung konnte nicht ermittelt werden.

Adrenalektomierte Tiere sind besonders anfällig gegenüber Infektionen und besonderen Belastungen wie Wundshock, Verblutung usw. Die Resistenz gegenüber diesen Belastungen wird durch die am C 11 oxydierten Steroide wesentlich erhöht. Ebenso verhält sich die Muskeltätigkeit und Ermüdbarkeit, die durch die im Kohlenhydratstoffwechsel aktiven Steroide besonders beeinflußt wird. Die Kohlenhydratstoffwechselwirkung und die Aufhebung der erhöhten Ermüdbarkeit des Muskels nebennierenloser Tiere hängt aufs engste zusammen, denn, wie Ingle und Lukens zeigten, läßt sich die erhöhte Ermüdbarkeit auch durch Infusion von Zucker bessern.

Damit sind die wichtigsten Befunde über die Beziehungen der 6 wirksamen Steroide, wie sie besonders in den letzten Jahren von amerikanischen Autoren erarbeitet worden sind, in großen Zügen aufgezählt. Es ist einstweilen noch nicht möglich, ein klares Bild von dem Angriffspunkt und der Wirkungsweise der Rindenhormone zu gewinnen und eine Theorie darauf zu gründen. Der an sich interessante und beachtenswerte Versuch Verzárs alle bekannten Wirkungen der Rindenhormone einem Hormon zuzuschreiben und von einer Hauptwirkung nämlich der Förderung der Phosphorylierungen auszugehen, muß heute als gescheitert gelten. Verzár war in seinen Untersuchungen von der Ähnlichkeit der Befunde beim nebennierenlosen Tier und beim mit Monojodessigsäure vergifteten Muskel ausgegangen. Er schloß, daß auch beim nebennierenlosen Tier die Phosphorylierungen gestört seien und baute darauf seine Theorie weiter auf, mit deren Hilfe es möglich war, alle Ausfallserscheinungen bei Nebennierenrindenausfall zu erklären. Nachdem aber jetzt nachgewiesen wurde, daß weder die selektive Resorption oder Zucker noch die Phosphorylierung bei der Resorption der Fette beim nebennierenlosen Tier geschädigt sind, sind damit die beiden wesentlichen Stützen der Theorie erschüttert, so daß es sich erübrigt, hier noch weiter darauf einzugehen.

d) Steuerung der Inkretabgabe. Die Inkretbildung und Abgabe der Nebennierenrinde wird, wie die aller Inkretdrüsen, hormonal und durch das vegetative System gesteuert. Die hormonale Steuerung erfolgt durch die Hypophyse über das corticotrope Hormon. Die Korrelationen zwischen Nebennieren und Hypophyse sind besonders eng. Beim hypophysektomierten Tier entwickelt sich eine Rindenatrophie, beim Anencephalus mit gleichzeitiger Bildungsstörung der Adenohypophyse ist die Nebennierenrinde immer atrophisch, und auch bei der Simmondsschen Krankheit werden im Gegensatz zu der Akromegalie und dem Morbus Cushing kleine Nebennieren gefunden. Auch bei primären Erkrankungen der Nebennierenrinde und bei der Addisonschen Krankheit finden sich histologische Änderungen in den basophilen Hypophysenzellen. Auch in experimenteller

Hinsicht liegt eine ganze Reihe von Befunden vor, die alle auf diese Wechselwirkungen hinweisen. Die Ähnlichkeit des Symptomenbildes zwischen Morbus Cushing und Interrenalismus sind dadurch bedingt, daß in beiden Krankheitsbildern eine Hyperfunktion der Rinde vorliegt, das eine Mal primär, das andere Mal sekundär. Die Funktion der Nebennierenrinde wird also ähnlich wie die der Keimdrüse und die der Schilddrüse durch die Hypophyse gesteuert (s. S. 33). Nach RIML gibt es noch einen besonderen Stoff, den „Nebennierenreizstoff", der die Cortinabgabe fördert. Dieser Stoff entsteht im Blut, wenn zu wenig Rindenhormon vorhanden ist. Er wirkt als Reiz zur Cortinausschüttung und reichert sich im Blut bei allen Cortinmangelzuständen an. Unter seiner Wirkung kommt es auch zur Hypertrophie der Nebennierenrinde. Durch ausreichende Cortinbildung wird er zerstört. Über eine nervöse Steuerung der Rinde ist noch wenig bekannt. In erster Linie zeigen die oben zitierten Befunde von LUCKE bei dem Nebennierenzwergwuchs an, daß für eine ungestörte Rindenfunktion auch Impulse von seiten des vegetativen Nervensystems erforderlich sind und daß die Rinde auch ihrerseits die lebenswichtigen Zentren beeinflußt.

II. Nebennierenmark.

a) Chemie. Das in dem Nebennierenmark gebildete Hormon, Adrenalin, wurde bereits 1901 von TAKAMINE aus der Nebenniere isoliert und 1904 von STOLZ synthetisch dargestellt. Es läßt sich chemisch durch Farbreaktionen (Grünfärbung mit Eisenchlorid, Braunfärbung mit Kaliumbichromat) nachweisen. Es hat die nebenstehende Formel.

$$\text{HO} \atop \text{HO}—\hspace{-0.5em}\bigcirc\hspace{-0.5em}—CH—CH_2—NHCH_3 \atop \text{OH}$$

Der Gehalt der Nebenniere an Adrenalin beträgt beim Menschen etwa 8 mg. Es findet sich auch in dem übrigen chromaffinen System. Adrenalin hat ein asymmetrisches C-Atom und ist optisch aktiv. Die l-Form kommt in den Nebennieren vor, sie ist 15—20mal wirksamer als die d-Form. Adrenalin ist leicht oxydierbar und nur bei einer H-Ionenkonzentration von p_H 5 und weniger beständig. Bei neutraler oder alkalischer Reaktion erfolgt vor allem im Licht eine rasche Oxydation, die an dem Auftreten einer Rotfärbung kenntlich ist. Blut stabilisiert trotz seiner Reaktion das Adrenalin (MAIWEG). Wahrscheinlich wirken Glutathion, Cystein und Ascorbinsäure als Stabilisatoren. Das Hydrochlorid des Adrenalins ist relativ stabil und liegt in den Handelspräparaten vor. Die Bildung des Adrenalins im Organismus ist noch nicht sicher geklärt. Die Ausgangssubstanz ist wahrscheinlich Tyrosin. Nach SCHULER und WIEDEMANNs allerdings nicht in vollem Umfang bestätigten Untersuchungen entsteht durch Decarboxylierung in den Nieren aus Tyrosin Tyramin und aus diesem in den Nebennieren das Adrenalin. Als weitere Muttersubstanz des Adrenalins kommt Dioxyphenylalanin (DOPA) in Frage, das nach den interessanten Versuchen von BLOCH gleichzeitig eine Vorstufe des Melanins ist und in dieses durch ein spezifisches Ferment übergeführt wird. Die Pigmentationen beim Addison würden also Folge einer gestörten Adrenalinbildung sein, eine Anschauung, die zum mindesten in dieser Form heute nicht mehr aufrechterhalten werden kann, da der Einfluß der Rinde und der Ascorbinsäure auf die Pigmentationen erwiesen ist.

b) Bildung und Abbau. Nach einer bereits von KNOOP geäußerten These kommt als Muttersubstanz in erster Linie das Thyroxin in Frage. SCHULER und

Mitarbeiter machten es dann wahrscheinlich, daß sich die Synthese in zwei Stufen vollzieht. Die erste Stufe erfolgt in der Niere, wo durch Decarboxylierung aus Tyrosin Tyramin entsteht. Die zweite Stufe erfolgt in der Nebenniere, wo aus dem Tyramin Adrenalin gebildet wird. Ob Adrenalin in der uns bekannten chemischen Form in der Nebenniere selbst vorliegt, ist fraglich, wahrscheinlich ist es an Eiweiß gebunden. KONSCHEGG vermutete eine Lipoidbindung. Das leicht angreifbare Adrenalin wird durch Ascorbinsäure und Glutathion geschützt. Im Blut und Gewebe wird Adrenalin rasch zerstört. BLASCHKO und Mitarbeiter fanden ein Ferment, das das Adrenalin durch oxydative Desaminierung zerstört. Im Gewebe ist nach GREEN und RICHTER ebenfalls ein oxydativer Abbau möglich durch das Cytochromsystem wie durch Polyphenoloxydase.

c) **Bildungsort und physiologische Aufgabe.** Die Frage des *Bildungsortes* in der Nebenniere ist auch heute noch trotz zahlreicher diesbezüglicher Untersuchungen nicht mit Sicherheit entschieden. Bei einwandfreier Methode läßt es sich nur im Mark nachweisen (LEULIER und RÉVOL), doch ist in neuerer Zeit wieder eine Reihe von Arbeiten publiziert worden, aus denen sich ergibt, daß in der Rinde eine Vorstufe des Adrenalins vorhanden ist. Adrenalin wirkt sympathicomimetisch. Es entfaltet also dieselben Wirkungen wie die Reizung des Sympathicus. Im Vordergrunde der Wirkung steht die Kontraktion der Arteriolen, die zur Blutdrucksteigerung führt. Die Coronargefäße des Herzens werden durch Adrenalin erweitert, die Lungengefäße sind relativ unempfindlich. Das Gefäßsystem des Menschen ist gegenüber dem Hormon besonders empfindlich. Adrenalin führt weiter zum Glykogenabbau in der Leber und zum Blutzuckeranstieg sowie zur Bildung von Milchsäure durch Förderung des Abbaues des Muskelglykogens. Die so entstehende Milchsäure kann als Ausgangsmaterial für das Leberglykogen zu einer Glykogenanreicherung in der Leber führen. Die Ernährung des Muskels wird sowohl beim intakten Tier als am isolierten Muskel durch Adrenalin deutlich gehoben. Es ist fraglich, ob diese Wirkung nur mit der Durchblutungsförderung und dem Glykogenabbau zusammenhängt.

So vielseitig und intensiv die Wirkungen des Adrenalins als Pharmakon sind, so wenig sind wir einstweilen noch über seine *physiologischen Aufgaben* unterrichtet. Es liegt nahe, aus den Wirkungen des Hormons als Pharmakon auf seine Funktionen zu schließen, doch ist dieser Schluß nicht berechtigt. Die Ausfallserscheinungen nach Nebennierenexstirpation lassen sich durch Adrenalin nicht beeinflussen. Auch die zahlreichen Versuche, nur das Nebennierenmark zu entfernen, haben keine eindeutigen Ausfallserscheinungen erbracht. Es ist möglich, daß das übrige chromaffine Gewebe bei Fortfall der Nebenniere vikariierend eintritt. Doch ist es auffallend, daß im Gegensatz zu sonstigen Beobachtungen dieses Gewebe nach Entfernung der Nebennieren keine Hypertrophie oder sonstige Zeichen einer vermehrten Tätigkeit aufweist. Bei der Ratte hat sich außer dem Nebennierenmark kein chromaffines Gewebe gefunden, und doch überlebt dieses Tier die Adrenalektomie besonders gut. Adrenalin ist keine lebensnotwendige Substanz.

Auf Grund der pharmakologischen Wirkungen ist es naheliegend anzunehmen, daß das Adrenalin das sympathische Nervensystem und die von diesem innervierten Organe tonisiert. In erster Linie hat man immer wieder an eine Beeinflussung des Gefäßtonus, der Regulierung des Blutzuckers und des Blutdruckes gedacht. Der Blutdruck bleibt, wie schon HOSKINS und MCCLURE 1912 zeigten, nach Ligatur der Nebennierenvenen unbeeinflußt. CANNON und Mitarbeiter konnten an nichtnarkotisierten Katzen, bei denen vorher das Herz denerviert war, nach Ausschaltung der Nebennierensekretion keine Änderungen der Pulsfrequenz nachweisen. Hingegen kommt es zu einer Frequenzsteigerung infolge vermehrter Adrenalinausschüttung als Folge von Furcht, Schmerz, Schreck, Kälte und Asphyxie. Auch das Absinken des Blutzuckers führt zu einer Adrenalinausschüttung. CANNON hat die Theorie aufgestellt, daß das Adrenalin die Funktion einer Sicherungs- oder Notfallsreaktion (,,emergency function") hat. Doch sind diese Theorie und die Versuche, auf die sie sich stützen, nicht unwidersprochen geblieben. An der Tatsache der Adrenalinausschüttung nach zahlreichen Reizen ist nicht zu zweifeln. Es ist nur fraglich, ob die Menge des Adrenalins ausreichend ist, die Notfallsreaktionen auszulösen. Dieser Einwand wird hinfällig, wenn sich neuere Befunde bestätigen, nach denen die Nebennieren nicht Adrenalin, sondern einen anderen Körper, Novadrenin sezernieren der etwa 10mal wirksamer sein soll als Adrenalin (SZENT-GYÖRGYI und Mitarbeiter). Schwerwiegender ist die Tatsache, daß adrenalektomierte Katzen nur unter der Wirkung von Rindenhormon alle Sicherungsreaktionen CANNONs aufweisen.

Zu einer völlig neuen Auffassung über die Funktion des Adrenalins führen die interessanten Versuche von REIN. Die Durchblutung der Muskulatur wird den jeweiligen Bedürfnissen angepaßt. Die arbeitenden Muskeln werden besser mit Blut versorgt als die ruhenden. REIN hat nun gefunden, daß das Adrenalin in Dosen, die noch keine Blutdruckerhöhung bewirken, die Gefäße in ruhenden Muskeln zur Kontraktion bringt, während diejenigen des arbeitenden Muskels auf das Adrenalin nicht ansprechen. Adrenalin ist also eine wichtige Substanz, welche die Durchblutung reguliert, und ist kein ,,Blutdruckhormon". Diejenigen Dosen des Adrenalins, die eine Blutdruck- und Blutzuckersteigerung hervorrufen, sind bereits unphysiologisch.

Das Hormon ist im Nebennierenvenenblut nachweisbar, solange die nervöse Versorgung der Nebennieren intakt ist. Die Angaben über den Gehalt des Blutes sind sehr verschieden, da Reize zur Adrenalinausschüttung bei derartigen Versuchen schwer vermeidbar sind. Der Nachweis im peripheren Blute ist in methodischer Hinsicht sehr schwierig, wurde aber in der letzten Zeit von verschiedenen Untersuchern geführt, so daß wir wohl annehmen dürfen, daß im peripheren Blut ständig eine gewisse Menge Adrenalin kreist. GRILL hat jetzt auf Grund einer Beobachtung in einem Fall von Addison bei der Dauerinfusion von Adrenalin berechnet, daß der Adrenalinbedarf pro Kilogramm Körpergewicht und Minute des Menschen ungefähr 0,0008 mg beträgt. Aus den Arbeiten von SATAKE, SUGAWARA und WATANABE ergibt sich als Ruhesekretion beim nichtnarkotisierten Hund ein Wert von 0,00006 mg pro Kilogramm und Minute. GIARDANO und ZEGLIO gaben an, daß sich in 1 ccm menschlichen arteriellen Blutes 0,2 bis $5,8\gamma$ meistens $1—2\gamma$ Adrenalin befinden. Im venösen Blut findet man 20% weniger.

d) Steuerung der Abgabe. Für die *Adrenalinsekretion* spielt die nervöse Kontrolle bei weitem die größte Rolle. Diese erfolgt über die Nervi splanchnici. Durchschneidung dieser Nerven führt zu einem Versiegen, Reizung zu einer erheblichen Ausschüttung von Adrenalin. Als Reizübermittler dürfen wir nach neueren Arbeiten (FELDBERG, MINZ und TSUDIMARA) das Acetylcholin ansprechen, das also auf die Zellen des Nebennierenmarkes ebenso als Reizübermittler einwirkt wie auf die vegetativen Ganglienzellen. Die Frage nach der Lokalisation eines übergeordneten Zentrums ist noch nicht sicher zu entscheiden. Wie der berühmte Zuckerstich CLAUDE BERNARDs lehrt, kann durch Reizung an der Basis des 4. Ventrikels eine Adrenalinausschüttung ausgelöst werden. ELLIOT verlegt auf Grund entsprechender Durchschneidungsversuche die für die Adrenalinsekretion maßgebenden Zentren in die Corpora quadrigemina. Die hormonale

Steuerung soll durch ein adrenotropes Hormon (ANSELMINO und HOFFMANN) bewirkt werden, doch muß die Existenz dieses Hormons noch als fraglich gelten. LUCKE fand eine Beeinflussung der Adrenalinsekretion durch das „kontrainsuläre" Hormon der Hypophyse, doch zeigte er, daß der Angriffspunkt dieses Hormons zentral gelegen ist und die Adrenalinausschüttung also wiederum auf nervösem Wege erfolgt. Die nervöse Regulation der Adrenalinsekretion spielt gegenüber der hormonalen bei weitem die größere Rolle.

III. Beziehungen zwischen Nebennierenmark und -rinde.

Immer wieder taucht in der Literatur die Meinung auf, daß *zwischen Rinde und Mark* und ihren Hormonen *ein funktioneller Zusammenhang* bestehen muß. Nach ROGOFF besitzen Markextrakte, die nach dem Verfahren der Gewinnung der Rindenextrakte hergestellt werden, die Fähigkeit, nebennierenlose Tiere aus dem Koma zu erwecken und verstärken die Wirkung von Rindenextrakten. Eine Potenzierung der Cortinwirkung durch kleinste Mengen Adrenalin wurde auch von anderen Autoren beschrieben. Nach MAGISTRIS sollen Rindenextrakte, die vollständig adrenalinfrei sind, sogar wirksam sein. SJÖSTRAND fand, daß dieselben Reize, die zu einer Adrenalinausschüttung führen, auch eine vermehrte Durchblutung der Rinde zur Folge haben und damit auch eine Cortinausschüttung bewirken müssen. Gerade bei unseren unvollkommenen Kenntnissen über die physiologischen Aufgaben des Adrenalins ist die Möglichkeit, daß Rindenhormon und Markhormon eine gemeinsame Funktion haben, sicher nicht von der Hand zu weisen.

In der Nebennierenrinde finden sich noch zwei stark reduzierende Substanzen, von denen es möglich ist, daß sie für die Funktion des Organs eine gewisse Bedeutung haben. Die Rinde ist nach BINET und WELLER das an Glutathion reichste Organ und soll auch unter Zusatz von Cystin und Glutaminsäure Glutathion bilden können. Auch der Gehalt an Ascorbinsäure ist recht erheblich. Er wird von DEOTTO als 3mal so hoch als der des Citronensaftes angegeben. Nach Beseitigung von hemmenden Substanzen hat sich Ascorbinsäure auch im Mark gefunden (HUSZAK, HARRIS und RAY). Eine lebenswichtige Funktion kommt der Ascorbinsäure in der Nebenniere nicht zu. Beim skorbutkranken Meerschweinchen verarmen die Nebennieren auch an Ascorbinsäure. Nebennierenextrakt ist aber nicht in der Lage, den Verlauf der Erkrankung zu beeinflussen, ebensowenig wie Ascorbinsäure die Nebennierenausfallserscheinungen behebt. Beim Hund, dessen Organismus zur Ascorbinsäurebildung befähigt ist, entwickelt sich nach Entfernung der Nebennieren und bei Vitamin-C-freier Nahrung kein Skorbut (VARS und PFIFFNER). So bleibt zunächst nur die Annahme bestehen, daß die Ascorbinsäure zur Stabilisierung des Cortins bzw. Adrenalins eine Bedeutung hat.

C. Hypofunktion der Nebennierenrinde.

Die ADDISONsche Krankheit.

Vorkommen. Die Krankheit ist nicht häufig. Sie bevorzugt das mittlere Lebensalter zwischen 20—40 Jahren und ist bei Kindern unter 10 Jahren äußerst selten. $^2/_3$ aller Fälle finden sich bei Männern. Es scheint so, als ob die weiße Rasse bevorzugt ist. Familiär gehäuftes Vorkommen ist selten aber sicher, so von Hans CURSCHMANN beobachtet worden. In Amerika beträgt die Mortalität an ADDISONscher Krankheit nach GROLLMANN $0,4^0/_{00}$.

I. Symptomatologie.

Die Kardinalsymptome der Erkrankung sind abnorme Pigmentation, Asthenie und gastro-intestinale Störungen.

Die vermehrten *Pigmentationen* sind für die Erkrankung sehr charakteristisch und haben ihr im deutschen Sprachgebrauch den Namen der Bronzekrankheit eingetragen. Die Pigmentationen entwickeln sich langsam und beginnen mit einer Verstärkung der Pigmentierung der Haut an denjenigen Stellen, an denen die Haut besonders dem Licht ausgesetzt ist (s. Abb. 68). Die abnorm starke Reaktion als Folge einer Sonnenbestrahlung ist auch auf dem Höhepunkt der Krankheit noch ausgesprochen. Weitere Prädilektionsstellen sind die Stellen normaler Pigmentation am Körper (Mamma, Genitale) und diejenigen Stellen, an denen die Kleidung einen Druck ausübt. In fortgeschrittenen Stadien ist die Bräunung der Haut intensiv. Verschont werden nur die Innenflächen der Hände und Füße bis auf die Hautfalten der Handinnenfläche (s. Abb. 69) und das Weiß unter dem Nagel. In vorgeschrittenen

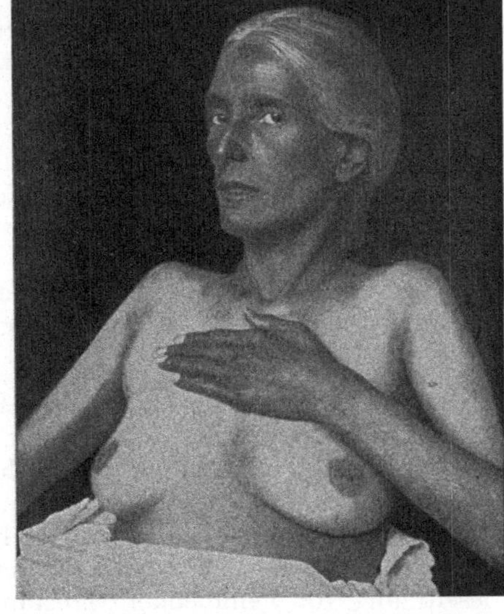

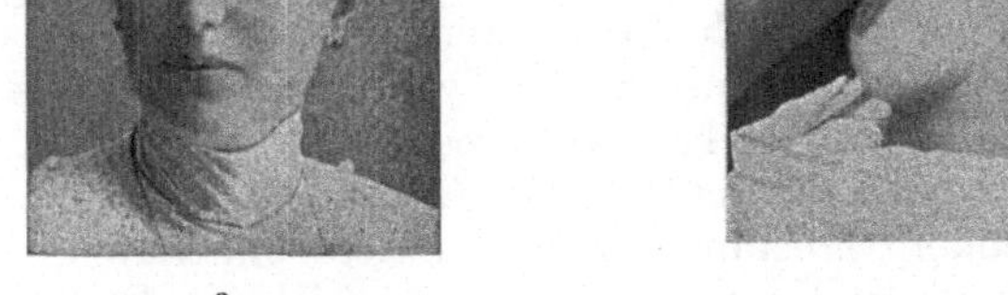

a   b

Abb. 68a und b. ADDISONsche Krankheit. a 44jährige Frau vor der Erkrankung. b Die gleiche Frau mit ausgeprägten Symptomen der ADDISONschen Krankheit. Rapide Vergreisung. 20 kg Gewichtsverlust. (Nach J. BAUER.)

Stadien werden Schleimhautpigmentierungen an der Lippe, der Wangenschleimhaut, den Zungenrändern, an Vaginal- und Analschleimhaut selten vermißt (s. Abb. 69). Das Hautkolorit spielt von einem leichten Nußbraun bis zu einer dunklen Bronzefarbe. Die Pigmentationen sind aber nicht in allen Fällen vorhanden (94%). Je länger die Krankheit andauert, desto häufiger ist dieses Symptom. Andererseits kennen wir eine Reihe von anderen Krankheiten (Bronzediabetes, Magen- und Darmkrankheiten usw.), bei denen ebenfalls Pigmentationen vorkommen. Nur die Schleimhautpigmentationen sind für die ADDISONsche Krankheit so charakteristisch, daß sie differential-diagnostisch gewertet werden können.

Allgemeine Hinfälligkeit, Schwäche und ein starkes Müdigkeitsgefühl sind Frühsymptome und erreichen so hohe Grade, daß sie zur Bettlägerigkeit führen. Die Kranken meiden schließlich jede Bewegung und liegen in äußerster Hinfälligkeit mit einem sehr charakteristischen, schwer zu beschreibenden Gesichtsausdruck, in dem sich gerade dieses Gefühl der Hilflosigkeit ausprägt, in ihren Betten. Bei beginnenden Erkrankungen kann man sich durch Dynamometerversuche von der geringen Leistungsfähigkeit der Muskulatur überzeugen.

Die *gastro-intestinalen Symptome* beobachtete Marannon in 88% seiner Fälle. Völliger Appetitmangel bis zur Nahrungsverweigerung, Übelkeit und Erbrechen, besonders morgens früh, sind am häufigsten. Im Magensaft findet sich immer eine Achylie. Obstipation wechselt mit heftigen, krisenartigen und unter starken Schmerzen auftretenden Durchfällen. Die abdominalen Symptome können so im Vordergrund stehen, daß Verwechslungen mit akuten Erkrankungen des Bauches leicht möglich-sind. Auch an tabische Krisen kann der Zustand erinnern. Die geringe Nahrungsaufnahme, Erbrechen und Durchfälle führen zu starken Gewichtsverlusten, die verstärkend auf die allgemeine Hinfälligkeit und Leistungsschwäche wirken.

Der *Puls* der Kranken ist schnell, leicht unterdrückbar und schlecht gefüllt, der *Blutdruck* in den klassischen Fällen immer erniedrigt, doch kann er auch normal sein. Letzteres ist nach Snell und Rowntree in etwa $^1/_3$ der Fälle beobachtet worden.

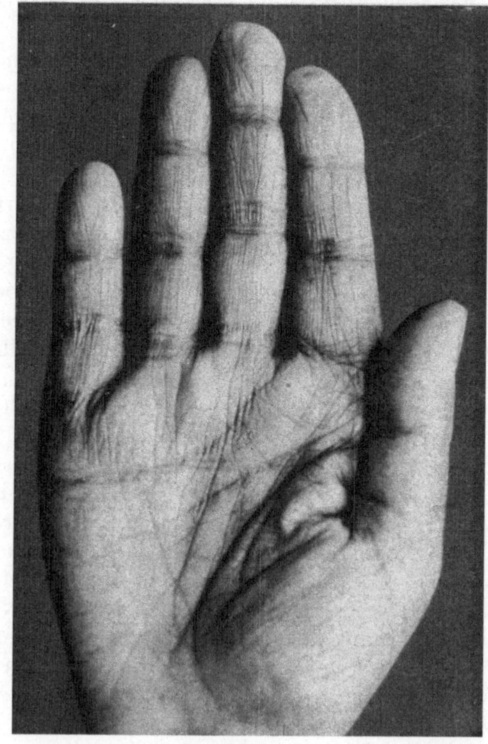

Abb. 69. Pigmentierte Handlinien bei Morbus Addison.

Für die Beurteilung der Blutdruckhöhe ist das Verhalten dieser Kreislaufgröße vor Einsetzen der Erkrankung bzw. vor Einsetzen schwerer Symptome von Wichtigkeit. Wird der Blutdruck laufend kontrolliert, so findet man, daß er mit der Progredienz der Krankheit absinkt. War also der Blutdruck zu Beginn der Erkrankung erhöht, so besteht auf der Höhe, absolut betrachtet, ein normaler, relativ betrachtet, jedoch ein erniedrigter Druck (R. Schmidt). Bei körperlicher Belastung sinkt der Blutdruck, besonders der diastolische, stark ab. Es bestehen dieselben Verhältnisse wie bei Simmondsscher Krankheit. Das Herz erweist sich perkussorisch und röntgenologisch als klein. Rhythmusänderungen sowie Störungen im Elektrokardiogramm sind ohne

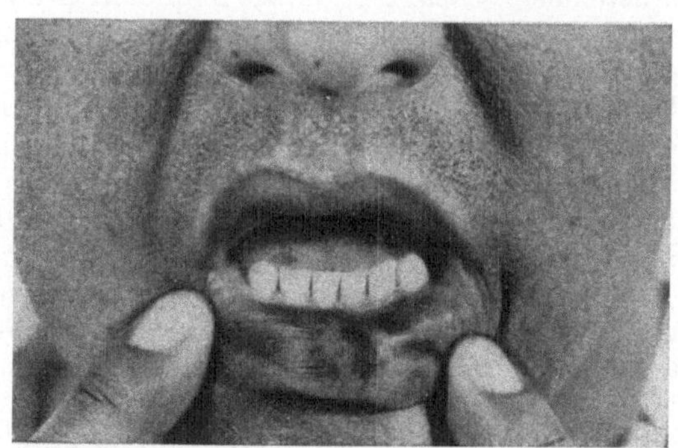

Abb. 70. Schleimhautpigmentierungen bei Addisonscher Erkrankung. (Auch an der Zunge ist ein Pigmentfleck sichtbar.) (Nach v. Jagic und Fellinger.)

Regelmäßigkeit in den verschiedensten Formen beobachtet worden. Die periphere Durchblutung ist vermindert. Cyanotische und kühle Extremitäten sind sehr charakteristisch. Subjektiv wird über Schwindel und über Ohrensausen geklagt.

Veränderungen des *Atemtyps* finden sich nur in schweren Zuständen. Infolge der extremen Muskelschwäche ist die Atmung beschleunigt und sehr oberflächlich.

Die sich häufig final einstellenden Pneumonien stehen mit dieser Störung der Atemfunktion im Zusammenhang.

Das *Blutbild* ist normal, zuweilen finden sich leichte Grade einer sekundären Anämie. Eine Leukocytose ist sehr selten. Eine Lymphocytose hingegen ein recht charakteristischer Befund. In der Addison-Krise finden wir die vom Tierexperiment her bekannte Bluteindickung mit scheinbarer Polyglobulie und erhöhter Blutviscosität.

Der *Grundumsatz* ist normal bis erniedrigt. BOOTHBY und SANDIFORT sahen bei 86 Kranken im Durchschnitt eine Herabsetzung auf −5 bis −7%. Die *Körpertemperatur* sinkt bis auf subnormale Werte, nur gelegentlich kann es infolge der zugrunde liegenden Tuberkulose auch final zu hyperpyretischen Temperaturen kommen.

Störungen des *Stoffwechsels* finden sich in ausgesprochenem Maße nur auf der Höhe der Erkrankung. Es sind dieselben Änderungen, die auch beim nebennierenlosen Tier beobachtet werden (s. S. 274). Der Chlor- und Natriumgehalt des Blutes ist erniedrigt, der Kaliumgehalt vermehrt. Der Reststickstoff des Blutes steigt an. Der Cholesteringehalt ist ebenfalls erhöht. Der Blutzucker ist normal bis erniedrigt. Bei Belastungen findet sich teils ein völlig normales Verhalten, teils ein erhöhtes Niveau der Kurve, teils eine verstärkte hypoglykämische Nachschwankung. Ein charakteristisches Verhalten gibt es also nicht. Die Ansprechbarkeit auf Adrenalin ist vermindert, diejenige auf Insulin vermehrt.

Die *Harnmengen* sind klein, der Gehalt des Harns an Phosphaten, Chloriden, an Kreatinin, Harnstoff und Harnsäure vermindert. In finalen Zuständen und bei stärkeren gastro-intestinalen Störungen tritt im Harn Aceton auf.

An dem peripheren *Nervensystem* finden sich keine durchgreifenden Störungen. Für das vegetative Nervensystem ist die verminderte Ansprechbarkeit des Sympathicus und damit des Blutdruckes, des weißen Blutbildes und des Blutzuckers auf Adrenalin sehr charakteristisch und diagnostisch verwertbar. Herabgesetzte Infektabwehr und besondere Empfänglichkeit für bakterielle Infektionen ist ein Charakteristikum des Addison-Kranken.

Die Kranken leiden unter ihrem Zustand sehr. Es ist nicht nur das Gefühl der Hinfälligkeit und Vernichtung, sondern auch das Auftreten von mitunter erheblichen *Schmerzen*, die sie in hohem Grade beeinträchtigen. Diese Schmerzen werden vorwiegend in der Lumbalgegend empfunden, sie können zu den Schulterblättern und zu dem Abdomen hin ausstrahlen oder mehr als Leibschmerz bestehen. Die allgemeine Hinfälligkeit und Antriebsschwäche erstreckt sich auch auf das psychische Verhalten. Depressive Stimmungen sind nicht selten. Akute Verwirrungszustände finden wir nur bei den später noch zu besprechenden akuten Formen der Nebenniereninsuffizienz, nicht bei der klassischen ADDISONschen Krankheit.

Die *Keimdrüsen* zeigen immer eine verminderte Funktion. Bei Frauen wird die Menstruation unregelmäßig und bleibt schließlich aus. Schwangerschaft kann auch in fortgeschrittenen Stadien der Erkrankung bestehen. JONÁS und JÉLLINEK geben einen Überblick über die einschlägige Literatur und fanden, daß von 34 Graviditäten 25 ungestört verliefen und durch spontane Geburt beendet wurden. 24 lebensfähige Kinder wurden geboren. 11 Patientinnen starben im Verlaufe der Schwangerschaft. Von den 34 Graviditäten nahmen 19 einen guten Ausgang für Mutter und Kind. Eine Unterbrechung der Gravidität ist damit nicht unbedingt indiziert, zumal wir heute in der Hormontherapie ein wirksames Mittel in der Hand haben. So beschreiben die eben zitierten Autoren eine eigene Beobachtung, bei der während der Gravidität 900 mg Corticosteron gegeben wurden. Am Tage der Entbindung erhielt die Patientin 40 mg und 100 mg in den ersten Tagen des Wochenbettes. Gravidität und Geburt verliefen normal, nur die Laktation blieb aus.

Als Krise bezeichnen wir einen Zustand plötzlicher und häufig unerwarteter Verschlechterung. Oft sind es sehr geringfügige Anlässe, wie körperliche Anstrengungen, banale Infekte, Diätfehler usw., die einen derartigen Zustand auslösen. In der Krise besteht eine volle Dekompensation, ein vollständiges Versagen der Nebennierenrindenfunktion. Die Kranken sind äußerst hinfällig, der Puls ist beschleunigt, der Blutdruck stark erniedrigt, die Extremitäten sind cyanotisch und kühl. Jetzt können Veränderungen im Ekg. auftreten, die für einen Myokardschaden sprechen. Die Körpertemperatur ist erniedrigt, und es besteht auch subjektiv ein Frost- und Kältegefühl. Eine Nahrungsaufnahme ist nicht mehr möglich. Eine Analyse des Blutes deckt jetzt eine Verminderung der Natrium- und Chlorionen und eine Vermehrung der Kaliumionen auf (s. Tabelle 12). Tritt keine Besserung ein, die spontan möglich, aber heute auch durch die Hormonbehandlung erzielbar ist, so entwickelt sich ein Koma, in dem die Patienten sterben.

Tabelle 12. Blutchemische Veränderungen, die bei ADDISON-Kranken beobachtet wurden [1] (nach RYNEARSON, SNELL und HAUSNER).

	Normalwert (Grenzbereich)	Während des chronischen Stadiums	In akuter Nebennireninsuffizienz (ADDISONsche Krise)
Serum Na mg für je 100 ccm	308—334		238—302
Serum K mg für je 100 ccm	15,9—26,3 [2]		15,2—32,9
Serumchloride als NaCl mg für je 100 ccm	544—627	Werte an der unteren Grenze der Norm	472—620
Alkalireserve ccm in je 100 ccm Plasma	50,0—72,0		31,0—61,7
Blutzucker mg-%	70—115		40—86
Urea mg-%	12—45		12—110

II. Pathologische Anatomie und Ätiologie.

Die häufigste Ursache der ADDISONschen Krankheit ist die Tuberkulose. Sie kann in jeder Form als käsige Einschmelzung, als Fibrose und als Cirrhose auch mit Kalkeinlagerungen auftreten und zerstört die Nebennieren weitgehend. In der Regel sind Rinde und Mark gleichzeitig erkrankt. Im übrigen Körper finden sich noch andere Lokalisationen der Tuberkulose, doch können die Nebennieren den einzig aktiven Prozeß der Erkrankung enthalten. Außer der Tuberkulose kommen noch Hypoplasie, Syphilis Amyloidose und Carcinom als Ursache in Frage. Nach einer neueren, an einem Material von 566 Fällen aufgestellten Statistik GUTTMANNs fanden sich in 68,3% der Fälle eine Tuberkulose, in 19,4% eine primäre Atrophie, in 1,7% eine Amyloidose und in 1,2% ein Tumor als Ursache der ADDISONschen Krankheit.

Die Hypoplasie oder Sklerose der Nebenniere beansprucht ein erhöhtes Interesse, da die von verschiedensten Seiten publizierten Mitteilungen in den letzten Jahren erkennen lassen, daß sie deutlich im Ansteigen begriffen ist (WELLS und Mitarbeiter). In der MAYO-Klinik waren z. B. 1929 bei 28 Fällen 24mal die

---

[1] Der in der Tabelle angeführte Grenzbereich zeigt, daß in einigen Fällen akuter Nebennireninsuffizienz nur geringe blutchemische Veränderungen auftreten, wenngleich in der Regel — entsprechend der Schwere des Krankheitsbildes — charakteristische Verschiebungen vorhanden sind.

[2] Normalwerte höher als 21 mg werden selten gefunden.

Tuberkulose und 3mal eine Atrophie die Ursache. Seit dieser Zeit kamen 19 Fälle zur Beobachtung, in denen 9mal eine Tuberkulose und 9 Atrophien gefunden wurden. Als Ursache der Nebennierenrindenatrophie hat man von jeher an toxische Einflüsse gedacht, obwohl sich sichere Anhaltspunkte in diesem Sinne noch nicht ergeben haben. WELLS wies experimentell nach, daß Germanin eine Schädigung der Nebennierenrinde bewirken kann und beschrieb eine Beobachtung bei einer 57jährigen Frau mit einem Pemphigus vulgaris und einer Nebennierenschädigung, die er auf das Germanin, mit dem sie behandelt worden war, zurückführte. Neuere amerikanische Arbeiten geben allerdings eine völlig andere, recht interessante Deutung. Es ist schon lange bekannt, daß bei ADDISONscher Krankheit in dem Hypophysenvorderlappen ein Schwund der basophilen Zellen eintritt. NICHOLSON fand nun, daß bei nebennierenlosen Hunden, die lediglich durch Kochsalzzufuhr längere Zeit am Leben erhalten wurden, die Hypophyse völlig normal war, und bei Hypophysen von an Addison Verstorbenen stellte er nur dann einen Schwund der basophilen Zellen fest, wenn der Erkrankung eine Atrophie und nicht, wenn ihr eine Tuberkulose zugrunde lag. Aus diesen Beobachtungen würde sich der Schluß ergeben, daß die Ursache der Atrophie in dem Schwund der basophilen Zellen der Hypophyse gelegen ist, und damit wäre diese Form der ADDISONschen Krankheit als Folge einer Atrophie der Nebenniere das Gegenstück zu dem Morbus Cushing. BERBLINGER bezweifelt allerdings die Richtigkeit der Befunde von NICHOLSON, daß sich bei ADDISONscher Krankheit tuberkulöser Ätiologie in dem Hypophysenvorderlappen keine Veränderungen finden.

Der Symptomenkomplex der Nebennereninsuffizienz entwickelt sich beim Menschen erst dann, wenn annähernd 90% der Rinde zugrunde gegangen sind. Mit diesen Befunden stehen allerdings einige Tatsachen im Widerspruch. So sind gelegentlich Fälle beschrieben worden, in denen ein Befund an der Nebennierenrinde überhaupt nicht erhoben werden konnte, doch sollen diese nach GROLLMANN einer ernsthaften Kritik nicht standhalten. EHRMANN und DINKIN beobachteten gelegentlich, daß nur eine Nebenniere zerstört war, während die andere intakt blieb, und nehmen an, daß die andere Nebenniere in funktioneller Hinsicht versagt haben muß. In der Regel ist das Nebennierenmark mit zerstört, doch gibt es einige Fälle, bei denen das Mark völlig intakt blieb, aus denen geschlossen werden kann, daß die Zerstörung des Nebennierenmarkes auf die Entwicklung des Krankheitsbildes ohne Einfluß ist. Der gesamte Symptomenkomplex der Nebennereninsuffizienz beim Menschen steht in weitgehender Übereinstimmung mit den Beobachtungen am Tier nach operativer Entfernung der Nebennieren. Durch die uns heute zur Verfügung stehenden Rindenextrakte kann der gesamte Symptomenkomplex auch beim Menschen, wenn die Erkrankung noch nicht zu weit vorgeschritten ist, beseitigt werden. Aus diesen Tatsachen ergibt sich der eindeutige Schluß, daß die ADDISONsche Krankheit die Folge eines Ausfalles des Nebennierenrindenhormons ist. Es gibt nur ein Symptom, das sich im Tierversuch nicht reproduzieren läßt, das ist die *Melanodermie*. Früher hat man mit BLOCH versucht, die Melanodermie durch einen gestörten Aufbau des Adrenalins zu erklären, da die für das Adrenalin in Frage kommende Muttersubstanz Dopa auch die Muttersubstanz des Melanins ist. Doch kann diese Theorie nicht mehr aufrecht erhalten werden. Einmal gibt es zweifelsfrei Fälle, bei denen die Pigmentation fehlt oder nur sehr gering ausgebildet ist, zum anderen haben die neueren Beobachtungen gezeigt, daß unter Rindenhormonbehandlung in Kombination mit Vitamin C eine Rückbildung der Pigmentationen stattfindet. Ein Mangel an Vitamin C allein kann aber auch nicht die Ursache sein, da die entsprechenden Mangelkrankheiten nicht zu einer Hyperpigmentation führen. Das Problem läßt sich heute noch nicht lösen. · Aus diesen Tatsachen ergibt sich nur so viel, daß auch die vermehrte Pigmentation mit der Funktion der Rinde in einem Zusammenhang stehen muß.

III. Verlauf.

Die klassische ADDISON-Krankheit entwickelt sich langsam und erstreckt sich im Durchschnitt über einen Zeitraum von 1—3 Jahren. Die am längsten beobachteten Fälle dauerten 10—12 Jahre. Bei tuberkulöser Ätiologie liegt die Krankheitsdauer gewöhnlich unter 1 Jahr. Diese Zahlen stützen sich aber alle noch auf die Zeit vor Einführung der Hormonbehandlung. Durch die Hormonbehandlung haben sich diese Zeiten wesentlich geändert. Eine Krankheitsdauer von mehreren Jahren ist auch bei tuberkulöser Ätiologie heute die Regel. Spontane Remissionen sind durchaus möglich, so daß sich das Krankheitsbild in der Regel in Schüben entwickelt. Nach jedem neuen Schub liegt dann allerdings das in der Remission erreichte Niveau tiefer als vorher. Das Finalstadium entwickelt sich meistens plötzlich und überraschend bzw. aus sehr geringfügigen Anlässen. Der Tod kann in einem komaähnlichen Zustand eintreten, zuweilen führen die als ADDISON-Krisen bezeichneten akuten Verschlechterungen aber auch spontan wieder zu einer Besserung. Von den im Vorhergehenden aufgezählten Symptomen können einzelne derart im Vordergrund stehen, wie die Melanodermie oder die gastro-intestinalen Erscheinungen, daß das ganze Krankheitsbild von ihnen beherrscht wird. Man spricht von sog. monosymptomatischen Formen. Außer dem klassischen Addison kennen wir noch eine Reihe von anderen, der Nebenniereninsuffizienz zuzurechnenden Erkrankungen.

IV. Krankheitsformen.

a) Die akute Nebenniereninsuffizienz. Bei dem klassischen Addison macht man die Beobachtung, daß geringfügige Anlässe, wie kleine chirurgische Eingriffe, Infekte und psychische Insulte, akute Verschlechterungen auslösen können. Es gibt nun Fälle, in denen eine latente Nebenniereninsuffizienz, ohne wesentliche Symptome auszulösen, bei chirurgischen Eingriffen oder aus anderen geringfügigen Anlässen ganz akut manifest wird und dann meistens innerhalb weniger Stunden bis Tage zum Tode führt. In derartigen Fällen wird gewöhnlich das Bild einer akuten abdominalen Erkrankung mit schwerster Kreislaufinsuffizienz, die sich im niedrigen Blutdruck, Cyanose, kühlen Extremitäten und kleinem fliegenden Puls äußert, beobachtet. Es sind aber auch Fälle bekannt, in denen Krämpfe epileptiformer Natur auftraten. Dies ist besonders bei Neugeborenen und Säuglingen der Fall, bei denen die Ursache in Blutungen in den Nebennieren gelegen ist. Auch meningitische Formen mit Erbrechen, Kopfschmerz, Leibschmerz, aber ohne Kernig oder Nackensteifigkeit mit erhaltenem Bewußtsein wurden beschrieben. Außer dieser akuten Nebenniereninsuffizienz des frühen Kindesalters, die vielleicht mit den eigenartigen Umbauverhältnissen des Organs zusammenhängt (s. S. 271), wurde noch ein besonderes Krankheitsbild als das WATERHOUSE-FRIEDRICHSEN-Syndrom beschrieben, das unter dem Bild einer Sepsis, verbunden mit Krämpfen und schwersten Krankheitserscheinungen rasch zum Tode führt und bei dem Blutungen und Nekrosen in den Nebennieren ein sehr konstanter Befund sind. KAHLER sah bei Amyloidose beider Nebennieren infolge Tuberkulose eine akute Nebenniereninsuffizienz zum Ausbruch kommen, die sich unter abdominellen Symptomen entwickelte und innerhalb weniger Tage zum Tode führte. Eine große Zahl der Todesfälle nach geringfügigen chirurgischen Eingriffen (Hernienoperationen) und auch ein Teil der bisher dem Status thymico-lymphaticus zur Last gelegten Fälle, beruhen auf einem akuten Versagen der Nebennieren. Wenn man von traumatischen Blutungen absieht, ist für die Entwicklung des Krankheitsbildes eine latente Nebenniereninsuffizienz bzw. eine angeborene Schwäche die Voraussetzung. Die große Schwierigkeit liegt darin, derartige Patienten bereits vor den operativen Eingriffen zu kennen und richtig auszusondern. Zuweilen zeigen sie vorher bereits etwas verstärkte Pigmentationen, einen erniedrigten Blutdruck und eine Lymphocytose im Blutbild. Durch Röntgenaufnahmen der Nebennierengegend ist es mitunter möglich, Kalkschatten in den Nebennieren nachzuweisen.

b) Der Addisonismus. Als weitere Form kennen wir noch den *Addisonismus*, der auf einer primären Konstitutionsanomalie beruht und nicht selten familiär gehäuft auftritt. Das Vorhandensein von 2—3 für die ausgeprägte Erkrankung charakteristischen Symptomen wird zur Diagnose derartiger Zustände verlangt. Gastro-intestinale Symptome sind besonders häufig. Im kindlichen Alter bedingt der Addisonismus ein Zurückbleiben des Wachstums und eine verzögerte Pubertätsentwicklung. PENDE unterschied von dieser konstitutionellen Form noch eine sekundäre Form als Folge von Infektionskrankheiten, die zu einer Minderfunktion der Nebennierenrinde führt. Wie bereits bei der akuten Nebenniereninsuffizienz ausgeführt, sind es gerade diese Fälle von Addisonismus, die besonders gefährdet sind und leicht in eine akute Insuffizienz übergehen können.

V. Diagnose und Differentialdiagnose.

Von den Kardinalsymptomen der Erkrankung ist keines an sich so charakteristisch, daß es die Diagnose ohne weiteres gestattet. Dies gilt besonders von den Pigmentationen, die bei einer Reihe anderer Erkrankungen, wie Diabetes, Lebercirrhosen und gastro-intestinalen Störungen, auch zur Beobachtung kommen. Außerdem können die Pigmentationen beim Addison auch fehlen. Beweisend ist nur das Auftreten von Schleimhautpigmentationen. Auch die Hinfälligkeit und starke Ermüdbarkeit im Zusammenhang mit gastro-intestinalen Störungen sind zur differential-diagnostischen Abgrenzung gegenüber kachektischen Zuständen bei Tumoren usw. schwer verwertbar. In neuerer Zeit ist es wiederholt gelungen, Kalkschatten in der Nebennierengegend röntgenologisch nachzuweisen, und es wird sicher zu empfehlen sein, in allen zweifelhaften Fällen eine Röntgenaufnahme vorzunehmen (s. Abb. 71). Der negative Ausfall besagt nichts gegen die Diagnose. Von Funktionsproben kommt das Verhalten gegenüber Adrenalin in Frage. Amerikanische Autoren haben empfohlen, eine salzfreie Kost und hohe Kaliumzulagen zu geben. Doch ist dieses Vorgehen nicht ohne Gefahr, da es eine akute und irreparable Krise auslösen kann. Diese Probe ist bei Vorliegen einer Nebenniereninsuffizienz immer positiv, doch wurde sie auch bei Herzfehlern und Pleuritis als positiv beobachtet. Sie ist also nicht unbedingt beweisend (SAUER).

Sehr bewährt hat sich gerade auch in differentialdiagnostischer Hinsicht die Wasserprobe nach ROBINSON, POWER und KEPLER. Der Test stützt sich auf die Tatsache, daß beim Addisonkranken eine rasche Zufuhr von Wasser nicht von einer entsprechenden Ausscheidung gefolgt wird, während die Ausscheidung von Natrium und Chlor relativ fixiert bleibt. Der Test wird wie folgt durchgeführt:

Am Vortage wird gewöhnliche Kost gegeben ohne zusätzliche Kochsalzgabe und Flüssigkeit entsprechend dem Bedarf. Ab 18 Uhr wird keine Flüssigkeit mehr aufgenommen und um 22.30 Uhr die Blase entleert. Dann wird der Harn bis 7.30 Uhr am folgenden Morgen gesammelt. Die Menge wird gemessen. Der Patient erhält kein Frühstück. Um 8.30 Uhr wird die Blase wieder entleert und jetzt werden 20 ccm Wasser pro kg Körpergewicht gegeben.

Die Menge soll innerhalb von 45 Minuten getrunken werden. Harnentleerung um 9.30, 10.30, 11.30 und 12.30 Uhr. Jede Probe wird für sich gesammelt, die Menge der größten Probe gemessen. Falls der Patient nicht stündlich Wasser lassen kann, wird die 2-Stunden-menge bestimmt und auf den Stundenwert umgerechnet. Wenn eine der Stundenmengen größer als die Nachtmenge ist, liegt keine Nebenniereninsuffizienz vor. Ist das nicht der Fall, so muß der 2. Teil der Probe durchgeführt werden. Es wird eine Blutprobe entnommen und auf Urea und Chlor analysiert, ebenso der Harn der Nacht. Diese 4 Bestimmungen und die Volumenbestimmung der Probe 1 werden in folgender Gleichung zusammengestellt:

$$A = \frac{\text{Harn Urea (mg-\%)}}{\text{Plasma Urea (mg-\%)}} \times \frac{\text{Plasma Chlor (mg-\%)}}{\text{Urin Chlor (mg-\%)}} \times \frac{\text{Größte Stundenmenge des Harns}}{\text{Nachtmenge}}$$

Wenn A größer ist als 30, liegt keine Addisonsche Erkrankung vor, ist es kleiner als 25, so liegt mit größter Wahrscheinlichkeit eine solche Erkrankung vor, wenn eine Nephritis ausgeschlossen werden kann.

Besonders schwierig ist die Diagnose der latenten Fälle, auf die oben bereits hingewiesen wurde. Pigmentationen, leichte Ermüdbarkeit in körperlicher wie in psychischer Hinsicht, ein kleines Herz und Hypotension sind Symptome, die immer den Verdacht auf einen latenten Addison erwecken. In solchen Fällen sollte man mit jedem Eingriff besonders vorsichtig und zurückhaltend sein. Die konstitutionelle

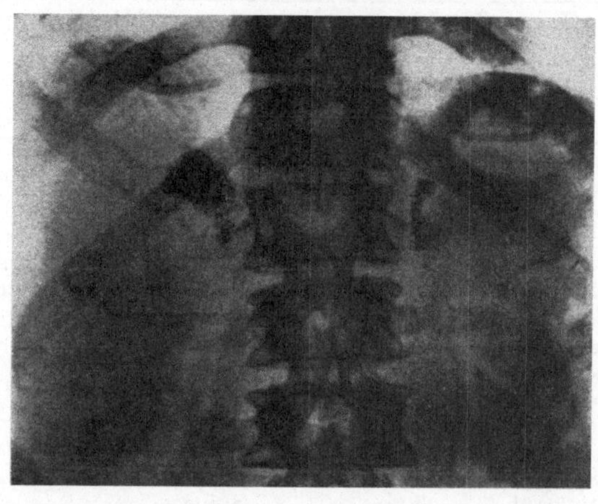

Abb. 71. Verkalkungen der Nebennieren bei Addisonscher Krankheit. (Nach Assmann.)

Schwäche der Nebennierenfunktion ist in den Fällen, in denen auch andere Familienmitglieder den Symptomenkomplex darbieten, leichter zu erkennen.

VI. Prognose.

Die Prognose der Addisonschen Krankheit richtet sich nach dem Grundleiden. Die Prognose der tuberkulösen Fälle ist schlechter als die anderer Ätiologie. Dies gilt insbesondere dann, wenn noch andere aktive tuberkulöse Prozesse im Körper nachweisbar sind oder im Verlaufe der Erkrankung aufflackern. So ist die Todesursache nicht selten eine Miliartuberkulose. Die Prognose der übrigen Fälle hat sich durch die Einführung der Hormontherapie und einer in bezug auf die Mineralstoffe richtig zusammengesetzten Nahrung wesentlich verbessert. Nach einer Statistik der Mayo-Klinik starben im Jahre 1935 8 Fälle von 17 und im Jahre 1936 3 von 14. Die Prognose bleibt selbstverständlich immer noch ernst, doch hat sie sich im Vergleich zu der Machtlosigkeit, mit der wir Ärzte der Krankheit noch vor einigen Jahren gegenüberstanden, ganz erheblich gebessert.

VII. Therapie.

Vor wenigen Jahren noch gab es überhaupt keine wirksame Therapie der Addisonschen Krankheit. Die Prognose war infaust. Heute hat sich das Bild grundlegend gewandelt. Die Einführung wirksamer Nebennierenrindenextrakte durch Swingle und Pfiffner waren der erste grundlegende Schritt. Diesem folgte bald die synthetische Herstellung der wirksamsten Rindenfraktion des Desoxycorticosterons. Über die Besonderheiten der Hormontherapie wird an anderer Stelle ausführlich berichtet (s. S. 303). Durch eine Kost, die reich an

Natrium und Chlor und arm an Kalium ist, ist es möglich, die Hormontherapie noch wirksamer zu gestalten und außerhalb der Krisenzeiten ganz auf sie zu verzichten. Hormonbehandlung und diätetische Maßnahmen gehören daher heute, ähnlich wie in der Behandlung des Diabetes, auch in der des Addison unbedingt zusammen. Da das therapeutische Vorgehen in der Krise und außerhalb der Krisenzeiten verschieden ist, soll beides getrennt besprochen werden.

Tabelle 13.

Kaliumgehalt einzelner Gemüsearten (ausgedrückt in Milligramm für je 100 g).

Gruppe I	Gruppe II	Gruppe III	Gruppe IV	Gruppe V	Gruppe VI
		Durchschnittsgehalt an Kalium			
75 mg	125 mg	200 mg	300 mg	400 mg	500 mg
		Frisches Gemüse.			
		Artischocken	Kraut	Runkelrüben	Kartoffel
		Spargel	Rotkraut	Kohlsprosse	Spinat
		Maiskolben	Mohrrübe	Pilze	
		Maisbrei	Blumenkohl	Süße Kar-	
		Lauch	Sellerie	toffel	
		Zwiebel	Grünsalat	Kohlrabi	
		Rettich	Erbse		
			Tomate		
		Kaliumgehalt des Gemüses nach besonderer Zubereitung.			
Spargel	Blumenkohl	Kohlsprossen			
Mohrrübe	Kraut	Spinat			
Zwiebel	Kohlrabi				
	Erbse				
	Kartoffel				
	Bohne				
	Tomate				

Behandlung der Krise. Bei der akuten Nebenniereninsuffizienz wird sofort eine intravenöse Injektion von 1000 ccm einer 1 % NaCl- und 0,5 % Na-citr.-Lösung mit Zusatz von 100 g Glucose vorgenommen. Der Infusion werden 10—50 ccm eines Nebennierenrindenextraktes zugesetzt. In sehr schweren Fällen, die sich nach dieser Infusion noch nicht merklich erholen, sind noch größere Hormonmengen erforderlich. Das in öliger Lösung befindliche Desoxycorticosteron kann natürlich nicht intravenös gegeben werden, sondern nur intramuskulär. Hier ist sicher das wasserlösliche Glukosid mit 100 mg in 5 ccm zur intravenösen Injektion besonders geeignet. Die Besserung des subjektiven Befindens und der Anstieg des Blutdruckes sowie die Normalisierung des gestörten Blutchemismus zeigen das Schwinden des akut bedrohlichen Zustandes an. Jetzt wird die Hormonbehandlung langsam abgebaut.

Die Dauerbehandlung der Addison-Kranken. Das Prinzip der durchzuführenden Ernährung ist eine natrium- und chlorreiche und eine kaliumarme Kost. Rohkost ist wegen ihres Kaliumreichtums völlig kontraindiziert! Abgesehen davon, daß die Speisen reichlich gesalzen werden, empfiehlt die MAYO-Klinik die tägliche Gabe von 1 l einer Limonade, die 10 g Kochsalz und 5 g Natriumcitrat enthält. Die Nahrung soll nach Möglichkeit nicht mehr als etwa 2 g Kalium enthalten. Da Tee und Kaffee besonders kaliumreich sind, werden diese am besten ganz untersagt, bzw. auf 1 Tasse pro Tag beschränkt. Von den Brotsorten ist Weißbrot erlaubt, Schwarzbrot verboten. Kalium ist in erster Linie in dem Gemüse und in etwas kleineren Mengen im Fleisch enthalten.

Tabelle 14. Kaliumgehalt einzelner Fruchtsorten (in Milligramm für je 100 g).

Gruppe I	Gruppe II	Gruppe III	Gruppe IV	Gruppe V
Durchschnittsgehalt an Kalium				
75 mg	125 mg	200 mg	300 mg	400 mg
Schwarzbeere	Apfel	Kirsche	Aprikose	Banane
Preiselbeere	Citrone	Schwarzbeere	Süßmelone	Limone
Granatapfel	Birne	Stachelbeere	Johannisbeere	
Wassermelone	Erdbeere	Grapefrucht	Grüne Feige	
		Weinbeere	Maulbeere	
		Apfelsine	Ananas	
		Pfirsich	Pflaume	
		Himbeere		
		Pflaume, rot		
Büchsenfrucht.				
Birne	Pfirsich	Grapefrucht		
	Ananas	Aprikose		

Um den Kaliumgehalt dieser Nahrungsbestandteile herabzusetzen, muß nach dem Vorgehen von Victor das Gemüse klein zerschnitten und mit der 8fachen Menge Salzwasser angesetzt werden. Nach dem Kochen (s. Tabelle) werden die Gemüse mit Salz und Butter angerichtet. Fleisch wird in Stücke geschnitten, in Pergamentpapier eingewickelt und mit der 8fachen Menge Salzwasser (2 Teelöffel Kochsalz pro Liter) 2 Stunden gekocht. Das verdunstete Wasser muß immer wieder ersetzt werden. Der in dem Pergamentsack enthaltene Fleischsaft kann als Tunke Verwendung finden. Man erzielt dadurch ohne geschmackliche Beeinflussung eine Reduktion des Kaliumgehaltes um 60—70%.

Tabelle 15. Zeittafel für das Kochen einiger Gemüsearten.

Gemüse	Menge (Schalen)	Wasser (Schalen)	Zeit in Min.	Art der Zubereitung
Spargel	1	8	10	
Kraut.	1	8	10	
Blumenkohl . .	1	8	10	
Spinat	1	8	10	
Erbse.	1	6	20—30	
Bohne	1	8	20—35	
Kartoffel . . .	1	6	15—25	
Tomate	1	6	30	in Pergamentpapier
Mais	1	6	30	„
Runkelrübe . .	1	6	40	„

Die Kranken fühlen sich bei dieser Ernährung auch ohne Hormonbehandlung wohl und arbeitsfähig. Sie bedürfen aber einer ständigen Überwachung und werden am besten selbst über ihren Zustand aufgeklärt, um bei den geringsten Zeichen einer Störung, die sich häufig durch schlechtes Allgemeinbefinden und intestinale Symptome anzeigen, Hormon zu injizieren. Dasselbe ist vorbeugend notwendig bei irgendwelchen Belastungen, wie besonders an heißen Tagen, bei banalen Infektionen, stärkeren körperlichen Anstrengungen usw. Nach Hormonvorbehandlung können die Patienten auch operiert werden und verhalten sich wie Normale, während früher jeder operative Eingriff nahezu mit dem Tode gleichbedeutend war.

Die Hormonbehandlung kann noch unterstützt werden durch Zusatz von Ascorbinsäure. Unter dieser Therapie ist ein Rückgang der Pigmentationen in der letzten Zeit wiederholt beschrieben worden. Auch dem Cystein als einem weiteren „Biokatalysator" wird nach den günstigen Berichten von RIVOIR ein fördernder und hormonsparender Einfluß zugeschrieben (THADDEA).

Die Lebensaussichten des Kranken hängen heute weitgehend von seiner Lebensführung und der Durchführung der eben geschilderten Maßnahmen ab. Ähnlich wie bei dem Diabetes ist eine aktive Mitarbeit des Patienten notwendig und eine ständige Überwachung durch den behandelnden Arzt, dem hier eine neue Aufgabe erwächst! (Hormonbehandlung s. S. 303).

D. Hyperfunktion der Nebennierenrinde.
Nebennieren und Sexualität.

Die Beziehungen der Nebennieren zu der Sexualität ergeben sich eindeutig aus eindrucksvollen klinischen Beobachtungen bei bestimmten Adenomen oder malignen Tumoren der Nebennierenrinde. In den letzten Jahren ist dieser Fragenkomplex Gegenstand zahlreicher Untersuchungen gewesen, die unsere Kenntnisse erheblich vermehrt und einiges Licht in ein bisher recht schwierig verständliches Kapitel der pathologischen Physiologie der inneren Sekretion geworfen haben. Da die klinischen Beobachtungen immer wieder der Ausgangspunkt der Forschung gewesen sind, soll zunächst über die Krankheitsbilder berichtet werden.

I. Das genito-adrenale Syndrom (Interrenalismus, Virilismus).

Das genito-adrenale Syndrom ist nicht sehr häufig und tritt fast ausschließlich bei Frauen auf. Über die wenigen bei Männern beobachteten Erkrankungen soll später berichtet werden.

Die Krankheit tritt nicht selten familiär gehäuft auf. Nach WILKINS u. Mitarbeiter ist dies bereits 11mal beobachtet worden, derart, daß in derselben Familie Pubertas praecox und Pseudohermaphroditismus beobachtet wurden.

a) Symptomatologie. Die Kardinalsymptome der Erkrankung sind: Hirsutismus, Umschlag des Körperbaues und der sekundären Geschlechtsmerkmale zum männlichen Typ. Wachstum der Klitoris und psychische Störungen.

Der *Hirsutismus* entwickelt sich wie der gesamte Symptomenkomplex relativ langsam. Zunächst tritt eine vermehrte Behaarung am Kinn auf, die schließlich die Frauen dazu zwingt, sich zu rasieren. Gleichzeitig nimmt die Körperbehaarung langsam zu, und zwar nicht nur an den Stellen normaler Behaarung, sondern auch an Brust, Nabelgegend, Brustwarzen und Extremitäten.

Entwickelt sich das Krankheitsbild vor der Pubertät, bevor der normale Sexualcharakter des Körperbaues zur vollen Entwicklung gelangt, so kann ein *völlig männlicher Körperbau* resultieren mit breiter kräftiger Brust, schmalem Becken und breitem Schultergürtel. Das Fettpolster entwickelt sich nur spärlich, die Muskulatur ist für eine Frau ungewöhnlich kräftig. Die Stimme erhält einen tiefen Klang und der Kehlkopf zeigt eine kräftige Ausbildung wie sonst nur beim Manne. Bei einer Entwicklung jenseits der Pubertät finden wir einen angedeuteten männlichen Körperbau mit relativer Armut des Fettpolsters, guter Entwicklung der Muskulatur und Rückbildung der Mammae bzw. Ersatz der Drüse durch Fett. Die Haut ist trocken und abschilfernd und neigt zu Acne und Ekzem. Es besteht eine Neigung zur Acne.

Die *weiblichen Genitalien* zeigen eine Atrophie und mangelnde Entwicklung, die dem männlichen Geschlecht entsprechenden Teile vergrößern sich. Die äußeren Labien sind klein, die Klitoris wächst, evtl. kommt es zur Bildung eines Praeputiums. Die Vagina ist eng und klein, Uterus und Cervix sind infantil. In den Ovarien wurde bei Operationen eine cystische Degeneration festgestellt. Eine Menstruation tritt überhaupt nicht auf, oder es sind nur sehr spärliche und unregelmäßige Blutungen vorhanden.

Die Patientinnen fühlen sich krank und klagen über mancherlei Beschwerden, wie Kopfschmerzen und im Widerspruch zu ihrem kräftigen Körperbau über ein allgemeines Schwächegefühl. Sie leiden unter der sich langsam vollziehenden Änderung sehr stark, besonders dann, wenn eine rein weibliche Entwicklung mit normalem Sexualempfinden voraufging. Die Sexualität und das Sexualempfinden sind in der verschiedensten Form immer gestört. Beschrieben werden Frigidität, Homosexualität und Autosexualität. Die Kranken sind sich dieser körperlichen wie psychischen Änderungen im hohen Maße bewußt.

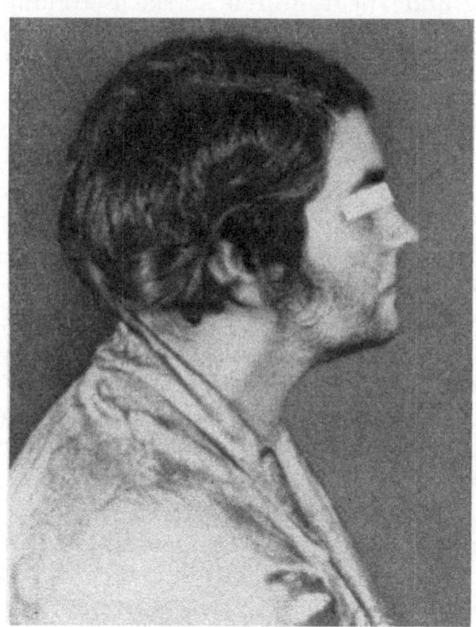
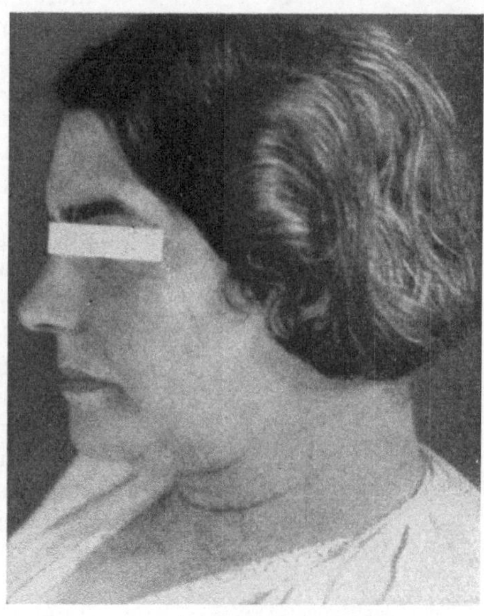

a   b

Abb. 72a und b. Genito-adrenales Syndrom mit starkem Hirsutismus bei 40jähriger Frau. Beginn der Krankheitszeichen bereits im 14. Lebensjahr. Im Harn androgenes Hormon. a vor und b 8 Tage nach operativer Beseitigung der linken Nebenniere, die eine deutliche fuchsinophile Reaktion zeigte. (Nach BROSTER und Mitarbeiter.)

Je nachdem, zu welchem Zeitpunkt sich die Erkrankung entwickelt, können wir verschiedene Formen unterscheiden. Sind die Veränderungen bereits bei der Geburt vorhanden, so ist es zu der Entwicklung des Krankheitsbildes schon im Fetalleben gekommen. Es handelt sich dann um den Pseudohermaphroditismus femininus, d. h. also um Individuen, bei denen die Keimdrüsen weiblich, die äußere Gestaltung der primären und sekundären Geschlechtsmerkmale mehr oder weniger männlich sind. Es handelt sich hier um Zwitterbildung auf hormonaler Grundlage. Bei Entwicklung in der Pubertät ist ein weitgehender Umschlag zu dem männlichen Typ auch in bezug auf die Interessensphäre und das ganze psychische Verhalten die Regel, entsprechend den oben dargelegten tiefgreifenden Störungen des Körperbaues (primärer Virilismus). Am häufigsten sehen wir die Erkrankung zur Zeit bzw. kurz nach der Pubertät (sekundärer Virilismus) (s. Abb. 72). Hier finden wir den oben beschriebenen Typ oder etwas seltener Formen, in denen sich noch Störungen anderer endokriner Drüsen hinzugesellen. Es ist das Krankheitsbild, das ACHARD und THIERS als „Diabetes der bärtigen Frauen" beschrieben haben. Die Kombination von genitoadrenalem Syndrom mit Diabetes ist nicht sehr häufig. Nach SHEPARDSON und SHAPIRO wurde sie nur 18 mal in der Weltliteratur beschrieben. Die Entwicklung des Diabetes hat demnach mit der Grundkrankheit unmittelbar nichts zu tun, sondern setzt eine besondere diabetische Anlage bzw. die Erkrankung auch des Pankreas und der Hypophyse voraus. Bei der Beschreibung der CUSHINGschen Krankheit (s. S. 91) wurde bereits darauf hingewiesen, daß in dem klinischen Bild des pituitären Basophilismus und des Interrenalismus so weitgehende Ähn-

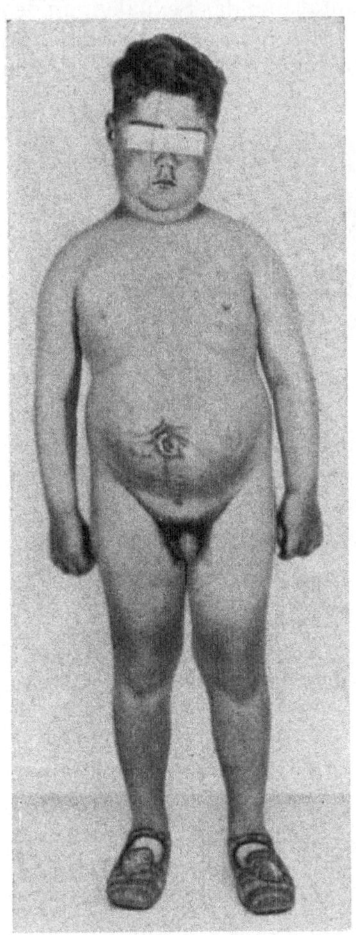

Abb. 73. Pubertas praecox bei einem 6¹/₂jährigen Jungen als Folge eines Carcinoms der Nebennierenrinde. (Nach BROSTER und Mitarbeiter.)

lichkeiten bestehen können, daß die Differentialdiagnose nur durch eine Probelaparotomie zu klären ist. Im allgemeinen zeichnen sich die Fälle, denen eine Erkrankung der Nebennieren zugrunde liegt, durch starke Betonung des genitoadrenalen Syndroms aus. Schließlich kennen wir noch eine dritte, allerdings recht seltene Form, die sich im Klimakterium entwickelt. Wir müssen dabei nur davon absehen, daß im Klimakterium Zeichen einer Vermännlichung geringen Grades nicht selten sind.

Ein analoges Syndrom beim Manne mit Umschlag des männlichen Sexualcharakters zu dem weiblichen Typ wurde sehr selten, aber doch mit Sicherheit gelegentlich beobachtet. Nach SIMPSON sind in der ganzen Weltliteratur bis jetzt sechs sichere Fälle beschrieben worden. Es entwickelt sich zunächst eine Schwellung der Brust, es kommt zur Ausbildung einer Brustdrüse evtl. auch mit geringer Milchsekretion, Libido und Potenz lassen nach, die Genitalorgane werden kleiner, das Körpergewicht nimmt zu, die Haut wird glatt und weich und der Bartwuchs spärlich. Nach ROHOLM und TEILUM, die eine 7. derartige Beobachtung beschrieben, war die Oestronausscheidung in drei bisher in dieser Hinsicht untersuchten Fällen stark vermehrt und betrug 3—5000 ME, auch die Ausscheidung der 17-Ketosterine war etwas erhöht.

b) Pubertas praecox bei Nebennierenrindentumoren. Tumoren der Nebennierenrinde liegen einer Reihe von Fällen mit Pubertas praecox bei männlichen Individuen ohne gleichzeitigen Umschlag des Sexualcharakters zugrunde (s. Abb. 73). Bei diesen Kindern ist die Ausbildung der Muskulatur besonders kräftig (kindlicher Herkules). Die Stimme ist tief und voll. Die äußeren Genitalien zeigen ein vermehrtes Wachstum. Der Haarwuchs ist sehr intensiv, die Sekundärbehaarung voll entwickelt, die Augenbrauen sind kräftig. Auch das Wachstum zeigt eine Beschleunigung. Es kann zum Hochwuchs kommen. Das Krankheitsbild zeigt also weitgehende Ähnlichkeit mit Fällen, die bei Zirbeltumoren bzw. Zwischenhirngeschwülsten beobachtet werden, nur daß es bei den hier zur Rede stehenden Fällen von Pubertas praecox nicht zur Bildung von reifen Spermatozoen kommt, auch die psychische Entwicklung der Sexualität erreicht nicht den Grad von Frühreife, den wir bei den anderen Fällen zu sehen bekommen. Priapismus und Masturbation fehlen. Es besteht also im strengen Sinne des Wortes keine eigentliche Pubertas praecox (s. S. 339 ff.).

c) **Pathologische Anatomie.** Bei allen eben erwähnten Krankheitsbildern finden sich pathologisch-anatomische Hypertrophien der Nebennierenrinde, Adenome oder Carcinome. Bei der Pubertas praecox wie bei den seltenen Fällen von Feminisierung bei Männern hat es sich bisher immer um maligne Tumoren gehandelt. WILKINS u. Mitarbeiter haben jetzt über den ersten Fall von Pubertas praecox bei einem Knaben von $3^1/_2$ Jahren berichtet, bei dem nicht ein Tumor der Nebennierenrinde, sondern eine doppelseitige Hyperplasie der androgenen Zone gefunden wurde. Der Knabe verstarb unter den Zeichen der Nebennieren-insuffizienz, da die androgenen Zellen alles übrige Rindengewebe verdrängt hatten. Tod an Nebenniereninsuffizienz hat auch McGAVACK in 2 Fällen von Carcinom der Rinde und genito-adrenalem Syndrom beobachtet. In 52% der Fälle sind die Gewichte der Nebennieren nach VINES nicht erhöht und in 12% sogar unter der Norm. In 33% aller Menschen sind nach DIETRICH und SIEGMUND überdies Adenome vorhanden, die keine Symptome auslösen. In diese besonders unbefriedigenden Befunde brachte die Mitteilung von VINES eine Klärung, der feststellte, daß in nahezu allen Fällen von genito-adrenalem Syndrom in den Zellen der Nebennierenrinde Granula vorhanden sind, die sich mit Ponceaufuchsin rot färben. Auf die große Bedeutung dieses Verhaltens soll später noch näher eingegangen werden. Der Sitz der Tumoren ist nicht immer die Nebenniere, sondern gelegentlich wurden auch versprengte Nebennieren im Ligamentum latum oder auch im Ovar nachgewiesen, die als Ursache des Syndroms angesprochen werden mußten. GRAWITZsche Tumoren sind nur sehr selten die Ursache des Syndroms gewesen. Die Carcinome neigen sehr zur *Metastasenbildung.* Die feminisierenden Carcinome ließen in ihrem histologischen Bau keine Besonderheit erkennen (ROHOLM und TEILUM). Von den übrigen pathologisch-anatomischen Befunden sei erwähnt, daß die Ovarien atrophisch sind und eine cystische Degeneration aufweisen.

d) **Diagnose und Differentialdiagnose.** Die Diagnose einschlägiger Fälle ist auf Grund der eindrucksvollen Symptome nicht schwierig. Die differential-diagnostische Abgrenzung gegenüber dem Hermaphroditismus, dem Morbus Cushing und der Pubertas praecox bei Zirbeltumoren kann jedoch äußerst schwierig sein. Der Hermaphroditismus kommt dann in Frage, wenn das Syndrom bereits seit frühester Kindheit bestanden hat. Durch Untersuchung oder evtl. durch eine Operation muß festgestellt werden, ob evtl. Hodengewebe an irgendeiner Stelle vorhanden ist. Über die Abgrenzung gegenüber dem Morbus Cushing s. S. 91. Die Pubertas praecox bei Rindencarcinomen führt zu keiner Reifung der Hoden und im Gegensatz zu den Zirbeltumoren auch nicht zu einer Entwicklung des Sexualtriebes. Von großer differential-diagnostischer Bedeutung verspricht der Nachweis androgener Substanzen im Harn zu werden, wie vor allem auch der Nachweis der 17-Ketosterine, über den später noch berichtet werden soll.

e) Die **Prognose** hängt von der Art der zugrunde liegenden Nebennieren-erkrankung ab. Bei Carcinomen ist sie relativ schlecht, da diese sehr zu Metastasen neigen. Bei Rindenhypertrophien und Adenomen ist das Leben als solches nicht bedroht, doch ist mit einer spontanen Besserung kaum zu rechnen. Die Operation bietet hingegen die Möglichkeit einer Restitutio ad integrum.

f) **Therapie:** Als einzige Behandlung kommt die Operation in Frage. Wenn die Diagnose nicht eindeutig geklärt werden kann, ist die Probelaparotomie erforderlich. Die Indikation zur Operation ist damit im Grunde genommen

in jedem Fall von genito-adrenalem Syndrom gegeben, nur muß der Allgemeinzustand des Kranken so beschaffen sein, daß man ihm einen derartigen Eingriff,
der bei der hohen Anfälligkeit gegenüber Infektionen für die Kranken immer
eine Gefährdung bedeutet, zumuten kann. BROSTER hat jetzt über ganz ausgezeichnete Erfolge berichtet, die auch in solchen Fällen, in denen die Nebennieren
nicht wesentlich vergrößert waren, durch Entfernung einer scheinbar normalen
Nebenniere erzielt wurden. Die abnorm gebildeten Haare fallen aus bzw. lassen
sich schmerzlos ausziehen. Die Klitoris wird wieder kleiner, der Körper nimmt
wieder den weiblichen Typ an, und auch in psychischer Hinsicht wie auch bezüglich der Sexualempfindung treten wieder normale Verhältnisse ein. Durch
Röntgenbestrahlung sind bisher noch keine nachhaltigen und eindeutigen Erfolge
erreicht worden.

II. Ätiologie des genito-adrenalen Syndroms.

Beziehungen zwischen Nebennierenrinde und Sexualdrüsen ergeben sich
zunächst entwicklungsgeschichtlich, worauf schon WIESEL u. a. hingewiesen
haben. Die Nebennierenrinde und die Gonaden haben einen gemeinsamen,
anatomisch sehr eng benachbarten Ursprung aus mesodermalem Gewebe. Nicht
selten finden sich auch versprengte Nebennierenkeime in den Ovarien.

GROLLMANN hat darauf hingewiesen, daß sich in den Nebennieren vieler Tiere, besonders
ausgeprägt bei der Maus, eine Zone findet (X-Zone), die in ihrer Ausbildung Beziehungen
zu der Sexualität aufweist. Bei der infantilen Maus findet sich diese Zone zwischen Zona
reticularis und Mark aus hellen wenig granulierten Zellen bestehend in beträchtlicher Ausdehnung. Beim männlichen Tier bildet sie sich mit der Pubertät völlig zurück, beim weiblichen Tier bleibt sie bestehen. Bei männlichen Kastraten tritt sie wieder auf. Ähnliche
Verhältnisse finden sich bei allen anderen Tieren, wenn auch nicht in derselben Ausprägung.
Auch bei menschlichen Neugeborenen soll diese Zone nach GROLLMANN vorhanden sein. Der
Umbau der Nebennieren und die Größenabnahme im ersten Lebensjahr beruhen nach diesem
Autor auf der Rückbildung dieser Zone. Diese X-Zone ist nun nach GROLLMANN derjenige
Abschnitt, in dem die Hormone gebildet werden, die die Sexualität beeinflussen. Bei genito-
adrenalem Syndrom sollen Reste dieser X-Zone der Ausgangspunkt für die Carcinome bzw.
Adenome sein. Diese an sich interessanten Befunde von GROLLMANN haben allerdings von
anderer Seite noch keine Bestätigung erfahren. Besonders fraglich erscheint es, ob beim
Menschen tatsächlich eine derartige X-Zone vorhanden ist und auch der Nachweis, daß Reste
dieser X-Zone der Ausgangspunkt für Adenome und Carcinome bei genito-adrenalem Syndrom sind, steht noch aus.

Bei Fällen von genito-adrenalem Syndrom mit Virilismus hat VINES, wie
bereits erwähnt, ein besonderes färberisches Verhalten der Rindenzellen festgestellt. Die Zellen, vorwiegend der Zona reticularis, in schwächerem Maße
aber auch diejenigen der fasciculata und glomerulosa färben sich mit Ponceaufuchsin intensiv rot. VINES spricht von einer „fuchsinophilen Reaktion". Dieses
Verhalten konnte er in 36 einschlägigen Fällen 34mal feststellen. Es war auch
in den Fällen, in denen ein Carcinom bestand, in dem Tumor nachweisbar. In
der Norm fehlt diese Reaktion ganz oder ist nur andeutungsweise vorhanden.
Zwischen dem Nachweis androgener Substanzen im Harn und den fuchsinophilen Zellen bestand eine direkte Beziehung (75% aller Fälle). Beim CUSHING-
schen Syndrom war die Reaktion nur in einem Teil der Fälle vorhanden. VINES
fand nun weiter, daß sich im 3. Embryonalmonat bei weiblichen wie männlichen
Feten ebenfalls ein fuchsinophiles Verhalten der Rindenzellen feststellen läßt.
Bei weiblichen Feten dauert dies aber nur von der 11.—15. Woche, während es
bei männlichen von der 9.—20. Woche nachweisbar ist. Da diese Zellen nach
der wohlbegründeten Auffassung des englischen Arbeitskreises (BROSTER, ALLEN,
VINES, PATERSON, GREENWOOD, MARRIAN, BUTLER) etwas mit der Bildung androgener Substanzen zu tun haben, müssen wir diese Periode in der Entwicklung

des weiblichen Fetus als eine heterosexuelle Entwicklungsphase ansehen. Sie verschwindet mit dem Auftreten der basophilen Zellen im Hypophysenvorderlappen. Dies spricht für die engen Beziehungen der fuchsinophilen Zone zu der Hypophyse, für die auch noch eine Reihe weiterer Anhaltspunkte vorhanden sind. Ungefähr in der 9. Woche ist die Differenzierung der Geschlechtsorgane zu einem Abschluß gekommen, und nach der 9. Woche tritt die fuchsinophile Zone in der Nebennierenrinde auf. Mit diesen Feststellungen steht die Tatsache in guter Übereinstimmung, daß das adreno-genitale Syndrom fast ausschließlich beim weiblichen Geschlecht auftritt. Auch das CUSHINGsche Syndrom mit seinen engen Beziehungen zum Interrenalismus wird dem Verständnis nähergebracht. Die fuchsinophile Reaktion ist nicht identisch mit der androgenen Zone GROLLMANNs.

Vom physiologischen Standpunkt aus ist die Frage einer Beeinflussung der Sexualdrüsen durch die Nebennieren sehr eingehend studiert worden. Auf die vielen Hinweise, die sich experimentell für die Wechselwirkung ergeben haben, soll hier nicht näher eingegangen werden, da sie für die Erklärung des genito-adrenalen Syndroms beim Menschen noch keine Bedeutung erlangt haben. Bei den Relationen, die zweifellos zwischen Sexualdrüsen und Nebennieren bestehen, spielt die Hypophyse eine wichtige Rolle. So ist z. B. der Gehalt der Hypophyse an gonadotropem Hormon bei Nebennierenmangel vermindert. Auch die Ansprechbarkeit auf das gonadotrope Hormon, insbesondere auf den Luteinisierungsfaktor, ist bei nebennierenlosen Tieren herabgesetzt. Die hier zur Rede stehenden Krankheitsbilder beruhen jedoch nicht auf einer derartigen Korrelationsstörung, sondern auf einer unmittelbaren Einwirkung der Nebennieren auf die Sexualorgane. Es sei noch einmal auf die nahe chemische Verwandtschaft zwischen Corticosteron und Sexualhormonen hingewiesen. Wie zahlreiche Tierversuche zeigen, sind beide Stoffgruppen in der Lage, sich unter gewissen Bedingungen gegenseitig teilweise zu ersetzen. VERZÁR diskutierte als Arbeitshypothese die Möglichkeit, daß die Nebenniere die Grundsubstanzen für die Sexualhormone liefert, die durch die Sexualdrüsen erst in die endgültige Form umgewandelt werden.

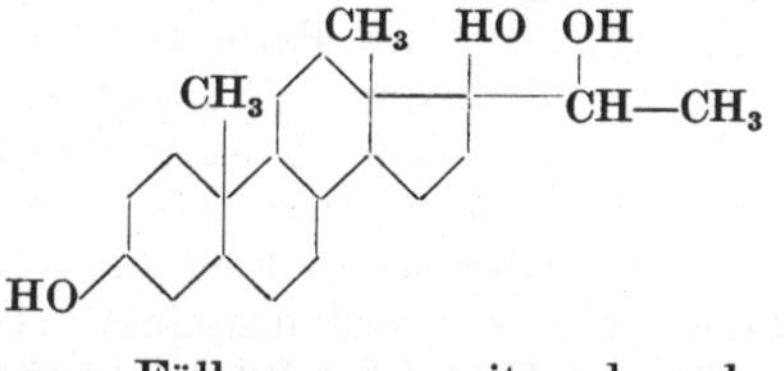

In einer großen Zahl von Fällen von genito-adrenalem Syndrom bei Frauen ist heute bereits der Nachweis erbracht worden, daß eine androgene Substanz im Harn auftritt, die eine Wachstumszunahme des Kapaunenkammes bewirkt. MARRIAN und BUTLER haben in einem derartigen Fall eine Substanz von der Bruttoformel $C_{21}H_{36}O_3$ isoliert, der vorstehende Strukturformel zukommt. Diese Substanz ist in dem Harn Gesunder nicht vorhanden. Der Harn der Kranken gibt ohne weitere chemische Verarbeitung eine Hahnenkammreaktion, welche die Anwesenheit von „freiem" androgenem Hormon anzeigt. In dem Harn Gesunder ist nur nach hydrolytischer Spaltung der Nachweis von Androsteron möglich. Nach der operativen Entfernung der Nebennieren verschwand diese Substanz aus dem Harn. Sie ließ sich außerdem in einigen Fällen aus den Tumoren extrahieren. Inzwischen hat es sich aber gezeigt, daß es sich nicht nur um eine, sondern um eine recht große Zahl von Substanzen handelt, die eine androgene Wirkung entfalten und von den Nebennierenadenomen in großer Menge gebildet werden. Sie erscheinen im Harn, wo sie sich mittels der Methode nach ZIMMERMANN chemisch nachweisen lassen. Nach MASON und KEPLER ist die Ausscheidung dieser 17 Ketosterine in Fällen von Adenomen besonders reichlich und bei Hyperplasien sehr viel spärlicher.

Aus diesen Befunden schließt der englische Arbeitskreis, daß das genito-adrenale Syndrom die Folge der Bildung besonderer androgener Substanzen ist, die sich histochemisch durch die Ponceaufuchsin-Reaktion nachweisen lassen. Sie spielen auch in der Embryonalentwicklung eine Rolle und werden in der Norm vorübergehend auch bei weiblichen Feten gebildet. Bei dem genito-adrenalen Syndrom handelt es sich um einen Rückschlag in diese Zeit der Embryonalentwicklung. Die Nebennieren wären demnach die Sexualdrüsen der Embryonalzeit. Wenn die Bildung der androgenen Substanzen im Embryonalleben des weiblichen Fetus die als normal zu betrachtende Spanne von 4 Wochen überschreitet, so würde dies eine partielle Umwandlung des weiblichen Geschlechtsapparates zu dem männlichen Typ zur Folge haben und damit zu dem Pseudohermaphroditismus femininus führen. Der Rückschlag in diese Epoche der Sexualentwicklung nach der Geburt bzw. nach der Pubertät hat die verschiedenen oben erwähnten Formen des genito-adrenalen Syndroms zur Folge. Bei der übergeordneten Stelle der Hypophyse kann auch diese einen derartigen Rückschlag bewirken, und es resultiert dann das CUSHINGsche Syndrom. Diese Anschauung ist gut untermauert, und die Befunde sind bereits von anderer Seite bestätigt worden, so daß zur Zeit kein Grund besteht, sie zu bezweifeln.

Das Problem der *Feminisierung des Mannes* durch Nebennierencarcinome ist mit diesen Befunden jedoch noch nicht erklärt. Bisher hat man zur Erklärung eine recht komplizierte Vorstellung entwickelt. Die Nebenniere fördere die Entwicklung des normalerweise unterdrückten heterosexuellen Geschlechtes. Doch liegt heute eine Reihe von Befunden vor, die auch dieses Problem einer Klärung näherbringt. So wurden in einer Reihe von Fällen (BITTORF, LISSER, SIMPSON) in dem Harn derartiger Kranker eine oestrogene Substanz nachgewiesen, die mit dem Oestron sicher nicht identisch ist, chemisch aber noch nicht weiter untersucht werden konnte. In dem Fall von SIMPSON verschwand diese Substanz nach operativer Entfernung des Carcinoms und trat erneut auf, als sich Metastasen ausbildeten, die den Tod des Patienten herbeiführten. Gleichzeitig konnte SIMPSON einen Fall von Virilismus als Folge eines Rindencarcinoms bei einer Frau beobachten. Die histologische Untersuchung der beiden Carcinome ergab Differenzen in der Zellstruktur. Wir müssen aus diesen Erkenntnissen schließen, daß in Nebennierenrindencarcinomen nicht nur androgene, sondern auch oestrogene Substanzen gebildet werden können. Das genito-adrenale Syndrom beim Manne wäre also die Folge der Bildung oestrogener Substanzen.

E. Die Paragangliome des Nebennierenmarkes.

Tumoren des Nebennierenmarkes, die hormonal bedingte Störungen hervorrufen, sind relativ selten. Die Erkrankung verteilt sich auf beide Geschlechter gleich, bevorzugt ist das mittlere Lebensalter. Der jüngste beobachtete Patient, bei dem die Krankheit in vivo diagnostiziert wurde, war 10 Jahre alt, der älteste 72 Jahre. Es liegen aber autoptische Befunde bereits bei einem $1^1/_4$jährigen und 2jährigen Kinde vor.

a) **Symptomatologie.** Das Charakteristikum der Krankheit sind *Anfälle*. Diese werden wie folgt beschrieben: Plötzlich treten Angst- und Engigkeitsgefühl auf der Brust mit Schmerzen hinter dem Brustbein auf, die an eine Angina pectoris erinnern. Die Kranken sind blaß, haben kühle Extremitäten und eine Marmorierung der Haut. Sie klagen über Herzklopfen, Ohrensausen, Übelkeitsgefühl, leichte Benommenheit, heftige Leibschmerzen, mitunter auch

Erbrechen und Zittern. Es besteht ein höchst quälender und beängstigender Zustand. In diesen Anfällen steigt der Blutdruck auf sehr hohe Werte bis 300 mm Hg an, und auch die Pulsfrequenz ist erhöht. Am Ende des Anfalles tritt Schweißausbruch ein, und nicht selten eine Polyurie, während zu Beginn des Anfalles die Harnausscheidung sistiert. Im Harn kann die Zuckerprobe positiv ausfallen. Die Anfälle dauern meist 5—15 Minuten, sie können sich aber auch über Stunden erstrecken. Sie werden durch geringfügige äußere Anlässe ausgelöst, wie seelische Erregungen und leichte körperliche Anstrengungen. KALK berichtete, daß er in einem Fall in der Lage war, durch Druck auf die Nebennierengegend die Anfälle zu provozieren. Gelegentlich wurde eine Bindung der Anfälle an die Tageszeit beschrieben. In der Beobachtung SUERMONDTs kehrten sie Tag für Tag pünktlich zu derselben Stunde wieder. Unter 29 durch Operation verifizierter Fälle fanden sich nach BISKIND und Mitarbeiter 7, die keine typischen Anfälle boten, dafür aber periodisch auftretendes Unwohlsein, Schwindel und ähnliche Erscheinungen, wobei der Blutdruck nur unwesentlich erhöht war.

In der anfallsfreien Zeit bestehen keine Symptome. Blutdruck, Herztätigkeit und Herzgröße sind normal. Auch der Harn zeigt keine krankhaften Veränderungen, höchstens eine positive Eiweißprobe. Bei längerer Krankheitsdauer entwickelt sich immer das Bild eines malignen Hochdruckes mit Augenhintergrundsveränderungen, Nierensklerose und Herzinsuffizienz. Der Blutdruck ist ständig erhöht, das Herz hypertrophisch, im Harn finden sich Eiweiß, Erythrocyten und Cylinder, das spezifische Gewicht ist fixiert, und am Augenhintergrund beobachten wir Gefäßspasmen und Blutungen wie bei maligner Sklerose. Das Sehvermögen ist stark beeinträchtigt. Auch in der Beobachtung von KNAKE, die einen 11jährigen Knaben betraf, war das Bild der schweren Nierenschädigung nach 1¹/₂jähriger Krankheitsdauer voll entwickelt und ging einher mit klonischen Krämpfen und Bewußtseinsverlust. Der Blutzucker ist nicht erhöht. Vereinzelt wurde auch die Entwicklung eines Diabetes beobachtet, so z. B. v. GREEN. Nur bei Zuckerbelastungen findet sich ein abnorm starker und langanhaltender Blutzuckeranstieg.

Einiger besonderer Verlaufsformen muß noch gedacht werden. Es kommt vor, daß die Markgeschwülste lange völlig symptomlos bleiben, bis sich dann plötzlich ein ganz schweres Krankheitsbild entwickelt, das unter schweren abdominellen Erscheinungen und Kreislaufstörungen rasch zum Tode führt. Das klinische Bild gleicht einer schweren Vergiftung (SCHNEIDER). Wie die Autopsie zeigt, ist die Ursache des schweren Krankheitsbildes eine Blutung in die Geschwulst. Die eingangs als typisch geschilderten Anfälle können mitunter fehlen. So beschrieben AUSBÜTTEL und HOLZ eine Beobachtung bei einer 53jährigen Frau, die keine Anfälle, sondern nur einen Hochdruck mit Tachykardie und einen Diabetes aufwies. Der Tod erfolgte in einem komatösen Zustand.

McGAVACK u. Mitarb. berichten darüber, daß in der Literatur 8 Fälle von malignen Phäochromocytomen beschrieben wurden, in denen die die benignen Tumoren kennzeichnenden Symptome völlig fehlen. Es entwickelt sich nur eine schwere Kachexie, die an die SIMMONDSsche Krankheit erinnert. Die Tumoren sind sehr bösartig und metastasieren früh und ausgedehnt.

Die *Krankheitsdauer* erstreckt sich über 5—10 Jahre. Das Leben der Kranken ist durch das Auftreten einer Apoplexie meistens im Anfall gefährdet. In einigen Fällen wurden final komatöse Zustände beobachtet, die als Vergiftung mit Adrenalin gedeutet werden. Die Erkrankung endet immer tödlich durch Herzinsuffizienz, Apoplexie oder Nephrosklerose.

b) Pathologische Anatomie. Pathologisch-anatomisch liegen diesen Fällen reife, nichtmaligne Tumoren des Nebennierenmarkes zugrunde, die eine positive

Chromreaktion ergeben und als Paragangliome oder Phäochromocytome bezeichnet werden. Derartige Tumoren können sich nicht nur vom Nebennierenmark, sondern überhaupt von dem chromaffinen Gewebe entwickeln. Bei der
Autopsie wurden in den Gefäßen häufig arteriosklerotische Veränderungen gefunden. Diese bestehen aber vorwiegend in der Media und können mit den gewöhnlichen arteriosklerotischen Prozessen in der Intima nicht identifiziert werden.

Die Tumoren bewirken die oben geschilderten Symptome durch eine vermehrte
Adrenalinproduktion. Mehrfach ist in der letzten Zeit der Nachweis erheblicher
Adrenalinmengen in diesen Tumoren geführt worden. So fand z. B. KALK
375—500 mg Adrenalin in einem derartigen Tumor gegenüber einem Gehalt von
8 mg in der normalen Nebenniere. Im Blut ist jetzt BEER und Mitarbeitern der
Nachweis einer Substanz geglückt, die wohl mit dem Adrenalin identifiziert werden
kann. Auffallend und zur Zeit noch nicht zu klären ist das periodische Auftreten
des Adrenalins im Blut, das dann zu den charakteristischen Anfällen führt. Außerhalb dieser Anfälle besteht offenbar kein vermehrter Adrenalingehalt des Blutes.

c) Diagnose und Differentialdiagnose. Die Diagnose stützt sich auf die charakteristischen Anfälle mit Blutdruckkrisen. Auch die für Nephritis sprechenden
Veränderungen an dem Augenhintergrund ohne einen entsprechenden Harnbefund sind ein diagnostisch verwertbares Symptom. Die typischen Blutdruckkrisen sind auch zuweilen vermißt worden. Wir dürfen daher heute sagen, daß
jeder Fall von malignem Hochdruck, bei dem eine renale Genese auszuschließen
ist, auf ein Phäochromocytom verdächtig sein muß. Die Röntgenaufnahme
kann zur Diagnose mit herangezogen werden, insbesondere bei gleichzeitigem
Pyelogramm. Wenn auf diesem Wege eine Klärung nicht möglich ist, kann
man auch ein perirenales Pneumogramm durchführen, das nach BISKIND und Mitarbeiter in 4 von 5 Fällen zu einem positiven Resultat führte. Zuweilen sind
die Tumoren auch so groß, daß sie der Palpation zugängig sind. Die Diagnose
ist nur dann schwierig, wenn die Kranken erst im vorgeschrittenen Stadium,
mit dauerndem Hochdruck, Augenhintergrundveränderungen und schwerem
Harnbefund, evtl. mit apoplektischem Insult in die Behandlung kommen.

Von besonderer diagnostischer Bedeutung ist eine Injektion des Adrenalin-Antagonisten
(2-[1-piperidylmethyl]-1,4-benzodioxan. Die intravenöse Injektion dieser Substanz in einer
Dosis von 10—20 mg führt in Fällen von durch Adrenalin-Überproduktion bedingtem Hochdruck zu einem vorübergehenden Blutdruckabfall. Die Reaktion ist absolut spezifisch.
(GOLDENBURG, C., H. SNYDER and H. ARANOW: J. amer. med. Assoc. **135**, 971 (1947).

d) Prognose. Die Prognose ist bei unbehandelten Fällen schlecht. Nach Ablauf von 10—12 Jahren führt die Erkrankung meist durch einen apoplektischen
Insult zum Tode.

e) Therapie. Die einzige in Frage kommende Therapie ist die Operation. Die
Gefahren der Operation liegen darin, daß es nach der Entfernung des Tumors
zu einem starken Abfall des Blutdruckes auf subnormale Werte und unter den
Zeichen des Versagens des Kreislaufes zum Tode kommen kann. Dieser postoperative Shock ist fast die Regel, er wurde unter 18 Fällen 16 mal beobachtet
4 Patienten starben im Shock. In der Mehrzahl der mitgeteilten Fälle wurde
aber die Operation erfolgreich durchgeführt und hatte nach Entfernung des
Tumors eine völlige Heilung zur Folge. Der Tumor kann, wie in dem Falle von
LINNEWEH, auch doppelseitig sein. Die vielfach gemachte Angabe, daß meist
die linke Nebenniere der Sitz der Erkrankung ist, ist nach BACHMANN nicht
zutreffend. Die Seitendiagnose kann evtl. durch ein Pyelogramm, das einen
Tiefstand der Niere der betreffenden Seite zeigt, vor der Operation gestellt werden.
Eine andere Therapie als die Operation gibt es nicht. insbesondere auch keine
Möglichkeit. den Anfall zu coupieren.

F. Therapie mit Nebennierenrindenpräparaten[1].

Die Hormonbehandlung der Addisonschen Krankheit.

Zur Hormontherapie mit Nebennierenrindenhormon stehen grundsätzlich zwei Präparate verschiedener Herkunft zur Verfügung, und zwar Extrakte aus der Nebenniere und synthetisch hergestelltes Corticosteron, das meistens als Desoxycorticosteronacetat zur Anwendung kommt. Beide Präparate sind wirksam. Die Gesamtextrakte aus der Nebenniere werden meistens biologisch testiert und in verschiedenen Einheiten deklariert. Es handelt sich um wäßrige Lösungen, die sowohl subcutan als auch intravenös injiziert werden können. Zu beiden Arten von Präparaten ist zu sagen, daß sie nach den amerikanischen Arbeiten besonders wirksam sind in bezug auf die Überlebenszeit und den Mineralhaushalt, weniger hingegen auf den Kohlenhydratstoffwechsel und damit also keinen vollwertigen Ersatz darstellen. Das ist theoretisch sicher zutreffend und die Zukunft mag uns vielleicht Mischungen aus den verschiedenen wirksamen Steroiden bringen, die vielleicht wirksamer sind als die heute zur Verfügung stehenden Präparate. Doch ist vom praktischen Gesichtspunkt zu sagen, daß beide Arten von Präparaten durchaus in der Lage sind, die Nebenniereninsuffizienz des Menschen voll zu kompensieren und den Addisonkranken bei bester Gesundheit zu halten.

Als Verabfolgungsform sind die verschiedensten Wege möglich. Die Nebennierenrindenhormone werden auch oral gut resorbiert, das trifft für beide Arten von Präparaten zu. Wie Hohlweg zeigte, findet in alkoholischer Lösung auch eine percutane und eine perlinguale Resorption statt. Doch ist bei oraler Gabe die 3—4fache Dosis erforderlich. Die Steroide der Nebennierenrinde sind öllöslich und können daher nur intramuskulär gegeben werden. Durch eine Glukosidverbindung gelang die Schaffung eines gut wasserlöslichen Produktes, das wegen der Möglichkeit der intravenösen Injektion Bedeutung in der Behandlung der Krise hat. Um die tägliche Injektion zu vermeiden, haben zuerst Thorn und Mitarbeiter den Weg beschritten, Krystalle zu implantieren. Das Verfahren hat sich bewährt und findet heute weitgehende Anwendung. Man macht an der Bauch- oder Rückenhaut eine kleine Incision und schafft mit einer spitzen Pinzette eine kleine Tasche unter der Haut, in die man die für diese Zwecke hergestellten Preßlinge einführt und die Hautwunde mit einer Klammer schließt. Die Preßlinge zur Implantation enthalten 100 mg. Eine Zwischenform zwischen den Preßlingen und den öligen Lösungen hat die Ciba geschaffen mit den sog. Krystallampullen, in denen sich Desoxycorticosteronkrystalle befinden, die vor der Injektion aufgeschüttelt werden müssen und dann tief intramuskulär injiziert werden.

Für die Frage der Dosierung lassen sich naturgemäß keine präzisen Angaben machen, sie muß dem jeweiligen Fall angepaßt werden. Die Erhaltungsdosis des Addisonkranken liegt wesentlich unter den Dosen, die zur Beseitigung einer Krise erforderlich sind. Sie liegen höher bei progredienten Tuberkulosen. In leichten Fällen wird man sicher unter Beachtung der erforderlichen Diät mit der oralen Medikation auskommen. In mittelschweren Fällen benötigt man von den wäßrigen Rindenextrakten 2—5 ccm täglich vom Desoxycorticosteron bis zu 5 mg, das ist aber schon eine relativ hohe Dosis, die meist nicht täglich erforderlich ist. In allen chronischen Fällen wird man heute aber nach Möglichkeit zur Implantation übergehen. Die Implantation soll aber erst vorgenommen werden, wenn die Einstellung mit einem öllöslichen Präparat durchgeführt wurde. Nach

---

[1] Auf eine Darstellung der Adrenalintherapie kann verzichtet werden, da Adrenalin therapeutisch außer als Zusatz zu Lokalanästhetika nur selten Anwendung findet.

FIROR läßt sich dann die Implantationsdosis berechnen. 5 mg Desoxycorticosteron täglich als intramuskuläre Injektion machen die Implantation von 125 mg erforderlich. FIROR hat bis zu 12 Preßlingen auf einmal implantiert. Bei Implantation größerer Mengen ist naturgemäß die Resorption etwas höher, aber auch die Verweildauer länger, so daß man bei Dosen zwischen 200—400 mg gewöhnlich $^1/_4$—$^1/_2$ Jahr auskommt. Zur Kontrolle ist die Verfolgung des Blutdruckes notwendig, sehr bewährt hat sich auch die Beobachtung der Dynamometerwerte, deren Absinken uns anzeigt, wann die implantierte Hormonmenge auf die Neige geht und eine erneute Implantation erforderlich wird. CAMERON warnt jedoch vor der Bewertung des subjektiven Befindens als Maßstab für eine erneute Implantation und sagt, daß er immer mehr zu der Überzeugung kommt, daß man besser „nach dem Kalender" behandelt.

Die Reduktion von Kalium in der Kost ist bei der Hormonbehandlung überflüssig und meist auch die zusätzliche Gabe von Kochsalz.

Die Nebennierenrindensteroide können auch überdosiert werden und führen dann zu Schädigungen. Mit den wäßrigen Extrakten ist eine Überdosierung wohl kaum möglich. Solche Vergiftungsbilder sind uns von FERREBEE und Mitarbeiter, von HENI, PENTSCHEW u. a. beschrieben worden. Die Folgen der Überdosierung sind die Entwicklung von Ödemen, die Ausbildung eines dauernd erhöhten Blutdruckes und die Entwicklung einer Herzinsuffizienz. Von FERREBEE wurde sogar über 2 Todesfälle berichtet. Von amerikanischen Autoren (GORDON u. a.) wurden diese Schädigungen darauf zurückgeführt, daß das Desoxycorticosteron seinen Hauptangriffspunkt im Mineral- und Wasserhaushalt hat und eben nach den oben dargestellten experimentellen Befunden keinen vollwertigen Ersatz der Nebennierenrindenfunktion darstellt. VERZÁR weist in einer eingehenden kritischen Besprechung der einschlägigen amerikanischen Arbeiten darauf hin, daß in allen Beobachtungen die Frage der Kochsalzzufuhr zu wenig beachtet wurde. Um derartige Schädigungen zu vermeiden, ist es sicher gut, bei mit Hormon behandelten Addisonkranken die zusätzliche Kochsalzzufuhr nicht über

Tabelle 16. Handelspräparate.

| Präparat | Zusammensetzung | Handelsform | Angegebener Gehalt | |
			1 Amp.	1 Stück
1. Hergestellt aus der Nebennierenrinde.				
Cortidyn	Gesamtextrakt aus der Nebennierenrinde	Ampullen u. Tabletten	1 ccm 5 „corticodyname" ME	3 g Frischorgan
Cortineurin	Gesamtwirkstoffe der Nebennierenrinde in Verbindung mit Vitamin B_1 und Vitamin C	Ampullen	2 ccm	—
Pancortex	Gesamtextrakt aus der Nebennierenrinde	Ampullen	1 ccm	—
2. Synthetische Präparate.				
Cortiron	Synthetisches Nebennierenhormon	Ampullen	2,5 u. 10 mg	—
Percorten	Synthetisches Nebennierenhormon	Lingual-Tabl.	—	1 mg
		Amp. 1 ccm	5 u. 10 mg	—
		Kryst.-Amp. 2 ccm	50 mg	—
	Desoxycorticosteron-Glucosid-Lösung	Implant. Tabl. „Percorten wasserlösl."	—	100 mg
		Amp. 5 ccm	50 mg	

5 g zu wählen und sie sofort zu reduzieren, sobald sich Ödeme und Blutdruck-steigerung bemerkbar machen. Wenn man auf diese Komplikationen achtet, lassen sie sich sicher evtl. auch durch sofortige Reduktion der Hormonzufuhr beherrschen. Liegt eine Implantation vor, so muß man die Implantate entfernen. Gleichzeitig ist es notwendig, die Kaliumzufuhr zu erhöhen.

Die Hormonbehandlung beseitigt alle Symptome der ADDISONschen Krank-heit. Der Blutdruck wird normal, die allgemeine Hinfälligkeit und Muskelschwäche die gastrointestinalen Erscheinungen schwinden und die Patienten fühlen sich wohl und leistungsfähig. Der Blutdruck steigt zu normalen Werten bzw. zu den Werten, die er vor der Krankheit gehabt hat, an und auch der Dynamometerwert zeigt einen deutlichen Leistungszuwachs. Die Beobachtung dieser beiden letzten Größen gestattet als zuverlässiger Maßstab die Dosierung der Hormonbehandlung.

Da die Nebennieren das ascorbinsäurereichste Organ in unserem Körper sind, hat man Beziehungen zwischen Nebennierenrindenhormon und Ascorbinsäure vermutet und die durch die Erfahrung gerechtfertigte Schlußfolgerung gezogen, die Behandlung mit Rindenhormon immer mit Ascorbinsäure zu kombinieren. Beim Morbus Addison hat sich gezeigt, daß eine Reihe von Symptomen, wie ins-besondere die Pigmentierungen, gut auf Ascorbinsäure ansprechen (s. Tabelle 16).

Die Anwendung der Nebennierenrindenpräparate bei anderen Krankheiten.

Es war sehr naheliegend, derart wirksame und lebenswichtige Substanzen, wie sie in den Nebennierenrindenpräparaten vorliegen, auch bei anderen Er-krankungen anzuwenden. Die Indikationsstellung entnahm man teilweise pathologisch-anatomischen Beobachtungen, teilweise klinischen Erscheinungen, die Hinweise auf eine verminderte Nebennierenfunktion enthielten. Zusammen-fassend läßt sich heute über alle diese Indikationen sagen, daß sie die Erwartungen nicht erfüllt haben. So ist z. B. die Anwendung der Hormone bei der malignen Diphtherie wie überhaupt bei anderen Infektionskrankheiten nach anfänglich anscheinend guten Erfolgen doch zu einer schweren Enttäuschung geworden und kann heute nicht mehr empfohlen werden. Als weitere Indikationen seien Haut-erkrankungen erwähnt, wie insbesondere Psoriasis und die Acne vulgaris. Aber auch über dieses Indikationsgebiet ist das letzte Wort noch nicht gesprochen, und in der neuesten Literatur finden sich keine Bestätigungen der ursprünglich anscheinend günstigen Erfolge. Dasselbe trifft zu auf das Schwangerschafts-erbrechen, das von KEMP und STEMMER wie auch von anderer Seite mit Neben-nierenrindenpräparaten behandelt wurde. Kollapszustände jeder Art, vor allem auch schwere Verbrennungen sind weiter als Indikationsgebiet zu nennen, über die sich aber noch nichts Abschließendes sagen läßt. Auch in die Therapie der chronischen Lebererkrankungen wie insbesondere der Leberinsuffizienz mit drohendem Coma wurden Nebennierenextrakte eingeführt. Auch hier läßt sich noch nichts Abschließendes sagen, aber größte Kritik ist sicher am Platze.

Anzuerkennen ist die Anwendung der Nebennierenpräparate bei Erkrankun-gen des Hypophysenvorderlappens, die infolge einer verminderten Bildung des corticotropen Hormons zwangsläufig zu einer Unterfunktion der Nebennieren-rinde führen. So stellt die SIMMONDSsche Kachexie in ihren verschiedenen Formen zweifellos eine Indikation für die Corticosterontherapie dar. So haben z. B. KALK, v. BERGMANN, THADDEA, STRAUBE u. a. über recht gute Erfolge berichtet. Auch auf die Beobachtung von BAUER sei hingewiesen, der bei sexuellen Aus-fallserscheinungen nach Operation eines ERDHEIMschen Tumors einen besonders guten therapeutischen Erfolg bei Kombination von Testosteron mit Desoxy-corticosteron erzielte. In dieser Beobachtung ist die Tatsache, daß nur die Kombi-nation beider Hormone ein optimales Ergebnis hatte, besonders hervorzuheben.

G. Die Rolle der Nebenniere bei anderen Erkrankungen.
I. Infektionskrankheiten.

Die Exstirpation der Nebennieren bewirkt eine erhöhte Empfindlichkeit gegenüber einer Reihe von Giften und gegenüber Infektionen. Von Giften seien z. B. genannt: Adrenalin, Phlorrhizin, Histamin, Morphin, Nicotin, artfremdes Eiweiß, Insulin, Thyreoidin und Diphtherietoxin. Auch gegenüber endogenen Giften zeigen sich nebennierenlose Tiere erhöht empfindlich. REISS führt z. B. die Carcinomkachexie zum Teil auf eine Nebennierenrindeninsuffizienz zurück. Des weiteren ist bei nebennierenlosen Tieren eine erhöhte Empfindlichkeit gegenüber Infektionen mit Staphylokokken, Streptokokken und Typhusbacillen nachgewiesen worden. Bei vielen Infektionen finden sich pathologisch-anatomisch Veränderungen in der Nebennierenrinde, die vor allem von DIETRICH und seinen Mitarbeitern eingehender beschrieben wurden. Sie bestehen in Lipoidschwund, wabiger Degeneration, Zellzerfall, Hyperämie, schweren Blutungen bis zur totalen Infarzierung. Diese Änderungen mögen zum Teil darauf beruhen, daß die Nebennieren, wie bereits früher erwähnt, sehr stark durchblutet sind und die betreffenden Gifte in relativ großer Menge auf dem Blutwege in das Organ gelangen. Zum Teil sind sie die anatomische Unterlage dafür, daß die Nebennieren in dem Abwehrkampf des Organismus gegenüber der Infektion eine wichtige Rolle spielen. Dies ergibt sich auch aus experimentellen Beobachtungen, aus denen hervorgeht, daß sich die Widerstandsfähigkeit von Tieren gegenüber Infektionen und Intoxikationen durch Zufuhr von Rindenextrakt steigern läßt. Sicher tödliche Dosen von Diphtherietoxin wirken bei gleichzeitiger Gabe von Rindenhormon nicht tödlich (HERBRAND u. a.). Blutungen in der Nebennierenrinde sind bei Obduktionen von an Diphtherie verstorbenen Kindern ein recht häufiger Befund. Bei maligner Diphtherie haben BAMBERGER und NEVER eine Reihe von Änderungen des Blutchemismus festgestellt, die mit denen bei Nebenniereninsuffizienz große Ähnlichkeit haben. So lag es nahe, die Erkenntnisse auch in therapeutischer Hinsicht auszunutzen. Über die diesbezüglichen Erfahrungen wurde bereits berichtet (s. S. 305).

II. Hypertonie und Arteriosklerose.

Beziehungen zwischen Hypertonie, Arteriosklerose und den Nebennieren sind schon seit jeher vermutet worden, und es ist kaum möglich, auf das recht große Schrifttum zu diesem Problem einzugehen. Pathologisch-anatomisch sind Vergrößerungen der Nebennierenrinde bei Hypertonie recht häufig, auf der anderen Seite aber kein so regelmäßiger Befund, daß er als sicherer Hinweis für entsprechende Zusammenhänge gelten könnte. v. LUCADOU hat die Mark-Rinden-Relation bei Hypertonie zugunsten des Markes verschoben gefunden, doch konnte er Ähnliches auch in denjenigen Fällen feststellen, in denen eine Herzinsuffizienz ohne Hypertonie vorgelegen hatte. Vom physiologischen Gesichtspunkt aus ist immer wieder die Frage erörtert worden, wie weit eine Adrenalinhypersekretion die Ursache für die Hypertonie darstellen könne. CANNON, dessen Notfallsfunktion des Adrenalins bereits erwähnt wurde, hat die Vorstellung entwickelt, daß in dem an seelischen Erregungen reichen Leben des Großstadtmenschen ständig Reize zur Adrenalinausschüttung erfolgen, die auf die Dauer eine Hypertonie zur Folge haben. Gegen die Bedeutung des Adrenalins für den Hochdruck ist aber einzuwenden, daß es bis jetzt noch niemandem gelungen ist, in wirklich einwandfreier und einer Kritik standhaltenden Weise einen erhöhten Adrenalingehalt des Hypertonikerblutes nachzuweisen. Außerdem zeigte ROGOFF, daß in die Blutbahn injiziertes Adrenalin so rasch verschwindet, daß bereits nach einem Blutumlauf nur noch der 10. Teil der injizierten Menge nachweisbar ist. Wenn man durch Dauerinfusion von Adrenalin beim Hund eine Hypertonie erzeugen will, so sind so große Adrenalinmengen erforderlich, daß sie in einigen Tagen den Tod des Versuchstieres zur Folge haben. Für die Bedeutung des Adrenalins ist weiter das Krankheitsbild bei Paragangliomen angeführt worden. Doch verkennt man, daß es sich bei diesem Krankheitsbild nur um einen anfallsweise erhöhten Blutdruck handelt, der in vielen Fällen nie zu einem Dauerhochdruck führt. Kommt es zur Entwicklung eines ständigen Hochdruckes, so erst nach langer Krankheitsdauer, nachdem durch die periodisch erfolgende Adrenalinausschüttung nicht unerhebliche anderweitige Schädigungen gesetzt wurden. Wir kommen also zu dem Schluß, daß eine Adrenalinhypersekretion nicht die Ursache der Hypertonie sein kann.

Nun ist es aber fraglich, ob das Adrenalin in freier Form überhaupt im Blute kreist. Es ist schon länger vermutet worden, daß eine Adrenalin-Lipoidverbindung vorliegt. Diese Annahme gewinnt weiter an Wahrscheinlichkeit, nachdem KONSCHEGG im Blut von Arteriosklerotikern und Hypertonikern derartige im Tierversuch hoch wirksame Verbindungen nachweisen konnte. RAAB berichtete über Versuche, in denen es ihm gelang, bei Kaninchen durch Verabfolgung eines Nebennierenlipoidkomplexes, der frei von Adrenalin war, bei gleichzeitiger oraler Gabe von reichlich Lipoiden Hochdruck und Arteriosklerose zu erzielen. Die Bedeutung der Lipoide für die Entstehung arteriosklerotischer Veränderungen ist lange umstritten worden. Durch die Beziehungen der Nebennierenrinde zum Cholesterinstoffwechsel erhält diese Frage einen neuen interessanten Aspekt.

Der Nebennierenrinde kommt zweifellos eine große Bedeutung in der Blutdruckregulation zu. Das Absinken des Blutdruckes bei ADDISONscher Krankheit und der Wiederanstieg — mitunter sogar zu pathologischen Werten — nach Cortinbehandlung sowie der Hochdruck bei Rindenadenomen sprechen dafür, daß die Rinde wahrscheinlich die größere Bedeutung für den Blutdruck hat als das Mark. GOLDBLATT gelang es, durch eine partielle Abklemmung der Nierenarterien einen Dauerhochdruck zu schaffen, der mit dem Hochdruck bei Nierenerkrankungen in Parallele gesetzt werden kann. Auch von der VOLHARDschen Schule wurden ähnliche Befunde mitgeteilt. Dieser Hochdruck sinkt zu normalen Werten ab, wenn die Nebennieren entfernt werden. Er bleibt hoch nach Entfernung einer, Entnervung der anderen und Entfernung des Markes dieser Nebenniere. Für die Aufrechterhaltung des Hochdruckes ist also in diesen Versuchen die Anwesenheit der Nebennierenrinde, nicht die des Nebennierenmarkes erforderlich. In diesem Zusammenhang sei auch an die Befunde von JORES und WESTPHAL erinnert, die in dem Blut von Hypertonikern einen Stoff nachweisen konnten, der die Nebennierenrinde stimuliert. Auf welchem Wege diese Wirkung der Nebennierenrinde erfolgt, ist zur Zeit noch nicht zu entscheiden. Es ist auch durchaus fraglich, ob die Nebennieren bei jeder Form des Hochdruckes eine Rolle spielen. KYLIN hat als besondere Form den postklimakterischen Hochdruck herausgestellt und die gegensätzlichen Symptome zu der SIMMONDSschen bzw. ADDISONschen Krankheit betont. Man wird ihm darin zustimmen müssen, daß es sich bei diesem Hochdruck um eine Form handelt, der wahrscheinlich endokrine Störungen zugrunde liegen, und unter diesen kommt der Hyperfunktion der Nebennierenrinde sicher eine Bedeutung zu.

Auf alle Fälle ist es sicher verfrüht, wie es von französischen Autoren bereits geschehen ist, die Nebennieren operativ bei Hypertonie zu entfernen. Falls man sich überhaupt zu einem Eingriff an den Nebennieren in bestimmten Fällen von Hypertonie entschließt, kommt wohl nur der Versuch einer Röntgenbestrahlung in Frage (RAAB).

Die Keimdrüsen und ihre Krankheiten.

A. Entwicklungsgeschichte.

Im Hinblick auf das Krankheitsbild des Hermaphroditismus in seinen verschiedenen Formen ist es wichtig, sich über die hauptsächlichsten entwicklungsgeschichtlichen Daten noch einmal kurz Rechenschaft abzulegen. Die Anlage der Keimdrüsen und ihrer Anhangsgebilde erfolgt für beide Geschlechter in der gleichen Weise. Das Keimepithel, das sich im ersten Fetalmonat an der Rückwand der Leibeshöhle aus dem Coelomepithel entwickelt, liegt den Urnieren auf. Die Geschlechtsunspezifität dieses Epithels ist durch Transplantationsversuche erwiesen. Erst im zweiten Lebensmonat differenzieren sich der Hoden bzw. das Ovar. Der MÜLLERsche Gang bildet bei der weiblichen Frucht Uterus und Eileiter und verkümmert bis auf kleine Reste bei der männlichen Frucht. Bei dieser bildet sich zu Beginn des zweiten Monats aus einem Ausläufer des Keimepithels ein Netzwerk, aus dem die Samenkanälchen und das Rete testis entstehen. Die anderen Abschnitte des männlichen Genitaltraktes stammen von der Urniere und dem WOLFschen Gang ab. Die Hoden wandern langsam tiefer und erreichen im achten Fetalmonat den Leistenkanal und bei der Geburt den Hodensack. Der Peritonealüberzug trennt sich ab und bildet die Tunica vaginalis propria. Die Verhältnisse werden durch folgende Abbildungen nach GOLDSCHMIDT dargestellt (s. Abb. 74 a u. b).

B. Anatomie.

Die Keimdrüsen sind Organe mit äußerer und innerer Sekretion. Sie bilden die für die Fortpflanzung wichtigen Zellen und die Sexualhormone.

I. Hoden.

Die Hoden, einschließlich Nebenhoden, erreichen beim erwachsenen Mann ein Gewicht, das zwischen 60 und 80 g schwankt. Sie werden von der Tunica vaginalis propria, dem Rest des Peritonealüberzuges und der sehr viel derberen Tunica albuginea umschlossen. Letztere sendet zahlreiche Septen in das innere des Hodens, durch die einzelne Läppchen abgeteilt werden. Die stark gewundenen Hodenkanälchen münden als Tubuli recti in das Rete testis und von diesem durch eine größere Zahl von Kanälchen in den Nebenhoden. Die Blutversorgung des Hodens durch die Arteria spermatica ist sehr reichlich. Der Hoden ist von weicher Konsistenz, auf dem Schnitt von bräunlich gelber Farbe. Die einzelnen Hodenkanälchen lassen sich bereits makroskopisch erkennen.

Der Hoden besteht aus dem generativen Apparat, den Zwischenzellen, aus Bindegewebe und Gefäßen. Der generative Apparat wird durch die Hodenkanälchen dargestellt, die durch ein mehrschichtiges Epithel, das der Bildung der Samenzellen dient, aufgebaut sind. An der Basis der Kanälchen, der Membrana propria unmittelbar aufliegend, finden sich die langen zylindrischen SERTOLIZellen, die mit den Spermiogonien eine alternierende Reihe bilden. Aus letzteren entwickeln sich die Spermiocyten, aus diesen die Spermatiden, die nur noch sehr wenig Protoplasma und einen kleinen Kern aufweisen. Aus den Spermatiden bilden sich die fertigen Spermien. Das extratubuläre Gewebe besteht aus Bindegewebe und den LEYDIGschen Zwischenzellen. Diese sollen aus dem Bindegewebe hervorgehen. Nach den Untersuchungen von SUNDER-PLASSMANN gehören die Zwischenzellen des Hodens auch zu dem neurohormonalen Zellsystem, das engste Verbindungen zum vegetativen Nervensystem aufweist (s. S. 141). In dem voll funktionstüchtigen Hoden liegen die Kanälchen dicht nebeneinander, das Bindegewebe ist spärlich und findet sich nur an den Knotenpunkten zusammen mit den Zwischenzellen etwas reichlicher. Nach SAND und OKKELS ist die Nervenversorgung der Hoden sehr viel reichlicher als bisher vermutet. Die

Nervenfasern gehen besonders enge Beziehungen zu den Leydigschen Zellen ein. Eine wechselseitige Beeinflussung sowohl des Nervensystems auf diese Zellen wie auch umgekehrt erscheint möglich.

II. Ovar.

Die Ovarien sind im Abdomen von einem Epithelüberzug überzogen und durch eine Peritonealduplikatur mit den Tuben verbunden. Sie haben ein Gewicht von etwa 6 g, sind von derber Konsistenz, zeigen eine grobhöckerige Oberfläche und eine weißliche Farbe. Das Ovar der geschlechtsreifen Frau besteht aus den Follikeln und dem interstitiellen Gewebe. In der Rinde finden sich in großer Zahl die Primordialfollikel, die aus der von Granulosazellen umgebenen Eizelle bestehen. Alle Primordialfollikel, einige 100000 an der Zahl,

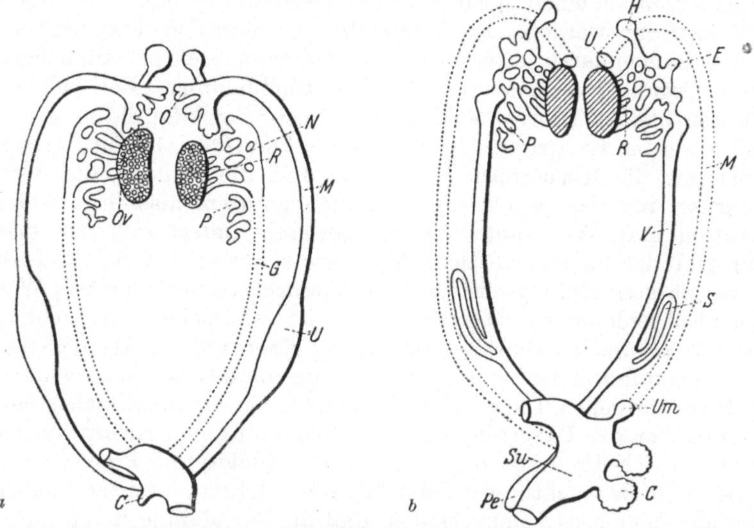

Abb. 74 a und b. Schematische Zeichnung der Entwicklung der Geschlechtsorgane. a bei der Frau: Ov Ovarium O Ostium tubae, M Salpinges (oberster Abschnitt der Müllerschen Gänge), U Uterus, G Gartnerscher Kanal C Clitoris, P Paroophoron, b beim Manne: H gestielte Hydatide, U ungestielte Hydatide, E Epididymis, M Müllerscher Gang, V Vas deferens, S Samenblase, Um Uterus masculinus, R Rete testis, P Paradidymis, Su Sinus urogenitalis, C Cowpersche Drüse, Pe Penis. (Nach Tage Kemp und Harald Okkels.)

sind bereits bei der Geburt vorhanden. Einzelne dieser Follikel reifen. Das Epithel wird mehrschichtig, es bildet sich eine doppelte Bindegewebeschicht um den Follikel, die Theca interna, und externa. Das Ei liegt in einer Zellanhäufung, dem Cumulus oophorus. Während des Wachsens und Reifens kommt es zur Bildung der Follikelhöhle, die den Follikelsaft enthält. Der Follikel wächst beträchtlich und wölbt sich über die Oberfläche des Ovars vor. Schließlich platzt der Follikel, das Ei wird ausgeworfen, und von den Fimbrien aufgenommen, die sich wahrscheinlich unter hormonalen Einflüssen auf die Stelle des reifenden Follikels gelegt haben (Mikulicz-Radecki, Caffier). Jetzt beginnen im Follikel die Zellen der Theca interna zu wuchern und es bilden sich große Zellen, die den Gelbkörper kennzeichnen. Den Gelbkörper bezeichnet man heute als Granulosazelldrüse. Wird das Ei befruchtet, so entwickelt sich das Corpus luteum graviditatis, das größer ist als das Corpus luteum spurium. Letzteres zeigt mit dem Einsetzen der Menstruation regressive Änderungen, die mit der Ausbildung einer bindegewebigen Narbe endigen. Demselben Schicksal unterliegt auch das Corpus luteum graviditatis, doch erst am Ende der Schwangerschaft. (Beziehungen zwischen Ovarialtätigkeit, Menstruation und Gravidität s. S. 325.)

C. Physiologie.
I. Die Kastration und ihre Folgen.

Kastrate und ihre charakteristischen Störungen waren bereits im Altertum bekannt, und an der Entfernung der Hoden beim Hahn hat BERTHOLD 1849 zum ersten Male — damals noch wenig beachtet, da dieser Versuch seiner Zeit weit vorauseilte — die innere Sekretion erwiesen. Die Entfernung der Keimdrüsen führt beim männlichen wie weiblichen Tier zum Verlust der sekundären Geschlechtsmerkmale und je nach Tierart zu dem Durchbruch von Zeichen des anderen Geschlechtes bzw. zu einer Angleichung der Geschlechter aneinander. Bei Hühnervögeln entwickeln sich indifferente Wesen, die in nichts mehr von einander zu unterscheiden sind. Die Versuchsergebnisse differieren, je nachdem, ob die Keimdrüsen bei einem noch nicht geschlechtsreifen oder beim geschlechtsreifen Tier entfernt werden. Beim männlichen infantilen Tier bleiben Penis, Prostata und Samenblasen unterentwickelt, bei erwachsenen männlichen Tieren zeigen diese Organe nur eine unwesentliche Rückbildung. Bei weiblichen infantilen Tieren bleiben Uterus, Vagina und Brustdrüse infantil, bei geschlechtsreifen Tieren werden sie atrophisch. Auch die sekundären Geschlechtsmerkmale, unter denen wir die Körperform, die Behaarung, die Stimme, die Ausbildung der Brustdrüse und das psychische Verhalten zusammenfassen, erleiden nach der Kastration eine Wandlung. Bei Säugetieren ändert sich das männliche Geschlecht nach der weiblichen Richtung. Vor der Pubertät führt die Kastration zu einem verspäteten Epiphysenschluß und dadurch zu verlängertem Wachstum der langen Röhrenknochen. Dieser Effekt ist wahrscheinlich nicht primär, sondern durch sekundäre Einflüsse der Keimdrüsen auf die Hypophyse zu erklären. Die Sexualhormone hemmen die Produktion des Wachstumshormons im Hypophysenvorderlappen. Die psychosexuellen Geschlechtsmerkmale kommen bei der Kastration vor der Pubertät nicht zur Ausbildung, bei Kastration nach der Pubertät bilden sich diese nur zum Teil zurück. Libido und Potenz des Mannes können, wie auch Beobachtungen beim Menschen lehren, erhalten bleiben. Wir lernen also aus dem Kastrationsversuch, daß die Ausbildung der primären und sekundären Geschlechtsmerkmale von den Keimdrüsen beherrscht bzw. gefördert werden.

II. Hormonale Geschlechtsumstimmung.

Es hat nicht an Versuchen gefehlt, durch entsprechende Vertauschung der Keimdrüsen eine geschlechtliche Umstimmung zu bewirken. Dies gelingt, wie STEINACH zeigt, besonders leicht dann, wenn die eigene Geschlechtsdrüse des Versuchstieres entfernt wird, also beim Kastraten. So lassen sich bei männlichen Kastraten durch Implantation von Ovarien die Brustdrüsen zur Ausbildung bringen, eine Atrophie der Genitalorgane und ein typisch weibliches Verhalten auslösen. Männliche Tiere versuchen sogar bei derart hormonal umgestimmten Tieren den Deckakt. Die Maskulinisierung weiblicher Kastrate gelingt weniger leicht und macht, da der Hoden schwer einheilt, wiederholte Implantation erforderlich. Die weiblichen Genitalorgane bilden sich zurück. Bei Meerschweinchen kommt es zur Vergrößerung des Urethralhöckers und zur Bildung eines penisartigen Gebildes. Skelet, Beschaffenheit des Kopfes, Behaarung und Sexualtrieb gleichen dem des männlichen Geschlechtes. Die Implantation von gegengeschlechtlichen Drüsen bei normalen Tieren führt erst dann zu einer Umstimmung, wenn die eigene Gonade entfernt oder beschädigt wird (Entriegelungsversuch nach LIPSCHÜTZ). Diese Beobachtung hat früher zu der Hypothese geführt, daß zwischen den Hormonen der weiblichen und der männlichen Keimdrüse ein Antagonismus besteht, eine Auffassung, die heute nicht mehr aufrechterhalten werden kann. Ein hormonaler Zwitter läßt sich am besten durch gleichzeitige Implantation von Hoden und Ovargewebe beim Kastraten erzeugen (STEINACH) oder durch Implantation eines Ovars in den Hoden (SAND). So behandelte Meerschweinchen zeigen in bezug auf Ausbildung des Penis, Körperbehaarung und Wachstum männlichen, in bezug auf Ausbildung der Milchdrüse weiblichen Charakter. In dem Verhalten der Tiere wechseln weibliche und männliche Phasen ab. Hormonale Geschlechtsumstimmung gibt es auch beim Menschen. Auf die Fälle von Nebennierenrindenadenomen und von Granulosazelltumoren sei hier nur hingewiesen. Bei der ausgedehnten Anwendung, die die Sexualhormone heute erfahren, auch in heterologer Form, sind derartige Wirkungen vielfach beobachtet. Am häufigsten ist die Entwicklung einer Mastopathie beim Manne als Folge ausgedehnter Oestrontherapie. Eine besonders interessante Beobachtung verdient in diesem Zusammenhange Erwähnung (SCHULTHEISS-LINDNER). Ein Chemiker hatte durch Verschütten einer alkoholischen Oestronlösung auf seine Kleider eine vorübergehend starke Vergrößerung seiner Brüste, einen Fettansatz nach weiblichem Typ und Nachlassen der Libido erlebt. Die aufgenommene Hormonmenge wird etwa auf 100 mg Oestron geschätzt.

III. Das Problem des Alterns und der Verjüngung.

Das Erlöschen der Keimdrüsenfunktion im Alter legte den Gedanken nahe, daß Altern und Keimdrüseninkretion in einem gewissen Zusammenhang stehen müssen. Dieser Zusammenhang kann nicht geleugnet werden. Nur ist das Erlöschen der Tätigkeit der Keimdrüsen ein den übrigen Altersinvolutionen gleichgeordneter, nicht übergeordneter Vorgang. Im Tierversuch ist es einer großen Zahl von Untersuchern gelungen, durch Keimdrüsenimplantation oder auch Vasoligatur nach dem Vorgehen von STEINACH eine deutliche Verjüngung zu erzielen (HARMS, STEINACH, SAND, ROMEIS, WILHELM u. a.). STEINACH führte zur Verjüngung die Vasoligatur aus, die eine starke Zunahme der Zwischenzellen, die nach seiner Theorie die Hormonproduzenten sind, zur Folge hat. Der Kampf um die STEINACHsche Theorie wie um den Wert seiner Methode für den Menschen hat eine große Zahl von Untersuchern auf den Plan gerufen; er ist nicht immer sachlich geführt worden. Die Tatsache, daß es möglich ist, durch die STEINACHsche Operation eine Besserung der Altersbeschwerden zu erzielen, steht außer Zweifel. Diese „Verjüngung" äußert sich nicht nur durch ein Wiedererwachen des Geschlechtstriebes und durch wiedererlangte volle Funktion der Geschlechtsorgane, sondern in einer allgemeinen körperlichen wie psychischen Reaktivierung. Nach Implantationen hat man beobachtet, daß die eigenen Keimdrüsen durch dieses Vorgehen aktiviert werden, während die Implantate selbst zugrunde gehen (STEINACH). Die Wirkung der verschiedenen Eingriffe dauert bis zu einem Jahr, läßt sich dann durch Wiederholung in abgeschwächter Form erneuern, aber schließlich bleiben die Erfolge aus. Daß es durch dieses Vorgehen gelungen ist, eine Verlängerung des Lebens zu bewirken, ist im einzelnen Fall schwer zu entscheiden, aber unwahrscheinlich.

Auch beim Menschen sind durch Vasoligatur und Keimdrüsenimplantation neben Mißerfolgen auch sichere Erfolge zu verzeichnen (LICHTENSTEIN, SAND u. a.). VORONOFF implantierte Hoden von Menschenaffen. Diese Implantate gehen zugrunde, bewirken aber in manchen Fällen eine Aktivierung der eigenen Keimdrüse, die für den Erfolg, der von anderer Seite nicht in vollem Umfange bestätigt wurde, verantwortlich gemacht werden muß.

I

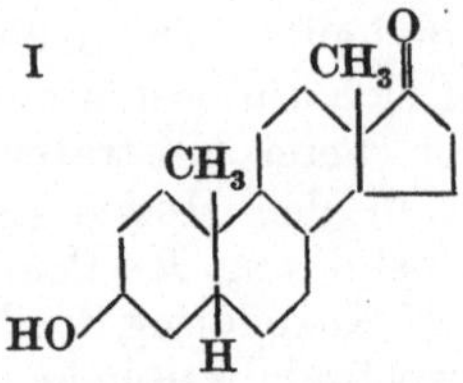

CH_3 O

CH_3

HO H

Androsteron $C_{19}H_{30}O_2$

III

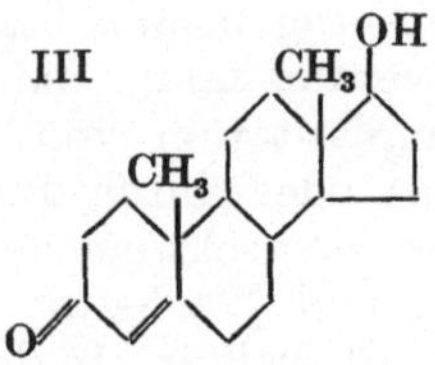

CH_3 OH

CH_3

O

Testosteron $C_{19}H_{28}O_2$

II

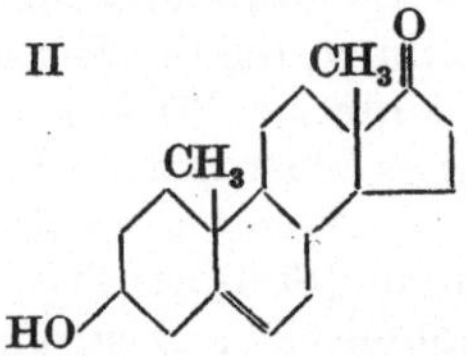

CH_3 O

CH_3

HO

Dehydroandrosteron $C_{19}H_{28}O_2$

IV

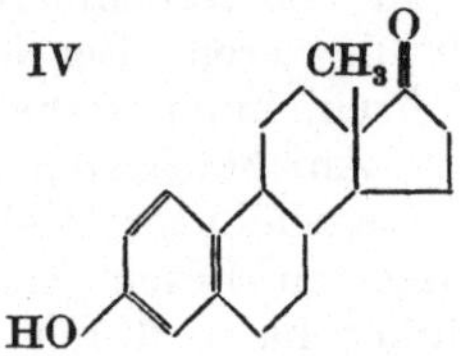

CH_3 O

HO

Oestron $C_{18}H_{22}O_2$

V

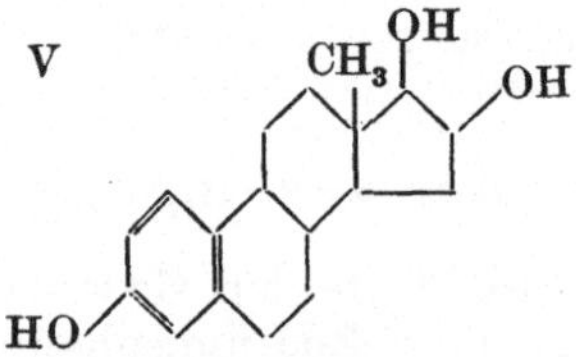

CH_3 OH

OH

HO

Oestriol $C_{18}H_{24}O_3$

VI

CH_3 OH

HO

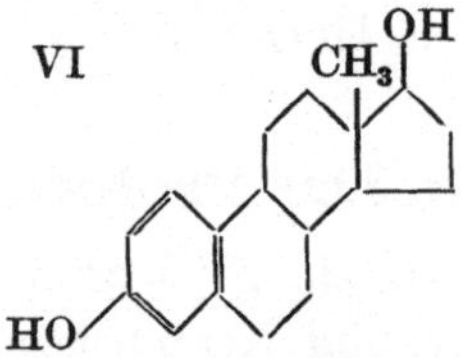

Oestradiol $C_{18}H_{24}O$

VII

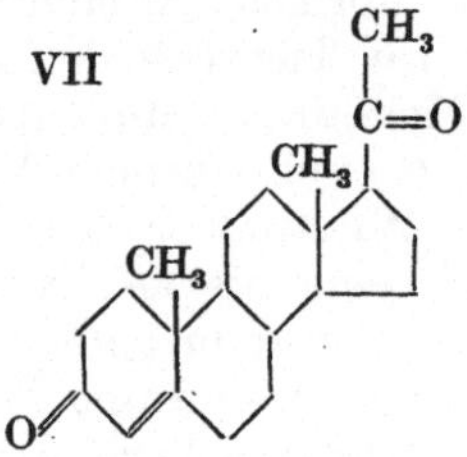

CH_3

$C=O$

CH_3

CH_3

O

Progesteron $C_{21}H_{30}O_2$

VIII

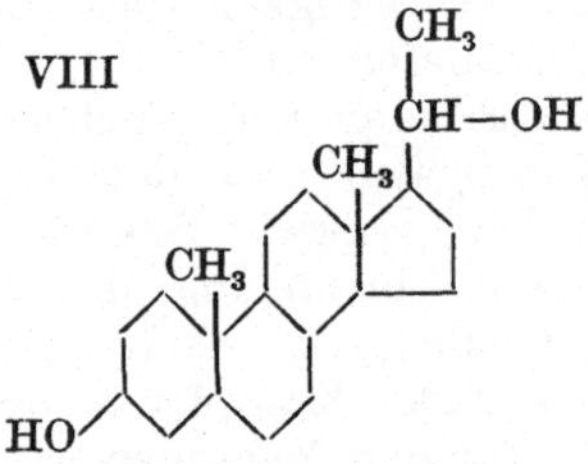

CH_3

$CH-OH$

CH_3

CH_3

HO

Pregnandiol $C_{21}H_{36}O_2$

IX a

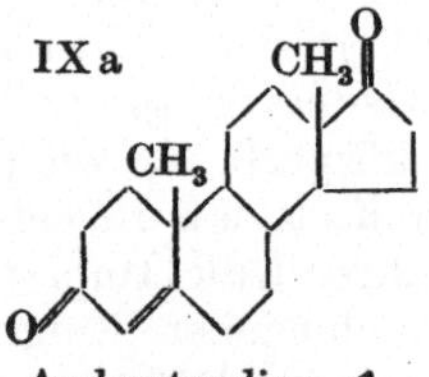

CH_3 O

CH_3

O

Androstendion ♂

IX b

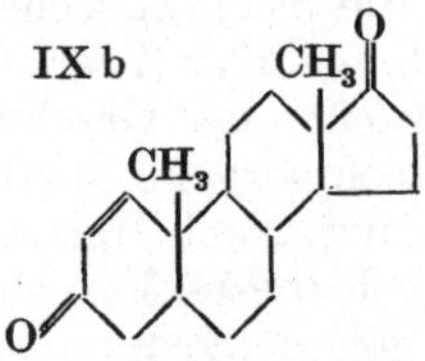

CH_3 O

CH_3

O

△ Androstendion ♀

X

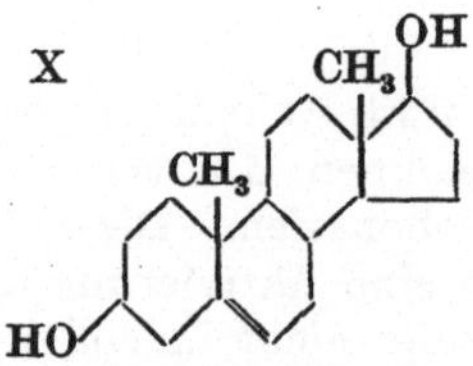

CH_3 OH

CH_3

HO

Androstendiol ♂♀

XI

CH_3 CH_3

$CH-(CH_2)_3-CH$

CH_3 CH_3

CH_3

HO

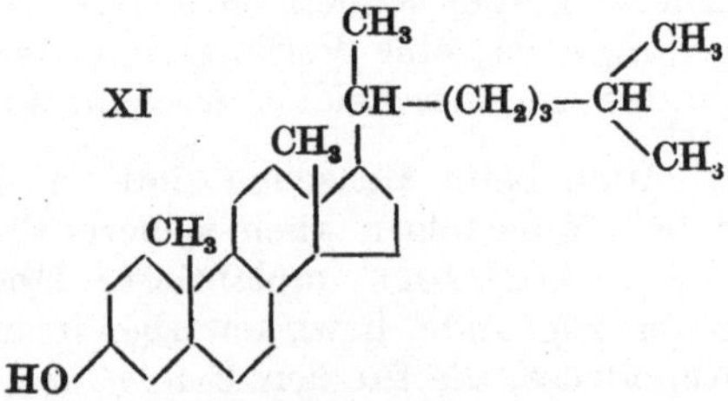

Cholesterin

Ob es sich bei diesen Verjüngungen um Hormonwirkungen handelt, ist etwas fraglich geworden, nachdem ROMEIS bei Ratten auch durch Implantation von Lebergewebe von jugendlichen Tieren eine Reaktivierung feststellen konnte.

IV. Die Sexualhormone.

Die chemische Forschung der letzten Jahre, die sich im wesentlichen an die Namen BUTENANDT, DOISY und MARRIAN, LAQUEUR, DIRSCHERL, RUZICKA, SCHÖLLER u. a. knüpft, hat die Konstitution der Keimdrüsenhormone aufgeklärt, nachdem die richtige Formel des Sterinskeletes erkannt war (BERNAL, WIELAND u. a.). Die neuere Forschung hat eine sehr große Zahl von chemisch verwandten Substanzen gefunden, die zum Teil auch im Organismus vorkommen, die Reaktionen auslösen, die den männlichen bzw. weiblichen Sexualhormon zukommen. Zur Kennzeichnung dieser Gruppen spricht man von männlichen und weiblichen Prägungsstoffen. Dabei ist es aber bemerkenswert, daß weder die männlichen noch die weiblichen Prägungsstoffe in diesem Sinne „reine" Wirkungen entfalten. Große Dosen beider Wirkstoffreihen wirken auch auf die Organe des anderen Geschlechts. Ein rein weiblicher Effekt wird nur durch das Progesteron ausgelöst. KORENSCHEWSKY schlägt daher vor, von Sexualhormonen mit 1. hauptsächlich männlichen, 2. hauptsächlich weiblichen und 3. bisexuellen Eigenschaften zu sprechen. Unter letzterer Gruppe versteht man diejenigen Stoffe, die beide Wirkungen entfalten und daher auch als Zwitterstoff bezeichnet wurden. In der Tabelle stellt Nr. X das Androstendiol ein Beispiel eines solchen Zwitterstoffes dar. Die interessante Frage nach der chemischen Konstitution in ihrem Verhalten zur pharmakologischen Wirkung ist noch kaum zu beantworten. Auf der einen Seite sehen wir, daß geringfügige Änderungen an den Seitenketten den Wirkungscharakter der Sterine völlig umstellen, auf der anderen zeigte es sich, daß noch nicht einmal die Erhaltung des Sterinskeletes für die Wirkung erforderlich ist. Beim Studium von Abbauprodukten des Oestrons fand DOISY eine Substanz, die jetzt von MIESCHER chemisch isoliert und als Diosynol bezeichnet wurde. Sie hat die untenstehende Strukturformel. Sie entfaltet sogar bei oraler Verabfolgung eine eindeutige oestrogene Wirkung. Auch an die oestrogene Wirkung der Stilbene sei in diesem Zusammenhang erinnert, die in ihrer chemischen Struktur völlig von dem der Steroidhormone abweicht.

$$CH_3$$
$$COOH$$
$$CH_2{-}CH_3$$
$$OH$$

Diosynolsäure

In chemischer Hinsicht sind alle Sexualhormone Sterine, die sich vom Cholesterin ableiten. Es ist noch nicht bekannt, ob sie im Organismus aus dem Cholesterin durch oxydativen Abbau entstehen oder ob sie alle auf dem Wege eines gleichartigen Aufbaues in den Gonaden oder auch in der Nebennierenrinde gebildet werden. Nach Versuchen von BLOCH ist es sehr wahrscheinlich, daß das Cholesterin die Muttersubstanz der Steroidhormone ist. BLOCH gab Cholesterin, das Deuterium enthielt, einer Frau in der Gravidität und fand Deuterium im Pregnandiolglukoronat des Harnes wieder. Cholesterin wird im Organismus synthetisiert. REICHSTEIN hat auf die Möglichkeit hingewiesen, daß die Steroide aus den Dreierketten des Kohlenhydratstoffwechsels—Glycerin, Aldehyd, Dioxyaceton usw. — gebildet werden können. Das Sterinskelet läßt sich unschwer in solche Dreierketten zerlegen.

a) Die männlichen Prägungsstoffe.

Test. Zum *biologischen Nachweis* der männlichen Prägungsstoffe benutzt man im wesentlichen zwei Methoden, den *Hahnenkammtest* (GALLGHER und KOCH) und den *Vesiculardrüsentest* (LOEWE und VOSS). Bei dem Hahnenkammtest dient die Wachstumszunahme des Kapaunenkammes nach intramuskulärer Injektion oder Aufpinseln (FUSSGÄNGER, DIRSCHERL) der zu prüfenden Lösung als Maß für die Wirkung. Als Einheit gilt diejenige Menge, die je einmal in 1 ccm Lösung, an zwei aufeinanderfolgenden Tagen verabreicht, nach der Messung am dritten und vierten Tag ein durchschnittliches Höchstwachstum des Kammes um 20% bei mindestens drei von fünf Versuchstieren bewirkt (BUTENANDT). Eine internationale Einheit ist in 0,1 mg krystallisiertem Androsteron vorhanden. Bei dem Vesiculardrüsentest dient die Größenzunahme der Vesiculardrüse kastrierter Ratten oder Mäuse als Maßstab. Als Mäuseeinheit gilt diejenige Menge, die auf fünf Injektionen, innerhalb 3 Tagen verteilt, am vierten Tag, 72 Stunden nach der ersten Injektion, eine mittelstarke Wirkung auf Wachstum und Sekretion des Vesiculardrüsenepithels bei kastrierten männlichen Mäusen ausübt. Die Vesiculardrüsen werden gewogen und histologisch kontrolliert.

Chemie. Das *Androsteron* wurde zuerst von BUTENANDT und TSCHERNING im Männerharn nachgewiesen und sehr bald auch synthetisch dargestellt. In 5000 l Harn fand sich 1 g. Das Androsteron (I) ist eine gesättigte Verbindung, die eine Methylgruppe mehr besitzt als das Follikelhormon. BUTENANDT hat aus Männerharn noch eine andere Substanz hergestellt, das *Dehydroandrosteron* (II). Es hat zwei Wasserstoffatome weniger als das Androsteron, eine Doppelbindung und eine räumlich andere Stellung der OH-Gruppe. Sowohl im Hahnenkamm- als im Vesiculardrüsentest erweist es sich als weniger wirksam als das Androsteron. Extrakte aus Männerharn zeigen am Kapaunenkamm eine sehr viel stärkere Wirkung als im Vesiculardrüsentest. Bei Hodenextrakten fand sich ein umgekehrtes Verhalten. Diese Feststellung führte LAQUEUR und Mitarbeiter zur Auffindung des *Testosterons* (III), das aus Stierhoden gewonnen wurde. Testosteron, dessen chemische Struktur von BUTENANDT, LAQUEUR und RUZICKA unabhängig voneinander gefunden wurde, unterscheidet sich von dem Dehydroandrosteron durch Vertauschung der Ketogruppe durch eine Hydroxylgruppe. Das Verhältnis der biologischen Wirksamkeit dieser drei männlichen Prägungsstoffe zueinander zeigt die folgende Tabelle 14 nach AMMON und DIRSCHERL.

Tabelle 17. Wirksamkeit der männlichen Sexualhormone.

	Internationale Kapauneneinh. (intramuskuläre Injektion) in γ	Percutane Kapauneneinheit in γ	Mäuseeinheit im Vesiculardrüsentest in γ
Androsteron . . .	1000	2	mehr als 2000
Dehydroandrosteron	20	1	1200
Testosteron. . . .	15	1—2	100

Außer den drei genannten männlichen Prägungsstoffen sind noch eine ganze Reihe weiterer chemisch verwandter Substanzen mit androgener Wirkung bekannt geworden, die aber in biologischen Medien bisher noch nicht nachgewiesen sind.

LAQUEUR isolierte aus dem Hoden eine Reihe von Substanzen, die auf die Vesiculardrüsen unwirksam waren, aber die Eigenschaft hatten, die Wirkung von Testosteron zu steigern. Wieweit ihnen eine biologische Bedeutung zukommt, ist noch unbekannt. Die Ester niederer Fettsäuren, so der Propionsäureester des Testosterons wirken auf die Vesiculardrüsen stärker als das reine Testosteron und haben aus diesem Grunde Eingang in die Therapie gefunden (s. S. 355). Im Stuten- und Hengstharn hat DIRSCHERL noch Stoffe gefunden, die er als „Vesine" bezeichnet, die auf den Kapaunenkamm kaum, hingegen deutlich auf die Vesiculardrüsen einwirken. Im Wollfett und aus Chinarinde wurden ähnliche Vesine dargestellt. Über ihre chemische Natur und physiologische Bedeutung ist noch nichts bekannt.

Vorkommen. Im *Harn* finden sich Androsteron und Dehydroandrosteron, im Hoden Testosteron und wahrscheinlich Androstendion. Männer- und Frauenharn enthalten etwa dieselbe Menge Androsteron, und zwar nach CALLOW 26 bis 29 i. KE., nach DINGEMANSE etwa 20—77 KE. Bei Vermännlichung infolge Ovarial- oder Nebennierenrindentumoren treten erhöhte Mengen männlicher Prägungsstoffe im Harn auf (s. S. 299).

Bildung. Die *Bildung der männlichen Prägungsstoffe* erfolgt im Hoden. Ob hier auch Androsteron gebildet wird oder ob dieses nur ein Umwandlungsprodukt des Testosterons ist, ist noch fraglich. Für letzteres sprechen die Befunde von DORFMANN und HAMILTON, die die Androsteronausscheidung bei Männern nach Injektionen von Testosteronproprionat vermehrt fanden. Als Hormonbildner kommen die LEYDIGschen Zwischenzellen, die SERTOLIschen Zellen und das Samenepithel bzw. die fertigen Samenzellen in Frage. Das Sperma enthält keine Hormone, da es nicht in der Lage ist, die Kastrationsfolgen zu beheben. Die Frage des Anteils der übrigen Zellen an der Inkretbildung ist auch heute noch trotz zahlreicher Untersuchungen umstritten, da es experimentell nicht möglich ist, eine Gewebeart isoliert zu schädigen bzw. auszuschalten. Die zuerst von BOUIN und ANCEL vertretene Hypothese, daß die LEYDIGschen Zwischenzellen die Hormonbildner sind, wird von ARON, ASCHER, HORNER, LIPSCHÜTZ, STEINACH und ROMEIS vertreten, während ASCHOFF, HARMS, KOHN, STIEVE u. a. diese Annahme für unbewiesen halten und die der Spermiogenese dienenden Zellen, insbesondere die SERTOLI-Zellen, als Hormonbildner ansprechen. Der Kampf um die Bedeutung der Zwischenzellen war verbunden mit dem Kampf um die STEINACHsche Verjüngungstheorie und Verjüngungsoperation. Der Befund von STEINACH, eine Zunahme der LEYDIGschen Zellen nach Unterbindung der Samenleiter, ist von Nachprüfern (WELKER, LEITER) nicht bestätigt worden. Die Untersuchungen an Tieren, die einen cyclischen Wechsel in der Tätigkeit ihrer Gonaden aufweisen, haben gezeigt, daß die absolute Zahl der Zwischenzellen ziemlich unverändert bleibt oder keine bestimmten Beziehungen zu den Zeiten der Geschlechtstätigkeit erkennen läßt, während dies für das samenbildende Epithel eindeutig der Fall ist (STIEVE). Auch die Befunde nach Röntgenschädigung oder einseitiger Kastration mit kompensatorischer Hypertrophie der anderen Seite sprechen eher für die Bedeutung der generativen Zellen als der LEYDIGschen Zwischenzellen. KRAUS fand bei einem 50jährigen eunuchoiden Mann fast nur Zwischenzellen im Hoden und ORSÒS in einem Fall von Hermaphroditismus mit weiblichen Zügen einen Hoden, der fast nur aus Zwischenzellen bestand. Auch der Hoden männlicher Zwitter ist meistens durch reichlich Zwischenzellen ausgezeichnet (MOSKOWICZ). Auf der anderen Seite ist es auffallend, daß sich nach Hodenimplantation beim Tier das Samenepithel fast völlig zurückbildet. Das Implantat besteht nur aus Zwischenzellen und ist inkretorisch voll funktionstüchtig (STEINACH, SAND). Ähnliches gilt für die Befunde bei künstlichem wie natürlichem Kryptorchismus (LIPSCHÜTZ, BOUIN u. a.). Beim jugendlichen Tier sind noch keine Zwischenzellen vorhanden. Erst kurz vor der Pubertät treten sie plötzlich sehr reichlich auf (STEINACHsche Pubertätsdrüse). ARON hat jetzt über Untersuchungen berichtet, in denen er bei Urodelenlarven das Drüsengewebe des Hodens unter Erhaltung des samenbildenden Anteils einschließlich der SERTOLIschen Zellen völlig zerstörte. Dieser Eingriff kommt der vollständigen Kastration gleich. ROMEIS fand ein Hodenimplantat bei einem Kater nach 8 Jahren noch funktionstüchtig, es bestand fast nur aus Zwischenzellen. Die Tatsache, daß es ein Hypophysenvorderlappenhormon gibt, das isoliert nur die Zwischenzellen stimuliert, spricht weiter sehr für deren Bedeutung. Unter der Wirkung dieses Hormons findet sich eine Vergrößerung des ventralen Prostatalappens bei der Ratte, ein besonders spezifisch auf männliche Sexualhormone reagierender Gewebsabschnitt. Auch auf die seltenen Fälle von Tumoren der Zwischenzellen im Kindesalter mit Pubertas praecox und Rückbildung dieser Erscheinungen nach Exstirpation sei hingewiesen. Es besteht heute eigentlich kaum ein Zweifel mehr, daß die Zwischenzellen die Bildungsstätte des männlichen Sexualhormons sind.

Auch im Ovar ist männliches Hormon, und zwar in 1 kg Schweineovar 1 KE. nachgewiesen worden (PARKES). Daß auch die Nebennierenrinde männliche Prägungsstoffe bildet, wurde bereits erwähnt. Sie ist wahrscheinlich die Bildungsstätte der androgenen Substanz, die sich immer im weiblichen Organismus findet und mit dem Harn ausgeschieden wird. Diese Ausscheidung bleibt nach Entfernung der Ovarien unverändert bestehen. Sie ist im Klimakterium besonders hoch (HAMBLEN und Mitarbeiter).

Wirkungen. *Die männlichen Prägungsstoffe bewirken* eine Wachstumsförderung der männlichen Sexualorgane. Samenblase, Prostata, COOPERsche Drüsen, Vas deferens, Präputialdrüsen und Penis erlangen unter ihrer Wirkung ihre volle Ausbildung. Dieser Wachstumseffekt, den wir in derselben Weise auch bei den weiblichen Prägungsstoffen antreffen, ist nach STEINACH die Folge einer starken Hyperämisierung der Genitalorgane. Die Bildung eines lebensfähigen Samens und eines koagulierenden Ejaculates ist nur bei Anwesenheit dieser Stoffe möglich. Auch die gesamten sekundären Geschlechtsmerkmale, wie Körperbau, Ausbildung der Muskulatur, Behaarung, Stimmwechsel und die den Mann kennzeichnenden Charaktereigenschaften gelangen unter der Wirkung dieser Stoffe zur Entwicklung. Durch Injektion der männlichen Prägungsstoffe ist es möglich, die Kastrationsfolgen völlig aufzuheben.

b) Die weiblichen Prägungsstoffe.

1. Die Brunsthormone.

Test. *Die Auswertung der weiblichen Prägungsstoffe* geschieht an der kastrierten weiblichen Maus nach der von ALLEN und DOISY angegebenen Methode. Als Test dient das Auftreten der Brunst, das bei Nagern durch das „Schollenstadium" des Vaginalabstriches gekennzeichnet ist. Als Einheit gilt die kleinste Substanzmenge, die nach subcutaner Injektion noch gerade innerhalb von 2—3 Tagen eine einmalige Brunst auslöst. 0,1 γ des Monobenzoats des Oestradiols gilt als eine internationale Benzoat-Einheit.

Chemie. Wir kennen drei im Organismus der Frau vorkommende weibliche Prägungsstoffe, die heute nach internationaler Übereinkunft wie folgt bezeichnet werden:

a) Oestron (IV). Die Substanz wird auch bezeichnet als Follikelhormon, Theelin, Progynon oder Menformon. Die reine Darstellung des Oestrons, dessen Anwesenheit auf biologischem Wege im Schwangerenharn, Follikelsaft und Placenta schon früher erwiesen war, gelang 1929 BUTENANDT, DOISY und LAQUEUR nahezu gleichzeitig. Die chemische Konstitution konnte erst nach Aufklärung des Sterinskeletes sichergestellt werden. Oestron ist chemisch ein 3fach ungesättigtes Oxyketon und weist dasselbe Grundskelet auf wie die männlichen Prägungsstoffe.

b) Oestriol (V). Die Substanz wird auch als Follikelhormonhydrat oder Theelol bezeichnet. Sie enthält an Stelle der CO-Gruppe zwei benachbarte sekundäre Alkoholgruppen. Im Harn kommt ein Oestriol-Glucuronid vor, das erst durch Hydrolyse mit Säure aus dem Harn extrahierbar und damit nachweisbar wird.

Daher erklärt sich, daß der Harn nach Säurehydrolyse eine stärkere Reaktion im ALLEN-DOISY-Test gibt als im nativen Zustand.

c) *Oestradiol* (VI). Die Substanz wird auch als Dihydrofollikelhormon bezeichnet. Sie unterscheidet sich von dem Oestron durch einen Mehrgehalt an zwei Wasserstoffatomen. Sie wurde zunächst nur chemisch dargestellt, bis DOISY und Mitarbeiter sie auch im Schwangerenharn nachwiesen. Sie hat ein Interesse, da ihr Monobenzoat therapeutisch besonders wirksam ist. SCHÖLLER und Mitarbeiter fanden die einmalige Injektion von 10000 ME. des Benzoats wirkungsgleich mit der 8maligen Injektion von 1000 ME. Oestron. 0,1 γ Oestradiol Monobenzoat gilt heute als internationale Benzoateinheit. In dieselbe Gruppe der weiblichen Prägungsstoffe gehören noch das Equilin und Equilinin, die von GIRARD und Mitarbeitern aus dem Stutenharn gewonnen wurden.

Bildung. Welcher dieser verschiedenen Stoffe als *das* Follikelhormon angesprochen werden kann, ist noch nicht entschieden. Der Begriff Follikelhormon ist einstweilen biologisch aufzufassen. Es werden darunter nach BUTENANDT alle Stoffe der Oestrongruppe verstanden. Wahrscheinlich bildet das Ovar Oestradiol, den biologisch wirksamsten Körper aus der Gruppe der weiblichen Prägungsstoffe. Durch Implantationsversuche ist es erwiesen, daß der reifende Follikel das Brunsthormon bildet. Das Zwischengewebe sowie der Primordialfollikel sind biologisch unwirksam (ZONDEK und ASCHHEIM). Der Follikelsaft ist hormonhaltig. Es ist noch strittig, ob die Granulosazellen oder die Thecazellen das Follikulin bilden. Nach ZONDEK und ASCHHEIM, die an der Wand des sprungreifen Follikels Theca- und Granulosazellen trennen konnten, lieferten erstere im Implantationsversuch Brunsterscheinungen. Ein reifer Follikel enthält etwa 8—12 Einheiten Hormon. Auch in dem Corpus luteum ist Follikelhormon nachgewiesen worden.

Vorkommen. In dem Harn von Männern und Frauen ist Follikelhormon als Schwefelsäureester stets vorhanden. Die Angaben über die im Harn enthaltenen Mengen schwanken sehr. Neuere Untersuchungen ergaben größere Mengen als frühere. Dies hängt damit zusammen, daß bei früheren Untersuchungen die Säurehydrolyse vielfach nicht durchgeführt wurde. Außer dem Schwefelsäureester des Oestrons sind im Harn noch Oestriol und Oestradiol nachgewiesen worden. Über den Hormongehalt von Harn und Blut während des Menstruationszyklus und während der Gravidität soll später berichtet werden (s. S. 328). Im Männerharn finden sich etwa 50 bis 200 ME. pro Liter. Besonders reich an Follikulin ist der Harn der trächtigen Stute, der Hengstharn und der Hengsthoden. Im Hengstharn finden sich z. B. nach saurer Hydrolyse 100000 bis 200000 ME. pro Liter und im Hengsthoden etwa 66000 ME. (ZONDEK). Die Beobachtung über den reichen Gehalt des Hengsthodens an Follikelhormon spricht dafür, daß das Follikelhormon auch im männlichen Organismus, und zwar im Hoden, gebildet wird. Als Ursprung des im männlichen Harn auftretenden Hormons kommt auch noch die Zufuhr von außen in Frage. Nach ENG werden mit der Nahrung täglich etwa 300—400 ME. aufgenommen. Ein Teil dieser Menge, etwa 30—70 ME. werden auch mit dem Stuhl ausgeschieden. Ob es auch eine extragenitale Entstehung des Brunsthormons gibt, ist noch nicht entschieden, wird aber von einigen Autoren für wahrscheinlich gehalten. Das Follikulin wird nicht nur durch die Nieren und den Kot ausgeschieden, sondern zum Teil auch im Organismus, und zwar in den Nieren und wahrscheinlich auch in der Leber zerstört (FEE und Mitarbeiter, ROBSON und Mitarbeiter).

Wirkungen. Das *Brunsthormon bewirkt* beim infantilen wie kastrierten Tier das Auftreten einer Brunst mit den charakteristischen Änderungen des Scheidenabstriches (Schollenstadium) und eine Vergrößerung des Uterus (s. Abb. 75).

Die künstlich brünstig gemachten Tiere werden von dem Bock gejagt. Beim geschlechtsreifen Tier wird ein Daueroestrus ausgelöst. Auch die Brustdrüsen werden unter der Hormonwirkung aufgebaut. Beim männlichen Tier bewirkt Follikulin eine Hemmung der Entwicklung des Hodens und eine Ausbildung der Zitzen wie der Brustdrüse. Die Empfindlichkeit der Erfolgsorgane gegenüber dem Follikulin ist sehr verschieden. Die Vagina der Maus, deren Verhalten als Test dient, ist das empfindlichste Organ, das wir kennen. Um eine Vergrößerung des Uterus der Maus zu bewirken, die mit jeder normalen Brunst stattfindet,

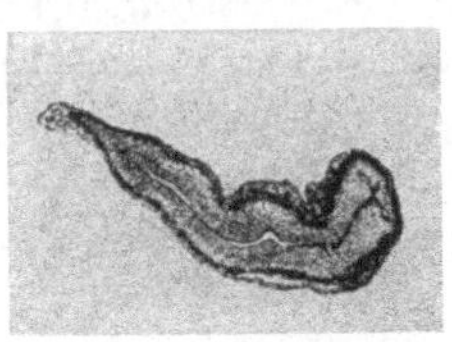

a

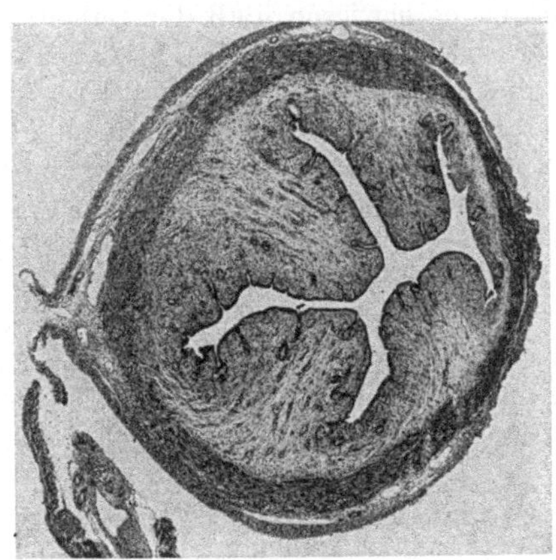

b

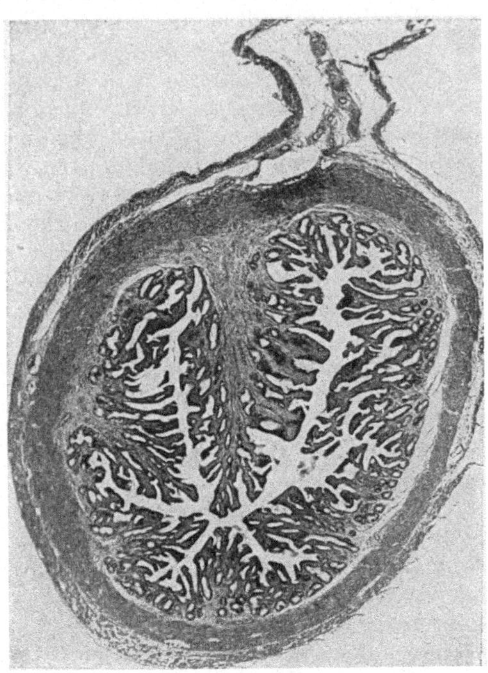

c

Abb. 75a—c. Wirkung von Follikelhormon und Corpus-luteum-Hormon auf den Uterus des infantilen Kaninchens (Uterusquerschnitt). a ohne Behandlung, b nach Follikelhormon, c nach Follikelhormon + Corpus-luteum-Hormon (Nach GLAUBERG-Test.)

sind bereits 10—100 ME. erforderlich. Die biologische Einheit ist infolge der hohen Empfindlichkeit der Vaginalschleimhaut außerordentlich klein. Extragenitale Wirkungen des Follikulins, z. B. auf den Stoffwechsel, sind noch fraglich. Auch die Einwirkungen auf das Pflanzenwachstum, die Blüte und die Fruchtbarkeit, können noch nicht als absolut gesichert gelten.

2. Das Gelbkörperhormon.

Das *Progesteron* wird an der Uterusschleimhaut des Kaninchens nach dem CORNER-ALLEN-CLAUBERG-Test *ausgewertet*. Als Kanincheneinheit gilt diejenige Menge, die, an fünf aufeinanderfolgenden Tagen injiziert, bei drei Tieren eine Umwandlung der Uterusschleimhaut in das Stadium II bewirkt. Als internationale Einheit gilt 1 mg Progesteron.

Experimentell wurde nachgewiesen, daß zur Aufrechterhaltung der Schwangerschaft der Gelbkörper erforderlich ist (FRAENKEL u.a.). Durch Zufuhr von Extrakten aus dem Gelbkörper läßt sich eine Gravidität nach Entfernung der Ovarien aufrechterhalten. Der wirksame Bestandteil des Gelbkörpers, das Progesteron (VII) (s. S. 312), wurde an vier verschiedenen Arbeitsstätten unabhängig voneinander aus Schweineovar und aus Placenta fast gleichzeitig dargestellt und seine Konstitution, die heute auch durch die Synthese sichergestellt ist, ermittelt. Andere Stoffe mit ähnlicher Wirkung sind heute noch nicht bekannt. Im Harn der graviden Frau findet sich ein chemisch nahe verwandter Körper, das Pregnandiol (VIII), der sich leicht in das Progesteron überführen läßt (BUTENANDT und SCHMIDT) und wahrscheinlich die Form ist, in der das Progesteron zur Ausscheidung kommt.

Als *Bildungsstätte des Progesterons* kennen wir nur den Gelbkörper und die Placenta. Ein Gelbkörper der Frau enthält etwa $^1/_{40}$ KE., eine Placenta im 6. bis 8. Schwangerschaftsmonat etwa 10 KE. (ERHARDT). Im Blut der Schwangeren ist das Hormon mit unseren Methoden nicht nachweisbar.

Das *Progesteron bewirkt* den Umbau der Uterusschleimhaut zur prägraviden Phase. Die Uterusmuskulatur wird aufgelockert (s. Abb. 76a—c). Außerdem ist es eine Funktion des Hormons, das Ei auf seiner Wanderung durch die Tuben zu erhalten (WESTMANN) und nach seiner Einbettung die Schwangerschaft aufrechtzuerhalten. Progesteron hemmt die Ovulation und fördert das Wachstum der Milchdrüse.

HISAW und Mitarbeiter beschrieben bereits 1926 eine Substanz, die sie aus Corpora lutea vom Schwein gewonnen hatten und von der sie später zeigten, daß sie nichts mit dem Progestron zu tun hat, die die Eigenschaft hat, die Symphysis pubis zu erweitern. Als Testobjekt dient die Symphyse des Meerschweinchens. Das als *Relaxin* bezeichnete Hormon ließ sich auch im Blut von graviden Kaninchen nachweisen. Es ist gut löslich in Wasser und in 95% Alkohol in organischen Lösungsmitteln unlöslich. Es läßt sich von Oestron und Progesteron völlig abtrennen.

c) Der Stoffwechsel der Sexualhormone.

Über die Änderungen, die die Sexualhormone im Organismus erfahren, ist trotz zahlreicher Untersuchungen noch wenig bekannt. Als Ort des Abbaus wird allgemein die Leber angenommen. Die Gabe von Testosteron führt zu einem Anstieg der Androsteron und Isoandrosteron-Ausscheidung mit dem Harn. Bei einem Mädchen von 18 Jahren fanden SCHILLER, DORFMANN und MILLER Androsteron und das inaktive Aetiocholanolon in größerer Menge als beim Mann. Die Gabe von Methyltestosteron führt nicht zu einer vermehrten Ausscheidung androgener Substanzen. Alle Androgene erscheinen in dem frischen Harn in gebundener Form, da die Hydrolyse sie nur teilweise löst, ist über den tatsächlichen Gehalt nur schwer eine Angabe zu machen. Mann (25—35 Jahre) und Frau (23—24 Jahre) scheiden nach KOCH 3—10 mg Androgen pro Tag aus. Im Harn von Knaben im Alter von $6^1/_2$—10 Jahren fanden sich 0,07—0,2 mg, von Mädchen im Alter von 8—10 Jahren 0,18—0,2 mg pro Liter.

Nach DOISY beträgt die tägliche Produktion des Ovars an Oestrogen 0,4 mg und etwa 10 mg während eines normalen Zyklus. Auch die Oestrogene werden in der Leber inaktiviert und erscheinen im Harn in an Sulphat gebundener Form. Oestriol wird als Gl corunid ausgeschieden. Nur in der Mitte des Zyklus erscheint plötzlich freies Oestrogen im Harn. Man bringt das zusammen mit der Follikelruptur und der raschen Resorption des hormonhaltigen Follikelsaftes vom Peritoneum. Der Gehalt des Harnes an oestrogener Substanz beträgt nach KOCH 5—15 γ, der der Frau 18—36 γ pro Tag.

Progesteron erscheint im Harn als Natriumpregnanediol.-glycuronid. Seine Ausscheidung beginnt 48 Stunden nach der Ovulation und hört 24—48 Stunden vor der Menstruation auf. Von zugeführtem Progesteron werden 50% im Harn als Natriumpregnanediol-glycuronid wieder gefunden, die Gabe der Substanz selbst läßt nur 43—85% wieder finden. Auch hier nimmt man einen Abbau

in der Leber an. In der Gravidität beträgt die Pregnanediol-Ausscheidung in
den ersten 4—5 Monaten 5—10 mg und steigt dann auf 25 gegen Ende der Gravidität auf 54 mg an.

d) Die Beziehungen zwischen weiblichen und männlichen Prägungsstoffen und die Wirkungsweise der Sexualhormone.

Das Bauprinzip ist für alle Sexualhormone das gleiche. Die weiblichen Prägungsstoffe sind ungesättigte, die männlichen gesättigte bzw. nahezu gesättigte
Verbindungen mit höchstens einer Doppelbindung. Die Follikelhormongruppe
enthält außerdem nur eine, die Androsterongruppe zwei Methylgruppen im
Molekül. Beide Prägungsstoffe kommen bei beiden Geschlechtern vor. So scheidet
z. B. die Frau nach Koch in 24 Stunden 30—100, der Mann 40—100 I.E. männliches Hormon mit dem Harn aus. Die Ausscheidung beginnt bereits beim Mädchen im Alter von 3—4 Jahren und hält bis ins hohe Alter an. Bei normalen
jungen Männern finden sich nach Glass täglich 4—5 γ Oestronstoff im Harn.
Als Bildungsort auch der heterologen Sexualhormone werden die Sexualdrüsen
selbst angenommen. Dafür spricht vor allem der besonders reiche Follikulingehalt des Hengsthodens. Für die Bildung der androgenen Substanzen bei der
Frau kommt die Nebennierenrinde in Frage. Das gemeinsame Vorkommen
männlicher wie weiblicher Prägungsstoffe bei beiden Geschlechtern hat die
Auffassung nahe gelegt, daß beide Gruppen von Prägungsstoffen im Organismus
ineinander übergehen können. Die nahe chemische Verwandtschaft der Hormone
und die Möglichkeit, durch geringfügige Änderungen den einen Körper in den
anderen überzuführen, machen dies theoretisch wahrscheinlich, doch liegen
sichere Beweise für die Richtigkeit dieser Auffassung noch nicht vor. Sehr große
Dosen männlichen Sexualhormons üben bei kastrierten weiblichen Tieren Folli-
kulinwirkung aus, und umgekehrt bewirken große Follikulindosen bei kastrierten
Männchen Wachstum der Sexualdrüsen. Antagonistische Wirkungen, derart,
daß die Injektion eines gegengeschlechtlichen Hormons die Keimdrüse des
betreffenden Tieres zur Atrophie bringt, beruhen auf einer Rückwirkung der
Sexualhormone auf die Hypophyse. Die Bildung der gonadotropen Hormone
wird durch die Sexualhormone völlig unterdrückt. Es fällt damit der physiologische Stimulus für die Keimdrüse fort und sie verfällt einer Atrophie. Ein
Antagonismus zwischen den weiblichen und männlichen Prägungsstoffen besteht
demnach nicht. Es ist daher auch richtiger, bei entgegengesetzt gerichteter
Therapie nicht von paradoxer, sondern dem Vorschlag von Lemke entsprechend
von heterologer Anwendung zu sprechen.

Es ist ohne Schwierigkeit möglich, z. B. durch Verlagerung einer Doppel-
bindung im Androstendion (IXa und b) (s. S. 312), aus einem männlichen einen
weiblichen Prägungsstoff zu machen und umgekehrt. Besonders interessant sind
die „Zwitterstoffe", die wie das *Androstendiol* (X) sowohl männliche wie weibliche
Wirkungen besitzen. In der Entstehung der Zwitter spielen diese Stoffe keine
Rolle. Die Entstehung der Sexualhormone im Organismus aus dem *Cholesterin*
(XI) ist durch oxydative Abbaureaktionen vorstellbar (Tscherning, Butenandt).
Es ist aber auch denkbar, daß sowohl Cholesterin als auch die Sexualhormone
aus einer noch unbekannten Vorstufe gebildet werden. Sichere Anhaltspunkte
für die Art, wie der Organismus die Bildung dieser biologisch wichtigen Sterine
vollzieht, besitzen wir zur Zeit noch nicht.

Über die *Wirkungsweise der Sexualhormone* ist noch relativ wenig bekannt.
Steinach hat gezeigt, daß sie eine starke Hyperämisierung bewirken, die sich
nicht nur auf die Sexualorgane beschränkt, sondern besonders auch das Gehirn

betrifft. Vielleicht ist es möglich, daß ein Teil der allgemeinen Stimulierung, welche die Sexualhormone ausüben, mit dieser besseren Hirndurchblutung zusammenhängt. Auf die Sexualorgane üben sie einen Wachstumseffekt aus. Die Beobachtung, daß dieser Wachstumseffekt nicht sehr spezifisch ist und sich, abgesehen von den Wirkungen des Progesterons, durch eine ganze Reihe chemisch verwandter Stoffe erzielen läßt, legt die Vermutung nahe, daß die Sexualhormone nur Reizstoffe sind, die nicht in irgendwelche chemische Umsetzungen eingreifen. Das ist von REYNOLDS und FOSTER auch tatsächlich bewiesen worden, indem sie zeigten, daß die Hyperämiewirkung am Uterus das Primäre ist und der Stoffwechselsteigerung voraufgeht. Die hyperämische Wirkung kann nach POMPEN ebenso wie die Acetylcholinwirkung durch Atropinsulfat gehemmt werden. Daß es sich tatsächlich um die Freisetzung von Acetylcholin handelt, ist weiter wahrscheinlich durch den Nachweis eines erhöhten Acetylcholingehaltes des Uterus kastrierter Kaninchen bereits eine Stunde nach intravenöser Injektion von Oestron. Daß die Wirkungen der Sexualhormone auch von chemisch völlig anderen Körpern ausgelöst werden können, haben ROBINSON unsd DODDS gezeigt. Diphenylmethanderivate weisen einen schwachen Follikulineffekt auf, der, wenn die Methangruppe durch eine Äthylengruppe ersetzt wird, eine erhebliche Steigerung erfährt. Unter diesen Körpern, die als *Stilbene* bezeichnet werden, erwies sich das *Diäthylstilboestrol*

$$\text{HO} - \hspace{-0.5em}\bigcirc\hspace{-0.5em} - \underset{\underset{C_2H_5}{|}}{C} = \underset{\underset{C_2H_5}{|}}{C} - \hspace{-0.5em}\bigcirc\hspace{-0.5em} - \text{OH}$$

als besonders wirksam. $0,25\,\gamma$ dieser Substanz waren wirkungsgleich mit $0,6\,\gamma$ Oestron. Irgendwelche Unterschiede in der Wirkungsweise dieser Stilbene mit dem Follikulin konnten bisher noch nicht ermittelt werden, und der Acetylcholingehalt des Uterus steigt nach ihrer Verabfolgung nicht an. Dies würde doch für einen anderen Wirkungsmechanismus sprechen.

e) Extragenitale Wirkungen der Sexualhormone.

Die Sexualhormone entfalten ihre Wirkung nicht nur auf die Sexualorgane und die sekundären Geschlechtsmerkmale, sondern zeigen darüber hinaus eine ganze Reihe von allgemeinen Wirkungen, die zum Teil heute auch therapeutisch benutzt werden. Wie bereits erwähnt, ist eine hervorstechende Wirkung die Förderung der Durchblutung, und zwar der Durchblutung vorwiegend der Bauch- und Beckengefäße, der Gehirn-, der Haut- und der Herzgefäße. Wie RATSCHOW nachwies, läßt sich das Auftreten einer Gangrän durch Adrenalin oder Ergotamin bei gleichzeitiger Anwendung von Oestron verhindern. Beim Menschen hat man nach Anwendung der Sexualhormone einen Anstieg der Hauttemperatur nachgewiesen. Ein weiterer Angriffspunkt liegt im Muskelstoffwechsel. Die herabgesetzte körperliche Kraft ist ein Charakteristikum des Kastraten und Eunuchen. Seit den Untersuchungen von SCHITTENHELM und BÜHLER wissen wir, daß Kastrate im Harn Kreatinin ausscheiden und daß diese Kreatinurie nach männlicher Hormondrüsentherapie schwindet. Der Glykogen- und Phosphatgehalt des Muskels ist nach Kastration vermindert, auch der Herzmuskel verarmt nach SCHUMANN an diesen beiden Stoffen. Beim kastrierten Tier gleicht sich der Glykogenschwund langsam wieder aus. Auch der Cholesteringehalt des Blutes ist beim kastrierten Tier wie beim Eunuchen erhöht, so daß Hypercholesterinämie ein sehr charakteristischer Befund für Keimdrüseninsuffizienz ist.

Auf Beziehungen zur Blutbildung deutet die Tatsache hin, daß eine Reihe von Blutkrankheiten eine Bindung an das Geschlecht aufweist. Holz und Mitarbeiter zeigten, daß große Dosen von Oesteron beim Hund die Knochenmarktätigkeit völlig zerstören und zum Tode der Versuchstiere und Agranulocytose führen. Nach Feuchtinger sollen kleine Dosen die Knochenmarkstätigkeit anregen, große sie hemmen. Auf die Anämien in der Gravidität sei in diesem Zusammenhang hingewiesen.

Beim Kastraten entwickelt sich die als eunuchoider Hochwuchs bekannte eigenartige Wachstumsstörung, deren Wesen noch nicht geklärt ist. Zwischen dem Keimdrüsenhormon und dem Wachstumshormon der Hypophyse besteht ein gewisser Antagonismus. Durch große Gaben von Keimdrüsenhormon ist es möglich, die Epiphysen zum Verschluß und das Wachstum damit zum Abschluß zu bringen.

D. Die Geschlechtlichkeit.

Die hormonale Steuerung der mit der Generation zusammenhängenden Vorgänge spielt eine wichtige Rolle, doch nicht die einzige. Erst in dem voll entwickelten Organismus, erst dann, wenn er geschlechtsreif wird, beginnen die Keimdrüsen ihre Tätigkeit. Die Zugehörigkeit zu einem bestimmten Geschlecht ist aber schon im Augenblick der Befruchtung festgelegt. Jede einzelne Zelle des Organismus ist durch ihren Chromosomensatz als männliche oder weibliche Zelle gekennzeichnet. Wir sprechen von zygotischer Sexualität. Die Bedeutung der zygotischen Sexualität für das Wirbeltier und den Menschen ist lange Jahre hindurch unter dem Eindruck der Wirkungen der Sexualdrüsen verkannt worden. Erst heute haben wir erkannt, daß manche Störungen des Sexualcharakters, insbesondere die Zwitterbildungen, in erster Linie Störungen der zygotischen und nicht der hormonalen Geschlechtlichkeit sind. Die gesamten mit der Fortpflanzung zusammenhängenden Vorgänge bei Wirbellosen sind nur durch zygotische Sexualität bedingt. So ist es unerläßlich, daß wir uns mit den wichtigsten Erkenntnissen der zygotischen Sexualität, wie sie insbesondere durch die ausgedehnte Forschung von R. Goldschmidt gewonnen wurden, vertraut machen.

I. Die zygotische Geschlechtlichkeit.

Jede Zelle enthält einen väterlichen und einen mütterlichen Chromosomensatz. Für den Sexualcharakter sind bestimmte Geschlechtschromosome maßgebend. In den Chromosomen muß ein stoffliches, vielleicht ein fermentartig wirkendes Agens enthalten sein. Hier beginnen sich die Grenzen zwischen zygotischer und hormonaler Geschlechtlichkeit zu verwischen; denn auch die zygotische Geschlechtlichkeit ist damit hormonaler Natur, wenn es sich auch nur um bestimmte Zellhormone handelt. In der männlichen Zelle haben wir zwei Männlichkeitsfaktoren M und einen Weiblichkeitsfaktor F[1]. In der weiblichen Zelle sind zwei Weiblichkeitsfaktoren F und zwei Männlichkeitsfaktoren M. Die männliche Zelle würde also ausgedrückt durch das Symbol MMF, die weibliche durch $MMFF$. Bei der Reifeteilung entstehen zwei Zellen mit nur $^1/_2$ Chromosomensatz, d. h., wir haben zwei Arten von männlichen Keimzellen, solche mit M und solche mit MF, aber nur eine Art weiblicher Zellen MF. Je nach der Vereinigung solcher Zellen erhalten wir dann wieder MMF oder $MMFF$, d. h. männliche oder weibliche Zellen. Diese Geschlechtschromosomen werden nun bei jeder weiteren Teilung weitergegeben, so daß also jede Zelle unseres Körpers männlichen oder

---

[1] Die Geschlechtschromosomen werden als X- und Y-Chromosomen, die in ihnen wirksamen Faktoren nach Goldschmidt als M und F bezeichnet.

weiblichen Charakter hat. Es wurde nun von GOLDSCHMIDT die experimentell gut begründete Vorstellung entwickelt, daß diesen Faktoren gewisse Stärken oder Valenzen innewohnen. Wenn wir z. B. mit MOSKOWICZ F = 40, M = 30 setzen, so würde die männliche Zelle 60 (MM) gegen 40 (F) und die weibliche 60 (MM) gegen 80 (FF) haben, d. h. in dem einen Fall würde die Männlichkeits-, in dem anderen die Weiblichkeitsvalenz überwiegen. Durch ein derartiges Überwiegen des einen Geschlechtes gegenüber dem anderen — man spricht von *Epistase* — ist die normale Geschlechtsentwicklung garantiert. Bei den Wirbeltieren erfolgt die Embryonalentwicklung überwiegend zygotisch. Die Wirbellosen sind mit dem Ausschlüpfen aus der Puppe geschlechtsreif. Der Schmetterling z. B. legt nach relativ kurzer Lebensperiode seine Eier ab und stirbt. Das Wirbeltier hat aber mit seiner Geburt noch eine lange Lebens- und Entwicklungsperiode vor sich, und es ist möglich, daß die Zellgeschlechtlichkeit für diese nicht ausreicht.

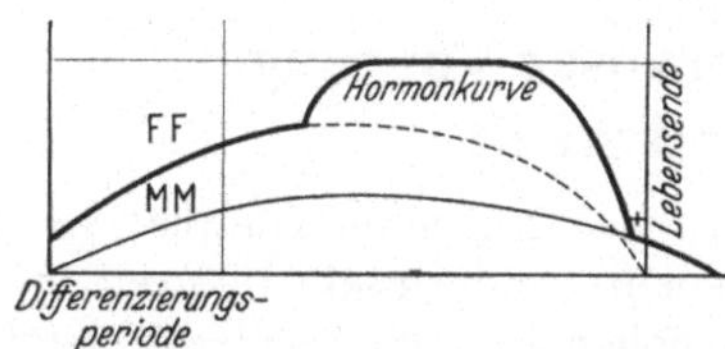

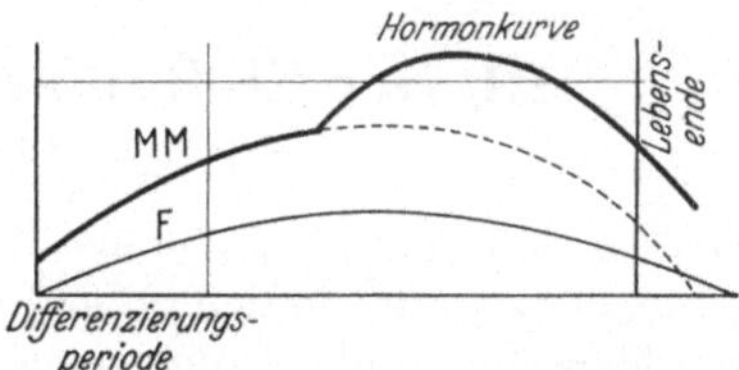

Abb. 76. Kurven der *weiblichen* Geschlechtlichkeit. Die Hormonkurve steigt steil an, erreicht die physiologische Höhe, sinkt dann ab. Die MM-Kurve wird vor dem Lebensende dominant. Geschlechtsumschlag im Greisenalter

Abb. 77. Kurven der *männlichen* Geschlechtlichkeit. Die Distanz der Kurven ist größer als in Abb. 76. Die Hormonkurve tritt später auf, steigt langsamer an, sinkt langsamer. Die Kurven der Zellgeschlechtlichkeiten überkreuzen sich erst nach dem Lebensende.

Abb. 76 u. 77.
Graphische Darstellung des Zusammenwirkens der zygotischen und hormonalen Geschlechtlichkeit beim Menschen.

GOLDSCHMIDT hat die Verhältnisse für den Menschen durch beigefügte Kurve dargestellt (s. Abb. 76 und 77). Jedes Tier müßte früher oder später bei dem Schnittpunkt der beiden Kurven eine Geschlechtsumwandlung erfahren. Bei den Wirbellosen wird dieser Zeitpunkt nicht mehr erreicht. Bei den Wirbeltieren wird dies durch die Sexualhormone verhindert. Die Richtigkeit dieser Vorstellung wurde experimentell bewiesen. Bei jungen genetisch weiblichen Küken wird nach der Kastration unmittelbar nach dem Schlüpfen ein Ovar, einige Tage später ein Hoden regeneriert. In der Zwischenzeit ist der Schnittpunkt der Kurve gelegen. Auf die Störungen der zygotischen Geschlechtlichkeit und ihre Folgen soll später eingegangen werden. Die zygotische Geschlechtlichkeit mit einer normalen Epistase bedingt in der Embryonalzeit die Entwicklung der zunächst indifferent angelegten Keimdrüse in dem männlichen oder weiblichen Sinne. Die männliche Epistase ist stärker als die weibliche und übt ihren Einfluß während des ganzen Lebens aus, während die weibliche mit dem Klimakterium ihr Ende erreicht (s. Abb. 76 und 77).

II. Die hormonale Geschlechtlichkeit.

Außer den Keimdrüsen, die neben der Produktion der Sexualhormone auch die Aufgabe der Bildung der spezifischen Geschlechtszellen haben, greifen noch die Hypophyse und die Nebennieren in die Vorgänge der Sexualität ein. Der Einfluß der Hypophyse ist indirekter Natur, entsprechend ihrer Hauptfunktion als Regulationsdrüse. Die Nebennierenrinde ist aber wahrscheinlich auch die Bildungsstätte spezifisch androgener bzw. oestrogener Hormone. Die Hormone haben also die Aufgabe, bei absinkender Epistase „protektiv" (HALBAN) geschlechtserhaltend zu wirken.

Die Hormonbildung setzt wahrscheinlich, wenn auch in geringem Ausmaße, schon in der Embryonalzeit ein. Dafür spricht vor allem die Beobachtung der sog. „Zweckenbildung" beim Rind, in der infolge einer direkten Gefäßverbindung zwischen zwei Embryonen der männliche Partner den weiblichen umprägt, da das männliche Geschlecht sich hier als das stärkere erweist. Eine besondere Rolle kommt in der Embryonalzeit sicher der Nebennierenrinde zu. Die Ausbildung einer fuchsinophilen Zone (s. S. 298) ist im Embryonalleben ein physiologischer Vorgang. Wir dürfen daraus auf die Bildung einer androgenen Substanz schließen. Auch in der Kindheit wird eine gewisse Menge Sexualhormon gebildet, aber die eigentliche Aufgabe der Hormone erfolgt doch erst im geschlechtsreifen Alter. In diesem sind die männliche wie weibliche Prägung wie auch die ganzen mit der Fortpflanzung zusammenhängenden Vorgänge wesentlich von den Sexualhormonen abhängig.

III. Der Einfluß zentral-nervöser Vorgänge auf die Geschlechtlichkeit.

Die Sexualität und der ganze mit ihr zusammenhängende Komplex ist kein Vorgang, der sich nur in den Sexualorganen abspielt, sondern sehr tiefgreifend den ganzen Menschen umfaßt und neben der körperlichen auch eine seelische Komponente hat. Das heißt aber, daß im Gehirn, und zwar sowohl im Großhirn als in den vegetativen Zentren, sich sehr wichtige Vorgänge vollziehen, die zum Teil von den Keimdrüsenhormonen stimuliert werden, zum Teil ihrerseits auf die Hormonbildung der Keimdrüsen einen Einfluß ausüben. Eine besonders wichtige Rolle spielen die Zwischenhirnzentren in den Wechselwirkungen zwischen Keimdrüsen und Hypophyse. Der ungestörte Ablauf dieser Wechselwirkungen ist nur dann möglich, wenn die nervöse Verbindung zwischen dem Zwischenhirn und der Hypophyse erhalten ist (JUNKMANN und HOHLWEG, EFFKEMANN und HEROLD, WESTMAN und JAKOBSOHN). Die Wirkung der Keimdrüsenhormone erfolgt nicht unmittelbar auf die Hypophyse, sondern über das Zwischenhirn. Ob es hier ein fest umschriebenes, an eine bestimmte Stelle zu lokalisierendes *Sexualzentrum* gibt, scheint in diesem Zusammenhang unerheblich und ändert jedenfalls an der Tatsache, daß es neben einer zygotischen und hormonalen auch eine zentral-nervöse Sexualität gibt, nichts. Die Bedeutung der zentralnervösen Sexualität sehen wir einmal in den dem Arzt so vertrauten Rückwirkungen psychischer Vorgänge auf die Sexualität, zum anderen in Krankheitsbildern wie der Pubertas praecox bei Zwischenhirntumoren. Letztere Beobachtung scheint auch dafür zu sprechen, daß der Schrittmacher für diese Vorgänge — gewissermaßen die innere Uhr, die für den zeitlich richtigen Ablauf sorgt — auch in den Zwischenhirnzentren zu suchen ist.

Der große Einfluß psychischer Faktoren auf die Tätigkeit der Sexualdrüsen wurde von STIEVE an zum Tode Verurteilten klar erwiesen. In diesem Zusammenhang sei auch auf die seelischen Einflüsse, Umgebungswechsel usw. hingewiesen, die sich besonders auf die Menstruation auswirken. Wir dürfen dabei aber nicht übersehen, daß diese zentralnervösen Faktoren nicht unmittelbar wirken, sondern — wie die Untersuchungen von STIEVE anatomisch erhärtet haben — durch Vermittlung der Keimdrüsen, die in ihrer Tätigkeit nicht nur von den übergeordneten Hormonen der Hypophyse, sondern auch vom zentral-nervösen System abhängig sind.

So sehen wir also, daß die gesamte Sexualität sehr vielseitig gesteuert und festgelegt wird, durch den Chromosomensatz der Zellen, durch die Hormone des Hypophysenvorderlappens, der Keimdrüse und der Nebennierenrinde, durch das Zwischenhirn und die Großhirnrinde. Alle diese Faktoren greifen eng ineinander ein und es wäre daher falsch, Störungen der Sexualität lediglich unter dem Gesichtspunkt der Keimdrüsenhormone zu betrachten.

IV. Entwicklung und Ablauf der Geschlechtlichkeit beim Manne.

Die Pubertät des Mannes liegt um das 13.—14. Lebensjahr. Bis etwa zum 7. Lebensjahr ist die Ausscheidung von Sexualhormonen bei Jungen und Mädchen gleich, dann beginnt langsam das Überwiegen der männlichen Prägungsstoffe im Harn des Jungen. Das wird besonders deutlich nach 11 Jahren. Auch das follikelstimulierende HVL-Hormon wird jetzt nachweisbar. Ähnlich wie bei der Frau so bereitet sich auch beim Manne die Pubertät langsam vor. Mit der Pubertät vollzieht sich die Ausprägung der sekundären Geschlechtsmerkmale, wie Wachsen der Schamhaare, Stimmbruch, Wachsen der äußeren Genitalien und Ausprägung der männlichen Körperformen. Diese Umbildung ist die Folge der Produktion der männlichen Prägungsstoffe. Sie bleibt beim Kastraten aus. Zugleich mit der körperlichen Wandlung vollzieht sich auch eine psychische Umstimmung, die den Knaben zum Manne werden läßt. Der Mann bleibt während seines ganzen Lebens zeugungsfähig, wenn auch Libido und Potenz mit dem Alter nachlassen. Wir haben kein Recht, biologisch gesehen von einem männlichen Klimakterium zu sprechen, und auch über eine Periodizität der männlichen Sexualität ist nichts Sicheres bekannt.

V. Entwicklung und Ablauf der Geschlechtlichkeit bei der Frau.

a) Die Pubertät.

Die Kindheit steht ganz unter der Herrschaft derjenigen Faktoren, die das Wachstum steuern. Soweit die Hormone hieran beteiligt sind, hat sich ein Antagonismus zwischen dem Wachstumshormon des Hypophysenvorderlappens und den Keimdrüsenhormonen nachweisen lassen. Nehmen die Keimdrüsen ihre Tätigkeit nicht zur rechten Zeit auf, so resultiert ein Hochwuchs, weil das Wachstumshormon das Übergewicht behält. Umgekehrt konnte im Tierversuch gezeigt werden, daß eine Behandlung von infantilen Mäusen mit Follikulin zu Zwergwuchs führt, der nur durch Wachstumshormon behoben werden kann (B. ZONDEK). Der Impuls zur Sexualhormonbildung nimmt aber auch von der Hypophyse seinen Ausgang. Beim jugendlichen Tier ist der Gehalt der Hypophyse an gonadotropem Hormon sehr gering, steigt aber mit der Zeit der Geschlechtsreife stark an. Aber auch die Keimdrüsen des infantilen Tieres sind weniger empfindlich gegenüber dem gonadotropen Hormon und zeigen mit dem Zeitpunkt der Reife eine deutliche Steigerung der Empfindlichkeit. Nach den Tierversuchen von HOHLWEG ist das Sexualzentrum in der Vorpubertät sehr empfindlich gegenüber den geringen Mengen von Follikelhormon und bremst wahrscheinlich die Tätigkeit des Hypophysenvorderlappens. Mit der Pubertät ändert sich das. Es werden größere Mengen von Follikelhormon gebildet, die jetzt die Bildung von luteotropem Hormon anregen. Luteotropes Hormon wird wahrscheinlich nur beim geschlechtsreifen Organismus gebildet. Der Impuls zur Pubertätsentwicklung geht von der Hypophyse aus. Bei einem hypophysektomierten Tier tritt nie eine Geschlechtsreife ein. Welche Vorgänge innerer oder äußerer Art die Hypophyse veranlassen, die gonadotropen Hormone zu bilden, wissen wir nicht. Den Schrittmacher für den zeitlich richtigen Ablauf dieser Vorgänge müssen wir sicher im Zwischenhirn suchen. Die Bildung des

Follikulins hat dann die ganze somatische und psychische Umstellung zur Folge, die sich zur Zeit der Pubertät vollzieht.

Der Zeitpunkt der Menarche, der bekanntlich nach Rasse und Völkern stark variiert, ist rein genotypisch bedingt, und durch die Erbmasse festgelegt. Bei concordanten Zwillingen fand PETRI eine Differenz in dem Termin der ersten Regel von 2,8 Monaten, bei disconcordanten von 12 Monaten.

b) Die Zeit der Geschlechtsreife.

Bei der Frau ist die Keimdrüsentätigkeit durch ihren cyclischen Ablauf und durch Schwangerschaft, Wochenbett und Geburt sehr viel komplizierter als beim Manne. Der Gehalt des Harnes an oestrogener Substanz steigt bereits einige Jahre vor der Menarche an und läßt bereits eine cyclische Schwankung erkennen. Diese cyclische Ausscheidung von oestrogener Substanz wurde bis zu 5 Jahren vor der 1. Menstruation gefunden. Mit der Pubertät treten einige Menstruationen in unregelmäßiger Reihenfolge auf, bis sich dann nach individuell verschiedenen Zeiträumen ein Zyklus von etwa 3—4 Wochen einstellt. Dieser Zyklus wird durch ein enges Ineinandergreifen von Keimdrüsen und Hypophyse gesteuert. Es ist jedoch nicht richtig, von der Hypophyse als von dem „Motor“ der Sexualfunktion zu sprechen (s. S. 45ff.). Eine geordnete Keimdrüsentätigkeit ist für die Funktion der Hypophyse ebenso notwendig wie umgekehrt. Die Hypophyse produziert das follikelstimulierende Hormon. Dieses gelangt in die Blutbahn und führt zur Reifung des Follikels. In dem Follikel wird in steigendem Maße Follikulin gebildet. Dies bewirkt am Uterus den Aufbau der Schleimhaut. In der Mitte des Zyklus, 15 Tage vor Beginn der nächsten Regel, kommt es zum Follikelsprung. Durch welche Faktoren der Follikelsprung ausgelöst wird, ist noch fraglich. Man hat ein neues Hypophysenhormon dafür verantwortlich machen wollen. CLAUBERG hat darauf aufmerksam gemacht, daß das Springen des Follikels durch Faktoren bedingt sein muß, die im Follikel selbst liegen, und hier ist an den sprungreiferen Follikeln eine stärkere Durchblutung sehr auffallend, die wahrscheinlich durch das Follikelhormon selbst ausgelöst wird. Das gonadotrope Hormon des Hypophysenvorderlappens kommt für den Follikelsprung kaum in Frage, da es ja durch die zunehmende Follikulinbildung zurückgedrängt wird und im Tierversuch in großen Mengen zugeführt unphysiologische Vorgänge wie Blutungen in den Follikel und überstürzte Gelbkörperbildung hervorruft. Die in den ersten 14 Tagen langsam ansteigende Follikulinproduktion führt zu einer stetigen Zurückdrängung des follikelstimulierenden Hormons in der Hypophyse und zu einer Förderung der Bildung des Luteinisierungshormons. Mit dem Follikelsprung sinkt die Follikulinbildung ab, und jetzt bewirkt das Luteinisierungshormon des Vorderlappens die Bildung des Gelbkörpers und damit die Bildung des Progesterons. Dies bewirkt die Umbildung der Uterusschleimhaut zur prägraviden Phase. Gleichzeitig wirkt das Progesteron wieder hemmend auf die Bildung des Luteinisierungsfaktors ein. Ob es ebenfalls die Bildung des follikelstimuliernden Faktors fördert, ist noch nicht sicher erwiesen, aber wahrscheinlich. Kommt es nicht zur Befruchtung, so degeneriert der Gelbkörper und es folgt die Menstruation. Wiederholt ist die Vermutung ausgesprochen worden, daß das Einsetzen der Menstruationsblutung durch ein weiteres bisher noch unbekanntes „Blutungshormon“ ausgelöst wird, doch ist hierüber noch nichts Sicheres bekannt. Die erneut einsetzende Bildung des follikelstimulierenden Hormons führt zur Reifung des nächsten Follikels. Die Verhältnisse werden durch vorstehendes Schema dargestellt (s. Abb. 78 und 79), in dem gleichzeitig auch die Ausscheidung des Follikulins mit dem Harn, die in der Mitte eines Zyklus ihr Maximum erreicht, eingezeichnet ist. Die Pregnandiolausscheidung mit dem Harn, die von der Progesteronbildung abhängt, wurde jetzt von H. A. Müller bestimmt, der in Übereinstimmung mit unseren bisherigen Vorstellungen fand, daß in der ersten Hälfte des Zyklus kein Pregnandiol im Harn ausgeschieden wird, sondern erst in der zweiten Hälfte der sog. Corpus-luteum-Phase. Mit einer verbesserten Methodik des Pregnandiol-Nachweises im Harn (s. S. 377) zeigten Kaufmann und Westphal, daß die ausgeschiedenen Mengen in einem Zyklus zwischen 5—24 mg liegen und daß die Ausscheidung sich bis über 8—14 Tage erstreckt. Die Corpus-luteum-Phase schwankt also in ihrer Dauer. In der ersten Hälfte des Zyklus ist kein Pregnandiol im Harn nachweisbar.

Grumbrecht und Loeser fanden, daß eine Beeinflussung der Schilddrüsentätigkeit durch das Follikelhormon stattfindet. Diese Wirkung ist aber nur nachweisbar, wenn der Uterus vorhanden ist. Die Autoren stellen sich vor, daß mit dem Follikelsprung nicht nur das Ei, sondern auch der besonders hormonreiche Follikelsaft in Tube und Uterus gelangen. Hier übt er eine direkte Wirkung aus, fördert die Peristaltik der Tube und beeinflußt die Uterusschleimhaut. Das Follikelhormon erfährt entweder einen Umbau oder macht eine Substanz frei, die die Tätigkeit der Schilddrüse anregt. Durch die vermehrte Schilddrüsentätigkeit wird aber die Empfindlichkeit des Ovars gegenüber dem gonadotropen Hypophysenhormon gesteuert. Nach dieser Auffassung wird das gonadotrope Hormon nicht in wechselnder, sondern in ständig gleicher Menge gebildet, es ändert sich nur auf dem Wege über

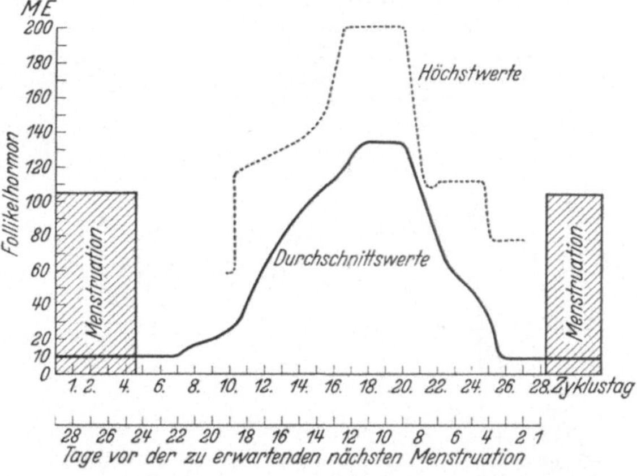

Abb. 78. Follikelhormonausscheidung im Urin während eines normalen mensuellen Zyklus (nach Siebke). Schematisierte Kurve. (Nach Clauberg).

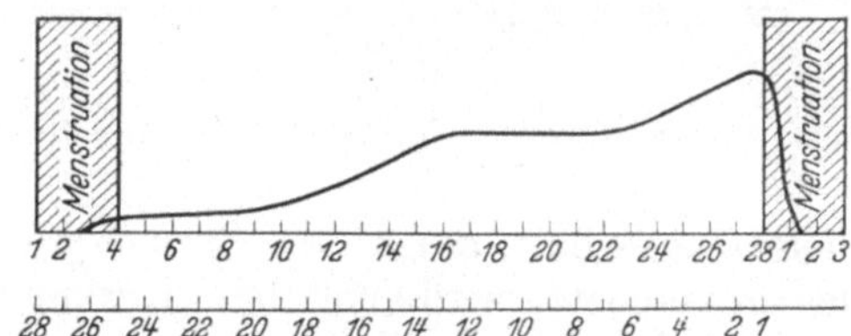

Abb. 79. Kurve des Follikelhormons im Blut (nach Frank) während eines normalen mensuellen Zyklus schematisiert. (Nach Clauberg.)

Follikulin—Uterusschleimhaut—Schilddrüse die Ansprechbarkeit des Ovars. Die schon lange vermutete inkretorische Funktion des Uterus erhält durch diese Befunde eine sehr interessante Aufklärung.

c) Die Gestationsphasen.

In der *Gravidität* werden nun die Verhältnisse noch weit komplizierter. Zu ihrer Erläuterung gebe ich die Schemata von Siebke wieder (Abb. 81—83), die wohl besser als viele Worte in der Lage sind, uns eine ungefähre Vorstellung von den verwickelten hormonalen Vorgängen zu vermitteln. Die Hormonverhältnisse in der Gravidität sind dadurch noch undurchsichtiger, daß die gonadotropen Hormone des Vorderlappens anscheinend keine oder jedenfalls nur eine sehr untergeordnete Rolle spielen und an ihre Stelle das Chorion und die Placenta als Hormonbildner treten. In diesen Organen wird zunächst ein dem Hypophysenvorderlappen ähnliches Follikelreifungs- und Luteinisierungshormon gebildet, das wir als *Prolan* oder als choriogenes Gonadotropin bezeichnen. Es wird im

Harn der Schwangeren schon in den ersten Tagen der Gravidität ausgeschieden und sein Nachweis dient bekanntlich als biologischer Schwangerschaftstest (s. Abb. 80). Außerdem wird in dem Chorion bzw. der Placenta Follikulin und in den späteren Stadien auch Progesteron gebildet. Über die Funktion und die Wirkungen der einzelnen Hormone informieren die einzelnen Tafeln hinreichend. Welchen biologischen Sinn hat nun die Bildung dieser Hormone durch die Placenta? Man nimmt an, daß die Prolanproduktion in erster Linie zur Aufrechterhaltung des Corpus luteum dient, das für die Erhaltung der jungen Gravidität von großer Bedeutung ist. Das Schwangerenharnprolan übt eine besonders starke luteinisierende und eine nur schwache follikelstimulierende Wirkung aus. Die starke Follikulinproduktion hemmt die Tätigkeit des Hypophysenvorderlappens. Zur Entwicklung und Aufrechterhaltung des Corpus luteum graviditatis tritt daher als Ersatz die Prolanproduktion ein. Die Follikulinbildung hat man mit dem Größenwachstum des Uterus in Zusammenhang gebracht. Follikulin fördert das Wachstum des Uterus, und es ist lokal appliziert, wie es bei der Bildung des Hormons in der Placenta der Fall ist, besonders wirksam. Mit weiter fortschreitender

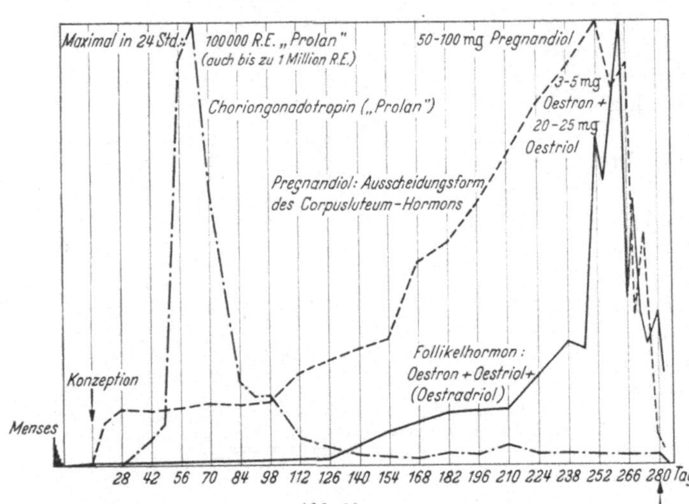

Abb. 80.
Die Ausscheidung von Choriongonadotropin, Pregnandiol und Follikelhormon im Harn der schwangeren Frau. (Nach HOHLWEG.)

Schwangerschaft fängt das Corpus luteum an, in seiner Funktion nachzulassen und jetzt wird auch diese Hormonbildung von der Placenta übernommen. Außerdem haben Follikulin und Progesteron einen Einfluß auf die Brustdrüse, deren Milchgangsystem unter ihrer Wirkung aufgebaut und ausgebildet wird. Im Blut und Harn der Schwangeren finden sich also sehr große Mengen von Follikelhormon. Wie COHEN und Mitarbeiter nachwiesen, ist Oestron und Oestriol in der Schwangerschaft zu 99% in gebundener inaktiver Form vorhanden. Dieses ändert sich kurz vor der Geburt. Der Organismus verfügt demnach über die Fähigkeit, das Hormon zu inaktivieren. Es ist möglich, daß dem plötzlichen Auftreten größerer Mengen Oestron auch für den Geburtseintritt eine gewisse Bedeutung zukommt. MÜHLBOCK fand, daß das Oestron im Serum der trächtigen Stute sich ebenso verhält.

Daß die Placenta überhaupt das Prolan bildet, ist durch die Gewebskultur placentaren Gewebes bewiesen (GEY, SEEGAR und HELLMAN). PHILIPP meint, daß Gonadotropin in den LANGERHANSschen Zellen, oestrogenes Hormon im Syncitium gebildet wird.

Über die Vorgänge mit der *Geburt* und dem *Wochenbett* informieren die weiteren Schemata (s. Abb. 81—83). Welche Faktoren die Geburt auslösen, ist unbekannt, doch ist es wahrscheinlich, daß auch hier die Hormone eine Rolle spielen (CLAUBERG). Bei der Geburt tritt der Hypophysenhinterlappen in Funktion durch die Bildung und Ausschüttung des oxytocischen Hormons. Die

Bedeutung dieses Hormons für die Ausstoßung der Frucht ist auf Grund von Erfahrungen an hypophysektomierten Ratten, die völlig normal gebären, bezweifelt worden, bis FISHER und Mitarbeiter an Katzen ohne Hypophysenhinterlappen doch eine deutlich verlängerte und erschwerte Geburt beobachteten.

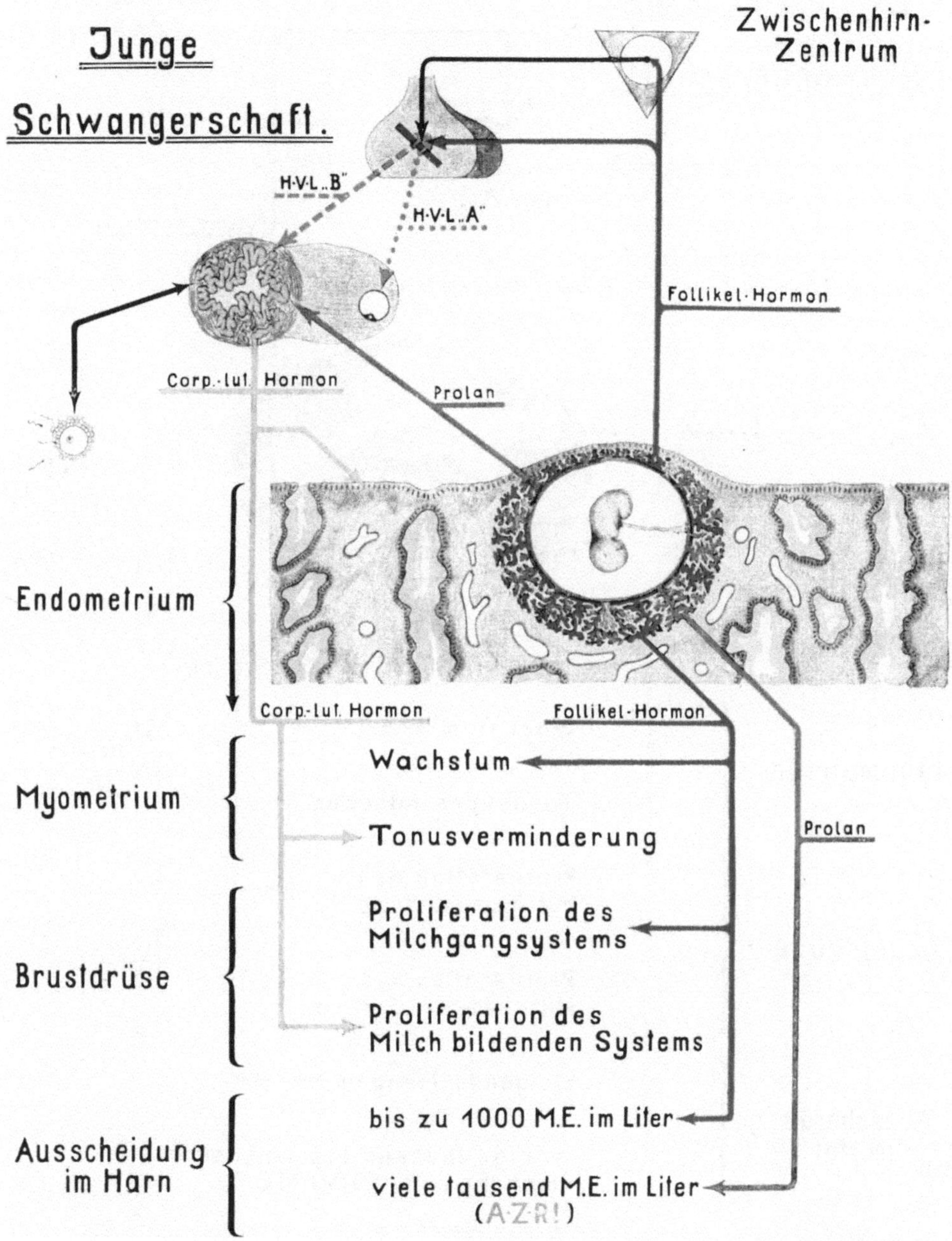

Abb. 81. Schematische Darstellung aller hormonalen Vorgänge in der Gravidität und Geburt.

Erklärungen: blau in Punkten und Strichen = Hypophysenvorderlappenhormon, blau in ausgezogener Linie = Prolan, also fetales Hormon mit gonadotroper Wirkung, rot = Follikelhormon, gelb = Corpusluteum-Hormon, grün in ausgezogener Linie = wehenauslösender Wirkstoff des Hinterlappens, grün in unterbrochener Linie = Vasopressin (Blutdruck erhöhend, Peristaltik steigernd, Diurese hemmend).

Wenn auch der Nachweis eines erhöhten Gehaltes des Blutes an oxytocischem Hormon unter der Geburt wegen methodischer Schwierigkeiten noch nicht erbracht ist, so ist doch kein Zweifel daran, daß ein Hormon, von dem wir zur

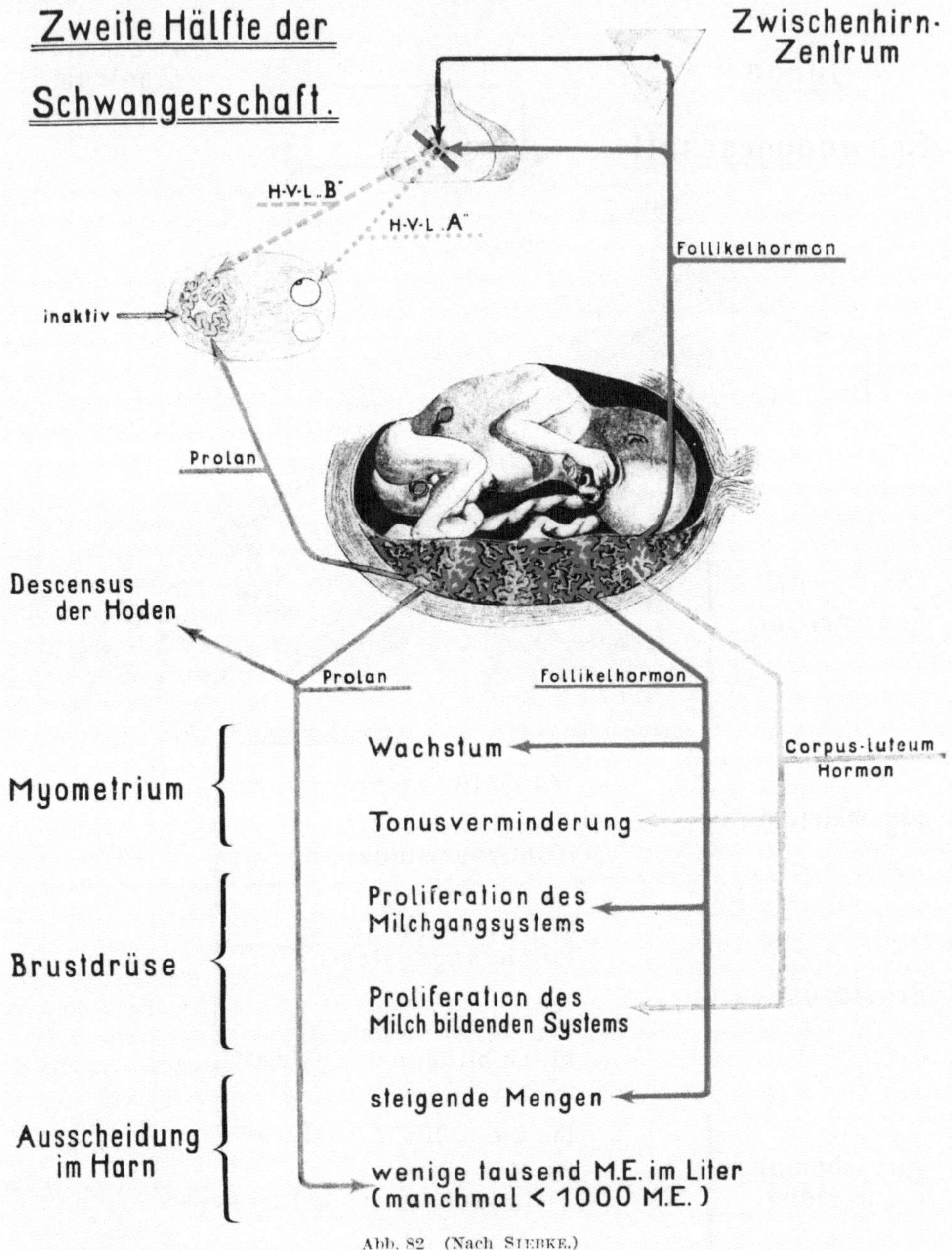

Abb. 82 (Nach SIEBKE.)

Anregung der Wehentätigkeit so ausgiebigen Gebrauch machen, auch für den normalen Geburtsvorgang von Bedeutung ist. Während der Gravidität schützt das Progesteron den Uterus vor den Wirkungen dieses Hormons. Das Follikulin, dessen Bildung gegen Ende der Gravidität besonders reichlich ist, sensibilisiert den Uterus gegenüber dem Oxytocin. Es bestehen weitere Anhaltspunkte für eine Mehrproduktion an vasopressorischem und antidiuretischem Hormon des

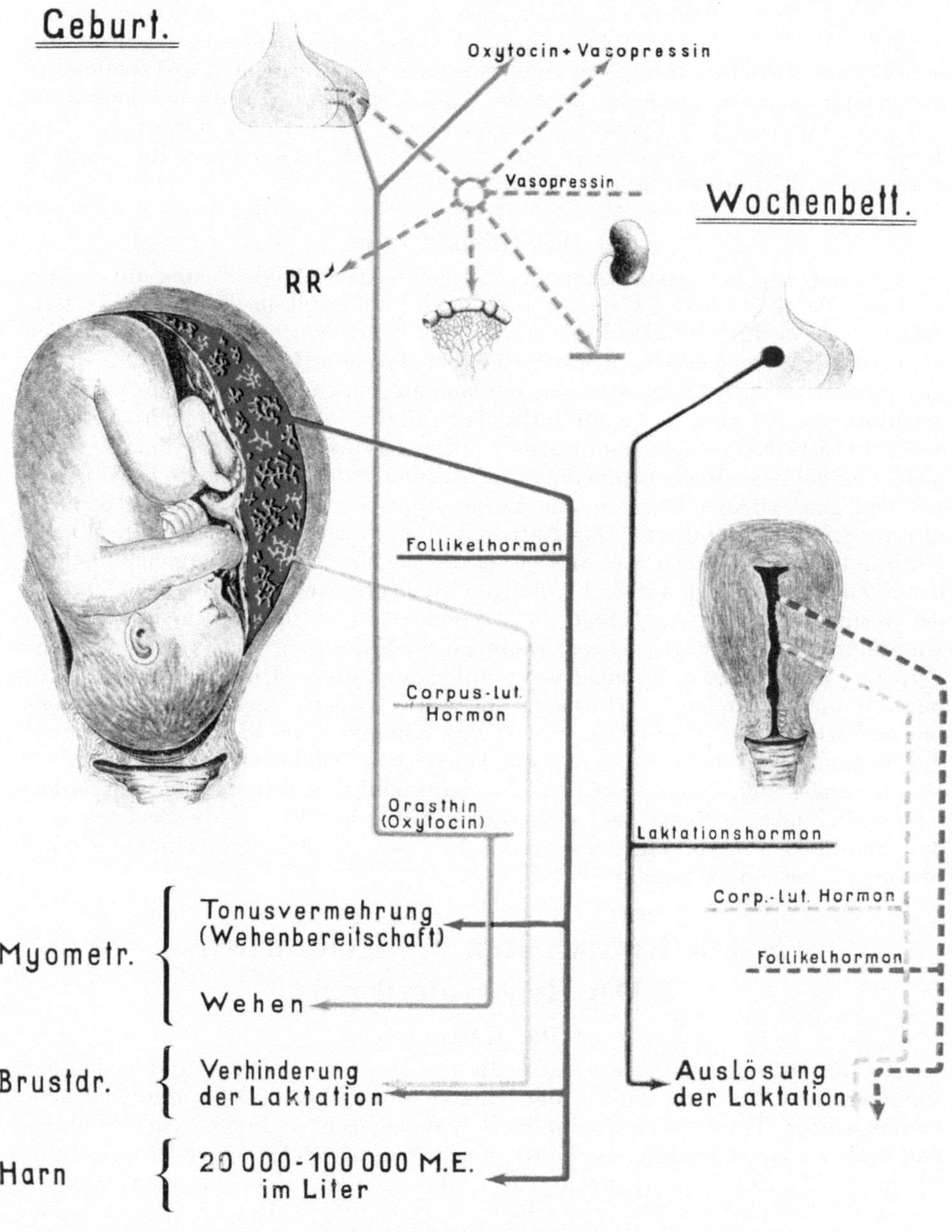

Abb. 83. Erklärung s. Abb. 81.

Hypophysenhinterlappens. So ist z. B. das Krankheitsbild der Eklampsie, das nach heutiger Auffassung nur eine extreme Verstärkung normaler Vorgänge darstellt, mit guten Gründen auf eine Überproduktion an den Hinterlappenhormonen zurückgeführt worden. Mit der Geburt und Ausstoßung der Placenta hören die Bildung des Prolans, Follikulins und Progesterons schlagartig auf. Dadurch wird die Bildung und Ausschüttung des Prolactins in bzw. aus dem Hypophysenvorderlappen möglich, das nun seinerseits in der durch Follikulin und Progesteron aufgebauten Milchdrüse die Milchsekretion in Gang bringt. Vorher wird die Prolactinbildung durch Follikulin gehemmt. Prolactin seinerseits hemmt wiederum die Bildung der gonadotropen Hormone des Hypophysenvorderlappens, woraus sich die Tatsache erklärt, daß eine erneute Follikelreifung erst gegen Ende der Stillperiode wieder einsetzt. Gleichzeitig fördert das Prolactin den ganzen Komplex der für die Aufzucht notwendigen Handlungen, die wir als „Mutterinstinkt“ bezeichnen.

d) Das Klimakterium.

Um das 45. Lebensjahr beginnt die Keimdrüsentätigkeit langsam zu erlöschen. Der Zeitpunkt ist ebenso wie der der Pubertät in der Erbmasse festgelegt. Sehr wahrscheinlich dürften auch hier zentralnervöse Faktoren, die sich dann auf die Keimdrüsen auswirken, die überwiegende Rolle spielen. Der Hypophysenvorderlappen bildet während der nun folgenden Lebensperiode verstärkt gonadotropes Hormon, da er durch den Fortfall des Follikulins und Progesterons enthemmt ist. Es erscheinen im Harn der älteren Frau jenseits des Klimakteriums nicht unerhebliche Mengen gonadotropen Hormons, das sich biologisch so verhält wie das gonadotrope Hormon des Vorderlappens. Das Ovar wird gegenüber diesem Stimulus refraktär. Das Auftreten von Pubertät und Klimakterium in bestimmten Lebensaltern läßt an tief verankerte rhythmische Vorgänge denken, deren Zusammenhänge wir erst anfangen zu begreifen. Der plötzliche Fortfall der Keimdrüsenhormone bringt die Hypophyse und ihre Hormonbildung in Unordnung. Infolge der engen räumlichen Koppelung der verschiedensten Hypophysenhormone ist es leicht verständlich, daß diese „Unordnung“ sich nicht nur auf die gonadotropen Hormone erstreckt, sondern auch andere Hormone mit einbezieht. Aus diesem Grunde ist das Klimakterium häufig der Zeitpunkt des Beginnes von Erkrankungen, wie Hochdruck, Diabetes und Basedow, die letzten Endes mit dieser gestörten Hormonproduktion des Hypophysenvorderlappens in Zusammenhang stehen. In diesem Sinne spricht auch die Beobachtung, daß Follikulin sich therapeutisch in der Behandlung derartiger klimakterischer Störungen besonders bewährt hat.

E. Die Krankheiten der Keimdrüsen.
I. Der Hypogenitalismus.
a) Die Kastration.

Die Kastration wird heute beim Manne aus medizinischer Indikation bei Tumoren und bei Tuberkulose der Hoden ausgeführt. Als weitere Ursache kommen noch Traumen, wie Schußverletzungen usw. in Frage. Aus religiösen und anderen Gründen wird die Kastration schon seit Jahrhunderten ausgeführt (Skopzen, Haremswächter) und ist bei Haustieren zur Erzielung eines weichen und wohlschmeckenden Fleisches schon von jeher üblich. In sehr seltenen Fällen kann auch eine angeborene Aplasie der Hoden vorkommen.

Die Kastration muß je nach dem Zeitpunkt, zu dem sie ausgeführt wird, zu anderen Folgen führen. Vor der Pubertät bedingt sie keine auffallenden Symptome. Diese treten erst im Alter von 10—12 Jahren auf. Die Pubertätsentwicklung, die um diese Zeit einsetzt, bleibt aus. Der Genitalapparat bleibt

auf infantiler Stufe stehen, die Bart-, Achsel- und Körperhaare kommen nicht
zur Ausbildung, die Stimme bleibt hoch, die Haut weich und zart. Das Wachstum gelangt noch nicht zum Abschluß. Infolge verspäteten Schlusses der Epiphysenfugen kommt es zu einem Hochwuchs, der bis zu einer Körpergröße von

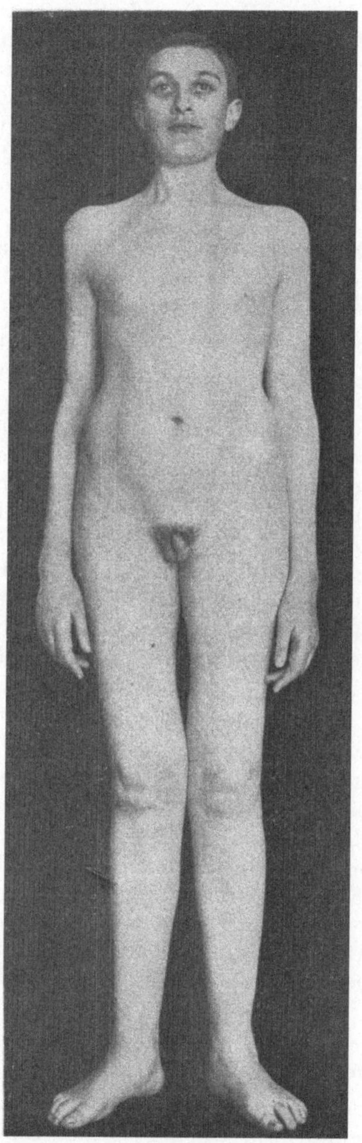

Abb. 84. Fall von Eunuchoidismus.
Hochwüchsiger Typus. (Nach W. Falta.)

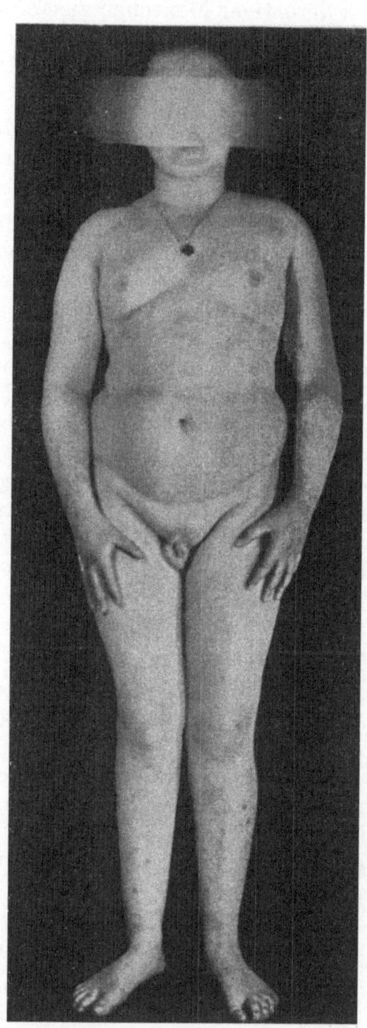

Abb. 85. Fall von Eunuchoidismus.
Fetter Typus. (Nach W. Falta.)

2 m führen kann und durch seine besonderen Proportionen charakterisiert ist. Die
Unterlängen überragen die Oberlängen stark. Kopf und Rumpf bleiben relativ
klein (s. Abb. 84). Das zusätzliche Wachstum betrifft vorwiegend die unteren
Abschnitte der Extremitäten. Die Arme werden relativ lang, die Spannweite
übertrifft die Norm, die Hände sind lang und schmal. Das Becken zeigt eine

Mittelform zwischen dem weiblichen und männlichen Typ. Der jugendliche Kastrat ist meistens schlank und hochwüchsig, erst im späteren Alter nimmt das Fettpolster zu (s. Abb. 85). Dies zeigt eine Verteilung, wie wir sie von der Dystrophia adiposogenitalis her kennen. Libido und Potenz bleiben völlig aus. Die Körperkräfte sind gering. Eine Polyurie ist nicht selten beobachtet worden. Über Stoffwechseländerungen ist wenig bekannt. Der Grundumsatz kann erniedrigt sein. Vasomotorische Labilität ist häufig. Die geistige Entwicklung der Kastraten leidet nicht. In charakterlicher Hinsicht werden sie als mißtrauisch und rachsüchtig geschildert, doch hängt dies mehr mit dem Minderwertigkeitskomplex derartiger Menschen zusammen. Aggressivität, Leidenschaft und Unternehmungslust sind Eigenschaften, die dem Kastraten fehlen. Sie sind apathisch, feige und kindisch, doch bleibt der Kastrat nicht eigentlich infantil, sondern nur indifferent.

Die Altersinvolution vollzieht sich bei Kastraten rascher und früher als bei Gesunden. Sie werden frühzeitig grau, Gesicht und Extremitäten werden mager, während das Abdomen sein Fettpolster behält. Der Tod erfolgt relativ frühzeitig.

Erfolgt die Ausschaltung der Keimdrüse erst nach der Pubertät, so sprechen wir von *Spätkastraten*. Die als Folge auftretenden Ausfallserscheinungen entwickeln sich innerhalb von 4 Monaten. Die äußeren Genitalien erfahren keine Änderung mehr. Die Sekundärbehaarung fällt mehr oder weniger vollständig aus, die Haut wird weich und glatt, und es kommt zur Ausbildung des Fettpolsters mit der charakteristischen Anordnung. Es vollzieht sich eine Charakterveränderung, indem auch solchen Menschen Mut, Leidenschaft und Unternehmungslust verlorengehen und sich eine mürrische, depressive Stimmungslage ausbildet. Libido und Potenz erlöschen in der Regel, doch gibt es hier Ausnahmen. Die Potencia coeundi kann auch erhalten bleiben. Dies spricht für eine zentralnervöse und gegen eine hormonale Auslösung. Besonders eindrucksvoll sind die Beobachtungen an 300 Kriegskastraten, die LANGE mitteilte. Von 220, die zur Zeit der Kastration nicht verheiratet waren, haben noch 155 geheiratet. Libido und Potenz waren bei ihnen über mehrere Jahre erhalten und ließen nur langsam nach.

Beim *weiblichen Geschlecht* sind Frühkastrate nur sehr selten beobachtet worden. Spätkastration, wie sie durch operative Eingriffe und Röntgenbestrahlung nicht so selten ist, führt zu dem später noch zu besprechenden Bild des Klimakteriums. Der Unterschied zwischen Kastration und Klimakterium besteht nur darin, daß die Keimdrüsen bei ersterem Ereignis plötzlich ausfallen, während sie im Klimakterium allmählich in ihrer Funktion nachlassen. Aus diesem Grunde entwickeln sich auch bei der Kastration die vom Klimakterium her bekannten Symptome rascher und akuter, besonders dann, wenn die Kastration bei jungen Frauen ausgeführt wird.

b) Der Eunuchoidismus.

Symptomatologie. Von Eunuchoidismus sprechen wir, wenn eine mangelhafte Entwicklung und Funktion der Keimdrüsen vorliegt. Der Eunuchoidismus unterscheidet sich von der Kastration in gradueller Hinsicht. Die Übergänge zu der Norm sind fließend. Das Krankheitsbild gleicht in seinen charakteristischen Zügen — genitale Unterentwicklung, Hochwuchs, Fettsucht mit typischer Verteilung, fehlende Pubertätsentwicklung — völlig dem Bild des Kastraten. Libido und Potenz können in abgeschwächter Form vorhanden sein. Auch erhaltene Libido bei mangelnder Potenz und umgekehrt ist beschrieben worden. Sterilität ist die Regel. Die Frage, ob sich eine Fettleibigkeit oder ein Hochwuchs entwickelt, hängt nach J. BAUER von der jeweiligen Konstitution ab. In fettleibigen Familien neigt der Eunuch zur Fettsucht, in mageren und hochwüchsigen dagegen zum Hochwuchs.

Bei *Frauen* wird das Krankheitsbild sehr viel seltener beobachtet. Nach NOVAK kann man einen vorübergehenden, nur während der Pubertätszeit auftretenden Typ von einem stationären unterscheiden. Die Wachstumsstörung gleicht der bei männlichen Individuen. Primäre und sekundäre Geschlechtsmerkmale bleiben auf infantiler Stufe stehen. Bei weiblichen Kranken ist jedoch häufig derber Knochenbau, unweibliches Becken, mangelhafte Entwicklung der Mamma, vergrößerte Klitoris und männlicher Behaarungstyp beschrieben worden (BORCHARDT, J. BAUER).

Die *Psyche* der Eunuchoiden ist ebenso wie die der Kastrate nicht infantil, sondern nur indifferent. Es fehlt ihnen ein ausgesprochener Sexualcharakter und ein stärkeres Triebleben in des Wortes weitester Bedeutung. Sie werden als still, scheu, wenig mitteilsam, mit Hemmungen und Minderwertigkeitsgefühlen bei normaler Intelligenz geschildert (TANDLER und GROSS u. a.).

Als besondere Form hat FALTA den *Späteunuchoidismus* abgegrenzt. Er versteht hierunter diejenigen Fälle, in denen in einem bereits ausgereiften Organismus mit zunächst normaler Keimdrüsenfunktion noch während der Periode der Geschlechtsreife eine Dystrophie der Keimdrüsen zur Ausbildung kommt. Die Ursache liegt in Schädigungen, die den Hoden bzw. das Ovar direkt oder indirekt treffen (Syphilis, Gonorrhoe, Mumps, akute Infektion). Die Genitalorgane können sich bei den Späteunuchoiden zurückbilden, die Hoden werden kleiner, und auch bei Frauen ist eine ähnliche Rückbildung von Ovarien und Uterus beobachtet worden. Potenz und Libido fehlen bzw. sind nur abgeschwächt vorhanden. Auch die sekundären Geschlechtsmerkmale bilden sich zurück. Tritt der Keimdrüsenausfall zur Zeit der Pubertät auf oder kurz vorher, so kann es noch zur Entwicklung des eunuchoiden Hochwuchses kommen.

Pathologische Anatomie und Ätiologie. Der Eunuchoidismus beruht auf einer angeborenen Unterentwicklung der Hoden. Die Testes sind stark untergewichtig und zeigen die Atrophie des regenerativen Apparates, nicht selten mit reichlich Zwischenzellen. Die Spermatogenese kann spärlich vorhanden sein. Der *Späteunuchoidismus* ist die Folge von Erkrankungen, welche die Keimdrüsen unmittelbar oder mittelbar schädigen. Entwicklungshemmungen anderer Art, wie Kryptorchismus oder ein offener Leistenkanal, sind Symptome, die bei dem angeborenen Eunuchoidismus selten vermißt werden und auf eine zwittrige Anlage hinweisen. Auch Epilepsie und Idiotie finden sich nicht selten mit Eunuchoidismus kombiniert. Der Eunuchoidismus tritt auch familiär gehäuft auf. So beschrieb SAINTON in einer Familie drei Fälle unter fünf Geschwistern. Diese Beobachtungen zeigen, daß ein konstitutionelles Moment als Ursache eine Rolle spielt.

Es ist eine schwer zu entscheidende Frage, ob alle Symptome der Kastration und des Eunuchoidismus die unmittelbare Folge des Keimdrüsenausfalles sind. Rückwirkungen des Keimdrüsenausfalles auch auf das übrige inkretorische System, insbesondere auf die Hypophyse, sind sicher vorhanden; so ist vielfach die Möglichkeit diskutiert worden, wieweit Fettsucht und Hochwuchs nur durch eine sekundäre Mitbeteiligung der Hypophyse bedingt sind. Beim Tier entwickeln sich nach Entfernung der Keimdrüse in der Hypophyse besondere Zellen, die Kastrationszellen und eine Zunahme der Zahl der Basophilen. Beim Menschen zeigen die eosinophilen Zellen eine Vermehrung (BERBLINGER). TANDLER und GROSS haben eine Gewichtszunahme der Hypophyse festgestellt. Das gonadotrope Hormon wird bei Kastraten, ähnlich wie nach dem Klimakterium, in vermehrter Menge mit dem Harn ausgeschieden, während der Gehalt des Harns an Sexualhormonen stark zurückgeht. Alle diese Befunde sprechen dafür, daß sich die Hypophyse in einem Zustand veränderter Tätigkeit befindet. Auf den Antagonismus zwischen Keimdrüsenhormon und Wachstumshormon sei an dieser Stelle nochmals hingewiesen. Der Ausfall der Sexualhormone hat eine längerdauernde Produktion des Wachstumshormons zur Folge. Zwischen hypophysärem Riesenwuchs und eunuchoidem Hochwuchs bestehen mancherlei Parallelen, die unter anderem nach FALTA auch darin zum Ausdruck kommen, daß Eunuchen gelegentlich akromegale Züge zeigen. Man wird also nicht fehlgehen in der Annahme, daß der Hochwuchs des Eunuchen die Folge einer gestörten Hypophysentätigkeit ist und unmittelbar mit den Sexualhormonen nichts zu tun hat. Auf die Bedeutung der übergeordneten Zwischenhirnzentren für die Genese des Eunuchoidismus hat besonders FALTA hingewiesen, der glaubt, daß der primäre Sitz der Störung in vielen Fällen in diesen Regionen zu suchen ist.

Diagnose und Differentialdiagnose. Die Diagnose des Eunuchen bzw. des Eunuchoidismus ist in ausgeprägten Fällen nicht schwierig. Notwendig ist es nur, zu entscheiden, ob die vorhandene Störung ihre primäre Ursache in den Keimdrüsen hat. Bei den Krankheiten aller anderen endokrinen Drüsen, insbesondere der Hypophyse, kann sich sekundär auch eine Minderfunktion der Keimdrüsen entwickeln. Insbesondere die Dystrophia adiposogenitalis kann manchmal schwer von dem Eunuchoidismus abgegrenzt werden, doch fehlt bei ersterer gewöhnlich die für letzteren charakteristische Wachstumsstörung.

Auch die verzögerte Bildung der Knochenkerne, die für Dystrophia adiposogenitalis charakteristisch ist, ist beim Eunuchoidismus nicht vorhanden. Differentialdiagnostisch muß weiter der Infantilismus in Betracht gezogen werden. Einen Hochwuchs gibt es beim Infantilismus nicht, und auch die Psyche des Eunuchen ist nicht, wie wiederholt betont, infantil.

Die Therapie wird sich nicht auf die Behandlung mit Sexualhormonen beschränken, zumal die Hormonbehandlung immer nur Ersatztherapie ist und die eigenen Keimdrüsen wahrscheinlich nicht zur Tätigkeit anregt. Abgesehen von der Therapie mit Sexualhormonen, die an anderem Ort im Zusammenhang besprochen werden soll (s. S. 351 ff.), ist vor allem eine Klärung der Ätiologie des jeweiligen Falles und der ganzen Lebensumstände des Patienten notwendig. Man beachte psychische Faktoren. Insbesonders bei Kombination mit Fettsucht ist es sehr zweckmäßig, Schilddrüsenhormon zu geben. Die Behandlung mit Hypophysenvorderlappenhormon, die theoretisch sehr aussichtsreich ist, stößt in der praktischen Durchführung immer noch auf die Schwierigkeit, daß keine zureichenden Präparate zur Verfügung stehen.

c) Störungen der Keimdrüsenfunktion beim Weibe.

Die Störungen der Keimdrüsenfunktion beim Weibe sollen hier nur in den Grundzügen dargestellt werden, da sie ganz in das Gebiet des Gynäkologen gehören und zahlreiche zusammenfassende Darstellungen hierüber von berufener Seite vorliegen.

Eine Hypofunktion der Ovarialtätigkeit, die sich in unregelmäßigen, schmerzhaften und schwachen Menstruationen äußert und mit verminderter Fruchtbarkeit, Hypoplasie der inneren Genitalien, Neigung zu Neurosen einhergeht, findet sich besonders häufig bei schlanken, asthenischen oder auch bei einem mehr pyknischen und zur Fettsucht neigenden Typ. Diese Formen der Amenorrhoe bzw. Oligomenorrhoe entwickeln sich entweder mit der Pubertät (primäre Amenorrhoe) oder sie treten nach einer Zeit normaler Ovarialfunktion nicht selten nach Geburten auf (sekundäre Amenorrhoe). Die primäre Amenorrhoe,

die mit einem allgemeinen Infantilismus verbunden ist, deutet immer darauf
hin, daß die Ursache der Störung in dem übergeordneten Steuerungsmechanis-
mus, in Hypophyse und Zwischenhirn gelegen ist. Die sekundäre Amenorrhoe
läßt mehr an eine primäre Minderfunktion der Ovarien als Ursache denken. Eine
weitere Reihe von Zyklusstörungen im geschlechtsreifen Alter, die sich in Regelanomalien äußern, wie in einem verkürzten oder verlängerten Zyklus oder in zu
starker Regelblutung infolge ungenügender Kontraktion als Folge einer Hyperplasie des Uterus, können ebenfalls in hormonalen Störungen der Ovarialtätigkeit
ihre Ursache haben.

d) Das Klimakterium.

1. Das männliche Klimakterium.

Es gibt genügend Beispiele dafür, daß der Mann bis ins hohe Alter potent
und zeugungsfähig bleibt. Biologisch gesehen gibt es ein männliches Klimakterium, das, wie beim Weibe, mit einem völligen Sistieren der Keimdrüsenfunktion einhergeht, nicht. Es ist daher nicht gerechtfertigt, diejenigen Fälle,
in denen beim Manne zwischen 50 und 60 Jahren Stimmungsschwankungen,
vasomotorische Störungen, Nachlassen der Spannkraft und Leistungsfähigkeit
auftreten, als männliches Klimakterium zu bezeichnen. Es liegen hier mehr die
Zeichen der herannahenden Altersinvolution vor, zu denen naturgemäß auch
ein Nachlassen der Keimdrüsenfunktion gehört.

2. Das weibliche Klimakterium.

Der Zeitpunkt des Klimakteriums ist, wie bereits oben erwähnt, ähnlich
wie der der Pubertät vorwiegend konstitutionell bedingt, wie besonders wieder
durch Beobachtungen bei Zwillingen erwiesen wurde. Das weibliche Klimakterium ist ein sehr komplexer Vorgang. Nach einer gelegentlich anfangs vermehrten Tätigkeit des Follikelapparates, die aus einer vermehrten Follikulin-
ausscheidung mit dem Harn geschlossen werden muß, setzt die Follikulinbildung
allmählich aus. Dies führt zu einer vermehrten Tätigkeit des Hypophysenvorderlappens, die sich in einer Ausscheidung des follikulotropen Vorderlappenhormons
mit dem Harn äußert. Diese bleibt für den Rest des Lebens unverändert bestehen.
Die Umstellung im endokrinen System ist nicht nur auf die Ovarien beschränkt,
sondern zieht über die Hypophyse das ganze endokrine System in Mitleidenschaft.
Bei der wiederholt betonten engen Koppelung des endokrinen mit dem vegetativen
System wird auch dieses in die Störung mit einbezogen. Die Schwere der Erscheinungen ist damit abhängig von der Stabilität bzw. Labilität dieser Regulationen,
die Dauer der Erscheinungen von dem Zeitpunkt, zu dem sich beide Systeme
auf einen neuen Gleichgewichtszustand eingespielt haben. Aus diesen so komplexen Vorgängen erklärt sich die große Mannigfaltigkeit der klinischen Symptome.
Das Klimakterium, d. h. die Zeit zwischen dem 40. und 50. Lebensjahr, ist daher
nicht selten der Beginn endokriner Krankheiten, wie Basedow, Myxödem,
Diabetes, Fettsucht, von Erkrankungen des Stoffwechsels und essentieller
Hypertonie. Wenn auch derart ausgeprägte Krankheitsbilder nicht die Regel
sind, so können wir doch häufig Symptome feststellen, die in der Richtung dieser
Krankheitsbilder liegen. Nicht selten beobachten wir auch das Auftreten gewisser
männlicher Zeichen, wie Behaarung am Kinn und der Oberlippe, Tieferwerden
der Stimme und kräftiger Körperbau mehr nach dem männlichen Typ. Fast
nie vermißt man Störungen des vegetativen Nervensystems. Hierher gehört das
häufigste Symptom, die Hitzewallung, die auf einer Labilität der Gefäßinner-
vation beruht. Stimmungslage und Psyche sind überwiegend depressorisch,
auch echte Psychosen können zum Ausbruch kommen.

II. Hypergenitalismus.

a) Hypergenitalismus beim Manne.

In der Norm sind die Schwankungen der Intensität des Geschlechtstriebes erheblich. Es ist schwierig, die Grenze zu einem Hypererotismus, der als pathologisch angesprochen werden muß, zu ziehen. Noch schwieriger ist es, einen solchen Zustand auf eine hormonale Überproduktion zurückzuführen. Sexualempfindung und Sexualtrieb sind sehr komplexe Vorgänge, in denen die Hormonproduktion der Keimdrüse nur einen Faktor darstellt. In der französischen Literatur (CARNOT und BAUFFLE) findet sich ein bestimmter Menschentyp als hierhergehörig beschrieben. Diese Menschen sind klein, mit kurzem Hals, kurzen Gliedern, gerötetem Gesicht, stark entwickelten äußeren Genitalien, starker Behaarung und starker Schweißsekretion. Sie werden als unverträglich und aggressiv geschildert. FANCHER beschrieb einen 20jährigen Mann, dessen Hoden gänseeigroß waren, der einen kräftigen Körperbau zeigte und an Perioden starker innerer Unruhe litt, in denen es häufig zu Tätlichkeiten kam und in denen er wiederholt mit dem Gesetz in Konflikt geriet. Nach Entfernung eines Hodens, der mit Erfolg bei einem Kranken mit Eunuchoidismus implantiert wurde, waren die Zustände verschwunden. Im kindlichen Alter führt die Überproduktion an männlichem Sexualhormon, wie sie bei Hodentumoren gelegentlich zur Beobachtung kommt, zur Pubertas praecox. So beschrieb URBAN eine Beobachtung bei einem 5$^{1}/_{2}$jährigen Knaben mit Vergrößerung der Genitalien, Erektionen, Stimmbruch und beschleunigtem Wachstum. Es lag ein Tumor vor, der aus Zwischenzellen bestand. Die Exstirpation führte zur Heilung. Derartige Fälle sind bisher erst viermal in der Literatur beschrieben.

b) Hypergenitalismus bei der Frau.

1. Granulosazelltumoren.

Symptomatologie. Es gibt gewisse, vom Ovarialgewebe ausgehende Tumoren die bei der Frau zu einer Hyperfeminisierung führen. Die Erkrankung ist nicht ganz selten. Sie kann sich in jedem Lebensalter entwickeln und zeigt einen Häufigkeitsgipfel zur Zeit des Klimakteriums. Bis zu der Erkrankung haben die Frauen eine normale Ovarialfunktion, wenn es auch auffällt, daß anamnestisch Regelanomalien sehr häufig angegeben werden. Die Mehrzahl der Frauen hat geboren. Das wichtigste Symptom sind häufig auftretende Blutungen, die besonders vor der Pubertät oder auch jenseits des Klimakteriums alarmierend wirken. Es macht sich eine Hyperfeminisierung bemerkbar. Die Brüste zeigen eine sehr starke Entwicklung, und es kann sogar zu einer leichten Milchsekretion kommen. Der Uterus ist vergrößert. Es entwickeln sich die Symptome eines Bauchtumors, der zu Ascites führen kann und gelegentlich durch Stildrehung alarmierende Symptome hervorruft. In seltenen Fällen folgt auf eine Periode unregelmäßiger Blutungen eine Amenorrhoe. Bei dieser Amenorrhoe fanden BENDA, E. J. KRAUS u. a. Granulosazelltumoren mit Gewebspartien, die Corpusluteum-Zellen ähnelten. Es ist klinisch sehr wahrscheinlich, daß diese Progesteron bilden und dadurch die Amenorrhoe ähnlich wie ein Corpus luteum persistens verursachen. Für die übrigen Fälle ist die Ausscheidung großer Mengen oestrogener Substanz und ein erhöhter Follikulingehalt des Blutes charakteristisch.

Pathologische Anatomie und Ätiologie. Die Granulosazelltumoren entwickeln sich aus nicht ausdifferenzierten und nicht zur Follikelbildung verwendeten Granulosazellhaufen (R. MEYER). Die Follikel selbst sind nicht der Ausgangspunkt der Tumoren. Histologisch zeigen die Tumoren ein sehr wechselndes Bild, das zur Aufstellung verschiedener Formen geführt hat, die hier nicht weiter erörtert werden sollen. Es finden sich durch Bindegewebe voneinander abgetrennte Epithelherde, die dem Keimepithel ähnlich sehen und auch follikelähnliche Bilder mit Höhlenbildung zeigen. Cysten, Degenerationsherde, Blutungen und Gewebspartien mit Corpus-luteum-ähnlichem Aussehen sind nicht selten.

Daß diese Tumoren Follikulin bilden, hat R. MEYER aus dem histologischen Befund wie aus dem klinischen Bild bereits mit Sicherheit geschlossen. Wir finden alle diejenigen Zeichen, die für eine erhöhte Follikulinbildung sprechen, wie einen vergrößerten Uterus mit hyperplastischer Schleimhaut und vergrößerte Brüste. Durch Implantation von Tumoren ist der erhöhte Follikulingehalt erwiesen. In demselben Sinne spricht das Auftreten großer Mengen von Follikulin in Blut und Harn. Letzterer Befund fehlt nur dann, wenn bei gleichzeitig bestehender Amenorrhoe eine Luteinisierung des Tumors vorliegt.

Diagnose und Prognose. Die Diagnose des Krankheitsbildes ist nach dem Vorhergesagten nicht schwer, wenn bei gleichzeitigen Zeichen eines Bauchtumors eine Hyperfeminisierung besteht und außerdem der Nachweis erhöhter Follikulinmengen in Harn und Blut erbracht wird. Die Prognose ist von der Therapie abhängig. Die operative Beseitigung der Tumoren führt zur raschen und vollständigen Heilung. Obwohl die Tumoren pathologisch-anatomisch den malignen Geschwülsten zugerechnet werden, ist im klinischen Sinne eine Malignität nur in etwa 5% vorhanden. Ein Teil der Fälle kam allerdings so spät zur Operation, daß diese nicht mehr durchfübar war.

Therapie. Als Therapie kommt nur die Operation in Frage, die relativ rasch eine vollständige Heilung zur Folge hat. Da die Tumoren sich fast nie doppelseitig finden, tritt das restierende Ovar sehr bald wieder in eine normale Funktion. Nach KLAFTEN wurden in 5% der bisher beschriebenen Fälle Rezidive beobachtet. Falls Malignität vorliegt, empfiehlt sich eine postoperative Röntgennachbestrahlung.

2. Chorionepitheliom.

Chorionepitheliome führen zur Ausscheidung von großen Mengen gonadotropen Hormons mit dem Harn. Wenn sie bei Kindern vor der Pubertät auftreten, so gibt es eine Frühreife. Dieses Ereignis ist an sich selten, nach TSCHERNE und SCHÄFER erst 6mal in der Literatur beschrieben. TSCHERNE und SCHÄFER beschreiben einen Fall bei einem 8jährigen Mädchen, das die deutlichen Zeichen der Pubertas praecox aufwies. Bereits 0,5 ccm des Harnes ergaben eine positive Schwangerschaftsreaktion. Bei der Operation mußten wegen der Ausdehnung des Tumors Uterus und Ovarien mit entfernt werden. Das Ovar war cystisch entartet, die Cysten waren vorwiegend Follikel- und nicht wie beim Erwachsenen Luteincysten. Uterus und Tuben zeigten die Größenverhältnisse wie bei einer erwachsenen Frau. Das Kind war bereits 5 Monate lang regelmäßig menstruiert und zeigte normal entwickelte Brüste. Die Prognose der Erkrankung ist schlecht, auch in dem wiedergegebenen Fall erfolgte der Tod einige Monate später an Lungenmetastasen. Die Schwangerschaftsreaktion war nach der Operation negativ, wurde aber nach Ausbildung der Metastasen wieder positiv.

III. Pubertas praecox.

Pubertas praecox, d. h. die vorzeitige Geschlechtsreife, ist ein Symptomenkomplex, der durch die verschiedensten Ursachen ausgelöst werden kann. Der Zeitregulator, von dem eingangs gesprochen wurde, wird durchbrochen, und es wird eine Entwicklung zu einer Zeit vorweggenommen, zu der sie gewöhnlich noch nicht stattfindet. Nur in den seltensten Fällen wird diese Entwicklung wirklich bis zu Ende durchgeführt. Meistens kommt es nicht bis zu einer vollständigen Reifung der Keimdrüsen bis zur vollen Funktionstüchtigkeit, und häufig bleibt auch die geistige Entwicklung der Pubertät aus bzw. wird nur unvollkommen durchgeführt. Das Wachstum ist anfangs beschleunigt, das Skeletwachstum und die Verknöcherung der Knochenkerne machen rasche Fortschritte. Der vorzeitig einsetzende Epiphysenschluß führt dann aber im Endeffekt zu einem kleinen, meist aber sehr kräftigen Körperbau.

Aus dem Symptomenkomplex der Pubertas praecox lassen sich mit OREL 3 Gruppen unschwer unterscheiden, und zwar 1. die primär-konstitutionelle, 2. die endokrin oder hormonal bedingte und 3. die cerebral und epiphysär bedingte Pubertas praecox.

a) Die primär-konstitutionelle Pubertas praecox.

Das Pubertätsalter zeigt bereits in der Norm eine Fluktuation um einige Jahre, und bekannt ist auch, daß es hier erhebliche Unterschiede in den verschiedensten Volksgruppen gibt, die zum Teil rassisch, zum Teil aber auch klimatisch bedingt sind. Nun kennen wir aber eine Reihe von Fällen, in denen die Pubertät ohne nachweisbare Störung cerebraler oder endokriner Natur in relativ frühen Jahren auftritt. Derartige Fälle sind ausgesprochen familiär und fast nur bei Mädchen beobachtet. Alle Geschwister und auch die Eltern solcher Kinder können dieses Phänomen aufweisen. Diese Form der Pubertas praecox führt zu einer völligen Entwicklung der Keimdrüsen der sekundären wie primären Geschlechtsmerkmale. Sie kann schon sehr früh auftreten. Besonders eindrucksvoll ist z. B. eine Beobachtung von BODD, der ein Mädchen beschrieb, das am Ende des 1. Lebensjahres menstruierte und mit 8 Jahren schwanger wurde und ein Kind gebar, das ebenfalls sehr bald die Zeichen der Frühreife aufwies. NOVAK glaubt, daß die konstitutionelle Form überhaupt die häufigste Form der Pubertas praecox sei. Er berichtet über 9 einschlägige Fälle. Besonders charakteristisch ist der sehr frühzeitige Beginn mit 15 Monaten, 2, $4^1/_2$, $6^1/_2$, 7 und $7^1/_2$ Jahren. Die früheste Gravidität wurde von LIMA mit 5 Jahren und 8 Monaten beobachtet. Die Entwicklung der Pubertät entspricht in diesen Fällen nicht ganz der Norm, doch ist auch in geistiger Hinsicht eine Frühreife zu konstatieren. Das Skeletwachstum eilt dem Alter voraus. Die Verknöcherung der Epiphysenzone erfolgt vorzeitig. RUSCH und Mitarbeiter haben jetzt bei drei Geschwistern unter 10 Jahren mit Pubertas praecox männliche Sexualhormone im Harn nachgewiesen. Solche Hormonuntersuchungen wurden auch von HAIN durchgeführt, der bei 5 Mädchen und 2 Jungen die Ausscheidung von Gonadotropin und der 17-Ketosterine wie bei Erwachsenen fand. Das einzig Abnorme dieser Fälle liegt darin, daß eine an sich normale Entwicklung zur falschen Zeit erfolgt. Die innere Uhr geht erheblich vor. So ist die konstitutionelle Form gekennzeichnet durch ein an sich normales Leben. Die Menstruation bzw. die Geschlechtsreife liegt sehr früh, wodurch die Jugend immer erheblich gestört ist. Die Diagnose dieser Fälle läßt sich im wesentlichen nur per exclusionem stellen. Ein wichtiger Hinweis ist das familiäre Vorkommen, das bei den anderen Gruppen nicht beobachtet wird.

b) Die hormonale Pubertas praecox.

Bei der hormonalen Gruppe können wir Fälle unterscheiden, die durch Tumoren der Keimdrüsen und solche, die durch Tumoren der Nebennierenrinde verursacht werden. BING und Mitarbeiter veröffentlichten eine interessante Statistik, die 544 Fälle umfaßt, von denen 130 Knaben und 414 Mädchen waren.

104 wurden durch Operation bzw. Obduktion gesichert. Die Fälle verteilen sich wie folgt: 44 (11 Knaben, 33 Mädchen) waren Nebennierentumoren, 42 Ovar-, 4 Hodentumoren. 13 (12 Knaben, 1 Mädchen) gehörten in die Gruppe der cerebralen Pubertas praecox. In einem Falle fand sich ein Prostatatumor. Die Nebennierentumoren bewirken, wie bereits S. 294 ff. besprochen, wenn sie bei weiblichen Individuen auftreten, gleichzeitig einen Geschlechtsumschlag. Sie kommen fast nur bei weiblichen Individuen zur Beobachtung. Unter den Keimdrüsentumoren spielen die Granulosazelltumoren, die große Mengen von Follikulin produzieren, die Hauptrolle (s. S. 338), sie führen im Vorpubertätsalter zu einer vollwertigen Entwicklung der primären und sekundären Geschlechtsmerkmale. Die geistige Entwicklung hält meistens hiermit nicht Schritt. Analoge Fälle bei Knaben als Folge von Testistumoren — meistens Sarkome bzw. Teratome — sind relativ selten. Die „Reife" bleibt in diesen Fällen sowohl in somatischer als in psychischer Beziehung unvollkommen.

c) Die zentral-nervöse Pubertas praecox.

Pubertas praecox als Folge von *Zirbeltumoren* (s. S. 136), die nur bei Knaben beobachtet werden, ist in ihrer Genese — ob hormonal oder zentral-nervös — noch umstritten. Da durchaus ähnliche Krankheitsbilder als Folge von Hirntumoren oder bei entzündlichen Prozessen im Zwischenhirn beobachtet worden sind, neigen die meisten Autoren (s. z. B. BERBLINGER) zu der Annahme, daß es sich hier um eine analoge Entstehung handelt wie bei den Zirbeltumoren. Diese können einmal durch Druck das Zwischenhirn schädigen; zum anderen weist die Zirbeldrüse so enge nervöse Verbindungen mit den Zwischenhirnzentren auf, daß BERBLINGER sie als ein zusammengehöriges System auffaßt. Die sich entwickelnde Pubertas praecox ist nur in seltenen Fällen in somatischer wie in psychischer Beziehung vollständig.

DRIGGS und SPATZ haben jetzt eine Beobachtung veröffentlicht, die in vieler Hinsicht aufschlußreich ist und uns ganz neue Erkenntnisse vermittelt. Sie betraf einen 3jährigen Knaben mit einer ausgesprochenen Pubertas praecox, die ihn in somatischer Hinsicht nahezu einem 15jährigen gleichstellte. Wegen Verdacht auf Nebennierentumor wurde eine Laparotomie gemacht. Der Knabe verstarb einige Tage später. Bei der Sektion fand sich eine kirschkerngroße Vorwölbung in der Gegend des tuber cinereum. Alle Zeichen von Hirndruck fehlten. Histologisch erwies sich die Vorwölbung nicht als Tumor, sondern als eine hyperplastische Fehlbildung. Es fanden sich Nervenzellen vom Typ der Zellen, wie sie für die Kerne des tuber cinereum charakteristisch sind.

Einen ganz ähnlich gelagerten Fall beschrieb J. E. MEYER. Es handelte sich hier um ein 6jähriges Mädchen, das außer einer sexuellen Frühreife noch eine Adipositas bot. Gleichzeitig bestand eine Imbezillität. Auch hier war der Tumor eine hyperplastische Fehlbildung. Er hatte das rechte Tuber cinereum mit einbezogen, das linke war etwas seitlich verdrängt. Die Ganglienzellen des Tumors zeigten in verstärktem Maße die Zeichen der Sekretbildung. Das inkretorische System war intakt. Die sexuelle Frühreife muß also auf einer Inkretproduktion von seiten dieses Tumors beruht haben. SPATZ und DRIGGS weisen darauf hin, daß der Tumor durch eine Kapsel eingescheidet war und daher keine direkte nervöse Verbindung mit anderen Abschnitten bestanden haben konnte. Auch hier ist die sexuelle Frühreife nur durch eine Hormonproduktion in dem Tumor selbst zu erklären. Von diesem Problem abgesehen stellen die beobachteten Fälle zweifellos eine weitere gewichtige Stütze für die Annahme des Sexualzentrums dar, das von SPATZ in die mediobasalen Abschnitte des Tuber cinereum verlegt wird.

Tabelle 18. Die verschiedenen Formen der Pubertas praecox.

Gruppe	Geschlecht	Grad der Reife Geschlechtsmerkmale — primär	sekundär	Psyche	Hormon-ausscheidung im Harn	Ursache	Therapie	Prognose quoad vitam
I. Primär konstitutionell	♂ u. ♀ Gleich häufig	Volle Reife Sexuell funktionstüchtig		Weitgehend entwickelt	Sexualhormone in einer Menge wie bei Erwachsenen	Konstitutionell	∅	Gut
II. Hormonal a) durch Keimdrüsen-hormon	♂	Unvollkommen	Weitgehend	Kindlich	Große Mengen Prolan	Hodensarkome oder Teratome	Operation	Schlecht
		Volle Reife			A und B Androgene Substanz	Tumoren der Zwischenzellen	Operation	Gut
	♀	Volle Reife		Unvollständig entwickelt	Follikulin	Granulosazelltumoren	Operation	Gut
b) durch Nebennieren-rindenhormon	♂	Unvollkommen	Volle Reife kindlicher Herkules	Kindlich	Androgene Substanz	Carcinome der Nebennierenrinde	Operation	Schlecht
	♀	Umschlag zu dem männlichen Geschlecht			Androgene Substanz	Adenome der Nebennierenrinde	Operation	Gut
c) durch choriogenes Hormon	♀	Volle Reife	Unvollkommen	Kindlich	Große Mengen gonadotropes Hormon	Chorionepitheliom	Operation	Schlecht
III. Zentral-nervös a) durch Epiphysen-tumoren	Nur ♂	Fast volle Reife		Altklug	∅	Zirbeltumoren	∅	Schlecht
b) durch Hirntumoren		Unvollkommen	Weitgehend	Kindlich	∅	Tumoren und Entzündungsprozesse im Zwischenhirn	∅	Schlecht

Die vorstehende Tabelle stellt noch einmal die verschiedenen Symptome der Pubertas praecox zusammen und führt diejenigen Zeichen auf, die eine differential-diagnostische Abgrenzung der Formen voneinander ermöglichen. In therapeutischer Hinsicht bestehen bei Gruppe I und III keine Möglichkeiten, die Gruppe II läßt sich durch operative Beseitigung der die Störung hervorrufenden Tumoren heilen.

IV. Die Intersexualität.

Von Intersexualität sprechen wir, wenn eine mehr oder minder starke Mischung männlicher wie weiblicher Zeichen bei demselben Individuum besteht, eine nicht sehr häufige, aber theoretisch um so interessantere Abwegigkeit von der Norm, die schon seit Jahrhunderten bei Menschen und Tieren beobachtet wurde. Bis vor kurzem nur ein Raritätenkabinett, sind wir durch unsere heute in dem einleitenden Kapitel dargelegte Auffassung über das Wesen der Sexualität jetzt in der Lage, die hierher gehörigen Krankheitsbilder einzuordnen und beginnen, ihre Genese zu verstehen. Gemäß der eingangs gegebenen Darstellung, daß zwei Faktoren die Geschlechtlichkeit bedingen, der in jeder Zelle vorhandene Chromosomensatz und die Hormone, soll hier der Versuch unternommen werden, auch die Intersexualität in eine zygotisch und in eine hormonal bedingte zu trennen. Man muß sich nur darüber klar sein, daß diese Einteilung insofern etwas willkürlich ist, als bei einer Störung der zygotischen Intersexualität die Anlage der Keimdrüsen gleichfalls gestört wird und dadurch später eine hormonale notwendig mit hinzutritt. Für die hormonale Sexualität ist häufig eine Schwäche der zygotischen die Voraussetzung. Von diesen Einschränkungen abgesehen, läßt sich aber eine Reihe von Krankheitsbildern befriedigend durch diese Auffassung verstehen und erklären.

a) Die zygotisch bedingte Intersexualität.

1. Physiologische Vorbemerkungen.

Von grundlegender Bedeutung sind hier wiederum die Forschungen von RICHARD GOLDSCHMIDT geworden. Wir haben eingangs bereits die Lehre von GOLDSCHMIDT über die Epistase entwickelt, d. h. die Vorstellung, daß den Männlichkeits- und Weiblichkeitsfaktoren gewisse Valenzen innewohnen, die ein bestimmtes Kräfteverhältnis zueinander haben. Das Überwiegen der Männlichkeitsfaktoren in der männlichen bzw. der Weiblichkeitsfaktoren in der weiblichen Zelle bedingt das männliche bzw. das weibliche Geschlecht. Bei Kreuzung gleicher Rassen fand GOLDSCHMIDT immer ein wohlausgewogenes Kräfteverhältnis, und das Auftreten von Intersexen wurde nicht beobachtet. Bei Kreuzungen ungleichwertiger Rassen treten jedoch Intersexe auf, die nach diesen wohlbegründeten Vorstellungen ihre Ursache darin haben, daß z. B. bei einem Männchen F größer war oder eine höhere Valenz hatte als MM. Diese ungleiche Epistase hat nun in der frühen Embryonalentwicklung einen Geschlechtsumschlag zur Folge. Für den Grad der Störung und die Mischung männlicher Merkmale mit weiblichen Merkmalen bei dem resultierenden Zwitter ist nun der „Drehpunkt", an dem dieser Geschlechtsumschlag stattfindet, von ausschlaggebender Bedeutung. Diese Lehre von dem Drehpunkt hat sich als ungeheuer fruchtbar erwiesen, da sie Licht in eine verwirrende Fülle von Einzelbeobachtungen an Zwittern warf, die man bis dahin vergebens versucht hatte, auf Grund der vorhandenen Symptome einzuordnen und zu registrieren. MOSZKOWICZ zeigte durch seine entwicklungsgeschichtlichen Studien, daß diese zunächst an hormonlosen Tieren gewonnenen Erkenntnisse auch für den Menschen zutreffend sind. Der Grad der Zwittrigkeit hängt von dem Zeitpunkt des Geschlechtsumschlages ab, und auch andere Autoren, wie BERNER, LINDVALL und WAHLGREN haben sich dieser Auffassung angeschlossen.

Wir können also heute sagen, daß die Zwittrigkeit die Folge der Kreuzung von in ihren Epistasen ungleichwertigen Rassen ist und daß der Grad des Mischungsverhältnisses zwischen männlichen und weiblichen Faktoren von der Zeit des Drehpunktes abhängt. Das klinische Krankheitsbild, das hieraus resultiert, ist der Hermaphroditismus. Wir kennen drei Formen des Hermaphroditismus, die wir nach der vorhandenen Keimdrüse benennen: 1. den Hermaphroditismus ambiglandularis oder auch verus, bei dem sich sowohl Hoden wie Ovar finden, 2. den Pseudohermaphroditismus testicularis oder masculinus, der männliche Keimdrüsen und weibliche Gesamtprägung aufweist und 3. den Pseudohermaphroditismus ovarialis bzw. femininus, der bei weiblichen Keimdrüsen eine männliche Prägung zeigt.

2. Der Hermaphroditismus.

Der Hermaphroditismus ambiglandularis (verus). Bei der Untersuchung eines Hermaphroditen muß man mit Taktgefühl vorgehen, da die Kranken in den meisten Fällen sehr empfindlich sind und unter ihrem Zustand selbst erheblich leiden. Zunächst ist die Erhebung der Anamnese von großer Wichtigkeit. Es interessiert zu erfahren, zu welchem Geschlecht der Betreffende sich selbst zugehörig fühlt; seine Kindheitsentwicklung, ob mehr Neigung zu männlichen oder weiblichen Spielen, zu männlichen oder weiblichen Freundschaften bestand, ist weiterhin wichtig. Ferner sind Angaben über den Beruf und über das Sexualleben von Bedeutung: Wie verhalten sich Potenz und Libido, und welchen Part hat das Individuum in einer evtl. Ehe übernommen. Nicht selten stellen wir einen Wechsel fest, derart, daß während einer gewissen Zeitspanne der weibliche, in einer anderen der männliche Anteil überwog. Bei der Untersuchung ist die Feststellung der primären wie sekundären Geschlechtsmerkmale selbstverständlich von großer Bedeutung. In bezug auf ihre Ausbildung und ihr Mischungsverhältnis lassen sich keine Regeln aufstellen. Auch eine noch so genaue äußere wie innere Untersuchung ist häufig nicht in der Lage zu ermitteln, welche Form des Hermaphroditismus vorliegt. Hierzu sind immer die Inspektion der Bauchhöhle und evtl. die histologische Untersuchung der Keimdrüsen erforderlich. Bei dem Hermaphroditismus verus finden sich nicht selten sowohl Ovarien wie Hoden in einem Organ vereint. Beide Keimdrüsen sind gelegentlich als funktionstüchtig befunden worden, indem der Nachweis von Spermien im Hoden bzw. von reifen Eiern im Ovar gelang. Besonders eindrucksvoll gerade für die Mischung männlicher mit weiblichen Eigenschaften und das periodische Überwiegen des einen Anteiles über den anderen ist die Geschichte von Katharina Karl Homann, eines Individuums, das von VIRCHOW, FRIEDREICH u. a. sehr genau beobachtet und beschrieben wurde. Bei der Geburt wurde es auf den Namen Katharina getauft. In der Pubertät traten Pollutionen und männlicher Sexualtrieb auf. Zwischen 20—30 Jahren vollzog sich ein Wechsel, es stellten sich Menstruationen und weiblicher Geschlechtstrieb ein. Sie hatte Verkehr mit Männern. Nachdem sie 40 Jahre als Frau gelebt hatte, wechselte sie ihr Gewerbe und lebte als Mann, verheiratete sich und zeugte einen Sohn. Normales Sperma und Menstruationsblutungen wurden bei ihr bzw. ihm von VIRCHOW und FRIEDREICH nachgewiesen. Wenn auch Fälle ähnlicher Ausprägung zu den Seltenheiten gehören, so belegt diese Beobachtung doch eindeutig, daß bei dem echten Hermaphroditismus beide Keimdrüsen vorhanden und sogar funktionstüchtig sein können.

Da der Eierstock das genetisch ältere Gewebe ist, ist anzunehmen, daß sich
aus einem Teil des Eierstockes der Hoden entwickelt. In diesem Sinne spricht
die bereits erwähnte Beobachtung, daß das Ovarialgewebe dem Hoden gewöhnlich
als Kappe aufsitzt oder von diesem völlig umschlossen wird. Doch gibt es auch
Fälle, in denen die Keimdrüsen räumlich getrennt sind, d. h., auf der einen Seite
befindet sich ein Hoden, auf der anderen ein Ovar. Von 20 Fällen, die MOSZKOWICZ

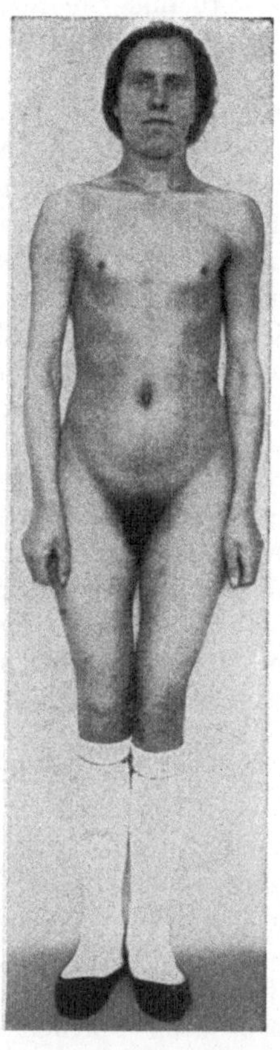

Abb. 86. *Hodenzwitter* (SSERD-
JUKOW), 21jährig. Äußere Ge-
schlechtsteile eher weiblich, Kli-
torishypertrophie. Vagina fehlt.
Hoden im Bruchsack rechts.
(Nach L. MOSKOWICZ.)

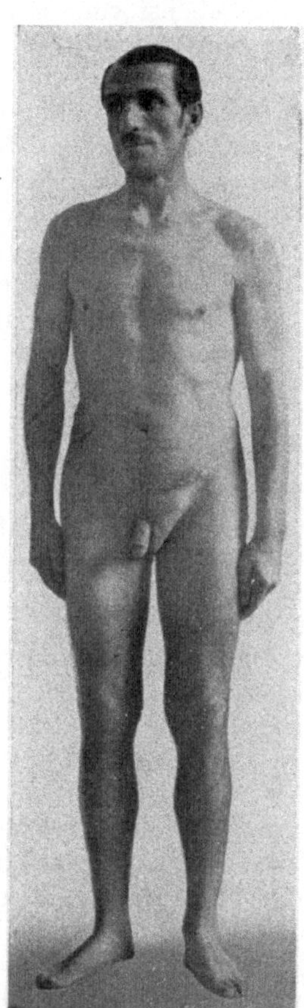

Abb. 87. *Hodenzwitter* (DVORAK)
40jährig. Äußere Geschlechtsteile
männlich, Uterus, Tuben, Dis-
germinom links, Testis abdominalis rechts.
(Nach L. MOSZKOWICZ.)

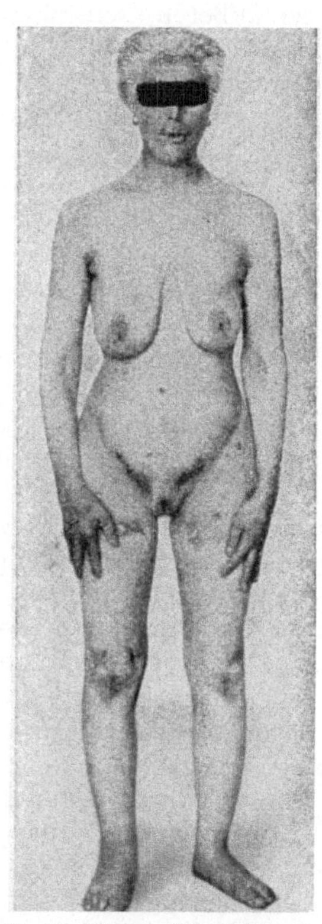

Abb. 88. *Hodenzwitter* (USANDI-
ZAGA-SANCHEZ-LUCAS), 63jährige
Witwe. Äußere Geschlechtsteile
eher weiblich, Klitorishypertro-
phie, Vagina 3 cm, in beiden Leisten Hoden.(Nach L.MOSKOWICZ.)

in einer monographischen Zusammenstellung erwähnt, wurden 8 gelegentlich
einer Leistenbruchoperation diagnostiziert. An den äußeren Genitalien bestanden
normale Verhältnisse, fünf galten als männlich, drei als weiblich. Die äußeren
Genitalien können also normal weiblich oder normal männlich sein, ohne daß sich
hier eine Regel aufstellen läßt (s. Abb. 86—88). Die Psyche braucht nicht dem
morphologisch überwiegenden Teil zu folgen, eine Beobachtung, die dafür spricht,
daß die Psyche als eigener sekundärer Geschlechtscharakter vererbt wird.Auch der
äußere Habitus steht mit der psychischen Einstellung oft im Widerspruch.

Als **Pseudohermaphroditismus masculinus** bezeichnen wir diejenigen Fälle,
bei denen die Keimdrüse rein männlich, Körperbau, Genitalien und Psyche aber

mehr oder weniger weiblich geartet sind. Am ausgeprägtesten sind hier diejenigen Fälle, bei denen bei äußerlich völlig normalen weiblichen Genitalien, weiblicher Geschlechtszugehörigkeit und Lebensform mehr oder weniger zufällig gelegentlich einer Hernienoperation ein Hoden gefunden wird. Von diesen Fällen bis zu denen, in denen die Zwittrigkeit nur noch in einer Hypospadie besteht, die nach neuerer Auffassung nicht nur eine Mißbildung darstellt, finden sich alle Übergänge in der Beschaffenheit der äußeren Genitalien, des Körperbaues und der Geschlechtszugehörigkeit wie Lebensform. Bei dem Pseudohermaphroditismus masculinus machte man im übrigen die Beobachtung, daß das psychische Verhalten und das Gefühl der Geschlechtszugehörigkeit mit der Beschaffenheit der äußeren Genitalien weitgehend parallel geht.

Die Existenz eines **Pseudohermaphroditismus femininus** als Gegenstück zu dem masculinus wird von einer Reihe namhafter Autoren bezweifelt. Nur Moszkowicz hält daran fest, daß es, wenn auch nur sehr selten, echte Zwitter dieser Art gibt, obgleich er zugibt, daß bei diesen auffallend häufig eine vergrößerte Nebenniere gefunden wird. Berner wendet ähnlich wie Kermauner dagegen ein, daß die weibliche Keimdrüse immer früher angelegt werde als die männliche und es daher wohl einen Umschlag von weiblich zu männlich, aber nicht umgekehrt geben könne. Bei den Fällen von Pseudohermaphroditismus femininus handelt es sich nach dieser Auffassung immer um eine auf hormonalem Wege bedingte Virilisierung.

Die heutige Auffassung des Hermaphroditismus verus und Hermaphroditismus masculinus geht also entsprechend der Lehre Goldschmidts dahin, daß in beiden Fällen genetische Weibchen vorliegen, bei denen infolge geringer Epistase zu einem individuell verschiedenen Zeitpunkt ein Geschlechtsumschlag eingesetzt hat, der aus dem bereits angelegten Ovar zu einer Testisbildung führte. Nach dieser Auffassung bleibt diese Umwandlung bei dem Hermaphroditismus verus unvollkommen, während sie bei dem Pseudohermaphroditismus masculinus vollkommen geworden ist.

Diagnose. Die allgemeine Feststellung, daß ein Hermaphroditismus vorliegt, ist in den meisten Fällen nicht schwer. Die seit der Geburt bestehende Mischung weiblicher Geschlechtsmerkmale mit männlichen Merkmalen und die sehr selten fehlenden Anomalien der äußeren Genitalien lassen die Diagnose leicht stellen. Eine exakte Feststellung, welche Form der zygotischen Intersexualität vorliegt, läßt sich nur bei Inspektion der inneren Genitalien und evtl. bei histologischer Untersuchung der Keimdrüsen stellen.In allen zweifelhaften Fällen, in denen vor allem auch die später zu besprechenden hormonal bedingten Formen des Geschlechtsumschlages nicht sicher ausgeschlossen werden können, ist daher eine Probelaparotomie dringend anzuraten. Die differentialdiagnostische Abgrenzung gegenüber den hormonalen Formen der Intersexualität ist heute durch den Hormonnachweis im Harn leicht zu ziehen. Bei den zygotisch bedingten Formen ist die Ausscheidung der 17-Ketosterine und der oestrogenen Hormone sehr niedrig, bei den hormonalen Formen ist eine der beiden Komponenten immer stark erhöht.

Therapie. Eine kausale Therapie des Leidens gibt es naturgemäß nicht: Die Tatsache, daß es sich um eine zygotisch bedingte Störung handelt, macht es verständlich, daß die bisherigen Versuche einer Beeinflussung durch Entfernung einer Keimdrüse oder durch Gabe von Sexualhormonen meist fehlgeschlagen sind. Sehr häufig wird dem Arzt die Frage vorgelegt, zu welchem Geschlecht das betreffende Individuum gehört. Die Entscheidung hierüber überläßt man am besten dem Kranken selbst. Es wurde oben schon betont, daß die psychische Einstellung und die subjektive Empfindung für eine bestimmte Geschlechtszugehörigkeit nicht mit dem anatomischen Befund parallel zu gehen brauchen.

Nun muß das weitere Bemühen darauf gerichtet werden, die von dem betreffenden Individuum selbst empfundene Geschlechtszugehörigkeit zu fördern. Wenn die vorhandene Keimdrüse entgegengeschlechtlich ist, wird man sie besser entfernen und dann die entsprechenden Sexualhormone in großer Dosis zur Anwendung bringen. Sehr erfolgreich lassen sich diese Maßnahmen mit operativen Eingriffen kombinieren, bei deren z. B. eine hypertrophe Klitoris beseitigt wird und evtl. plastische Operationen sich anschließen, so wie es von FINKLER beschrieben wurde. Besondere Aufmerksamkeit muß der psychischen Situation solcher Menschen geschenkt werden. Gerade in dieser Hinsicht können operative Korrekturen des äußeren Erscheinungsbildes besonders wirksam sein.

Prognose. Eine Gefährdung für das Leben bedeutet dieser Zustand nicht, doch leiden die betreffenden Individuen meist sehr darunter und enden nicht selten mit Selbstmord. In dieser Hinsicht hängt die Prognose von dem besonderen Verständnis und der wirklichen Anteilnahme, die der Arzt dem Kranken entgegenbringt, ab, wie von dem Erfolg der oben geschilderten therapeutischen Maßnahmen.

b) Die hormonal bedingte Intersexualität.

Bei der hormonal bedingten Intersexualität handelt es sich um das Auftreten eines Geschlechtsumschlages, nachdem das Individuum bereits eine normale Entwicklung durchgemacht hat. Dieser Geschlechtsumschlag wird dadurch bewirkt, daß die gegengeschlechtlichen Hormone infolge krankhafter Veränderungen der Keimdrüsen oder Nebennierenrinde im Übermaß gebildet werden.

1. Das genito-adrenale Syndrom (Virilismus).

Dieses Krankheitsbild, dessen Klinik und Ätiologie bereits in dem Kapitel der Nebennieren (s. S. 294ff.) behandelt wurden, tritt ganz überwiegend bei Frauen auf und wird durch die Bildung eines androgenen Hormons in der Nebennierenrinde, dessen Nachweis im Harn und in den Tumoren gelungen ist, hervorgerufen. In den seltenen Fällen, in denen ähnliche Tumoren beim Manne zu einer Feminisierung geführt haben, konnten große Mengen eines weiblichen Prägungsstoffes nachgewiesen werden. Da die Nebennierenrinde nach der S. 298 dargestellten Auffassung in der frühen Embryonalentwicklung bereits ein androgenes Hormon bildet, kann das genito-adrenale Syndrom auch angeboren auftreten bzw. sich in den ersten Lebensjahren entwickeln. Im letzteren Falle beobachten wir gleichzeitig eine Pubertas praecox. Nach neuerer Auffassung ist dieses Krankheitsbild identisch mit dem Pseudohermaphroditismus femininus. Auch der CUSHINGsche Symptomenkomplex muß hier nochmals erwähnt werden, da er, wenn sich die Erkrankung bei Frauen entwickelt, ebenfalls zu einer leichten Virilisierung führt. Es darf heute als gesichert gelten, daß diese Virilisierung die Folge einer Stimulierung der Nebennierenrinde durch die Hypophyse ist.

2. Virilisierende Ovarialtumoren (Androblastome).

Das klinische Bild der virilisierenden Ovarialtumoren wird von WAGNER wie folgt geschildert: Die Erkrankung findet sich meistens bei Frauen in jüngeren Jahren (21.—23. Lebensjahr). Die Beobachtungen bei Frauen über 40 Jahren sind sehr selten. Bis zum Auftreten der ersten Krankheitszeichen ist die Sexualentwicklung normal. Zahlreiche Frauen hatten bereits geboren. Zuerst stellen sich Regelanomalien ein, bis die Regel schließlich völlig sistiert. Gleichzeitig beginnt ein stärkeres Wachstum der Körperhaare; es entwickelt sich ein Bartwuchs, so daß die Patientinnen sich rasieren müssen. Das Kopfhaar wird schütter und rauh, die Haut nimmt ein dunkleres Kolorit an und verliert ihre Geschmeidigkeit, eine Acne ist fast immer vorhanden. Allmählich vollzieht sich eine Vermännlichung des Gesichtes, die bei längerer Krankheitsdauer immer ausgeprägter wird (s. Abb. 89). Auch die Stimme wird tief und rauh, der Kehlkopf erhält eine entsprechende Umbildung und die ganze Figur wird männlicher. Das Fettpolster verschwindet, die Muskulatur ist ungewöhnlich kräftig. Die Brüste werden klein und flach, die äußeren Genitalien bleiben unverändert, nur bei längerer Krankheitsdauer findet sich eine Vergrößerung der Klitoris (s. Abb. 90). Der Uterus bleibt ebenso wie das nichterkrankte Ovar normal. Das

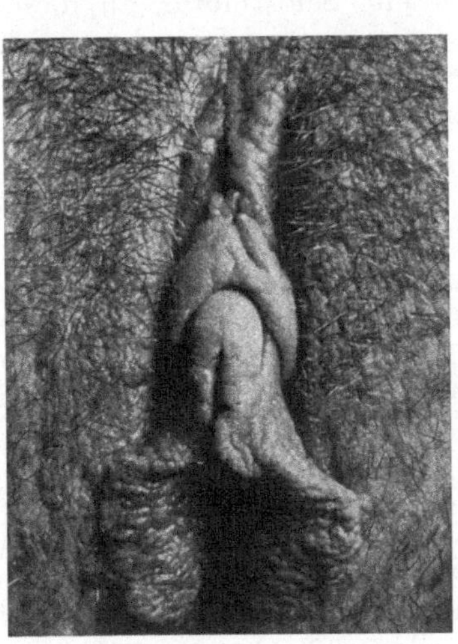

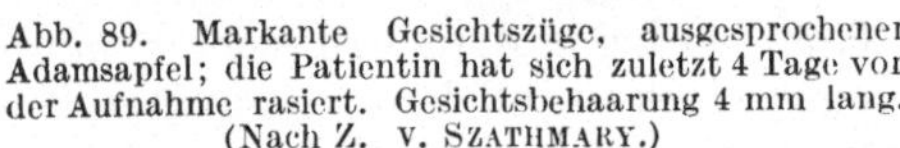

Abb. 89. Markante Gesichtszüge, ausgesprochener Adamsapfel; die Patientin hat sich zuletzt 4 Tage vor der Aufnahme rasiert. Gesichtsbehaarung 4 mm lang. (Nach Z. V. SZATHMARY.)

Abb. 90. Die nach Aussage der Kranken bedeutend vergrößerte Klitoris. 1 Jahr nach der Operation hat sich diese wieder zurückgebildet. ($^{3}/_{4}$ der natürl. Größe.) (Nach Z. V. SZATHMARY.)

Sexualleben kann ungestört bleiben, doch stellt sich häufig Frigidität ein. Nach operativer Entfernung der Tumoren bilden sich die Zeichen der Vermännlichung wieder zurück. Es stellen sich normale Menstruationsblutungen ein, und es vollzieht sich eine völlige Restitutio ad integrum. Nur wenn die Vermännlichung sehr lange gedauert hat — es ist ein Fall mit 7 Jahren Krankheitsdauer beschrieben —, ist die Rückbildung unvollkommen. Am längsten soll dann der Bartwuchs noch bestehen bleiben. Trotz eines dem histologischen Aufbau nach malignen Charakters der Tumoren verhalten sie sich klinisch gutartig, sie bestehen jahrelang, ohne auf die Umgebung überzugreifen und ohne Metastasen zu verursachen.

Vom *pathologisch-anatomischen* Gesichtspunkt aus bestanden lange Jahre über die Einordnung dieser Tumoren große Unklarheiten, bis R. MEYER, nachdem schon PICK sie als Adenoma testiculare ovarii bezeichnet hatte, erkannte, daß es sich um Tumoren handelt, die von embryonalen Organresten ausgehen. R. MEYER bezeichnet sie als „Arrhenoblastome". In der bisexuell angelegten Keimdrüse bleiben Bildungselemente liegen, die nur für die männliche Keimdrüse Bedeutung haben: Diese heterosexuellen Anteile sind der Ausgangspunkt für die Tumoren. R. MEYER unterscheidet drei Arten, das Adenoma tubulare testiculare, das aus relativ reifen Zellen besteht, eine Mittelgruppe mit tubulärem und solidem Bau und eine atypische Form mit einem höchst unregelmäßigen, mehr soliden Bau mit atypischen tubulären Partien. Der Geschlechtsumschlag wird am häufigsten durch die dritte Form und am seltensten durch die erste Form ausgelöst.

Man geht wohl nicht fehl in der Annahme, daß diese Tumoren männliches Hormon produzieren und dadurch den Geschlechtsumschlag bewirken. v. SZATHMARY hat jetzt in dem Harn eines derartigen Falles männliches Hormon nachgewiesen. Insgesamt sind die Fälle sehr selten. In einer 1936 erschienenen zusammenfassenden Darstellung berichten BALDWIN und GAFFORD über 33 gesicherte Beobachtungen in der Weltliteratur, denen sie eine weitere Beobachtung anfügen. R. MEYER zweifelt nicht an der Tatsache, daß diese Tumoren männliches Sexualhormon bilden. KLEINE führt die leichte Vermännlichung, die sich häufig jenseits des Klimakteriums findet, auf ein vermehrtes Wachstum dieser heterosexuellen Zellelemente des Ovars zurück.

3. Feminisierende Hodentumoren.

Wir kennen noch eine weitere Art von Keimdrüsentumoren, die sich aus dem indifferenten Keimepithel vor dessen Differenzierung entwickelt, die heute nach R. MEYER als *Disgerminome* bezeichnet werden. Eine Beeinflussung der Geschlechtlichkeit durch diese Tumoren ist beim Weibe nicht bekannt. Die Tumoren können sich aber auch im Hoden entwickeln (*Seminome*), und hier sind einige Fälle bekannt geworden, bei denen eine Gynäkomastie auftrat, die nach operativer Beseitigung der Tumoren wieder verschwand. Auch Chorionepitheliome des Hodens können gelegentlich ähnlich wirken. Die „Verweiblichung" des Mannes durch derartige Prozesse bleibt höchst unvollkommen und stellt in keiner Weise etwa das Gegenstück zu der Vermännlichung der Frau dar. Eine Verweiblichung des Mannes wurde nur in den seltenen Fällen von Carcinomen oder Hypernephromen der Nebennierenrinde beobachtet (s. S. 296).

Für die *Chorionepitheliome des Hodens* ist die Ausscheidung von großen Mengen gonadotropen Hormons und auch von Follikulin mit dem Harn charakteristisch, wie sie sonst nur bei graviden Frauen beobachtet werden. Je höher die Hormonausscheidung ist, desto bösartiger ist der zugrunde liegende Tumor. Auch bei den Disgerminomen des Hodens fällt die Prolan-A-Reaktion mit Harn positiv aus. Wieweit die Ausscheidung des gonadotropen Hormons die Ursache für die in diesen Fällen beobachtete *Gynäkomastie* darstellt, ist schwer zu entscheiden. Da aber gleichzeitig auch Follikulin nachgewiesen wurde, ist es wahrscheinlich, daß die Bildung dieses Hormons die Ursache für die Gynäkomastie ist. Die Gynäkomastie wird aber auch vereinzelt bei anderen Erkrankungen, so bei Hypophysentumoren, beschrieben.

Die Ursache der Geschlechtsumstimmung durch Keimdrüsentumoren ist nach der hier gegebenen Auffassung durch die Produktion der gegengeschlechtlichen Keimdrüsenhormone bedingt. MOSZKOWICZ vertritt die Auffassung, daß derartige Tumoren nur bei latent zwittrigen Menschen sich entwickeln. Mit der Ausbildung des Tumors stellt die Keimdrüse des betreffenden Individuums ihre Tätigkeit ein, und die bisher latente Zwittrigkeit kommt nunmehr zum Druchbruch.

4. Die Homosexualität.

Die echte Homosexualität, nur von der soll hier kurz die Rede sein, läßt sich nicht hormonal erklären. Die Hormone wirken auf die Psyche nur allgemein erotisierend und haben keinen Einfluß auf die Triebrichtung. Die Kastration oder die Behandlung mit gegengeschlechtlichen Hormonen versagt als Therapie bei den Homosexuellen meistens. Durch die Implantation von Hoden Homosexueller lassen sich die Empfänger völlig normal erotisieren. Die im Zentralnervensystem verankerte Triebrichtung ist unabhängig von dem Sexualcharakter vererbbar. Dies lehren ja auch die erwähnten Beobachtungen über die subjektive Geschlechtszugehörigkeit der Hermaphroditen. Tritt ein Geschlechtsumschlag nach der sehr frühzeitig erfolgten Anlage des Zentralnervensystems ein, so würde ein Individuum resultieren, dessen Triebrichtung und Somageschlecht diskongruent sind. Auf diese Weise wäre die echte Homosexualität erklärbar. Die Homosexuellen wären damit zygotische Intersexe mit einem so vorzeitigen Geschlechtsumschlag, daß die somatische Entwicklung sich vollständig vollziehen könnte. Konstitutionelle Faktoren spielen eine große Rolle. Nach WEIL zeigen 95% der Homosexuellen Abweichungen vom normalen Körperbautyp. Die Erkrankung kommt familiär gehäuft vor. Daß genetisch weibliche Individuen zu Grunde liegen, glaubt auch LANG, der in den Sippen und Geschwisterschaften der Homosexuellen ein starkes Überwiegen der Männer fand.

Hormonanalysen des Harnes homosexueller Männer lassen erkennen, daß das Verhältnis androgener Substanz zu Oestron zugunsten des letzteren verschoben ist und weisen damit darauf hin, daß die Homosexualität vielleicht doch eine hormonale Komponente hat.

F. Therapie mit Sexualhormonen.

I. Die Keimdrüsenimplantation.

Die Implantation von Hodengewebe spielt auch heute noch in der Behandlung der Kastrationsfolgen und des Eunuchoidismus eine gewisse Rolle. Es sind eindeutige und über längere Jahre anhaltende Besserungen nach diesem Eingriff beobachtet worden. Die Überpflanzung erfolgt nach STEINACH und LICHTENSTEIN in eine vorbereitete, leicht skarifizierte Tasche des Musculus rectus. Als Material dient am besten ein kryptorcher Hoden, der relativ viele Zwischenzellen aufweist. Die Erfolgsaussichten sind bei Totalkastraten am besten. Bei Eunuchoiden mit noch zum Teil funktionierenden eigenen Keimdrüsen waren die Resultate sehr viel weniger gut. Die Methode nach VORONOFF mit Implantation von Affenhoden hat keine allgemeine Anerkennung oder weitere Verbreitung gefunden.

In diesem Zusammenhang sei auch die Vasoligatur nach STEINACH zur Reaktivierung erwähnt. Die Ergebnisse dieser Methode sind sehr umstritten, der Kampf um ihren Wert oder Unwert ist leider nicht sehr sachlich geführt worden. Die Vasoligatur hat nach STEINACH eine Vermehrung der Zwischenzellen, zur Folge. Eine eigentliche „Verjüngung" bewirkt die Operation nicht, höchstens eine vorübergehende Reaktivierung in etwa der Hälfte der Fälle. Heute kommt ihr keine allzu große Bedeutung mehr zu.

Falls bei der Frau eine Kastration notwendig wird, ist es ein viel geübter Brauch, Teile des evtl. noch funktionstüchtigen Ovars in die Bauchdecke zu implantieren. Auch bei dieser Operation können die Erfolge gut sein. Das Vorgehen wird sich sicher in jedem Fall empfehlen, da die Operation als solche keinerlei nachteilige Folgen hat.

II. Die Therapie mit Sexualhormonen.

a) Physiologische Vorbemerkung.

Nachdem vor einigen Jahren durch die Aufklärung der chemischen Konstitution der Sexualhormone der Weg für ihre synthetische Gewinnung frei gemacht wurde, dauerte es nicht lange, bis die Synthese gelang und damit der Therapie ein weites und neues Feld eröffnet wurde. Obwohl die therapeutischen Möglichkeiten noch nicht erschöpft sind, und ein abschließendes Urteil über den Wert der Therapie mit den synthetischen Sexualhormonen noch nicht abgegeben werden kann, ist doch soviel deutlich, daß die Behandlung mit diesen Präparaten die Erwartungen nicht ganz erfüllt hat. Die vorher im Handel befindlichen, aus den Gesamtdrüsen hergestellten Organextrakte sind aus der Therapie nicht verschwunden und finden auch heute noch Anwendung, obwohl der Hormongehalt dieser Präparate, verglichen mit den reinen Sexualhormonen, verschwindend gering ist. Hier ist die Frage berechtigt, ob die Gesamtextrakte noch Begleitstoffe enthalten, die für die Wirkung verantwortlich gemacht werden können. Es kann keinem Zweifel unterliegen, daß es mit den chemisch reinen Sexualhormonen gelingt, beim kastrierten Tier wie auch beim menschlichen Kastraten die Keimdrüsentätigkeit voll zu ersetzen. Doch darf man nicht übersehen, daß in den meisten Fällen, in denen die Keimdrüsenhormone beim Menschen zur Anwendung gelangen, keine Kastraten vorliegen, sondern nur Patienten mit herabgesetzter bzw. gestörter Drüsenfunktion. Bei diesen ist bei unrichtiger Dosierung die Gefahr gegeben, daß die eigene Funktion der Drüse durch die Hormonbehandlung noch weiter geschädigt und schließlich ganz aufgehoben wird. Die Keimdrüsenhormone unterdrücken die Tätigkeit des Hypophysenvorderlappens, so daß dieser die stimulierenden gonadotropen Hormone nicht mehr aussendet. Wir müssen uns daher immer klar darüber sein, daß wir durch eine Hormontherapie mit so großen Hormondosen, wie sie uns heute zur Verfügung stehen, das ganze Regulationssystem endokriner wie nervöser Art in Gang setzen. Hierdurch lassen sich durchaus unerwünschte Nebeneffekte auslösen. Die Gesamtextrakte aus den Keimdrüsen verhalten sich in dieser Hinsicht anders. Eine Schädigung ist nicht möglich. Eine Förderung der Eigentätigkeit, entweder durch die kleinen Dosen an Sexualhormonen, die sie enthalten, oder auch durch uns noch unbekannte Stoffe, ist auf Grund der klinischen Wirkungen sehr wahrscheinlich.

Im Experiment lassen sich diese Verhältnisse schwer nachahmen. RÖSSLE und ZAHLER haben kürzlich über Versuche an alten Hunden berichtet, in denen sie mit Hodenextrakten, in denen Testosteron praktisch nicht nachweisbar war, eine völlige Aktivierung erreichten. So gebührt den Gesamtextrakten aus den Sexualdrüsen auch heute noch, soweit keine absolute, sondern nur eine relative Keimdrüseninsuffizienz vorliegt, ein Platz in dem Arzneischatz. In diesem Sinne hat sich auch PREISSÄCKER bezüglich der Therapie mit Ovarialhormonen ausgesprochen.

Im folgenden soll nach diesen Vorbemerkungen die Therapie mit den chemisch reinen Keimdrüsenhormonen näher besprochen werden. Die Hormonpräparate kommen heute in Milligramm Substanz deklariert zur oralen und zur Injektionsbehandlung in den Handel. Da es sich um Sterine handelt, ist das geeignete Lösungsmittel Öl.

Für die Therapie war die Feststellung von entscheidender Bedeutung, daß die Ester höherer Fettsäuren, insbesondere die Propionate und Benzoate, besser wirksam sind als die reinen Sterine (BUTENANDT). Aus diesem Grunde wurden das Oestronbenzoat, das Androsteronbenzoat und das Testosteronpropionat in die Therapie eingeführt. Die Ursache für die bessere Wirksamkeit dieser

Tabelle 19. Handelspräparate aus den Keimdrüsen.

Präparat	Zusammensetzung	Handelsform	Angegebener Gehalt	
			1 Amp.	1 Stück

1. Hergestellt aus der gesamten Drüse.
a) Testes.

Androstina	Extrakt aus männlichen Keimdrüsen mit wasser- und fettlöslichem Anteil	Dragées Ampullen	— —	— —
Testifortan	Testikel und akzessorische Drüsen mit Zusatz spezifisch wirksamer Pharmaka	Dragées Ampullen	— —	— —
Testotrat	Gesamtextrakt aus dem Hoden	Granula Ampullen	10 g = 200 g Frischdrüse	

b) Ovar.

Agomensin	Extrakt, der die wasserlöslichen Wirkstoffe des Ovars enthält	Dragées Ampullen 1 ccm	— 0,04 g	0,02 g —
Ovoglandol	Ovarienextrakt	Tabletten Ampullen	— 1 g Frischdrüse	1 Tabl. = Gesamttrockensubstanz
Testes „Merck"	Getrockneter Stierhoden	Tabletten	—	1 Teil = 6 Teile frischer Organsubstanz
Testiculum „Henning"	Volldrüsenpräparat	Dragées	—	1 Dragée = 1 g Frischdrüse
Ovarium „Henning"	Volldrüsenpräparat	Dragées	—	1 Dragée = 1 g Frischdrüse
Ovaria sicc. „Merck"	Getrocknete Ovarsubstanz	Tabletten	—	0,07 g = 0,05 g Frischsubstanz
Ovarial	Aufgeschlossenes, wasserlösliches Ovarpräparat mit Zusatz von reinem Brunsthormon	Tabletten	—	10 und 100 ME
Ovo-Wolff	Gesamtwirkstoff aus frischem Ovar	Perlen	—	1 Perle = 0,5 g Frischdrüse

2. Synthetische Sexualhormone.
a) Männliche Sexualhormone.

Anertan	Testosteronpropionat	Ampullen	5, 10*, 25 mg	—
Anertan-Öl	Testosteronpropionat	Glas mit 10 ccm	50 mg	
Anertan	Methyltestosterontabletten	Tabletten	—	5 mg
Perandren	Methyltestosteron, Testosteronpropionat	Lingul-Tabletten Amp. 1 ccm Krist. Ampullen 2 ccm Impl. Tabl.	5, 10, 25 mg 50 mg	5 mg 100 mg

* 1 mg = 5 HE (Hahnenkamm-Einheiten).

Tabelle 19 (Fortsetzung).

Präparat	Zusammensetzung	Handelsform	Angegebener Gehalt	
			1 Amp.	1 Stück
Testoviron	Testosteronpropionat	Ampullen	5, 10, 25 mg	
Testoviron-tropfen	Testosteron in alkoholischer Lösung	Tropfenflasche	5 mg	
Testesteron	Lingual-Tabletten: Methyltestosteron	Tabletten		5 mg

b) Weibliche Sexualhormone.

1. Follikelhormon.

Präparat	Zusammensetzung	Handelsform	1 Amp.	1 Stück
Oestroglandol	Gesamtkristallisat der natürlich vorkommenden Oestrogensubstanzen, Oestron	Tabletten		5000 i. V.
		Ampullen 5 ccm	10000 i.E. u. 100000 i.E.	
		Oestroglandolsalbe		1 g = 1000 i.E.
Ovarium-Panhormon	Auf Follikelhormon standardisiertes Eierstockpräparat	Dragées		100, 1000, 10000 ME.
		Ampullen 1 ccm	100, 1000, 10000, 50000, 100000 ME.	
Ovocyclin	Oestradioldipropionat	Ampullen	1—5 mg	
Perlatan	Kristallisiertes Follikelhormon	Tabletten		0,05 mg*, 0,1 mg
		Suppositorien		0,1 mg
		Ampullen	1 mg	
Progynon	Oestradiol	Dragées		1000 und 10000 i.E.
		Tube mit 25 g Gehalt		2,5 mg Oestradiol
		Tropfflasche: Oestradiol in alkohol. Lösung 20 ccm		2 mg
Progynon B oleosum „forte"	Dihydrofollikelhormonbenzoat	Ampullen	1—5 mg	
Ovocylin	Oestradioldipropionat	Ampullen	1—5 mg	
Oestradiol	Monobenzoat-Krist.-Ampullen, 2 ccm = 10 mg Standardisiertes reines Follikelhormon	Lingual-Tablett. Dragées Ampullen (wasserlösl.) (ölige Lösung)	100—1000 i.E. 1 mg und 5 mg	1000 i.E.

Stilbenpräparate.

Präparat	Zusammensetzung	Handelsform	1 Amp.	1 Stück
Oestromon	4,4 = dioxy = α, β-diäthylstilben	Tropfen 20 ccm Tabletten Ampullen	1—3 mg	1 mg

* 1 mg kristallisiertes Follikelhormon (Oestron = 1000 i.E.).
** 1 mg Dihydrofollikelhormonbenzoat = 10000 i.B.E.

Tabelle 19 (Fortsetzung).

Präparat	Zusammensetzung	Handelsform	Angegebener Gehalt	
			1 Amp.	1 Stück
Cyren A	Zur Implantation Diäthyl-dioxystilben	Preßling zur Implantation	5—25 mg	
Cyren B	Diäthyldioxystilben-Dipropionat	Tabletten		0,1 mg 0,5 mg
		Ampullen	0,5—2,5 mg	
		Cyrensalbe 1 g Salbe = 1 mg		

2. Corpus-luteum-Hormone.

Luteogan	Aus Gelbkörper gewonnenes Corpus-luteum-Hormon	Ampullen	1 KE.	
Lutocylin	Anhydrooxyprogesteron	Dragées Ampullen Krist.-Ampullen	2, 5, 10 mg 50 mg	5 mg*
Progesteron		Tabletten z. Implant.		100 mg
Proluton	Kristallisiertes Corpus-luteum-Hormon	Ampullen	5, 10 mg	
Proluton 6	Pregnenlion	Dragées	5 mg	
Luteoglandol	Corpus-luteum-Extrakt	Tabletten Ampullen 1 ccm	0,5 g	0,5 g

* 1 mg Progesteron = 1 KE. (Kaninchen-Einheit).

Verbindungen liegt in verschiedenen Faktoren, wie Resorbierbarkeit, Verteilung im Organismus, Verseifungsgeschwindigkeit und Überführbarkeit in harnfähige Formen (SCHOELLER), die alle dazu beitragen, daß sie zu einer langsamen und protrahierten Wirkung kommen. Die zuerst von PARKES und DEANESLY ausgeführte Implantation von Krystallen, wie sie später von SCHOELLER u. a. wiederholt wurde, bewies, daß die bessere Wirkung der Ester mit den oben genannten Faktoren zusammenhängt. Die Krystallimplantation zeigt eine eindeutige Überlegenheit der reinen Substanz gegenüber den Estern. So übertraf in den Versuchen von SCHOELLER und GEHRKE die Implantation von 1 mg Testosteron die Wirkung derselben Dosis durch Injektion um das 14fache. Auch die Wirkungsdauer der Krystallimplantate ist erheblich länger, das Wirkungsmaximum tritt später ein. Aus diesen Versuchen ergibt sich eindeutig, daß die Überlegenheit der Ester nur in den anderen Resorptions- und Ausscheidungsbedingungen gelegen ist. Es gibt eine optimale Dosis. Die Steigerung der Dosis darüber hinaus fördert die Wirkung nicht, sondern führt nur zum „Überlauf". Auch aus diesem Grunde ist die Implantationsbehandlung heute in all den Fällen als die Therapie der Wahl zu bezeichnen, in denen auf lange Sicht eine Ersatztherapie durchgeführt werden muß. Man implantiert in eine subcutane Hauttasche in den unteren Abschnitten der Bauchhaut. SCHREUSS ermittelte beim Menschen die Resorption. Sie schwankte in den ersten Tagen zwischen 0,22 bis 0,85 mg. Neue Möglichkeiten eröffnen sich durch die Tierversuche von HOHLWEG und ZAHLER, in denen die Krystalle direkt infolge Hypophysektomie in atrophische Hoden von Ratten implantiert wurden. Es waren so nur sehr kleine Hormonmengen erforderlich. Daß der Ort der Implantation für die Wirkungsintensität von großer Bedeutung ist, ergibt sich auch aus den Beobachtungen von B. ZONDEK, der bei 102 Patienten die Implantation von verschiedenen Hormonkrystallen submucös zwischen Vaginal Mucosa und Vagino-rectaler Fascie vornahm. Er stellte eine Steigerung der Wirkung um das 5—6fache fest.

Als weitere Verabfolgungsform kommt die percutane Einreibung in Salbengrundlage in Frage. Nachdem es jedoch gelungen ist, auch oral wirksame Verbindungen der Sexualhormone zu finden, kommt der percutanen Verabfolgungsform nur noch eine untergeordnete Bedeutung zu. Da die Leber die Sexualhormone zerstört, muß die Resorption in der Mundschleimhaut erfolgen. Hierzu sind die Hormone in alkoholischer Lösung in Tropfenform geeignet. Es gelang aber, noch einige besonders oral wirksame Formen zu finden, so das Methyltestosteron und das Pregnenilonon.

b) Die Therapie mit männlichen Sexualhormonen.

Hier ergibt sich zunächst die Frage, ob man den Androsteron- oder den Testosteronpräparaten den Vorzug geben soll. Eine scharfe Abgrenzung der beiden männlichen Sexualhormone ist vom therapeutischen Gesichtspunkt aus noch nicht möglich. Testosteron wirkt offenbar stärker auf die Sexualsphäre. Steht eine Potenzschwäche im Vordergrund, so ist daher Testosteron vorzuziehen, handelt es sich mehr um die Behebung der sehr komplexen übrigen Ausfallserscheinungen, so wird man Androsteron vorziehen. In der Praxis hat Testosteron, das eigentliche Sexualhormon, bei weitem die größere Anwendung gefunden. Es liegt in öliger Lösung vor zur intramuskulären Injektion, kann neuerdings aber auch als percutane Einreibung oder als Tropfen in alkoholischer Lösung sublingual und als Methyltestosteron in Tablettenform verabfolgt werden. Die Behandlung mit den in Frage kommenden Präparaten hat neben dem Einfluß auf die Sexualsphäre eine ganze Reihe von weiteren Wirkungen. In erster Linie bemerkt man eine allgemeine Tonisierung, besonders des alternden Menschen. Die Durchblutung des Gehirns wird gefördert und dadurch wohl ein günstiger Einfluß auf spastische Zustände (Migräne, Angina pectoris) ausgeübt. Die bei Keimdrüsenunterfunktion vorhandene Kreatininausscheidung geht zurück. VEIL und LIPPROS berichteten über eine günstige Beeinflussung des Altersdiabetes und stellten eine Tonisierung der Blasenmuskulatur fest. Alle diese Befunde weisen darauf hin, daß die therapeutischen Indikationen für die männlichen Sexualhormone sich nicht nur auf Störungen der Sexualität beschränken, sondern sehr viel universeller sind (s. S. 359 ff.).

Es ist nicht ratsam, eine Testosteronbehandlung vor der Pubertät zu beginnen, da das Testosteron zur Wachstumsminderung, zum vorzeitigen Epiphysenschluß und damit zur vorzeitigen Pubertät führen kann. Bestehen beim Jugendlichen Unterfunktionszustände der Hoden, so ist in erster Linie Hypophysenvorderlappenhormon zur Behandlung angezeigt. Am besten eignen sich solche Präparate, die aus Stutenserum hergestellt werden und das gonadotrope Hormon in reiner Form enthalten. Das Schwangerenharnhormon ist nur bei fehlendem Descensus des Hodens indiziert.

Bei *Kastration und Eunuchoidismus* ist die Therapie mit männlichen Prägungsstoffen die Therapie der Wahl. Doch muß man sich darüber klar sein, daß bei völligem Fehlen der Keimdrüse die Therapie nur dann einen Sinn hat, wenn man sich dazu entschließt, sie konsequent über Jahre hin durchzuführen. Dies kommt nur dann in Frage, wenn der Betreffende sehr unter seinem Zustand leidet und wirkliche Störungen aufweist. Über die erforderlichen Hormonmengen gibt eine Mitteilung von HAMILTON einen gewissen Aufschluß. Dieser Autor berichtete über die Behandlung eines Mannes, der nach der Pubertätszeit infolge einer Kriegsverletzung die Hoden verlor. Der Patient erhielt 550 mg Testosteron-Propionat auf 14 Injektionen 3mal wöchentlich verteilt. In 7 Tagen führte diese Therapie neben einer allgemeinen Tonisierung zu einer vollen sexuellen Funktion. Späterhin war eine Erhaltungsdosis von 14 mg wöchentlich erforderlich. HOWARD und VEST empfehlen 2mal wöchentlich 25 mg zu geben. Nach VOSS genügten bei einem seit 20 Jahren Kastrierten, völlig Impotenten 40 mg Testosteron pro Woche. Es empfiehlt sich daher, zunächst mit 2—3mal wöchentlich 20 mg zu beginnen und je nach dem Erfolg die Dosis einzustellen. Heute würde man nach einer derartigen Vorbehandlung, in der erst einmal Dosis und Erfolg geprüft wird, sicher immer zur Implantationsbehandlung schreiten, die nach den vorliegenden Berichten besonders erfolgversprechend ist. Auch die orale Anwendung ist möglich, doch sind verhältnismäßig hohe Dosen erforderlich, so nach VEST und BAVELARE 20—30 mg oder nach FINKLER und KOHN bei einem Kastrierten sogar 3mal 25 mg täglich.

Man beginne mit der Behandlung des Eunuchoidismus nicht vor dem 14. Lebensjahr, da in der Pubertät häufig viele Störungen spontan ausgeglichen werden.

Bei Potenzschwäche, die nicht rein psychischer Natur ist, ist die erforderliche Dosis geringer. Es werden hier z. B. von VENZMER 5—50 mg Testosteron-Propionat pro Dosis und insgesamt etwa 10 Injektionen empfohlen. Man beginnt mit kleinen Mengen heute am besten in oraler Form 1—2 Lingualtabletten mit 5 mg und steigert die Dosen, wenn diese sich als unzureichend erweisen. In diesen Fällen wurde häufig ein Dauererfolg erzielt, d. h. ein Anhalten der Wirkung nach Absetzen der Therapie. Bei richtig gewählter Dosierung ist es also auch mit den reinen Sexualhormonen möglich, eine Stimulierung der Hormonbildung herbeizuführen.

Ektopia testes. Das männliche Sexualhormon hat einen deutlichen Einfluß auf den Descensus des Hodens. Es empfiehlt sich, mit Dosen von 5 mg 2—3mal wöchentlich zu beginnen und diese Behandlung bis zu einer Gesamtdosis von 50—100 mg durchzuführen. Ist bis zu einer Dosis von 100 mg kein Erfolg eingetreten, so muß chirurgisch vorgegangen werden. Die Hormonbehandlung bedeutet für das chirurgische Vorgehen keine Erschwerung, eher eine Erleichterung. Auch in Fällen von Hodenatrophie wurde unter der Hormonbehandlung gelegentlich eine Vergrößerung der Hoden beobachtet. Auf die Möglichkeiten der Behandlung auch mit Schwangerenharnhormon sei hingewiesen (s. S. 118). Es ist verständlich, daß, je später die Behandlung in Fällen von Hypogenitalismus einsetzt, desto geringer die Aussichten auf einen Erfolg sind. Hypogenitalismus jeder Art sollte daher frühestens vom 10., spätestens bis zum 15.—16. Lebensjahr einer Behandlung zugeführt werden.

Es darf aber nicht verschwiegen werden, daß sowohl in der Behandlung von Kastraten wie in der Behandlung der Potenzschwäche bzw. des Eunuchoidismus auch über völlige Versager wie über unangenehme Nebenwirkungen der Hormonbehandlung in Form von erhöhter Reizbarkeit und Nervosität berichtet worden ist. Es entzieht sich einstweilen noch unserer Kenntnis, worin diese Versager begründet sind.

III. Die Therapie mit weiblichem Sexualhormon.

a) Follikelhormontherapie.

Eine erfolgreiche Therapie mit weiblichem Sexualhormon (Follikelhormon und Gelbkörperhormon) setzt eine genaue Kenntnis der hormonalen Regulation voraus, deren Grundlage in dem Vorhergehenden gegeben wurde. Follikel- und Gelbkörperhormon haben zwei völlig verschiedene Funktionen und daher auch völlig verschiedene therapeutische Indikationen. Beide Hormone gehören ebenfalls zu den Sterinen und liegen zur Therapie in öliger Lösung vor. Nur schwächere Konzentrationen des Oestrons sind noch wasserlöslich. Diese Präparate werden intramuskulär verabfolgt, aber auch die orale Gabe ist möglich, wenngleich mit einem Wirkungsverlust von $^4/_5$ gerechnet werden muß. Von der Erkenntnis ausgehend, daß sie am Orte ihrer Wirksamkeit sehr viel stärkere lokale Wirkungen auslösen als bei Injektionsbehandlung oder oraler Gabe, wurden die Hormone auch vaginal appliziert. Früher bestanden völlig falsche Vorstellungen über die erforderlichen Dosen. Hier ist der viel zitierte Versuch von KAUFMANN von grundlegender Bedeutung geworden. KAUFMANN benötigte bei einer klimakterischen Frau zur Auslösung einer Menstruation 320000 ME. Follikelhormon und 90 KE. Gelbkörperhormon. Damit soll, wie auch KAUFMANN selbst betont, natürlich nicht gesagt werden, daß bei allen Fällen ovarieller Insuffizienz derartige Dosen erforderlich sind. Man wird sicher meistens mit sehr viel kleineren Mengen auskommen, doch können andererseits die hier benötigten Mengen als Richtschnur dienen und als Maßstab für die Hormonmengen, die von den Keimdrüsen selbst geliefert werden.

Für die *orale Therapie* stehen heute auch eine Reihe wirksamer Präparate zur Verfügung. HOHLWEG und INHOFFEN haben zuerst gefunden, daß das Äthinyl-Oestradiol im Tierversuch oral gut wirksam ist und CLAUBERG hat diese Substanz klinisch erprobt und gefunden, daß etwa die 2—3fache Dosis mit der Injektionsbehandlung wirkungsgleich ist. Dieses Produkt erwies sich als nicht besonders gut verträglich. In dieser Hinsicht entsprach eine Glucosidverbindung des Oestradiols mehr den Anforderungen. In klinischen Versuchen von REIFERSCHEID und SCHMIDT wurde die gute Wirksamkeit ermittelt. Zwar war die Aufbaudosis der Kastratenschleimhaut des Uterus etwa 16—18mal höher als bei der Injektionsbehandlung, doch zeigte sich bei den eigentlichen klinischen Indikationen ein besserer Wirkungsgrad. Besonders die klimakterischen Beschwerden sprachen gut auf das Präparat an. Von der Firma Schering wurde gleichzeitig noch ein Oestradiol in alkoholischer Lösung herausgebracht, das perlingual verabfolgt wird. Diese Verabfolgungsform scheint sich besonders zu bewähren. Die Aufbaudosis bei der Kastration beträgt 150—195 mg. Auch hier kommt man bei den praktisch wichtigen Indikationen mit sehr viel kleineren Dosen aus. Welche praktische Bedeutung der oral wirksamen Doisinolsäure (s. S. 313) zukommt, muß abgewartet werden. Sie entfaltet auch beim Menschen ernoline Wirkungen im Sinne des Brunsthormons.

Die Oestronpräparate sind heute weitgehend verdrängt worden durch die Stilbenpräparate, da diese billiger sind, oral wirksam und auch zur Injektionsbehandlung wie zur Implantation zur Verfügung stehen. Die Wirkung ist mit der des Oestrons völlig identisch. Das Wirkungsverhältnis ist je nach der Methode, die dem Vergleich zugrunde liegt, etwas verschieden (S. KRAITMAIER und SIECKMANN). Bezogen auf die Gewichtseinheit ist das Diäthyldioxystilboestrol dem Oestron im allgemeinen um etwa das 4—5fache überlegen. Bei der oralen Gabe ist die Überlegenheit besonders stark. Die Verträglichkeit ist gut und die bei der Einführung der Stilbene behauptete Schädigung hat sich nicht als zutreffend erwiesen. Die Tabletten enthalten im allgemeinen 1 mg, die Ampullen 1—3 mg. Als Richtschnur für die Dosierung gilt wieder die Aufbaudosis bei der Kastration. Sie wurde von HERRENBERGER in zwei Fällen mit 10 mg Cyren B ermittelt.

Die *primäre Amenorrhoe* spricht im allgemeinen nicht besonders gut auf die Hormontherapie an. Unter primärer Amenorrhoe verstehen wir eine Amenorrhoe bei Frauen, bei denen es in der Menarche nie zu einer Entwicklung eines regelrechten Zyklus gekommen ist. Bei diesen gelingt es wohl, Uterus und Mamma zur Entwicklung zu bringen, aber das erstrebenswerte Ziel, die Auslösung eines normalen Zyklus, wird nicht erreicht. Als sekundäre Amenorrhoe bezeichnen wir diejenigen Fälle, bei denen nach normaler Zyklustätigkeit infolge Versagens der Ovarien eine Amenorrhoe auftritt. Auf die differentialdiagnostische Abgrenzung gegenüber den zahlreichen anderen Formen einer Amenorrhoe kann hier nicht eingegangen werden. Diese Form der ovariellen Insuffizienz spricht auf die Hormontherapie etwas besser an. Es gelingt in etwa $^1/_4$ der Fälle·nach Aussetzen der Behandlung einen spontanen Zyklus zu erzielen, wenn die Amenorrhoe vorher höchstens zwei Jahre bestanden hat. CLAUBERG u. a. empfehlen eine Behandlung in Hormonstößen in 4 wöchentlichen Abständen mit 100 000 bis 200 000 E. Follikelhormon. Sie gehen dabei von der Vorstellung aus, daß diese Hormonstoßtherapie die Vorderlappenfunktion wieder in Gang bringt. KAUFMANN schlägt bei noch normal großem Uterus vor, 20 Tage lang 250 000 i. E. Follikelhormon zu geben und dann eine Pause von 10 Tagen einzuschalten. Kommt es in dieser Zeit nicht zur Blutung, so werden an 3—5 Tagen 5—6 KE. Progesteron gegeben. Diese Kur wird mehrere Monate hintereinander wiederholt. Ist der Uterus bereits verkleinert, so muß eine Vorbehandlung mit wöchentlich 50 000 i. E. Follikelhormon während 6—8 Wochen durchgeführt werden.

Die relativ unbefriedigenden Erfolge haben sicherlich ihren Grund darin, daß die Zufuhr des Follikelhormons nur in seltenen Fällen in der Lage ist, als Stimulus auf die Tätigkeit des Ovars bzw. des Hypophysenvorderlappens zu wirken. Die Ergebnisse mit ausreichenden Mengen gonadotropen Hormons sind auch nicht besser. Es sei hier auch auf die Anwendung des gonadotropen Hormons in Form von Bluttransfusionen mit Schwangerenblut (EHRHARDT, HEIM u. a.) hingewiesen.

An weiteren Indikationen seien noch aufgeführt die *Dysmenorrhoe*, die häufig schon mit relativ kleinen Mengen von Follikelhormon gebessert werden kann, die Hypomenorrhoe, die allerdings nach KAUFMANN kaum beeinflußbar ist, und die Tempoanomalien der Regel, die nach TIETZE durch Follikelhormon in der ersten Woche des Zyklus normalisiert werden können. Es genügt in diesen Fällen 4 mal 1000 E. an den ersten Tagen der Regel zu geben. Auch eine *Sterilität* läßt sich, soweit ihre Ursachen in ovarieller Minderfunktion liegen, durch Follikelhormon beheben.

Besonders gute Erfolge erzielt die Hormonbehandlung bei den *ovariellen Ausfallserscheinungen*, seien diese nun Folge einer *Kastration* oder Folge des normalen Verlöschens der Keimdrüsentätigkeit im *Klimakterium*. Man kann hier durch Follikelhormonbehandlung schlechthin alle Krankheitszeichen beheben. Die Angaben über die Dosierung schwanken. KAUFMANN empfiehlt als obere Grenzdosis 300 000 E. pro Monat in 6 Einzeldosen. Im allgemeinen wird man sicher mit kleineren Dosen auskommen können. Die Gesamtbehandlung soll während 6 Monaten mit langsam sinkenden Dosen durchgeführt werden. HAWKINSON empfiehlt in einer kürzlich erschienenen zusammenfassenden Darstellung 10 000 E. jeden 3.—4. Tag, insgesamt etwa 12 Injektionen, dann Übergang zur oralen Therapie, wenn die Symptome gebessert sind (6000 E. täglich). Die Erhaltungsdosis ist etwa $^1/_4$ der Dosis, die erforderlich war, eine erste Besserung zu erzielen. Die Erhaltungsdosis soll 6—12 Monate gegeben werden. Die orale Therapie hat sich bei dieser Indikation als besonders wirksam und vorteilhaft erwiesen. Es wird empfohlen, 3—4 Tropfen Progynon forte täglich zu geben bis zu einer Gesamtdosis von 50 mg. Die Beschwerden klingen nach 8 Tagen ab. Gysi betont, daß die bei der Injektionsbehandlung so häufige anfängliche Verstärkung der Beschwerden bei den Tropfen ganz fortfällt.

Die **kindliche Gonorrhoe** ist nach den ersten Mitteilungen von Lewis ein weiteres Indikationsgebiet für die Follikelhormonbehandlung geworden. Die Erfolge erklären sich durch die Wirkungen des Follikulins auf die Schleimhaut der Vagina. Das Zylinperepithel der kindlichen Vagina wird in Plattenepithel umgewandelt, und das Vaginalsekret nimmt eine saure Reaktion an. Auch die Bakterienflora ändert sich in demselben Sinne wie bei der erwachsenen Frau. Es vollziehen sich also alle die Umwandlungen, die bei der erwachsenen Frau das Übergreifen der Gonorrhoe auf die Scheidenschleimhaut verhindern. Nach der Einführung der Sulfonamide in die Therapie der Gonorrhoe hat die Hormonbehandlung an Bedeutung verloren.

b) Gelbkörperhormontherapie.

Für die *Therapie mit Progesteron* gibt es ein Hauptindikationsgebiet, das ist der habituelle Abort. Es ist möglich, durch Progesteron sowohl einen drohenden Abort aufzuhalten wie bei Neigung zu Abort durch Behandlung mit Progesteron in den ersten Schwangerschaftsmonaten vorbeugende Therapie zu treiben. Zur Behandlung des Abortes iminens werden 8—10 mg in Einzeldosen von 2—3 mg während 2—3 Tagen empfohlen, als prophylaktische Maßnahme bei Neigung zum Abort 2—4 mg 1—2mal wöchentlich während der ersten 4 Monate. Auch Blutungen, die durch eine Überproduktion an Follikelhormon bzw. fehlende Bildung von Gelbkörperhormon bedingt und besonders als jugendliche Blutung bekannt ist, sind ein dankbarer Gegenstand der Therapie mit Progesteron. Kaufmann empfiehlt in diesen Fällen 5 Tage hintereinander täglich 10 mg zu injizieren. Nach Aussetzen der Behandlung tritt eine erneute Blutung auf, da nunmehr die in die sekretorische Phase übergeführte Schleimhaut abgestoßen wird.

Auch für das Corpus-luteum-Hormon ist jetzt die durch das von Hohlweg und Inhoffen gefundene Pregnenilonon (Proluton C) die Möglichkeit der oralen Verabfolgung gegeben. Um dasselbe zu erreichen wie durch die Injektionsbehandlung, muß etwa die 6fache Dosis verabfolgt werden (Clauberg).

G. Die Rolle der Keimdrüsen bei anderen Erkrankungen.

Die Keimdrüse ist diejenige inkretorische Drüse, die bei Allgemeinerkrankungen anderer Art zuerst eine Funktionseinschränkung erleidet. Damit ist aber nicht gesagt, daß die Keimdrüse mit diesen Erkrankungen in irgendeinem ursächlichen Zusammenhang steht, ein Fehlschluß, der oft gezogen wird. Teleologisch gedacht, ist diese Tatsache eine sehr zweckmäßige Reaktion des Organismus. In Zeiten, in denen es um die Erhaltung des einzelnen Individuums geht, wird die Funktion, die der Erhaltung der Art dient, zurückgestellt. Außerdem sei noch einmal auf die Vielfältigkeit der nervösen und humoralen Faktoren hingewiesen, die die Keimdrüse und alle mit der Sexualität im Zusammenhang stehenden Vorgänge steuert. Nicht jeder Funktionsausfall dieser Organe ist daher mit einer primären Keimdrüsenunterfunktion verbunden. Die Tatsache, daß gewisse Krankheiten bei einem Geschlecht häufiger sind als bei dem anderen oder Beziehungen zu den Rhythmen der weiblichen Sexualität haben, ist kein Beweis dafür, daß die Keimdrüsen und die Sexualhormone in der Genese derartiger Erkrankungen eine Rolle spielen. Man darf nie vergessen, daß es neben einer hormonalen auch eine zygotische Sexualität gibt. Aus diesem Grunde können und sollen nicht alle diejenigen Erkrankungen aufgezählt werden, bei denen derartige Zusammenhänge vorhanden sind, auch dann nicht, wenn sie fälschlicherweise von verschiedenen Autoren ätiologisch mit einer Minderfunktion der Keimdrüsen in Zusammenhang gebracht worden sind.

Prostatahypertrophie. Die Prostatahypertrophie beruht auf einer Vergrößerung des kranialen Prostataabschnittes, der sich nahe dem Blasenhals findet. Die übrigen Teile des Organs atrophieren. Dieser im Alter so häufige Vorgang ist in der letzten Zeit mit einer hormonalen Störung in Zusammenhang gebracht worden. Die Prostatahypertrophie entwickelt sich nur, wenn die Hoden vorhanden sind. Das Leiden ist bei Eunuchen noch nie beobachtet worden. Der Beginn der Vergrößerung ist immer in den lateralen Partien und im Mittellappen gelegen, dem ambisexuellen Teil der Prostata und nie in den hinteren Abschnitten, in dem sich das Carcinom zu entwickeln pflegt. Zunächst ist es nicht ganz verständlich, aus welchem Grunde im Alter, in dem mit einem Nachlassen der Hormonproduktion gerechnet werden muß, eine Vergrößerung der Prostata stattfindet, also ein Zustand auftritt, den wir vom Experiment her als Folge einer erhöhten Zufuhr von männlichem Sexualhormon kennen. Nun ist aber schon gesagt, daß die Hypertrophie nur einen Abschnitt der Drüse umfaßt und die eigentliche Prostata gemäß der theoretischen Erwartung eher kleiner wird. LAQUEUR und Mitarbeiter konnten im Tierversuch durch Follikulin eine Vergrößerung der Prostata kastrierter männlicher Tiere hervorrufen. Sie folgerten, daß bei dem alternden Manne das auch im männlichen Organismus vorhandene Follikelhormon das Übergewicht erhält. MOSZKOWICZ hat diese Auffassung durch die Feststellung ergänzt, daß diejenigen Abschnitte der Prostata, die bei der Erkrankung hypertrophieren, entwicklungsgeschichtlich anderer Herkunft sind und aus einem bisexuellen Abschnitt stammen, der bei männlichen wie weiblichen Individuen in gleicher Weise angelegt wird. Beim alternden Manne spricht nun dieser Abschnitt infolge Nachlassens der männlichen Hormone auf das im Organismus vorhandene Follikelhormon an. Die Erfolge der Therapie der Erkrankung mit männlichem Sexualhormon lassen sich so unschwer erklären (s. S. 362).

Gelenkerkrankungen. MENGE hat als erster eine *Arthropathia ovariopriva* beschrieben. Er verstand hierunter Fälle, in denen es zur Zeit des Klimakteriums zu einer Gelenkerkrankung kam, die sich vorwiegend in den Kniegelenken lokalisierte. Diese Erkrankung sah MENGE auch nach operativer oder Röntgenkastration, eine Beobachtung, die sehr für die Zusammenhänge mit der Keimdrüsentätigkeit spricht. Für diese Fälle ist es weiter charakteristisch, daß sich gleichzeitig mit dem Gelenkprozeß eine Fettsucht entwickelt. UMBER beschrieb als „Periarthritis destruens endocrina“ eine Gelenkerkrankung, die sich vorwiegend an den kleinen Gelenken lokalisiert und durch eine periartikuläre Schwellung zu spindelförmigen Auftreibungen führt. Röntgenologisch lassen sich Veränderungen nicht nachweisen. Auch diese Gelenkerkrankungen kamen vorwiegend zur Zeit des Klimakteriums zur Entwicklung. MUNK beschrieb eine „Polyarthritis sicca endocrina“, die ebenfalls Beziehungen zu der Ovarialtätigkeit aufweist. Er macht besonders darauf aufmerksam, daß therapeutisch in diesem Falle nur die gesamten Extrakte aus dem Ovar wirksam sind, nicht hingegen die synthetischen Präparate. Sie führt zu einer Steifheit der Finger und Kniegelenke ohne Schmerzen mit knötchenförmigen Auftreibungen an den

Gelenken, die auch röntgenologisch verändert sind. Schittenhelm machte darauf aufmerksam, daß der chronische Gelenkrheumatismus bei Frauen sehr viel häufiger ist als bei Männern und das 36.—55. Lebensjahr bevorzugt. Auch das Malum coxae senile ist eine Alterserscheinung, die mit der Menopause in Zusammenhang gebracht wird. Bei Männern sind Gelenkerkrankungen sehr viel seltener. Bei allen hier aufgeführten Krankheitsbildern ist der Zusammenhang zwischen dem Gelenkprozeß und der Ovarialtätigkeit nur so zu verstehen, daß die Änderungen in der Hormonproduktion und die Umstellungen im endokrinen System günstige Dispositionen für die Entwicklung der entsprechenden Gelenkerkrankungen schaffen. Für derartige Zusammenhänge sprechen auch die Beobachtungen über therapeutische Erfolge mit Follikelhormon, obwohl die Follikelhormontherapie nur eine zusätzliche Therapie ist und man auf die übrigen Maßnahmen nicht verzichten kann.

Krankheiten des Blutsystems. Es war klinisch schon lange aufgefallen, daß bestimmte Erkrankungen des Blutes — Chlorose, Hämophilie und gewisse hämorrhagische Diathesen — nur ein Geschlecht befallen bzw. Beziehungen zur Ovarialfunktion zeigen. Die Chlorose wurde nur bei weiblichen Individuen während der Pubertät beobachtet. Die Hämophilie ist bei Frauen nur latent und nie manifest vorhanden. Die thrombopenische Purpura zeigt häufig Beziehungen zu dem weiblichen Zyklus. Alle diese Tatsachen sprechen dafür, daß die Ovarialtätigkeit und damit das Follikelhormon mit diesen Krankheiten in einer Beziehung stehen können. Mehr läßt sich allerdings zur Zeit zu diesem Problem nicht sagen, und es verdiente wegen seiner hypothetischen Natur hier auch noch keine Erwähnung, wenn nicht sehr interessante Tierversuche von Arnold, Hamperl, Holtz, Junkmann und Marx vorlägen, aus denen hervorgeht, daß chronische Behandlung von Hunden mit Follikelhormon zu einer tödlich endenden schweren hämorrhagischen Diathese führt. Diese Versuche sind immerhin ein gewisser Hinweis darauf, daß auch bei der thrombopenischen Purpura des Menschen ähnliche Umstände mitwirken können. Für das nur beim männlichen Geschlecht beobachtete Vorkommen der Hämophilie kann die Zellgeschlechtlichkeit ebensogut die Ursache sein wie die Hormongeschlechtlichkeit.

Maligne Tumoren. Über dieses Thema, das hier nur in aller Kürze berührt werden soll, ist in der letzten Zeit eine recht umfangreiche Literatur entstanden. Einmal ist es eine unbestreitbare Tatsache, daß das Nachlassen der Keimdrüsenfunktion und die Tumorhäufigkeit zwei Dinge sind, die zeitlich zusammenfallen, woraus allerdings ein Kausalzusammenhang nicht mit Notwendigkeit folgt. Besondere Aufmerksamkeit erheischt aber dieses Thema durch die Befunde englischer Forscher. Kenneway und Mitarbeiter entdeckten als die cancerogene Substanz des Steinkohlenteers das Benzpyren.

Das Benzpyren ist der Ausgangspunkt für die weitere Erforschung der cancerogenen Substanzen geworden, und es hat sich gezeigt, daß eine ganze Reihe von Derivaten dieses Körpers ebenfalls cancerogen wirken. Zwischen diesen cancerogenen Substanzen und den Sexualhormonen besteht chemisch eine nahe Verwandtschaft. Nach Butenandt u. a. ist die Möglichkeit nicht von der Hand zu weisen, daß bei gewissen Abwegigkeiten in der Synthese der Sexualhormone die cancerogenen Substanzen intermediär entstehen. Ein wirklich schlüssiger Beweis, der Nachweis derartiger Substanzen in dem Organismus von Tumorkranken, steht allerdings noch aus.

Die weiblichen Prägungsstoffe selbst wirken nicht krebserregend, sollen aber vorhandene Tumoren in ihrem Wachstum fördern (Rondoni u. a.). Die spontane

Bildung des Mamma-Adenoms bei Mäusen kann durch Kastration gehemmt werden. Es ist aber möglich, daß diese Hemmung Folge der vermehrten Tätigkeit des Hypophysenvorderlappens nach der Kastration ist. Das gonadotrope Hormon des Hypophysenvorderlappens bewirkt eine Hemmung des Tumorwachstums (REISS, DRUCKREY u. a.).

H. Die Therapie mit Keimdrüsenhormonen bei extragenitalen Erkrankungen.

Die Sexualhormone sind Stoffe, die nicht nur Wirkungen auf die Sexualorgane selbst ausüben, sondern auch für eine ganze Reihe anderer Organe einen Einfluß nehmen (s. S. 321 ff.). Aus diesem Grunde haben sie in den letzten Jahren in zunehmendem Maße auch bei extragenitalen Erkrankungen Anwendung gefunden. Da die männlichen wie weiblichen Sexualhormone bei beiden Geschlechtern vorkommen, ist es durchaus möglich, auch die entgegengesetzt geschlechtlichen Hormone anzuwenden.

a) Endokrine Erkrankungen. Die Sexualhormone haben die Eigenschaft, die Tätigkeit des Hypophysenvorderlappens in bezug auf die Bildung der gonadotropen Hormone und darüber hinaus wahrscheinlich auch auf eine ganze Reihe anderer Hormone zu unterdrücken. Aus diesem Grunde fanden sie Anwendung bei hypophysären Erkrankungen, so in erster Linie bei Morbus Cushing und bei der Akromegalie (s. S. 75; 92). Auch bei der Thyreotoxikose hat man Cyren B bzw. Progynon über längere Zeit hin gegeben, insbesondere dann, wenn es sich um Erkrankungen handelt, die sich zur Zeit des Klimakteriums entwickeln. VEIL und LIPPROSS fanden eine Besserung der Toleranz bei Diabetes mellitus bei älteren Leuten. Diese Befunde wurden auch von anderer Seite bestätigt.

b) Alters- und Involutionserscheinung. Die Sexualhormone entfalten eine ausgesprochene tonisierende Wirkung. Das männliche Hormon führt zu einer Kräftigung der Muskulatur. Von diesen Eigenschaften können wir in Fällen vorzeitiger Alters- und Verbrauchserscheinungen sehr erfolgreich Gebrauch machen. Am meisten empfiehlt sich die orale Gabe von 5 bis höchstens 10 mg. Testosteron pro Tag über längere Zeit gegeben. Auch bei jüngeren Männern kann diese Medikation sehr wirksam sein in der Bekämpfung von Erschöpfungszuständen. BOCK wandte sie an in Fällen von Unterernährung, bei schweren Erkrankungen wie Tuberkulose und Tumoren. Er benutzt in erster Linie auch bei Frauen Testosteron und empfiehlt als Dosis täglich 25 mg bis zu einer Gesamtdosis von etwa 400 mg.

c) Prostatahypertrophie und Prostatacarcinom. Bei der Prostatahypertrophie wurden mit Testosteron in nicht zu sehr vorgeschrittenen Fällen gute Erfolge gesehen. BÜHLER empfiehlt, 50 mg täglich bis zu einer Gesamtdosis von 500 mg zu geben. BOSHAMMER hat die bisherigen Erfahrungen, die keineswegs einheitlich sind, kritisch gesichtet. Er meint, daß die Hormonbehandlung vorwiegend auf die Kongestionszustände des Sphincter, die für die Miktionsbeschwerden verantwortlich sind, einwirkt. Er hält die Behandlung für aussichtsreich, wenn die Restharnmenge unter 150 ccm liegt. Die Besserung des allgemeinen Befindens wird auch bei negativem Ergebnis in bezug auf die Restharnmenge und die Prostata von allen Autoren gerühmt. Das gilt vor allem auch für inoperale Fälle.

Besondere Erfolge mit Diäthylstilboestrol wurden bei der Behandlung des Prostatacarcinoms erzielt. Mit diesen Präparaten erreicht man mindestens immer eine ganz wesentliche Besserung des Allgemeinbefindens und eine Linderung der Schmerzen, insbesondere bei vorhandenen Metastasierungen im Knochen

(s. WILDBOLZ). Es sind aber auch Heilungen beschrieben worden. Als Dosierung werden täglich 15 mg empfohlen, man soll dann langsam auf 5 mg zurückgehen bis zu einer Gesamtdosis von 75—100 mg.

d) Harninkontinenz. Der Einfluß der Sexualhormone auf den Tonus des Blasenschließmuskels ergibt sich auch aus der günstigen Wirkung, die mit diesen Hormonen bei der Harnintinkontinenz der Frau erzielt wurde. Als Dosis werden 5 mg Oestron täglich für 8—10 Tage empfohlen.

e) Periphere Durchblutungsstörungen. Eine besondere Bedeutung erlangten die Sexualhormone in der Behandlung peripherer Durchblutungsstörungen. Es wurde oben bereits erwähnt, daß die Sexualhormone einen sehr nachhaltigen Einfluß auf die Durchblutung haben. Die weiblichen Sexualhormone und hier wieder die Stilbenpräparate sind besonders wirksam. Als Hauptindikation gilt die Thrombangitis obliterans (RATSCHOW, RIEDER, KAUFMANN u. a.). Es handelt sich meistens um leichte bis mittelschwere Fälle. Auch periphere Durchblutungsstörungen anderer Ätiologie wie Totenfinger, Akrocyanose, Erfrierungen, Ulcus cruris können erfolgreich mit Sexualhormonen behandelt werden. RATSCHOW empfiehlt, über kurze Zeit kleine Dosen zu geben, so bis 5 Tage 1 mg Progynon bzw. 0,5 mg Cyren B oder 10 Tage lang täglich 1 mg Progynon, dann 1 mal 5 mg. Diese Therapie wird nach einer Pause von 10 Tagen wiederholt. Auch die *Angina pectoris* ist mit Sexualhormonen behandelt worden, und zwar mit Progynon und Testoviron. WESTPHAL und KIRCHNER empfehlen 10—25 mg täglich, um später auf 1—2 Injektionen pro Woche zurückzugehen. Bei Frauen gaben sie 1 mg Progynon 4—6 mal pro Woche oder 2 mal 5 mg.

f) Klimakterische Gelenkerkrankungen. Auch auf die Beziehungen zwischen den Gelenkerkrankungen und den Sexualdrüsen wurde bereits hingewiesen. In geeigneten Fällen empfiehlt sich die Behandlung mit Progynon bzw. mit Stilbenpräparaten. Sie muß aber über lange Zeit ausgedehnt werden. So empfiehlt RECKNAGEL jeden 2. Tag 5 mg Progynon zu geben während 14 Tagen. Diese Behandlung wird alle $1/_4$ Jahr für die Dauer von mindestens 1 Jahr wiederholt.

Es gibt noch eihe ganze Reihe weiterer Indikationen, die hier nur noch kurz aufgeführt seien. So vor allem fanden die Sexualhormone breite Anwendung in der *Dermatologie* immer dann, wenn Geschlechtsbeziehungen der Erkrankungen auf einen Einfluß durch die Sexualhormone hinwiesen bzw. die Erkrankungen sich in der Pubertät und Menopause entwickelten. So wird über Erfolge berichtet bei der Psoriasis, bei chronischen Ekzemen und vor allem bei dem Pruritus. Auch bei *Blutkrankheiten* fanden Sexualhormone Anwendung, so bei Leukopenien, bei der Bluterkrankheit und der Polycytämie. Die *Ulcuskrankheit* wurde ebenfalls einer Behandlung mit Sexualhormonen unterzogen, doch hat hier eine sehr kritische Nachprüfung von MARTINI ergeben, daß den Sexualhormonen bei dieser Erkrankung ein spezifischer Einfluß eingeräumt werden kann. Auch die *Angina pectoris* und die *essentielle Hypertonie* müssen in diesem Zusammenhang erwähnt werden, da sie im In- wie Auslande in zunehmendem Maße mit Sexualhormonen behandelt werden (s. z. B. WALKER). Am meisten kam Testosteron in Dosen von 25 mg 2—3 mal pro Woche zur Anwendung. Sicher spielt auch bei dieser Therapie der allgemein tonisierende Einfluß der Sexualhormone bei einem Leiden, das ausgesprochen in die Rückbildungsjahre fällt und sich besonders auf dem Boden einer geistigen und seelischen Überbeanspruchung entwickelt, eine große Rolle.

Man wird sicher gut tun, den angeführten Indikationsgebieten der Sexualhormone noch etwas skeptisch gegenüberzustehen, aber bei aller Skepsis kann es keinem Zweifel unterliegen, daß sie doch eine wesentliche Bereicherung der Therapie darstellen und sicher ihren Platz auch in der Behandlung extragenitaler Erkrankungen behaupten werden.

J. Die multiple Blutdrüsensklerose.
(Pluriglanduläre Insuffizienz.)

Im Jahre 1912 beschrieb FALTA als anatomische Grundlage eines pluriglandulären Krankheitsbildes eine Sklerose und Verödung des gesamten inkretorischen Systems. Diese Krankheit hat bis auf den heutigen Tag die mannigfachsten Auslegungen und Deutungen erfahren, und die Diagnose pluriglanduläre Insuffizienz ist klinisch ein großer Sammeltopf für viele unklare endokrine Krankheitsbilder geworden. Infolge der Korrelationen im endokrinen System ist jede endokrine Krankheit letzten Endes pluriglandulär. Ganz besonders gilt dies für die Krankheiten des Hypophysenvorderlappens. Es hat daher auch nicht an Stimmen gefehlt, die bezweifeln, daß es überhaupt eine pluriglanduläre Insuffizienz als gesondertes Krankheitsbild gibt. Die multiple Blutdrüsensklerose FALTAs ist kein klinischer, sondern ein anatomischer Krankheitsbegriff. Von dem pathologisch-anatomischen Standpunkt aus ist es berechtigt, eine „multiple Blutdrüsenatrophie" (LINDEMANN) als besonders geartetes Krankheitsbild anzuerkennen. Die Befunde an den Drüsen lassen sich mit denen bei der SIMMONDSschen Krankheit nicht vergleichen. Der pathologische Anatom hat bei der multiplen Blutdrüsensklerose durchaus den Eindruck eines koordinierten generalisierten Verödungsprozesses. Die Krankheit ist an sich selten. MEERWEIN hat jetzt aus den Jahren 1922—1937 20 Fälle aus der Literatur zusammengestellt, die einer Kritik standhalten.

Die *klinische Diagnose* ist auf Grund des bisherigen Beobachtungsmaterials schwer zu stellen. Die Tatsache, daß pluriglanduläre Symptome vorliegen, besagt nichts; denn es sind auch Fälle beschrieben, in denen von seiten des inkretorischen Systems kaum irgendwelche klinischen Symptome bestanden neben solchen, in denen eine Unterfunktion sämtlicher Drüsen vorlag. FALTA gibt an, daß sich die Symptome der Vorderlappeninsuffizienz mit dem des Myxödems und evtl. auch des Addison kombinieren. Die Krankheit entwickelt sich meist im mittleren Lebensalter und ist anscheinend bei Frauen etwas häufiger als bei Männern. Nicht immer sind sämtliche Drüsen in gleichem Maße befallen. Es gibt auch „biglanduläre Formen"; so beschrieb M. B. SCHMIDT einen thyreo-suprarenalen und BORCHARDT einen thyreo-sexuellen Typ. Abgesehen von den Zeichen der Unterfunktion der einzelnen Drüsen, die hier im einzelnen nicht mehr aufgezählt werden sollen, sind eine allgemeine große Hinfälligkeit und ein vorzeitiges Altern der Kranken charakteristisch. Wie die Hypophysenvorderlappeninsuffizienz entwickelt sich auch dieses Krankheitsbild gern im Anschluß an Geburten. FALTA unterscheidet folgende Formen: 1. Hypophyseo-thyreo-suprarenale Form, 2. thyreo-genitale Form, 3. thyreo-suprarenale Form, 4. thyreo-hypophysäre Form. Am häufigsten ist Form 1. Diese imponiert klinisch als Myxödem oder als SIMMONDSsche Krankheit mit myxödematösen Zügen. Von der thyreo-suprarenalen Form sind von KLINGNER und KOTHE 2 Fälle mitgeteilt worden, die klinisch unter dem Bilde eines Addison verliefen.

Pathologisch-anatomisch findet man eine hochgradige Atrophie, Verkleinerung und Bindegewebsvermehrung aller innersekretorischen Drüsen. Gegenüber der SIMMONDSschen Krankheit ist der Schwund des spezifischen Drüsenepithels viel allgemeiner und hochgradiger als bei dieser. Über die Ursachen der Erkrankung sind viele Theorien geäußert worden, die hier im einzelnen nicht ausgeführt werden sollen. Sicher ist wohl nur so viel, daß irgendeine Noxe die Blutdrüsen gleichzeitig getroffen haben muß. Als derartige Noxen kommen in erster Linie die chronischen Infektionen wie Lues und die Tuberkulose in Frage, die sich nicht selten klinisch oder pathologisch-anatomisch nachweisen lassen.

Es gibt auch Beobachtungen, die klinisch durchaus dem Krankheitsbild entsprechen, aber pathologisch-anatomisch keinen befriedigenden Befund ergeben. Zur Erklärung dieser Fälle hat man an eine Schädigung des Zwischenhirns gedacht. Theoretisch ist dies durchaus möglich, mit Sicherheit nachgewiesen worden sind derartige Veränderungen allerdings einstweilen noch nicht.

Die *Diagnose* der Erkrankung ist nach dem .Gesagten schwierig, insbesondere die Abgrenzung gegenüber der Hypophysenvorderlappeninsuffizienz und dem Morbus Addison. Die Tatsache, daß in 15 Jahren nur über 20 wirklich erwiesene Fälle berichtet wurde, mahnt den Kliniker zur größten Vorsicht. Wenn man den Krankheitsbegriff nicht wesentlich weiter und rein klinisch als „pluriglanduläre Insuffizienz" fassen will, wogegen aber erhebliche Bedenken geäußert werden müssen, bleibt zur Sicherung der Diagnose nur das anatomische Substrat. So ist die multiple Blutdrüsensklerose heute kein klinischer, sondern ein pathologisch-anatomischer Begriff.

Ähnlich schwierig liegen die Verhältnisse auch für die *Therapie*. Von großen Dosen eines Hypophysenvorderlappenpräparates, das die glandotropen Hormone enthält, ist in therapeutischer Hinsicht am ehesten ein Erfolg zu erwarten.

Anhang.

a) Der Nachweis der Hormone in Körperflüssigkeiten.

Zusammenfassende Darstellungen über Methodiken des Hormonnachweises:

ABDERHALDEN: Handbuch der biologischen Arbeitsmethoden, Abt. V, Teil 3 B.

BOMSKOV, CHR.: Methodik der Hormonforschung, Bd. I. Schilddrüse, Nebenschilddrüse, Nebennierenrinde, Nebennierenmark, Pankreas. Leipzig: Georg Thieme 1937. — Bd. II: Ovar (Follikelhormon, Gelbkörperhormon), Hoden, Hypophysenvorderlappen. Leipzig: Georg Thieme 1939.

BURN, J. H.: Biologische Auswertungsmethoden. Berlin: Springer 1937.

REISS, M.: Die Hormonforschung und ihre Methoden. Wien: Urban & Schwarzenberg 1934.

Die innersekretorischen Krankheiten beruhen auf einer Fehlproduktion der Hormone. Aus diesem Grunde ist es naheliegend, in diagnostischer Hinsicht sich um den Nachweis der vermehrt oder vermindert produzierten Hormone zu bemühen. Wenn wir uns auf diesem Gebiet der Diagnostik der Krankheiten der Drüsen mit innerer Sekretion erst im Anfang befinden, so beruht dies auf den mannigfachen Schwierigkeiten, die dem Hormonnachweis in den Körperflüssigkeiten entgegenstehen. Die in Frage kommenden Methoden sind zum Teil erst in den letzten Jahren ausgebaut worden. Sie erfordern für ihre Durchführung besondere Erfahrung, die erst durch längere Arbeit auf dem Gebiet erworben werden kann. Des weiteren sind die Hormone zum Teil in der Körperflüssigkeit nur in sehr geringen Mengen vorhanden, die unter der Empfindlichkeit des Testobjektes liegen. Daher sind zum Nachweis vieler Hormone besondere Anreicherungsverfahren erforderlich. Adrenalin und Insulin gehören z. B. zu den Hormonen, die in den Körperflüssigkeiten nicht stabil und daher dem Nachweis schwer zugängig sind. Kommen die Hormone schon in der Norm in den zu prüfenden Körpersäften vor, so genügt nicht ein qualitativer Test, sondern es ist ein quantitativer Test erforderlich, der wiederum schwieriger durchzuführen ist. Auch die Tatsache, daß die zur Prüfung gelangenden Medien leicht unspezifische Reaktionen auslösen können, bedarf einer Beachtung. Alle diese Gründe erschweren den Hormonnachweis sehr, trotzdem bleibt diese Methode im Grunde genommen die einzige, die uns wirklich einen unmittelbaren Einblick in das krankhafte Geschehen verschafft. Aus diesem Grunde sollen diejenigen Methoden, die relativ leicht und ohne allzu große Übung ausgeführt werden können und außerdem auf Grund der heute vorliegenden Literatur bereits diagnostische Bedeutung gewonnen haben, in Kürze hier besprochen werden. Für ein genaueres Studium sei auf die eingangs zitierten zusammenfassenden Darstellungen hingewiesen, insbesondere auf das Buch von BURN, das in präziser und kurzer Form alles Notwendige bringt.

1. Der Nachweis der Hypophysenhormone.

Die gonadotropen Hormone. Als Test für die gonadotropen Hormone [follikelstimulierendes Hormon (FSH.) und Luteinisierungshormon (LSH.)] dienen die infantile, 6—8 g schwere weibliche Maus oder die infantile 30—35 g schwere weibliche Ratte. In der Reaktionsweise beider Tiere bestehen folgende Unterschiede: Die Ratten sind empfindlicher gegenüber den gonadotropen Hormonen des Schwangerenharns, die Mäuse gegenüber denjenigen der Hypophyse. Die Ratten eignen sich besser für quantitative Auswertungen. Für den Nachweis des LSH. kann auch das geschlechtsreife Kaninchen dienen. Bei diesem Tier erfolgt der Follikelsprung und die Luteinisierung durch die Ausschüttung des LSH. der Hypophyse nur nach der Begattung. Durch Injektion von LSH. läßt sich bei Tieren, die getrennt von Böcken gehalten werden, Follikelsprung und Luteinisierung künstlich auslösen.

Die Versuchsanordnung bei Ratten und Mäusen ist gleich. Für die Prüfung verwendet man jeweils Gruppen von 5—6 Tieren. Diese erhalten Injektionen von 0,2 ccm nach folgendem Schema:

1. Versuchstag: Injektion 10 und 16 Uhr, 2. Versuchstag: Injektion 10, 13 und 16 Uhr, 3. Versuchstag: Injektion 10 Uhr, 4. Versuchstag: Abstrich 10 und 16 Uhr, 5. Versuchstag: 14 Uhr töten.

Die Vornahme des Abstriches ist nur dann erforderlich, wenn die FSH.-Wirkung geprüft werden soll. Bei den Tieren werden folgende Reaktionen beobachtet: Öffnung der Vagina (die Vagina ist bei den infantilen Tieren noch geschlossen), Verhalten des Abstriches, Größe des Uterus, Verhalten des Ovars. Am Ovar müssen Zahl und Größe der Follikel und das Vorhandensein von Gelbkörpern oder Blutpunkten beachtet werden. Die Beurteilung kann der Geübte bei Lupenbetrachtung vornehmen, der Ungeübte schneidet die Ovarien und prüft sie histologisch. Öffnung der Vagina, Auftreten eines Schollenstadiums im Abstrich, Vergrößerung des Uterus und Zunahme der Zahl wie Vergrößerung der Follikel sind Folge der Stimulierung der Follikulinproduktion durch das FSH. Bildung von Blutungen in die Follikel und Bildung von Gelbkörpern sind Folge des LSH.

Der Kaninchentest nach FRIEDMANN wird wie folgt ausgeführt: Erwachsene weibliche Kaninchen im Gewicht von etwa 2000 g, die getrennt von Böcken gehalten werden, erhalten 10 ccm der zu prüfenden Lösung in die Ohrvene injiziert. 24—48 Stunden später wird ein kleiner Laparotomieschnitt angelegt, die Ovarien vorgezogen und inspiziert. Hat die zu prüfende Lösung LSH. enthalten, so sehen wir gesprungene Follikel mit Blutungen und Gelbkörperbildung. Die Laparotomiewunde wird wieder geschlossen. Nach 10 Tagen sind die Tiere zu einem weiteren Versuch brauchbar.

Sollen die gonadotropen Hormone *quantitativ* erfaßt werden, so ist die Methode nach LOESER[1] für die quantitative Auswertung der FSH.-Wirkung zu empfehlen. Als Einheit gilt diejenige minimale Dosis, die nach 6 subcutanen Injektionen, verteilt auf 3 Tage, bei 50% der Versuchstiere (Ratten) eine Brunst auslöst. Als Zeichen der Brunst gilt das Auftreten des Schollenstadiums im Vaginalabstrich (S. 316). Die Eichung des LSH. geschieht ebenfalls an infantilen Ratten, da diese sich für quantitative Auswertungen besser eignen als Mäuse. Als Einheit gilt die Dosis, die auf 6 subcutane Injektionen nach obigem Schema verteilt, nach 100 Stunden bei 50% der Tiere noch eben Gelbkörperbildung hervorruft.

Die gonadotropen Hormone kommen im Harn und Blut einer jeden geschlechtsreifen Frau und eines jeden geschlechtsreifen Mannes vor, aber in so geringen Mengen, daß sie bei Verwendung des nativen Materials nicht nachweisbar sind. In der Schwangerschaft wie in einer Reihe pathologischer Zustände sind die ausgeschiedenen Mengen jedoch so groß, daß die zu prüfende Körperflüssigkeit zu dem Hormonnachweis keiner besonderen Verarbeitung bedarf. Die folgende Tabelle gibt eine Zusammenstellung einiger diesbezüglicher Untersuchungsergebnisse, im wesentlichen gestützt auf die Angaben von ZONDEK[2]. Die aufgeführten Zahlen geben größenordnungsmäßig einen zuverlässigen Anhaltspunkt

---

[1] LOESER: Arch. f. exper. Path. **159**, 657 (1931).
[2] ZONDEK: Hormone des Ovariums und des Hypophysenvorderlappens. Wien: Springer 1935.

für die im Harn, als dem wichtigsten Untersuchungsmedium, vorkommenden Hormonmengen. Wir dürfen also sagen, daß eine für FSH. und LSH. positive Reaktion mit nativem Harn für das Vorliegen folgender Zustände spricht: Gravidität, Chorionepitheliom, Granulosazelltumoren, Genitalcarcinome, Seminome oder Epitheliome des Hodens.

Tabelle 20. Über das Vorkommen von FSH. und LSH. im Harn.

	Hormonmenge pro Liter	Autor
4—10 Jahre	—	KATZMANN u. DOISY[1]
Pubertät	14—28 ME. FSH.	KATZMANN u. DOISY[1]
Geschlechtsreife Frau:		
Postmenstruum	5 RE. FSH.	ZONDEK
Intermenstruum	25 RE. FSH.	
Prägravide Phase	29 RE. FSH.	
Menstruation	25 RE. FSH.	
Gravidität:		
1.—8. Woche	3000— 5000 ME. FSH. + LSH.	ZONDEK
3.—7. Monat	5000—16000 ME. FSH. + LSH.	
7.—10. Monat	4000—12000 ME. FSH. + LSH.	
Klimakterium	80—330 ME. FSH.	OESTERREICHER[2], HAMBURGER[3]
Erwachsener Mann	4—19 ME. pro Tag FSH.	KATZMANN u. DOISY[4]
Älterer Mann	in 20% 37—90 ME. FSH.	HAMBURGER
Chorionepitheliom	5000—200000 ME. FSH. + LSH.	ZONDEK
Granulosazelltumoren	300—600 ME. FSH. + LSH.	ZONDEK
Genitalcarcinom	110—400 ME. FSH.	
Seminome des Hodens	50—400 ME. FSH.	HAMBURGER, BANG u. NIELSEN[5]
Gemischtzellige Epitheliome des Hodens	50—150000 ME. FSH. + LSH.	HAMBURGER, BANG u. NIELSEN

Für die Ausführung der Reaktion mit nativem Material (z. B. *Schwangerschaftsreaktion*) werden 30 ccm des Morgenharns filtriert, angesäuert und mit Äther im Scheidetrichter ausgeschüttelt. Der Harn wird abgelassen und kurze Zeit in offener Schale stehengelassen zum Verdampfen des Äthers. Der so gewonnene Harn kann ohne weitere Verarbeitung bei Mäusen, Ratten oder Kaninchen injiziert werden. Eine Schwangerschaftsreaktion gilt dann als positiv, wenn bei infantilen Mäusen oder Ratten Gelbkörper und Blutpunkte auftreten bzw. beim Kaninchen Blutungen in die Follikel und beginnende Gelbkörperbildung nachgewiesen werden. Nur ein Follikelwachstum und eine Vergrößerung des Uterus ist kein Beweis für das Vorliegen einer Gravidität. Ergibt der native Harn eine negative Reaktion, so müssen die gonadotropen Hormone durch Fällungsmittel angereichert werden. Im wesentlichen kommen zwei Methoden in Frage, diejenige nach KATZMANN und DOISY[6] oder THOMSEN und PEDERSEN-BJERGAARD[7]. Mit letzterer Methode habe ich immer gute Resultate erzielt. Die Autoren geben folgende Vorschrift:

„Die gesamte 24-Stunden-Harnmenge wird in einer etwa $1^1/_2$ Liter fassenden, vorher mit etwas Antisepticum (1 ccm einer 10%igen wäßrigen Lösung von Brillantgrün) beschickten Flasche gesammelt. Es ist außerordentlich wichtig, daß dem Harn, um jegliches Bacteriumwachstum und jegliche Entwicklung toxischer Bakterienprodukte zu verhüten, sogleich ein Antisepticum beigemischt wird. 1 Liter des filtrierten Harns wird Essigsäure-Acetatpuffer bis p_H 4,7 zugesetzt und sodann 25 ccm einer frisch zubereiteten 10%igen Gerbsäurelösung. Das Gemisch wird über Nacht bei 0° stehengelassen, wobei das nach und nach erscheinende Präcipitat als recht feiner Niederschlag ausfällt, der abzentrifugiert und in den

---

[1] KATZMANN a. DOISY: Proc. Soc. exper. Biol. a. Med. **30**, 1188 (1932/33).
[2] OESTERREICHER: Klin. Wschr. **1932 I**, 813.
[3] HAMBURGER: Klin. Wschr. **1933 I**, 934.
[4] KATZMANN and DOISY: J. of biol. Chem. **106**, 125 (1934).
[5] HAMBURGER, BANG u. NIELSEN: Acta path. scand. (Dän.) **13**, 75 (1936).
[6] KATZMANN a. DOISY: Proc. Soc. exper. Biol. a. Med. **30**, 1188 (1932/33).
[7] THOMSEN u. PEDERSEN-PJERGAARD: Z. Geburtsh. **112**, 202 (1935).

Zentrifugierungsgläsern nach Entfernung der klaren Flüssigkeit 4mal mit Aceton gewaschen wird. Dadurch werden eventuell vorhandenes Oestron (das, wenn es im Präparat verbliebe, die Untersuchung vereiteln würde) und etwaige giftige Produkte entfernt.

Der ausgewaschene Bodensatz wird im Exsiccator getrocknet und mit einer bestimmten Menge destillierten Wassers, die nach der angenommenen Menge gonadotropen Hormons variiert, eluiert. Hält man diese Hormonmenge für sehr gering (ungefähr 1 RE. in der gesamten Harnmenge), so wird das getrocknete Präcipitat in 9 ccm Wasser gebracht und einer einzelnen Ratte in 3×3 (auf 3mal 24 Stunden nacheinander verteilte) Injektionen einverleibt. Schätzt man den Hormongehalt jedoch höher (mindestens 5 RE.), so wird mit einer größeren Menge, z. B. 45 ccm Wasser eluiert und, ebenfalls auf 3 Tage verteilt, einer Reihe Ratten mit fallenden Bruchteilen des Gesamtextraktes, z. B. $^1/_5$, $^1/_{10}$, $^1/_{15}$, $^1/_{20}$, injiziert. Die benutzte Skala ist tunlichst nach dem Niveau des als vorhanden angenommenen Hormongehaltes einzurichten."

HELLER und HELLER[1] führten einen Vergleich dieser Methode mit der ursprünglich von ZONDEK angegebenen Alkohol-Äther-Methode durch und fanden letztere einfacher und wirksamer als die Tanninfällungsmethode. Sie empfehlen den Harn durch Borsäure zu konservieren. Im Eisschrank aufgehoben blieb die gonadotrope Wirkung über Monate konstant. Die Methode als solche ist sehr einfach. Der Harn wird mit 4 Volumen 95%-igen Äthylalkohols versetzt und über Nacht stehen gelassen. Die überstehende Flüssigkeit wird abgesaugt und der Niederschlag mit Äther gewaschen und mit einem Föhn getrocknet. Der Niederschlag wird 3mal mit Leitungswasser eluiert, die Suppension jedesmal zentrifugiert und die überstehende Flüssigkeit gesammelt und nach Vereinigung am Rattentest ausgewertet. Von JUNGCK, MADDOCK und HELLER[2] wurde eine Methode der Ultrafiltration beschrieben, die nach eigenen Erfahrungen wegen der Schwierigkeit der Herstellung von Membranen, die das Hormon vollständig zurückhalten, weniger empfohlen werden kann.

Der Nachweis der gonadotropen Hormone im *Blut* ist praktisch von untergeordneter Bedeutung, da das Hormon in großen Mengen im Harn ausgeschieden wird. Tritt es vermehrt im Blut auf, so kann Blutserum direkt bzw. nach Verdünnung mit physiologischer Kochsalzlösung zur Anwendung kommen. Ist der direkte Nachweis nicht möglich, so empfehle ich die Anreicherungsmethode nach SALMON und FRANK[3].

Im *Liquor* ist der Nachweis der gonadotropen Hormone bei erhöhtem Gehalt des Blutes und Harns ebenfalls geglückt, praktisch aber von keiner Bedeutung. Praktische Bedeutung hat eventuell noch der Nachweis des Hormongehaltes von Tumoren bzw. Gewebsstückchen, die durch Curettage gewonnen wurden (Chorionepitheliom). Die Organstückchen werden entweder direkt infantilen Mäusen in die Rückenmuskulatur oder in die Muskulatur des Oberschenkels implantiert. Nach ZONDEK ist aber die Toxizität derartiger Gewebsstückchen sehr groß. Es empfiehlt sich daher, die Organstückchen zu extrahieren. ZONDEK empfiehlt folgendes Vorgehen:

Die Gewebsstückchen werden zerkleinert und 24 Stunden mit Äther oder Aceton behandelt, dann kann das Pulver entweder nach Entfernung des Äthers wiederum direkt implantiert werden, oder es wird mit Sand unter Hinzufügung der 10fachen Menge destillierten Wassers zerrieben und 12 Stunden stehen gelassen. Der Bodensatz wird abzentrifugiert und noch einmal gewaschen. Die so gewonnenen Lösungen werden vereint und zur Auswertung verwendet.

Das thyreotrope Hormon. Als Testtier dient nach JUNKMANN und SCHOELLER[4] am besten das 150—200 g schwere Meerschweinchen. Die Versuchstiere müssen vorher mindestens 8 Tage bei einer Ernährung gehalten werden, die aus Hafer, Weizen, Mais, gelben Rüben und Heu besteht. Die zu prüfenden Lösungen werden den Tieren an 3 aufeinanderfolgenden Tagen vormittags intraperitoneal injiziert und die Tiere am 4. Tag getötet. Die Schilddrüsen werden herausgenommen und histologisch untersucht. Bei den Kontrolltieren müssen die Schilddrüsen das Bild der „ruhenden" Drüse zeigen (s. Abb. 39, S. 142). Als Einheit gilt diejenige Dosis, die eben eine Aktivierung der Drüse auslöst (s. JUNKMANN u. SCHOELLER). Auch das Kaninchen wurde als Testtier von NIELSEN[5] und von GIEDOSZ[6] benutzt. Die Tiere müssen bei gleicher Kost und gleicher Temperatur gehalten werden, und es ist erforderlich, daß man sich durch zahlreiche Kontrollen von dem Aktivitätsgrad der Schilddrüsen unbehandelter Tiere überzeugt. NIELSEN und GIEDOSZ injizierten die zu prüfenden Lösungen in Mengen von 8 ccm 3mal im Abstand von 24 Stunden und töteten die Tiere nach weiteren 24 Stunden. Bezüglich der Auswertung siehe die Abbildungen in der Arbeit NIELSEN.

[1] HELLER, C. G. u. E. J. HELLER: Endocrinology 24, 319 (1939).

[2] JUNGCK, E. C., W. O. MADDOCK u. C. G. HELLER: J. clin. Endocrinol. 7, 1 (1947).

[3] SALMON u. FRANK: Proc. Soc. exper. Biol. a. Med. 32, 1236 (1935); 34, 363 (1936).

[4] JUNKMANN u. SCHOELLER: Klin. Wschr. 1932 II, 1176.

[5] NIELSEN: Klin. Wschr. 1933 I, 508.

[6] GIEDOSZ: Klin. Wschr. 1934 II, 1507.

Mit beiden Methoden hat man sich um den Nachweis des thyreotropen Hormons im nativen Harn bemüht, und von den verschiedensten Autoren ist über entsprechende Ergebnisse berichtet worden. Die Hauptschwierigkeit der Beurteilung der Ergebnisse liegt darin, daß die Reaktion nicht unbedingt spezifisch ist und daß es offenbar noch andere Stoffe in dem Harn gibt, die den Aktivitätsgrad der Schilddrüse beeinflussen (KROGH und OKKELS). Aus diesem Grunde können die Versuchsergebnisse, die allerdings übereinstimmend zeigten, daß in dem Harn von Kranken mit Hypothyreose das thyreotrope Hormon vermehrt und in dem mit Hyperthyreose vermindert vorkommt, nur mit Vorsicht gewertet werden. FELLINGER[1] hat eine Methode zum Nachweis des Hormons im Blut angegeben. Er fand eine verminderte thyreotrope Aktivität seiner Blutextrakte bei Basedow und eine vermehrte bei Hypothyreosen, die von der Schilddrüse ausgingen[2].

Das corticotrope Hormon. Zum Nachweis des corticotropen Hormons dient die Rindenverbreiterung der Nebenniere. A. JORES und BECK[3] wählten folgendes Vorgehen: Etwa 10 ccm Serum werden durch Zufügen von Sulfosalicylsäure enteiweißt. Der Niederschlag wird abfiltriert und die so erhaltene klare Lösung neutralisiert, auf die Hälfte des Ausgangsvolumens gebracht und einer Gruppe von 5 infantilen Mäusen in einer Dosis von 0,05 ccm pro Gramm Tier subcutan, auf 2 Injektionen im Abstand von 6 Stunden verteilt, injiziert. 24 Stunden nach der ersten Injektion werden die Tiere getötet und die Nebennieren auf einer Mikrowaage gewogen. Nunmehr wird der Quotient $\dfrac{\text{Nebennierengewicht (mg)}}{\text{Körpergewicht (g)}} \times 100$ bestimmt. Dieser beträgt bei normalen Tieren 20—25. Es ist notwendig, soweit noch keine Erfahrung mit der Reaktion vorliegt, eine Gruppe von Kontrolltieren gleichzeitig zu untersuchen. Ein Anstieg des Quotienten im Gruppendurchschnitt auf über 28 wird als positiv gewertet. Bei Harn als Ausgangsmaterial ist es zweckmäßig, diesen vorher mit Tierkohle auszuschütteln. Ausschütteln mit Äther, wie für die Schwangerschaftsreaktion üblich, empfiehlt sich nicht (s. auch eine ähnliche Methode von MOON[4] an der 25 g schweren Ratte). Außer der Bestimmung des Gewichtes können auch die histologischen Änderungen als Testobjekt verwertet werden. Das Hormon bewirkt eine Verbreiterung der Zona fasciculata und einen verstärkten Lipoidgehalt. ANSELMINO und HOFFMANN haben die erwachsene männliche Maus als Testtier vorgeschlagen. Sie injizierten die zu prüfende Lösung an 3 Tagen 2 mal täglich und untersuchten am 4. Tag die Nebennieren histologisch. Nach meinen Erfahrungen ist die 8—10 g schwere Maus sehr viel empfindlicher und es gelingt, bereits sehr viel kleinere Hormonmengen nachzuweisen als mit dem erwachsenen Tier. Vorbedingung ist nur, daß es sich um gesunde Tiere handelt und daß das Nebennierengewicht einer unbehandelten Tiergruppe feststeht.

Mit der oben beschriebenen Methode fand ich eine positive Reaktion bei einer großen Zahl von Kranken mit essentieller Hypertonie und regelmäßig bei Morbus Cushing. Zur Kritik der Methode ist zu sagen, daß es nicht als sicher gelten kann, ob der Stoff, der bei diesem Vorgehen eine Verbreiterung der Nebennierenrinde der infantilen Maus bewirkt, mit dem corticotropen Hormon identisch ist. Wie Kontrolluntersuchungen ergaben, ist er allerdings in dem Blut von Gesunden nicht vorhanden. Als weitgehend spezifischer ist sicher der Test von REISS[5] zu bezeichnen, der bei der hypophysektomierten Ratte durchgeführt wird. Nach eigenen Erfahrungen ist dieses Versuchstier wesentlich unempfindlicher als die infantile Maus, so daß ich bezweifle, ob es mit diesem Test überhaupt möglich ist, den corticotropen Stoff des Hypertonikerserums ohne weitere Verarbeitung nachzuweisen.

Die übrigen glandotropen Hormone und das Prolactin. Das *pankreatrope* Hormon wurde von ANSELMINO, HOFFMANN und HEROLD[6] in großen Mengen in

---

[1] FELLINGER: Wien. Arch. inn. Med. **29**, 375 (1936).
[2] Siehe auch BODART u. FELLINGER: Wien. klin. Wschr. **1936 II**, 1286.
[3] JORES, A., u. BECK: Z. exper. Med. **97**, 322 (1936).
[4] MOON: Proc. Soc. exper. Biol. a. Med. **35**, 649 (1936).
[5] REISS: Endokrinol. **18**, 1 (1936).
[6] ANSELMINO, HOFFMANN u. HEROLD: Klin. Wschr. **1933 II**, 1245, 1435.

jedem Harn gefunden. Es ist aber bereits erwähnt, daß die Brauchbarkeit des Testes sehr in Zweifel gezogen wurde und daß die Existenz des pankreatropen, des parathyreotropen und des adrenalotropen Hormons durchaus noch nicht als gesichert gelten kann. Dasselbe gilt für das Fettstoffwechsel- und das Kohlen-hydratstoffwechselhormon, das ANSELMINO und HOFFMANN[1] im Blut und Harn nachweisen konnten.

Das *Prolactin* gewinnt immer mehr an Interesse und Bedeutung. Es ist im Harn laktierender Frauen nachgewiesen worden. Als Testmethode dient die Methode von RIDDLE[2]. Als Testtiere benutzt man junge Tauben im Alter von 6—10 Wochen. Ältere Tauben sind empfindlicher als junge, haben aber den Nachteil, daß es nicht unerhebliche Schwankungen in der Empfindlichkeit mit den Jahreszeiten gibt. Die Kropfdrüsen der Tiere, die außerhalb der Brutperiode kaum sichtbar sind, entwickeln sich unter dem Hormon zu deutlich sichtbaren Gebilden. Es hat sich gezeigt, daß die Empfindlichkeit des Testes durch subcutane Injektion, insbesondere dann, wenn sie unmittelbar über den Kropfdrüsen durchgeführt wird, ganz erheblich gesteigert wird und so den Nachweis des Hormons in den Körperflüssigkeiten ohne weitere Anreicherung gestattet[3]. Die Tauben werden an 4 Tagen mit je 0,5—1 ccm 2mal täglich injiziert und am 5. Tage getötet. Der Kropf wird eröffnet und die Drüse herausgeschnitten. Für eine qualitative Bestimmung genügt die Feststellung, daß überhaupt eine Vergrößerung der Kropfdrüse eingetreten ist, für eine quantitative müssen die Kropfdrüsen gewogen werden, der Gewichtsanstieg geht der Menge des injizierten Hormons parallel. Die Einheit, die RIDDLE definiert, ist im Vergleich mit einem Standardpräparat gewonnen.

Das Wachstumshormon. Der Nachweis des Wachstumshormons im Harn oder Blut ist noch nicht möglich. Schon die Auswertung der Drüsenextrakte stößt auf Schwierigkeiten. Mit Sicherheit läßt sich diese nur am hypophysektomierten Tier durchführen. Die Ausführung der Hypophysektomie an der Ratte erfordert aber besondere Übung und ein besonderes Einarbeiten in die Methode. Kürzlich wurde ein neuer Test von FREUD und LEVIE[4] mitgeteilt, der als Maßstab das Schwanzwachstum der Ratte wählt und sich vielleicht auch für den Nachweis des Hormons in den Körperflüssigkeiten eignet.

Das Melanophorenhormon. Der Nachweis des Melanophorenhormons (MH.) ist vielfach versucht worden. Zum Nachweis im Blut empfiehlt A. JORES folgendes Vorgehen: 10 ccm Blut werden durch Zusatz von Natriumoxalat ungerinnbar gemacht und dann unter Umschütteln in 90 ccm wasserfreies Aceton gegeben. Es entsteht eine braune Fällung, die sich leicht abfiltrieren läßt. Sie wird mit Aceton noch zweimal nachgewaschen. Diese Fällung wird getrocknet und mit $^1/_4$%iger Essigsäure unter Aufkochen extrahiert. Dieser Extrakt wird vor der Testierung neutralisiert. Er kann beim Ganzfrosch oder an der isolierten Froschhaut geprüft werden. Da das Blut eines jeden Gesunden dieses Hormon enthält, lassen sich Angaben über pathologische Verhältnisse nur machen, wenn man versucht, es quantitativ zu erfassen. Nach dem Vorgehen von JORES ist dies möglich durch Vergleich mit einer Standardlösung. Es empfiehlt sich folgendes Verfahren: Ein am Fenster aufgehellter Frosch wird getötet und die Rückenhaut abgezogen, in fließendem Wasser kurz abgespült, auf ein Filterpapier aufgezogen und in etwa 0,1 qcm große Stückchen zerschnitten. Man stellt sich nunmehr Verdünnungsreihen der zu prüfenden Lösung und einer Standardlösung her. Die Standardlösung gewinnt man durch Aufkochen von VOEGTLIN-Standardpulver mit n/10-Natronlauge. Die Konzentration wird so gewählt, daß 1,0 mg Standardpulver 1 ccm Lösung entsprechen. Auch diese Lösung muß vor Gebrauch neutralisiert werden. Die Verdünnungen werden mit Frosch-Ringer hergestellt. Die Standardlösung enthält 2 Einheiten im Kubikzentimeter. Der normale Gehalt des Blutes schwankt zwischen 0,5 und 3 Einheiten pro 1000 ccm Blut. In den Sommermonaten ist die Empfindlichkeit der Versuchstiere meist so gering, daß man zu keinen verwertbaren Resultaten kommt. Der Nachweis im Harn ist verschiedentlich versucht worden, meist in der Form, daß der native Harn Fröschen in den Rückenlymphsack injiziert wurde. Unter diesen Bedingungen erzielt man vielfach Verdunkelungen, doch ist damit nicht gesagt, daß es sich um das MH. handelt.

---

[1] ANSELMINO u. HOFFMANN: Endokrinol. **1917 I**, 1936. — Klin. Wschr. **1934 II**, 1048, 1052.
[2] RIDDLE: Amer. J. Physiol. **105**, 191 (1933).
[3] LYONS and PAGET: Proc. Soc. exper. Biol. a. Med. **31**, 305 (1933/34).
[4] FREUD u. LEVIE: Arch. internat. Pharmacodynamie **59**, 232 (1938).

Bezüglich der Bewertung einer positiven Melanophorenreaktion mit Material, das aus Blut oder Harn stammt, kann nicht genug betont werden, daß es sehr viele Stoffe gibt, die diese Reaktion auslösen, ohne mit dem MH. identisch zu sein. Dies gilt vor allem für den nativen Harn, der nach eigenen Untersuchungen[1] nur höchst selten MH. enthält. Zur Sicherung der Befunde ist es bei positivem Ausfall der Reaktion erforderlich, zu prüfen, ob sich die die Melanophoren zur Ausbreitung bringende Substanz in chemischer Hinsicht so verhält wie das MH. Über die chemischen Eigenschaften ist folgendes bekannt: MH. wird durch UV.-Licht und durch Trypsinverdauung zerstört. Es wird an Tierkohle adsorbiert, ist beständig gegenüber Hitze, Säuren, Alkalien und Pepsinverdauung. Weit spezifischer ist der von ZONDEK angegebene Erythrophorentest an der Elritze. Die Frage, ob die mit der Erythrophorenreaktion erfaßte Substanz mit derjenigen, die die Melanophoren des Frosches zur Ausscheidung bringt, identisch ist, ist noch offen. Außerdem ist die Reaktion sehr viel weniger empfindlich, und es ist bis heute noch nicht gelungen, außer in der Hypophyse und im Zwischenhirn, mit dieser Reaktion das Hormon in irgendwelchen anderen Körperflüssigkeiten bzw. Organen nachzuweisen. Die in Frage kommenden Methoden finden sich beschrieben bei ZONDEK und KROHN[2] und bei BÖTTGER[3], der im Gegensatz zu ZONDEK und KROHN an der isolierten Elritzenflosse als Testobjekt arbeitet.

Die Hinterlappenhormone. Der Nachweis der Hinterlappenhormone (Blutdruck, Uterus und Diurese wirksames Prinzip) ist von den verschiedensten Autoren immer wieder versucht worden. Es erübrigt sich eine Darstellung im einzelnen, da diese Untersuchungen zu keinem Ergebnis geführt haben, das heute schon den Nachweis dieser Hormone in einem größeren Umfange an klinischem Material gestattet. Der Grund liegt darin, daß natives Material zum Prüfen ungeeignet ist, da Harn, Blut und Liquor unspezifisch wirksame Substanzen enthalten. Im Blut werden diese Hormone außerordentlich rasch adsorbiert, ob sie mit dem Harn überhaupt ausgeschieden werden, ist fraglich. Im Cisternen-Liquor ist der Nachweis von Substanzen gelungen, die ähnliche pharmakologische Wirkungen auslösen.

2. Der Nachweis des Thyroxins.

Eine direkte Bestimmungsmethode für das Thyroxin im Blut oder Harn gibt es nicht. Zwei Testverfahren, die Acetonitrilresistenz der Maus (REIT-HUNTsche Reaktion RHR.) und die Bestimmung der Sauerstoffempfindlichkeit nach ASCHER und DURAN[4] wurden im wesentlichen angewandt, um Thyroxin im Blut nachzuweisen. Die RHR. mit Blut ist bei ausgesprochener BASEDOWscher Krankheit immer positiv. Außer der BASEDOWschen Krankheit ergibt nur Blut von Urämikern einen positiven Ausfall. v. BERGMANN und Mitarbeiter[5] fanden, daß auch etwa $^2/_3$ der Individuen mit thyreotischer Konstitution eine positive RHR. ergeben. Besonders eingehend haben sich OEHME und Mitarbeiter[6] mit dieser Reaktion beschäftigt. Sie fanden, daß das thyreotrope Hormon ebenso wie eine Substanz aus dem Hypophysenvorderlappen, die mit diesem Hormon nicht identisch ist, eine positive Reaktion ergeben. Adrenalin, Follikulin und eine Reihe von Schwangerenharnpräparaten (z. B. Prähormon) wirken ebenfalls resistenzsteigernd. Aus diesen Befunden ergibt sich, daß eine positive RHR. mit Blut nicht unbedingt für die Anwesenheit von Thyroxin spricht. „Die RHR. charakterisiert also ein negativ endokrines Verhalten, das der Schilddrüse nur symptomatisch angegliedert, aber nicht eindeutig zugesprochen werden kann" (OEHME und Mitarbeiter).

Mit Thyroxin vorbehandelte Tiere sind gegen Sauerstoffmangel sehr empfindlich. Normale Ratten zeigen bei einem Unterdruck von 300 mm Hg Krämpfe, denen als Folge des Sauerstoffmangels der Tod folgt. Mit Thyroxin oder Blut von Basedow-Kranken intraperitoneal gespritzte Ratten zeigen dieselbe Erscheinung bereits bei einem Druck von 500—450 mm Hg. Diese Methode wurde von HARA[7], HARA und BRANOVACKY[8] zur Bestimmung des Thyroxingehaltes des Blutes von Kranken mit Schilddrüsenstörungen angewandt. Das Blut von

[1] JORES, A.: Klin. Wschr. **1936 II,** 1433.
[2] ZONDEK u. KROHN: Klin. Wschr. **1932 I,** 405.
[3] BÖTTGER: Z. vergl. Physiol. **21,** 415 (1935).
[4] ASCHER u. DURAN: Biochem. Z. **106,** 254 (1920).
[5] v. BERGMANN u. Mitarb.: Z. klin. Med. **108,** 100 (1928).
[6] OEHME u. Mitarb.: Erg. inn. Med. **44,** 214 (1932). — Klin. Wschr. **1932 II,** 1449.
[7] HARA: Mitt. Grenzgeb. Med. u. Chir. **36,** 537 (1923).
[8] HARA u. BRANOVACKY: Arch. exper. Path. **15,** 378 (1922).

Basedowikern setzt die Empfindlichkeit gegenüber Sauerstoffmangel herauf, das von Myxödematösen bzw. Kropfkranken hatte keinen Einfluß.

Setzt man dem Wasser, in dem Kaulquappen gehalten werden, Thyroxin zu, so zeigen die Tiere eine beschleunigte Metamorphose. Blut schützt vor den Wirkungen des Thyroxins. Das Blut von Basedowikern enthält diesen Schutzstoff nicht. Er fehlt auch in dem Blut von Schwangeren. Mit diesem Test hat EUFINGER[1] eine große Zahl von Untersuchungen durchgeführt. Er dient nur zur Feststellung der Schutzstoffe (s. S. 156), nicht zur Feststellung eines etwaigen Thyroxingehaltes.

3. Der Nachweis des Parathormons.

Der Nachweis des Parathormons in Blut und Harn von Gesunden ist bis heute noch nicht geführt worden. Nach HOFFMANN[2] ist in den letzten Schwangerschaftsmonaten Parathormon vermehrt im Blute vorhanden. HOFFMANN fand 1 E. in 20 ccm Plasma. Auch im Schwangerenharn ließ sich eine Substanz nachweisen, die den Blutkalk erhöhte. Als Test für die Auswertung von Extrakten aus den Drüsen dient die Methode am Hund nach COLLIP[3].

VON SPRAETTER[4] gab eine neue Testmethode an, die die Dentinablagerungen des Nagezahnes der parathyreoidektomierten Ratte zur Grundlage hat. Ob die Empfindlichkeit beider Testmethoden zum Nachweis der in dem Blut und eventuell auch im Harn vorhandenen Hormonmengen ausreicht, ist fraglich.

4. Der Nachweis des Insulins.

Der Nachweis des Insulins in Körperflüssigkeiten ist sehr schwer zu erbringen, da das Insulin im Blut unstabil ist und rasch aus dem Blut verschwindet. ZUNZ und LA BARRE haben den Insulingehalt des Hundeblutes dadurch nachgewiesen, daß sie durch eine Gefäßanastomose das Blut des Versuchstieres einem zweiten Hund als Testtier zugeführt haben. Der Zuckergehalt des Blutes des Testtieres galt als Maßstab für die Menge des Insulins. Mit Menschenblut hat BRUGSCH[5] den Insulinnachweis durch intraperitoneale Injektion bei Mäusen versucht. Als Kriterium für die Anwesenheit von Insulin galt das Auftreten von Krämpfen und die Höhe des Blutzuckers der Testtiere, 2 Stunden nach der Injektion. Das Blut wurde durch Dekapitieren der Testtiere gewonnen. CUTTING[6] ermittelte als die kleinste im Harn überhaupt nachweisbare Insulinmenge 2,5 E. und fand stets ein negatives Ergebnis, so daß, wenn überhaupt Insulin mit dem Harn ausgeschieden wird, die Menge unter 2,5 E. gelegen sein muß.

5. Der Nachweis der Nebennierenhormone.

Um den Nachweis des *Adrenalins* im Blut haben sich sehr viele Autoren bemüht[7]. Mit den in Frage kommenden Methoden gelingt der Nachweis des Adrenalins im Blut Gesunder in der Ruhe nicht. Nur VON EULER[8], dessen Methode darauf beruht, daß Adrenalin die Oxydation in fein verteiltem Muskelgewebe fördert, konnte den Adrenalingehalt des Blutes auch in der Ruhe ermitteln. Die übrigen Autoren wandten eine der bekannten biologischen Methoden an, in erster Linie das Froschgefäßpräparat nach LAEWEN und TRENDELENBURG und das isolierte Kaninchenohr nach KRAWKOW-PISSEMSKI. Beide Methoden haben sehr viele Variationen erfahren[9]. Abgesehen davon, daß beide Methoden ein längeres Einarbeiten erfordern und daß die Froschmethode meistens nicht empfindlich genug ist, bestehen folgende zwei Hauptschwierigkeiten: Das Adrenalin ist eine sehr labile Substanz, die durch Sauerstoff und Alkali rasch zerstört wird und daher im Blut sehr unstabil ist. Es ist möglich, daß Adrenalin im Blut nur an Lipoide gebunden vorkommt. Außerdem reagieren die über-

---

[1] EUFINGER: Arch. Gynäk. **143**, 338 (1932).

[2] HOFFMANN: Arch. Gynäk. **193**, 181 (1933).

[3] COLLIP: Darstellung und Auswertung des Hormons der Schilddrüsen. ABDERHALDENs Handbuch der biologischen Arbeitsmethoden, Abt. V, Teil 3 B, 1. Hälfte, S. 804.

[4] v. SPRAETTER: Dtsch. Zahnheilk. **3**, 318 (1936).

[5] BRUGSCH: Arch. f. exper. Path. **148**, 306 (1930).

[6] CUTTING, M.: Bioch. J. **36**, 376 (1942).

[7] BAYER, v. D. WENSE: Physiologie des Nebennierenmarkes. Bd. 6 der zwanglosen Abhandlungen aus dem Gebiet der inneren Sekretion. Leipzig: Johann Ambrosius Barth 1938.

[8] v. EULER: Arch. f. exper. Path. **171**, 186 (1933).

[9] Näheres s. E. GELHORN: Methoden zum Nachweis des Adrenalins. ABDERHALDENs Handbuch der biologischen Arbeitsmethoden, Abt. V, Teil 3 B, 1. Hälfte, S. 269. — BOMSKOV: Methodik der Hormonforschung, Bd. 1, S. 578.

lebenden Gefäße des Kaninchenohres und die Froschaorta sehr stark auch auf eine Reihe anderer vasokonstriktorischer Stoffe, die im Blut vorhanden sein können und mit dem Adrenalin größte Ähnlichkeit aufweisen. Sie werden als „Konstriktine" bezeichnet. Aus diesem Grunde müssen die mit den Methoden erzielten Resultate mit größter Vorsicht gewertet werden und außer dem Nachweis einer vasokonstriktorischen Substanz sind noch weitere Proben erforderlich, die es wahrscheinlich machen, daß Adrenalin und nicht eine andere vasokonstriktorische Substanz vorliegt (als Kriterium gelten das Verhalten gegen Sauerstoff und Alkali, die Aufhebbarkeit der Adrenalinwirkung durch Ergotamin und Atropin, das Verhalten anderer überlebender Organe wie Gallenblase, Darm, Uterus usw. gegenüber der zu prüfenden Substanz).

v. Hueber[1] hat jetzt über eine einfache Methode des Adrenalinnachweises im Blut berichtet. Die Methode stützt sich auf die von Gaddum und Schild gefundene Tatsache, daß Adrenalin mit starkem Alkali zusammengebracht fluoresciert. Im ultravioletten Licht ergibt sich eine spezifische apfelgrüne Farbe. Alkali und Blut zusammengebracht ergeben eine blaue Fluorescens, die die grüne überdeckt. Diese Schwierigkeit umging Hueber, indem er das Blut dialysierte und dann den Adrenalinnachweis im Dialysat führte. Eine ebenfalls auf Fluorescens beruhende Methode haben Lehmann und Michaelis[2] angegeben. Auch auf die Methode von Giardino und Zeglio[3] sei hingewiesen.

Auch für die *Nebennierenrindenstoffe* ist der Nachweis im Blut oder Harn noch nicht erbracht. Die uns zur Verfügung stehenden Methoden sind alle recht unempfindlich. Die eventuell in den Körperflüssigkeiten vorhandenen Hormonmengen liegen wahrscheinlich außerhalb der Empfindlichkeit dieser Methoden. Kürzlich haben allerdings Anderson und Haymaker[4] darüber berichtet, daß die Überlebenszeit infantiler nebennierenloser Ratten nach Injektion von Harn und Blut von Kranken mit Morbus Cushing deutlich verlängert wurde, und aus diesem Versuchsausfall haben sie auf die Anwesenheit des Überlebenshormons der Nebennierenrinde im Harn geschlossen. Für den Nachweis der Sterine der Nebennierenrinde hat in den letzten Jahren die colorimetrische Methode nach Zimmermann zum Nachweis der 17-Ketosterine eine erhöhte Bedeutung gewonnen, da sich gezeigt hat, daß in Fällen von Adenomen und Carcinomen der Nebennierenrinde diese Sterine in stark erhöhtem Maße ausgeschieden werden. (Beschreibung der Methode s. S. 375.)

6. Der Nachweis der Sexualhormone.

In den entsprechenden Abschnitten dieses Buches wurde bereits darauf hingewiesen, daß es eine ganze Zahl von Stoffen gibt, die zum Teil auch in unserem Organismus vorkommen, welche die Wirkungen der Sexualhormone entfalten. Wir sprechen von männlichen und weiblichen Prägungsstoffen bzw. androgenen und oestrogenen Substanzen. Eine genauere Differenzierung, um welche Körper es sich chemisch handelt, ist bei dem Nachweis dieser Stoffe in den Körperflüssigkeiten nur auf chemischem, nicht auf biologischem Wege möglich.

In der letzten Zeit haben sich verschiedene Autoren darum bemüht, auch chemische Reaktionen zu finden, mit deren Hilfe es möglich ist, die oestrogenen bzw. androgenen Substanzen im Harn und Blut nachzuweisen. Wieweit diese Methoden wirklich zuverlässige Werte liefern, ist zur Zeit noch nicht zu entscheiden. Eine Zusammenstellung der Methoden findet sich bei Zimmermann[5].

Als Testtier für den *Nachweis androgener Substanzen* dient der Kapaun. Am meisten empfohlen werden braune Leghornhähne oder kleine englische Zwerghähne (Old English Game Bantam). Wichtig ist, daß alle Untersuchungen an derselben Rasse ausgeführt werden. Das Kapaunisieren der Hähne wird im Alter von 1—2 Monaten wie folgt vorgenommen:

Man benutzt am besten ein Kapaunisierungsbesteck wie es in der Geflügelzucht Verwendung findet. Das Tier wird in Seitenlage auf einen Tisch gelegt und die Flügel nach oben, die Läufe nach hinten unten durch eine Schlinge, an der ein Gewicht befestigt ist, das von dem Tisch herunter hängt, fixiert. Eine Narkose wird am besten mit Äther durchgeführt. Die Federn werden am unteren Rand des Rippenbogens gerupft, und man legt dann einen etwa 2 cm langen Schnitt zwischen den beiden letzten Rippen. Das Peritoneum wird mit einem Häkchen auseinandergezogen und der Wundspreizer eingesetzt. Dann sieht man

[1] v. Hueber, E. F.: Klin. Wschr. **1941**, 664.
[2] Lehmann, G., u. H. F. Michaelis: Klin. Wschr. **1941**, 949.
[3] Giordano, C., u. P. Zeglio: Z. klin. Med. **135**, 212 (1938).
[4] Anderson and Haymaker: Proc. Soc. exper. Biol. a. Med. **38**, 610 (1938).
[5] Zimmermann: Klin. Wschr. **1938 II**, 1103.

(evtl. mit Stirnlampe) die Hoden etwa in der Mittellinie als längliches, 1—1,5 cm langes gelbliches Gebilde. Sie werden mit der Faßzange gefaßt und durch Drehen abgelöst. Die Haut wird durch eine Naht wieder verschlossen. Die Vollständigkeit der Operation zeigt sich in dem Ausbleiben des Kammwachstums. Sind die Kämme nur noch als kleine, blaßrote Gebilde vorhanden, so sind die Tiere im 6. Lebensmonat versuchsfertig. Die zu prüfenden Lösungen werden entweder einmal täglich in 0,2 ccm Olivenöl gelöst, in den Brustmuskel injiziert oder nach dem Vorgehen von FUSSGÄNGER[1] direkt auf den Kamm aufgepinselt. Letzteres Vorgehen hat den Vorteil, daß der 50. Teil der Mengen, die bei intramuskulärer Injektion noch nachweisbar sind, erfaßt werden kann. Die zu prüfenden Lösungen werden an fünf aufeinanderfolgenden Tagen injiziert bzw. aufgepinselt, und am 7. Tage wird die Zunahme des Kammwachstums gemessen. Zum Messen des Kammes wurden verschiedene Methoden angegeben. Am einfachsten ist die Messung der größten Länge und Höhe mit einem Zirkel. Genauer ist die planimetrische Ausmessung des Schattenbildes des Kammes. Um letzteres zu erhalten, wird der Kamm zwischen zwei Cellophanscheiben gelegt und sein Schatten auf photographisches Papier geworfen. Man achte darauf, daß die Lichtquelle möglichst parallele Strahlen entsendet und daß die Aufnahmebedingungen zu Beginn und am Ende des Versuches genau gleich sind. Die Zunahme des Kammwachstums gilt als Maßstab für die Wirkung. Die Definition der Einheit ist verschieden. Meist wird als Einheit eine Zunahme von 30% gerechnet. Am besten ist es aber, man vergleicht mit einem Standardbzw. mit einem der synthetisch hergestellten Androsteronpräparate mit bekanntem Gehalt. Man benötigt für eine Auswertung 3 Gruppen mit je 5 Tieren. 2 Gruppen erhalten den Standard, und zwar Gruppe 1 die doppelte Dosis der Gruppe 2. Die Injektion von 2—4 KE. (Kapaunen-Einheiten) täglich führt zu einer deutlichen Zunahme des Kammwachstums. Die zu prüfende Substanz wird der 3. Gruppe gegeben. Mit Hilfe der Standardwerte zeichnet man sich eine Dosiswirkungskurve (Abszisse: Logarithmus der Dosis, Ordinate: Kammvergrößerung). Man sucht sich dann die Kammvergrößerung des unbekannten Extraktes und liest den Logarithmus der Dosis des Standardpräparates, das dieselbe Wirkung hervorgerufen haben würde, aus der Kurve ab.

Eine größere Bedeutung hat in den letzten Jahren der chemische Nachweis androgener Substanzen nach der von ZIMMERMANN[2] angegebenen Methode erlangt. Bei dieser Methode handelt es sich um ein colorimetrisches Verfahren mit m-Dinitrobenzol. Es ist eine Gruppenreaktion auf alle Keto-C 17-Sterine. Es werden damit nicht nur Testosteron und dessen Abkömmlinge, sondern auch Sterine der Nebennierenrinde erfaßt. Infolgedessen hat die Methode auch in der Diagnose von Nebennierenrindentumoren große Bedeutung erlangt. TALBOT und Mitarbeiter[3] führten eine Differenzierung in die α- und β-Steroide durch, wobei anzunehmen ist, daß erstere aus den Gonaden, letztere aus der Nebennierenrinde stammen. Sie geben über die bei normalen vorhandenen Mengen folgende Tabelle.

Tabelle 21. Ausscheidung der Ketosteroide im Tagesharn.

	Neutral-Ketosteroide mg	Neutral-β-Ketosteroide mg	Gesamt-Neutralketosteroide mg
Kinder 4— 7 Jahre	1,2	0,1	1,3 (0,8— 2,6)
7—12 „	3,7	0,3	4,0 (1,8— 5)
12—15 „	7,5	0,7	8,2 (5—11,3)
Frauen über 15 „	9,1	1,1	10,2 (12,3—18,5)
Männer über 15 „	13,8	1,2	15,0 (12,3—18,5)
Frauen über 4—7 Monate schwanger	13,2	1,9	15,1 (10,8—20,4)

In der von DRECKTER, PEARSON, BARTCZAK und McGAVAK[4] gegebenen Modifikation wird die Methode wie folgt ausgeführt:

Reagenzien: Äthyläther p. a.

Alkohol absol. (mit NaOH am Rückflußkühler gekocht, getrocknet und destilliert).

[1] FUSSGÄNGER: Medizin und Chemie II, S. 194. Leverkusen 1934.
[2] ZIMMERMANN, W.: Z. physiol. Chem. **245**, 47 (1936) u. Schweiz. med. Wschr. **1946**, 805.
[3] TALBOT und Mitarbeiter zit. nach HOHLWEG, W.: Klin. Wschr. **1944**, 45.
[4] DRECKTER, I. J., S. PEARSON, E. BARTCZAK u. McGAVAK: J. clin. Endocrinol. **7**, 795 (1947).

m-Dinitrobenzol. Zu seiner Reinigung erhitzt man es in einer 10%igen NaOH, bis es geschmolzen ist. Darauf dekantiert man, so lange es noch heiß ist. Man kühlt ab und wäscht zweimal mit Wasser. Man löst durch Erwärmen in 95%igem Alkohol, hält dabei aber die Temperatur unterhalb 50° Celsius. Dann kühlt man ab, fügt das 5fache Volumen destillierten Wassers hinzu und filtriert. Man wäscht den Niederschlag zweimal mit Wasser und trocknet.

2% m-Dinitrobenzol-Lösung wird hergestellt, indem man 0,9 g m-Dinitrobenzol in 45 ccm abs. Alkohol auflöst. Man macht einen Leerversuch. Unter Umständen ist es nötig, aus Alkohol umzukrystallisieren, falls die Leerwerte zu hoch sind.

Kaliumhydroxyd. 5 normale wässerige Lösung aus karbonatfreier elektrolytischer KOH. Bestimme die Normalität mit normaler Salzsäure und Methylrot als Indicator.

Natriumhydroxyd. Löse 10 g NaOH p. a. in 100 ccm Wasser.

Salzsäure konz. p. a. 37,5%.

Es ist ratsam, durch einen Leerversuch die Reinheit der Reagenzien zu bestimmen.

Ausführung: A) Hydrolyse und Extraktion.

10 ccm Urin und 3 ccm konz. HCl gebe man in einen Erlenmeyer-Schliffkolben und verschließe ihn. Erhitze die Flasche auf dem Wasserbad bei 80° 10 Minuten lang, kühle ab und bringe 5 ccm des Hydrolysats in einen 100-ccm-Scheidetrichter. Füge 20 ccm Äther hinzu und schüttele den Scheidetrichter 30 Sekunden. Entferne den Urin, wasche den Äther einmal mit 10 ccm 10%iger NaOH und einmal mit 10 ccm destillierten Wassers. Schüttele 10 Sekunden lang bei jedem Auswaschen, verdampfe die 5 ccm Äther und stelle die ZIMMERMANNsche Reaktion an. Ähnliche aliquote Teile können für andere Versuchsmethoden benutzt werden, wie z. B. die PINCUSsche[1].

B) ZIMMERMANNsche Reaktion.

Füge zum getrockneten Rückstand 0,2 ccm abs. Alkohol, 0,2 ccm m-Dinitrobenzollösung und 0,3 ccm 5 normale KOH-Lösung. Stelle die Lösung im Dunkeln in ein Wasserbad, dessen Temperatur 90 Minuten lang auf 27° gehalten wird. Danach verdünne die Lösung mit 1 ccm Verdünnungsmittel (3 Teile abs. Alkohol $+$ 1 Teil Wasser). Photometriere mit einem Filter mit dem Schwerpunkt bei 530 μ. Nebenher mache einen Versuch mit einer Standardlösung, indem man 0,2 ccm einer Lösung von Dehydroisoandrosteron in abs. Alkohol (0,1—0,4 mg Hormon auf 1 ccm Alkohol) an Stelle des Alkohols benutzt und den Ätherextrakt wegläßt. Der Urin-Leerversuch L_u wird vorbereitet wie oben, indem man 0,2 ccm abs. Alkohol an Stelle von 0,2 ccm m-Dinitrobenzol-Lösung nimmt. Der Leerwert der Methode L_M wird festgestellt, indem man statt Urin Wasser in der Hydrolyse und Extraktion benutzt und dann wie oben verfahren wird. Der ZIMMERMANNsche Reagenzien-Leerversuch L_z wird ausgeführt wie oben, wobei man den Ätherextrakt wegläßt.

Die Methode kann leicht erweitert werden auf Urinmengen, die kleiner sind als 5 ccm oder größer sind als 20 ccm.

Berechnung. Die Konzentration kann, da das BEERsche Gesetz gilt, aus der Formel $C = L/K$ berechnet werden, wobei L die Extinktion der Reaktion mit der zu untersuchenden Urinprobe und K. korrigiert um $- [(L_M-L_z) + L_u]$ den Faktor bedeutet, der mit bekannten Mengen aus Standardmischungen bestimmt wird.

Als *Testverfahren* für den Nachweis *oestrogener Substanzen* dient die weibliche kastrierte Maus oder Ratte nach dem von ALLEN und DOISY angegebenen Verfahren. Zu diesem Zwecke werden erwachsene weibliche Mäuse kastriert. Die Tiere werden auf ein Operationsbrett aufgespannt und mit Äther narkotisiert. Durch zwei etwa 1 cm von der Wirbelsäule entfernte Schnitte caudalwärts vom unteren Rand des Rippenbogens wird die Bauchhöhle eröffnet. Das vorliegende Fett wird mit der Pinzette herausgezogen. In diesem Fett findet sich das kraniale Ende des Uterushornes mit Tube und Ovar. Das Ovar wird abgebunden und entfernt, die Muskulatur und Haut werden wieder genäht. Nach der Kastration unterbleibt der Zyklus, der durch Anfertigung von Abstrichen kontrolliert wird. Die Abstriche werden mit einem mit Watte umwickelten schmalen Metallspatel oder Holzstab vorgenommen. Das an der Watte haftende Vaginalsekret wird auf einen Objektträger ausgestrichen, der Ausstrich in der Flamme fixiert und mit Methylenblau oder Hämatoxylin gefärbt. Im Abstrich kastrierter Tiere finden sich Leukocyten und einige kernhaltige Zellen. Vor dem Oestrus enthält der Abstrich überwiegend kernhaltige Zellen und im Oestrus kernlose Schollen. Nach dem Oestrus treten wieder Leukocyten auf. Die Beurteilung der Abstriche erfordert einige Übung, die man sich am besten durch laufende Kontrolle normaler weiblicher Tiere während 8—14 Tagen aneignet. Als Zeichen der Brunst gilt das Auftreten des Schollenstadiums. Die

---

[1] New color reaction for certain urinary 17 keto-steroids. Endocrinology **32,** 176 (1943).

Tiere erhalten ölige Lösungen als 1 malige Injektion und wäßrige Lösungen als 3 malige Injektion im Abstand von 4 Stunden. Dann werden die Abstriche 3 mal am 3. Tag nach der Injektion und evtl. auch noch am 4. Tag kontrolliert. Häufig wird nicht das reine Schollenstadium erreicht bzw. nicht im richtigen Augenblick der Abstrich vorgenommen. Neben den Schollen gilt besonders das Verschwinden der Leukocyten als wichtiges Kriterium, Nach Burn benötigt man für eine Auswertung 40 Tiere, die in zwei Gruppen von je 20 Tieren geteilt werden. Die Einteilung ist so vorzunehmen, daß möglichst in beiden Gruppen gleich schwere Tiere sind. Die eine Gruppe erhält den Standard, die 2. Gruppe den zu prüfenden Extrakt. Es wird dann festgestellt, bei wieviel Prozent der Tiere eine positive Reaktion auftritt. Nach dem Vorschlag von Laqueur ist es zweckmäßig, nach 8 Tagen den Test bei denselben Tieren nur mit vertauschten Gruppen zu wiederholen. Zur Ermittlung des Gehaltes der unbekannten Lösung bedarf man wieder einer Dosiswirkungskurve.

Die folgende Tabelle 21 zeigt die Mengen oestrogener bzw. androgener Substanzen, die im Harn vorkommen.

Tabelle 22.

Art des Materials	Androgene Substanz int. E. pro Tag	Oestrogene Substanz int. E. pro Tag
Männerharn[1]	63—68	9—12
Frauenharn[1]	42—56	18—36
Gravidität	—	10—15000 ME.
		600 ME. pro Liter Blut
Genito-adrenales[2] Syndrom	5—34	24—192 RE.
	„freies Hormon"	
Arrhenoblastom[3]	25—30 RE.	φ

Abgesehen von pathologischen Zuständen und der Gravidität sind diese Mengen so klein, daß sie mit dem nativen Material nicht nachweisbar sind. Über die in dem Harn gesunder Männer und Frauen vorkommenden Hormonmengen liegen eine große Zahl von Mitteilungen in der Literatur vor, die aber zum größten Teil deswegen nicht verwertbar sind, weil sich die verschiedenen Autoren nicht des internationalen Standards zum Vergleich bedient haben, sondern mehr oder weniger willkürlich eigene Einheiten wählten. Bei allen derartigen Untersuchungen müssen wir heute, um Vergleichsmöglichkeiten zu haben, unbedingt die Angaben in internationalen Einheiten fordern. Es ist sicher anzunehmen, daß viele endokrine Störungen, Zyklusanomalien usw. durch Bestimmung der mit dem Harn ausgeschiedenen Hormonmengen diagnostiziert bzw. in ihrem Wesen erkannt werden können. Für den Nachweis muß der Harn aber weiter verarbeitet werden. Es hat sich gezeigt, daß die Sexualhormone zum Teil im Harn nicht in freier, sondern in gebundener Form vorhanden sind. Nach saurer Hydrolyse, die aber nicht über zu lange Zeit ausgedehnt werden darf, finden sich weit höhere Hormonmengen. Alle für die Verarbeitung des Harns angegebenen Verfahren enthalten zwei Prinzipien, die Behandlung mit Säure und die Extraktion der Hormone mit organischen Lösungsmitteln. Von den zahlreich angegebenen Verfahren[4] möchte ich an erster Stelle das von Gallagher, Koch und Dorfman[5] empfehlen.

Der Harn wird nach Zusatz von 100 ccm konzentrierter Salzsäure pro Liter 2 Stunden am Rückflußkühler gekocht. Nach einer neueren Mitteilung von Koch[6] genügen 15 Minuten, da nach längerem Kochen bei der androgenen Substanz bereits Verluste auftreten. Dann

---

[1] Koch: Ann. int. Med. 11, 297 (1937).

[2] Patterson and Greenwood: In „The adrenal cortex and Intersexuality". London 1938.

[3] v. Szathmáry: Arch. Gynäk. 164, 478 (1937).

[4] Siehe zum Beispiel Frank: Amer. J. Obstetr. 35, 115 (1938). — Siebke: Z. Gynäk. 54, 1604, 1735 (1935) u. a.

[5] Gallagher. Koch and Dorfman: Proc. Soc. exper. Biol. a. Med. 33, 440 (1935).

[6] Koch: N. int. Med. 11, 297 (1937).

wird der Harn für 2 Stunden mit Benzol extrahiert. Für diesen Zweck haben GALLAGHER und Mitarbeiter eine besondere Apparatur angegeben, deren Einzelheiten im Original eingesehen werden müssen. Das Benzol wird verdampft und der Rückstand in Äther aufgenommen und mit gesättigter, wäßriger Natriumbicarbonatlösung so lange geschüttelt, bis keine Reaktion mehr auftritt. Dann wird der Äther verdampft und der Rückstand in Öl aufgenommen. Sollen männliches und weibliches Hormon getrennt werden, so wird die Ätherlösung 10mal mit Natronlauge (10%) geschüttelt. Man nimmt 50 ccm Lauge auf 75 ccm Äther. Die Alkalibehandlung entfernt etwa 95% der oestrogenen Substanz. Der Äther enthält die androgene Substanz; er wird mit Wasser gewaschen und in Öl aufgenommen. Die Natronlauge wird vereint und nach Ansäuern mit der 3fachen Menge Äther 3mal ausgeschüttelt. Der Äther wird gewaschen und ebenfalls in Öl aufgenommen.

Ein weiteres einfaches Verfahren stammt von CHERRY und BERSTEIN[1]. 1 Liter Harn wird mit 50 ccm HCl (35—37%) versetzt und 1 Std. gekocht. Mehr Säure oder längeres Kochen sind nicht erforderlich. Der Harn wird abgekühlt und mit der gleichen Menge Äther 1 Std. in der Schüttelmaschine geschüttelt. Die Äther- und Harnmischung wird im Scheidetrichter mit 30—50 ccm Natriumtaurocholat 10% getrennt. Zur Ätherfraktion kommen 6 ccm Sesamöl, dann wird der Äther auf dem Wasserbad verdampft.

Zur Gewinnung des männlichen Hormons geben GALLAGHER und Mitarb. noch folgende einfache Methode an. Nach der sauren Hydrolyse während 15 Minuten wird der Harn mit Diathomeenerde geschüttelt. Man nimmt 100 g Dicalite oder Superaid pro Liter Harn. Der Säuregrad hat keinen Einfluß auf die Adsorption, hingegen wird das Hormon im Alkalischen nicht adsorbiert. Die Erde wird abfiltriert und kann bis zu einem Jahr aufgehoben werden, ohne daß das Hormon geschädigt wird. Die Elution wird durch 3maliges Aufkochen mit 95% Alkohol (1 l pro 500 g) vorgenommen. Die alkoholischen Lösungen werden gesammelt, der Alkohol verjagt, der Rückstand in Äther aufgenommen, die ätherischen Lösungen mit Natriumbicarbonat wie oben behandelt. Die oestrogenen Substanzen werden nicht adsorbiert.

Für die Verarbeitung des Blutes auf oestrogene Substanz wird die Methode nach FRANK und GOLDBERGER[2] oder die Modifikation nach TH. NEUSTAEDTER[3] empfohlen.

Zum Nachweis des *Pregnandiols* im Harn haben VENNING und BROWNE eine chemische Methode angegeben, die von H. A. MÜLLER[4] erprobt wurde. MÜLLER gibt eine genaue Beschreibung der Methode, betont aber, daß zu ihrer Ausführung Vertrautsein mit chemischen Arbeiten unerläßlich sei.

Ein einfacheres, in jedem Laboratorium durchführbares Verfahren geben Mack und Parks[5] an.

Die Methode stellt eine Vereinfachung des GUTERMANNSCHEN Verfahrens [J. Clin. Endocrinol. 4, 262, (1944)] dar, unter Verzicht einer vollkommenen Reinigung des Pregnandiol-Niederschlages, der noch durch Cholesterin und andere Steroide verunreinigt bleibt.

Reagenzien: Toluol p. a.
           Salzsäure, konc. p. a.
           NaOH 0,1 normal
           NaOH 2% in Methanol abs.
           Aceton p.a.
Ausführung:
A. Hydrolyse und Extraktion des Pregnandiols.
    1. 100 ccm Morgenurin werden in einen 500 ccm Erlenmeyer-Kolben gegossen.
    2. 50 ccm Toluol, 10 ccm konc. Salzsäure und 2 Glasperlen werden hinzugefügt.
    3. 15 Minuten lang wird der Kolben am Rückflußkühler auf einer Heizplatte erhitzt.
    4. Unter der Wasserleitung wird der Kolben schnell auf Raumtemperatur abgekühlt. Dabei ist Schütteln zur Verhinderung einer Emulsionsbildung zu vermeiden.
    5. Die Lösung wird in einen 500 ccm Scheidetrichter überführt. Die untere Schicht (Urin) wird verworfen.
    6. Eine geringe Emulsionsbildung braucht nicht berücksichtigt zu werden. Falls sie stärker ist, muß durch Zentrifugieren eine Trennung erreicht werden.
    7. 15 ccm 0,1 normal NaOH werden im Scheidetrichter dem Toluol zugefügt und vorsichtig umgeschwenkt.
    8. Das Natriumhydroxyd setzt sich auf den Boden und wird abgelassen.

[1] CHERRY, TH., u. M. J. BERSTEIN: Proc. Soc. exper. Biol. a. Med. **40**, 688 (1939).
[2] FRANK u. GOLDBERGER: J. amer. med. Assoc. **90**, 376 (1928).
[3] NEUSTAEDTER, TH.: Endokrinol. 20, 639 (1936).
[4] MÜLLER, H. A.: Klin. Wschr. **1940 I**, 318.
[5] MACK, H. C. u. A. E. PARKS: J. clin. Endocrinol. **7**, 351 (1947).

9. Wiederhole Schritt 7 mit nochmals 15 ccm NaOH und wasche dann zweimal mit je 15 ccm Wasser.
10. Nach dem Waschen trenne sorgfältigst und überführe die Toluol-Schicht in einen vollkommen trockenen 100 ccm Erlenmeyer-Kolben.
11. Lasse den Kolben 5 Minuten ungestört stehen, dann gieße das Toluol in einen zweiten gut trockenen 100 ccm Kolben, wobei darauf zu achten ist, daß etwa vorhandene Wassertropfen im ersten Kolben zurückbleiben.

B. Fällung der Verunreinigungen.
12. Mit zwei Glasperlen auf einer elektrischen Heizplatte den Kolben erhitzen.
13. Wenn die Dämpfe den Hals der Flasche erreichen, gib langsam 10 ccm der alkoholischen NaOH zu, wobei der Kolben auf der Heizplatte verbleibt.
14. Koche, bis das Methanol verflüchtigt ist und das Toluol sich auf die Hälfte seines ursprünglichen Volumens vermindert hat.
15. Filtriere in der Hitze durch eine Glasfritte mittlerer Porenweite unter Saugen. Sammle das Filtrat in einem großen Reagensglas.
16. Gib 15 ccm Toluol in einem Guß in den Erlenmeyer-Kolben. Erhitze zum Kochen und benutze das siedende Toluol, um den auf dem Filter verbliebenen Niederschlag auszuwaschen.
17. Gieße das Filtrat aus dem Reagensglas in einen trockenen 100 ccm Erlenmeyer-Kolben und dampfe unter Durchsaugen eines Luftstromes vollständig das Toluol ab.

C. Fällung des Pregnandiols.
18. Gib 5 ccm Aceton zu dem Rückstand in den Kolben.
19. Stelle die Flasche auf die heiße elektrische Platte. Wenn das Aceton zu sieden beginnt, füge 25 ccm kochende 0,1 normale NaOH langsam 3—4 ccm-weise hinzu.
20. Nimm die Probe von der Heizplatte.

D. Ablesen des Ergebnisses.
21. Rühre die Probe um und beobachte dabei von der Seite vor einem Fenster oder einer guten Lichtquelle stehend, die Oberfläche der Lösung. In Proben, die 0,75 mg oder mehr Pregnandiol enthalten, ist sofort ein Niederschlag zu beobachten. Durch die Oberflächenspannung der Lösung und die geringe Dichte des Niederschlages schwimmt er an der Seite der Flasche und wird als kleine weiße Teilchen sofort sichtbar.
22. Falls sofort kein Niederschlag zu entdecken ist, setze den Kolben 10 Minuten lang in Eiswasser. Danach lasse die Flasche 30 Minuten bei Raumtemperatur stehen und beobachte wieder wie unter 21.
23. Um die Niederschlagsmenge zu schätzen, kann man auch Kahn-Röhrchen benutzen und im Fluorescenzlicht beobachten. Die Reaktion kann dann als 0, x, xx, xxx, xxxx bewertet werden.

b) Die ABDERHALDENsche Reaktion.

ABDERHALDEN hat gefunden, daß in jedem Serum Fermente vorhanden sind, die in äußerst spezifischer Weise die Eiweißkörper der verschiedenen Inkretdrüsen abbauen. Bei innersekretorischen Krankheiten sind diese Fermente vermehrt oder vermindert und es ergeben sich so Hinweise auf die jeweils erkrankte Drüse. Durch den fermentativen Abbau entstehen wasserlösliche Abbauprodukte. Die Konzentration der Lösungen steigt dementsprechend an. Die Reaktion wird so durchgeführt, daß man das zu prüfende Serum auf eine genau abgewogene Menge eines Organsubstrates 24 Stunden im Brutschrank einwirken läßt. Die Konzentrationssteigerung mißt man am zweckmäßigsten durch das Interferometer. Aus diesem Grunde wird die Reaktion heute auch kurz als *Interferometrie* bezeichnet. Durch Schaffung besonders fein und gleichmäßig verteilter Organsubstrate (Organognoste) konnte WADEL die Methode in technischer Hinsicht wesentlich verbessern. Durch Untersuchungen einer größeren Zahl von Seren Gesunder wurden die normalen Abbauwerte für die einzelnen Inkretdrüsen festgelegt. Bei Erkrankungen der Inkretdrüsen findet man vermehrten oder verminderten Abbau, ohne daß man hieraus den Schluß auf eine vermehrte bzw. verminderte Drüsentätigkeit ziehen darf. Die Deutung der Abbaukurven ist äußerst schwierig und verlangt eine große Erfahrung. Sie ist nur im Zusammenhang mit dem klinischen Bild möglich. Es gibt keine typischen Abbaukurven, die typischen Krankheiten zugeordnet werden können. Meist findet sich der fermentative Abbau einer Mehrzahl von Drüsensubstraten gestört, so daß sich über den primären Sitz der Störung auf Grund der erhaltenen Kurven keine sicheren Angaben machen lassen. Die Publikationen der letzten Jahre lassen erkennen, daß die Ergebnisse der Interferometrie nur mit größter Zurückhaltung gewertet werden dürfen. Die Brauchbarkeit der Methode wird ernstlich in Frage gezogen.

c) Tabelle der historischen Entwicklung der Endokrinologie.

Allgemeines.

1830 JOHANNES MÜLLER unterscheidet zwischen Sekreten und Exkreten und zwischen Drüsen mit und ohne Ausführungsgang. Letztere bezeichnet er als „Blutgefäßdrüsen".

1849 ARNOLD ADOLF BERTHOLD findet, daß kastrierte Hähne ihren Geschlechtscharakter behalten, wenn die Hoden wieder implantiert werden.

1852 A. ECKER schildert im Handwörterbuch der Physiologie von R. WAGNER: Schilddrüse, Nebenniere, Thymusdrüse und Hirnanhang als Blutdrüsen.

1855 CLAUDE BERNARD prägt den Begriff „Innere Sekretion". Alle Organe greifen durch Abgabe von Stoffen an das Blut regulierend ein.

1856 CHARLES EDOUARD BROWN-SÉQUARD findet, daß die Entfernung der Nebennieren den Tod der Tiere zur Folge hat. Die Drüsen geben lebenswichtige Stoffe an das Blut ab.

1889 BROWN-SÉQUARD spritzte sich als 72jähriger Hodenextrakt ein und berichtete über eine verjüngende Wirkung. Begründer der Organotherapie!

1902 W. BAYLISS und E. H. STARLING sprechen von dem Sekretin als einem „Hormon" und W. B. HARDY von „Chemical messengers".

1906 W. BAYLISS und E. H. STARLING schlagen für Stoffe von der Art des Sekretins die Bezeichnung Hormon vor. ROUX und ABDERHALDEN sprechen von „Inkreten".

Hypophyse.

1543 VESAL beschreibt die Hypophyse als Glandula pituitaria und sieht in ihr den Abführweg für den „Rotz des Hirnes".

1660 CONRAD VICTOR SCHNEIDER widerlegt die Ansicht, daß die Glandula pituitaria Schleim absondert.

1699—1760 J. B. WINSLOW entdeckt den Vorder- und den Hinterlappen.

1886 HORSLEY versucht die ersten Hypophysenexstirpationen.

1905 FISCHERA findet histologische Änderungen nach Kastration.

1906 PAULESCO gibt eine erste brauchbare Methode zur Hypophysenentfernung beim Hund an. Da alle Versuchstiere starben, hält er die Hypophyse für ein lebenswichtiges Organ.

1908 ERDHEIM und STUMME beschreiben die Schwangerschaftszellen.

1909 ASCHNER entfernt auf buccalem Wege bei jungen Hunden die Hypophyse und beschreibt die Wachstumsstörungen. Die Versuchstiere überleben längere Zeit.

1909—1912 Erfolgreiche Hypophysektomien durch BIEDL und CUSHING.

1909 BELL und HOFBAUER (1911) führen die Hinterlappenpräparate in die Geburtshilfe ein.

1914 ADLER führt Hypophysektomien bei Kaulquappen aus.

1916—1921 P. E. SMITH führt Zerstörungen der Hypophysenanlage bei Froschembryonen und jungen Kaulquappen durch und beschreibt den Einfluß des Eingriffes auf Wachstum, Metamorphose, inkretorisches System und den Farbwechsel.

1927—1930 P. E. SMITH gibt die heute am meisten geübte Methode der Hypophysektomie bei der Ratte an und studiert die auftretenden Ausfallserscheinungen und die Wirkungen von Hypophysenimplantaten.

Hypophysenhormone (s. Tabelle S. 30/31).
Akromegalie.

1864 WERGA teilt mit, daß die Hypophyse bei Akromegalie nicht normal ist.

1886 PIERRE MARIE beschreibt die Akromegalie und spricht sie als Folge einer Unterfunktion der Hypophyse an.

1900 BENDA findet bei Akromegalie Hypophysentumoren mit starken lichtbrechenden Granula in den Zellen.

1901 BENDA erkennt die Bedeutung des eosinophilen Adenoms für die Entstehung der Krankheit.

1907 SCHLOFFER führt die erste erfolgreiche Hypophysenentfernung beim Menschen durch.

1908 J. HOCHENEGG gelingt es zum ersten Male 2 Fälle von Akromegalie durch Operation zu heilen.

1909 GRAMEGNA bestrahlt die Hypophyse erfolgreich bei Akromegalie mit Röntgenstrahlen.

1910 B. FISCHER sagt, daß zwischen den eosinophilen Tumoren und der Akromegalie „ziemlich enge und direkte Beziehungen vorliegen müssen".

1928 PUTNAM und BENEDIKT und TEEL gelingt die Erzeugung der Akromegalie beim Hund durch Injektion von Wachstumshormon.

Zwergwuchs.

1891 PALTAUF berichtet in einer Sitzung der Wiener medizinischen Gesellschaft über den Zwergwuchs.

1900 BENDA beschreibt Fälle von Zwergwuchs mit Geschwulstbildung in der Hypophyse.

1909 Aschner, Cushing und Biedl beobachten Zwergwuchs beim jugendlichen hypophysektomierten Hund.
1916 Erdheim beschreibt die „Nanosomia pituitaria".

Riesenwuchs.

1872 Langer beschreibt den Riesenwuchs und berichtet, daß er die Sella turcica sehr häufig verändert gefunden habe.
1895 Sternberg findet, daß etwa 40% aller Riesen akromegale Züge aufweisen.
1895 Brissaud und Meige erkennen die Beziehungen zur Hypophyse und zur Akromegalie, die von Pierre Marie nicht anerkannt wurde.
1903 Launois und Rois beschreiben das Krankheitsbild.

Dystrophia adiposogenitalis.

1900 Babinski beschreibt einen Fall von starker Fettsucht mit Amenorrhoe, bei dem er einen der Hypophyse aufsitzenden Tumor fand.
1901 Fröhlich beschreibt das Krankheitsbild und erkennt seine hypophysär mesencephale Genese.
1904 Marburg sagt, daß teilweiser Ausfall der Hypophyse zur Fröhlichschen Krankheit führt.
1906 Bartelsmann bezeichnet die Krankheit als Dystrophia adiposogenitalis.
1907 v. Eiselsberg entfernt operativ einen Hypophysentumor bei dem Fall, den Fröhlich beschrieben hatte.

Hypophysäre Kachexie.

1904 Marburg sagt, daß völliger Ausfall der Hypophyse eine Kachexie zur Folge hat.
1913 Falta spricht von einer hypophysären Dystrophie mit Kachexie.
1913 Simmonds berichtet in einer Sitzung des Hamburger ärztlichen Vereins über das heute nach ihm benannte Krankheitsbild und erkennt den Zusammenhang mit dem Schwund des Hypophysenvorderlappens.

Hypophysärer Basophilismus.

1895 Askanazy beschreibt die Adipositas osteoporotica endocrina (osteoporotische Fettsucht).
1912—1932 Beschreibung zahlreicher Fälle, die als pluriglanduläre Störung, Nebennierenadenom oder Dystrophia adiposogenitalis aufgefaßt werden.
1932 Cushing beschreibt das heute nach ihm benannte Krankheitsbild und dessen Zusammenhang mit einem basophilen Adenom der Hypophyse.

Diabetes insipidus.

1674 Thomas Willi unterscheidet 2 Formen der Harnruhr, die süße und die nicht schmeckende.
1794 Peter Frank erkannte die prinzipielle Verschiedenheit dieser beiden Formen der Harnruhr.
1883 Vassale und Sacchi entdecken bei Tierversuchen mit Exstirpation der Hypophyse die Polyurie.
1904 Erdheim sieht die Ursache der Erkrankung in einer Hirnschädigung.
1912 E. Frank beobachtet eine Schußverletzung der Hypophyse mit Diabetes insipidus und erkennt den Kausalzusammenhang.
1913 Van den Velden erkennt die diuresehemmende Wirkung der Hinterlappenextrakte beim Diabetes insipidus. Man hatte bis dahin auf Grund der Beobachtungen von Magnus und Schäfer (1901) beim narkotisierten Tier eine Diurese-Förderung dieser Extrakte angenommen.
1913 Camus und Roussy gelingt durch Verletzung des Tuber cinereum die experimentelle Erzeugung des Diabetes insipidus.

Zirbel.

Die Zirbel war schon Galen bekannt. Descartes verlegte den Sitz der Seele in dieses Organ.
1899 Oggle findet bei einem Knaben mit vorzeitiger sexueller Entwicklung eine Epiphysengeschwulst.
1903 v. Cyon berichtet über die ersten Versuche mit Freilegung der Zirbel.
1908 Marburg vermutet, daß die Zirbel eine innersekretorische Funktion habe und die sexuelle Entwicklung beeinflusse.
1909 Frankl-Hochwart erklärt gewisse Formen von Pubertas praecox als Folge des Ausfalles der Epiphysenfunktion.
1910 Pellici beschreibt die „Makrogenitosomia praecox".
1912 Foà berichtet über die ersten Exstirpationsversuche bei Hähnen, bei denen er eine sexuelle Frühreife beobachtete.

Schilddrüse. Anatomie und Physiologie.

1656. Erste anatomische Beschreibung der Schilddrüse durch WHARTON.

1771 MORGAGNI beschreibt das Kolloid in der Schilddrüse.

1856—1857 Erste Schilddrüsenentfernung beim Tier durch SCHIFF, die jedoch infolge der gleichzeitigen Entfernung der Nebenschilddrüsen keine klaren Ergebnisse brachte.

1882 KOCHER und J. REVERDIN beschreiben die Ausfallserscheinungen nach Strumektomie „Kachexia thyreopriva".

1883 KOCHER vermutet Jod in der Schilddrüse.

1890 VASSALE behandelt schilddrüsenlose Tiere mit Schilddrüsenextrakt.

1891 GLEY findet, daß die Krampferscheinungen nach Thyreoidektomie Folge des Nebenschilddrüsenausfalls sind.

1893 MENDEL findet die Erhöhung des Eiweißstoffwechsels nach Schilddrüsenfütterung

1893—1894 HOFMEISTER und v. EISELSBERG finden die Wachstumshemmung bei thyreoidektomierten Tieren.

1895 wird von BAUMANN Jod in der Schilddrüse nachgewiesen.

1895 MAGNUS LEVY findet den vermehrten Sauerstoffverbrauch bei Thyreotoxikosen und den verminderten bei Myxödem.

1985 DRECHSEL findet in einer Koralle Dijodthyrosin.

1901 OSWALD isoliert ein Thyreoglobulin aus der Schilddrüse.

1913 GUDERNATSCH findet die Wirkung der Schilddrüse auf die Metamorphose.

1914—1918 KENDALL isoliert eine Substanz aus der Schilddrüse, die alle Eigenschaften der gesamten Drüse entfaltet und die er Thyroxin nennt.

1926 HARINGTON ermittelt die Konstitution des Thyroxins.

1927 HARINGTON und BARGER stellen Thyroxin synthetisch dar.

Thyreotoxikose.

1835 Beschreibung einer mit Tachykardie, Exophthalmus und Schilddrüsenvergrößerung einhergehenden Krankheit durch GRAVE und

1840 durch BASEDOW. Der Zusammenhang mit einer Erkrankung der Schilddrüse wird von beiden nicht erkannt. Behandlung mit Jod.

1863 TROUSSEAU gibt bei einem entsprechenden Fall Jod. Sieht Verstärkung.

1880 beschreibt TILLAUX und

1884 REHN, daß die Krankheit nach Entfernung der Schilddrüse heilt.

1886 MOEBIUS erkennt, daß die BASEDOWsche Krankheit auf einer Hyper- und das Myxödem auf einer Hypofunktion der Schilddrüse beruhen.

1893 FR. V. MÜLLER findet den erhöhten Sauerstoffverbrauch bei BASEDOWscher Krankheit.

1920 NEISSER führt die Jodbehandlung in kleinen Dosen ein, nachdem die Jodtherapie des BASEDOW vorher wegen der Schäden in Verruf geraten war.

1786 Erste Beschreibung durch PARRY in England, die 1825 veröffentlicht wird.

1802 Erste Beschreibung durch FLAGANI in Rom.

1860 TROUSSEAU beschreibt eine Erkrankung des Sympathicus als Ursache.

1864 ALBRECHT V. GRAFE beschreibt das nach ihm genannte Syndrom.

1885 beschreibt CHARKOW den Tremor als weiteres Symptom.

1908 KOCHER erkennt die Gefahren der Jodbehandlung, die er ablehnt.

1926 führt PLUMMER die Jodbehandlung als Vorbereitung zur Operation ein.

Myxödem.

1850 TH. B. CURLING beschreibt einen Fall von Athyreose mit Myxödem bei einem Kinde.

1873 GULL beschreibt: „On a cretinoid state, supervening in adult life in women."

1878 W. N. ORD gibt der Krankheit die Bezeichnung Myxödem und vermutet Zusammenhang mit der Schilddrüse.

1889 BIRCHER beschreibt vorübergehende Heilung eines Falles von Myxödem durch Implantation einer Schilddrüse.

1890 BETTENCOURT u. SERRANO behandeln Myxödem durch Schilddrüsenimplantation.

1891 MURRAY behandelt das Myxödem durch Extraktinjektionen und später durch orale Gabe von Schilddrüsensubstanz.

1893 HOWITZ und VERMEHREN wenden die orale Schilddrüsentherapie bei Myxödem an.

1893—1894 Bei thyreoidektomierten Ziegen findet KOCHER einen dem menschlichen Myxödem bzw. Kretinismus vergleichbaren Zustand.

1894 LEICHTENSTERN wendet die Schilddrüsenbehandlung zur Entfettung an.

Kretinismus und Kropf.

Kretins waren schon im Altertum bekannt. Von ärztlicher Seite beschrieben wurden sie zuerst durch PARACELSUS. Weiter erwähnt finden sie sich bei FELIX PLATTER (1614), bei dem Geschichtsschreiber JOSIAS SIMMLER (1547) und bei PETER FOREEST (1597).

1280 VILLANOVANUS erwähnt die Behandlung des Kropfes mit veraschtem Schwamm.
1656 FELIX PLATTER gibt in seinem Buche „Praxos medicae" eine genaue Beschreibung des Kretinismus.
1657 WOLFGANG HÖFER beschreibt die Stultitia unter den Kropfträgern.
1788 MALACARNE beschreibt die ersten Kretinenschädel.
1790 ACKERMANN gibt ein Buch heraus: „Über die Kretinen, eine besondere Menschenabart in den Alpen."
1792 FODÉRÉ ausführliche Beschreibung des Kretinismus.
1802 JOSEPH und KARL WENZEL beschreiben den Kretinenschädel.
1818 Erste Jodbehandlung des Kropfes durch COENDET. (Jod war 1812 durch COURTOIS entdeckt worden.)
1841 GUGGENBÜHL gründet die erste Heilanstalt für Kretine.
1844 Veröffentlichungen durch MAFFEI und RÖSCH.
1850—1860 CHATIN stellt als erster die Jodmangeltheorie des Kropfes auf.
1851—1873 Bearbeitung des Kropfproblems durch französische Autoren wie NIÈCE, FABRE, MOREL, ST. LAGER BAILLARGER u. a.
1856—1862 VIRCHOW studiert den Kretinismus in Franken.
1885 R. GRUNDLER vermutet Beziehungen zwischen Kretinismus und Schilddrüse.
1893 KOCHER zieht die Parallele zwischen der Cachexia thyreopriva und dem Kretinismus.
19. Jahrhundert 1. Hälfte: Zahlreiche Arbeiten über Kretinismus und Behandlung des Themas in wissenschaftlichen Gesellschaften.

Epithelkörperchen.

ROMAK und VIRCHOW sehen sie als akzessorische Schilddrüse an.
1880 Erste ausführliche Beschreibung durch SANDSTRÖM, der sie als besondere Gebilde auffaßte.
Unabhängig von SANDSTRÖM beschrieben WÖLFLER 1880—1881, DABER 1891, HORSLEY 1885, ROGOWITSCH 1888 und GLEY 1891 die Nebenschilddrüsen bei verschiedenen Tieren.
1891 Wiederentdeckung durch GLEY, der die ersten Exstirpationsversuche durchführte, aber nur bei gleichzeitiger Mitentfernung der Schilddrüse Ausfallserscheinungen sah und die Nebenschilddrüsen als embryonales Schilddrüsengewebe anspricht.
1892 MOUSSU schreibt den Epithelkörperchen eine besondere Funktion zu.
1895—1896 Exakte anatomische Beschreibung durch KOHN, der die von MAURER stammende Bezeichnung Epithelkörperchen vorschlägt.
1896 VASSALE und GENERALI finden nach Entfernung aller vier Epithelkörperchen beim Hund eine tödliche Tetanie und bringen diese Erscheinungen mit den Epithelkörperchen und nicht mit der Schilddrüse in Beziehung.
1904 LUNDBORG führt als Unterfunktionszustand Paralysis agitans, Tetanie, Myoklonie und Epilepsie, als Überfunktionszustand Myasthenie und Myatonie auf.
1909 PARHON und URECHIA und McCALLUM und VOEGTLIN finden, daß das Auftreten von tetanischen Krämpfen mit einem Abfall des Serum Ca unter 10 mg-% verbunden ist.
1924 COLLIP stellt das Hormon der Nebenschilddrüse dar, das er als „Parathormon" bezeichnet.

Tetanie. Historisches.

1815 JOHN CLARK gibt eine Beschreibung der kindlichen Tetanie. „On a peculiar species of convulsion in infant children."
1830 STEINHEIM, Arzt in Altona, beschreibt das Krankheitsbild unabhängig von CLARK.
1831 DANCE beschreibt unabhängig von STEINHEIM das Krankheitsbild als Kontraktur der Extremitäten.
1831 MARSHALL HALL entdeckt die Zusammengehörigkeit von Kontrakturen an Händen und Füßen, dem Stimmritzenkrampf und dem Tetanus apnoicus bei Kindern.
1848 TROUSSEAU beschreibt die Krämpfe kleiner Kinder und das nach ihm genannte Phänomen.
1852 CORVISART prägt den Namen Tetanie.
1854 TROUSSEAU bezeichnet die Krankheit als „Maladie des nourrices" und beobachtet das nach ihm benannte Phänomen.
1871 KUSSMAUL beschreibt die Magentetanie.
1874 ERB beschreibt das Verhalten der elektrischen Erregbarkeit der Nerven („ERBsches Phänomen").
1876—1879 Bearbeitung der Tetanie durch CHVOSTEK. Beschreibung des CHVOSTEKschen Phänomens.
1880 WEISS beschreibt den ersten Fall von Tetanie nach Kropfoperation.
1881 ABERCROMBIE und CHEADLE erkennen, daß Laryngospasmus, Krämpfe und Tetanie Krankheiten derselben Konstitution sind.

1891 Loss und Escherich ziehen auf Grund des Verhaltens der elektrischen Erregbarkeit den Schluß, daß Laryngospasmus und Tetanie identische Krankheitsbilder sind.
1891 Gley (s. oben) entdeckt den Zusammenhang zwischen Nebenschilddrüse und Tetanie.
1907 Parhon findet, daß sich die Tetanie der nebenschilddrüsenlosen Hunde durch Injektion von Calciumsalzen beheben läßt.
1908 Führner hält das Guanidin für das Krampfgift der Tetanie.
1908. McCallum und Voegtlin berichten über die Senkung des Blutkalkes bei Tetanie.
1931 Rominger klärt den Zusammenhang zwischen Rachitis und Spasmophilie dahin auf, daß die Spasmophilie als „Heilkrise" der Rachitis zu betrachten ist.
1931 Holtz führt den „antitetanischen Faktor 10" in die Therapie der Tetanie ein.

Ostitis fibrosa generalisata.

1864 Engel beschreibt „Einen Fall von cystoider Entartung des gesamten Skeletes".
1891 v. Recklinghausen beschreibt die Erkrankung und bezeichnet sie als Ostitis fibrosa cystica generalisata. Er glaubt, daß es nur eine andere Erscheinungsform der 1876 von Paget beschriebenen Ostitis deformans sei.
1901 Askanazy beschreibt einen Fall von „progressiver Knochenatrophie" mit Epithelkörperchenadenom. Er hält letzteres mehr für eine Folge als für die Ursache der Erkrankung.
1907 Erdheim findet eine Hypertrophie der Epithelkörperchen, die er als Reaktion auf die Skeletveränderung auffaßt.
1912 Schrott berichtet über die erste Kalkbilanz.
1915 Schlagenhaufer glaubt an einen Kausalzusammenhang zwischen Epithelkörperchenvergrößerung und Recklinghausenscher Krankheit.
1926 Mandl führt die erste erfolgreiche Exstirpation eines Epithelkörperchenadenoms aus, nachdem er vorher, von der Vorstellung einer Hypofunktion ausgehend, Implantationen versucht hatte, die eine Verschlechterung herbeiführten.
1930 Jaffé, Bodanski und Blair gelingt die experimentelle Erzeugung des Krankheitsbildes.

Inselzellen des Pankreas und Diabetes mellitus.

1674 Willis findet, daß der Harn von Kranken mit Harnruhr süß schmeckt.
1688 Brunner beschreibt bei Hunden, denen er das Pankreas entfernt hatte, starken Durst und Hunger.
1788 Cawley findet bei einem Diabetiker ein verkleinertes, verhärtetes und mit Steinen gefülltes Pankreas.
1815 Chevreul erkannte, daß der süße Geschmack des Harnes von Diabetikern durch Traubenzucker bedingt ist.
1835 Ambrosiani findet, daß das Blut der Diabetiker mehr Zucker enthält als das Gesunder.
1846 Bouchardat hält es für wahrscheinlich, daß zwischen Diabetes und Pankreaserkrankungen ein Zusammenhang besteht.
1869 Entdeckung der Inseln im Pankreas durch Langerhans.
1877 Lanceraux weist erneut auf die Zusammenhänge zwischen Pankreas und Diabetes hin. Er spricht zum ersten Male von „Pankreasdiabetes".
1889 Minkowski und Mehring entdecken den Pankreasdiabetes des Hundes und sprechen die Vermutung aus, daß hier eine „innere Sekretion" vorliegt.
1892 Minkowski zeigt, daß die Implantation eines Pankreasstückes unter die Haut das Auftreten des Diabetes verhindert, solange es am Leben bleibt.
1893 Laguesse vermutet, daß das Hormon des Pankreas in den Langerhansschen Inseln gebildet wird.
1905 Gley und 1907 Zülzer stellen wirksame Pankreasextrakte dar, mit denen hypoglykämische Erscheinungen erzielt wurden, die wegen des Fehlens einer brauchbaren Methode zur Blutzuckerbestimmung nicht richtig gedeutet wurden.
1920 Entdeckung des Insulins durch Banting und Best.
1922 Beschreibung der Insulinhypoglykämie durch Banting, Best und Collip.
1927 Wilder beschreibt die „Zuckermangelkrankheit".
1936 Einführung des Protamininsulins durch Hagedorn.

Die Nebennieren.

1563 Bartholomäus Eustachius gibt die erste genaue Beschreibung der „Glandulae renibus incumbentes".
1716 Preisfrage der Akademie der Wissenschaften zu Bordeaux: «Quel est l'usage des glandes surrenales ?» Montesquieu findet keine der eingesandten Arbeiten befriedigend.
1809 Cuvier beschreibt das Fehlen der Nebennieren bei Anencephalen.
1839 Bergmann findet die Beziehungen der Nebennieren zu dem Nervensystem.

1846 ECKER erkennt die drüsige Natur der Nebennieren.
1854 KÖLLICKER gibt in seiner „Mikroskopischen Anatomie oder Gewebelehre" eine ausführliche anatomische Beschreibung.
1855 ADDISON beschreibt die heute nach ihm benannte Krankheit und erkennt den Zusammenhang mit den Nebennieren.
1856 BROWN-SÉQUARD führt die erste Nebennierenexstirpation aus.
1856 VULPIAN beschreibt die Grünfärbung des Markes mit Eisenchlorid.
1865 HENLE beschreibt die Chromreaktion des Markes.
1866 ARNOLD führt die Trennung in Rinden- und Markzone ein.
1891 ABELONS und LANGLOIS bestätigen die Angaben BROWN-SÉQUARDS, daß die Nebennieren ein lebenswichtiges Organ sind. Sie bereiten auch die ersten, aber noch unwirksamen Extrakte.
1894 OLIVER und SCHÄFER und unabhängig von ihnen SZYMONOWICZ erkennen die vasopressorische Wirkung von Nebennierenmarkextrakten.
1898 LEWANDOWSKY und 1901 LANGLEY erkennen die Gleichheit der Reaktionen nach Injektion von Epinephrin und nach Sympathicusreizung.
1901 ALDRICH und TAKAMINE isolieren Epinephrin als freie Base.
1901—1904 Konstitutionsaufklärung des Adrenalins durch ALDRICH, JOWETT, FRIEDMANN und PAULY.
1904 STOLZ führt die erste Adrenalinsynthese durch.
1909 BIEDL findet, daß die Entfernung der Nebennierenrinde bei Selachiern und Teleostiern zum Tode führt und nicht die des Markes.
1928 HARTMANN und
1931 SWINGLE und PFIFFNER stellen Rindenextrakte dar, mit denen es zum ersten Male gelingt, nebennierenlose Tiere am Leben zu erhalten.
1935 REICHSTEIN isoliert aus Nebennierenextrakten eine größere Zahl von Sterinen.
1937 REICHSTEIN: Synthese.
1937 KENDALL stellt Cortin dar.

Das adreno-genitale Syndrom.

1765 COOK beschreibt eine Kombination von Fettsucht mit Hirsutismus bei Nebennierentumor.
1905 BULLOCK und SEQUIRA berichten über 11 Fälle von Vermännlichung bei Kindern.
1910 APERT bezeichnet die Krankheit als Syndrome—genito—surrénal.
1921 E. MATHIES bezeichnet die Krankheit als Interrenalismus.
1933 VINES beschreibt die „fuchsinophile Reaktion" der Nebenniere bei adreno-genitalem Syndrom.
1935 REICHSTEIN isoliert das Andrenosteron.
1937 MARRIAN und BUTLER weisen in dem Harn von Kranken mit genito-adrenalem Syndrom einen männlichen Prägungsstoff nach.

Paragangliome des Nebennierenmarkes.

1899 ROBERT gibt die erste anatomische Beschreibung.
1926 VAQUEZ und DONZALET beschreiben den ersten in vivo diagnostizierten Fall.
1927 MAYO, C. H. führt die erste erfolgreiche Operation durch.

Keimdrüsen.
Allgemeine Entwicklung.

1849 BERTHOLD kastriert Hähne, denen er die Hoden wieder in die Bauchhöhle implantiert und findet, daß dadurch die Ausfallserscheinungen wieder behoben werden.
1889 BROWN-SÉQUARD berichtet über eine „dynamische" Wirkung einer (!) Injektion eines wäßrigen Hodenextraktes, die er sich als 72jähriger gemacht hat und die einen „radikalen Umschwung" bewirkte, weist auf Beobachtungen bei Eunuchen und Kastraten hin und schließt auf eine Substanz, die ins Blut geht.
1895 KNAUER überpflanzt Ovarien in Tiere und
1895 MORRIS versucht dasselbe beim Menschen.
1906 MARSHALL findet, daß der Auszug aus dem Ovar einer brünstigen Hündin eine andere Hündin in Brunst versetzt.
1910 GUTHRIE und PÉZARD berichten über erfolgreiche Autotransplantationen von Hoden bei Hähnen.
1910 STEINACH und SAND führen erfolgreich Hodentransplantationen bei Ratten aus.
1913 Erste Hodentransplantation beim Menschen durch LESPINASSE.
1913 FELLNER und ISOVESCO (1912) finden, daß Lipoidauszüge aus Ovarien dieselbe Wirkung entfalten wie die Transplantation und das Wachstum von Uterus und Vagina fördern.
1920 STEINACH berichtet über seine ersten „Verjüngungsversuche" durch Überpflanzen von Ovarien.

Aufklärung der chemischen Konstitution der weiblichen Sexualhormone.

1923 ALLEN und DOISY und LAQUEUR (1926) versuchen die Isolierung des Follikelhormons aus Follikelsaft von Schweinen.
1925 LOEWE stellt fest, daß Blut und Harn von Frauen Follikulinwirkungen entfalten.
1927 ASCHHEIM und B. ZONDEK und M. SMITH finden im Blut und Harn von schwangeren Frauen große Mengen Follikelhormon.
1929 Darstellung des krystallisierten Follikelhormons durch DOISY, BUTENANDT und LAQUEUR unabhängig voneinander.
1929—1934 Konstitutionsaufklärung und Synthese des Oestrons durch die oben genannten Forscher, die aber erst nach Aufklärung des Sterinskeletes durch DIELS, BERNAL, ROSENHEIM und KING und WIELAND (1932) möglich war.
1930 B. ZONDEK findet den reichen Follikulingehalt des Harns trächtiger Stuten.
1930 MARRIAN isoliert aus Schwangerenharn Krystalle, die sich später als Follikelhormonhydrat (Oestriol) erwiesen.

Aufklärung der chemischen Konstitution des Gelbkörperhormons.

1902 L. FRAENKEL erkennt, daß die Entfernung des Gelbkörpers beim Kaninchen nach der Befruchtung ein Ausbleiben der Schwangerschaft zur Folge hat.
1908 LOEB findet, daß Zerstörung des Gelbkörpers in der ersten Hälfte der Schwangerschaft einen Abort zur Folge hat.
1929 CORNER und ALLEN zeigen, daß die Schwangerschaft nach Entfernung des Gelbkörpers durch Injektion von Gelbkörperextrakt aufrechterhalten werden kann.
1931—1932 Darstellung der ersten Krystalle aus Gelbkörperextrakten von ALLEN und CORNER, FEVOLD und HISAW, FELS und SLOTTA.
1934 Reindarstellung des Gelbkörperhormons unabhängig voneinander durch BUTENANDT und WESTPHAL; SLOTTA, RUSHING und FELS, ALLEN und WINTERSTEINER, HARTMANN und WETTSTEIN.
1934 Aufklärung der chemischen Struktur des Progesterons durch BUTENANDT und FERNHOLZ unabhängig voneinander.
1935—1937 Synthese des Progesterons durch DIRSCHERL und HANUSCH.

Aufklärung der chemischen Konstitution
der männlichen Sexualhormone.

1928 LOEWE und VOSS sowie FUNK finden die Wirkung des Männerharns auf die akzessorischen Geschlechtsdrüsen.
1929 MOORE, GALLAGHER und KOCH finden die Wirkungen von Hodenextrakten auf den Kapaunenkamm und arbeiten die entsprechende Testmethode aus.
1931 BUTENANDT und TSCHERNING isolieren aus Männerharn Androsteron.
1934 RUZICKA gelingt die Synthese und endgültige Konstitutionsermittlung des Androsterons.
1935 LAQUEUR, DAVID, DINGEMANSE und FREUD isolieren aus Hoden eine neue krystallisierte Substanz, das Testosteron.
1935 Konstitutionsaufklärung des Testosterons durch BUTENANDT und RUZICKA.

Literaturverzeichnis.

Zusammenfassende Darstellungen des ganzen Gebietes.

Handbuch der Neurologie, herausgeg. von O. BUMKE u. O. FOERSTER. Endokrine Störungen, bearb. von A. JORES u. M. NOTHMANN, Bd. 15. Berlin: Springer 1937.

Handbuch der normalen und pathologischen Physiologie, herausgeg. von BETHE u. v. BERGMANN, Bd. 16, 1. Hälfte, Correlationen II/1. Berlin: Springer 1930.

Handbuch der inneren Medizin, herausgeg. von MOHR u. STAEHELIN, 2. Aufl., Bd. 4, Teil 2. W. FALTA: Die Erkrankungen der Blutdrüsen, S. 1035. Berlin: Springer 1927.

Handbuch der inneren Sekretion, herausgeg. von M. HIRSCH. Leipzig: Curt Kabitzsch 1929.

Die Drüsen mit innerer Sekretion. (Glandular Physiology and Therapy.) A Symposium Prepared Under the Auspices of the Council of Pharmacy und Chemistry of the American Medical Association. Herausgeg. von W. RAAB. Wien u. Leipzig 1937.

AMMON, R., u. W. DIRSCHERL: Fermente, Hormone, Vitamine. Leipzig: Georg Thieme 1938.

ASCHER, L.: Physiologie der inneren Sekretion. Leipzig u. Wien 1936.

BAUER, J.: Innere Sekretion. Berlin u. Wien: Springer 1927.

BIEDL, A.: Innere Sekretion, 4. Aufl. Berlin u. Wien: Urban & Schwarzenberg 1922.

BREDERECK, H., u. R. MITTAG: Ergebnisse der Vitamin- und Hormonforschung. Vitamine und Hormone und ihre technische Darstellung, Teil 1, 2. Aufl. Leipzig: S. Hirzel 1938.

CAMERON, A. T.: Recent Advances in Endocrinology. 5th edit. London: I. u. A. Churchill
1945.
CURSCHMANN, HANS: Endokrine Krankheiten. Medizinische Praxis, 2. Aufl., Bd. 1. Dresden
u. Leipzig: Theodor Steinkopff 1936.
HANKE, H.: Innere Sekretion und Chirurgie. Berlin: Springer 1937.
JAGIC, N. v., u. K. FELLINGER: Die endokrinen Erkrankungen, ihre Pathologie und Therapie.
Berlin u. Wien: Urban & Schwarzenberg 1938.
KEMP, T., u. H. OKKELS: Lehrbuch der Endokrinologie. Leipzig: Johann Ambrosius Barth
1936.
LAQUEUR, F.: Hormone und innere Sekretion. Dresden: Theodor Steinkopff 1934.
MARX, H.: Innere Sekretion, Handb. d. inn. Med. VI, 1, S. 1. Berlin: Springer 1941.
NOBEL, E., W. KORNFELD, A. RONALD u. R. WAGNER: Innere Sekretion und Konstitution
im Kindesalter. Wien: Wilhelm Maudrich 1937.
RIVOIR, R.: Les acquisitions nouvelles de l'Endocrinologie. Paris: Masson & Cie. 1937.
ROGER, G. H.: Traité de Physiologie normale et pathologique, Tome IV. Paris: Masson
& Cie. 1928.
SAINTON, P., H. SIMONNET et L. BROUHA: Endocrinologie clinique, thérapeutique et expé-
rimentale. Paris: Masson & Cie. 1937.
SELYE, H.: Textbook of Endocrinology. Acta Endocrinol. Montreal, Canada 1947.
TRENDELENBURG, P.: Die Hormone, ihre Physiologie und Pharmakologie, Bd. 1. Berlin:
Springer 1929; Bd. 2, herausgeg. v. KRAYER. Berlin 1934.
VELHAGEN, K.: Sehorgan und innere Sekretion. Berlin u. Wien: Springer 1943.
VINCKE, E.: Darstellung von Hormonpräparaten (außer Sexualhormonpräparaten).
Vitamine und Hormone und ihre technische Darstellung, Teil III. Leipzig: S. Hirzel
1938.
ZONDEK, H.: Die Krankheiten der endokrinen Drüsen. Berlin: Springer 1926.
ZONDEK, H.: The diseases of the endocrine glands. 3rd edit. London: Arnold.

Hormone und Inkrete.

ABDERHALDEN, E.: Wechselbeziehungen zwischen Hormonen und Vitaminen. Med.
Welt 1937, 135. — BERBLINGER, W.: Allgemeiner Teil der Inkretologie, Handbuch der
Gynäkologie, Bd. 9. 1936. — BLOTEVOGEL, W.: Zusammenwirken der Inkrete. Verh. anat.
Ges., 40. Tagg. Breslau. 10. April 1931. — BROCKMANN, H., u. K. MAIER: Chemie der Vit-
amine und Hormone. Erg. Hyg. 20, 156 (1937). — COLLIP, J. B.: Hormones. Sci. Monthly
43, 411 (1936). — CRAESER, CH. W., u. A. GORBMANN: Species Specifity of the Gonado-
trophic Factors in Vertebrates. Quatr. Rev. Biol. 14, 311 (1939). — DODDS, E. C.: The
Hormones and their Chemical Relations. Lancet 1934 II, 981, 987, 1048. — DRUCKREY, H.
Hormone. Med. Welt 1937, 148. — EULER, H. v.: Bedeutung der Wirkstoffe (Ergone), En-
cyme und Hilfsstoffe im Zellenleben. Erg. Hormon- u. Vitaminforsch. 1, 159 (1938). —
FITTING, H.: Die Hormone, als physiologische Reizstoffe. Biol. Zbl. 56, H. 1/2 (1936). —
HANSTRÖM, B.: Inkretorische Organe und Hormonfunktionen bei den Wirbellosen. Erg.
Biol. 14, 144 (1937). — HOSKINS, R.: Psychoses and the Internal Secretions. Cyclopedia
of Medicine. Philadelphia: F. A. Davis, Co. 1934. — JOST, L.: Über Wuchsstoffe. Z. Bot.
28, 260 (1935). — KOLLER, G.: Der Stand der Hormonforschung. Bonn: Universitäts-Verlag
1948. — MAURER, K.: Chemie der Inkrete und ihre wichtigsten Darstellungsmethoden.
Bd. 1 der zwanglosen Abhandlungen aus dem Gebiet der inneren Sekretion. 1937. — RIDD-
LE, O.: Contemplating the Hormones. Endocrinology 19, 1 (1935). — THADDEA, S.: Funktionelle Wechselwirkungen zwischen Hormonen, Vitaminen und Fermenten. Dtsch. med.
Wschr. 1938 I, 492. — THOMSON, D. L.: Correlations of the Endocrine System. Ann. int.
Med. 9, Nr. 7 (1936). — THOMSON, D. L., u. J. B. COLLIP: The Hormones. Annual Rev. Bio-
chem. 2, 231 (1933). — VINKE, E.: Die Wirkungsweise der Hormone. Leipzig: Hirzel (im Druck).

Endokrine Krankheiten.

BAUER, J.: Grundsätzliches über hormonale Korrelationen und die endokrine Pathogenese von Nervenkrankheiten. Acta med. scand. (Stockh.) 89, 454 (1936). — Konstitutions-
pathologie einst und jetzt. Wien. med. Wschr. 1937 I, Nr. 15. — CURSCHMANN, HANS: Konstitution und Vererbung bei den Endokrinopathien. Med. Klinik 1941, Nr. 16. — LICHT-
WITZ, L.: Grundlagen der Endokrinologie. Schweiz. med. Wschr. 1937 II, 993. — MORELLE, J.:
u. H. SOLE: L'examen radiologique dans la pathologie des glandes endocrines. J. belge Radiol.
1935, Fasc. 138. — PREISSECKER, E.: Volldrüse oder chemisch reines Hormon? Wien. klin.
Wschr. 1938 I, 679. — ROOSEN, R.: Typisch menschliche Entwicklungsfaktoren in der Pathogenese der endokrinen Krankheiten. Schweiz. med. Wschr. 1941 II, 1077. — SCHAEFER,
R. L.: The Present Status of Endocrine Diagnosis. J. Michigan State med. Soc. Aug. 1934.
WEICKER, B.: Elektrokardiogramm und endokrine Erkrankung. Zbl. inn. Med. 1936, Nr. 17, 330.

Das Hypophysen-Zwischenhirnsystem und seine Krankheiten.
Zusammenfassende Darstellungen.

Vorträge gehalten in d. dtsch. Ges. inn. Med. u. Kinderheilk. von H. EISELSBERG, O. HIRSCH, O. MARBURG, J. NOVAK u. SGALITZER u. E.H. SPIEGEL. Berlin u. Wien: Urban & Schwarzenberg 1930.

BAUER, J.: Neuere Anschauungen über Funktionsstörungen der Hypophyse. Klin. Wschr. 1933 II, 1553.

BERBLINGER, W.: Die Hypophysenkrankheiten. Ein Beitrag zur Lehre von der Hypophysenfunktion. Med. Klin. 1933 I, 831.

— Die hypophysären Störungen. Schweiz. med. Wschr. 1940, Nr. 7 u. 8.

BIEDL, A,: Physiologie und Pathologie der Hypophyse. München u. Wiesbaden: J. F. Bergmann 1922.

BRANDER, J.: Studies of the Humann Pituitary in Health and Disease. Proc. roy. Soc. Med. 29, 609 (1936).

DYKE, H. B. v.: The Physiology and Pharmacology of the Pituitary Body. The University of Chicago Monographes in Medicine. Chigaco, Illinois Vol. 1 1936, Vol. 2 1939 (dort ausführliches Literaturverzeichnis).

EVANS, H. M.: Clinical Manifestations of Dysfunction of the Anterior Pituitary. J. amer. med. Assoc. 104, 464 (1935).

FALTA, W.: Hypophysäre Krankheitsbilder. Berlin u. Wien: Urban & Schwarzenberg 1941.

LANGERON, L.: Leçons cliniques sur les affections hypophysaires. Paris: Masson & Cie. 1937.

LICHTWITZ, L.: Hypophysäre Symptome und Hypophysenkrankheiten. Verh. Kongr. inn. Med. Wiesbaden 1930, 35.

RAAB, W.: Das Hypophysenzwischenhirnsystem und seine Störungen. Erg. inn. Med. 51, 125 (1936).

SHARPEY-SCHÄFER: The Endocrine Organs. An Introduction to the Study of Internal Secretions, Ed. 2 Cf, Part 2: The Pituitary Body. London 1926.

Anatomie.

ASCHOFF, L.: Über die Hypophyse bei den Anthropoiden. Endokrinol. 21, 225 (1939). — BERBLINGER, W.: Pathologie und pathologische Morphologie der Hypophyse des Menschen. Leipzig: Curt Kabitzsch 1932. — Die Pars intermedia der Hypophyse des Menschen. Endokrinol. 22, 1 (1939). — Ist die Pars intermedia der Hypophyse gonadotrop wirksam. Endokrinol. 23, 251 (1941). — COLLIN, R.: Les fondements morphologiques de la notion de neurocrinie hypophysaire. État actuel de la question. Ann. de Physiol. 10, 953 (1934). — DE BEER, G. R.: The Comparative Anatomy, Histology and Development of the Pituitary Body. London 1926. — FARKAS, R.: Cytologische Beiträge zur Mobilisation und zu den Transportwegen der Sekretionsprodukte der Hypophyse. Virchows Arch. 305, 609 (1940). — FISHER, CH., W. R. INGRAM u. S. W. RANSON s. Adiuretin. — FUMAGALLI, Z.: La vesculari asone dell'ipofisi umana. Z. Anat. 111, 266 (1941). — GAGEL, O.: Die Bedeutung des Hypophysenzwischenhirnsystems für den Wasser- und Kohlehydrathaushalt. Klin. Wschr. 1947, 289. — HABERMANN, G.: Das Intermediagebiet der menschlichen Hypophyse. Beitr. path. Anat. 100, 560 (1938). — HOCHSTETTER, F.: Die Entwicklung des Hirnanhanges. Beitrag zur Entwicklungsgeschichte des menschlichen Gehirns, Bd. 2, 2. Wien. u. Leipzig: Franz Deuticke 1924. — PETER, K.: Paraganglien, Nebennieren, Zirbeldrüse und Hirnanhang. Handbuch der Anatomie des Kindes, Bd. 2, S. 795. 1936. — POPA, G.: Vol jubilaire en honneur de Parhon, S. 450. 1934. — POPA, G., u. U. FIELDING: The Vascular Link between the Pituityra and the Hypothalamus. Lancet 1930 II, 238. — RASMUSSEN, A. T.: The Weight of the Principal Components of the Normal Male Adult Human Hypophysis Cerebri. Amer. J. Anat. 42, Nr. 1 (1928). — The Weight of the Principal Components of the Normal Hypophysis Cerebri of the Adult Human Female. Amer. J. Anat. 55, 253 (1934). — Innervation of the Hypophysis. Endocrinology 23, 263 (1938). — RASMUSSEN, A. T.: Innervation of the Hypophysis. Endocrinology 23, 263 (1938). — ROMEIS, B.: Hypophyse. Handb. d. mikr. Anat. d. Menschen. Herausgegeb. von W. v. MÖLLENDORF. Bd. 6, Teil III Innersekretorische Drüsen 2. Berlin: Springer 1940. — ROUSSY, G. u. M. MOSINGER: L'innervation de l'hypophyse. Rev. Neurol. 72, 437 (1939/40). — SCHARRER, E.: Über ein vegetatives optisches System. Klin. Wschr. 1937 II, 1521. — SEVERINGHAUS, A. E.: Cellular Changes in the Anterior Hypophysis with Special Reference to its Secretory Activities. Physiologie. Rev. 17, 556 (1937). — SOÓS, J.: Vergleichende histologische Untersuchungen über die Topographie und die Bedeutung der basophilen Zellen der Hypophyse. Frankf. Z. Path. 47, 82 (1934). — WINTERSTEIN, J.: Über die Abscheidung von Hypophysenwirkstoffen auf dem Arterienweg im Rahmen einer periodischen Tätigkeit der Hypophyse. Z. Anat. 107, 427 (1937). — WISLOCKI, G. B., u. L. S. KING: The Permeability of the Hypophysis and Hypothalamus to Vital Dyes, with a Study of the Hypophyseal Vascular Supply. Amer. J. Anat. 58, 421 (1936).

Physiologie.

Die Wirkungen der Hypophysektomie.

ANSELMINO, K. J., u. R. I. PENCHARZ: Über die Technik der Hypophysenexstirpation bei verschiedenen Versuchstieren. Z. exper. Med. **93**, H. 1/2 (1934). — GROSSER, G., u. E. WEHEFRITZ: Über Veränderungen der innersekretorischen Drüsen nach operativer Entfernung der Hypophyse bei der Ratte. Arch. Gynäk. **158**, 98 (1934). — LEBLOND, G. P., et W. O. NELSON: Étude histologique des organes de la souris sans hypophyse. Bull. Histol. appl. **14**, 181 (1937). — MAHONEY, W.: The Hypophysectomized Chimpanzee. Amer. J. Physiol. **116**, 106 (1936). — SAITO, N.: Experimentelle Untersuchungen über die Exstirpation der Hypophysis bei Kaninchen und deren Folgeerscheinungen. Folia endocrin. jap. **10**, 13 (1934).

Die Hormone des Vorderlappens.

Zusammenfassende Darstellungen.

ANSELMINO, K. J., u. F. HOFFMANN: Die Wirkstoffe des Hypophysenvorderlappens. Klin. Fortbildg. **5** (1937). (Neue deutsche Klinik, Erg.-Bd. 5.) Die Wirkstoffe des Hypophysenvorderlappens. Handb. d. exper. Pharm. Ergänzungswerk, Bd. 9, Berlin: Springer 1941.
COLLIP, J. B.: Some Recent Advances in the Physiology of the Anterior Pituitary. J. Mt. Sinai Hosp. **1**, 28 (1934).
— Symposium — The Anterior Pituitary Gland and its Neuroendocrine Relationships (Anterior Pituitary Hormones and Antihormones). Trans. amer. neur. Assoc. **1935**, 7.
EVANS, H. M.: Recent advances in our knowledge of the anterior pituitary hormones. Science in Progress Yale University Press New Haven 1947.
RIDDLE, O.: Contemplating the Hormones. Endocrinology **19**, Nr. 1 (1935).
— The Hormones of the Anterior Pituitary. Ohio J. Sci. **37**, 446 (1937).
— R. W. BATES, J. P. SCHOOLEY, G. C. SMITH, E. L. LAHR a. M. W. JOHNSON: Endocrine Studies. Annual Rep. Dir. Dep. Genetics **1937**, 55.

Die glandotropen Hormone.

ANDERSON, E., u. J. B. COLLIP: Studies on the Physiology oft the Thyreotropic. Hormone of the Anterior Pituitary. J. of Physiol. **82**, 11 (1934). — ANSELMINO, K. J., L. HEROLD u. FR. HOFFMANN: Über eine adrenalotrope Substanz des Hypophysenvorderlappens. Arch. Gynäk. **158**, 531 (1934). — ANSELMINO, K. J., u. FR. HOFFMANN: Die pankreatrope Substanz aus dem Hypophysenvorderlappen. Klin. Wschr. **1933 II**, 1435. — ANSELMINO K. J., FR. HOFFMANN u. L. HEROLD: Über die parathyreotrope Wirkung von Hypophysenvorderlappenextrakten. Klin. Wschr. **1933 II**, 1944. — Über die parathyreotrope Wirkung von Hypophysenvorderlappenextrakten. Klin. Wschr. **1934 I**, 45. — BAKAY JR. L. v.: Über die Beziehungen zwischen der Hypophyse und den LANGERHANSschen Inseln. Pflügers Arch. **243**, 733 (1940). — BATES, R. W. a. O. RIDDLE: The Preparation of Prolactin. J. of Pharmacol. **55**, 365 (1935). — BAUER, J., E. KUNEWÄLDER u. F. SCHÄCHTER: Über Antihormone. Wien klin. Wschr. **1937 I**, 83. — BERBLINGER, W.: Die Wechselbeziehungen zwischen Hypophyse und Keimdrüsen. Erg. Hormon- u. Vitaminforsch. **1**, 191 (1938). — BODART, F., u. K. FELLINGER: Über die thyreotrope Wirkung des Serums bei endokrinen Erkrankungen. Wien. klin. Wschr. **1936 II**, 1286. — COLLIP, J. B.: Inhibitory Hormones and the Principle of Inverse Response. Ann. int. Med. **8**, 10 (1934). — Recent Studies on Anti-Hormones. Ann. int. Med. **9**, 150 (1935). — Interrelationships. between the Thyroid and the Anterior Pituitary. Trans. amer. Assoc. Study Goiter **1936**. — The Physiology of the Anterior Pituitary and a Note on the Medullotrophic Hormone. Amer. J. Obstetr. **39**, 187 (1940). — COLLIP, J. B., a. E. ANDERSON: Studies on the Thyreotropic Hormone of the Anterior Pituitary. J. amer. med. Assoc. **104**, 965 (1935). — DÖDERLEIN, F.: Weitere experimentelle Untersuchungen über die Wirkung des thyreotropen Hormons des Hypophysenvorderlappens. Arch. Gynäk. **155**, 22 (1933). — EHRHARDT, K.: Über das Laktationshormon des Hyperphysenvorderlappens. Münch. med. Wschr. **1936 II**, 1163. — EITEL, H., u. A. LOESER: Die antithyreotrope Schutzkraft des Blutes. Arch. f. exper. Path. **177**, 737 (1935). — EVANS, H. M., M. E. SIMPSON a. R. I. PENCHARZ: An anterior pituitary gonadotropic fraction (ICSH) specifically stimulating the interstitial tissue of testis and ovary. Cold Spring Harbor Symp. on quantit. Biol. **5**, 229 (1937). — EVANS, H. M., M. E. SIMPSON, W. MARX a. E. KIBRICK: Bioassay of the pituitary growth hormone. Endocrinol. **32**, 13 (1943). FELLINGER, K.: Klinische und experimentelle Untersuchungen über das Verhalten und die Bedeutung des thyreotropen Hormons im Blute. Wien. Arch. inn. Med. **29**, 375 (1936). — FEVOLD, H. E.: The Gonadotropic Hormones. Cold Spring Harbor Symp. on quantit. Biol. **5**, 93 (1937). — FEVOLD, H. L.: Chemical differences of the follicle-stimulating and luteinizing hormones of the pituitary. J. of Biol. Chem. **128**, 83 (1939). — The luteinizing hormone of the anterior lobe of the pituitary body. Ann. N. Y. Acad. Sciences **43**, 321 (1943). — FOLLEY, S. J.:

The Rôle of the Anterior Pituitary in Lactation. A Review of Recent Work. Lancet **1938 II**, 389. — FRAENKEL-CONRAT, H., Ch. H. LI a. M. E. SIMPSON: Pituitary gonadotropins. Essays in Biology in honour of HERBERT M. EVANS, p. 195. University of California Press 1943. — GAUNT, R.: The Adrenal-Pituitary Relationship. Cold Spring Harbor Symp. on quantit. Biol. **5**, 395 (1937). — HAMBURGER, CHR.: Studies on Gonadotropic Hormones from the Hypophysis and Chorionic Tissue with Special Reference to their Differences. Kopenhagen: Levin & Munksgaard 1933. — HOHLWEG, W.: Der Mechanismus der Wirkung von gonadotropen Substanzen auf das Ovar der infantilen Ratte. Klin. Wschr. **1936 II**, 1832. — HOHLWEG, W., u. A. CHAMORRO: Über die luteinisierende Wirkung des Follikelhormons durch Beeinflussung der luteogenen Hypophysenvorderlappensekretion. Klin. Wschr. **1937 I**, 196. — KINDERMANN, V., u. F. EICHBAUM: Zur Analyse der antihormonalen Wirkstoffe. Klin. Wschr. **1937 I**, 430. — Zur Serologie der Antihormone. Med. Klin. **1937 I**. — KURZROK, R., R. W. BATES, O. RIDDLE a. E. G. MILLER: The Clinical Use of Prolactin. Endocrinology **18**, 18 (1934). — LI, CH. H., H. M. EVANS a. M. E. SIMPSON: Adrenocorticotropic hormone. J. biol. Chem. **149**, 413 (1943). — LI, CH. H., H. M. EVANS a. M. E. SIMPSON: Isolation and properties of the anterior hypophyseal growth hormone. J. biol. Chem. **159**, 353 (1945). — LOESER, A.: Hypophysenvorderlappen und Schilddrüse. Arch. f. exper. Path. **173**, 62 (1933). — Hyperthyreose und thyreotropes Hormon der Hypophyse. Klin. Wschr. **1937 I**, 913. — LYONS, W. R.: Essays in Biology in honour of HERBERT M. EVANS, p. 329. University of California Press 1943. — LYONS, R. W., a. E. PAGE: Detection of Mammotropin in the Urine of Lactating Women. Proc. Soc. exper. Biol. a. Med. **32**, 1049 (1935). — MARX, W., M. E. SIMPSON a. H. M. EVANS: Purification of the growth hormone of the anterior pituitary. J. biol. Chem. **147**, 77 (1943). — MOEHLIG, R. C.: The Pituitary Gland and the Suprarenal Cortex. Arch. int. Med. **44**, 339 (1929). — MÖLLER-CHRISTENSEN, E.: Studien über das Zusammenspiel von Hypophysen- und Ovarialhormonen, insbesondere im Lichte von Parabioseversuchen. Kopenhagen: Levin & Munksgaard 1935. — REISS, M.: Experimentelle Beiträge zur pathophysiologischen Analyse hypophysärer Krankheitsformen. Klin. Wschr. **1937 II**, 937. — RIDDLE, O.: Prolactin, a Product of the Anterior Pituitary, and the Part it Plays in Vital Processes. Sci. Monthly **47**, 97 (1938). — RIDDLE, O., E. L. LAHR a. R. W. BATES: Maternal Behavior Induced in Virgin Rats by Prolactin. Proc. Soc. exper. Biol. a. Med. **32**, 730 (1935). — SANTO, E.: Die Beeinflussung der LANGERHANSschen Inseln durch das sog. pankreatrope Hormon der Hypophyse. Z. exper. Med. **102**, 390 (1938). — SHUMACKER, H. B., a. W. M. FIROR: The Interrelationship of the Adrenal Cortex and the Anterior Lobe of the Hypophysis. Endocrinology **18**, 676 (1934). — SULMAN, F.: Does the Gonadotropic Hormone Induce Antibodies or Antihormones? J. of exper. Med. **65** (1937). — TSCHERNE, E.: Zur Frage der Dualität der gonadotropen Hypophysenvorderlappenhormone. Wien. klin. Wschr. **1938 II**, 1072. — TWOMBLY, G. H.: Studies of the Nature of Antigonadotropic Substances. Endocrinology **20**, 311 (1936). — VOSS, H. E.: Prolaktin. Das Laktationshormon des Hypophysenvorderlappens. Erg. Physiol. **44**, 96 (1941). — WESTPHAL, U.: Über die gonadotropen Hormone. Erg. Physiol. **43**, 421 (1940). — ZONDEK, B.: Hormone des Ovariums und des Hypophysenvorderlappens. 2. Aufl. Wien: Springer 1935.

Die Stoffwechselhormone.

ANSELMINO, K. J.: Hypophyse, Kohlehydratstoffwechsel und Diabetes. Schweiz. med. Wschr. **1937 II**, 1061. — ANSELMINO, K. J., u. FR. HOFFMANN: Das Fettstoffwechselhormon des Hypophysenvorderlappens. Klin. Wschr. **1931 II**, 2380. — Über die Blutzuckerwirkung von Hypophysenvorderlappenfraktionen. Arch. f. exper. Path. **179**, 273 (1935). — Über die Beteiligung der Hypophyse an der Entstehung des menschlichen Diabetes mellitus. I. Mitteilung. Z. klin. Med. **129**, 24 (1935). — Zur Darstellung des Fettstoffwechselhormons des Hypophysenvorderlappens. Endokrinol. **17**, H. 1/2 (1936). — BARTELHEIMER, H.: Hypophysärer Diabetes. Dtsch. Arch. klin. Med. **184**, 185 (1939). — BERTRAM, G. L.: Hypophyse und Fettstoffwechsel. Acta brevia neerl. Physiol. **8**, 67 (1938). — BLACK, P. T., J. B. COLLIP a. D. THOMSON: The Effect of Anterior Pituitary Extracts on Acetone Body Excretion in the Rat. J. of Physiol. **82**, 385 (1934). — BRUN, J. H.: Hypophysenvorderlappen und Fettstoffwechsel. Schweiz. med. Wschr. **1938 II**, 932. — O'DONOVAN, D. K., a. J. B. COLLIP: The specific metabolic principle of the pituitary, and its relation to the melanophore hormone. Endocrinology **23**, 718 (1938). — EVANS, H. M., K. MEYER a. M. F. SIMPSON: The Growth and Gonadstimulating Hormones of the Anterior Hypophysis. Univ. California Press 1933. — HOUSSAY, B. A.: Hypophyse und Stoffwechsel der Eiweißkörper und Kohlehydrate. Klin. Wschr. **1932 II**, 1529. — Diabeteserregende Wirkung des Hypophysenvorderlappenextraktes. Klin. Wschr. **1933 I**, 773. — The Influence of the Pituitary on Basal Metabolism and on Specific Dynamic Action. Endocrinology **18**, 409 (1934). — HOUSSAY, B. A.: Metabolic functions of the endocrine System. Ann. rev. Physiol. **5**, 373 (1943). — HOUSSAY, B., u. A. BIASOTTI: Pankreasdiabetes und Hypophyse beim Hund. Pflügers Arch. **227**, 664 (1931). — HOUSSAY, B. A., V. G. FOGLIA, F. S. SMYTH, C. T. RIETTI

u. A. B. Houssay: The hypophysis and secretion of insulin. J. exper. Med. 75, 547 (1942.) — Kemp, T.: Die Wirkung des Wachstumshormons der Hypophyse auf erblichen Zwergwuchs der Maus. Klin. Wschr. 1934 II, 1854. — Long, C. N. H.: The Influence of the Pituitary and Adrenal Glands upon Pancreatic Diabetes. Medicine 16, 215 (1937). — The growth and metabolic hormones of the anterior pituitary. Ann. N. Y. Acad. Sciences 43, 383 (1943). — Lucke, H.: Hypophysenvorderlappen und Kohlehydratstoffwechsel. Das kontrainsuläre Vorder-lappenhormon. Erg. inn. Med. 46, 94 (1934). — Paschkis, K., u. A. Schwoner: Hypophyse und Eiweißstoffwechsel. Wien. klin. Wschr. 1937 II, 1516. — Raab, W.: Die Beeinflussung des Fettstoffwechsels durch Hypophysenstoffe. Klin. Wschr. 1934 I, 281. — Richardson, K. C., u. F. G. Young: Histology of Diabetes Induced in Dogs by Injection of Anterior Pituitary Extracts. Lancet 1938 I, 1908. — Russels, J. A.: The adrenals and hypophysis in the carbo-hydrate metabolism of the eviscerated rat. Amer. J. Physiol. 140, 98 (1943). — Young, F. G.: Permanent Experimental Diabetes Produced by Pituitary (Anterior Lobe) Injections. Lancet 1937 II, 372. — The identity and mechanism of action of the glycotropic (anti-insulin) sub-stance of the anterior pituitary gland. Biochem. J. 32, 1521 (1938). — The relation of the anterior pituitary gland to carbohydrate metabolism. Brit. med. J. 1939, 393.

Die Hormone des Zwischenlappens.

Benoit, J.: Stimulation par la lumière de l'activité sexuelle chez le Canard et la Cane domestique. Bull. biol. France et Belg. 70, 487 (1936). — Bissonette, T. H.: Sexual Photo-periodicity. J. Hered. 27, 171 (1936). — Jores, A.: Melanophorenhormon und Auge. Klin. Wschr. 1933 II, 1599 u. ebenda 1940 II, 1075. — Kabelitz, G.: Das Chromatophorenhormon der Hypophyse. Nova Acta Leopoldina 11, Nr. 78 (1942). — Oldham, F. R., N. O. Calloway u. E. M. Geiling: The melanophore Hormone. Erg. Physiol. 44, 556 (1941). — Rodewald, W.: Die Wirkungen des Lichtes auf die Hypophyse von Rana temporaria. Z. vergl. Physiol. 21, 767 (1935). — Zondek, B.: Das Chromatophorenhormon des Hypophysenzwischenlappens. In: Die Drüsen mit innerer Sekretion. Wien u. Leipzig 1937.

Die Hormone des Hinterlappens. Oxytocin und Vasopressin.

Antopol, W., u. R. Rössler: Über die Herzwirkung von Hypophysenhinterlappen-extrakten am Hund unter natürlichen Kreislaufbedingungen. Z. exper. Med. 94, 453 (1934). — Cushing, H.: The Reaction to Posterior Pituitary Extract when Introduced into the Cere-bral Ventricles. Proc. nat. Acad. Sci. U.S.A. 17, 163 (1931). — The Similarity in the Re-sponse to Posterior Lobe Extract and to Pilocarpine, when Injected into the Cerebral Ventricles. Proc. nat. Acad. Sci. U.S.A. 17, 171 (1931). — Concerning a Possible Para-sympathetic Center in the Diencephalon. Proc. nat. Acad. Sci. U.S.A. 17, 253 (1931). — Deleonardi, St.: Nachweis der oxytocischen, blutdrucksteigernden und diuresehemmenden Komponenten des Hypophysenhinterlappensekretes im Liquor cerebrospinalis. Arch. exper. Path. 180, 135 (1936). — Dodds, E. C., R. L. Noble, R. W. Scarff u. P. C. Williams: Pituitary control of alimentary blood flow and secretion. Changes in the stomach produced by administration of posterior pituitary extract. Proc. roy, Soc. Lond. B 123, 22 (1937). — van Dyke, H. B., B. F. Chow, R. O. Greep and A. Rothen: The isolation of a protein from the pars neuralis of the ox pituitary. J. of Pharmacol. 74, 190 (1942). — Fischer, C., H. W. Magoun u. S. W. Ranson: Dystrocia in Diabetes Insipidus. The Relation of Pituitary Oxytocins to Parturition. Amer. J. Obstetr. 36, Nr. 1 (1938). — Fischer, Ch.: The Site of Formation of the Posterior Lobe Hormones. Endocrinology 21, 19 (1937). — Fischer, C., u. W. R. Ingram: The Effect of Interruption of the Supraoptico-Hypophyseal Tracts on the Antidiuretic, Pressor and Oxytocic Activity of the Posterior Lobe of the Hypophysis. Endocrinology 20, 762 (1936). — Geiling, E. M. K.: The comparative Anatomy and Pharmacology of the Pituitary Gland of unusual experimental Animals. Amer. J. Ob-stetr. 40, 727 (1940). — Heller, H., u. G. Kusunoki: Die zentrale Blutdruckwirkung des neurohypophysären Kreislaufhormons (Vasopressin). Arch. f. exper. Path. 173, 301 (1933). — Marsvoszky jun. P. v.: Beitrag zum Mechanismus der blutdrucksteigernden Wirkung des Hypophysenhinterlappenhormons. Arch. exper. Path. 194, 473 (1940). — Potts, A. N. u. T. F. Gallagher: Separation of oxytocic and pressor principles of posterior pituitary extracts. J. biol. Chem. 154, 349 (1944). — Schaumann, O.: Wirkstoffe des Hinterlappens der Hypophyse. Handbuch der experimentellen Pharmakologie, Bd. 3, S. 61, 1937. — Selye, H., R. L. Stehle u. J. B. Collip: Recent Advances in the Experi-mental Production of Gastric Ulcers. Canad. med. Assoc. J. 34, 339 (1936). — Simon, A.: Zur Frage des Vasopressinnachweises im Blut. Arch. f. exper. Path. 187, 672 (1937). — Stehle, R. L.: A New Method for Separating Pressor and Oxytocic Substances from the Posterior Lobe of the Pituitary Gland. J. of biol. Chem. 102, 573 (1933). — The Chemistry of the Hormones of the Posterior Lobe of the Pituitary Gland. Fortschr. Hormon- u. Vitaminforsch. 1, 114 (1938). — Trennung vom pressorischen und oxytocischen

Faktor. J. of biol. Chem. **102**, 573 (1933). — STEHLE, R. L., u. A. M. FRASER: The Purification of The Pressor and Oxytocic Hormones of the Pituitary Gland and some Observations on the Chemistry of the Products. J. of Pharmacol. **55**, 136 (1935).

Adiuretin und die Steuerung des Wasserhaushaltes.
Zusammenfassende Darstellungen.

FISHER, CH., W. R. INGRAM u. S. W. RANSON: Diabetes Insipidus and the Neurohormonal Control of Water Balance, a Contribution to the Structure and Function of the Hypothalamico-hypophyseal System. Michigan: Edward Brothers 1938.
MARX, H.: Der Wasserhaushalt des Gesunden und Kranken. Monographien Physiol. **33** (1933).
VERNEY, E. B.: Absorption and excretion of water. The antidiuretic hormone. Lancet **151**, 781 (1946).
ROBOZ, P.: Wasserstoffwechsel und innere Sekretion. Erg. inn. Med. **48**, 470 (1935).
WERMER, P.: Hypophyse und Wasserhaushalt. Wien. Arch. inn. Med. **32**, 189 (1938).

Einzelarbeiten.

ARNOLD, O., u. H. MARX: Über Hämoglobinurie nach Zufuhr von Hypophysenhinterlappenhormon und Wasser. Z. exper. Med. **100**, 393 (1937). — CURSCHMANN, H.: Praehypophyse und Nierenfunktion. Klin. Wschr. **1939 II**, 1464. — FREY, E.: Schaltstelle des Blutstromes in der Niere und Hypophysenhinterlappenhormon. Arch. f. exper. Path. **182**, 633 (1936). — Worauf beruht die Harnvermehrung nach Hypophysin. Arch. f. exper. Path. **187**, 221 (1937). — HELLER, H.: The State in the Blood and the Excretion by the Kidney of the Antidiuretic Principle of Posterior Pituitary Extracts. J. of Physiol. **89**, 81 (1937). — The Effect of the Hydrogen-Ion Concentration on the Stability of the Antidiuretic and Vasopressor Activities of posterior Pituitary Extracts. J. of Physiol. **96**, 337 (1939). — HELLER, H., u. F. F. URBAN: The fate of the Antidiuretic Principle of Postpituitary Extracts in vivo and in vitro. J. of Physiol. **85**, 502 (1935). — HOTOVY, R.: Über Herkunft und Eigenschaften der diuresefördernden und chloridausschwemmenden Substanz aus dem Hypophysenhinterlappen. Arch. exper. Path. **202**, 219 (1943). — INGRAM, W. R., u. C. FISHER: The Relation of the Posterior Pituitary to Water Exchange in the Cat. Anat. Rec. **66**, 271 (1936). — INGRAM, W. R., C. FISHER u. S. W. RANSON: Experimental Diabetes Insipidus in the Monkey. Arch. int. Med. **57**, 1067 (1936). — INGRAM, W. R., LAURA LADD u. J. T. BENBOW: The Excretion of Antidiuretic Substance and its Relation to the Hypothalamico-Hypophyseal System in Cats. Amer. J. Physiol. **127**, 544 (1939). — RICHTER, C. P.: The Pituitary Gland in Relation to Water Exchange. Proc. Assoc. Res. nerv. a. ment. Dis. **17**, 392 (1936). — STEHLE, R. L.: Der antidiuretisch wirkende Anteil des Hypophysenhinterlappens. Arch. f. exper. Path. **175**, 471 (1934). — UNNA, KL., u. L. WALTERSKIRCHEN: Über die Wirkung des antidiuretischen Hypophysenhinterlappenhormons am gewässerten und nicht gewässerten Hund. Arch. f. exper. Path. **178**, 639 (1935).

Die Beziehungen der Hypophyse zum Zwischenhirn.
Zusammenfassende Darstellungen.

BOON, A. A.: Comparative and Physio-Pathology of the Autonomic Hypothalamic Centres. Acta Psychiatr. Suppl. XVIII. (Kobenh.) **1938**. — FEUCHTINGER, O.: Hypothalamus, vegetatives Nervensystem und innere Sekretion. Berlin-Wien: Urban & Schwarzenberg 1943. — RANSON, S. W., u. H. W. MAGOUN: The Hypothalamus. Erg. Physiol. **41**, 56 (1939). — GAUPP, R. jr.: Die Beziehungen von Zwischenhirn zu Hypophyse in der morphologischen und experimentellen Forschung. Fortschr. Neurol. **13**, 257 (1941).

Einzelarbeiten.

COLLIN: La neurocrinie hypophysaire. Étude histophysiologique du complexe tubéroinfundibulo-pituitaire. Paris: Gaston Doin 1928. — CUSHING, H.: Pituitary Body, Hypothalamus and Parasympathetic Nervous System. London 1932. — FOERSTER, O., O. GAGEL u. W. MAHONEY: Vegetative Regulationen. Verh. dtsch. Ges. inn. Med. **1937**, 165. — GAGEL, O., u.W. MAHONEY: Zur Frage des Zwischenhirn-Hypophysensystems. Z. Neur. **148**, 272 (1933). — GAUPP JR., R.: Die histologischen Befunde und bisherigen Erfahrungen über die Zwischenhirnsekretion des Menschen. Z. Neur. **154**, 314 (1935). — HEROLD, L., u. G. EFFKEMANN: Die Bedeutung des vegetativen Nervensystems für die innersekretorische Funktion des Hypophysenvorderlappens. Arch. Gynäk. **167**, 389 (1938). — HILLARP, N. A. u. D. JACOBSOHN: Über die Innervation der Adenohypophyse und ihre Beziehungen zur gonadotropen Hypophysenfunktion. Lunds Universitets Arsskrift. N. F. Abt. 2, **39**, Nr. 7 (1943). — KARPLUS, J. P., u. O. PECZENIK: Über die Beeinflussung der Hypophysentätigkeit durch Hypothalamus. Pflügers Arch. **232**, 402 (1933). — MÜLLER, F. v.: Um den dritten Ventrikel. Dtsch. med. Wschr. **1935 II**, 1751, 1796. —

Oliveira, J. B. de, et Silva: Les nouveaux domaines de l'endocrinologie et les nouvelles conceptions physiologiques du système neuro-végétative. Le tuber cinereum. Glande à sécrétion interne. Rev. franç. Endocrin. **16**, 161 (1938). — Peters, G.: Die Kolloidproduktion in den Zellen der vegetativen Kerne des Zwischenhirns des Menschen und ihre Beziehungen zu physiologischen und pathologischen Vorgängen im menschlichen Organismus. Z. Neur. **154**, 331 (1935). — Raab, W.: Das Hypophysen-Zwischenhirnsystem und seine Störungen. Erg. inn. Med. **51**, 125 (1936). — Die Wechselbeziehungen von Hypophyse und Zwischenhirn. Wien. klin. Wschr. **1937** I, 218. — Scharrer, E.: Die Erklärung der scheinbar pathologischen Zellbilder im Nucleus supraopticus und Nucleus paraventricularis. Z. Neur. **145**, 462 (1933). — Scharrer, E., u. R. Gaupp: Neuere Befunde am Nucleus supraopticus und Nucleus paraventricularis des Menschen. Z. Neur. **148**, 766 (1933). — Westmann, A.: Das Hypophysenzwischenhirnsystem und die Genitalfunktion. (Internat. Kongreß f. Frauenheilk.) Amsterdam 1938. — Westmann, A., u. D. Jakobsohn: Endokrinologische Untersuchungen an Ratten mit durchtrenntem Hypophysenstiel. I.—III. Mitt. Acta obstetr. scand. (Helsingfors) **18**, 99, 109, 115 (1938). — IV.—VI. Mitt. Acta path. scand. (Kobenh.) **15**, 301, 435, 445 (1938). — Westmann, A., D. Jacobsohn u. N. A. Hillarp: Über die Bedeutung des Hypophysenzwischenhirnsystems für die Produktion gonadotroper Hormone. Mschr. Geburtsh. u. Gyn. **116**, 225 (1943).

Die Krankheiten des Hypophysenzwischenhirnsystems.

Die Tumoren der Hypophyse und ihrer Nachbarschaft.

Zusammenfassende Darstellungen.

Berblinger, W.: Die Adenome der Hypophyse. Nervenarzt **1936**, H. 7, 329.
Cushing, H.: Intrakranielle Tumoren. Berlin: Springer 1935.
McLean, A. J.: Pituitary Tumors. Handbuch der Neurologie, Bd. 14, S. 242. 1936.

Einzelarbeiten.

Cushing, H.: The Chiasmal Syndrom. Arch. of Ophthalm. **3**, 505, 704 (1930). — Erdélyi, J.: Röntgenbehandlung der Geschwülste der Hypophysengegend. Strahlenther. **61**, 241 (1938). — Die Röntgendiagnostik der Hypophysengeschwülste. Fortschr. Röntgenstr. **51**, 125 (1935). — Erdheim, J.: Pathologie der Hypophysengeschwülste. Erg. Path. **21**, 482 (1926). — Farberow: Röntgendiagnostik der Tumoren der Gegend der Sella turcica. Strahlenther. **50**, 445 (1934). — Haas, L.: Einzelheiten aus der Röntgendiagnostik der Sella turcica. Strahlenther. **50**, 465 (1934). — Henderson, W. R.: The pituitary Adenomata A follow-up study of the surgical results in 338 cases. Brit. J. Surg. **26**, 811 (1939). — Kornblum, K., u. L. H. Osmond: Deformation of the Sella Turcica by Tumors. Ann. Surg. **101**, 201 (1935). — Lobeck, E.: Weitere Beobachtungen über die Beziehungen zwischen Netzhautgefäßspasmen und Hypophysentumoren, sowie die Genese des Hochdruckes. Graefer. Arch. **144**, 532 (1944). — Martin, H. O.: Sella turcica und Konstitution. Leipzig: G. Thieme 1941. — Perémy, G.: Klinische Beobachtungen an 80 Fällen von Hypophysengeschwulst. Klin. Wschr. **1935** I, 92. — Puech, P., et L. Stuhl: Adénomes de l'hypophyse. Aspects radiologiques schématiques de la selle turcique. Presse méd. **1934** II, 1131. — Schlesinger, B.: Raumbeengende Prozesse der Hypophysenzwischenhirnregion und ihrer Nachbargebiete. Zbl. Neur. **77**, 81 (1935). — Schneider, J. A.: Sellabrücke und Konstitution. Leipzig: G. Thieme 1938. — Schnitker, M. T., E. C. Cutler, O. T. Bailey u. W. W. Vaughan: The chromophobe Adenomas of the pituitary. Phathologic features and response to irradiation besed on a study of 81 verified cases. Amer. J. Roentgenol. **40**, 645 (1938). — Schwartz, Ch. W.: Tumors of the Hypophysis Cerebri. From a Roentgenologic Viewpoint. Amer. J. Roentgenol. **40**, 548 (1938). — Schweinitz, G. E.: The Bowman Lecture. Trans. ophthalm. Soc. **43**, 12 (1923). — Wilbrand-Sänger: Handbuch der Neurologie des Auges, Bd. 6. 1915.

Die Akromegalie.

Zusammenfassende Darstellungen.

Atkinson, F. R.: Akromegaly. London 1933.
Cushing, H., u. Davidoff: Monogr. Rockfeller Inst. med. Res. **22** (1927).

Einzelarbeiten.

Atkinson, F. R.: Acromegaly, from a Study of the Literature 1931—1934. Endokrinol. **17**, 308 (1936). — Acromegaly, Description of Papers Reported in 1935, 1936, 1937. Endokrinol. **20**, 245 (1938). — The Onset of Acromegaly before fifteen Years of Age. Brit. J. Childr. Dis. **28**, 121 (1931). — L'Acromégalie. Ann. et Bull. Soc. roy. méd. de Gand **14**, 168 (1936). — Brenning, R.: Über die Verhältnisse des Blutdruckes bei Akromegalie. Z. exper. Med. **90**, 28 (1933). — Courville, C., a. R. Mason: The Heart in Acromegaly.

Arch. int. Med. **61**, 704 (1938). — CURSCHMANN, H., u. J. SCHIPKE: Über familiäre Akromegalie und akromegaloide Konstitution. Endokrinol. **14**, 88 (1934). — ERDHEIM, J.: Die pathologisch-anatomischen Grundlagen der hypophysären Skeletveränderungen (Zwergwuchs, Typus Fröhlich, Akromegalie, Riesenwuchs). Fortschr. Röntgenstr. **52**, 234 (1935). — GOLDSCHMIDT, E.: Ein Fall von Akromegalie mit Diabetes mellitus, zugleich ein Beitrag zur Physiologie des Hypophysenvorderlappens. Schweiz. med. Wschr. **1935 II**, 766. — GOLDBERG, M. B. u. H. LISSER: Acromegaly: A consideration of its course and treatment. J. clin. Endocrinol. **2**, 477 (1942). — HIRSCH, O.: Genitalstörungen bei Hypophysentumoren. Wien. klin. Wschr. **1931 II**, 932. — KLÖPPNER, R.: Die funktionelle Verbundenheit von Diencephalon und Hypophyse und ihre Beziehungen zur weiblichen Genitalfunktion. Z. Geburtsh. **123**, 241 (1942). — KÖHNE, G.: Diabetes mellitus und Hypophysen-Zwischenhirnsystem. Endokrinol. **22**, 241 (1939). — MARINESCO, G., N. JONESCO SISESTI u. G. ALEXIANU-BUTTU: Considération sur les relations entre le gigantisme et l'acromégalie. A propos d'un cas de gigantisme. Bull. Sect. sci. Acad. roum. **18**, 53 (1936). — OPPENHEIMER, A.: Über das Wesen der Zuckerkrankheit bei Akromegalie. Klin. Wschr. **1930 I**, 17. — SCHLEGEL, B.: Klinischer Beitrag zu den Beziehungen zwischen Hypophyse und Epithelkörperchen. Med. Klinik **1940 I**, 617. — STAEMMLER, M.: Akromegalie und Lactation beim Mann. Klin. Wschr. **1940 II**, 1231. — STÖRRING, F. K. u. H. LEMSER: Über die Beziehnngen von Akromegalie und Diabetes, zugleich ein Beitrag zur Frage der Erblichkeit der Akromegalie. Münch. med. Wschr. **1940 I**, 338. — THADDEA, S.: Akromegalie mit Morbus Basedow. Dtsch. med. Wschr. **1937 II**, 1577.

Hypophysärer Riesenwuchs.
Zusammenfassende Darstellungen.

LAUNOIS u. ROY: Études biologiques sur les géants. Paris 1904.

Einzelarbeiten.

DRIGALSKI, W., v. u. L. DIETHELM: Regressive Skeletveränderungen bei hypophysärem Hochwuchs. Klin. Wschr. **1937 I**, 628. — GRAY, H.: The Minneapolis Giant. Ann. int. Med. **10**, 1669 (1937). — HUMBERD, CH. D.: Gigantism. J. amer. med. Assoc. **108**, 544 (1937). — PRIESEL, A.: Pathologie des Zwerg- und Riesenwuchses. Wien. med. Wschr. **1930 I**.

Die Akromikrie.

BRUGSCH, TH.: Akromikrie oder Dystrophia osteo-genitalis. Med. Klin. **1927 I**, 81. — ROSENSTERN, J.: Über einen Fall von Akromikrie im Kindesalter. Endokrinol. **2**, 269 (1928).

Hypophysärer Zwergwuchs.

APITZ, K.: Zur Pathogenese des hypophysären Kleinwuchses. Virchows Arch. **302**, 555 (1938). — BARKER, L. F.: A Case of Hypophyseal Dwarfism (Nanosomia pituitaria) Probably Due to Cyst or Benign Neoplasm Originating in Residues of the Ductus Craniopharyngeus; Discussion of the Probable Functions of the Different Types of Cells of the Adenohypophysis. Endocrinology **17**, 647 (1933). — BERBLINGER, W.: Zur Kenntnis des pituitären Kleinwuchses. Beitr. path. Anat. **87**, 233 (1931). — CERANKE, P.: Über den Hypophysenbefund bei Ateleiose. Wien. Arch. inn. Med. **29**, 151 (1936). — ENGELBACH, W. u. R. L. SCHAEFER: Endocrine Dwarfism. Endocrinology **18**, 387 (1934). — ENGELBACH, W., R. L. SCHAEFER u. W. L. BROSIUS: Endocrine Growth Deficiencies: Diagnosis and Treatment. Endocrinology **17**, 250 (1933). — GLATZEL, H.: Hypophysärer Zwergwuchs mit Diabetes mellitus. Klin. Wschr. **1942**, 571. — SCHAEFER, R. L.: Endocrine Dwarfism. Endocrinology **20**, 64 1936); **26**, 599 (1940). — SCHWARTZER, K.: Der hypophysäre Zwergwuchs im Kindesalter. Erg. inn. Med. **58**, 285 (1940).

Basophiler Pituitarismus. Morbus Cushing.
Zusammenfassende Darstellungen.

ALBRIGHT, F.: CUSHINGs Syndrome. Harvey Lect. **38**, 123 (1943).
CUSHING, H.: The Basophil Adenomas of the Pituitary Body and their Clinical Manifestations. („Pituitary Basophilism.") Bull. Hopkins Hosp. **50**, 137 (1932).
— Further Notes on Basophilism. J. amer. med. Assoc. **99**, 281 (1932).
— „Dyspituitarism": Twenty Years Later with Special Consideration of the Pituitary Adenomas. Arch. int. Med. **51**, 487 (1933).
KEHRER, E.: Das Syndrom von CUSHING, seine Analyse und Synthese. Erg. inn. Med. **55**, 178 (1938).
KESSEL, F. K.: Morbus Cushing. Ein Überblick über Klinik und Kasuistik des basophilen Hypophysenadenoms. Erg. inn. Med. **50**, 620 (1936).
MALAGUZZI-VALERI, C.: Über den CUSHINGschen Symptomenkomplex. Erg. inn. Med. **58**, 29 (1940).

Einzelarbeiten.

ALBRIGHT, F., W. PARSON a. E. BLOOMBERG: Cushings Syndrome interpreted as hyperadrenocorticism leading to hyperglyconeogenesis. Results of treatment with testosterone propionate. J. clin. Endocrinol. **1**, 375 (1941). — ANDERSON, E. u. W. HAYMAKER: Cushings Syndrome, J. nerv. Dis. **99**, 511 (1944). — ANDERSON, E., W. HAYMAKER a. M. JOSEPH: Hormone and electrolyte studies of patients with hyperadrenocortical syndrome (CUSHINGS Syndrome). Endrocrinology **23**, 398 (1938). — BARTELHEIMER, H.: Cushing-Syndrom und Diabetes. Med. Welt **1939** II, 1435. — BAUER, J.: Das ist CUSHINGsche Krankheit? Schweiz. med. Wschr. **1936** II, 938. — BENNHOLD, H.: Über erfolgreiche Behandlung eines schweren Morbus Cushing mit Ovarialhormon und Thyreoidea. Verh. dtsch. Ges. inn. Med. **52**, 448 (1940). — Die Therapie des Cushing-Syndroms. Wien. Arch. f. inn. Med. **35**, 101 (1941). — BERBLINGER, W.: Zur Kenntnis der CUSHINGschen Krankheit. Med. Klin. **1936** II, 889. — BISHOP, P. M. F. a. B. G. SHAPIRO: Studies in clinical Endocrinology. IV. Oestrogen Therapy in CUSHINGS Syndrom. GUYS Hosp. Rep. **89**, 240 (1939). — BROSTER, L. R.: The Differential Diagnosis of CUSHINGS Syndrom (Basophilism) of Pituitary or Adrenal Origin. Brit. med. J. Nr. **4132**, 425 (1940). — CROOKE, A. C.: A Change in the Basophil Cells of the Pituitary Gland Common to Conditions which Exhibit the Syndrom Attributed to Basophil Adenoma. J. of Path. **41**, 339 (1935). — CROOKE, A.C.: Basophilism and carcinoma of the pancreas. J. Path. **58**, 667 (1946). — CROOKE, A. C.: The endocrine disorders associated with CUSHINGS syndrome and Virilism. J. clin. Endocrinol. **7**, 787 (1947). — CROOKE, A. C. a. R. K. CALLOW: The Differential Diagnosis of Forms of Basophilism (CUSHINGS Syndrom), Particularly by the Extimation of Urinary Androgens. Quart. J. Med. N. s. **8**, 233 (1939). — DORFMANN, R. I., H. M. WILSON a. J. P. PETERS: Differential Diagnosis of Basophilism and Allied Conditions. Endocrinology **27**, 1 (1940). — DUNN, CH. W.: The Cushing Syndrom. Endocrinology **22**, 374 (1938). — FRANK, E.: Thymuskarzinom und Cushing-Syndrom. Schweiz. med. Wschr. **1945**, 152. — FREYBERG, R. H., P. S. BARKER, L. H. NEWBURGH a. F. COLLER: Pituitary Basophilism (CUSHINGS Syndrom). Arch. int. Med. **58**, 187, 213, 229 (1936). — GELLERSTEDT, N. u. R. LUNDQUIST: Zur Frage des Morbus Cushing ohne basophiles Adenom. Die Bedeutung der sog. hyalinen Veränderungen der basophilen Zellen. Upsala Läk. för. Förh. N. F. **45**, 233 (1939). — GOEKE: Über die Ausscheidung des Hypophysenvorderlappensexualhormons und des Follikelhormons im Urin beim Cushing-Syndrom. Arch. Gyn. **170**, 332 (1940). — HEINBECKER, P.: The pathogenesis of Cushing's syndrome Medicine **23**, 225 (1944). — HEINRICH, A.: Spontanremission bei Cushing-Syndrom. Dtsch. Z. Verdgskrkh. **3**, 80 (1940). — HILDEBRAND, K. H.: Zum basophilen Hypophysenadenom CUSHINGS. Klin. Wschr. **1935** II, 951. — HORNECK, K.: Über das Auftreten und Entstehen der Striae cutaneae distensae. Med. Welt **1936** II, 1071. — JAKOBI, J. u. F. TIGGERS: Zur Pathogenese des CUSHING-Syndroms. Münch. med. Wschr. **1939** II, 1665. — JAMIN, FR.: Die hypophysäre Plethora. Münch. med. Wschr. **1934** II. — JONDS, V.: Morbus Cushing. Med. Klin. **1936** I, 814. — KALBFLEISCH, H. H.: Über die pathologisch-anatomische Grundlage der CUSHINGschen Krankheit. Frankf. Z. Path. **49**, 337 (1936). — KRAUS, E. J.: Morbus Cushing und basophiles Adenom. Klin. Wschr. **1937** I, 533. — KRAUS, J.: Morbus Cushing, konstitutionelle Fettsucht und interrenaler Virilismus. Klin. Wschr. **1934** I, 487. — KRÖNKE, E. u. G. W. PARADE: Morbus Cushing bei Ovarialteratom. Z. klin. Med. **134**, 698 (1938). — LENDVAI, J.: Ein Fall von CUSHINGschem Syndrom, symptomfrei nach Parathyreoidea-Behandlung. Wien. klin. Wschr. **1936** I, 749. — LUFT, R.: The treatment of Cushing's Syndrome. Acta med. scand. (Stockh.) **124**, 227 (1946). — MARANON, G.: Sur la pathologénie du syndrome de Cushing. Annales d'Endocrinologie **1939**, 241. — MEDVEI, C. V. u. P. WERMER: Zur Differentialdiagnose des basophilen Adenoms der Hypophyse. Med. Klin. **1934** I, 992. — RAAB, W.: Analogien zwischen gewissen Alterserscheinungen und der CUSHINGschen Krankheit. Wien. klin. Wschr. **1936** I, 112. — SEVERINGHAUS, A. E. a. K. W. THOMPSON: Cytological changes induced in the hypophysis by the prolonged administration of pituitary extract. Amer. J. Path. **15**, 391 (1939). — SPITZ, A.: Das klinische Syndrom: Narkolepsie mit Fettsucht und Polyglobulie in seinen Beziehungen zum Morbus Cushing. Dtsch. Arch. klin. Med. **181**, 287 (1938). — SUNDERMANN, A.: Ein Beitrag zum Morbus Cushing. Endokrinol. **83**, 17 (1940). — TESSERAUX, H.: Zur Kasuistik und Pathologie der CUSHINGschen Krankheit. Endokrinol. **18**, 379 (1937). — THOMPSON, K. W. a. L. EISENHARDT: Further consideration of the Cushing syndrome. J. clin. Endocrinol. **3**, 445 (1943).

Dystrophia adiposo-genitalis.

BLUM, P.: Behandlung von Dystrophia adiposo-genitalis mit gonadotropem Hormon aus Schwangerenharn. Acta med. scand. (Stockh.) **93**, 65 (1937). — BORCHARDT: Diagnostische und therapeutische Erfahrungen bei cerebro-hypophysärer Fettsucht. Dtsch. med. Wschr. **1932** I, 972. — DZIERZYNSKI, WL.: Eine Form von vorübergehendem jugendlichem adiposo-hypogenitalem Syndrom konstitutionellen Ursprungs. Z. Neur. **166**, 81 (1939). —

RAAB, W.: Hypophysäre Stoffwechselerkrankungen. Wien. klin. Wschr. **1935 II**, 1522. — REDISCH, W.: Rechtzeitige Erkennung und Behandlung der Dystrophia adiposo-genitalis. Med. Klin. **1936 I**, 453. — SCHMIDT, R.: Zur Kenntnis der mesencephal-hypophysär bedingten Symptomatologie. Klin. Wschr. **1932 II**, 1864. — SCHUHMACHER, J.: Veränderungen im Seelenleben bei traumatischer Dystrophia adiposo-genitalis. Arch. f. Psychol. **99**, 201 (1937).

Die LAURENCE-MOON-BIEDLsche Krankheit.

BOGAERT, L. v. et P. BORREMANS: La forme familiale de la rétinité pigmentaire avec cétité et obésité dite cerebrale. Ann. Med. **39**, 54 (1936). — COCKAYNE, E. A., D. KRESTIN a. A. SORSBY: Obesity, Hypogenitalism, Mental Retardation, Polydactyly and Retinal Pigmentation; The LAURENCE-MOON-BIEDLE Syndrom. Quart. J. Med. N. s. **1935**, Nr. 14, 93. — MENZEL, W.: Zum LAURENCE-MOON-BIEDL-Syndrom. Z. klin. Med. **135**, 423 (1939).

MORGAGNIs Syndrom.

BARTELHEIMER, H.: Hyperostosis frontalis interna und hypophysärer Diabetes. Wien. med. Wschr. **1939**, Nr. 12. — HENSCHEN, FOLKE: Morgagnis Syndrom. Hyperostosis frontalis interna, Virilismus, Obesitas. Jena: Gustav Fischer 1937. — SCHNEEBERG, N. G., G. WOOLHANDLER and R. LEVINE: The clinical significance of hyperostosis frontalis interna. J. clin. Endocrinol. **7**, 624 (1947).

Die Hypophysenvorderlappeninsuffizienz (SIMMONDSsche Krankheit).
Zusammenfassende Darstellungen.

KYLIN, E.: Die SIMMONDSsche Krankheit. Erg. inn. Med. **49**, 1 (1935).

MOGENSEN, E.: SIMMONDS' Syndrom. Acta med. scand. (Stockh.) **105**, 360 (1940).

REYE, E.: Die SIMMONDSsche Krankheit und verwandte Zustände. Zbl. inn. Med. **1931**, 41, 946.

Einzelarbeiten.

Umfrage: Die SIMMONDSsche Krankheit. Med. Klin. **1936 I**, 859; **1936 II**, 897. — BALEN, G. F.: Anorexia nervosa und hypophysäre Magerkeit. Acta med. scand. (Stockh.) **101**, 433 (1939). — BERBLINGER, W.: Zur Kenntnis der SIMMONDSschen Krankheit. Endokrinol. **14**, 369 (1934). — BERGMANN, G. v.: Magerkeit und Magersucht. Dtsch. med. Wschr. **1934 I**, 123, 159. — BICKEL, G.: L'insuffisance antéhypophysaire. Presse méd. **1936 II**, 1204. — BRUCKNER, W. J., C. H. WIES a. P. H. LAVIETES: Anorexia nervosa and pituitary cachexia. Amer. J. med. Sci. **196**, 663 (1938). — BULGER, H. A. a. D. BARR: Metabolic studies of Pituitary Insufficiency. Endocrinology **20**, 137 (1936). — CATEL, W.: Das SIMMONDSsche Syndrom im Kindesalter. Mschr. Kinderhk. **84**, 36 (1940). — CURSCHMANN, H.: Über postpartuale Magersucht. Mschr. Geburtsh. **86** (1930). — Über hypophysäre Cachexie. Med. Welt **1939 II**, 727. — EHRHARDT, K. u. CHR. KITTEL: Zur Behandlung hypophysärer Störungen durch Hypophysenimplantation. Z. klin. Med. **132**, 246 (1927). — ESCAMILLA, F. and H. LISSER: Simmond's disease. A clinical study with review of the literature. Differentiation from Anorexia nervosa by statistical Analysis of 595 Cases, 101 of which were proved pathologically. J. clin. Endocrinol. **2**, 65 (1942). — FEUCHTINGER, O.: Die diencephale Fett- und Magersucht. Dtsch. Arch. klin. Med. **189**, 377 (1942). — GALLAVAN, M. u. A. T. STEEGMANN: SIMMONDS' disease. Arch. int. Med. **59**, 865 (1937). — KRAUSE FR. u. O. H. MÜLLER: Über schwere Hypophysenvorderlappeninsuffizienz und ihre Behandlung. Klin. Wschr. **1937 I**, 118. — MAGENDANTZ, H. a. S. PROGER: Anorexia nervosa or hypopituitarism? J. amer. med. Assoc. **114**, 1973 (1940). — MENZEL, W.: Zur Behandlung der hypophysären Magersucht. Münch. med. Wschr. **1937 I**, 969. — MOEHLIG, R. C.: Pituitary Cachexia (SIMMONDS' Disease). Endocrinology **20**, 155 (1936). — MOGENSEN, E.: SIMMONDS' Syndrome. Acta med. scand. (Stockh.) **105**, 360 (1940). — MULINOS, M. G. a. L. POMERANTZ: Pseudohypophysectomy. A cobdition resembling hypophysectomy produced by malnutrition. Proc. Soc. exper. Biol. a. Med. **41**, 101 (1939). — REYE, E.: Das klinische Bild der SIMMONDSschen Krankheit (hypophysäre Kachexie) in ihrem Anfangsstadium und ihre Behandlung. Münch. med. Wschr. **1926 I**, 902. — ROTHMANN, H.: Diagnostik und Therapie der hypophysären Magersucht. Acta med. scand. (Stockh.) **87**, 168 (1935). — SCHUR, MAX u. C. V. MEDVEI: Über Hypophysenvorderlappeninsuffienz. Wien. Arch. inn. Med. **31**, 67 (1937). — SHEEHAN, H. L.(SIMMONDS' disease due to post-partum necrosis of the anterior pituitary. Quart. J. Med. N. s. 8, 277 (1939). — SHEEHAN, H. L. a. R. MURDOCH: Post-partum necrosis of the anterior pituitary. Pathological and clinical aspects. J. Obstetr. **45**, 456 (1938). — Post-partum necrosis of the anterior pituitary. Lancet **1939 I**, 818. — STRAUBE, G.: Zur Therapie der SIMMONDSschen Krankheit. Klin. Wschr. **1938 II**, 1046. — WERNER, S. C.: Failure of gonadotropic function of the rat hypophysis during chronic inanition. Proc. Soc. exper. Biol. a. Med.

41, 101 (1939). — WILLIAMS, R. H. and J. L. WHITTENBERGER: Teratment of Simmond's disease. J. clin. Endocrinol. 2, 539 (1942). — WISSLER, H.: Die Pubertätsmagersucht. Mschr. Kinderheilk. 85, 172 (1941). — ZIESCHÉ, H.: Über die Pubertätsmagersucht. Mschr. Kinderhk. 93, 170 (1943).

Der Diabetes insipidus.
Zusammenfassende Darstellungen.

BIGGART, J. H.: Diabetes insipidus. Brain 58, 86 (1935).
FISHER, CH., W. R. INGRAM u. S. W. RANSON: Diabetes Insipidus and the Neuro-hormonal Control of Waret Balance: A Contribution to the Structure and Function of the Hypothalamico-hypophyseal System. Michigan: Edward Brothers 1938.

Einzelarbeiten.

BANSI, H. W.: Zur funktionellen Pathologie des Diabetes insipidus. Z. exper. Med. 111, 501 (1942). — BIGGART, J. H.: The Anatomical Basis for Resistence to Pituitrin in Diabetes Insipidus. J. of Path. 44, 305 (1937). — Diabetes insipidus. The Site of Formation of the Anti-diuretic Hormone. Edinburgh med. J. 43, 417 (1936). — CARTER, O. u. J. ROBBINS: The use of hypertonic saline solutions in the differential diagnosis of diabetes insipidus and psychogenic polydipsia. J. clin. Endocrinol. 7, 753 (1947). — FORRÓ, E., u. J. LENDVAI: Überempfindlichkeit gegen Hypophysenhinterlappenextrakt in einem Fall von Diabetes insipidus. Wien. klin. Wschr. 1936 I, 757. — GAUPP, R. JR.: Über den Diabetes insipidus. Z. Neur. 171, 514 (1941). — HIRSCH, O.: Rolle der Hypophyse und des Hypothalamus beim Diabetes insipidus. Wien klin. Wschr. 1937 I, 299. — JUST, G.: Ein Wort zu WEILs Diabetes insipidus-Stammbaum. Arch. Rassenbiol. 16. — LESCHKE, E.: Diabéte insipide et système hypothalamohypophysaire. Ann. Méd. 33, 261 (1936). — MAINZER, F.: Diabetes insipidus oder neurotische Polydipsie? Med. Klin. 1931 I, 965. — Über Fragen der Hypophysenhinterlappentherapie des Diabetes insipidus. Wien. Arch. inn. Med. 26, 101 (1934). — RICHTER, K. P.: The Primacy of Polyuria in Diabetes Insipidus. Amer. J. Physiol. 112, 481 (1935). — STEINER, F.: Zur Erblichkeit des Diabetes insipidus. Erbarzt 7, 89 (1939). — WERMER, P.: Hypophyse und Wasserhaushalt. Wien. Arch. inn. Med. 32, 189 (1938).

Therapie mit Hypophysenhormonen.
Therapie mit Vorderlappenhormonen.

BÜTTNER, W.: Die Wirkung des Follikelhormons und der gonadotropen Hormone bei der Frau in anatomischer und funktioneller Beziehung. Arch. Gynäk. 163, 487 (1937). — CHAMER, A. J.: Evualution of Hormone therapy for undescended testes in Man. Endocrinology 21, 230 (1937). — DISCHREIT, J.: Hormondosierungsfragen. Betrachtungen über die Therapie mit Hypophysenvorderlappenpräparaten. Mschr. Kinderheilk. 87, 121 (1941). — EHRHARDT, K., u. CH. KITTEL: Zur Behandlung hypophysärer Störungen durch Hypophysenimplantation. Z. klin. Med. 132, 246 (1937). — ENGELBACH, W., u. R. L. SCHÄFER: Endocrine dwarfism. Endocrinology 17, 250 (1933); 18, 387 (1934); 20, 64 (1936). — JEFFCOATE, T. N.: Treatment of functional uterine haemorrhage by means of gonadotropic and ovarian hormones. J. Obstetr. a. Gynec. 44, 31 (1937). — JOHNSON, W. W.: Cryptorchidism. J. amer. med. Assoc. 113, 25 (1939). — KAUFMANN, C.: Über den therapeutischen Wert der weiblichen Keimdrüsenhormone. Klin. Wschr. 1936 I, 881. — KYLIN, E.: Hypophysentransplantationen. Acta med. scand. (Stockh.) 41, 428 (1937). — MARGITAY-BECHT, A.: Beiträge zur Behandlung der Dystrophia adiposo-genitalis. Endokrinol. 20, 241 (1938). — NOVAK, E.: Die therapeutische Anwendung der Vorderlappenhormone und vorderlappenähnlichen Hormone. Die Drüsen mit innerer Sekretion, S. 89. Wien u. Leipzig: Aeskulap-Verlag 1937. — SCHAEFER, R. L., E. A. SHARP u. J. v. LAMMY: Clinical Indications for anterior Pituitary Like Sex Hormones. Endocrinology 22, 643 (1938). — THOMPSON, W. O., A. D. BEVAN, N. J. HECKEL, E. R. McCARTHY u. P. K. THOMPSON: The Treatment of Undescended Testes with anterior Pituitary-like Substance. Endocrinology 21, 220 (1937). — WESTMANN, A.: Die gonadotropen Hormone und ihre therapeutische Anwendung. Geburtsh. u. Frauenheilk. 2, 295 (1940).

Therapie mit Hinterlappenhormonen.

FORRO, E., u. J. LANDVAI: Überempfindlichkeit gegen Hypophysenhinterlappenextrakt in einem Fall von Diabetes insipidus. Wien klin. Wschr. 1936 I, 757. — GREENHILL, J. P.: Thymophysin and Weak Pituitary Extract. A Comparison in forty Cases. J. amer. med. Assoc. 98, 1260 (1932). — MAINZER, F.: Über Fragen der Hypophysenhinterlappentherapie des Diabetes insipidus. Wien. Arch. inn. Med. 26, 101 (1934). — MIKULICZ-RADECKI, F. v.:

Uterusruptur infolge intravenöser oder intramuskulärer Pituglandolinjektion während der Geburt des Kindes. Dtsch. med. Wschr. **1934** I, 665. — NECHELES, H., H. MASKIN, S. STRAUS, A. A. STRAUSS u. E. TAFT: Effect of Posterior Pituitary Extracts on Motility of the Gastro-Intestinal Tract. Arch. Surg. **33**, 780 (1936). — SIMON, F., u. C. F. RYDER: Hypersensitiveness to Pituitary Extrakts. J. amer. med. Assoc. **106**, 512 (1936).

Die Beziehungen der Hypophyse zu den inneren Organen und ihre Rolle bei anderen Krankheiten.

AHLSTRÖM, C. G.: Hypophysical Changes in Malignant Nephrosclerosis. Acta path. scand. (Kopenh.) **12**, 232 (1935). — BAUER, J.: Der Einfluß der Nebennieren und Hypophyse auf die Blutdruckregulation und Umstimmung der Geschlechtscharaktere beim Menschen. Klin. Wschr. **1935** I, 361. — BERBLINGER, W.: Die Basophilen in Adenohypophyse und Neurohypophyse bei essentieller Hypertonie und bei Eklampsie. Endokrinol. **16**, 19 (1935). — Hypophyse und Hypertonie. Med. Welt **1940**, 1321. — BORZOW, M. W.: Drei Fälle von Hydroa vacciniforme mit Erscheinungen seitens der Hypophyse. Arch f. Dermat. **168**, 534 (1933). — CUSHING, H.: Hyperactivation of the Neurohypophysis as the Pathological Basis of Eclampsia and other Hypertensive States, Amer. J. Path. **10**, 145 (1934). — Peptic Ulcer and the Interbrain. Papers Relating to the Pituitary Body, Hypothalamus and Parasympathetic Nervous System. London: Tindall & Cox 1932. — DODDS, E. C., R. L. NOBLE, R. W. SCARFF u. P. C. WILLIAMS: Pituitary Control of Alimentary Blood Flow and Secretion. Changes in the Stomach Produced by the Administration of Posterior Pituitary Extract. Proc. roy. Soc. Lond. B **123**, 22 (1937). — FÖLDES, E.: A New Aspect of Migraine and Certain Related Conditions. Amer. J. digest. Dis. a Nutrit. **1**, Nr. 6 (1934). — HANTSCHMANN, L.: Über vasokonstriktorisch wirksame Stoffe im Blut mit besonderem Hinblick auf das Problem des Hochdruckes. Z. exper. Med. **96**, 442 (1935). — HELLER, C. C., u. E. J. HELLER: Gonadotropic hormone: Urine assays of normally cycling. menopausal, castrated, and estrin treated human females. J. clin. Invest. **18**, 171 (1939). — HILDEBRAND, K. H.: Glykogenspeicherkrankheit und Hypophyse. Münch. med. Wschr. **1935** I, 694. — JORES, A.: Die Bedeutung der Hypophyse für die Entstehung des Hochdruckes, insbesondere der essentiellen Hypertonie. Klin. Wschr. **1936** I, 841. — KORTH, C., H. LÜDEKE u. H. MARX: Über einen Fall von Erkrankung des Hypophysenzwischenhirnsystems mit Myxödem, Hypoglykämie und Urämie. Virchows Arch. **300**, 141 (1937). — KURZROCK, R., R. W. BATES, O. RIDDLE u. E. G. MILLER JR.: Clinical use of Prolactin. Endocrinology **18**, 18 (1934). — LICHTWITZ, L.: Schwangerschaftsniere. Klin. Wschr. **1933** I, 169. — MARANON, G.: Les syndromes d'insuffisance génitale pure d'origin hypophysaire. Rev. franç. Endocrin. **16**, 385 (1938). — MARX, H.: Die Bedeutung der Hypophyse für die Erkrankung der Niere. Klin. Wschr. **1935** I, 367. — MOEHLIG u. BATES: Influence of the Pituitary Gland on Erythrocyte Formation. Arch. int. Med. **51**, 207 (1933). — MOHNICKE, G.: Der Akromegalietyp der Zuckerkrankheit und sein Syndromwandel. Z. inn. Med. **1**, Heft 3/4 (1946). — NÜRNBERGER, L.: Spätstörungen nach Schwangerschaft, Geburt und Wochenbett. Dtsch. med. Wschr. **1934** II, 1415. — PERÉMY, G.: Chronische Nephritis und polycystische Nierendegeneration mit sehr niedrigem Blutdruck bei fast vollständigem Fehlen der basophilen Zellen im Hypophysenvorderlappen. Dtsch. Arch. klin. Med. **179**, 617 (1937). — PREISSECKER, E.: Zur praktischen Anwendung des Laktationshormons des Hypophysenvorderlappens. Wien klin. Wschr. **1941**, 53. — Nachweis einer rektalen Resorption des Laktationshormons. Zbl. Gyn. **1941**, 81. — RUGGIERI, A.: Die Bedeutung der Hypophyse für die Pathologie der Blutgefäße. Erg. inn. Med. **49**, 262 (1935). — SCHAEFER, R. L.: Menopausal Hypertension. Endocrinology **19**, 705 (1935). — STODTMEISTER, R.: Hypophyse und Blutbildung. Dtsch. med. Wschr. **1936** II, 2010. — VÉGH, L., u. K. v. PALLOS: Histologische Veränderungen bei Tieren nach Behandlung mit großen Mengen von Hypophysenhinterlappenextrakten. Klin. Wschr. **1937** II, 1536. — WERNER, A. A.: Lactogenic Hormone. Endocrinology **24**, 119 (1939). — ZONDEK, H., u. G. KOEHLER: Beziehungen des Systems Hypophyse-Zwischenhirn zum Auge. Dtsch. med. Wschr. **1932** II, 2025.

Die Zirbeldrüse und ihre Krankheiten.

Zusammenfassende Darstellungen.

BERBLINGER, W.: Physiologie und Pathologie der Zirbel. Erg. Med. **14**, 245 (1930); Schweiz. Z. Path. **7**, 107 (1944).

CALVET, J.: L'Epiphyse. Paris: Baillière et fils 1934.

ENGEL, P.: Die physiologische und pathologische Bedeutung der Zirbeldrüse. Erg. inn. Med. **50**, 116 (1936).

KÖBCKE, H.: Über den heutigen Stand der Epiphysenforsch. Dtsch. med. Wschr. **1936** II, 1134.

Einzelarbeiten.

ANDERSEN, D. H., u. A. WOLF: Pinealectomy in Rats, with a Critical Survey of the Literature. J. of Physiol. **81**, 49 (1934). — BAUER, C. v.: Die Bedeutung der Zirbeldrüse in der

Hypersexualitätsbekämpfung. Wien. med. Wschr. **1935 II**. — BENECKE, E.: Über die funktionelle Bedeutung der Zirbelgeschwülste. Virchows Arch. **297**, 26 (1936). — BURGER, K.: Über mit Zirbeldrüsenextrakten ausgeführte experimentelle Untersuchungen und deren therapeutische Möglichkeiten. Zbl. Gynäk. **1833**, Nr. 11. — CSAJÁGHY, M.: Beitrag zur Phylogenese und Ontogenese sowie zur Funktion der Epiphyse. Z. Neurol. **168**, 624 (1940). — ENGEL, P.: Gegenhormone und Zirbeldrüse. Klin. Wschr. **1935 I**, 970. — Über die hormonalen Eigenschaften der Zirbeldrüse. Wien klin. Wschr. **1935 I**. — Über den heutigen Stand unseres Wissens über die Zirbelfunktion. Wien klin. Wschr. **1937 II**, 1219. — FOÀ, C.: Meine Versuche über die Physiologie der Zirbel. Wien med. Wschr. **1934 II**, 1149. — HELLNER, H.: Über Pubertas praecox, insbesondere die hypothalamische Form. Med. Klin. **1936 II**. — HOFSTÄTTER, R.: Organotherapeutische Versuche mit Hilfe von Zirbelextrakten, besonders bei sexueller Übererregbarkeit. Wien klin. Wschr. **1936 I**, 136. — HORFAX, G., a. P. BAILEY: Pineal Pathology. Arch. of Neur. **19**, 394 (1928). — KUP, J. v.: Der Zusammenhang der Zirbel mit den anderen endokrinen Drüsen. Frankf. Z. Path. **50**, 152 (1936). — Über den Angriffspunkt der antigonadotropen Epiphysenwirkung. Frankf. Z. Path. **54**, 396 (1940). — Zur Frage der Funktion der Zirbel. (Beobachtungen bei einem Fall von Makrogenitosomia praecox. Frankf. Z. Path. **51**, 12 (1937). — MARBURG, O.: Die Hirntumoren im Kindesalter. Wien klin. Wschr. **1935 I**, 257. — MILCON, St. M. et M. PITISS: Sur l'éxistance d'une hormone de croissance dans l'épiphyse. Bull. Acad. Méd. Roum **12**, 230 (1942). — ROWNTREE, L. G., J. H. CLARK, A. STEINBERG u. A. M. HANSON: The Biological Effect of Pineal Extract. Endocrinology **20**, 384 (1936). — SAAR, H.: Pubertas praecox bei Gliom des Zwischenhirns. Ein Beitrag zur Frage der innersekretorischen Funktion der Zirbeldrüse. Frankf. Z. Path. **50**, 451 (1937). — STOLL, P.: Pinealozytom. Schweiz. med. Wschr. **1945**, 908.

Die Schilddrüse und ihre Krankheiten.

Anatomie.

LOESCHKE, E.: Morphologische Untersuchungen über den Bau der normalen und pathologischen Schilddrüse. Beitr. path. Anat. **98**, 521 (1937). — OKKELS, H.: Studies on the Thyroid Gland. I. On the Histology and Cytology of Normal and Abnormal Thyroids in Man. Acta path. scand. (Kobenh.) **9**, 1 (1932). — SUNDER-PLASSMANN, P.: Basedow-Studien. Berlin: Springer 1941. — SUNDER-PLASSMANN, P.: Die Bedeutung des nh-Zellsystems, Klin. Wschr. **1942**, 469.

Physiologie.

Zusammenfassende Darstellungen.

ABELIN, J.: Ergebnisse und Probleme der neueren Schilddrüsenforschung. Wien. klin. Wschr. **1936 II**, 1185.

FELLENBERG, TH. v.: Das Vorkommen, der Kreislauf und der Stoffwechsel des Jods. Erg. Physiol. **25**, 176 (1926).

HARINGTON, C. R.: The Thyroid Gland: Its Chemistry and Physiologiy. London a. Oxford: Univ. Press 1933.
— Biochemical Basis of Thyroid Function. Lancet **1935 I**, 1199, 1261.

MARINE, D.: Physiologie der Thyreoidea und ihre wichtigsten Korrelationen. In: Die Drüsen mit innerer Sekretion. Wien u. Leipzig 1937.

QUERVAIN, F. DE: L'iode dans la physiologie et la pathologie de la thyroide. Presse méd. **1936 I**, 649.

THOMPSON, W. O., P. R. THOMPSON, S. G. TAYLOR, S. B. NADLER u. L. F. DICKIE: The Pharmacology of the Thyroid in Man. J. amer. med. Assoc. **104**, 972 (1935).

Einzelarbeiten.

ABELIN, J., u. C. WEGELIN: Über den Einfluß des Dijodthyrosins auf die Schilddrüsenaktivität. Klin. Wschr. **1932 II**, 2103. — ANDRUS, E. C., a. D. McEACHERN: Cardiac Manifestations of Hyperthyreoidism. Amer. J. med. Sci. **183**, 741 (1932). — BECKS, H., R. D. RAY, M. E. SIMPSON, H. M. EVANS: Effect of thyroxin and the anterior pituitary growth hormone on andochondral ossifications. Arch. of Path. **34**, 334 (1942). — DE ROBERTIS, E.: Proteolytic enzyme activity of colloid extracted from single follicles of the rat thyroid. Anat. Rec. **80**, 219 (1941). — EVANS, H. M., M. E. SIMSON u. R. I. PENCHARZ: Relation between the growth promoting effects of the pituitary and the thyroid hormone. Endocrinology **25**, 175 (1939). — FRAENKEL-CONRAT, H.: The chemistry of the hormones. Ann. Rev. Biochem. **12**, 273 (1934). — GRAB, W.: Die funktionelle Bedeutung der Bauelemente der Schilddrüse. Arch. f. exper. Path. **172**, 586 (1933). — HAARMANN, W.: Über den Einfluß von Thyroxin auf den Sauerstoffverbrauch überlebender Gewebe. Arch. f. exper. Path. **180**, 167 (1935). — HOFF, F.: Schilddrüse und vegetative Regulation. Verh. dtsch. Ges. inn. Med. **1937**, 254. — ISSEKUTZ, B. v.: Über den Angriffspunkt des Thyroxins. Wien. klin. Wschr. **1935** II, 1325. — ISSEKUTZ, B. v. u. Z. DIRNER: Wirkungsort des Thyroxins. IV. Mitt. Arch. f. exper. Path. **185**, 685 (1937). — ISSEKUTZ, B. v., M. LEINZINGER u. B. v. ISSEKUTZ JUN.: Wirkungsort des Thyroxins. III. Mitt. Arch. f. exper. Path. **185**, 673 (1937). — LAQUEUR, E., E. DINGEMANSE u. J. FREUD: Zum Einfluß von Hypophyse und Schilddrüse auf das Wachstum von Ratten. Schweiz. med. Wschr. **1941**, 1355. — LAUTENSCHLÄGER, P. L. u. M. BOCKMÜHL: Zur Chemie des Wirkungsprozesses der Schilddrüse. Z. physiol. Chem. **274**, 104, 1942. — LÖHR, H. u. H. WILMANNS: Über Verteilung des Jods im Gehirn unter normalen Bedingungen und nach Jodzufuhr. Z. klin. Med. **139**, 312 (1941). — MANSFELD, G.: Art und Ort der Thyroxinwirkung. Klin. Wschr. **1935** I, 884. — Über Lokalisation und Wirkungsart des Thyroxins im Tierkörper. Arch. f. exper. Path. **193**, 231 (1939). — Die Wanderung des Thyroxins durch Nerven und ihre Bedeutung für die Katalyse der Zellatmung. Arch. f. exper. Path. **193**, 241 (1939). — MANSFELD, G., FR. v. TYUKODY u. I. SCHEFF-PFEIFER: Über den Angriffspunkt des Thyroxins. Arch. f. exper. Path. **181**, 376 (1936). — MANSFELD, JR.: Hormonal and nervous factors in the regulation of body temperature. Experentia **3**, 353, 398 (1947). — OBERDISSE, K., u. E. RODA: Weitere Untersuchungen über den Ort der thyreogenen Stoffwechsel wirkung. Klin. Wschr. **1936** II, 1094. — PERKIN, H. J. and F. H. LAHEY: The level of iodine in the blood. Arch. int. Med. **65**, 882 (1940). — SALTER, W. T. The chemistry of the hormones. Ann. Rev. Biochem. **14**, 561 (1945).

Die Krankheiten der Schilddrüse.
Die Hyperthyreosen. Morbus Basedow.
Zusammenfassende Darstellungen.

Zweite internationale Kropfkonferenz in Bern. Verhandlungsbericht. Bern: Hans Hube. 1935.

BREITNER, B.: Die Erkrankungen der Schilddrüse. Wien: Springer 1928.

CHVOSTEK, F.: Morbus Basedowii und die Hyperthyreosen. Berlin: Springer 1917.

KLOSE, H.: Die Chirurgie der BASEDOWschen Krankheit. Neue deutsche Chirurgie, Bd. 44. Stuttgart: Ferdinand Enke 1929.

RAHM, H.: Die BASEDOWsche Krankheit. Erg. Chir. **25**, 564 (1932).

SATTLER, H.: Die BASEDOWsche Krankheit, Teil I. Leipzig: Wilhelm Engelmann 1909; Teil II. Leipzig 1910 (dort eine nahezu erschöpfende Darstellung der Klinik mit vollständigem Literaturverzeichnis). GRAEFE-SAEMISCH's Handbuch der Augenheilkunde, 2. Aufl. Bd. 9.

— Pathologische Anatomie und Histologie der Schilddrüse bei BASEDOWscher Krankheit. Virchows Arch. **278**, 178 (1930).

— u. L. BORCHARDT: Ätiologie und Pathogenese der BASEDOWschen Krankheit. Erg. Med. **15**, 223, 341 (1931).

VEIL, W. H.: Die BASEDOWsche Krankheit. Jena: Gustav Fischer 1946.

Einzelarbeiten.

Umfrage: Die Behandlung der BASEDOWschen Krankheit. Umfrage in d. Med. Klin. **1935** II, 1291, 1359. — ASSMANN, H.: Leber und Milz bei Morbus Basedow. Münch. med. Wschr. **1931** I, 221. — ASTWOOD, E. B.: Thiouracil Treatment in hyperthyreoidism. J. clin. Endocrinol. **4**, 229 (1944).— BANSI, H. W.: Kreislaufstudien beim Basedow und bei der Herzneurose. Z. klin. Med. **110**, 633 (1929). — Die Beziehungen der Schilddrüse zum Herzen und Gefäßsystem. Med. Klin. **1937** I, 356. — Die thyreotoxische Krise, das thyreotoxische Coma. Erg. inn. Med. **56**, 305 (1939). — BAUER, J.: Grundumsatz und Hyperthyreoidismus. Wien. klin. Wschr. **1937** II, 1763. — BOOTHBY u. SANDIFORD: Basal Metabolism. Physiologic. Rev. **4** (1924). — BROGLIE, M.: Über zentrogenen Basedow. Zbl. inn. Med. **63**, 225 (1942). — BRUNNER, W.: Osteoporose und Kalkstoffwechsel bei Hyperthyreosen. Dtsch. Z. Chir. **254** 133 (1940).—BRÜLL, L.: BASEDOWsche Krankheit u. Radiotherapie. Zbl. inn. Med. **58**, 254 (1937). — CURSCHMANN, H.: Über thyreotoxische Magenstörungen. Münch. med. Wschr. **1928** I, 425. — EPPINGER, H.: Über den Energiestoffwechsel bei der BASEDOWschen Krankheit. Wien. klin. Wschr. **1937** I, 289. — FALTA, W.: Pathogenese des Morbus Basedow. Wien. 425. — EPPINGER, H.: Über den Energiestoffwechsel bei der BASEDOWschen Krankheit. klin. Wschr. **1937** II, 1347. — Basedow und Zwischenhirn. Verh. dtsch. Ges. inn. Med. Wiesbaden **1937**, 284. — FENZ, E., u. K. UEBERRAK: Über die Wirkung der Zwischenhirnnarkose auf das Blutjod bei Morbus Basedow. Wien. Arch. inn. Med. **30**, H. 2 (1937). — FEUCHTINGER, O.: Über die Entstehung und Behandlung klimakterischer Hyperthyreosen. Klin. Wschr. **1941**, 933. — GEYGER, H.: Das psychische Trauma in der Pathogenese der BASEDOWschen Krankheit. Z. klin. Med. **124**, 168 (1933). — GOLLWITZER-MEYER, K., u. E. SIMMONSSON: Über den Arbeitsumsatz beim Basedow. Z. exper. Med. **75**, 317 (1931). —

GOTTA, H.: Das Herz und der Kreislauf bei den Hyperthyreotikern. Erg. inn. Med. 58, 153 (1940). — GÜNTHER, FR.: Über die Wirkung von Dijodtyrosin bei der BASEDOWschen Krankheit. Klin. Wschr. 1933 I, 625. — GUTZEIT, K., u. G. W. PARADE: Neuere Ergebnisse der Blutjodforschung. Med. Klin. 1938 I, 383. — HAAS, A.: Observations on Malignant Disease of the Thyroid Gland. Lancet 1937 I, 1155. — HABS, H.: Röntgenbestrahlung der Hypophyse bei Thyreotoxikosen. Dtsch. med. Wschr. 1936 II, 1125. — HAGEN, J. u. A. SCHÜRMEYER: Die Behandlung der Hyperthyreosen mit Methylthiouracil. Med. Klin. 1947, 847. — HERXHEIMER, H. u. R. KOST: Untersuchungen über den Arbeitssauerstoffverbrauch bei Basedowkranken. Dtsch. Arch. klin. Med. 110, 37 (1929). — HESS, P.: Die Röntgenbehandlung der Hyperthyreosen. Strahlenther. 58, 74 (1937). — HOFF, F., G. GENTZEN u. H. KLEMM: Klinische und experimentelle Beiträge zum Problem: Schilddrüse-Zwischenhirn. Klin. Wschr. 1937 II, 1305. — HOLZKNECHT, G.: Über die Röntgentherapie der BASEDOWschen Krankheit. Strahlenther. 30, 605 (1928). — KÄMMERER, H.: Die Anzeigestellung der operativen oder nicht operativen Behandlung der Thyreotoxikosen vom Standpunkt des Internisten aus. Münch. med. Wschr. 1937 II, 1285. — LAURENT, L. R. E.: Acute thyreotoxic bulbar palsy. Lancet 1944, I, 27. — LEHMANN, W.: Zur Erbpathologie der Hyperthyreosen. Z. Abstammungslehre 73, 531 (1937). — LÖHR, H.: Diätetische und Vitamintherapie des Morbus Basedow. Med. Welt 1937 I, 111. — LOESER, A.: Allgemeine Grundlagen für die Anwendung von Jod bei Schilddrüsenerkrankungen. Dtsch. med. Wschr. 1941, 615. — MACLAGAN, N. F. and F. F. RUNDLE: Liver function in thyreotoxicosis. Quart. J. Med. 33, 215 (1940). — MARINE, D. u. S. H. ROSEN: Exophthalmus of Graves' Disease. Its Experimental Production and Significance. Amer. J. med. Sci. 188, 565 (1934). — MEDVEI, C. V.: Zur Frage der prinzipiellen Unterscheidung zwischen Morbus Basedow und Hyperthyreoidismus. Klin. Wschr. 1933 II, 1563. — MEULENGRACHT, E.: Morbus Basedowii und perniciöse Anämie. Klin. Wschr. 1929 I, 18. — OEHME, C.: Zur Beurteilung antithyreoidaler Wirkungen, insbesondere des Glykokolls. Dtsch. med. Wschr. 1937 II, 1573. — PARADE, G. W.: Die thyreotoxischen Arrhythmien des Herzens und ihre Behandlung. Z. klin. Med. 123, 810 (1933). — Basedow und Herz. Med. Klin. 1934 II, 1388. — Der Kreislauf bei Störungen der Schilddrüsenfunktion. Dtsch. Ges. Kreislaufforsch., X. Tagg. Bad Nauheim 1937, S. 114. — PASCHIS, E.: Hyperophthalmopathie syndrome in thyroid disease. — PERKIN, H. u. L. H. FRANK: The level of iodine in the blood. Arch. int. Med. 65, 882 (1940). — PETERSEN, M. K.: Über Morbus Basedow im frühkindlichen Alter. Arch. Kinderheilk. 124, 104 (1941). — QUERVAIN, F. DE u. G. GIORDANENGO: Die akute und subakute nichteitrige Thyreoiditis. Mitt. Grenzgeb. Med. u. Chir. 44, 538 (1936). — REDISCH, W.: Zum heutigen Stande der Basedowbehandlung. Med. Klin. 1934 II, 927. — REICHLING, W. u. H. MARX: Dysthyreosen mit schweren Veränderungen der Augen. Graefes Arch. 141, 379 (1940). — REINWEIN, H.: Klinisch-pharmakologische Gesichtspunkte bei der Behandlung von Hyperthyreosen. Med. Klin. 1937 I, 359. — RISAK, E.: Über die cerebrale Genese des Hyperthyreoidismus. Wien. klin. Wschr. 1937 I, 623. — SAUERBRUCH: Der Morbus Basedowii. Arch. klin. Chir. 167, 33 (1931). — SCHITTENHELM, A.: Über zentrogene Formen des Morbus Basedowi und verwandter Krankheitsbilder. Klin. Wschr. 1935 I, 401. — SIEBECK, R.: Über Thyreotoxikosen und BASEDOWsche Krankheit. Dtsch. med. Wschr. 1937 I, 1, 49. — Zur Röntgenstrahlenbehandlung Basedowkranker. Dtsch. med. Wschr. 1937 II, 1410. — SMELSER, G. K.: The histology og orbital and other fat tissue depots in animals with experimentally produced exophtalmus. Amer. J. Path. 15, 341, (1939). — SPANG, K. u. C. KORTH: Das Elektrokardiogramm bei Überfunktionszuständen der Schilddrüse. Arch. Kreislaufforschg. 4, 189 (1939). — SPÜHLER, OTTO: Thiomidil (4-Methyl-Thiouracil) in der Behandlung der Hyperthyreose. Schweiz. med. Wschr. 1947, 275. — SUNDER-PLASSMANN, P.: Die Neuroregulation der menschlichen Schilddrüse und ihre Störungen beim Morbus Basedow. Klin. Wschr. 1934 I, 364 u. Bruns' Beitr. 193, 160 (1934). — VEIEL, K.: Über Gelenkrheumatismus bei BASEDOWscher Krankheit. Klin. Wschr. 1939 I, 569. — VOSS, H.: Über die Beziehungen zwischen Schilddrüse und Zentralnervensystem. Klin. Wschr. 1935 I, 881. — WESTERMANN: Das klinische Bild der thyreotoxischen Krise und die Behandlung mit Jod. Bruns' Beitr. 172, 602 (1941). — WÜLLENWEBER, G.: Beitrag zur Frage der „Encephalopathia Thyreotoxica". Klin. Wschr. 1931 I, 775.

Das Myxödem.

Die Hypothyreosen.

Zusammenfassende Darstellungen.

GAMPER, E., u. H. SCHARFETTER: Das Myxödem und der endemische Kretinismus. Handbuch der Geisteskrankheiten, Bd. 10, Teil VI, S. 192. Berlin: Springer 1928.

Einzelarbeiten.

ALEXANDER, G.: Neurologie des Ohres bei Kretinismus und Myxödem. ALEXANDER u. MARBURGS Handb. der Neurologie des Ohres, Bd. 3. Berlin u. Wien: Urban & Schwarzenberg

1926. — BAHNER, F. u. A. WEYGAND: Das Verhalten des thyreotropen Hormons beim spontanen Myxoedem. Dtsch. Arch. klin. Med. **193**, 288 (1948). — BOCK, K. A.: Über die Bedeutung atypischer Kapillarbilder bei innersekretorischen Störungen. Klin. Wschr. **1932** I, 102. — BONDREAUX, H.: Syndrome paleur et hyperthermie et d'insuffisance pluriglandulaire. Paris méd. I, 53. — BOOTHBY u. SANDIFORD, SANDIFORD u. SLOSSE: The Effect of Thyroxine on the Respiratory and Nitrogenous Metabolism of Normal and Myxoedematous Patients. Erg. Physiol. **24**, 728 (1925). — BOROS, JOSEF v. u. GABRIEL CZONICZER: Klinische Angaben über die Wirkung der Schilddrüse auf die Blutbildung. Klin. Wschr. **16**, 1 (1935). — CARRIÉ, P. A., MARCEL PERRAULT u. JACQUES S. BOURDIN: Un nouveau cas de coma myxoedémateux. Bull. Soc. med. Hôp. Paris III **57**, 410 (1940); zit. n. Kongr. Zbl. **109**, 111. — CURSCHMANN, H.: Über Kreislaufstörungen der Hyper- und Hypothyreosen. Med. Welt **1937**, Nr. 2. — DINSMORE: Hypothyreoidism in A Children. Review of 57 Cases. J. amer. med. Assoc. **99**, 636 (1932). — ESCAMILLA, R. F.: Carotinemia in myxoedema. Explantation of the typical slightly icteric tint. J. clin. Endocrinol. **2**, 33 (1942). — GROTE, L. R.: Über atypisches Myxödem. Klin. Wschr. **1930** II, 1408. — MISSKE, B.: Das Elektrokardiogramm des Myxödemherzens. Z. Kreislaufforsch. **28**, 601 (1936). — MÖLLER, E.: Symptomatology of Myxoedema. Acta med. scand. (Stockh.) Suppl. **78**, 545 (1936). — NETHERTON, E. W., u. B. E. MULVEY: Circumscribed Myxoedma. J. amer. med. Assoc. **104**, 1492 (1935). — NOBEL, E., u. W. KORNFELD: Beitrag zur Thyroxinbehandlung des kongenitalen Myxödems. Z. Kinderheilk. **48**, 216 (1929). — OHLER, W. R. u. J. ABRAMSON: The Heart in Myxoedema. Arch. int. Med. **53**, 165 (1934). — RISAK, E.: Über das cerebrale Myxödem. Wien. klin. Wschr. **1936** I, 133. — TROTTER, W. R. and R. C. EDEN: Localized pretibial myxoedema in association with toxic goitre. Quart. J. Med. **35**, 229 (1942). — ZONDEK, H. M. Michael u. A. KATZ: The capillaries in myxoedema. Amer. J. med. Sci. **202**, 435 (1941).

Kretinismus.
Zusammenfassende Darstellungen.

BIRCHER: Das Kropfproblem. Dresden u. Leipzig: Theodor Steinkopff 1937.
FINKBEINER: Die kretinische Entartung. Berlin 1923.
JACKSON: Cretinism in the United States. Trans. amer. Assoc. Study Goiter Cleveland **1934**.
QUERVAIN, F. DE, u. C. WEGELIN: Der endemische Kretinismus. Pathologie und Klinik in Einzeldarstellungen, Bd. VII. Berlin: Springer 1936.

Einzelarbeiten.

EGGENBERGER u. MEYER: Die Jodmangeltheorie und ihre Erfolge. 2. internat. Kropfkonf. Bern 1933. — EUGSTER, J.: Kropf und Kretinismus. Ther. Gegenw. **1935**, H. 3. — Zur Genese des endemischen Kropfes mit besonderer Berücksichtigung der Erblichkeitsfrage. Verh. dtsch. Ges. inn. Med. **1937**. 252. — Beobachtungen von Kretinismus an 24 Zwillingspaaren. Erbarzt **1937**, 69. — LANG: Ergebnisse einer ersten, zweiten und dritten Messungsserie zur Frage des Zusammenhanges zwischen Radioaktivität und Kropf. Z. Neur. **141** (1932); **144**, (1933); **149** (1934); **152** (1935). — LEWIS, A.: A Study of Cretinism in London. Lancet **1937** II, 5. — LOTMAR: Histopathologische Befunde in Gehirnen von endemischen Kretinismus, Thyreoaplasie und Kachexia thyreopriva. Z. Neur. **146** (1933). — MARINE, D.: Pathogenese und Prophylaxe des einfachen und des endemischen Kropfes. In: Die Drüsen mit innerer Sekretion. Wien u. Leipzig 1937. — NAGER u. M. MEYER: Die Erkrankungen des Knochensystems und ihre Erscheinungen an der Innenohrkapsel des Menschen. Berlin 1932. — PFLÜGER, H.: Die geographische Verbreitung des Kropfes in Europa. Dtsch. Arch. klin. Med. **180**, 212 (1937). — QUERVAIN, DE: Die wissenschaftlichen Grundlagen der Kropfprophylaxe. Schweiz. med. Wschr. **1935** II. — RUEDIN: Über Ursachen des endemischen Kropfes und Kretinismus. Münch. med. Wschr. **1932** I, 988. — SCHNETZ, A:. Beitrag zur anatomischen Kontrolle der Jodprophylaxe des endemischen Kropfes. Endokrinol. **19**, 164 (1937). — WAGNER V. JAUREGG: Kropfbekämpfung und Kropfverbreitung in Österreich Wien: Springer 1938.

Therapie mit Schilddrüsenhormon.

JORES, A.: Therapie mit Schilddrüsenhormon. Fortschr. Ther. **1937**, H. 8. — McCLENDON, S. J.: Thyroid Extract in the Treatment of Nephrosis. J. amer. med. Assoc. **94**, 1202 (1930). — MEANS, J. H.: Schilddrüsentherapie. In: Die Drüse mit innerer Sekretion. Wien u. Leipzig 1937. — SALZ, G.: Die Schilddrüsentherapie der Fettsucht. Wien. med. Wschr. **1938** I. — SCHITTENHELM, A., u. B. EISLER: Über die Therapie der Fettsucht mit besonderer Berücksichtigung der Thyroxinbehandlung. Klin. Wschr. **1931** I, 680. — THOMPSON u. WISLICKI: Thyroid Therapy in Thrombo-Angiitis obliterans. J. amer. med. Assoc. **1931**, 17. — VIGNES, H.: Therapie mit Thyreoidea- und Antithyreoideapräparaten in Geburtshilfe und Gynäkologie. Med. Welt **1937** I, 748.

Die Rolle der Schilddrüse bei anderen Krankheiten.

BOURNE, G., u. J. PATERSON: Thyreoidectomy für the Relief of Cardiac Pain. Lancet **1938 II**, 815. — JAGIC, N., v. u. O. v. ZIMMERMANN-MEINZINGEN: Totale Thyreoidektomie bei Herz- und Kreislaufkranken. Münch. med. Wschr. **1939 I**, 201, 245. — LUBLIN, A.:Hypo- und hyperthyreotische Fettsucht. Z. klin. Med. **119** (1932). — MANDL, F.: Die totale Thyreoidektomie bei Herz- und Gefäßkrankheiten. Wien. klin. Wschr. **1936 II**, 1453. — RIEBOLD, G.: Über endokrine Arthropathien. Münch. med. Wschr. **1930 I**, 90. — SCHERF, D.: Totale Thyreoidektomie bei Herzkranken. Med. Klin. **1937 II**, 1126. — SIEDEK, H.: Zur Frage der totalen Thyreodektomie bei Herz- und Gefäßkranken. Dtsch. med. Wschr. **1939 II**, 1225. — Über die Beeinflussung der „Sauerstoffschuld" nach Arbeit bei Herzkranken durch Entfernung der Schilddrüse. Wien. klin. Wschr. **1940**, 147.

Die Epithelkörperchen und ihre Krankheiten.

Zusammenfassende Darstellungen.

COLLIP, J. B.: The Physiology of the Parathyroid Glands. Canad. med. Assoc. J. **24**, 646 (1931).
HOLTZ, F.: Wirkstoffe der Nebenschilddrüsen. HEFTERS Handbuch der experimentellen Pharmakologie, Erg.-Werk, Bd. 3, S. 151. Berlin: Springer 1937.
LENNART, G.: Die Nebenschilddrüsenfunktion. Ihre Physiologie und Pathologie mit besonderer Berücksichtigung des Kindesalters. Erg. inn. Med. **46**, 350 (1934).
PARHON, C. I. u. M. GOLDSTEIN: Les Parathyroides. Jassy: Terek & Caminschi 1933.
VEIL, W.: Die endokrinen Erkrankungen in der Praxis. Erkrankungen der Nebenschilddrüsen. Münch. med. Wschr. **1933 I**, 840.

Einzelarbeiten.

Anatomie.

HEINBACH, W. F.: A Study of the Number and Location of the Parathyreoid Glands in Man. Anat. Rec. **57**, 251 (1933). — HERXHEIMER, G.: Epithelkörperchen. HENKE-LUBARSCHs Handbuch der speziellen pathologischen Anatomie und Histologie, Bd. 8, S. 548. — RÖSSLE, R.: Über gleichzeitige Mißbildungen der branchiogenen Organe und über angeborenen Mangel der Epithelkörperchen. Virchows Arch. **283**, 41 (1932).

Physiologie.

BRAND, TH. v. F. HOLTZ u. W. PUTSCHAR: Vergleichende pharmakologische Untersuchungen über Calcinosefaktor und Nebenschilddrüsenhormon. Arch. f. exper. Path. **167**, 113 (1932). — BULBRING, E.: Über die Beziehungen zwischen Epithelkörperchen, Calciumstoffwechsel und Knochenwachstum. Arch. f. exper. Path. **162**, 209 (1931). — BULGER, H. A., u. O. P. BARR: The Relations of the Parathyroid Glands to Calcium Metabolism. An. int. Med. **5**, 552 (1931). — BURNS, D.: Guanidine and Parathyroid Extract. J. of Physiol. **87**, 73 (1936). — BYCHOWSKI, Z.: Der gegenwärtige Stand der Epithelkörperchenforschung. Klin. Wschr. **1933 II**, 1294. — COLLIP, J. B., L. I. PUGSLEY, H. SELYE u. D. L. THOMSON: Observations Concerning the Mechanism of Parathyroid Hormone Action. Brit. J. exper. Path. **15**, 335 (1934). — GOADBY, H. K., u. R. S. STACEY: On the Action of Parathormone. Biochemic. J. **28**, 2092 (1934); **30**, 269 (1936). — HANSON, A. M.: Physiology of the Parathyroid. J. amer. med. Assoc. **105**, 113 (1935). — KAHLAU, G.: Epithelkörperchen und Kalkstoffwechsel. Frankf. Z. Path. **54**, 494 (1940). — SPIEGLER, R.: Die Bedeutung der Zustandsformen des Kalkes und ihre Beeinflussung durch das Parathormon. Z. Geburtsh. **93**, 60 (1932). — SPRETER, TH. v.: Weitere experimentelle Untersuchungen über die Auswirkung der Exstirpation der Epithelkörperchen und des Thymus bei Ratten auf die Entwicklung der Nagezähne und ihre Beeinflussung durch Vitamin D. Z. exper. Med. **96**, 95 (1935). — THOMSON, D. L., u. J. B. COLLIP: The Hormone of the Parathyroid Glands. Internat. Clin. 4, 103 (1933). — TWEEDY, W. R. u. W. CAMPBELL: The effect of parathyroid extract upon the distribution, retention and excretion of labeled phosphorus. J. biol. Chem. **154**, 339 (1944). — WINTERSTEIN, O.: Hypo- und Hyperfunktion der Epithelkörperchen. Schweiz. med. Wschr. **1934 II**.

Die Krankheiten der Epithelkörperchen.

Ostitis fibrosa generalisata.

Zusammenfassende Darstellungen.

BAUER, J.: Über Hyperparathyreoidismus und verwandte Zustände. Bruns' Beitr. **159**, 583 (1934).
HASLHOFER, L.: Die ENGEL-RECKLINGHAUSENsche Knochenkrankheit (Ostitis bzw. Osteodystrophia fibrosa generalisata v. RECKLINGHAUSEN). HENKEs Handbuch der speziellen pathologischen Anatomie und Histologie, Bd. 9, Teil 3. Berlin: Springer 1937.

LIÈVRE, J. A.: L'ostéose parathyroidienne et les ostéopathies chroniques. Paris: Masson & Cie. 1932.

MANDL, F.: Die Funktionserkrankungen der Epithelkörper. Die Epithelkörperkrankheit. Wien. Arch. klin. Med. 1938I, 67, 106.

— Hyperparathyreoidism. A review of historical developments and the present state of knowledge on the subject. Surg. etc. 21, 394 (1947).

Einzelarbeiten.

ALBRIGHT, F., B. SCOVILLE u. H. W. SULKOWITCH: Syndrome characterized by Ostitis Fibrosa Disseminata, Areas of Pigmentation, and a Gonadal Dysfunction. Endocrinology 22, 411 (1938). — ASK-UPMARK, E.: A Study on the Parathyroid Enlargement by Ostitis Fibrosa Generalisata. Acta med. scand. (Stockh.) 74, 284 (1930). — BARR, O. P., u. BULGER: The Clinical Syndrome of Hyperparathyreoidism. Amer. J. med. Sci 179, 449 (1930). — BERGSTRAND, H.: Acta chir. scand. (Stockh.) 85, 25 (1941). — BRUNNER, W.: Der klassische Hyperparathyreoidismus, ein Kalkdiabetes, seine Heilung nach Exstirpation des Epithelkörperchenadenoms. Arch. klin. Chir. 199, 429 (1940). — CHURCHILL, E., u. O. COPE: Parathyroid Tumors Associated with Hyperparathyroidism. 11 Cases Treated by Operation. Ann. Surg. 58, 255 (1934). — COPE, O.: Surg. etc. 16, 273 (1944). — EGER, W.: Die experimentelle Ostitis fibrosa generalisata und ihre Stellung zur renalen Rachitis. Klin. Wschr. 1941, 353. — FRIDERICHSEN, C.: Tetany in a suckling with latent osteitis fibrosa in the mother. Lancet 1939 I, 85. — GAÁL, A.: Zur Differentialdiagnose der PAGETschen und RECKLINGHAUSENschen Knochensystemerkrankungen. Wien. klin. Wschr. 1936 I, 741. — JACOX, H. W., J. M. KING u. F. R. BAILEY: Parathyreoidism. Effect of irradiation of the neck on the repair of bone lesions. Amer. J. Roentgenol. 41, 970 (1939). — JAFFE, H, L., A. BODANSKY u. I. E. BLAIR: Erzeugung von Ostitis fibrosa durch Epithelkörperchenextrakt. Klin. Wschr. 1930 II, 1717. — KEATING, F. R. JR., u. E. N. COOK: J. amer. med. Assoc. 129, 994 (1945). — KIENBÖCK, R.: Über die sog. „Ostitis fibrosa" (Osteodystrophia fibrosa). Fortschr. Röntgenstr. 41, 34 (1930). — KISSIN, M. u. H. BAKST: Coexisting myxoedema and hyperparathyreoidism. J. clin. Endocrinol. 7, 152 (1947). — MANDL, F.: Zur Technik der Parathyreoidektomie auf Grund neuerer Beobachtungen. Dtsch. Z. Chir. 240, 361 (1935). — MANDL, F., u. R. UEBELHÖR: Kalkablagerungen in den Harnwegen bei Ostitis fibrosa Recklinghausen. Klin. Wschr. 1933 I, 446. — OLIVER, W. A.: Acute Hyperparathyreoidism. Lancet 1939 II. 240. — PICK, L.: Knochenerkrankungen in ihren Beziehungen zum Kalkstoffwechsel. Verh. Ges. Verdgskrkh., 10. Tagg Budapest 1930. — REUSS, L., u. D. ROLLER: Eine Mineralstoffbilanz bei Ostitis fibrosa cystica generalisata (V. RECKLINGHAUSEN) vor und nach der Operation eines Epithelkörpertumors und ihre Beziehungen zum klinischen Verlauf. Wien. klin. Wschr. 1940, 889. — THÜER, K.: Über das Phänomen der dissezierenden Knochenresorption bei Osteodystrophia fibrosa generalisata von RECKLINGHAUSEN. Virchows Arch. 295, 591 (1935). — SIMON, W. V.: Ostitis fibrosa generalisata. Z. orthop. Chir. 55, 100 (1931). — SNAPPER, J., u. J. H. BOEVE: Skeletkrankheiten und Nebenschilddrüsenadenom. Arch. klin. Med. 170, 371 (1931). — WERLY, M.: Hyperparathyreoidismus und Nerveninsuffizienz. Z. klin. Med. 140, 226 (1942).

Hypoparathyreoidismus.
Die Tetanie.
Zusammenfassende Darstellungen.

CURSCHMANN, H.: Nervenkrankheiten endokrinen Ursprungs. CURSCHMANN-KRAMERS Lehrbuch der Nervenkrankheiten, S. 758. Berlin 1925.

FRANKL-HOCHWART: Die Tetanie des Erwachsenen, NOTHNAGELS Spezielle Pathologie und Therapie, 2. Aufl. Wien u. Leipzig 1907.

FREUDENBERG, E.: Rachitis und Tetanie. PFAUNDLER-SCHLOSSMANNS Handbuch der Kinderheilkunde, Bd. 1. Leipzig: F. C. W. Vogel 1931.

FÜNFGELD, E.: Die tetanischen Erkrankungen der Erwachsenen. Leipzig: Georg Thieme 1943.

HOESCH, K.: Die Nebenschilddrüsen-Epilepsie. Berlin: S. Krager 1937.

LACHMANN, AAGE: Hypoparathyreoidism in Denmark. A clinical study. Acta med. scand. (Stockh.) Suppl. 121. Copenhagen: Ejnar mundsgaard 1941.

MEESMANN, A.: Hypocalcämie und Linse. Bücherei des Augenarztes, Heft 1. Stuttgart: Ferdinand Enke 1938.

PERITZ, G.: Neue deutsche Klinik, Erg.-Bd. 1, S. 557. 1933.

Einzelarbeiten.

AUB, J. C.: Parathyroid Therapy. J. amer. med. Assoc. 105, 197 (1935). — Die Drüsen mit innerer Sekretion. Wien u. Leipzig 1937. — BOSSERT, O.: Die kindliche Tetanie. Kinderärztl. Prax. 1935, 64. — CAMPBELL, D.: Treatment of Parathyroid Tetany. Lancet 1935 I,

369. — FREUDENBERG, E.: Normocalcämische Übererregbarkeit und normocalcämische Tetanie. Klin. Wschr. **1937** I, 626. — FULLER ALBRIGHT: Note on the management of Hypoparathyroidism with Dihydrotachysterol. J. amer. med. Assoc. **112**, 2592 (1939). — GOLLWITZER-MEYER: Tetaniestudien. I. Die Guanidintetanie. Z. exper. Med. **40**, 59 (1924). — II. Überventilationstetanie. Z. exper. Med. **40**, 70 (1924). — III. Die Magentetanie. Z. exper. Med. **83** (1924). — HANKE, H.: Über Epithelkörperchenverpflanzung bei parathyreopriver Tetanie. Arch. klin. Chir. **170**, Nr. 4 (1932). — HETÉNYI, G.: Über Störungen der Kalkresorption und Auftreten von Tetanie im Laufe des chronischen Dünndarmkatarrhs. Klin. Wschr. **1938** I, 506. — HOLTZ, F.: Beitrag zur Kenntnis der Überventilationstetanie. Hoppe-Seylers Z. **194**, 76 (1931). — Die Behandlung der postoperativen Tetanie. Arch. klin. Chir. **177**, 32 (1933). — Wann ist eine Tetanie mit A.T. 10 zu behandeln. Dtsch. med. Wschr. **1934** II, 1830. — Die Tetanie und ihre Behandlung. Umfrage. Med. Klin. **1936** I, 656, 701, 795. — JAENSCH, W.: Über Tetanie. Dtsch. med. Wschr. **139**, I, 781. — KLINKE, K.: Zustandsform des Serumcalciums und ihre pathologische Bedeutung. Klin. Wschr. **1927** I, 791. — Neuere Ergebnisse der Calciumforschung. Erg. Physiol. **26**, 235 (1928). — KRAMER, F.: Die relative Nebenschilddrüseninsuffizienz und ihre Behandlung. Fortschr. Ther. **1936**, 521. — McKENDREE, L. E., u. S. HAINES: Parathyroid insufficiency with symmetrical cerebral calcification. J. amer. med. Assoc. **113**, 747 (1939). — LEUCHTENBERG, P.: Ein phänomenologischer Beitrag zur Tetaniefrage. Z. Neur. **171**, 337 (1941). — MAINZER, F.: Über die Pathogenese der Tetanie. Nervenarzt **1931**, 214. — MARZAHN, H.: Über elektrokardiographische Veränderungen bei postoperativer Tetanie. Dtsch. med. Wschr. **1935** I, 507. — MOSCHINSKI, G.: Zur chloropriven Tetanie. Dtsch. med. Wschr. **1938** II, 1579. — PLÜGGE, H.: Zur Symptomatologie der Tetanie. Dtsch. med. Wschr. **1938** I, 521. — ROMINGER, E., H. MEYER u. C. BOMSKOV: Über die Entstehung der Tetanie im Kindesalter. Klin. Wschr. **1931** II, 1342. — SIOLI, F.: Die Übererregbarkeits- oder tetanoide Epilepsie. Allg. Z. Psychiatr. **110**, 252 (1939). — SPIEGLER, R., u. STERN: Die Bedeutung der Zustandsformen des Kalkes und ihre Beeinflussung durch das Parathyreoideahormon. Klin. Wschr. **1932** II, 1580. — VEIL, H.: Die Bedeutung der latenten Tetanie. Ther. Gegenw. **1932**, 175.

Die Rolle der Epithelkörperchen bei anderen Krankheiten.

BARNEY, J., u. E. R. MINTZ: The Relation of Parathyroid Glands to Urinary Lithiasis. J. of Urol. **36**, 159 (1936). — BERNHEIM, A. R., u. J. H. GARLOCK: Parathyroidectomy of RAYNAUDs Disease and Skleroderma. Ann. Surg. **101**, 1012 (1935). — HOESCH, K.: Migräne und Nebenschilddrüseninsuffizienz. Zbl. inn. Med. **1937**, Nr. 49. — HOFF, F.: Klinische Beiträge zum Problem der Sklerodermie. Klin. Wschr. **1941**, 465. — LANGERON, L., M. PAGET u. A. DANÉS: Magensekretion und Nebenschilddrüsenextrakte. Ref. franç. Endocrin. **15**, 261 (1937). — LERICHE, R., A. JUNG u. S. CEMIL: Untersuchungen über die Wirkung des Nebenschilddrüsenextraktes auf das Skeletsystem. Presse méd. **1933** II, 2095. — MANON, H.: Sklerodermie et Parathyroid. Gaz. Hôp. **1932**, 375. — SSAMARIN, N. N.: Einseitige Parathyreoidektomie als operative Behandlungsmethode der ankylosierenden Polyarthritis. Arch. klin. Chir. **153**, 358 (1930). — WEIL, M. P.: Hypercalcämische ankylosierende Arthritis und Parathyreoidektomie. Presse méd. **1934**, 211.

Die Thymusdrüse und ihre Krankheiten.

ADLER, H.: Physiologie und Pathologie des Thymus. Eine klinisch experimentelle Studie. Dtsch. Z. Chir. **250**, 614 (1938). — ANSELMINO, K. J., u. M. LOTZ: Zur Frage des thymotropen Hormons des Hypophysenvorderlappens und des Thymushormons. Klin. Wschr. **1941**, 1190. — BOMSKOV, CHR., u. SLADOVIE: Der Thymus als innersekretorisches Organ. Dtsch. med. Wschr. **1940**, 589. — HAMMAR, J. A.: Die normal morphologische Thymusforschung im letzten Vierteljahrhundert. Analyse und Synthese nebst einigen Worten zur Funktionsfrage. Leipzig: Johann Ambrosius Barth 1936 (dort ausführliches Literaturverzeichnis). — Bedeutet Hyperplasie der Thymus Hyperthymie? Klin. Wschr. **1939** II, 1452. — Z. mikr. Anat. **49**, 68 (1940). — LENART, G.: Die Thymusfunktion. Erg. inn. Med. **50**, I (1936). — PENDE, W.: Hyperthymismus des Knaben und sexuelle Anomalien. Röntgenbestrahlung des Thymus. Dtsch. med. Wschr. **1939** I, 210. — ROWNTREE, L. G.: Die Thymusdrüse. Die Drüsen mit innerer Sekretion. S. 316. Wien u. Leipzig 1937. — ROWNTREE, L. G., J. H. CLARK, A. M. HANSON u. A. STEIBERG: The bilogic effects of thymus extract. J. amer. med. Assoc. **103**, 1425 (1934). — WEISE, W.: Morphologie und Klinik des Thymus. Dtsch. Arch. klin. Chir. **253**, 145 (1940). — Neue Ergebnisse der normalmorphologischen Thymusforschung. Dtsch. med. Wschr. **1939** II, 1310.

Das Inselorgan und seine Krankheiten.

Anatomie.

FERNER, H.: Beiträge zur Histobiologie der LANGERHANSschen Inseln des Menschen mit besonderer Berücksichtigung der Silberzellen und ihrer Beziehung zum Pankreasdiabetes.

Virchows Arch. **309**, 87 (1942). — FEYRTER, F.: Über diffuse endokrine epitheliale Organe. Leipzig: Johann Ambrosius Barth 1938.

Physiologie

(s. die eingangs erwähnten Handbücher und zusammenfassenden Darstellungen).

BEST, C. H.: Die innere Sekretion des Pankreas. Die Drüsen mit innerer Sekretion, S. 324. Wien u. Leipzig 1937. — GEILING, E. M. K., H. JENSEN u. G. E. FARRAR: Insulin. Handbuch der experimentellen Pharmakologie, Erg.-Werk, Bd. 5, S. 197. 1937. — HOUSSAY, B. A., u. V. DEULOFEU: La Chemie et la Sécrétion de l'Insulin. Erg. Hormon- u. Vitamin-forsch. **2**, 297 (1939). — JOSLIN, E. P.: Die therapeutische Anwendung des Insulins. Die Drüsen mit innerer Sekretion, S. 336. Wien u. Leipzig 1937. — SCOTT, D. A.: Crystalline insulin. Endocrinology **25**, 437 (1939).

Die Zuckermangelkrankheit.

Zusammenfassende Darstellungen.

MEYTHALER, F., u. M. EHRMANN: Über Spontanhypoglykämien. Erg. inn. Med. **54**, 116 (1938).
WILDER: Klinik und Therapie der Zuckermangelkrankheit. Wien, Leipzig u. Bern: Weidmann & Co. 1936.

Einzelarbeiten.

BICKEL, G.: Considérations sur l'hypoglycémie spontanée. Schweiz. med. Wschr. **1937 II**, 1205. — CAMPBELL, W. R., R. R. GRAHAM and W. L. ROBINSON: Island cell tumors of the pancreas. Amer. J. med. S. **198**, 445 (1939). — EHRLICH, W.: Über angeborene Hypoglykämie. Klin. Wschr. **1934 I**, 584. — ENGELHARD, E.: Die hormonalen Wirkstoffe der Nebennieren-rinde. Klin. Wschr. **1942**, 937. — ERCKLENTZ, B.: Zur Kenntnis der konstitutionellen Spon-tanhypoglykämie. Münch. med. Wschr. **1934 I**, 550. — FRANK, H.: Letale Spontanhypo-glykämie. Münch. med. Wschr. **1935 II**, 1829. — HARNAPP, O.: Hyperinsulinismus. Dtsch. med. Wschr. **1936 I**, 840. — KATSCH, G.: Über perniciösen Insulinismus. Dtsch. med. Wschr. **1948**, 271. — KÄMMERER, H., u. H. MICHEL: Über den Umschlag von Diabetes in protrahierte Spontanhypoglykämie sowie über Diagnostik und Therapie der Inseladenome. Z. ärzt. Forsch. **1**, 22 (1947). — LUFT, R.: Spontaneous hypoglycaemia with special reference to the dia-gnosis of hyperinsulinism. Acta med. scand. (Stockholm) **127**, 65 (1947). — MARX, H.: Über die Ätiologie unklarer Dämmerzustände. (Zur Symptomatologie der spontanen Hypoglyk-ämie.) Nervenarzt **6**, 1931933). — MEYR, A. K., L. ATMANN and L. PERLMAN: Islet cell tumors of the pancreas. J. amer. med. Assoc. **117**, 16 (1941). — REITER, G.: Über 2 Fälle von Inselzelladenom des Pankreas. Klin. Wschr. **1937 I**, 844. — ROSENBERG, M.: Über artifiziellen und spontanen Hyperinsulinismus. Klin. Wschr. **1932 II**, 2097. — SCHUR, M., u. M. TAUBENHAUS: Zur Pathogenese und Klinik der Spontanhypoglykämie und deren operative Behandlung. Z. klin. Med. **128**, 292 (1935).

Die Nebennieren und ihre Erkrankungen.

Zusammenfassende Darstellungen.

GOLDZIEHER, M. A.: The Adrenals. New York 1929.
GROLLMAN, A.: The Adrenals. Baltimore: Williams & Wilkins Co. 1936.
REISS, M.: Die Nebennieren. C. OPPENHEIMERS Handbuch der Biochemie des Menschen und der Tiere, Erg.-Werk, Bd. 3, S. 967. 1936.
THADDEA, S.: Die Nebennierenrinde. Leipzig: Georg Thieme 1936.
— Erkrankungen der Nebennieren. Erg. inn. Med. **54**, 753 (1938).
THOMAS, E.: Pathologie der Nebenniere. PFAUNDLER-SCHLOSSMANNS Handbuch der Kinder-heilkunde, 4. Aufl., Bd. 1, S. 969, 1931.
VERZÁR, F.: Die Funktion der Nebennierenrinde. Basel: Benno Schwabe & Co. 1939.

Anatomie.

ALPERT, L. K.: The innervation of the suprarenal glands. Anat. Rec. **50**, 221 (1931). — BACHMANN, R.: Nebennierenstudien. Erg. Anat. u. Entwicklungsgesch. **33**, 31 (1941). — ERBSLÖH: Klin. Wschr. **1947**, 622. — LUCADOU, W. v.: Beitrag zur Morphologie der Neben-nieren. Beitr. path. Anat. **101**, 197 (1938). — QUINAN, C., u. A. A. BERGER: Weight of human adrenals. Ann. int. Med. **6**, 1180 (1933). — STAEMMLER, M.: Die Funktion des Nebennieren-markes und ihr histologischer Ausdruck. Beitr. path. Anat. **91**, 30 (1933). — TONUTTI, E.: Umbauvorgänge in den Transformationsfeldern der Nebennierenrinde als Grundlage der Beurteilung der Nebennierenrindenarbeit. Z. mikrosk.-anat. Forschg. **52**, 32 (1942). — ZWEMER, R. L.: A study of adrenal cortex morphology. Amer. J. Path. **12**, 107 (1936).

Physiologie.
I. Nebennierenrinde.

ALBERS, D., u. S. THADDEA: Elektrokardiogrammveränderungen bei experimenteller und klinischer Nebenniereninsuffizienz. Z. Kreislaufforsch. **29**, 825 (1937). — ALLERS, W. D., u. E. C. KENDALL: Maintenance of adrenalectomized dogs without cortin, through control of the mineral constituents of the diet. Amer. J. Physiol. **118**, 87 (1937). — BRITTON, S. W:. Evidence on chief function of adrenal cortex. Endocrinology **16**, 633 (1932). — Function of the adrenals. Amer. J. Physiol. **107**, 190 (1934). — CLEGHORN, E. W., McHENRY, G. A. McVICAR u. D. W. OVEREND: Experimental and clinical studies on adrenal insufficiency. Canad. med. Assoc. J. **37**, 48 (1937). — GROLLMANN, A.: The comparative activity of desoxycorticosterone and other crystalline derivatives and of purified extracts of the adrenal cortex. J. of Pharmacol. **67**, 257 (1939). — HARROP, G. A.: The water and salt hormone of the adrenal cortex. Bull. Hopkins Hosp. **59**, 25 (1936). — HARTMANN, F. A.: The adrenal problem. Endocrinology **19**, 633 (1935). — HARTMANN, F. A., u. H. J. SPOOR: Cortin and the Sodium factor of the adrenal gland. Endocrinology **26**, 87 (1940). — INGLE, P.: The physiological action of the adrenal hormones. The American Assoc. for the Advancement of Sciences. S. 83. — KENDALL, E. C.: Adrenal Cortex extract. J. amer. med. Assoc. **105**, 1486 (1935). — The function of the adrenal cortex. Proc. Staff Meet. Mayo Clin. **15**, 297 (1940(· — KÖHLER, V., u. A. FLECKENSTEIN: Die Stellung des Desoxycorticosteronacetats im normalen und pathologischen Kohlenhydratstoffwechsel. Dtsch. Arch. klin. Med. **189**, 530 (1942); **191**, 248, 578 (1943). — KUISENGA, M. H.: The isolation and chemistry of the adrenal hormones. The Amer. Assoc. for the Advencement of Sciences. S. 57. — KYLIN, E.: Physiologie und Klinik der Nebennierenrinde. Mit besonderer Berücksichtigung der Beziehungen zu den Blutdruckkrankheiten. Zbl. inn. Med. **1936**, 305. — LASZT, L., u. F. VERZÁR: Die Störungen des Kohlehydratstoffwechsels bei Ausfall der Nebennierenrinde und ihr Zusammenhang mit dem Na-Stoffwechsel. Biochem. Z. **292**, 159 (1937). — Die Rolle von Vitamin B_2, B_4 und B_6 bei Nebennierenmangel (Versuche mit Hefeextrakten). Pflügers Arch. **239**, 136 (1937). — LUCKE, H.: Der Nebennierenzwergwuchs. Arch. f. exper. Path. **187**, 409 (1937). — MARANON, G.: Sur quelques problémes de la physiopathologie surrénale. Presse méd. **1937**, 974. — PAGE, I. H.: The effect of bilateral adrenalectomy on arterial blood pressure of dogs with experimental hypertension. Amer. J. Physiol. **122**, 352 (1938). — PFIFFNER, J. J., O. WINTERSTEINER u. H. M. VARS: Chemical studies on the adrenal cortex. Fractiomation studies of hormone concentrates. J. of biol. Shem. **111**, 585 (1935). — REICHSTEIN, T.: Chemie des Cortins und seiner Begleitstoffe. Erg. Hormon- u. Vitaminforsch. **1**, 334 (1938). — RIML, O.: Über die Wirkung des Serums nebennierenloser Tiere auf den Gesamtorganismus und die Nebennieren normaler Tiere. Pflügers Arch. **238**, 345 (1936). — VERZÁR, F.: Die Rolle von Lactioflavin und Flavinphosphorsäure bei Nebennierenrindenausfall sowie Jodessigsäurevergiftung. Z. Vitaminforsch. **5**, 265 (1936). — Der Zusammenhang zwischen Vitamin B_2 und dem Hormon der Nebennierenrinde. Pflügers Arch. **237**, 467 (1936). — VERZÁR, F., u. Mitarbeiter: Physiologische Arbeiten aus dem physiologischen Institut der Universität Basel. Basel: Benno Schwabe & Co. 1940.

Physiologie.
II. Nebennierenmark.
Zusammenfassende Darstellungen.

BAYER, G., u. TH. V. D. WENSE: Physiologie des Nebennierenmarkes. Zwanglose Abhandlungen aus dem Gebiet der inneren Sekretion, Bd. 6. Leipzig: Johann Ambrosius Barth 1938.

BLASCHKO, H., D. RICHTER u. H. SCHLOSSMANN: The inactivation of adrenaline. J. Physiol. **90**, 1 (1937).

GREEN u. E. RICHTER: Biochem. J. **31**, 596 (1937).

ROGOFF, J. M.: Das Nebennierenmark. Die Drüsen mit innerer Sekretion. Wien u. Leipzig 1937.

Einzelarbeiten.

ANNAU, E., ST. HUSZÁK, J. L. SVIRBELY u. A. SZENT GYÖRGYI: The function of the adrenal medulla. J. of Physiol. **76**, 181 (1932). — BACQ, Z. M.: La pharmacologie du système enrveux autonome et particulièrement du sympathique, après la théorie neurohumorale. Ann. de Physiol. **10**, 467 (1934). — BRAUCH, F., W. H. BROWN u. H. REIN: Über den funktionellen Einbau der Nebenniere in den Gesamtkreislauf. Z. Biol. **96**, 40 (1935). — CANNON, W. B.: Die Notfallsfunktion des sympathico-adrenalen Systems. Erg. Physiol. **27**, 380 (1928). — EULER, U. v.: Bestimmung von Adrenalin und Thyroxin im Blute. Arch. f. exper. Path. **171**, 186 (1933). — FELDBERG, W., u. B. MINZ: Die Wirkung von Acetylcholin auf die Nebenniere. Arch. f. exper. Path. **163**, 66 (1931). — GIORDANO, C., u. P. ZEGLIO:

Adrenalinbestimmung im Plasma des arteriellen und venösen menschlichen Blutes. Z. klin. Med. **135**, 212 (1938). — GOLLWITZER-MAIER, K., K. KRAMER u. E. KRÜGER: Die Wirkung des Adrenalins auf die Energetik des Herzens. Pflügers Arch. **237**, 639 (1937). — GRILL, C.: Observations on the adrenalin need in man and the effect of adrenalin on the blood pressure at different blood pressure heights. Acta med. scand. (Stockh.) **91**, 628 (1937). — HEINSEN, H. A.: Zur Frage der Bildung und Zerstörung von Tyramin durch Nierengewebe. Biochem. Z. **294**, 120 (1937). — KUGELMANN, B.: Zur Frage der Adrenalinausschüttung bei der Insulinhypoglykämie und bei PALschen Gefäßkrisen. Klin. Wschr. **1933 II**, 1488. — MEYTHALER, F.: Die Sicherungsfunktion des Adrenalins. Arch. f. exper. Path. **178**, 330 (1935). — REIN, H.: Über die physiologischen Aufgaben des Adrenalis als Kreislaufhormon. Verh. dtsch. Ges. Kreislaufforsch. **1937**, 27. — SCHULER, W., u. A. WEIDEMANN: Die Adrenalinsynthese im Reagenzglase unter physiologischen Bedingungen. Z. physiol. Chem. **233**, 235 (1935). — TARRAS-WAHLBERG, B.: Gibt es eine humorale Antiadrenalinregulierung? Klin. Wschr. **1935 I**, 793.

Hypofunktion der Nebennierenrinde (die ADDISONsche Krankheit).

ALLIOT, E. N.: Chemical changes in the blood in ADDISONs disease and their alteration in response to treatment. Lancet **1936 I**, 1406. — BERBLINGER, W.: Nebennierentuberkulose als Todesursache. Schweiz. med. Wschr. **1940**, 293. — BEUTEL, A.: Nebennierenverkalkungen. Röntgenprax. **7**, 85 (1935). — BREITFELLNER, M., u. R. HERBST: Zur klinischen Bedeutung der akuten Nebenniereninsuffizienz, deren Ätiologie, Diagnose und Therapie. Dtsch. Z. Chir. **247**, 123 (1936). — BRITTON, S. W., u. E. L. COREY: Vergleich der Wirkung von Desoxycorticosteron und Nebennierenrindenextrakt auf die Nebenniereninsuffizienz. Amer. J. Physiol. **129**, 316 (1940). — CURSCHMANN, HANS: Über familiären Morbus Addison und Addisonismus. Wien. med. Wschr. **1940 I**, 327. — CUTLER, H. H., M. H. POWER u. R. M. WILDER: Concentrations of sodium, chloride and potassium in the blood plasma and urine of patients with ADDISONs disease. Their diagnostic significance. Proc. Staff Meet. Mayo Clin. **13**, 244 (1938). — DELIUS, L., u. E. OPITZ: Über Veränderungen des Elektrokardiogramms bei Morbus Addison. Dtsch. Arch. klin. Med. **178**, 1 (1935). — DEMOLE, M.: L'insuffisance cortico-surrénale masquée au cours d'affections digestives chroniques. Presse méd. **1936 I**, 543. — DIEHL, E.: Addisonismus bei chronischer Gastroenteritis. Dtsch. Arch. klin. Med. **175**, 177 (1933). — FEREBEE, J. W., CH. RAGAN, D. W. ASCHELY u. R. F. LOEB: Desoxycorticosterone Esters. J. amer. med. Assoc. **113**, 1725 (1939). — FRÖHLICH, E.: Über die klinische Bedeutung der pigmentierten Mundschleimhaut im Zusammenhang mit dem Morbus Addison. Dtsch. zahnärztl. Z. **1**, 252 (1946). — GORDON, E. S.: The use of desoxycorticosterone and its esters in the treatment of Addison's disease. J. amer. med. Assoc. **114**, 2549 (1940). — HARNAPP, G. O.: Morbus Addison beim Kinde. Mschr. Kinderheilk. **66**, 213 (1936). — HENI, F.: Klinisches zur Frage des Morbus Addison. Klin. Wschr. **1939 I**, 1052. — JONÁS, V., u. M. JELINEK: Über die Erfolge der Substitutionsbehandlung beim Morbus Addison mit besonderer Rücksicht auf die Ausfallserscheinungen der Keimdrüsentätigkeit. Z. Geburtsh. **124**, 125 (1942). — KAHLER, H.: Über Amyloidose der Nebennieren als Ursache akuter Nebenniereninsuffizienz. Wien. klin. Wschr. **1939 II**, 915. — MAINZER, F.: Klinische Studien zur ADDISONschen Krankheit. II. Mitt. „Forme fruste" der chronischen Nebenniereninsuffizienz. Schweiz. med. Wschr. **1936 II**, 1014. — Über die Störung der „Nierenfunktion" bei ADDISONscher Krankheit. Schweiz. med. Wschr. **1937 I**, 31. — MARANON, G., u. J. A. COLLAZO: Über die Störungen des Wasser- und Mineralstoffwechsels in der ADDISONschen Krankheit und deren Mechanismus. Klin. Wschr. **1935 II**, 1107. — MOEHLIG, C.: ADDISONs Disease followed for nine years. J. clin. Endocrinol. **7**, 134 (1947). — PERKINS, P. A.: ADDISONs disease and pregnancy. J. amer. med. Assoc. **99**, 1500 (1932). — RATNER, P. A.: Die hypophysär-suprarenale Insuffizienz und das SCHELLONG-STRISOWERsche Phänomen. Z. klin. Med. **127**, 713 (1935). — RIGLER, R.: Zur Pathologie der Nebenniereninsuffizienz. Wien. klin. Wschr. **1937 II**, 1731. — RIML, O.: Neues von der Funktion der Nebennierenrinde und vom Morbus Addison. Klin. Wschr. **1937 I**, 801. — Die Diagnose des Morbus Addison aus dem Blutserum. Z. klin. Med. **134**, 1 (1938). — Cortinmangelzustände. Klin. Wschr. **1939 I**, 265. — RIVOIRE, R.: Le traitement de la maladie d'Addison. Presse méd. **1935**, 1122. — RYNEARSON, E. H., A. M. SNELL u. E. HAUSNER: Behandlung der ADDISONschen Krankheit und ihre Erfolge. Z. klin. Med. **134**, 11 (1938). — SAUER, A.: Nebennierenfunktionsprobe nach CUTLER, POWER u. WILDER. Anwendung bei Morbus Addison und anderen Krankheitszuständen. Schweiz. med. Wschr. **1942 I**, 357. — SCHÖNBERG, H.: Über „Nebennierenapoplexien". Klin. Wschr. **1938 I**, 201. — SCHULTZER, P.: Treatment of acute insufficiency of the suprarenal cortex. Acta med. scand. (Stockh.), Suppl. **78**, 554 (1936). — SIMPSON, C. K.: Pathology of the adrenal gland in relation to sudden death. Lancet **1937 I**, 851. — TERBRÜGGEN, A.: Nebenniere und operatives Trauma. Zbl. Path. **70**, 81 (1938). — THADDEA, S.: Das klinische Bild und die Behandlung der Nebenniereninsuffizienz. Zbl. inn. Med. **1937**, Nr. 12/13. — Die therapeutische Verwendung des Nebennierenrindenhormons. Stuttgart: Ferdinand Enke 1941. — VERZÁR, F.: Die

Behandlung der ADDISONschen Krankheit mit Nebennierenrindenhormon. Schweiz. med.Wschr. **1940**, 1229. — WELLER, G. L.: Adrenal insufficiency resulting from partial or total atrophy of the adrenal glands. Early clinical recognition. Arch. int. Med. **57**, 275 (1936). — WELLS, H. G., E. M. HUMPHREYS u. E. G. WORK: Significance of the increased frequency of selective cortical necrosis of adrenal. J. amer. med. Assoc. **109**, 490 (1937). — WILDER, R. M.: Recent clinical and experimental observations in adrenal insufficiency. New internat. Clin. **3** (N. s. 1), 18 (1938).

Hyperfunktion der Nebennierenrinde (das genito-adrenale Syndrom).

Zusammenfassende Darstellungen (s. auch Intersexualität).

BROSTER, L. R., CL. ALLEN, H. W. C. VINES, J. PATTERSON, A. W. GREENWOOD, C. F. MARRIAN u. G. C. BUTLER: The Adrenal Cortex and Intersexuality. London: Chapman & Hall 1938.

SCHWARZ, E.: Die Beziehungen der Nebenniere zum weiblichen Geschlechtsapparat. HALBAN-SEITZ' Biologie und Pathologie des Weibes, Bd. 5/IV, S. 897. 1928.

Einzelarbeiten.

BROSTER, L. R.: Eight years' experience with the adrenal gland. Arch. Surg. **34**, 761 (1937). — MASON u. KEPLER: J. biol. Chem. **161**, 235 (1945). — McGAVACK, TH. M.: Masculinizing and non-masculinizing carcinomata of the cortex of the adrenal gland. Endocrinology **26**, 396 (1940). — NAGEL, W.: Beitrag zur Klinik der Nebennierenerkrankungen. Dtsch. Arch. klin. Med. **177**, 600 (1935). — NEUMANN, H. O.: Nebennierenrinde und Geschlechtlichkeit. Arch. Gynäk. **160**, 481 (1936). — ROHOLM, R., u. G. TEILUM: Feminizing tumors of the supravenal cortex with description of a case. Acta med. scand. (Stockh.) **111**, 190 (1942). — SAPHIR, W., u. M. L. PARKER: Adrenal virlism. J. amer. med. Assoc. **107**, 1286 (1936). — SHEPARDSON, H. C., u. E. SHYPIRO: The diabetes of bearded women. Endocrinology. **24**, 237 (1939). — SIMPSON, S. L., u. C. A. JOLL: Feminisation in a male adult with carcinoma of the adrenal cortex. Endocrinology **22**, 205 (1938).— WILKINS, L., W. FLEISCHMANN u. J. E. HOWARD: Macrogenitosomia precox associated with hyperplasia of the androgenic tissue of the adrenal and death from corticoadrenal insufficiency. Endocrinology **26**, 385 (1940).

Paragangliome des Nebennierenmarkes.

BAUER, J., u. R. LERICHE: Zur Klinik und Therapie des Paraganglioms. Adrenalogene Hochdruckkrisen. Wien. klin. Wschr. **1934 II**, 1385. — BISKIND, MEYER and BEADNER zit. n. Cameron, A. T. Recent advances in Endocrinology. London: J. &. A. Churchill 1947. — BÜCHNER, F.: Spezifische Tumoren des Nebennierenmarkes mit Hypertonie. Klin. Wschr. **1934 I**, 617. — EISENBERG, A., u. H. WALLERSTEIN: Pheochromocytoma of the adrenal. Arch. Path. **14**, 818 (1932). — GÄRTNER, W.: Das klinische Bild, insbesondere die Kreislaufstörungen bei Prägangliom der Nebenniere. Z. Kreislaufforsch. **28**, 82 (1936). — GREEN, D. M.: Pheochromocytoma and chronic hypertension. J. amer. med. Assoc. **131**, 1260 (1946). — HEGGLIN, R., u. M. HOLZMANN: Elektrokardiographische Befunde beim Paragangliom der Nebenniere. Dtsch. Arch. klin. Med. **180**, 681 (1937). — HOLST, E. J.: Three cases of chromaffin cell tumors of the suprarenal glands. Acta med. scand. (Stockh.) **44**, 510 (1938). — KAHLAU, G.: Über schwere Hypertonie durch Phäochromocytom einer Nebenniere mit Adenomen in anderen innersekretorischen Drüsen. Frankf. Z. Path. **56**, 86 (1936). — KALK, H.: Paroxysmale Hypertension. Klin. Wschr. **1934 I**, 613. — KNAKE,E.: Über einen Fall von doppelseitigem Phächromocytom der Nebenniere und die Bedeutung des Adrenalins im klinischen Bilde dieser Geschwülste. Virchows Arch. **308**, 616 (1941). — LINNEWEH, F.: Über eine seltene Form des blassen Hochdrucks. Mschr. Kinderheilk. **90**, 179 (1940). — McGAVACK, T. H. J. W. Benjamin, F. D. SPEER and S. KLOTZ: Malignant Pheochromocytoma of the adrenal medulla. (Paraganglioma) J. clin. Endocrinol. **2**, 332 (1942). — PAAL, J.: Die Tonuskrankheiten des Herzens und der Gefäße. Ihre Biologie und Therapie. Wien: Springer 1934.—REICHARDT,R.: Chromaffiner Tumor des ZUCKERKANDLschen Organs und innere Sekretion. Endokrinol. **14**, 180 (1934). — SCHNEIDER, PH.: Ein Beitrag zur gerichtsärztlichen Bedeutung von Blutungen in Markgeschwülste der Nebenniere. Beitr. z. gerichtl. Med. **14**, 51 (1938). — SUERMONDT, W. F.: Paroxysmale Blutdruckerhöhung geheilt durch Exstirpation einer Nebennierengeschwulst. Z. Chir. **2**, 70 (1934).

Therapie mit Nebennierenrindenpräparaten.

BAMBERGER, PH., u. W. ZELL: Vitamin C- und Cortidynbehandlung der malignen Diphtherie. Z. Kinderheilk. **58**, 307 (1936). — BERGER, E.: Die experimentellen Voraussetzungen einer Behandlung der Diphtherie mit Vitamin C und Nebennierenrindenhormon. Klin. Wschr. **1937 II**, 1177. — BLANCO, T., u. R. DEL CAMPO: Das Nebennierenrindenhormon bei der Behandlung der Gestosen. Zbl. Gynäk. **1935**, 1639. — EBEL, A., u. H. MAUTNER: Experimentelle Beiträge zur Therapie der Diphtherie. Wien. klin. Wschr. **1936 I**, 464. — EINHAUSER, M.: Behandlung schwerer Verbrennungen mit Nebennierenrindenhormon und Vitamin C im Tierversuch. Klin. Wschr. **1938 I**, 127. — ENGEL, R., u. F. BILLMANN: Die Depotbehandlung der Nebenniereninsuffizienz. Dtsch. med. Wschr. **1941 I**, 230. — FIROR, M. W.: The treatment of Addisons disease by the implantation of synthetic hormone. Ann. Surg. **111**, 942 (1940). — GRÜNEBERG, TH.: Über die Behandlung der Psoriasis mit Nebennierenrindenextrakt. Münch. med. Wschr. **1936 I**, 561. — SCHMIDT, W.: Neue Wege in der Behandlung des Schwangerschaftserbrechens. Münch. med. Wschr. **1936 I**, 357. — STÖRMER, A.: Nebennierenrindenbehandlung asthenischer Krankheitsformen. Med. Klin. **1936 II**, 1299. — STRAUBE, G.: Zur Therapie der SIMMONDSschen Krankheit. Klin. Wschr. **1938 II**, 1016. — THADDEA, S.: Die therapeutische Verwendung des Nebennierenrindenhormons. Stuttgart: Ferdinand Enke 1941.

Die Rolle der Nebennieren bei anderen Erkrankungen.

BAMBERGER, PH., u. H. NEVER: Über das Krankheitsgeschehen bei toxischer Diphtherie. Z. Kinderheilk. **58**, 324 (1936). — CAMERER, J. W.: Akute Nebennierenrindeninsuffizienz nach Scharlach. Jb. Kinderheilk. **149**, 66 (1937). — DANTASCHAKOFF, W.: Der Aufbau des Geschlechtes beim höheren Wirbeltier. Jena 1941. — FREI, W.: Nebennierenmark und Hypertonie. Frankf. Z. Path. **46**, 523 (1934). — HARTMANN, M.: Die Sexualität. Jena: Gustav Fischer 1943. — JORES, A.: Die Bedeutung der Hypophyse für die Entstehung des Hochdruckes, insbesondere der essentiellen Hypertonie. Klin. Wschr. **1936 I**, 841. — KONSCHEGG, TH.: Zur Frage des Mechanismus des normalen und des erhöhten Blutdruckes. Klin. Wschr. **1934 II**, 1452. — Beziehungen zwischen renalem Hochdruck und Nebennieren. Verh. dtsch. path. Ges. **30**, 304 (1937). — LUCADOU, W. v.: Die Nebennieren bei der Hypertonie. Klin. Wschr. **1935 II**, 1529. — Untersuchungen über die Nebenniere, besonders bei chronischer Herzbelastung. Beitr. path. Anat. **96**, 561 (1936). — RAAB, W.: Nebennieren und Angina pectoris. Pathogenese und Röntgentherapie. Arch. Kreislaufforsch. **1**, 255 (1937). — Arterioskleroseentstehung und Nebennierenlipoidadrenalin-(„NLA“-)Komplex. Z. f. ges. exper. Med. **105**, 657 (1939). — THADDEA, S.: Infekt und Nebennierenrinde. Klin. Wschr. **1935 II**, 1275. — VOGT, H.: Untersuchungen über vasopressorische Stoffe bei der essentiellen Hypertonie und beim Kaolinhochdruck des Hundes. Klin. Wschr. **1938 II**, 1148.

Die Keimdrüsen und ihre Krankheiten.
Zusammenfassende Darstellungen.

CLAUBERG, C.: Innere Sekretion der Ovarien und der Placenta. Zwanglose Abhandlungen aus dem Gebiet der inneren Sekretion. Bd. 2. Leipzig: Johann Ambrosius Barth 1937.
DANTSCHAKOFF, WERA: Das Hormon im Aufbau der Geschlechter. Biol. Zbl. **58**, 302 (1938).
FELS, E.: Das Hormon des Corpus luteum. Leipzig u. Wien: Franz Deuticke 1937.
KOCH: Sex Hormones. Biol. Symposia Vol 9. Catell Press Lancaster 1942.
LIPSCHÜTZ, A.: The internal Secretion of the Sex Glands. Baltimore 1924.
ZONDEK, H.: Hormone des Ovariums und des Hypophysenvorderlappens. Wien: Springer 1935.

Anatomie und Physiologie.

(s. die zusammenfassenden Darstellungen von ROMEIS im Handbuch der inneren Sekretion, Bd. 2, S. 1745 und von SAND im Handbuch der normalen und pathologischen Physiologie, Bd. 14/1, S. 215.)
(Bezüglich der Chemie der Sexualhormone sei auf die große Zahl zusammenfassender Darstellungen verwiesen, von denen die neuesten im folgenden aufgeführt werden.)
BUTENANDT, A.: Die stoffliche Charakterisierung der Keimdrüsenhormone, ihre Konstitutionsermittlung und künstliche Darstellung. Dtsch. med. Wschr. **1935 I**, 781, 823. — CLAUBERG, C.: Ein neuer mitbedingender Faktor für die Ursache des Follikelsprunges und seiner therapeutischen Anwendung. Arch. Gynäk. **166**, 189 (1938). — CLAUBERG, C., u. Mitarb.: Der Eintritt der Geburt als hormonales Phänomen. Z. Geburtsh. **116**, 430 (1938). — COLLIP, J. B.: Placental Hormones. Canad. med. Assoc. J. **23**, 631 (1930). — CONEN, S. L. B., A. McMASTER, G. F. MARRIAN u. H. WATERN: Excretion of oestrin during pregnancy Lancet **1935**, 674. — COURIER, R.: Les Hormones ovariennes. Ann. Bull. Soc. rox. Méd. gen. **41**, 121 (1936). — DANNEBAUM, H.: Die Wirkstoffe der männlichen Keimdrüsen. Erg. Physiol. **38**, 796 (1936). — GEY, G. O., E. E. SEEGAR, L. M. HELLMAN: The production of a gonadotrophic substance (Prolan) by placental cells in tissue culture. Science **88**, 306 (1938). — GOLDBERG, M. W.: Chemie der männlichen Sexualhormone. Erg. Hormon- u. Vitaminforsch. **1**, 371 (1938). — GRUMBRECHT, P., u. A. LOESER: Der Uterus und seine innersekretorische Bedeutung für den Ablauf der Ovarialfunktion. Arch. f. exper. Path. **192**,

202 (1939). — Hɪsᴀᴡ F. L. u. Mitarb.: Preparation, bilogical assay and properties of Relaxin. Endocrinology **34**, 103, 115, 122 (1944). — Kᴀᴜꜰᴍᴀɴɴ, C. u. U. Wᴇꜱᴛᴘʜᴀʟ: Über die Ausscheidung des Pregnandiols im mensuellen Zyklus. Klin. Wschr. **1947**, 910. — Kᴏʀᴇɴᴄʜᴇᴠꜱᴋʏ, V.: The bisexual and other effects of pure male sexual hormones on females. Erg. Vitamin- u. Hormonforsch. **2**, 418 (1939). — Mᴀʀʀɪᴀɴ, F. G.: The chemistry of the oestrogenic hormones. Erg. Vitamin- u. Hormonforsch. **1**, 419 (1938). — Pʜɪʟɪᴘᴘ, E.: Wo entstehen die Hormone der Placenta? Geburtsh. u. Frauenheilk. **4**, 433 (1942). — Pʀᴇɪꜱꜱᴇᴄᴋᴇʀ, E.: Die Funktionsstörungen der weiblichen Brust in der Stillperiode und ihre Behandlung. Erg. inn. Med. **54**, 702 (1938). — Rᴇʏɴᴏʟᴅꜱ, S. R. M., u. F. J. Fᴏʀꜱᴛᴇʀꜱ: Amer. J. Physiol. **128**, 147 (1939); **127**, 343 (1939). — Rᴜɪɢʜ L. W.: The Chemistry of the steroid. Biochem. Rev. **14**, 225 (1945). — Sᴄʜᴍɪᴅᴛ-Tʜᴏᴍé, J.: Neuere Ergebnisse auf dem Gebiet oestrogener Wirkstoffe. Erg. Physiol. **39**, 192 (1937). — Sɪᴇʙᴋᴇ, H.: Grundriß der Hormonlehre in der Gynäkologie. Zbl. Gynäk. **1937**, 2485. — Sᴛᴇɪɴᴀᴄʜ, E.: Zur Geschichte des männlichen Sexualhormons und seiner Wirkungen am Säugetier und beim Menschen. Wien. klin. Wschr. **1936 I**, 161, 196. — Sᴛɪᴇᴠᴇ, H.: Der Einfluß des Nervensystems auf Bau und Leistungen der weiblichen Geschlechtsorgane des Menschen. Z. mikrosk. anat. Forschg. **52**, 189 (1942). — Wᴏʟꜰ, Cʜ.: Die Kastration. Basel: Benno Schwabe 1934. — Zᴏɴᴅᴇᴋ, H.: Tumor growth in hypophyseal dwarfism. Lancet **1937 I**, 689.

Die Krankheiten der Keimdrüsen.
Zusammenfassende Darstellungen.

Kᴇʜʀᴇʀ, E.: Endokrinologie für den Frauenarzt in ihrer Beziehung zur Ovarialfunktion und insbesondere zur Amenorrhöe. Stuttgart 1937; s. ferner die oben zitierten Bücher von Cʟᴀᴜʙᴇʀɢ, Fᴇʟꜱ, Wᴏʟꜰ u. Zᴏɴᴅᴇᴋ.

Eunuchoidismus.

Fᴇɪɴᴇʀ, L., u. Tʜ. Rᴏᴛʜᴍᴀɴɴ: Study of a male castrate. J. amer. med. Assoc. **113**, 2144 (1939). — Lᴀɴɢᴇ, J.: Kastration vom Standpunkt des Psychiaters. Med. Klinik **1938 II**, 1081.

Hypergenitalismus.

Bᴇɴᴅᴀ, R., u. E. I. Kʀᴀᴜꜱ: Luteinisierender Granulosazelltumor mit Amenorrhöe. Arch. Gynäk. **157**, 400 (1934). — Fᴀɴᴄʜᴇʀ, K. J.: Hypertrophie of the testes with symptoms of hyperorchidism. Endocrinology **20**, 852 (1936). — Kʀᴀꜰᴛᴇɴ, E.: Weiterer Beitrag zur Klinik und mikroskopischen Anatomie der Granulosazelltumoren des Eierstockes. Arch. Gynäk. **150**, 643 (1932). — Pʟᴀᴛᴇ, W. P.: Über Granulosazelltumoren des Ovariums. Arch. Gynäk. **151**, 26 (1932). — Tꜱᴄʜᴇʀɴᴇ, E., u. W. P. Sᴄʜäꜰᴇʀ: Pubertas praecox durch ein Chorionepitheliom des Ovariums. Zbl. Gynäk. **1939**, 2417. — Uʀʙᴀɴ, N.: Rückbildungserscheinungen bei Pubertas praecox. Mschr. Kinderheilk. **90**, 11 (1942).

Pubertas praecox (s. auch Zirbeldrüse und Nebennieren).

Bɪɴɢ, J. F., J. H. Gʟᴏʙᴜꜱ u. H. Sɪᴍᴏɴ: Mount Sinai Hospital Edwin Beer. Anniversary number 1938, 935. — Dʀɪɢɢꜱ, M., u. H. Sᴘᴀᴛᴢ: Pubertas praecox bei einer hyperplastischen Mißbildung des Tuber cinereum. Virchows Arch. **305**, 576 (1939). — Mᴇʏᴇʀ, J. E.: Pubertas praecox bei einer hyperplastischen Mißbildung des Hypothalamus. Arch. Psych. **179**, 378 (1948). — Nᴏᴠᴀᴋ, E.: The constitutional type of female precocius puberty with a report of 9 cases. Am. J. Obst. a. Gyn. **47**, 20 (1944). — Oʀᴇʟ, H. Z.: Z. Konstit.lehre **13**, 694 (1927/28). — Rᴜꜱʜ, P. H., J. B. Bɪʟᴅᴇʀʙᴀᴄᴋ, D. Sʟᴏᴍᴀ u. A. Rᴏɢᴇʀꜱ: Pubertas praecox (Macrogenitosomia). Endocrinology **21**, 404 (1937). (Dort ausführliche Literatur.)

Intersexualität.
Zusammenfassende Darstellungen.

Bᴇʀɴᴇʀ, O.: Hermaphroditismus und sexuelle Umstimmung. Zwanglose Abhandlungen aus dem Gebiet der inneren Sekretion, Bd. 5. Leipzig: Johann Ambrosius Barth 1938.
Gᴏʟᴅꜱᴄʜᴍɪᴅᴛ, R.: Die sexuellen Zwischenstufen. Berlin: Springer 1931.
— Intersexualität und menschliches Zwittertum. Dtsch. med. Wschr. **1931 II**, 1288.
Mᴏꜱᴢᴋᴏᴡɪᴄᴢ, L.: Hermaphroditismus und andere geschlechtliche Zwischenstufen. Erg. Path. **31**, 236 (1936).

Einzelarbeiten.

Bᴀʟᴅᴡɪɴ, L. G., u. J. A. Gᴀꜰꜰᴏʀᴅ: Arrhenoblastoma, case report. Endocrinology **20**, 373 (1936). — Eʟʟɪꜱ, E. L. H.: A case of pseudohermaphroditism and its treatment. Lancet **1937 II**, 17. — Fɪɴᴋʟᴇʀ, R. S.: Social and psychological readjustment of a pseudohermaphrodite under endocrine therapie. J. clin. Endocrinol. **8**, 86 (1948). — Lᴀɴɢ, Tʜ.: Studies on the genetic determination of homosexuality. J. Nerv. a. Ment. Dis. **92**, 55 (1940) u. Arch. Neurol. u. Psych. **170**, 663 (1940). — MEYER, R.: Über die Art der zur Vermännlichung führenden Tumoren. Z. Geburtsh. **98**, 149 (1930). — SZATHMÁRY, Z. v.: Hormonuntersuchung bei Arrhenoblastom. Arch. Gynäk. **164**, 478 (1937). — WAGNER, G. A.: Geschlechtsmerkmale und ihre Beeinflussung durch Tumoren. Z. Geburtsh. **98**, 134 (1930).

Therapie mit Sexualhormonen.
Physiologische Vorbemerkung.

DEANESLY, R., u. A. S. PARKES: Further experiments on the administration of hormones by the subcutaneous implantation of tablets. Lancet **1938 II**, 606.— BUSCHBECK, H., u. K. HAUSKNECHT: Über die Wirkungen von Stilboestrol beim Menschen. Klin. Wschr. **1939 I**, 160. — MOORE, C. R., u. J. R. LAMAET: Cutaneous absorption of sex hormones. J. amer. med. Assoc. **111**, 11 (1938). — PREISSECKER, E.: Volldrüse oder chemisch reines Hormon. Wien. klin. Wschr. **1938 I**, 679. — RATSCHOW, M.: Über die nichtsexualspezifischen Wirkungen der Keimdrüsenstoffe. Erg. inn. Med. **60**, 138 (1941). — RÖSSLE, R., u. H. ZAHLER: Experimentelle Untersuchungen über Hoden und Prostataveränderungen durch Zufuhr von Hodenwirkstoffen. Virchows Arch. **302**, 251 (1938). — SCHOELLER, W., u. M. GEHRKE: Tierphysiologische Versuche über die Wirkung männlicher Keimdrüsenhormone. Klin. Wschr. **1938 I**, 694.

Therapie mit männlichen Sexualhormonen.

FOSS, G. L.: Effect of Testosterone propionate on a post puberal Eunuch. Lancet **1937 II**, 1307. — HAMILTON, J. B.: Treatment of sexual underdevelopment with synthetic male hormone substance. Endocrinology **21**, 649 (1937). — HOHLWEG, W., u. H. ZAHLER: Über die Wirkung der Einpflanzung von Testosteron in den Hoden infantiler und hypophysektomierter Ratten. Z. inn. Med. 1, Heft 1/2 (1946). — LICHTENSTEIN, R.: Die Überpflanzung der männlichen Keimdrüse. Berlin: Springer 1924. — LOESER, A. A.: The action of Testosterone propionate on the uterus and breast. Lancet **1938 I**, 373. — POLLAK, W.: Zur Hormonbehandlung der Prostatahypertrophie. Med. Klin. **1938 I**, 123. — RÖBBELIN, A.: Der heutige Stand der Behandlung der Prostatahypertrophie. Fortschr. Therapie **15**, 195 (1939). — SCHREUSS, TH.: Allgemeine Gesichtspunkte zur Technik und Dosierung bei Einpflanzung von Hormonkristallen. Klin. Wschr. **650** (1943). — STEINACH, E. O., O. PECZENIK u. H. KUN: Über hormonale Hyperämisierung, insbesondere über den Einfluß der männlichen Sexualhormone und ihrer Kombination mit weiblichem Hormon auf erhöhten Blutdruck und Hypertonus. Wien. klin. Wschr. **1938 I**, 65, 102, 134. — STIMPEL, A.: Das männliche Keimdrüsenhormon in der Behandlung der Prostatahypertrophie. Fortschr. Ther. **1938**, 566. — VEIL, W. H., u. O. LIPPROSS: „Unspezifische" Wirkung der männlichen Keimdrüsenhormone. Klin. Wschr. **1938 I**, 655. — VENZMER, G.: Neue Ergebnisse der Behandlung mit männlichem Sexualhormon. Med. Welt **1938 II**, 1278. — VEST, S. A., u. I. E. HOWARD: Clinical experiments with androgens. J. amer. med. Assoc. **113**, 1859 (1939). — ZEHN, P.: Die Enuresis und die Behandlung mit männlichem Sexualhormon. Dtsch. med. Wschr. **1939 II**, 1831.

Therapie mit weiblichen Sexualhormonen.

ALBRECHT, H.: Ergebnisse der Behandlung mit Keimdrüsenhormonen. Münch. med. Wschr. **1939 I**, 641. — CLAUBERG, C., u. ZIYA ÜSTÜN: Menstruation — per os erzeugt. Zbl. Gynäk. **1938**, 1745. — CORNER, G. W.: Die therapeutische Anwendung des Corpus luteum-Hormons. Die Drüsen mit innerer Sekretion. Leipzig u. Wien 1937. — ENGELHARDT, E.: Der Aufbau der Proliferationsschleimhaut bei der kastrierten Frau durch einen synthetischen oestrogenen Wirkstoff. Wien. klin. Wschr. **1938 II**, 1356. — GYSI, H.: Über die perorale Follikelhormonbehandlung bei ovariellen Ausfallserscheinungen. Fortschr. Ther. **1940**, Heft 11. — HAWKINSON, L. F.: The menopausalsyndrome. J. amer. med. Assoc. **111**, 390 (1938). — HOLWEG, W., u. H. INHOFFEN: Pregneninolon, ein neues per os wirksames Corpus luteum-Hormonpräparat. Klin. Wschr. **1939 I**, 77. — KAUFMANN, C.: Über den therapeutischen Wert der weiblichen Keimdrüsenhormone. Klin. Wschr. **1936 I**, 881. — LAUTERWEIN, G.: Perorale Progesterontherapie. Zbl. Gynäk. **1940**, 108. — LEWIS, R. M., u. E. L. ADLER: Gonorreal Vaginitis. J. amer. med. Assoc. **106**, 2054 (1936). — NOVAK, E.: Die therapeutische Anwendung der östrogenen Substanzen. Die Drüsen mit innerer Sekretion. Leipzig u. Wien 1937. — NÜRNBERGER, L.: Praktisches und theoretisches zur Behandlung der Menstruationsanomalien mit weiblichen Keimdrüsenhormonen. Arch. Gynäk. **168**, 240 (1939). — REIFERSCHEID, W., u. G. SCHMIDT: Über klinische Untersuchungen mit peroral wirksamen Oestradiolverbindungen. Klin. Wschr. **1941**, 409, 440. — ZONDECK, B.: Intravaginal implantat of hormonpellets. Lancet **1947**, 422, Nr. 6473.

Therapie mit Stilbenen.

BRÜHL, R.: Erfahrungen mit der therapeutischen Anwendung der Stilbene. Münch. med. Wschr. **1939** I, 582. — BUSCHBECK, H., u. K. HAUSKNECHT: Über die Wirkungen von Stilboestrol beim Menschen. Klin. Wschr. **1939** I, 160. — BUXTON, C. L., u. E. T. ENGEL: Effects of the therapeutic use of Diethylstilboestrol. J. amer. med. Assoc. **113**, 2318 (1939).— FRANKE, H.: Zur Therapie extragenitaler Ausfallserscheinungen mit Cyren B. Münch. med. Wschr. **1939** II, 1612. — GRUMBRECHT, P., u. A. LOESER: Künstliche Brunststoffe. Arch. f. exper. Path. **193**, 34 (1939). — HERRENBERGER, K.: Die Auswertung des Diäthyldioxy-stilben an der kastrierten Frau. Klin. Wschr. **1941**, 547. — JORES, A.: Therapie mit Sexualhormonen. Hamburg: Noelke-Verlag 1948. — KREITMAIR, H., u. W. SIECKMANN: Über 4,4'-dioxy-α-β-Diäthylstilben, eine synthetische Verbindung mit der Wirkung des Follikelhormons. Klin. Wschr. **1939**, 156.—MUNCK, F.: Endokrinologie und Gelenkerkrankungen. Med. Klinik **1935**. — RATSCHOW, M.: Die Sexualhormone als Heilmittel innerer Krankheiten. Stuttgart: Enke 1942; Erg. inn. Med. **60**, 138 (1941).

Die Rolle der Keimdrüsen bei anderen Erkrankungen.

ARNOLD, D., H. HAMPERL, F. HOLTZ, F. JUNKMANN u. H. MARX: Über die Wirkung des Follikelhormons auf Knochenmark und Blut bei Hunden. Arch. f. exper. Path. **186**, 1 (1937). — BUTENANDT, A.: Über cancerogene Stoffe. Arch. f. exper. Path. **190**, 74 (1938). — LACASSAGNE, A.: Les raports entre les hormones sexuelles et la formation du cancer. Erg. Vitamin- u. Hormonforsch. **2**, 258 (1939). — LAQUEUR, E.: Behandlung der Prostatahypertrophie mit männlichem Sexualhormon und experimentelle Begründung der Therapie. Schweiz. med. Wschr. **1934** II. 1116. — MOSZKOWICZ. L.: Biologische Grundlagen zum Problem des männlichen Klimakterium und zur Entstehung und Hormonbehandlung der Prostatahypertrophie. Wien. klin. Wschr. **1937** II. 1443. — SCHITTENHELM. A.: Über Hormonbehandlung des Rheumatismus bzw. die hormonalen Erkrankungen des Bewegungsapparates. Verh. dtsch. Ges inn. Med. Wiesbaden 1937. — WALKER, T. C.: Use of testosterone propionate and strogenic substance in the treatment of essentiel hypertension, angina pectoris and peripheral vascular disease. J. clin. Endocrinol. **2**, 560 (1942). — ZUCKERMAN, S.: Inhibitory effect of testosterone propionate on experimental prostatic enlargement. Lancet **1936** II. 1259.

Die multiple Blutdrüsensklerose.

[s. FALTA im Handbuch der inneren Medizin (s. S. 1299)].

KLINGNER, R.: Biglanduläre Blutdrüsenerkrankung (thyreo-suprarenaler Typus nach M. B. SCHMIDT) unter dem Bilde eines akuten Morbus Addison. Z. klin. Med. **123**, 242 (1933).— KOTHE. H.: Status thyreo-suprarenalis (M. B. SCHMIDT). Endokrinol. **22**, 229 (1939). — MEERWEIN. F.: Über die multiple Blutdrüsensklerose Falta. Frankf. Z Path. **52**, 55 (1938). (Dort ausführliches Literaturverzeichnis.)

Sachverzeichnis.